口腔颌面外科学

CONTEMPORARY ORAL AND MAXILLOFACIAL SURGERY
7th Edition

主编　James R. Hupp［美］
　　　Edward Ellis Ⅲ［美］
　　　Myron R. Tucker［美］

主译　郑家伟　张东升

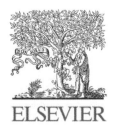

上海科学技术出版社

图书在版编目（CIP）数据

口腔颌面外科学 / （美）詹姆斯·赫普
(James R. Hupp)，（美）爱德华·埃利斯
(Edward Ellis III)，（美）迈伦·塔克
(Myron R. Tucker) 主编；郑家伟，张东升主译. -- 上
海：上海科学技术出版社，2022.1
书名原文：Contemporary Oral and Maxillofacial
Surgery (7th Edition)
ISBN 978-7-5478-3827-3

Ⅰ. ①口… Ⅱ. ①詹… ②爱… ③迈… ④郑… ⑤张
… Ⅲ. ①口腔颌面部疾病－口腔外科学 Ⅳ. ①R782

中国版本图书馆CIP数据核字(2021)第178975号

上海市版权局著作权合同登记号 图字：09-2020-358 号

口腔颌面外科学
主　编　James R. Hupp［美］
　　　　Edward Ellis III［美］
　　　　Myron R. Tucker［美］
主　译　郑家伟　张东升

上海世纪出版（集团）有限公司 出版、发行
上 海 科 学 技 术 出 版 社
（上海钦州南路 71 号　　邮政编码 200235　　www.sstp.cn）
浙江新华印刷技术有限公司印刷
开本 889×1194　1/16　　印张 44.5
字数：1300 千字
2022 年 1 月第 1 版　　2022 年 1 月第 1 次印刷
ISBN 978-7-5478-3827-3 / R·2370
定价：450.00 元

Elsevier (Singapore) Pte Ltd.
3 Killiney Road,
#08−01 Winsland House I,
Singapore 239519
Tel: (65) 6349−0200; Fax: (65) 6733−1817

This translation of Contemporary Oral and Maxillofacial Surgery, 7th Edition by James R. Hupp, Edward Ellis Ⅲ and Myron R. Tucker was undertaken by Shanghai Scientific & Technical Publishers and is published by arrangement with Elsevier (Singapore) Pte Ltd.

Contemporary Oral and Maxillofacial Surgery, 7th Edition by James R. Hupp, Edward Ellis Ⅲ and Myron R. Tucker 由上海科学技术出版社有限公司进行翻译，并根据上海科学技术出版社有限公司与爱思唯尔（新加坡）私人有限公司的协议约定出版。

《口腔颌面外科学》（7th Edition）（郑家伟 张东升 主译）

ISBN: 978−7−5478−3827−3

谨以此书献给非常支持我的家庭成员：Carmen——我的妻子、最好的朋友，以及我一生的挚爱；我们的儿子 Jamie、Justin、Joelle 和 Jordan；我们的女儿和女婿 Natacha、Joe、Jordan 和 Ted，以及我们的宝贝孙子 Peyton、Morgan 和 Owen。

James R. Hupp

　　献给过去 40 年来在口腔颌面外科与我共事的所有人，包括给予我诸多帮助的导师、临床同事、住院医师、学生和员工，我们是如此默契。

Myron R. Tucker

　　献给允许我作为你们老师的众多学生和住院医师。

Edward Ellis Ⅲ

内容提要

　　《口腔颌面外科学》是世界上最受欢迎的口腔颌面外科学专著之一，由国际著名专家 James R. Hupp、Edward Ellis Ⅲ 和 Myron R. Tucker 担任主编，18 位知名学者共同参与编写，可帮助读者提高评估、诊断和管理患者的技能。本书共 8 篇 31 章，涵盖了手术基本概念、拔牙术基本概念、种植、感染、病理、创伤、发育畸形及颞下颌关节等方面，以全彩照片和插图形式，展示了基本的手术操作过程。

　　本书内容全面、知识前沿、图片清晰、文字简明扼要，是口腔颌面外科学生的优秀教材，也是临床医师的优秀参考书。

译者名单

主译

郑家伟　上海交通大学口腔医学院
张东升　山东第一医科大学口腔医学院

译者（按姓氏笔画排序）

于洪波　上海交通大学口腔医学院
王　磊　上海交通大学口腔医学院
王延安　上海交通大学口腔医学院
车宗刚　山东省淄博市中心医院
戈　旌　上海交通大学口腔医学院
刘少华　山东大学齐鲁医院
孙志军　武汉大学口腔医学院
孙树洋　上海交通大学口腔医学院
杨耀武　空军医科大学口腔医学院
吴海威　山东第一医科大学口腔医学院
张　凌　上海交通大学口腔医学院
张　雷　北京大学口腔医学院
张世周　山东第一医科大学口腔医学院
陈正岗　青岛市立医院
陈传俊　中国科学技术大学附属第一医院
赵泽亮　上海交通大学口腔医学院
梁新华　四川大学华西口腔医学院

作者名单

主编

James R. Hupp, DMD, MD, JD, MBA
Vice Dean for Student and Faculty Experience
Professor of Surgery
Elson S. Floyd College of Medicine
Washington State University
Spokane, Washington;
Founding Dean and Professor Emeritus
School of Dental Medicine
East Carolina University
Greenville, North Carolina

Edward Ellis III, DDS, MS
Professor and Chair

Department of Oral and Maxillofacial Surgery
University of Texas Health Science Center
San Antonio, Texas

Myron R. Tucker, DDS
Oral and Maxillofacial Surgery Education Consultant
Charlotte, North Carolina
Isle of Palms, South Carolina;
Adjunct Clinical Professor
Department of Oral and Maxillofacial Surgery
Louisiana State University
New Orleans, Louisiana

编者

Richard Bauer, DMD, MD
Assistant Professor
Department of Oral and Maxillofacial Surgery
University of Pittsburgh
Pittsburgh, Pennsylvania

Troy R. Eans, DMD
Clinical Assistant Professor
Prosthodontics
University of Pittsburgh
Pittsburgh, Pennsylvania

Edward Ellis III, DDS, MS
Professor and Chair
Oral and Maxillofacial Surgery
University of Texas Health Science Center
San Antonio, Texas

Brian Farrell, DDS, MD, FACS
Private Practice and Fellowship Director
Carolinas Center for Oral and Facial Surgery
Charlotte, North Carolina;
Assistant Clinical Professor
Department of Oral and Maxillofacial Surgery

Louisiana State University Health Science Center
New Orleans, Louisiana

Tirbod Fattahi, DDS, MD, FACS
Professor and Chair
Department of Oral and Maxillofacial Surgery
University of Florida College of Medicine
Jacksonville, Florida

Michael Han, DDS
Assistant Professor
Oral and Maxillofacial Surgery
University of Illinois at Chicago
Chicago, Illinois

Michaell Huber, DDS
Professor & Diplomate
American Board of Oral Medicine
Department of Comprehensive Dentistry
UT Health San Antonio School of Dentistry
San Antonio, Texas

James Hupp, DMD, MD, JD, MBA
Vice Dean for Student and Faculty Experience

Professor of Surgery
Elson S. Floyd College of Medicine
Washington State University
Spokane, Washington;
Founding Dean and Professor Emeritus
School of Dental Medicine
East Carolina University
Greenville, North Carolina

Antonia Kolokythas, DDS, MSc, FACS
Head and Program Director
Oral and Maxillofacial Surgery
University of Rochester
Rochester, New York

Stuart Lieblich, DMD
Clinical Professor
Oral and Maxillofacial Surgery
University of Connecticut
Farmington, Connecticut;
Private Practice
Avon Oral and Maxillofacial Surgery
Avon, Connecticut

Michael R. Markiewicz, DDS, MPH, MD
Assistant Professor
Oral and Maxillofacial Surgery
University of Illinois at Chicago Cancer Center;
Assistant Professor
Feinberg School of Medicine
Northwestern University;
Assistant Professor
Ann & Robert H. Lurie Children's Hospital
Chicago, Illinois

Michael Miloro, DMD, MD, FACS
Professor, Department Head, and Program Director
Oral and Maxillofacial Surgery
University of Illinois
Chicago, Illinois

John Nale, DMD, MD, FACS
Assistant Clinical Professor
Oral and Maxillofacial Surgery
Louisiana State University Health Science Center
New Orleans, Louisiana;

Private Practice
Carolinas Center for Oral and Facial Surgery
Charlotte, North Carolina

Edward M. Narcisi, DMD
Assistant Clinical Professor
Department of Restorative Dentistry
Clinical Co-Director, Multi-Disciplinary Implant Center
Clinical Co-Director, University of Pittsburgh Medical Center
    Presbyterian/Shadyside
School of Dental Medicine
University of Pittsburgh;
Private Practice
Pittsburgh, Pennsylvania

Mark W. Ochs, DMD, MD
Professor and Chair
Department of Oral and Maxillofacial Surgery
School of Dental Medicine
University of Pittsburgh;
Professor
Otolaryngology–Head and Neck Surgery
University of Pittsburgh Medical Center
Pittsburgh, Pennsylvania

Salam O. Salman, DDS, MD, FACS
Residency Program Director and Assistant Professor
Department of Oral and Maxillofacial Surgery
University of Florida College of Medicine
Jacksonville, Florida

Myron R. Tucker, DDS
Oral and Maxillofacial Surgery Educational Consultant
Charlotte, North Carolina
Isle of Palms, South Carolina;
Adjunct Clinical Professor
Department of Oral and Maxillofacial Surgery
Louisiana State University
New Orleans, Louisiana

Alison Yeung, DDS, MD
Clinical Assistant Professor
Division of Oral and Maxillofacial Surgery
School of Dental Medicine
East Carolina University
Greenville, North Carolina

中文版序

　　由郑家伟教授主译的《口腔颌面外科学》即将问世。这本书是美国培养口腔科全科医师、住院医师（即口腔颌面外科专科医师）所用的教材（或参考书）。记得在 20 世纪 80 年代，我国规范化教材正式出版时，曾参考当时 L. F Peterson 教授主编的本书第 1 版（1988年）。时至今日，由 JR. Hupp、E. Ellis 和 MR. Tucker 共同主编的第 7 版也已问世，距第 1 版已有 30 多年，无论在内容上还是在编写方式上，都有很大进步，值得引进，出版中文版，为我国口腔颌面外科教育质量的进一步提升做出贡献，达到西为中用、共同进步的目的。

　　全国高等医药院校试用教材《口腔颌面外科学》首版在 1980 年出版，我曾主编第 2 ～ 6 版（现已出版了第 8 版）。比较两者后，发现引进版的《口腔颌面外科学》有以下特点：

　　（1）由于本书读者对象主要是在培的口腔科全科医师，故内容以口腔外科，特别是牙、牙种植技术为主。

　　（2）本书专设"术前健康状况评估""手术中的感染控制""医学法律考量""手术中的疼痛和焦虑控制"等章，充分体现了现代医学秉承的"生命至上"原则，以及对患者的爱护与爱心。特别是"术前健康状况评估"，更是涉及临床医学的各个有关学科，不但使学生扩大了眼界，树立了坚实的全身观念，也体现了多学科协同精神。

　　（3）本书特别重视实用性，对基本技术操作、镇痛、麻醉、感染控制，以及病史、用药、处方等均有章节和附录予以阐明。

　　（4）图片数量多且质量较高，便于学生理解。

　　（5）除口腔外科章节外，本书也有常规的颌面外科章节，如创伤、正颌手术等。引人注目的是增加了"面部美容手术"一章，这一章在其他领域的参考书中十分常见，但在口腔颌面外科教科书中则甚为罕见。这也许是为了适应现代社会群众对美容的要求吧。

　　与我国的《口腔颌面外科学》相比，本书的涉及面较窄，特别是针对口腔颌面部肿瘤的内容不够丰富，这可能与美国的医疗体制有关。此外，亦缺乏关于当代睡眠呼吸、正畸 / 正颌外科、功能性外科以及人工智能（AI）等内容。可以理解，这些内容主要涉及颌面外科，不是本书读者对象——口腔科全科医师的培养重点。

　　总之，这是一本对我国培养口腔科全科人才较好的教科书，也是一本口腔颌面外科专科医师的实用参考书。

　　近年来，郑家伟教授主译了多部国外优秀图书，除本书外，还有《口腔医学解剖图谱》

《血管瘤与血管畸形》等专著，对口腔医学医教研工作的发展均有较大帮助。为此，我向从事口腔医学的医教研工作人员推荐本书，并向本书译者表示由衷感谢！

邱蔚六

2021 年 5 月于上海

中文版前言（英文）

It is an honor to be asked to author the Preface for the Chinese language translation of our book, *Contemporary Oral and Maxillofacial Surgery.* My visits to the People's Republic of China allowed me to see firsthand the quality and broad scope of our specialty in that beautiful, majestic and intriguing land. I also had the pleasure to meet many impressive oral-maxillofacial surgery and dental colleagues in China's centers of healthcare training and research.

Contemporary Oral and Maxillofacial Surgery launched its first edition in 1988, led by the legendary surgeon-educator, the late Dr. Larry F. Peterson. The English language edition is now in its 7th edition, with the original co-editors in place; namely, Dr. Ed Ellis, III, Myron R. Tucker, and me. It has been translated into over ten major international languages and is published world-wide.

The book is designed to help educate students learning to become general dentists. It is also now used by many general dentistry residency programs, and also as a basic reference for those training to become oral-maxillofacial surgeons.

Contemporary Oral and Maxillofacial Surgery has three areas of focus. The first is consists of topics of general surgical patient care. These appear in early chapters. The second focus is on topics covering patients needing procedures that the general dental provider may choose to offer in their practice. These include routine exodontia, straightforward preprosthetic surgery, dento-alveolar trauma management, and the care of patients with suspected oral pathology including odontogenic infections. The third focus revolves around subjects and procedures usually managed by the specialist oral-maxillofacial surgeon. The theory in this third focus is that it is essential for the general dentist to understand the scope of care provided by oral-maxillofacial surgeons so that proper referral can be made. In addition, in many cases, the generalist and the specialist should work as a team to provide the patient excellent, comprehensive care including needed evaluations and post-surgical care.

I applaud my talented Chinese colleagues for undertaking a project of this complexity and importance. China's major position in the world's family of nations makes it timely that a widely adopted textbook such as Contemporary Oral and Maxillofacial Surgery appear in the country's common language.

I hope all who use our book remember that the fullest advantage of its information can only be realized when combined with the guidance of dedicated, skillful teachers, as well as the wonderful patients who let those in training provide them care so learning can occur.

Wishing you, the reader, all the best in your career and life.

James R. Hupp, DMD, MD, JD, MDA, FACS

Senior Editor, *Contemporary Oral and Maxillofacial Surgery,* 7th English edition

中文版前言（中文）

我很荣幸受邀为我们的《口腔颌面外科学》一书的中文版撰写序言。我对中国的访问，使我得以目睹在这片美丽、雄伟而迷人的土地上我们所从事的这个专业的质量之高和范围之广。我也很高兴在中国的医疗培训和研究中心，遇见了许多令人印象深刻的口腔颌面外科和口腔科同事。

《口腔颌面外科学》一书于1988年首次出版发行，由传奇的外科医师、教育学家、已故的拉里·彼得森（Larry F. Peterson）博士领衔编写。英文版现已是第7版，由第1版的合编者，即 Ed Ellis Ⅲ、Myron R. Tucker 和我组织编写。它已被翻译成十余种主要语言，并在全球发行。

本书旨在帮助和教育学生如何成为口腔科全科医师；它目前被用于许多口腔科全科住院医师培训项目，并且作为口腔颌面外科医师培训的基本参考书。

《口腔颌面外科学》涉及3个重点领域。首先是有关一般手术患者医护的主题，放在前面几个章节。第二个重点聚焦于口腔科全科医师在实践中为患者提供的操作，包括常规拔牙术、简单的修复前手术、牙槽骨创伤处理及疑似口腔病变（包括牙源性感染）的处理。第三个重点是通常由口腔颌面外科医师负责处理的问题和操作。这三部分内容对于口腔科全科医师而言，有助于了解口腔颌面外科医疗范围，以便进行适当转诊。此外，在许多情况下，口腔科全科医师和专家应开展团队合作，为患者提供优质而全面的医疗服务，包括所需的评估和术后处理。

我为才华横溢的中国同事开展了这样一项复杂和重要的翻译工作而喝彩。正是中国在世界国际大家庭中的重要地位，才使这本被广为采用的教科书——《口腔颌面外科学》得以及时翻译出版。

我希望所有使用本书的读者都记住，只有在该领域技术精湛的老师的指导下，以及在医疗实践中得到患者的大力支持，才能学以致用、学用相长。

祝各位读者在事业和生活中一切顺利。

James R. Hupp, DMD, MD, JD, MDA, FACS

《口腔颌面外科学》英文第7版资深主编

（郑家伟　译）

译者前言

由美国国际权威专家 James R. Hupp、Edward Ellis Ⅲ 和 Myron R. Tucker 教授主编，18 位知名学者共同参与编写完成的《口腔颌面外科学》，是迄今为止世界上最受欢迎的口腔颌面外科学专著之一，既全面概括了口腔颌面外科学的基本知识，又涵盖了与临床密切相关的前沿知识，是口腔颌面外科学生、口腔科全科医师学习与参考的优秀教材，也可帮助临床医师提高相关知识与临床技能。

本书第 7 版共包括 8 篇 31 章，分别涵盖了手术基本概念、拔牙基本概念、种植、感染、病理、创伤、发育畸形及颞下颌关节等方面，以全彩色照片和插图形式，展示了基本的手术操作过程，包括对更先进的手术技术的概述及口腔科植入物、仪器和当前技术的最新进展。详细的患者评估部分包括何时将患者转诊给专家，以及如何提供术后支持治疗的指南。第 7 版比以往任何版本都更深入地介绍了麻醉相关技术和知识。"术前健康状况评估""医学法律考量""手术中的疼痛和焦虑控制"等章，体现了对口腔颌面外科患者心理健康、人文关怀等的重视。

限于美国的口腔医学教育和医疗体制，与国内相关专业图书相比，本书针对口腔颌面部肿瘤、唾液腺肿瘤等的内容不够丰富，缺乏对数字化医学、微创外科、功能性外科等内容的系统介绍，需要参考其他相关专业图书，获取相关知识。

在上海科学技术出版社的大力支持下，上海交通大学口腔医学院郑家伟教授、山东第一医科大学口腔医学院张东升教授组织北京大学口腔医学院、四川大学华西口腔医学院、空军医科大学口腔医学院、武汉大学口腔医学院、山东大学齐鲁医院等国内著名口腔医学院校近 20 名中青年学术骨干，经过 1 年多辛勤努力，完成了中文版《口腔颌面外科学》的翻译工作。主编之一、我多年的良师益友 James R. Hupp 教授特别为中文版撰写了前言。为确保翻译质量和学术水平，尤其是保证专业性和准确性，初稿完成后译者之间认真审校，主译对全书进行逐句审校、修订和润色，尽可能保留原著的语言风格和叙述特色，避免误译和表达不清，使翻译尽可能做到"信、达、雅"。

本书承蒙恩师，我国著名口腔医学教育家、口腔颌面外科学专家邱蔚六院士在百忙之中欣然赐序并予以肯定，在此深表谢意！

由于译者学识和水平有限，文中难免存在不妥之处，恳请读者批评指正。

郑家伟

2021 年 5 月于上海

英文版前言

被国际高度认可、广受赞誉的 *Contemporary Oral and Maxillofacial Surgery* 第 7 版，旨在为口腔科培训生和从业者提供口腔颌面部疾病和畸形患者临床评估、治疗计划和外科护理的基本原则。本书提供了有关一般口腔科从业者经常处理的临床问题的评估、诊断和护理基本技术的详细信息，大量的插图使外科技术易于理解并可提高读者对生物学基础和技术原则的掌握，使他们能够应对常规手术及超出"教科书范例"的复杂情况。

修订的主要目的有以下 2 个：①介绍由一般口腔科从业者实施的口腔基本手术操作的细节；②提供高级的、更复杂的手术评估和处理信息，这些患者通常由口腔颌面外科医师治疗，但往往首先由其他口腔科从业者接诊并评估。

无论您是口腔科学生、住院医师还是从业人员，*Contemporary Oral and Maxillofacial Surgery* 第 7 版是增加您专业知识，并利用这些知识服务患者的绝佳资源库。

本书更新内容

第 1 章和第 2 章，"术前健康状况评估"和"医疗紧急情况的预防与管理"。内容完全更新。

第 6 章，"手术中的疼痛和焦虑控制"。这是一个全新的章节，简要介绍了基于门诊的口腔手术涉及的局部麻醉和一氧化二氮（笑气）镇静。

第 8 章，"常规牙拔除术的原则"。新照片和插图有助于加深对常规拔牙手术的理解。

第 11 章，"拔牙术后患者处理"。本章提供了拔牙后遗症及并发症预防和处理的全面信息。

第 12 章，"医学法律考量"。本章内容做了更新，提供了涉及口腔科和口腔颌面手术的最新的《健康保险便携性和责任法案》和 Affordable 健康护理法案信息。

第 15 章，"种植治疗：高级概念和复杂病例"。本章已更新，增加了最新虚拟计划选择和新的病例展示。

第 20 章，"上颌窦牙源性疾病"。本章包括最新的有关内镜操作的医疗管理和治疗程序。

第 21 章，"唾液腺疾病的诊断与治疗"。本章更新了影像学技术和药物治疗方面的内容。

第 25 章，"面部骨折的处理"。增加了新的病例，重点是最新的影像和导航应用程序。

第 26 章，"牙颌面畸形矫正"。扩充了目前应用最多的计算机虚拟手术计划的制订。使用

Dolphin Aquarium 技术制作了新的插图，以展示手术截骨并附许多新的病例报告。

第 27 章，"面部美容手术"。本章由一位新作者改写，涵盖面部所有美容手术，包括面部衰老的手术和非手术治疗。

第 29 章，"颌骨缺损的外科重建"。本章更新的内容包括在不需要获取大块自体骨的前提下，联合应用骨形态发生蛋白、骨髓抽吸细胞浓缩物和同种异体骨重建颌骨。

第 31 章，"颞下颌关节紊乱病的处理"。更新了非手术治疗的内容，增加了重度颞下颌关节退变的最新重建理念，以及关节置换的最新技术。

致谢

感谢 Katie DeFrancesco 的耐心和为本书第 7 版问世所付出的辛勤努力；感谢 Makani Dollinger、Cameron McGee、Jordan White 和 Alison Yeung 同意为本书拍摄新的照片，也感谢 Steven Lichti 拍摄这些照片；另外，还要感谢我的同事 Alison Yeung 和 Steven Thompson 博士在我准备书稿时给予的支持。

James R. Hupp

感谢我的女儿 Ashley Tucker 在过去 12 年为我出版的作品所做的所有插图设计。

Myron R. Tucker

感谢所有提升我教育水平的人，包括我的老师、同事和住院医师。

Edward Ellis III

目录

第4篇　感染　/317

第 8 篇　颞下颌关节及其他面痛疾病 / 637

附录 / 677

手术原则
Part I Principles of Surgery

外科学是一门基于基础研究和几个世纪的试错而建立起来的原则之上的学科。这些原则遍及手术的各个领域，无论是口腔颌面外科、牙周外科或胃肠道外科。第 1 篇提供有关患者健康评估、医疗紧急情况处理、手术概念、无菌原则以及疼痛和焦虑控制的信息，它们共同构成了本书后续各章中实施专业外科技术的必要基础。

许多患者的医疗状况会影响其耐受口腔颌面部手术和麻醉的能力。第 1 章讨论患者健康状况的评估过程，这一章还介绍了修改手术治疗计划，以保证对患有最常见医疗问题的患者施行安全的方法。

对接受口腔颌面手术或其他口腔科治疗的患者而言，预防医疗紧急情况的发生，总比处理紧急情况容易得多。第 2 章讨论了在口腔科诊所识别和处理常见医疗紧急情况的方法。同样重要的是，第 2 章还提供了有关降低紧急情况发生可能性的措施。

现代外科以一系列指导原则为引领，其中大多数原则适用于全身任何部位。第 3 章介绍了对从业者而言开展口腔颌面外科手术最重要的基本原则。

手术总是会留下伤口，无论最初是否存在伤口。虽然很明显，没有经验的外科医师常常会忘记这一事实，他们可能会认为，一旦打好最后一个结，将患者送回病房，手术就完成了。外科医师对患者的主要责任一直持续到伤口愈合为止，因此，对于任何打算手术制造伤口或处理意外伤口的人，必须了解伤口愈合的基本知识。第 4 章介绍了伤口愈合的基本概念，特别是与口腔外科有关的内容。

Semmelweiss 和 Lister 在 1800 年代的工作，使临床医师意识到术后感的微生物起源，从而将外科手术从不得已的尝试转变为更加可预见的成功方法。全身使用的抗生素的出现，推动了外科学的发展，使择期手术的风险降低。然而，致病性传染性微生物依然存在，当手术过程中上皮屏障被破坏时，这些微生物会引起伤口感染或全身感染性疾病，最严重的莫过于乙肝病毒和人类免疫缺陷病毒感染。此外，能够抵抗当今最强抗生素的微生物正在出现，无菌手术比以往任何时候都显得重要。第 5 章介绍了最小化严重伤口污染和传染性微生物在个体之间传播风险的方法，包括对手术器械进行彻底消毒、手术室消毒、降低手术部位细菌计数，以及外科团队遵循感染控制原则；换句话说，严格执行无菌技术。

最后，第 6 章介绍了进行口腔外科手术时常用的控制疼痛和焦虑的方法，主要是通过局部麻醉和一氧化二氮（笑气）镇静。

第 1 章
术前健康状况评估
Preoperative Health Status Evaluation

James R. Hupp，Alison Yeung

局部麻醉（简称"局麻"）和（或）N₂O（笑气）镇静下在门诊做牙槽外科手术患者的病史、体格检查和实验室评估，与入院、全身麻醉（简称"全麻"）下手术的患者显著不同。患者的初级保健医师会定期进行全面的病史采集和体格检查，因此，口腔科医师重复这一过程是不切实际且价值不大的。但是，口腔科专业人员必须发现存在的全身健康问题或病史，这些问题可能影响为他或她提供治疗计划；另外还要注意一些影响口腔颌面部健康的特殊情况，尤其是对于计划进行牙槽外科手术的患者。这里涉及的因素有许多，例如：手术患者会经历更多的躯体应激，手术造成的出血伤口需要愈合；手术本身具有侵入性，会将微生物带入患者组织内；通常需要更缜密的疼痛和焦虑控制措施，以及使用更有效的药物。

口腔科医师接受了常见疾病（尤其是与颌面部有关的疾病）的基本生物医学科学和病理生理学知识教育。这些与口腔科有关的专业知识，为口腔科医师社区卫生保健团队提供了宝贵资源。团队赋予的责任使口腔科医师必须有能力发现并适当处理口腔疾病。为了保持这种专业性，口腔科医师必须及时了解医学新进展，在治疗患者时保持警惕性，以及随时做好准备，将全面而简洁的口腔健康状况评估结果，分享给其他卫生保健提供者。

病史

准确的病史是临床医师决定患者是否可以安全实施计划的口腔科治疗时最有用的信息。口腔科医师必须做好准备，预测 1 个或多个医疗问题可能会改变患者对计划采用的麻醉剂和手术的反应。如果病史采集得好，体格检查和实验室评估通常在术前评估中起到的作用较小。用于记录病史和体格检查结果的标准格式如框 1.1 所示，这一通用格式即使

框 1.1	记录病史和体格检查结果的标准格式

（1）个人资料。
（2）主诉和主诉史。
（3）病史。
（4）社会和家庭医疗史。
（5）系统回顾。
（6）体格检查。
（7）实验室及影像学检查结果。

在电子病历中也应执行。

病史采集和体格检查应针对每位患者的医疗问题、年龄、智力和社会状况，预计手术的复杂性和拟用的麻醉方法而量身定制。

个人资料

从患者获得的第一信息是个人资料，这些数据包括患者的全名、家庭住址、年龄、性别、职业以及家庭医师的姓名。临床医师使用这些信息，以及对患者的智力和个性的印象，评估患者资料的可靠性。这一点很重要，因为患者提供的病史的可信度，主要取决于患者作为经历者的可靠性。如果个人资料和患者访谈使临床医师有理由怀疑病史可能不可靠，应尝试其他方法获取必要的信息。可靠性评估应贯穿于病史采集和体格检查的整个过程，并由访谈者寻找需要进一步确认信息的不合逻辑、不可能或不一致的患者反应。

主诉

应要求每位患者陈述其主要诉求。这个可由患者填写表格完成，或者在初次面诊时，由工作人员或口腔科医师将患者的回答转录（最好是逐字记录）到口腔科病历上。患者的主诉有助于临床医师在病史采集和制订治疗计划时确定主次和优先。此外，让患者明确地表达主诉，可使他们自己和临床

医师明白为什么需要治疗。有时，患者会有意识或无意识地隐藏一些议题或信息。在这种情况下，从患者访谈中获得的后续信息，可能会揭示患者求医的真正原因。

主诉史

应要求患者提供主诉史或现病史，尤其是首次出现时间、自首次出现以来的任何变化以及与其他因素的相互影响。例如，对疼痛的描述应包括发病日期、程度、持续时间、部位和放射痛，以及使疼痛加重和减轻的因素。此外，还应询问全身症状，如发热、发冷、嗜睡、厌食、不适，以及与主诉相关的任何症状。这部分病史可能很简单，如正在萌出的第三磨牙周围疼痛、肿胀 2 天。但有时主诉可能相对涉及面广，例如在接受治疗性放疗的患者，长期存在疼痛、未愈合的拔牙创病史。在这种更复杂的情况下，获得详细的主诉史很重要。

病史

大多数口腔科从业者发现，健康史表格（问卷）是最初收集病史的有效手段，无论是书面形式还是电子形式。当一名可信赖的患者填写健康史表格时，口腔科医师可使用相关语句进行指导。训练有素的口腔科助手可在表格上用"小红旗"标注患者的重要反应（例如，以红色气圈注过敏史或用药史；或者插入小红旗，予以电子标注），以引起口腔科医师的注意和正面回应。

健康调查表应使用非技术性语言清晰书写，并且简洁明了。为了减少患者给出不完整或不正确回答的机会，并遵守《健康保险携带与责任法案》规定，该表格应附一份声明，确保患者信息的私密性，并确认患者同意查看其口腔科记录的个人，例如初级保健医师和其他开业医师。表格中还应提供一种途径（例如签名行或簿），以使患者确认他或她已理解问题和答案的准确性。已为口腔科患者设计了诸多健康问卷，可从美国口腔科协会（American Dental Association, ADA）和口腔科教科书等途径获取。

框 1.2 列出的条目答案（通过触摸屏或口头方式收集在表格上）有助于为患者建立一个合适的健康史数据库；如果以口头方式收集数据，则随后记录的书面文件很重要。

除了基本信息外，重点问询可能会改变患者口腔科治疗的常见医学问题是有益的，包括心绞痛、心肌梗死（myocardial infarction, MI）、心脏杂音、风湿性心脏病、出血性疾病（包括使用抗凝剂）、哮喘、慢性肺部疾病、肝炎、性传播疾病、糖尿病、使用皮质类固醇激素、癫痫发作、卒中以及任何植入的人工装置（如人工关节或心脏瓣膜）；还应特别询问患者对局麻药、阿司匹林和青霉素的过敏情况。每次就诊时，都必须询问适当年龄组的女性患者是否妊娠。

简短的家族史可能是有用的，并且应该关注相关的遗传疾病，如血友病（框 1.3）。病史应定期更新。许多口腔科医师都配备助手，在检查预约时专门询问每位患者自上次就医以来的健康变化。

框 1.2	基线健康史数据库

（1）过去的住院、手术、外伤和严重疾病史。
（2）最近的轻微疾病或症状。
（3）当前或最近使用的药物和过敏情况（特别是药物过敏）。
（4）描述与健康有关的习惯或成瘾，例如使用乙醇（酒精）、烟草和非法药物，以及每天的数量和使用方法。
（5）上次体检或就医的日期和结果。

框 1.3	口头询问或健康问卷调查的常见问题

- 对抗生素或局部麻醉剂过敏。
- 心绞痛。
- 使用抗凝药物。
- 哮喘。
- 出血性疾病。
- 母乳喂养。
- 使用皮质类固醇。
- 糖尿病。
- 心脏杂音。
- 肝炎。
- 高血压。
- 植入假体。
- 肺部疾病。
- 心肌梗死（即心脏病发作）。
- 骨质疏松。
- 妊娠。
- 肾脏疾病。
- 风湿性心脏病。
- 癫痫发作。
- 性传播疾病。
- 肺结核。

框 1.4　头、颈和颌面部常规回顾

- 躯体：发热，发冷，大汗，体重减轻，疲劳，全身乏力，精神萎靡，食欲缺乏。
- 头：头痛，头晕，昏厥，失眠。
- 耳：听力下降，耳鸣（嗡嗡声），疼痛。
- 眼：视力模糊，复视，泪溢，眼干，疼痛。
- 鼻和鼻窦：流涕，鼻出血，经鼻呼吸困难，疼痛，嗅觉改变。
- 颞下颌关节区：疼痛，噪音，下颌运动受限，绞锁。
- 口腔：牙疼痛或敏感，唇或黏膜溃疡，咀嚼问题，讲话问题，口臭，修复体松动，咽喉痛，打鼾。
- 颈部：吞咽困难，声音改变，疼痛，僵硬。

系统回顾

系统回顾是基于器官到器官、了解患者症状的综合序列方法，可能会发现未确诊的医疗状况。当医师对具有复杂医学问题的患者进行检查时，系统回顾可能涉及全身各处。但是，口腔科医师在进行口腔手术前对系统进行的回顾，应该以从病史中获得的相关答案为指导。例如，对有缺血性心脏病史患者的心血管系统回顾包括以下问题：胸部不适（劳累、进食或休息时）、心悸、昏厥和踝关节肿胀。这些问题可以帮助口腔科医师决定是进行手术，还是改变手术或麻醉方法。如果计划使用控制焦虑的辅助药物，例如静脉注射（intravenous, IV）和吸入镇静剂，则应进行心血管、呼吸和神经系统回顾；这可以揭示以前未予诊断的问题，这些问题可能会影响镇静的成功实施。作为口腔保健专家，口腔科医师应该对每位患者的头部、耳、眼睛、鼻、口腔和喉部进行快速检查，无论是否对其他系统进行了回顾。框 1.4 概述了需要回顾的项目。

除颌面部外，需要回顾的器官系统取决于临床状况。心血管和呼吸系统通常需要在进行口腔手术或镇静之前进行评价（框 1.5）。

体格检查

口腔科患者的体格检查主要集中在口腔，其次是整个颌面部。体格检查的结果记录应该是一种准确的描述，而不是罗列可疑的医学诊断。例如，临床医师可能在下唇内侧发现直径为 5 mm、凸起、坚实、无触痛的黏膜病变。这些检查所见应该以简练的方式予以记录，口腔科医师不应跳跃到诊断，

框 1.5　心血管和呼吸系统回顾

心血管系统回顾

进食或休息时胸部不适，昏厥，脚踝水肿；劳力性呼吸急促（呼吸困难），特定仰卧位时呼吸困难（端坐呼吸或阵发性夜间呼吸困难）；姿势性低血压，乏力，腿部肌肉痉挛。

呼吸系统回顾

劳力性呼吸困难，喘息，咳嗽，痰液过多，咳血（咯血）。

简单记录为"下唇纤维瘤"。

任何体格检查均应从生命体征的测量开始，这可作为对未知医疗问题的筛选参考，以及后续测量的基准。血压和心率的测量方法见图 1.1 和图 1.2。

对身体各个部位的体格检查通常涉及以下 4 种主要评估手段中的 1 种或多种：①视诊。②触诊。③叩诊。④听诊。在口腔颌面部，视诊是必不可少的检查。临床医师应注意头发的分布和质地、面部对称性和比例、眼睛运动和结膜颜色、两侧鼻腔通畅性、是否存在皮肤病变或变色以及颈部或面部肿块。

必须对口腔进行彻底视诊检查，包括口咽、舌、口底和口腔黏膜（图 1.3）。在检查颞下颌关节功能、唾液腺大小和功能、甲状腺大小、是否存在肿大或触痛的淋巴结、口腔软组织硬结，以及确定肿胀区域的疼痛或波动感时，触诊显得很重要。

临床医师通常在胸部和腹部检查时使用叩诊，而口腔科医师可用叩诊检查牙和鼻旁窦。听诊主要用于颞下颌关节评估，但也用于心脏、肺和胃肠道系统评估（框 1.6）。框 1.7 列出了所有口腔科医师应该学会进行的简单颌面部检查。

医学评估的结果可用于身体状况分类。在已有的一些分类系统中，最常用的是美国麻醉医师学会（American Society of Anesthesiologist, ASA）身体状况分类系统（框 1.8）。一旦确定了 ASA 身体状况等级，口腔科医师便能决定是否可在口腔科诊所安全、常规地进行所需的治疗。如果不是 ASA I 级或相对健康的 II 级患者，医师通常有以下 4 个选项：①通过抗焦虑措施，使用药物性焦虑控制技术，治疗过程中更仔细地监测患者，或这些方法联合应用（对于 ASA II 级患者，通常是必需的），修改常规治疗计划。②获得咨询，以指导患者做好准备，接受门诊口腔手术 [例如，患有充血性心力衰竭（congestive heart failure, CHF）或肥厚性心肌病

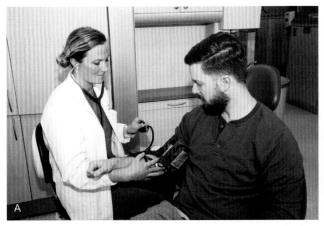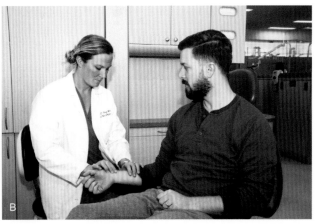

图 1.1 （A）全身血压的测量。取大小合适的袖带，牢固地缚于上臂，使袖带的下边缘位于肘前窝上方 2 ~ 4 cm。在肘窝内触摸肱动脉，将听诊器隔膜放置在动脉上方，并用左手指固定。挤压球（气球）握在右手掌中，用拇指和示指旋紧阀门。然后反复挤压气球，直到压力表读数接近 220 mmHg。医师一边通过听诊器聆听，一边打开部分阀门，使空气缓慢地从袖带中逸出。第一次听到微弱的吹气声音时，仪表上的读数为收缩压；动脉跳动声音消失时，仪表上的读数是舒张压。一旦获得舒张压读数，就将阀门打开，使袖带完全泄气。（B）评价脉搏（心）率和心律最常用的方法，是用右手中指和示指指尖在腕部触诊桡动脉。一旦确定心律正常，则 30 秒内的脉搏数乘以 2，就是每分钟心率。如果触诊桡动脉时发现脉搏微弱或心律不规则，则应直接听诊心脏，以确定心率和心律

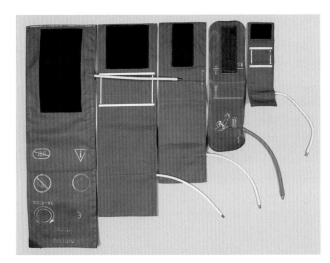

图 1.2 不同大小的血压计袖带，适用于前臂直径不同的患者（从婴儿到肥胖的成年患者不等）。使用不正确的袖带尺寸，会影响血压测量结果的准确性。袖带太小，会导致读数过高；而过大的袖带则会人为降低读数。血压计袖带通常设计并标记不同的类型和大小，以供患者选择。

(hypertrophic cardiomyopathy, HCM) 的患者，不能完全斜躺]。③拒绝在门诊治疗患者。④将患者转诊至口腔颌面外科医师。可以对 ASA 系统进行修改，以使其更适合口腔科用途，但不能在医疗保健专业人员中获得广泛使用。

身体状况受损患者的处理

有医疗问题的患者计划进行口腔手术时，有时

需要对其围手术期处理进行修改。本部分内容讨论针对常见重要健康问题的注意事项。

| 框 1.6 | 口腔颌面外科术前体格检查 |

视诊
- 头和面部：大体形态，对称性，头发分布。
- 耳：对声音的正常反应（如需要，做耳镜检查）。
- 眼：对称性，大小，瞳孔反应，巩膜和结膜颜色，运动，视力测试。
- 鼻：中隔，黏膜，通畅性。
- 口腔：牙，黏膜，咽，唇，扁桃体。
- 颈部：甲状腺大小，颈静脉扩张。

触诊
- 颞下颌关节：骨擦音，触痛。
- 鼻旁窦：鼻窦区疼痛。
- 口腔：唾液腺，口底，唇，咀嚼肌。
- 颈部：甲状腺大小，淋巴结。

叩诊
- 鼻旁窦：鼻窦区共振（难以评估）。
- 口腔：牙。

听诊
- 颞下颌关节：弹响，骨擦音。
- 颈部：颈动脉杂音。

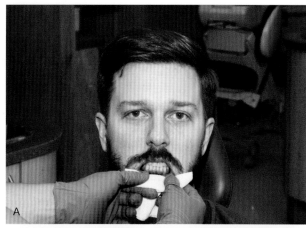

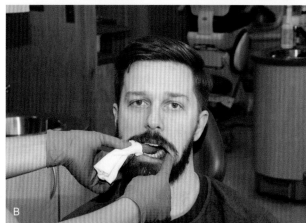

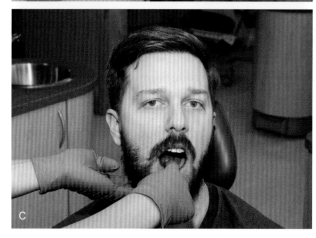

图 1.3 （A）通过外翻上、下唇检查唇黏膜。（B）让患者伸舌，以检查舌体。然后，检查者用纱布抓紧舌并轻轻拉向一侧，检查其外缘。再让患者抬舌，以观察舌腹和口底。（C）通过双手合诊检查下颌下腺，一手放于口底，另一手抵在口底皮肤，以感知腺体

心血管问题

缺血性心脏病

心绞痛

　　心肌动脉狭窄是口腔科医师遇到的最常见的健康问题之一。这种病主要发生在 40 岁以上的男性，并且在绝经后的女性中也很普遍。基本的疾病过程

问诊时，口腔科医师应目视检查患者，注意头面部骨骼的一般形态和对称性、眼睛运动、结膜和巩膜的颜色以及听力。临床医师应通过听诊，判断有无言语问题、颞下颌关节声音和呼吸能力。

常规检查
颞下颌关节区
- 触诊和听诊关节。
- 测量颌骨运动范围和开口型。

鼻和鼻旁区
- 分别遮盖鼻孔，以检查其通畅性。
- 视诊前鼻黏膜。

口腔
- 取出所有可摘假体。
- 视诊口腔是否有牙、口腔和咽部黏膜病变。检查扁桃体和腭垂。
- 视诊舌缘时，用干燥纱布将舌从口腔拉出。
- 触诊舌、唇、口底和唾液腺（检查唾液）。
- 触诊颈部，以检查淋巴结和甲状腺大小。视诊检查颈静脉。

框 1.8　ASA 体能状态分级

ASA Ⅰ级：正常、健康的患者。
ASA Ⅱ级：患有轻度系统性疾病或重大健康危险因素的患者。
ASA Ⅲ级：严重系统性疾病且无行为能力的患者。
ASA Ⅳ级：严重、持续威胁生命的系统性疾病患者。
ASA Ⅴ级：垂死的患者，如不接受手术，则无生存可能。
ASA Ⅵ级：已宣布脑死亡患者，其器官因捐赠目的而被切除。

是 1 条或多条冠状动脉逐渐狭窄或痉挛（或同时发生），导致心肌需氧量和冠状动脉供血、供氧能力之间不匹配。心肌需氧量可以增加，如劳累或焦虑时。心绞痛是可逆性缺血性心脏病的症状，当心肌供血量不能充分增加以满足冠心病导致的需氧量增加时，就会产生这种症状。心肌发生局部缺血，患者胸骨下区产生重压或挤压感，并可能放射到左肩和手臂甚至下颌下区。患者可能抱怨无法充分呼吸（心绞痛一词源自古希腊语，意为"窒息感"），迷走神经通常受到刺激，导致恶心、发汗和心动过缓。一旦心肌工作要求降低或心肌氧气供应增加，这种不适感通常就会消失。

从业者对有心绞痛病史的患者的责任是使用所有可用的预防措施，从而降低手术过程诱发心绞痛发作的可能性。预防措施始于仔细记录患者的心绞痛病史。应该向患者询问易于引起心绞痛的事件、心绞痛的发生频率、持续时间和严重程度，以及对药物或减少活动的反应。可向家庭医师咨询患者的心脏状况。

如果患者的心绞痛仅在中度运动时出现，并且对休息和口服硝酸甘油的反应良好，或者如果近期没有加重，则在采取适当预防措施的情况下，口腔外科门诊手术通常是安全的。

但是，如果轻微运动就能诱发心绞痛发作，如果需要口服几次硝酸甘油缓解胸部不适，或患者有不稳定心绞痛（即休息时存在心绞痛，或频率、严重性、易发性、发作时间或对药物反应的可预测性等恶化），择期手术应推迟，直到获得医疗咨询结果。或者，如果需要急诊手术，将患者转诊至口腔颌面外科医师。

一旦确定门诊择期口腔外科手术可以安全地进行，有心绞痛病史的患者应做好手术准备，患者的心肌需氧量应该降低或防止其上升。门诊口腔手术时需氧量增加，主要是因为患者焦虑，因此应使用焦虑减缓方案（框 1.9）。深度局部麻醉是限制患者焦虑的最佳方法。尽管存在一些争议，但心绞痛患者使用含肾上腺素的局部麻醉剂的好处（即麻醉时间延长，强度增加）胜过风险。不过，应注意采用恰当的注射技术，避免肾上腺素过量。一些医师还建议，成年人使用含 1 : 100 000 肾上腺素的局麻药时，30 分钟内不超过 4 mL，总剂量为 0.04 mg。

术前和术中应定期监测生命体征。此外，应保持与患者经常进行口头交流；考虑使用一氧化二氮或其他清醒的镇静方法，控制缺血性心脏病患者的焦虑。新鲜的硝酸甘油应就近存放，以备万一（框 1.10）。

将尖端带气囊的导管插入狭窄的冠状动脉以重建充足的血流，以支架开放动脉现已成为常规。如果血管成形术已经成功（基于心脏压力测试），口腔外科手术可随后进行，但需采取与心绞痛患者相同的预防措施。

心肌梗死

心肌梗死（MI）通常发生于冠状动脉狭窄区出现血凝块，阻断所有或大部分血流时。心肌梗死灶失去功能并最终坏死，周围绕以通常可逆性缺血心

框 1.9　常用焦虑减缓方案

预约前
- 催眠药可促进术前夜间入睡（可选）。
- 镇静剂可减轻手术日早晨的焦虑（可选）。
- 早上预约和安排，以使待在接待室的时间最短。

预约期间
控制焦虑的非药物手段
- 经常的口头鼓励。
- 分散注意力。
- 不大惊小怪（临床医师在做任何可能引起焦虑的事情之前，提醒患者）。
- 消除不必要的噪音。
- 手术器械远离患者视线。
- 轻松的背景音乐。

控制焦虑的药物手段
- 足够强度和持续时间的局部麻醉药。
- 一氧化二氮。
- 静脉抗焦虑药。

手术后
- 简洁的术后护理说明。
- 告知患者可能的术后后遗症（例如肿胀或少量渗血）。
- 进一步鼓励。
- 有效的止痛药。
- 告知患者出现任何问题时跟谁联系。
- 手术后晚上给回家的患者打电话，了解是否有任何问题。

框 1.10　有心绞痛病史的患者的处理

(1) 咨询患者的家庭医师。
(2) 使用减缓焦虑的方案。
(3) 备有硝酸甘油片剂或喷雾剂，必要时预先使用硝酸甘油。
(4) 开始手术前，确保彻底的局部麻醉。
(5) 考虑使用一氧化二氮镇静剂。
(6) 密切监测生命体征。
(7) 考虑肾上腺素使用量的可能限制（0.04 mg 为最大值）。
(8) 在整个过程中保持与患者的言语接触，以监测其身体状态。

肌灶，容易成为诱发心律不齐的病灶。在心肌梗死后的最初几小时和几周内，如果尝试溶栓治疗但未成功，后续治疗将包括限制心肌工作量，增加心肌

氧气供应，并通过缺血组织中的易感病灶，抑制心律不齐的产生；或通过手术分流阻塞的血管，促进血运重建。此外，如果梗死灶累及任何主要的传导通路，可能需要植入起搏器。如果患者在心肌梗死后的早期生存下来，则大小不一的坏死灶将逐渐被无法收缩或正确传导电信号的瘢痕组织所替代。

对 MI 患者进行口腔外科问题的处理始于咨询患者的家庭医师。通常，建议将择期大手术推迟到梗死后至少 6 个月。推迟是基于统计证据，即 MI 下降至大约 6 个月的最低水平后再梗死的风险，尤其是在患者接受了适当医学监测的情况下。基于溶栓治疗策略的出现和 MI 护理的改进，使患者无须再等待 6 个月就可以进行口腔科治疗。如果操作不太可能引起严重焦虑，患者从 MI 的恢复很顺利，通常在口腔科诊所进行的简单口腔手术可在 MI 后不到 6 个月内进行。此外，如果咨询家庭医师得到确认，也可进行其他口腔科手术。

对有 MI 史的患者应仔细询问其心血管健康状况。应尝试寻找未确诊的心律失常或充血性心力衰竭（CHF）（肥厚型心肌病，HCM）的证据。患有 MI 的患者通常服用阿司匹林或其他抗血小板或抗凝剂，以减少冠状动脉血栓形成。应该寻求细节，因为会影响手术决策。

如果已经超过 6 个月或获得了医师许可，则 MI 患者的治疗与心绞痛患者相似。应使用减缓焦虑的方案，可考虑补充氧气但通常是不必要的。预防性硝酸甘油只有在患者的初级保健医师指导下才能使用，但硝酸甘油应易于获得。利用抽吸技术、注射适当剂量的含肾上腺素的局部麻醉药是安全的。围手术期应监测患者生命体征（框 1.11）。

通常，在口腔外科大型治疗方面，已经进行冠状动脉搭桥术（coronary artery bypass grafting, CABG）的患者与 MI 患者相似。在施行大型择期手术前，需等待 3 个月。如果 CABG 后不足 3 个月必须进行大手术，应该咨询患者的家庭医师。接受 CABG 的患者通常有心绞痛、MI 病史或两者都有，应该按照前面所述进行处理。如果术后恢复良好，并且焦虑控制在最低水平，CABG 后不足 6 个月的患者，常规门诊手术也可安全实施。

脑血管意外（卒中）

发生脑血管意外（CVA）的患者，总是容易发生进一步的神经血管意外。这些患者经常使用抗凝药或抗血小板药物，具体取决于 CVA 的原因；如

框 1.11	有 MI 病史患者的处理

(1) 咨询患者的初级保健医师。

(2) MI 发病后不足 6 个月，与家庭医师核实是否需要侵入性口腔科处理。

(3) 检查患者是否使用抗凝剂（包括阿司匹林）。

(4) 使用焦虑减缓方案。

(5) 备好硝酸甘油；如果家庭医师建议，可预防性使用。

(6) 补充氧气（可选）。

(7) 提供深度局部麻醉。

(8) 考虑使用一氧化二氮。

(9) 监测生命体征，并与患者保持言语接触。

(10) 考虑将肾上腺素的使用量限制在 0.04 mg。

(11) 考虑转诊至口腔颌面外科医师。

果是高血压，则使用降压药。CVA 通常是由于心房颤动脱落的栓子、高凝状态或血管狭窄形成的血栓造成。患有栓塞性或血栓性卒中的患者，可能正在服用抗凝剂；而继发于血管狭窄所致的缺血性卒中患者，或许正在服用抗血小板药物。此类患者如果需要手术，需征得患者家庭医师的许可，或推迟手术时间，直到明显高血压倾向得到控制。术前应评估和记录患者的基线神经系统状况；应通过非药物性焦虑减缓方案治疗患者，手术过程中仔细监测生命体征。如果需要药物镇静，可使用低浓度一氧化二氮。服用抗凝剂患者的处理技术，将在本章后面讨论。

心律失常

心脏心律不齐表现为心脏腔室的不协调收缩，继发于冲动形成或冲动传播障碍引起的传导缺陷。心律失常可因慢性全身性疾病而发生，例如先前的心脏病、开胸手术、瓣膜病、甲状腺疾病、代谢综合征、电解质异常或特发性（病因不明）疾病。心房纤颤是最常见的心律失常，发生于 50 岁以上的患者。因为容易发生或患有心律不齐的患者可能有缺血性心脏病病史，因此可能需要考虑修改口腔科处理方案。许多人主张将肾上腺素的给药总量限制在 0.04 mg，但应权衡患者发生心脏事件的总体风险和医师给予深度麻醉的能力，以尽量减少术中疼痛和焦虑。此外，这些患者可能已经使用抗凝药，或可能安装了永久性心脏起搏器。起搏器不构成口腔外科手术的禁忌证，没有证据显示起搏器患者需要预防性使用抗生素。但不应在患者附近使用电子

设备，如电刀和微波炉。与其他健康受损的患者一样，应仔细监测生命体征，并考虑所有其他合并症。

易患感染性心内膜炎的心脏异常

心脏内表面或心内膜可能易感染，其表面异常易使致病细菌附着并繁殖。对其过程和可能的预防方法的详细描述，将在第18章讨论。

充血性心力衰竭（肥厚型心肌病）

当患病的心肌无法提供身体所需的心排血量，或对正常心肌的需求过量时，就会发生 CHF (HCM)。在心肌正常的情况下，心脏舒张末期容积开始增加；并通过 Frank-Starling 机制，心肌收缩力增加。但是，随着正常或患病的心肌进一步扩张，心脏变成效率较低的泵，导致血液倒流入肺、肝和肠系膜血管床，最终导致肺水肿、肝功能障碍和肠道营养吸收不良。心排血量降低会导致全身无力，并且肾脏清除功能受损，过多液体潴留会导致血管超负荷。

CHF 的症状包括端坐呼吸、阵发性夜间呼吸困难和踝部水肿。端坐呼吸是一种呼吸系统疾病，表现为患者仰卧时呼吸急促。当患者处于仰卧位时（如睡觉时），下肢积聚的血液重新分布，通常出现端坐呼吸。心脏不知所措，试图应对心脏前负荷增加，血液回流到肺循环，诱发肺水肿。哮喘患者通常在上半身被几个枕头支撑的情况下才能入睡。

阵发性夜间呼吸困难是 CHF 的症状之一，类似于端坐呼吸，患者躺下 1 或 2 小时后会出现呼吸困难。其原因是当汇集的血液和间质液从腿部重新吸收到脉管系统并重新向心性发布时，心脏不堪重负并产生肺水肿。躺下睡觉一会儿后，患者突然醒来，感觉呼吸急促，不得不坐起来尝试呼吸。

下肢水肿通常由间质液增多引起，通常表现为脚、踝或两者的肿胀。液体聚集一般是由于静脉压力增加或血清蛋白降低的结果，使足部组织间隙中残留的血浆数量增多。用手指按压肿胀区几秒钟即可检测到水肿；如果手指移开后在软组织中留下了凹痕，则认为存在足部水肿。CHF 的其他症状包括体重增加和劳力性呼吸困难。

在医师照护下的 CHF 患者通常应遵循低钠饮食以减少液体滞留，并使用利尿剂以减少血管内容量。强心苷如地高辛可提高心脏效率；有时还需要减少后负荷的药物，如硝酸盐、β 肾上腺素能拮抗

(1) 推迟治疗，直至心脏功能得到医学改善，并且患者的家庭医师认为接受治疗是可能的。
(2) 使用减缓焦虑的方案。
(3) 考虑补充氧气。
(4) 避免使用仰卧姿势。
(5) 考虑转诊至口腔颌面外科医师。

剂或钙通道拮抗剂，以控制心脏工作量。此外，由 HCM 引起的慢性心房纤颤患者，通常需要服用抗凝药，防止心房血栓形成。

通过饮食和药物疗法得到很好代偿的 CHF 患者可以安全地进行门诊口腔手术。减缓焦虑的方案和补充氧气是有帮助的。端坐呼吸患者在任何手术过程中均不应仰卧。对于不能代偿的 HCM 患者，最好推迟手术，直到获得代偿或在医院进行手术（框 1.12）。

肺部疾病

哮喘

当患者有哮喘病史时，口腔科医师应首先通过进一步问诊，确定患者是否确实患有哮喘或是其他呼吸道疾病，如过敏性鼻炎，其对口腔科治疗的影响不大。真正的哮喘主要是发炎的小气道阵发性狭窄，由于化学、感染、免疫或情绪刺激或这些因素的联合作用而产生喘息和呼吸困难。对哮喘患者应询问诱发因素、发作频率和严重程度、所用药物及对药物的反应。发作的严重程度通常可以通过急诊室就诊和住院需求来衡量。应特别询问患者是否对阿司匹林过敏，因为哮喘、慢性鼻炎或鼻窦炎且存在鼻息肉（称为 Samter 三联征）的患者，对普通非甾体抗炎药（nonsteroidal anti inflammatory, NSAID）过敏的频率较高。

内科医师根据哮喘的发作频率、严重程度和病因开具处方。严重哮喘患者需要使用黄嘌呤衍生的支气管扩张剂（如茶碱），以及吸入皮质类固醇激素或短期大剂量全身用皮质类固醇激素。克罗莫林可用于预防急性发作，但一旦发生支气管痉挛，就没有效果。许多患者自备气溶胶形式的拟交感神经胺类药物，如肾上腺素或间羟异丙肾上腺素，发生喘息时自行使用。吸入性 β 肾上腺素能激动剂（如沙丁胺醇）通常用于急性支气管痉挛发作，以促进支气管立即扩张。

框 1.13　哮喘患者的处理

(1) 推迟口腔科治疗，直到哮喘得到很好控制并且患者没有呼吸道感染的迹象。

(2) 在实施重大口腔外科手术或镇静措施之前，用听诊器听胸部，检查是否有喘鸣。

(3) 使用减缓焦虑的方案，包括一氧化二氮，但避免使用呼吸抑制剂。

(4) 咨询患者的家庭医师，术前是否可以使用色甘酸钠。

(5) 如果患者正在或曾经长期服用皮质类固醇，提供肾上腺功能不全的预防方法。

(6) 装有支气管扩张剂的吸入器随手可得。

(7) 避免在易感患者中使用非甾体抗炎药。

框 1.14　慢性阻塞性肺疾病患者的处理

(1) 推迟治疗，直到肺功能改善并可以治疗为止。

(2) 用听诊器听双侧胸部，确定呼吸声是否正常。

(3) 使用减缓焦虑的方案，但避免使用呼吸抑制剂。

(4) 如患者需要长期补充氧气，维持现在的流量。如患者不需要补充氧气治疗，使用氧气之前咨询其家庭医师。

(5) 如患者长期接受皮质类固醇激素治疗，需检查和处理肾上腺功能不全。

(6) 避免患者仰卧，直到确信患者可以忍受。

(7) 备好装有支气管扩张剂的吸入器，随时可用。

(8) 密切监测呼吸频率和心率。

(9) 安排下午约诊，以便分泌物清除干净。

哮喘患者接受口腔外科治疗时，应认识到焦虑在支气管痉挛发作中的作用，以及患者接受全身皮质类固醇治疗时潜在的肾上腺抑制。如果出现呼吸道感染或喘鸣，应推迟进行择期口腔手术。进行手术时，应遵循减缓焦虑的方案；如果患者服用了类固醇激素，计划进行大型手术，则应咨询患者的初级保健医师，围手术期是否需要增加皮质类固醇的用量。一氧化二氮对哮喘患者是安全的，特别适用于由焦虑诱发的哮喘患者，具有轻度促支气管扩张作用。手术期间应准备好患者的吸入器，并在急救盒中备好注射用肾上腺素、茶碱和吸入性 β 受体激动剂等。避免使用 NSAID，因为经常在易感人群中引起哮喘发作（框 1.13）。

慢性阻塞性肺病

肺部疾病通常以阻塞性 [慢性阻塞性肺疾病 (COPD)] 或限制性肺疾病归类。过去所用的名称如肺气肿和支气管炎是用来描述 COPD 临床表现的，但 COPD 被认为是一组病理性肺部疾患，通常由长期接触肺刺激物（如烟草、烟雾）引起，导致肺气道组织化生。由于黏膜水肿、分泌物过多和支气管痉挛，气道发炎、紊乱，失去弹性并被阻塞，从而产生 COPD 的临床表现。患者在轻度到中度运动时，经常出现呼吸困难。长期咳嗽，产生大量黏稠分泌物；频发呼吸道感染，胸部变为桶形；可能紧闭嘴唇呼吸，并在呼吸过程中听到喘息声。患者可能会出现相关的肺动脉高压，最终导致右心衰竭。

通常给患有严重 COPD 的患者开具支气管扩张药，例如茶碱、吸入性抗胆碱能药物。对更严重的病例，则给予长效制剂和吸入性皮质类固醇激素，或短期全身用皮质类固醇。仅在最严重的慢性病例，才使用便携式氧气补充疗法。

对接受皮质类固醇治疗的 COPD 患者施行口腔科治疗时，口腔科医师在大手术前应考虑采取其他补充措施，但应避免使用抑制呼吸的镇静剂、催眠药和麻醉药。患者可能需要在牙椅上保持直立坐姿，以使他们更好地排出大量的肺部分泌物。最后，除非医师建议，COPD 重症患者手术过程中不应给予比平时更大流量的氧气。在健康人中，动脉 CO_2 水平升高是呼吸的主要刺激因素；而患有严重 COPD 的患者，则习惯于动脉 CO_2 水平升高，并完全依赖于动脉氧（O_2）水平降低来刺激呼吸。如果通过吸入高浓度 O_2 升高动脉 O_2 浓度，基于缺氧的呼吸刺激被去除，患者的呼吸频率可能会严重减慢（框 1.14）。

肾脏问题

肾功能衰竭

慢性肾功能衰竭患者需要定期进行肾脏透析，这些患者在口腔外科治疗期间需要特别考虑。慢性透析治疗通常需要动静脉分流，系通过手术在动脉和静脉之间形成大的交通。分流使进入血管和给予肝素变得容易，使血液可以通过透析设备流动而不会凝结。除非在危及生命的紧急情况下，口腔科医师不应将分流当作静脉通路。切勿在有动静脉分流的手臂上使用血压计袖带。

最好在透析治疗后的第 2 天进行择期口腔外科手术。就血管内容积和代谢副产物而言，此时透析期间使用的肝素消失，患者处于最佳生理状态。

应避免使用依赖肾脏代谢或排泄的药物，或调

框 1.15　肾功能不全和接受血液透析患者的处理

(1) 避免使用依赖肾脏代谢或排泄的药物。如有必要，调整剂量。不要使用房室分流术给药或采集血液样本。
(2) 避免使用肾毒性药物，例如非甾体抗炎药。
(3) 将口腔科治疗推迟至透析后第 2 天。
(4) 关于预防性抗生素的使用，咨询患者的家庭医师。
(5) 监测血压和心率。
(6) 注意继发性甲状旁腺功能亢进的迹象。
(7) 考虑在口腔科治疗前筛检乙型肝炎病毒。如果无法筛查肝炎，采取必要的预防措施。

框 1.16　肾移植患者的处理

(1) 将治疗推迟到患者的初级保健医师或移植外科医师许可口腔科治疗。
(2) 避免使用肾毒性药物[a]。
(3) 考虑补充皮质类固醇。
(4) 监测血压。
(5) 考虑在口腔科治疗前筛查乙型肝炎病毒。无法筛查肝炎时，采取必要的预防措施。
(6) 观察是否存在环孢素 A 引起的牙龈增生，强调口腔卫生的重要性。
(7) 考虑预防性使用抗生素，尤其是在使用免疫抑制剂的患者。

[a] 对其他器官移植患者，临床医师应避免使用对该器官有毒性的药物。这些建议大多数适用于其他器官移植患者。

整剂量，以防全身中毒。透析期间暂停的药物也需要特殊的给药方案。肾脏严重受损的患者，应避免使用肾脏毒性相对大的药物，例如 NSAID。

由于接受肾透析的患者肝炎发病率较高，口腔科医师应采取必要的预防措施。还应注意肾功能衰竭患者继发性甲状旁腺功能亢进引起的骨骼外观改变，不应将由于代谢过程而产生的透射影误认为口腔科疾病（框 1.15）。

肾移植和其他器官移植

肾脏或其他主要器官移植后需要手术的患者，通常会接受多种药物来维持移植组织的功能。这些患者接受皮质类固醇激素治疗，围手术期可能需要补充皮质类固醇激素（参见本章后文有关肾上腺功能不全的讨论）。

这些患者中的大多数还接受免疫抑制剂，否则可能导致自限性感染加重。因此，必须更积极地使用抗生素并尽早住院进行感染控制。应咨询患者的初级保健医师，是否有必要预防性使用抗生素。

环孢素 A 是一种器官移植后常用的免疫抑制剂，可能引起牙龈增生。进行口腔手术的口腔科医师应该清楚，以免误将牙龈增生完全归咎于口腔卫生问题。

接受肾脏移植的患者，偶尔会出现严重的高血压问题。尽管应劝告患者去看初级保健医师，但在进行口腔手术之前，应获得其生命体征数据（框 1.16）。

高血压

原因不明的慢性血压升高称为原发性高血压。轻度或中度高血压（即收缩压 < 200 mmHg 或舒张压 < 110 mmHg）通常对门诊口腔外科治疗没有影

框 1.17　高血压患者的处理

轻度至中度高血压（收缩压 > 140 mmHg；舒张压 > 90 mmHg）
(1) 建议患者征询初级保健医师有关药物治疗高血压的指导建议。不必推迟需要的口腔科处理。
(2) 每次复诊和每次注射含肾上腺素的局麻药超过 0.04 mg 时，监测患者血压。
(3) 使用减缓焦虑的方案。
(4) 避免在服用引起血管舒张的药物时迅速变换体位。
(5) 避免静脉使用含钠液体。

严重高血压（收缩压 > 200 mmHg；舒张压 > 110 mmHg）
(1) 推迟择期口腔科治疗，直到高血压得到更好的控制。
(2) 考虑转诊至口腔颌面外科医师以解决紧急问题。

响，只要患者没有继发于高血压的终末器官受累的体征或症状。控制不良的高血压患者的处理包括使用减缓焦虑的方案和监测生命体征。应当慎用含肾上腺素的局部麻醉剂。手术后，应建议患者积极进行高血压治疗。

对于有严重高血压（即收缩压 ≥ 200 mmHg 或舒张压 ≥ 110 mmHg）的患者，应推迟进行择期口腔外科手术，直到血压得到更好的控制为止。严重高血压患者的紧急口腔手术应在控制良好的环境中或在医院进行，以便在手术期间仔细监测患者，随后进行急性血压控制（框 1.17）。

肝病

因感染性疾病、滥用酒精，或血管或胆道充血而导致严重肝损害的患者，在进行口腔手术之前需

框 1.18　肝功能不全患者的处理

(1) 尝试了解肝脏问题的原因；如果是乙型肝炎，采取常规预防措施。

(2) 避免使用经肝脏代谢或排泄的药物；如确需使用，调整剂量。

(3) 检测血小板计数、凝血酶原时间、部分凝血活酶时间和出血时间，筛查重症肝病患者有无出血性疾病。

(4) 尽量避免出现患者吞咽大量血液的情况。

要特别考虑。改变剂量或避免使用经肝脏代谢的药物可能是必要的。

在严重的肝脏疾病中，几乎所有凝血因子及蛋白 C 和蛋白 S 的产生都可能受到抑制。因此，对手术中可能会大量失血的更严重肝病患者，手术前检测国际标准化比值（international normalized ratio, INR）、凝血酶原时间（prothrombin time, PT）或部分凝血活酶时间可能有益。肝病引起的门静脉高压症也可能导致脾功能亢进和血小板隔离，造成相对血小板减少症。肝脏也产生血小板生成素，血小板生成素减少可能导致真正的血小板减少症。出血时间延长或血小板计数降低，预示出现这一问题。严重肝功能不全的患者可能需要住院进行口腔科手术，因为他们对吞进的血液中的氮代谢能力下降，可能会导致脑病。最后，除非另有说明，否则应假定患有来源不明的肝病患者携带肝炎病毒（框 1.18）。

内分泌疾病

糖尿病

糖尿病是由胰岛素合成不足，终末器官中的胰岛素受体对胰岛素作用抵抗或两者共同引起的。糖尿病通常分为胰岛素依赖型（1 型）和非胰岛素依赖型（2 型）。1 型糖尿病通常始于儿童期或青春期，其主要问题是胰岛素产生不足，导致患者无法正确利用葡萄糖。血清葡萄糖升高，超出肾脏对所有葡萄糖的重吸收能力，引起糖尿。葡萄糖溶质的渗透作用导致多尿、刺激性口渴、患者多饮（频繁消耗液体）。另外，碳水化合物代谢被改变，导致脂肪分解和酮体产生，进一步引起酮症酸中毒，伴随嗜睡和呼吸急促，最终昏迷。

1 型糖尿病患者必须在热量摄入、运动和胰岛素剂量方面取得平衡。常规热量摄入减少，或运动、代谢率或胰岛素剂量增加，都会导致低血糖症，反之亦然。

2 型糖尿病患者通常产生胰岛素，但由于胰岛素活性降低，胰岛素受体抵抗力降低或两者的共同作用，胰岛素分泌不足。2 型糖尿病通常从成年开始，因肥胖加剧，并且通常不需要胰岛素治疗。目前的治疗方法包括控制体重、饮食限制，以及口服降糖药。只有当患者使用常规治疗措施无法维持可接受的血清葡萄糖水平时才需要胰岛素。2 型糖尿病患者的严重高血糖症很少产生酮症酸中毒，但会导致高渗状态并改变意识水平。

短期、轻度至中度高血糖症对糖尿病患者通常不是重要问题。因此，在计划进行口腔外科手术时，宁愿高血糖症也不要低血糖症。也就是说，最好避免给予过量胰岛素，但要补充葡萄糖源。门诊口腔手术操作应在一天的早些时候进行，并使用减缓焦虑的方案。如果需要，根据手术当天或术后即刻的饮食变化来调整患者的用药方案，则必须与患者的初级保健医师进行讨论。如果未使用静脉镇静剂，则应要求患者正常饮食，并按常规早上服用常规量的胰岛素和半剂量的中性鱼精蛋白 Hagedorn 胰岛素（表 1.1）。应监测患者的生命体征。如果出现低血糖 - 低血压症状、饥饿、嗜睡、恶心、发汗、心动过速或情绪变化，应口服或静脉给予葡萄糖。理想情况下，诊所应配备一台电子血糖仪，临床医师或患者可用该血糖仪，以 1 滴血轻松确定患者的血糖水平。该设备可以帮助确定是否需要治疗患者的轻度高血糖症。建议术后 24 小时密切监测患者血糖，并相应调整胰岛素剂量。

如果患者必须在手术前错过一餐，则应告知患者早间不要用任何胰岛素，并且只有在得到一定的热量后才能重新使用胰岛素。其后使用常规胰岛

表 1.1　胰岛素种类

起效与持续时间	名称	作用高峰（注射后，小时）	作用时间（小时）
速（F）	普通	2 ~ 3	6
	半慢	3 ~ 6	12
中（I）	珠蛋白锌	6 ~ 8	18
	NPH	8 ~ 12	24
	慢胰岛素锌	8 ~ 12	24
长（L）	精蛋白锌	16 ~ 24	36
	结晶性胰岛素锌	20 ~ 30	36

注：胰岛素来源于：猪——F, I；牛——F, I, L；牛和猪——F, I, L；重组 DNA——F, I, L。

NPH，中性 Hagedorn 鱼精蛋白。

框 1.19　糖尿病患者的处理

胰岛素依赖型（1 型）糖尿病

(1) 推迟手术，直到糖尿病得到良好控制；咨询患者的家庭医师。

(2) 安排早间预约，避免长时间等候。

(3) 使用减缓焦虑的方案，但避免在门诊使用深度镇静技术。

(4) 术前、术中和术后监测脉搏、呼吸和血压。

(5) 术中保持与患者口头交流。

(6) 如果患者在口腔手术前不允许进食或饮水，而术后进食困难，建议他或她不要用常规剂量的普通或 NPH 胰岛素；开始静脉注射 5% 葡萄糖水，滴速为 150 mL/h。

(7) 如果允许，让患者术前进食正常早餐，使用常规剂量的普通胰岛素，但 NPH 胰岛素只用一半。

(8) 告诫患者不要恢复正常的胰岛素剂量，直到恢复正常卡路里摄入量和活动水平。

(9) 如对改变胰岛素治疗方案有任何疑问，咨询相关医师。

(10) 注意是否有低血糖体征。

(11) 积极治疗感染。

非胰岛素依赖型（2 型）糖尿病

(1) 推迟手术，直到糖尿病得到良好控制。

(2) 安排早间预约，避免长时间等候。

(3) 使用减缓焦虑的方案。

(4) 术前、术中和术后监测脉搏、呼吸和血压。

(5) 术中保持与患者口头交流。

(6) 如患者口腔手术前不允许进食或饮水，而术后进食困难，建议他或她当天不要口服任何降糖药物。

(7) 如果患者在手术前、后可以进食，建议他或她正常吃早餐并服用通常剂量的降糖药。

(8) 注意是否有低血糖体征。

(9) 积极治疗感染。

NPH：中性鱼精蛋白 Hagedorn。

素，剂量应基于血清葡萄糖监测，并得到患者家庭医师的指导。一旦患者恢复正常饮食和身体活动，就可以重新开始日常的胰岛素治疗方案。

糖尿病得到很好控制的人，并不比没有糖尿病的人容易感染，但他们更难控制感染。这是由于白细胞功能改变，或影响身体控制感染能力的其他因素所致。糖尿病控制不佳的人，感染更难以控制。因此，对于控制不佳的糖尿病患者，应推迟进行选择性口腔手术，直到获得控制。但是，如果糖尿病患者存在紧急情况或严重的口腔感染，应考虑入

院，紧急控制高血糖症并积极处理感染。许多临床医师还相信，应当对接受任何手术的糖尿病患者常规预防性使用抗生素。但是，这一观点仍然存在争议（框 1.19）。

肾上腺功能不全

肾上腺皮质疾病可能导致肾上腺功能不全。原发性肾上腺功能不全的症状包括无力、体重下降、疲劳、皮肤和黏膜色素沉着。然而，最常见的肾上腺功能不全的原因是长期使用皮质类固醇（继发性肾上腺功能不全）。通常，定期服用皮质类固醇的患者表现为满月脸、水牛背和薄而透明的皮肤。在应激状态下无法增加内源性皮质类固醇水平，可能导致患者在复杂、长时间手术中低血压、晕厥、恶心和发热，类似于肾上腺危象。

如果原发性或继发性肾上腺抑制患者需要进行复杂的口腔外科手术，应咨询初级保健医师是否需要补充类固醇。通常，较小的手术仅需要使用减缓焦虑的方案，大多数口腔科操作不需要补充类固醇；但是，医务人员应密切监测患者肾上腺危象的任何体征或症状。更复杂的操作，例如对肾上腺抑制患者进行正颌手术，通常需要补充类固醇（框 1.20）。

框 1.20　患肾上腺抑制且行口腔大手术患者的处理

如患者当前正在服用皮质类固醇：

(1) 使用减缓焦虑的方案。

(2) 术前、术中和术后监测脉搏和血压。

(3) 指导患者在手术前 1 天、手术当天和术后第 1 天加倍日常剂量。

(4) 术后第 2 天，建议患者恢复正常类固醇剂量。

如果患者当前未服用类固醇但过去 1 年内已接受至少 20 mg 氢化可的松（皮质醇或同类品）超过 2 周：

(1) 使用减缓焦虑的方案。

(2) 术前、术中和术后监测脉搏和血压。

(3) 手术前 1 天、手术当天早晨，指导患者每天服用 60 mg 氢化可的松（或同类药）；或口腔科医师在复杂手术前，给患者肌内或静脉注射氢化可的松或同类药 60 mg。

(4) 术后前 2 天，剂量降至 40 mg；其后 3 天，减至 20 mg。手术后 6 天，临床医师可停止补充类固醇。

如果计划进行大手术，则临床医师应优先考虑让患者住院。如有任何需要使用皮质类固醇或使用剂量的问题，咨询患者的家庭医师。

甲状腺功能亢进

对口腔外科手术影响最大的甲状腺疾病是甲状腺功能亢进，是唯一可以发生急性危象的甲状腺疾病。甲状腺功能亢进是循环中的三碘甲状腺素和甲状腺素过量的结果，最常见的是 Graves 病、多结节性甲状腺肿或甲状腺腺瘤。甲状腺激素过多的早期表现包括头发细脆、皮肤色素沉着、多汗、心动过速、心悸、体重减轻和情感不定。虽然不是全部，但患者经常出现突眼症（由眼眶脂肪增加，前推眼球导致）。如果未在早期发现甲状腺功能亢进，患者可发生心力衰竭。使用直接或间接实验室技术测定，如血液循环中甲状腺激素水平升高，即可做出诊断。

甲状腺功能亢进通常用阻断甲状腺激素合成和释放的药物进行治疗，做或不做甲状腺切除术。但是，未经治疗或未得到充分治疗的患者，可能因突然大量释放预合成的甲状腺激素而引起甲状腺（中度）危象。其早期症状包括躁动不安、恶心和腹部绞痛，后期症状和体征包括高热、发汗、心动过速，最终导致心脏代偿失调。如不干预，患者可能陷入昏迷、血压下降，甚至死亡。

口腔科医师通过完整的病史采集和仔细检查，包括甲状腺视诊和触诊，可诊断出先前未发现的甲状腺功能亢进。如果从病史和视诊怀疑严重甲状腺功能亢进，则不宜触诊腺体，因为这种操作可触发危象。怀疑患有甲状腺功能亢进的患者，进行口腔手术前应转诊去做医学评估。

经过治疗的甲状腺疾病患者可以安全地接受门诊口腔手术。但是，如果有口腔感染，应通知初级保健医师，特别是如果患者显示有甲状腺功能亢进的迹象。如果认为患者的甲状腺功能亢进未得到充分治疗，应避免使用阿托品和含过量肾上腺素的溶液（框 1.21）。

甲状腺功能减退

口腔科医师可在甲状腺功能减退症的初步筛检中发挥作用。甲状腺功能减退的早期症状包括疲劳、便秘、体重增加、声音嘶哑、头痛、关节痛、

| 框 1.21 | 甲状腺功能亢进患者的处理 |

(1) 推迟手术直到甲状腺功能障碍得到很好控制。
(2) 在手术前、手术中和手术后监测脉搏和血压。
(3) 限制肾上腺素的用量。

月经紊乱、水肿、皮肤干燥、头发和指甲变脆。如果甲状腺功能减退的症状轻微，就不需要改变口腔科治疗计划。

血液学问题

遗传性凝血疾病

患有遗传性出血性疾病的患者通常都清楚自己的问题，使临床医师能够在进行任何手术之前采取必要的预防措施。但是，在许多患者，拔牙后出血时间延长可能是存在出血性疾病的首要证据。因此，以往外伤和手术后长时间出血的所有患者，均应考虑出血性疾病的问题。鼻出血、容易瘀伤、血尿、月经量多和自发性出血病史，应提醒口腔科医师可能需要进行术前实验室凝血功能筛查，或咨询血液科医师。PT 用于测试外源性因素，而部分凝血活酶时间用于检测内源性因素。为了更好地标准化医院内部和医院之间的 PT 值，开发出了 INR 方法。这种技术旨在调整使用不同试剂检测而导致的实际 PT 值的差异，以患者的 PT 值与来自同一实验室的标准值的比值表示。

血小板不足通常会导致瘀伤，可通过出血时间和血小板计数予以评估。如果怀疑有凝血疾病，应咨询初级保健医师或血液科医师，以便采用更精细的测试方法，更好地确定出血性疾病的原因，帮助在围手术期处理好患者。

需要口腔手术的凝血病患者的处理，取决于出血性疾病的性质。特殊因子缺乏，例如血友病 A、B 或 C，或 von Willebrand 病，通常需在围手术期给予凝血因子浓缩剂或去氨加压素，并使用诸如氨基己酸（Amicar）之类的抗纤溶剂。医师决定给予何种类型的因子替代品，取决于因子缺乏的程度和患者的因子替代史。接受因子替代的患者，尽管极少发生，但有感染血源性传染性疾病的风险。应采用与所有患者一样的常规预防措施，降低所有员工和医疗保健提供者的疾病传播风险。

血小板问题可能是定量的或定性的。定量的血小板缺乏症可能是一个周期性问题，血液科医师可以帮助确定合适的择期手术时间。血小板计数长期较低的患者可以进行血小板输注。计数通常必须低于 50 000/mm^3，才会发生术后异常出血。如果血小板计数为 20 000~50 000/ mm^3，血液科医师可能希望停止血小板输注。但是，如果计数高于 50 000/mm^3，且同时存在质量问题，则应考虑输注血小板。血小板功能缺陷疾病通常是由于服用抗血

框 1.22　凝血疾病患者的处理

(1) 推迟手术，咨询血液科医师如何处理患者。

(2) 必要时进行基线凝血试验（凝血酶原时间、部分凝血活酶时间、出血时间、血小板计数）和肝炎筛查。

(3) 将手术时间安排在已采取凝血纠正措施（输注血小板、因子替代或给予氨基己酸）后不久。

(4) 手术中局部使用促凝剂，严密缝合，适当加压，促进血块形成。

(5) 监测伤口 2 小时，以确保形成良好的初始血块。

(6) 指导患者预防血块移位的方法，以及重新出血后如何处理。

(7) 避免使用非甾体抗炎药。

(8) 采取预防措施，防止手术期间感染肝炎。

严重凝血病患者需要大手术时，应住院治疗。

小板药物（例如阿司匹林或氯吡格雷）引起的，但也可能与肝脏或脾脏功能障碍有关。血小板计数少于 20 000/mm³，通常需要术前输注血小板；或延迟手术，直至血小板计数上升。如果怀疑为血小板功能缺陷类疾病，则可进行血小板功能测试，并权衡术后并发症风险，修改用药方案。局部麻醉应采用浸润方式，而不是区域阻滞，以减少大血管损伤的可能性，防止注射后出血时间延长和血肿形成。应考虑在口腔伤口中使用局部促凝物质，仔细指导患者采取措施，避免血块形成后不小心被撞出（框1.22）。拔牙后出血预防或处理的其他方法，参见第12 章。

治疗性抗凝

通常对有以下问题的患者进行抗凝治疗：易于形成血栓的植入设备，如人工心脏瓣膜；易于形成血栓的心血管问题，如房颤或 MI；具有先天遗传或获得性高凝状态病史，如复发性肺栓塞或深静脉血栓，或需要体外血液循环，如进行血液透析；患者还可能服用具有抗血小板特性的药物，如阿司匹林，用于辅助治疗。

进行择期口腔手术时，是否需要连续抗凝，应与手术后止血进行权衡。应在咨询患者的初级保健医师后做出决定。小剂量阿司匹林等药物通常无须停用，即可进行常规手术。服用肝素的患者通常可以推迟手术，直到循环肝素失去活性（如果静脉注射肝素，则需要 6 小时；如果皮下注射，则需要 24 小时）。硫酸鱼精蛋白具有逆转肝素的作用，在紧急口腔手术不能推迟至肝素自然失活时可以使用。

接受华法林抗凝治疗且需要择期口腔手术的患者，将从家庭医师与口腔科医师的紧密合作中获益。大多数情况下，需要使用华法林的 INR 为 2 ~ 3；在某些病例，INR 可能增加到 3.5。华法林的起效时间会延迟 2 ~ 3 天，因此，其抗凝作用的变化，要在更改剂量几天后显现。INR 用于衡量华法林的抗凝作用，大多数医师会在围手术期让 INR 降至约 2，以保证凝血充分，手术安全。如果预计术中出血较多，有必要停药，则应在手术前 2 天或 3 天停止使用华法林。手术当天早上，应检查 INR；如果在 2 ~ 3，配合诊所内的辅助措施，通常可进行常规口腔手术。如果 PT 仍大于 3 INR，手术应延迟至 PT 接近 3 INR。手术伤口应使用促凝剂包扎，并指导患者促进血块保留。华法林疗法可在手术当天恢复（框 1.23）。

新近研制的直接和间接 Xa 抑制剂，使抗凝治疗更容易在更大规模的患者中实现。这些药物不需要常规实验室监测，因为用 INR 判断药物的疗效是无用的。通常这些药物的半衰期较短，即使停药，影响也不大；但是，大多数情况下，常规口腔手术前不需要停药。需采取适当的辅助措施，以获得并维持所有手术部位的稳定止血。

停止使用任何抗凝药或抗血小板药不应掉以轻心。在大多数常规口腔手术中，如果患者的实验室数据在该药的治疗范围内，预期的术中出血通常可以通过辅助止血技术而控制。任何类型的手术后，都有自然的全身炎症反应，促使局部和全身高凝状态，可能增加患者在身体其他部位形成血块的风险，产生更严重的临床并发症，如卒中、肺栓塞或 MI。

神经系统疾病

癫痫症

有癫痫病史的患者，应询问有关癫痫发作的频率、类型、持续时间和后遗症。癫痫发作的原因包括乙醇（酒精）戒断、高热、电解质失衡、低血糖或脑外伤，或特发性疾病。口腔科医师应询问用于控制癫痫症的药物，尤其是患者依从性和最近进行的血清药物浓度测量。应咨询家庭医师癫痫发作史，并确定是否应出于任何原因推迟口腔手术。如果癫痫症得到良好控制，无须任何进一步的预防措施，就可以实施标准的口腔外科处理（使用减缓焦虑的方案除外；框1.24）。如果未能获得良好控制，

接受阿司匹林或其他抑制血小板药物的患者

(1) 咨询家庭医师，以确定连续几天停用抗凝药的安全性。

(2) 推迟手术，直到停用抗血小板药物后 5 天。

(3) 手术中和手术后采取额外措施，以促进血块形成和保留。

(4) 如果没有出血，术后第 2 天重新开始药物治疗。

接受华法林（Coumadin）的患者

(1) 咨询家庭医师，以确定允许 PT 降至 2.0 ～ 3.0 INR 的安全性。这可能需要几天时间 [a]。

(2) 获得基线 PT。

(3) (a) 如果 PT 小于 3.1 INR，继续进行手术并跳至步骤（6）。

   (b) 如果 PT 大于 3.0 INR，继续步骤（4）。

(4) 手术前约 2 天停止使用华法林。

(5) 每天检查 PT，并在 PT 降至 3.0 INR 时进行手术。

(6) 手术中和手术后采取额外措施，以促进血块形成和保留。

(7) 手术当天重新使用华法林。

接受肝素的患者

(1) 咨询家庭医师，以确定围手术期停用肝素的安全性。

(2) 将手术推迟至肝素停用，或用鱼精蛋白逆转后至少 6 小时。

(3) 一旦形成良好的血块，重新使用肝素。

[a] 如果家庭医师认为允许凝血酶原时间下降是不安全的，则患者必须在围手术期住院，将华法林调整为肝素抗凝治疗。

(1) 推迟手术，直至癫痫发作得到良好控制。

(2) 如果患者的依从性值得怀疑，考虑测量抗癫痫药物的血清水平。

(3) 使用减缓焦虑的方案。

(4) 采取措施，避免患者出现低血糖和疲劳。

应转诊至口腔颌面外科医师，在诊所或医院深度镇静下进行治疗。

酒精中毒（酗酒）

自愿透露乙醇（酒精）滥用史或怀疑酒精中毒，随后通过病史采集之外的措施予以确诊的患者，手术前需要特别考虑。乙醇（酒精）滥用者与口腔科处理有关的主要问题是肝功能不全、乙醇和药物相互作用、电解质异常和戒断现象。肝功能不足以在前面讨论。乙醇与口腔手术中许多用于控制焦虑的镇静剂相互作用，通常会增强镇静水平，并抑制咽反射。

乙醇（酒精）滥用者在口腔科就诊前，如果确实已经减少每天乙醇（酒精）摄入量，可能会在围手术期出现戒断现象。可能表现为轻度躁动和重度高血压，后续可能发展为震颤、癫痫发作、发汗，偶有震颤性谵妄伴幻觉、躁动不安和循环衰竭。表现出严重酒精性肝病体征或乙醇（酒精）戒断现象而需要口腔手术的患者，应收入院治疗。手术前应进行肝功能检查、凝血检测和医学咨询。能够在门诊治疗的患者，使用经肝脏代谢的药物时，剂量应当改变。应密切监测患者是否有过度镇静的迹象。

妊娠期和妊娠后患者的管理

妊娠

虽然不是疾病状态，但妊娠仍然是口腔手术时需要特别考虑的生理状态，以保护母亲和发育中的胎儿。为孕妇提供医疗护理时，主要关注点是防止胎儿遗传性损伤。口腔外科处理中能够给胎儿造成潜在损伤的 2 个领域是：①牙成像。②使用药物。不使用放射照相或药物而准确实施口腔手术操作几乎是不可能的，因此，一种选择是推迟任何择期手术，直至分娩后，以避免胎儿风险。通常利用暂时性措施以推迟手术。

但是，如果妊娠期手术无法推迟，应该采取努力，减少胎儿接触致畸因子的机会。在做成像时，使用防护围裙和仅对手术区域采集数字根尖影像，就能够做到这一点（图 1.4）。能够给胎儿造成很小风险的药物清单实际上很短。进行口腔手术时，适量的下列药物被认为最不可能对胎儿造成伤害：利多卡因、布比卡因、对乙酰氨基酚、可待因、青霉素和头孢菌素。妊娠期不应使用非甾体抗炎药，如阿司匹林和布洛芬，尤其是妊娠末 3 个月，因其具有抗血小板特性，并有导致动脉导管早闭的潜在可能。孕妇最好避免使用所有镇静药。妊娠早期（前 3 个月）不应使用一氧化二氮，但如有必要，可在妊娠中期和晚期考虑使用，不过要同时提供至少 50% 的氧气，并咨询患者的产科医

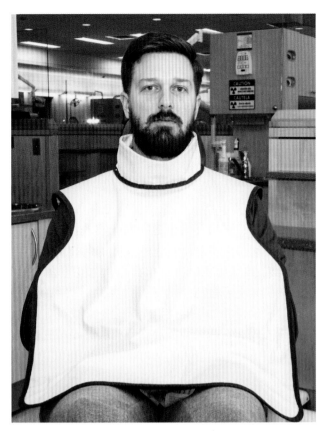

图 1.4 口腔科 X 线检查时使用适当的铅皮围裙护罩

框 1.25 **妊娠患者的处理**

(1) 如果可能，将择期手术推迟至分娩后。

(2) 如果不能延迟手术，咨询患者的产科医师。

(3) 除非口腔科治疗需要有关牙根或骨骼的信息，否则应避免使用口腔科射线照相。如果必须拍摄射线照片，需使用适当的铅屏蔽防护罩。

(4) 避免使用具有致畸性的药物。需要麻醉时，使用局部麻醉剂。

(5) 如果使用一氧化二氮镇静剂，需同时提供至少 50% 的氧气，但避免在妊娠早期（前 3 个月）使用。

(6) 避免长时间使患者仰卧，以防止下腔静脉受压。

(7) 允许患者根据需要经常去洗手间。

师（框 1.25 和框 1.26）。美国食品药品管理局根据已知的特殊药物对胎儿构成的风险程度，建立了药物分类系统。当需要给孕妇用药时，用药前临床医师应检查药物是否在可接受的风险类别之内（框 1.27）。

妊娠可能会在情绪和生理上产生压力，因此，推荐使用焦虑减缓方案。应取得患者的生命体征，尤其要注意血压是否升高（可能是先兆子痫的迹象）。

框 1.26 **避免在孕妇使用的口腔科药物**

阿司匹林和其他非甾体抗炎药

- 卡马西平。
- 氯水合物（如果长期使用）。
- 氯氮䓬。
- 皮质类固醇。
- 地西泮和其他苯二氮䓬类药物。
- 盐酸苯海拉明（如果长期使用）。
- 吗啡。
- 一氧化二氮（如果暴露 > 9 小时 / 周，氧气浓度低于 50%，或者在妊娠的前 3 个月）。

非甾体类抗炎药

- 盐酸喷他佐辛。
- 苯巴比妥。
- 盐酸异丙嗪。
- 四环素。

框 1.27 **基于对胎儿潜在风险的药物分类**

A 类：在女性进行的对照研究未能证明妊娠前 3 个月对胎儿有风险（也没有证据表明对妊娠后期的胎儿存在风险），胎儿受到伤害的可能性似乎很小。

B 类：任一动物生殖研究均未显示胎儿风险，并且没有对孕妇的对照研究，或动物的生殖研究表明有不良影响（除了减少生育率）；妊娠早期和妊娠晚期的对照研究，胎儿危险证据不足或不能证实。

C 类：在动物中进行的任何一项研究均显示不良的胎儿影响，但缺乏针对人类的对照研究，或在女性和动物开展的研究。仅在以下情况下才使用此类药物：没有更安全的替代方法，或者潜在的益处大于已知的胎儿风险。

D 类：存在人类胎儿风险的积极证据，但尽管有风险，其对孕妇的益处可以接受，例如危及生命或严重的疾病，无法使用安全的药物或无效。药品标签中的 "警告" 部分必须有适当的陈述。

X 类：对动物或人类的研究均已证明胎儿异常，或有基于人类经验的胎儿风险证据（或两者都有）。孕妇使用药物的风险显然胜过任何可能的好处。此类药物禁止在即将妊娠或可能妊娠的妇女中使用。药品标签中的 "禁忌证" 部分必须有适当的陈述。

引自美国食品药品管理局。

表 1.2　口腔科药物对哺乳期母亲的作用

对母乳喂养的婴儿没有明显临床作用	对母乳喂养的婴儿有潜在的临床损害作用
对乙酰氨基酚	氨苄青霉素
抗组胺药	阿司匹林
头孢氨苄	阿托品
可待因	巴比妥类药物
红霉素	水合氯醛
氟化物	皮质类固醇
利多卡因	安定（地西泮）
哌替啶	甲硝唑
苯唑西林	青霉素
喷他佐辛（合成镇痛药）	四环素

即将分娩的患者在牙椅上做治疗，可能需要特殊体位。因为如果患者完全仰卧，子宫内容物可能压迫下腔静脉，影响静脉回流到心脏，从而减少心排血量。患者可能需要更加直立的姿势，或手术中将躯干稍微转向左侧。妊娠晚期通常需要间断休息，以使患者排空膀胱，减轻胎儿对尿路和膀胱的压力。在对孕妇进行任何口腔手术之前，临床医师应咨询患者的产科医师。

产后

为产后正在哺乳的患者提供口腔手术时，应特别注意。避免使用已知会进入母乳的药物，并且当心可能对婴儿造成伤害（儿科医师可提供指导）。表 1.2 列出了某些药物的信息。但是，一般来说，所有常用于口腔外科的药物可安全适量使用，但是皮质类固醇、氨基糖苷类和四环素类，不应在哺乳期患者使用。

（郑家伟　译）

第 2 章
医疗紧急情况的预防与管理
Prevention and Management of Medical Emergencies

James R. Hupp, Alison Yeung

幸运的是，一般口腔科诊所的严重医疗紧急情况很少见。口腔科实践中急症不常发生的主要原因要归功于口腔科教育的本质，使从业者认识到潜在的问题并在造成紧急情况之前予以合理处置，或将身体不健康但需要手术的患者转诊至口腔颌面外科医师。相反，在医疗资源不足的社区为口腔科患者提供服务，可能会看到特别多的个体，更易在口腔科操作中出现医疗紧急情况。

当需要进行口腔手术时，治疗所带来的固有精神和生理压力，会促使身体补偿能力中等或欠佳的患者发生紧急情况。同样，口腔手术通常所需的先进的疼痛和焦虑控制措施，也容易使患者出现紧急情况。本章从介绍口腔科诊所降低医疗紧急情况可能性的各种方法入手，还详细介绍了如何做好急诊准备，并讨论了口腔科诊所最常见的各种医疗紧急情况的临床表现和初步处理方法。

预防

了解急症的相对频率，认识可能导致严重并发症和死亡率的急症，在确定预防措施的重点时很重要。研究表明，换气过度、癫痫发作和怀疑低血糖是一般口腔科处理前、处理中或处理后即刻最常见的紧急情况；其次是血管迷走性晕厥、心绞痛、体位性低血压和超敏（过敏）反应。

接受门诊口腔手术的患者，与非手术患者相比，急症的发生率更高，原因有以下 3 个：①手术刺激性更强。②通常在围手术期使用大量药物。③进行手术时通常需要更长的约诊时间。已知这些因素会增加急症的可能性，其他可能因素包括患者年龄（特别年轻和年老患者，风险更大），医疗行业为相对不健康的人提供门诊治疗的能力增加，口腔科医师在门诊使用各类药物。

预防是处置紧急情况的基石。第一步是风险评

框 2.1	通常由焦虑引起的紧急医疗情况

- 心绞痛。
- 甲状腺风暴。
- 心肌梗死。
- 胰岛素休克。
- 哮喘性支气管痉挛。
- 换气过度。
- 肾上腺功能不全（急性）。
- 癫痫病。
- 严重高血压。

估。首先在口腔科诊所进行仔细的医学评估，需要准确采集病史，包括以患者病史中的相关阳性体征为指导，进行系统回顾。记录生命体征，进行体格检查（针对患者的病史和当前问题）并定期重复，检查方法详见第 1 章。

虽然任何患者在任何时候都可能发生急症，但口腔科诊所的某些医疗条件使患者更容易出现这样的急症。当患者生理或心理处于紧张状态时，这些情况更有可能发展为急症。受焦虑影响或因其促发的最常见的情况见框 2.1。一旦发现可能发生急症的患者，口腔科医师可以通过调整口腔外科处理方式而避免大多数急症的发生。

准备

做好准备是处理医疗紧急情况的第 2 个重要因素（继预防之后），准备工作包括 4 个具体措施：①确保对口腔科医师自身处理紧急情况的教育足够并保持最新状态。②对诊所人员进行培训，以协助处理医疗紧急情况。③建立在紧急情况下容易寻求到其他保健工作者提供帮助的系统。④为诊所配备必要的设备和用品，以便为有严重问题的患者提供最初的照护（框 2.2）。

框 2.2	急症准备

（1）提供识别和处理急症的个人继续教育。
（2）提供辅助人员对急症识别和处理的培训。
（3）建立并定期测试当急症发生时能够容易获得医疗帮助的系统。
（4）为诊所配备紧急处理所需的用品。

继续教育

在口腔医学院校，临床医师接受了评估患者风险和处理医疗紧急情况的培训。但是，由于这些问题少见，从业者应寻求在这一领域的持续教育，不仅更新他们的知识，还可以学习有关医学评估和紧急情况处理的新理念。继续教育的一个重要特征，是为了维持基本生命支持（basic life support, BLS）的资质，包括使用自动体外除颤器（框 2.3）。有人建议针对医疗紧急情况处理的继续教育每年 1 次，BLS 技能更新和审查每年 2 次。提供胃肠外镇静剂而不是一氧化二氮镇静的口腔科医师，其明智的选择是获得高级心脏生命支持证书，并拥有提供高级心脏生命支持所需的药物和设备。

诊所人员培训

口腔科医师必须确保所有诊所人员均经过培训，以协助识别和处理紧急情况。这包括通过定期紧急演习、强化诊所的应急能力，以及所有员工年度 BLS 技能更新。诊所人员应被预先指定具体职责，以便在紧急情况下，每个人都知道他或她能够提供什么帮助。

帮助途径

不同诊所获得其他医疗保健服务的便利程度各不相同。通过培训，预先识别在紧急医疗情况下能够发挥作用的人员很有益处。如果口腔科执业地点在其他专业机构附近，需要事先安排，以便在紧急情况下获得帮助。并非所有医师都精通紧急情况处理，口腔科医师必须在与他们联系的医师中有所选择，在紧急情况下寻求帮助。口腔颌面外科医师是一个很好的资源，同样还有大多数普通外科医师、内科医师和麻醉医师。携带急救医疗技术人员的救护车对于遇到紧急情况的口腔科医师很有用，社区提供便捷的电话呼叫（911），联系快速响应紧急情况医疗服务团队。最后，确定附近拥有训练有素的急救专家的医院或独立式急救设施也很重要。

框 2.3	基础生命支持

ABC
- A——气道。
- B——呼吸。
- C——循环。

联合应用以下方法获得和维护气道
（1）用一只手向上推额部，使头颈伸展，另一只手推额部向后。
（2）按住下颌角，向前推下颌骨。
（3）通过拉下颌骨前部向前拉下颌骨。
（4）用缝合线或工具固定舌前份，将舌向前拉。

通过以下方法提供呼吸
（1）口对面罩通气。
（2）复苏袋通气。

心外按压提供循环

一旦口腔科医师确定了在紧急情况下能够提供帮助的人员，他们的电话号码应保持随时畅通。每部电话上可放置容易识别的号码列表，或将电话号码输入自动拨号电话的内存和（或）添加到手机联系人中。应定期呼叫这些号码，以测试其准确性。

应急物资和设备

应对紧急情况的最终手段是确保诊所内配备适当的紧急药物、用品和设备。一种基本的设备是能让患者仰卧的牙椅，甚至更好的是，能让患者头朝下、脚抬高。另外，应该可以将椅子放低到接近地面，以正确操作 BLS；或备好立凳，随时使用。手术室应足够大，以允许将患者放在地板上，实施 BLS；并提供足够的空间，让口腔科医师和其他人提供急救服务。如果手术室太小而无法将患者放在地板上，将可利用的经特殊设计的木板放置在患者的胸腔下方，以在牙椅上进行有效的 BLS 操作。

通常，在诊所处理急症时，需要辅助呼吸的设备和注射药物。呼吸辅助设备包括口腔和鼻腔导气管、较大的吸引头、允许大容量吸引的连接管和带透明面罩的复苏袋（例如，加压给氧气囊 [AMBU 袋]）。喉镜和用于气管插管的气管内套管可能对受过适当培训的口腔科医师或协助急救的其他人有所帮助。

有用的给药设备包括注射器和针头、止血带、静脉用（IV）液体、留置导管和静脉输液管（表 2.1）。装有多种药物的急救箱可从市场购买（图 2.1）。如果口腔科医师已经联系好附近专业人士的帮助，他们可能还希望在急救箱中加入对其有帮助的药物。准备的药品和任何设备必须有清晰的标签，并经常检查其完整性，确保药物在有效期内。标签不仅应包括药品名称，还应说明最常使用该药物的情况。表 2.2 列出了口腔科诊所急救箱中应备的药品。

表 2.1　口腔科诊所的应急物品

用途	物品
建立和维持静脉通路	塑料留置导管，金属留置导管，带流量阀的静脉输液管，止血带，1 英寸（1 英寸 ≈2.54 cm）宽塑料胶带，晶体溶液（生理盐水，5% 葡萄糖水）
大容量吸引	大口径吸引头，扁桃体吸引头，延长管，与诊所吸引器匹配的连接管
给药	塑料注射器（5 mL 和 10 mL），针头（18 G 和 21 G）
供氧	透明面罩，复苏袋（AMBU），加长氧气管（带和不带鼻导管），带流量阀的氧气瓶，口腔和鼻腔导气管，气管导管，肺式氧气面罩[a]

注：[a] 供经过适当培训的口腔科医师或被叫来提供医疗帮助的人员使用。

口腔科诊所必须配备的一项应急物品是氧气。许多口腔科医师使用便携式储罐提供的氧气。应该对口腔科医师进行适当的培训，使其能够在正压下为患者提供氧气。建立一套定期检查氧气供应充足且始终可用的系统很重要。使用中央氧气系统的口腔科医师，还需要配备能在手术室外使用的便携式氧气罐，如在候诊室或患者转运至急救设施途中。

紧急医疗情况

以下介绍了几种紧急情况的病理生理学、临床表现和紧急处理，按照特定问题（如过敏反应）和以症状为主的问题（如胸部不适）进行叙述。

过敏反应（超敏反应）

口腔手术患者常用的几种药物可以作为抗原刺激物，引发过敏反应。4 种过敏反应的基本类型中，仅 1 型（速发型过敏反应）会导致急性、严重的生命危险。1 型过敏反应主要由免疫球蛋白 E 抗体介导。与所有过敏一样，引发 1 型反应需要暴露于免疫系统曾经接触到的抗原，再次暴露于抗原会触发级联反应，继而表现为局部或（和）全身不同程度的肥大细胞脱颗粒和组胺的大量释放。表 2.3 详细介绍了 1 型过敏反应的表现及其处理。

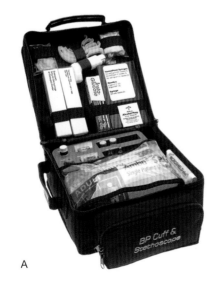
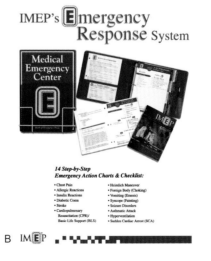

图 2.1 （A）大小和复杂性适合口腔科诊所的市售应急工具包示例。（B）诊所应急响应系统可指导口腔科医师和诊所工作人员应对紧急情况和演习［图 B 引自 Institute of Medical Emergency Preparedness (IMEP), Virginia Beach, VA］

表2.2   口腔科诊所的急救药品

药物种类	常用药物
胃肠外制剂	
止痛	硫酸吗啡
抗惊厥药	地西泮，咪达唑仑
抗组胺药	苯海拉明（benadryl），扑尔敏（chlor-trimeton）
抗低血糖药	50%葡萄糖水，胰高血糖素
皮质类固醇	甲泼尼龙（solu-medrol），地塞米松（decadron），氢化可的松（solu-cortef）
阿片受体阻滞剂/苯二氮䓬类拮抗剂	纳洛酮（narcan），氟马西尼（romazicon）
拟交感神经药	肾上腺素
迷走神经阻滞剂	阿托品
口服制剂	
抗组胺药	苯海拉明（benadryl），扑尔敏（chlor-trimeton）
抗低血糖	糖果（含糖），果汁，方糖，葡萄糖凝胶
抗血小板药	阿司匹林
血管扩张剂	硝化甘油（硝酸甘油，保欣宁——硝酸甘油喷雾剂）
吸入制剂	
支气管扩张剂	异丙肾上腺素（alupent），酒石酸肾上腺素（medihaler-epi）沙丁胺醇
氧气	—
呼吸兴奋剂	芳香胺

1型过敏反应最轻的表现是皮肤病变。皮肤或黏膜反应包括局部瘙痒、红斑、荨麻疹（由发红、发硬的上皮组织形成的风团，略微隆起）和血管性水肿（大面积组织肿胀，几乎没有红斑或硬结）。虽然皮肤和黏膜反应本身并不危险，但可能提示即将出现更严重的过敏表现。皮肤病变可见于全身各处，通常需要几分钟到几小时出现。但是，使用具有抗原性质的药物后迅速出现并发展的病变，最危

险和最令人担心发展为危及生命的临床状况。

影响呼吸道的过敏反应更为严重且需要更积极的干预。累及小气道可发生喘息，因为支气管平滑肌收缩（支气管痉挛）和气道黏膜发炎。患者会陈述呼吸困难，并可能最终发展为发绀。患者还可能利用辅助肌协助呼吸。较大的气道受累通常首先发生在气道的最窄部分，即喉部的声带。声带血管性水肿导致部分或全部气道阻塞，患者通常无法讲话，空气通过狭窄的声带时会发出尖锐的刺耳声（喘鸣）。随着水肿加重，整个上呼吸道阻塞最终可能会发生，从而构成直接生命威胁。

全身过敏反应是最明显的超敏反应，通常在胃肠外使用抗原性药物几秒钟或几分钟后发生；口服或局部用药后，延迟发作更常见。过敏反应有许多体征和症状，早期处理最重要的是针对导致心血管和呼吸道疾病的临床表现。

过敏反应通常始于患者自诉乏力或感到"末日来临"。随即出现皮肤症状，包括面色潮红，面部、躯干荨麻疹和瘙痒。恶心、呕吐，腹部绞痛，尿失禁也可能出现。呼吸道受损的症状很快出现，伴有呼吸困难和喘息。如果换气不足，甲床和黏膜会发绀。最后，上呼吸道完全阻塞，患者迅速失去知觉。心血管功能受损的最初表现为心动过速和心悸。由于周围血管舒张，心排血量减少，血压趋于下降，出现心律不齐。最终，心排血量可能降低至足以引起意识丧失和心脏骤停的程度。尽管存在潜在的严重心血管疾病，但通常过敏反应患者的死亡原因是声带水肿引起的喉梗阻。

与任何潜在的紧急情况一样，预防是最佳策略。在初次接诊和随后的复诊时，应向患者询问药物过敏史。此外，口腔科医师应具体询问患者在进行口腔手术期间打算使用的药物。如果患者声称对某种药物过敏，临床医师应进一步询问患者有关过敏反应的表现方式，以及需要如何处理。许多患者会声称对局麻药过敏，但在让患者接受替代麻醉之前，临床医师应尽量核实，患者确实对局麻药过敏。事实上，很多患者因对肾上腺素敏感而发生血管迷走性低血压或轻度心悸时，会被告知他们有过敏反应。如果真的过敏，可能需要转诊给能够做过敏反应测试的医师。在明确患者对药物过敏后，应以提醒护理人员、但仍然保护患者隐私的方式，在病历上突出显示。

过敏反应的处理取决于体征和症状的严重程度。胃肠外给药时，如出现任何不良反应迹象，应

表 2.3　过敏（超敏）反应的表现和处理

表现	处理
皮肤表征	
延迟发作的皮肤症状：红斑，荨麻疹，瘙痒，血管性水肿	(1) 停止目前正在使用的所有药物 (2) 静脉注射（IV）或肌内注射（IM）benadryl[a] 50 mg 或 chlor-trimeton[b] 10 mg (3) 咨询家庭医师 (4) 开口服抗组胺药，如苯海拉明 50 mg，每 6 小时 1 次，或扑尔敏 10 mg，每 6 小时 1 次 (5) 可以开口服皮质类固醇（泼尼松或甲基强的松龙），逐渐减量
立即发作的皮肤症状：红斑，荨麻疹，瘙痒	(1) 停止目前正在使用的所有药物 (2) 静脉或肌内注射抗组胺药苯海拉明 50 mg 或扑尔敏 10 mg (3) 考虑给予 100 mg 氢化可的松、8 mg 地塞米松，或 125 mg 甲基强的松龙 (4) 监测生命体征 (5) 咨询家庭医师 (6) 在诊所观察 1 小时 (7) 开处方：苯海拉明 50 mg，每 6 小时 1 次，或扑尔敏 10 mg，每 6 小时 1 次 (8) 开处方：口服糖皮质激素，逐渐减量
呼吸道症状，伴或不伴心血管或皮肤症状	
喘息，轻度呼吸困难	(1) 停止目前正在使用的所有药物 (2) 将患者置于坐姿 (3) 服用 2 口吸入性 β 受体激动剂，如果没有心血管损害，重复至 3 次 (4) 考虑给予 100 mg 氢化可的松、8 mg 地塞米松，或 125 mg 甲基强的松龙 (5) 如果出现心血管损害或气道阻塞，使用肾上腺素[c] (6) 开放静脉通道 (7) 咨询家庭医师或急诊科医师 (8) 观察至少 1 小时 (9) 开给抗组胺药
喘鸣呼吸（即嘀叫声），中等到严重呼吸困难	(1) 停止目前正在使用的所有药物 (2) 让患者坐直，并请他人召唤医疗援助 (3) 使用肾上腺素[a] (4) 通过面罩或鼻腔给氧（6 L/min） (5) 经常监测生命体征 (6) 使用抗组胺药和皮质类固醇 (7) 开放静脉通道；如果体征恶化，按全身性过敏反应处理 (8) 咨询家庭医师或急诊科医师；如果迹象没有迅速改善，需做好急诊室转运准备
全身性过敏反应（有或没有皮肤症状）：不适，气喘，喘鸣，发绀，气道完全阻塞，恶心和呕吐，腹部绞痛，尿失禁，心动过速，低血压，心律失常，心搏骤停	(1) 停止使用所有药物 (2) 将患者仰卧在背板或地板上，并请他人召唤帮助 (3) 使用肾上腺素[a] (4) 启动基本生命支持并监测生命体征 (5) 如果接受过培训，使用肾上腺素后喉痉挛未能迅速缓解，可施行环甲膜切开术 (6) 开放静脉通道 (7) 以 6 L/min 的速度给氧 (8) 静脉或肌内注射抗组胺剂 (9) 做好转运准备

注：[a] 苯海拉明品牌。

[b] 扑尔敏品牌。

[c] 如"立即发作"部分所述。

停止用药。如过敏反应仅限于皮肤或黏膜，可静脉或肌内（IM）注射抗组胺药。盐酸苯海拉明 50 mg 或扑尔敏 10 mg 是常用的抗组胺药 *。然后以口服形式继续服用抗组胺药 [苯海拉明（苯那得尔）50 mg 或扑尔敏（chlor-trimeton）8 mg]，6 ~ 8 小时 1 次，持续 24 ~ 48 小时，以确保该药已从体内清除。速发型、严重荨麻疹反应需要立即通过胃肠外（IV 或 IM）给予含皮质类固醇的液体，例如 100 mg 氢化可的松、8 mg 地塞米松或 125 mg 甲基强的松龙，接着给予抗组胺药。患者的生命体征应该经常监测 1 小时；如果病情稳定，将他或她转诊给家庭医师或有急救设施的机构做进一步评估。

如患者开始出现下呼吸道受累迹象（即在过敏反应中喘息），需采取几项行动。应立即召唤院外紧急援助。将患者置于半躺位，开始经鼻吸氧。如患者有呼吸困难但心血管系统稳定，可吸入 2 口沙丁胺醇；如有改善，可再吸 2 口。如患者表现出明显的呼吸窘迫，临床医师应毫不犹豫地肌内注射 0.3 mL 含 1∶1 000 的肾上腺素溶液，或使用气雾剂吸入器（例如 medihaler-epi，每次吸入可给予 0.3 mg 肾上腺素）。肾上腺素是短效的。如果症状再次出现或持续，则可在 5 分钟内重复该剂量，随后给予抗组胺药，例如苯海拉明或扑尔敏，以及皮质类固醇。患者应立即转运到最近的急救设施，以做进一步处理。

如患者出现喉阻塞迹象（即喘鸣），应立即给予肾上腺素（肌内注射 0.3 mL 含 1∶1 000 的肾上腺素溶液）并吸氧。如患者意识丧失且尝试肺部通气的努力失败，可能需要紧急环甲膜切开术或气管插管，以解除喉阻塞 **。环甲膜切开术或气管切开术的技术超出了本书的范围，但是这些技术在全身过敏反应时可能会挽救生命。应该指出的是，真正的紧急气道手术是环甲膜切开术，因为气管切开术必须在光线充足的受控环境中进行（例如手术室），以确保重要结构的保存。一旦气道重建，应给予抗组胺药和更多肾上腺素。应监测生命体征，并采取维持患者状态的必要步骤，直到获得紧急援助。

对心血管系统损害的患者，应密切监测低血压和心动过缓。如果心排血量低于维持生命所需的水平，或者发生心搏骤停（框 2.3），可能需要启动 BLS。

框 2.4　由心肌缺血或患者描述的心肌梗死引起的胸痛的临床特征

（1）挤压，爆裂，压迫，烧灼，窒息或压碎（通常不是锐痛或刺痛）。

（2）位于胸骨下方，放射至左肩、手臂或左侧颈部和下颌骨（或多个部位）；偶尔可能表现为肩胛骨之间的背部剧痛。

（3）发作经常与劳累、大（重）餐、焦虑或水平姿势有关。

（4）血管舒张剂，例如硝酸甘油或休息（对于心绞痛）可缓解。

（5）伴有呼吸困难，恶心，虚弱，心悸，发汗或即将来临的厄运感（或多个症状）。

框 2.5　急性胸痛的鉴别诊断

常见原因

- 心血管系统：心绞痛，心肌梗死。
- 胃肠道：消化不良（即胃灼热），食管裂孔疝，反流性食管炎，胃溃疡。
- 肌肉骨骼系统：肋间肌痉挛，肋骨或胸肌挫伤。
- 心理：过度通气。

不常见原因

- 心血管系统：心包炎，夹层主动脉瘤。
- 呼吸系统：肺栓塞，胸膜炎，气管支气管炎，纵隔炎，气胸。
- 胃肠道：食管破裂，贲门失弛缓。
- 肌肉骨骼系统：骨软骨炎，软骨炎。
- 心理：心因性胸痛（即想象中的胸痛）。

胸部不适

患有缺血性心脏病的患者在围手术期出现胸部不适，需要迅速确定原因，以便采取适当措施（框 2.4）。心脏缺血引起的不适经常被描述为挤压感，即胸部有沉重感（框 2.5）。不适通常始于胸骨后，辐射到左肩和手臂。有心脏病记录且在过去经历不适的患者，通常能够确定不适是由心绞痛造成的。对于无法记住过去有这种感觉的患者，或者他们的家庭医师保证这种不适并不代表心脏病，在假设症状源于心脏之前，了解更多信息是有用的。应要求

---

*　本章给出的所有剂量均为普通成人推荐剂量。剂量因儿童、老年人和衰弱性疾病患者而异。临床医师应查阅药物参考书，获取更多信息。

**　环甲膜切开术是通过手术，在甲状软骨下方的环甲膜上开窗，以形成绕过声带的通气道。

患者描述不适的确切位置以及有无放射痛，不适感如何随时间变化，以及姿势是否影响不适。由胃食管反流导致的疼痛，通常在患者坐起和接受抗酸剂治疗时改善。肋软骨炎或肺部疾病引起的不适，会随呼吸变化或手按胸部时加剧。与胸部不适伴随的唯一的其他常见情况是焦虑，如不使用监测设备，很难与心源性问题区分，但口腔科诊所一般没有这种监测设备。

如果怀疑胸部不适由心肌缺血引起，或者如果不能排除这种可能性，则应采取措施，减少心肌工作量并增加心肌供氧量。即使手术仅部分完成，也必须停止所有口腔科操作。应确保患者的生命体征，所有情况可控；开始吸氧，通过舌下或口腔喷雾，给予硝酸甘油。硝酸甘油的剂量是舌下含化 0.4 mg，每 5 分钟重复 1 次（如有必要），最多 3 次，直至收缩压达到 90 mmHg 以上。如果生命体征保持正常，胸部不适得到缓解，并且缓解不适所需的硝酸甘油量不超过该患者通常所需的量，则应让患者出院，与家庭医师协商，做好后期到口腔颌面外科诊所或医院进一步手术的计划（图 2.2）。

在某些情况下，确实需要转运到急救设施抢救。如果脉搏不规则、快速或微弱，或者发现血压低于基线，应召唤院外急救帮助，将患者置于近似仰卧位，下肢抬高，然后给予氧气和硝酸甘油治疗。应开放静脉通道，尽可能慢速静脉滴注（简称"静滴"5% 葡萄糖盐水，以供急诊人员使用。另一种需要转院的严重情况是在经过适当治疗 20 分钟后，患者的不适感仍未缓解。在这种情况下，应考虑发生心肌梗死的可能性，这类患者特别容易出现严重的心律不齐或心搏骤停。因此，应经常监测生命体征，必要时实施 BLS。如果怀疑有心肌梗死，可使用阿司匹林 325 mg，咀嚼后吞咽，通过其抗血小板作用来帮助减缓血栓进展；也可肌内注射或皮下注射硫酸吗啡（4 ~ 6 mg），以帮助缓解不适和减轻焦虑。吗啡对肺水肿患者有益，但应注意避免出现严重低血压（图 2.2）。转院的速度应快，以便及早使用溶栓剂，实施血管成形术、支架置入术或冠状动脉搭桥术，从而可能保留部分或全部缺血的心肌。

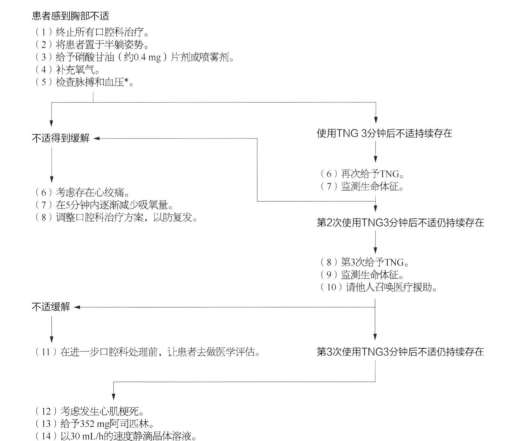

图 2.2 进行口腔科手术时出现胸部不适患者的处理。MS，硫酸吗啡；TNG，三硝基甘油

呼吸困难

许多患者在口腔科环境中易患呼吸系统疾病，包括哮喘或慢性阻塞性肺病（COPD）患者、极度焦虑患者、特应性患者以及使用呼吸抑制剂进行非吸入镇静的患者，应采取特别预防措施以防止紧急情况的发生。如果不及时治疗这些患者，情况可能会危及生命。

哮喘

如果情绪紧张或某些药物容易触发呼吸系统疾病，则有哮喘病史的患者可能是安全治疗的特殊挑战。大多数哮喘患者都意识到可能会出现支气管痉挛症状，患者会陈诉呼吸急促并且想要坐直。通常会听到喘息的声音，呼吸急促，心动过速，患者开始使用其辅助呼吸肌肉。随着支气管痉挛的进展，患者可能缺氧和发绀，最终意识丧失（框2.6）。

处理时，首先将患者置于直立或几乎直立的位置。然后，患者应使用自带吸入器或诊所急诊室提供的吸入器，自行使用支气管扩张剂。吸入器可能含有肾上腺素、异丙肾上腺素、间羟异丙肾上腺素或沙丁胺醇。重复使用应谨慎，以避免过量。如果需要高流量氧气，应使用鼻导管或面罩。如哮喘发作更严重，或气雾剂治疗无效，可以皮下或肌内注射肾上腺素（0.3 mL，1∶1 000 稀释液）。如患者出

| 框2.6 | 急性哮喘发作的表现 |

轻度至中度
- 喘息（无论有无听诊器均可听到）。
- 呼吸困难（即呼吸费力）。
- 心动过速。
- 咳嗽。
- 焦虑。

重度
- 剧烈呼吸困难，鼻孔张大，并使用辅助呼吸肌。
- 黏膜和甲床发紫。
- 听诊时呼吸音微弱。
- 脸红。
- 极度焦虑。
- 精神错乱。
- 发汗。

现严重呼吸窘迫，可能有必要获得院外紧急医疗援助（图2.3）。

由药物过敏引起的呼吸问题可能很难与哮喘引起的问题区分开。但是，呼吸问题的处理在 2 种情况下都是相同的。

换气过度

口腔科环境中呼吸困难的最常见原因是焦虑，

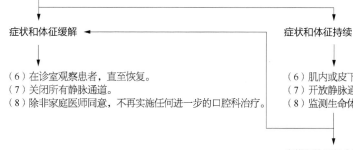

呼吸短促或喘息的患者
（1）终止所有口腔科治疗。
（2）将患者置于完全坐姿。
（3）喷洒支气管扩张剂（间羟异丙肾上腺素、异丙肾上腺素、肾上腺素）。
（4）补充氧气。
（5）监测生命体征。

症状和体征缓解
（6）在诊室观察患者，直至恢复。
（7）关闭所有静脉通道。
（8）除非家庭医师同意，不再实施任何进一步的口腔科治疗。

症状和体征持续
（6）肌内或皮下注射肾上腺素0.3 mL（1∶1 000稀释液）。
（7）开放静脉通道，滴注晶体溶液（30 mL/h）。
（8）监测生命体征。

症状和体征仍未缓解
（9）呼叫医疗援助。
（10）静脉给予250 mg茶碱，10分钟以上，并静脉注射可的松（或同类药）100 mg。
（11）做好转运到急救设施的准备。

图 2.3　口腔科手术期间发生急性哮喘发作的处理

| 框 2.7 | 换气过度综合征的表现 |

神经系统
- 头晕。
- 晕厥。
- 手指、脚趾或口唇发麻或麻木。

呼吸道
- 胸痛。
- 呼吸急促感。
- 呼吸频率和深度增加。
- 口干。

心脏
- 心悸。
- 心动过速。

肌肉骨骼
- 肌肉痉挛。
- 肌痛。
- 手足抽搐。
- 震颤。

心理
- 极度焦虑。

| 框 2.8 | 换气过度综合征的处理 |

(1) 终止所有口腔科治疗，清除口腔异物。
(2) 将患者放在牙椅上，保持几乎完全直立位。
(3) 尝试通过言语交流使患者平静。
(4) 让患者呼吸富含二氧化碳空气，例如通过小袋子或合手进行呼吸。
(5) 如果症状持续或恶化，肌内注射或缓慢静滴地西泮 10 mg，直至焦虑缓解；或肌内注射或缓慢静滴咪达唑仑 5 mg，直至焦虑缓解。
(6) 监测生命体征。
(7) 做进一步口腔科操作时，采取缓解焦虑的措施。

镇静剂（或同时使用）（框 2.8）。

慢性阻塞性肺疾病

慢性阻塞性肺疾病（chronic obstructive pulmonary disease, COPD）代偿良好的患者在口腔手术过程中可能会有困难，许多患者都依靠保持直立姿势来充分呼吸。此外，他们习惯于较高的动脉 CO_2 水平和较低的血氧（低氧）水平，作为驱动呼吸的主要刺激。如果将这些患者置于几乎仰卧的姿势或给予高流量经鼻吸氧，许多人都会遇到困难。COPD 患者通常依靠其辅助呼吸肌呼吸，仰卧位会干扰这些辅助肌的使用。因此，患者通常会要求或努力坐起来，以免出现体位导致的呼吸问题。

仰卧时很难清除的过多肺分泌物也伴有 COPD。如果给易患 COPD 的患者过多氧气，呼吸频率会下降，从而导致发绀，最终可能发生呼吸暂停。这种问题的处理方法是在患者出现呼吸暂停之前停止给氧，呼吸频率应尽快提高。如果发生呼吸暂停并且患者意识丧失，则必须启动 BLS 并召唤紧急援助。

所有有 COPD 病史的患者在急性加重期都有呼吸系统疾病的风险，表现出以下呼吸困难症状（使用辅助肌，呼吸急促）的患者都应当询问咳嗽频率或痰液的特征性变化。如果怀疑是急性加重期，择期手术应推迟到患者得到适当医疗处理为止。如果是急诊手术，应注意预防性使用支气管扩张剂，以改善气道，并考虑转诊至口腔颌面外科医师。

表现为换气过度，通常见于 10 ~ 30 岁的患者。通过焦虑控制，通常可以预防。口腔科医师应注意患者的忧虑迹象，并通过健康访谈，鼓励患者表达自己的担忧。对极度焦虑患者，应采用缓解焦虑的方案进行处理。另外，可能需要使用抗焦虑药。

换气过度综合征的第一个表现通常是陈述不能获得足够空气，患者呼吸快（呼吸急促）并变得烦躁。快速通气可增加通过肺部清除 CO_2 的能力。患者很快出现碱中毒，可能诉说头晕目眩，手指、脚趾和口腔周围有刺痛感；甚至可能发展为肌肉抽动或抽搐。最终，意识丧失（框 2.7）。

换气过度的患者的处理包括终止手术操作，将患者置于半直立位并给予安慰。如果发生碱中毒症状，应强迫患者通过一个小袋子呼吸，使 CO_2 恢复到适当水平，不用吸氧。如果换气过度持续存在，临床医师可能需要给予 2 ~ 4 mg 镇静剂（如咪达唑仑），肌内注射或静脉滴注，直到换气过度停止或患者镇静为止。一旦换气过度停止，应重新安排患者就诊，在将来就诊使用术前抗焦虑药或术中

异物吸入

在进行口腔手术和其他口腔科操作时，异物吸入气道始终是一个潜在的问题。如果患者在牙椅上仰卧或半直立位，或已充分镇静以减轻咽反射，则

框 2.9　下呼吸道吸入异物的急性表现

大块异物

- 咳嗽。
- 窒息感。
- 剧烈呼吸（即啼叫声）。
- 严重呼吸困难。
- 感觉有东西卡在喉部。
- 无法呼吸。
- 发绀。
- 意识丧失。

胃内容物

- 咳嗽。
- 喘鸣呼吸。
- 胸部听诊时有喘息声或啰音（即破裂声）。
- 心动过速。
- 低血压。
- 呼吸困难。
- 发绀。

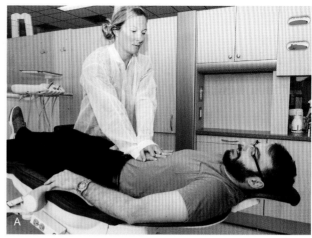

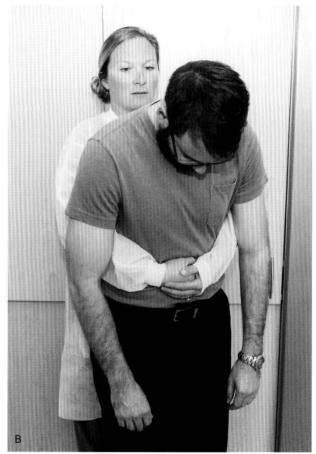

图 2.4　（A）对昏迷、异物阻塞气道的患者进行腹部冲击的方法。首先将牙椅放倒（倾斜位），口腔科医师的右手掌放在剑突下方的腹部，保持肘部固定，左手放在右手上方加力。手臂快速冲击患者腹部，向内和向上施压。（B）显示 Heimlich 手法的正确体位。救援人员从背后抵住患者，手放在胸腔下方的腹部。然后，救援人员的手快速拉紧腹部，尝试以肺中的残留空气将阻塞物从气道中排出

尤为如此。异物经常被吞入下咽，通常无伤害地通过胃肠道。即使临床医师确信已被吞咽下去，也应拍摄胸部和腹部 X 线片，以排除无症状吸入呼吸道的可能性。有时，异物会被吸入喉部。在轻度镇静或未镇静的患者，将发生剧烈咳嗽，可能会排出所吸入的异物。患者通常仍可讲话和呼吸。但是，吸入较大的异物可能阻塞气道并在咳嗽无效时被卡住，因为在尝试咳嗽前，肺部无法充满空气。在这种情况下，患者通常无法发出任何声音，因此变得非常焦虑。很快出现发绀，然后意识丧失（框 2.9）。

　　处理吸入异物的方式主要取决于气道阻塞的程度。咽反射完好且气道部分阻塞的患者，应尝试通过咳嗽排出异物。如果没有排出，则应给患者补充氧气，并转运到急诊室进行喉镜或支气管镜检查。完全阻塞但清醒的成年患者应进行腹部冲击或 Heimlich 手法，直到成功排出异物或失去意识为止（图 2.4）。如果患者由于镇静而使咽反射减弱或气道完全受阻并意识丧失，应在仰卧位下做腹部冲击。每次冲击后，应迅速将患者转向侧位，临床医师将手指放入口内，清除可能被挤出的任何异物。如果患者不能换气，应启动 BLS。如果空气无法吹入肺内，应再次尝试腹部冲击，然后再用手指清理口腔和施行 BLS。接受过喉镜检查的口腔科医师可

以探视喉部，使用 Magill 镊，尝试清除任何异物。但是，如果缺氧时间被迫延长，则不应该浪费时间尝试寻找异物。如果缓解阻塞的尝试失败，则可能需要紧急环甲膜切开术（图 2.5）。

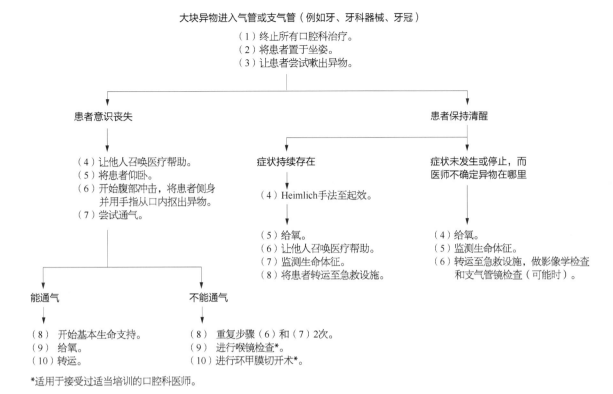

大块异物进入气管或支气管（例如牙、牙科器械、牙冠）

（1）终止所有口腔科治疗。
（2）将患者置于坐姿。
（3）让患者尝试嗽出异物。

患者意识丧失

（4）让他人召唤医疗帮助。
（5）将患者仰卧。
（6）开始腹部冲击，将患者侧身并用手指从口内抠出异物。
（7）尝试通气。

能通气

（8）开始基本生命支持。
（9）给氧。
（10）转运。

不能通气

（8）重复步骤（6）和（7）2次。
（9）进行喉镜检查*。
（10）进行环甲膜切开术*。

患者保持清醒

症状持续存在

（4）Heimlich手法至起效。

（5）给氧。
（6）让他人召唤医疗帮助。
（7）监测生命体征。
（8）将患者转运至急救设施。

症状未发生或停止，而医师不确定异物在哪里

（4）给氧。
（5）监测生命体征。
（6）转运至急救设施，做影像学检查和支气管镜检查（可能时）。

*适用于接受过适当培训的口腔科医师。

图 2.5　口腔科手术患者呼吸道吸入异物的处理

胃内容物吸入

将胃内容物吸入下呼吸道会呈现出另外一种情况，往往导致严重呼吸困难。胃内容物中的颗粒物质会导致肺脏气道的物理阻塞，但通常是胃内容物的高酸性产生更严重的问题。胃液的低 pH 会迅速使其接触的肺组织坏死，并很快出现呼吸窘迫综合征；液体渗入肺泡，使肺组织失去功能。咽反射完整的患者很少在呕吐过程中吸入胃内容物，反而是由于镇静、神志不清或口咽部表面麻醉引起咽反射减弱的患者，最有可能发生胃内容物吸入。镇静或昏迷患者吸入大量胃内容物，首先表现出呼吸困难迹象，例如呼吸急促和喘息。心动过速和低血压可很快发生，并且随着通气能力的下降，出现发绀。最终，呼吸衰竭，很难实施 BLS，需要插管和给予高浓度氧气。

预防胃误吸的方法包括指导患者在任何口腔手术前 8 小时避免进食或饮水，因为在此期间患者会被中度或深度镇静。

深度镇静或昏迷患者开始呕吐时，应立即置于头朝下、脚抬高的姿势，并侧转身，以利呕吐物从口腔流出。框 2.10 列出了即将呕吐患者表现出的几种症状。应使用大容量吸引器，协助从口腔中清除呕吐物。如果临床医师怀疑胃内容物可能已进入下呼吸道，应立即联系紧急帮助。给患者吸氧，监测

框 2.10　即将呕吐的迹象

- 恶心。
- 温暖感。
- 频繁吞咽。
- 焦虑感。
- 发汗。
- 作呕。

生命体征。如果可能，口腔科医师应建立静脉通道（即开始静脉输液），并准备使用晶体溶液（如生理盐水或含 5% 葡萄糖的生理盐水），以帮助治疗血压下降，必要时允许急救技术人员静脉使用支气管扩张剂。需要时，应立即转运到急救设施进行处理（图 2.6）。

意识改变

患者意识水平的改变可能由各种各样的医学问题引起，改变的状态可以从轻度头昏到完全意识丧失。在不试图涵盖意识改变的所有可能原因的情况下，对可能导致患者在进行口腔手术之前或手术中意识状态急剧改变的常见情况进行讨论。

血管迷走性晕厥

导致暂时性意识丧失的最常见原因是血管迷走

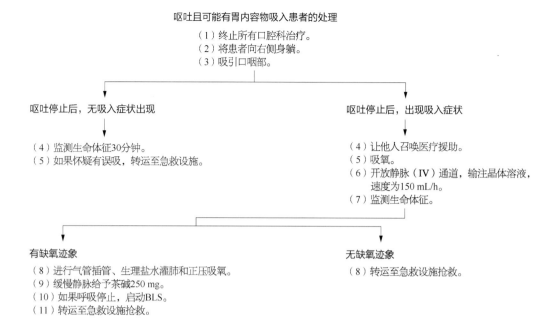

呕吐且可能有胃内容物吸入患者的处理

(1) 终止所有口腔科治疗。
(2) 将患者向右侧身躺。
(3) 吸引口咽部。

呕吐停止后，无吸入症状出现

(4) 监测生命体征30分钟。
(5) 如果怀疑有误吸，转运至急救设施。

呕吐停止后，出现吸入症状

(4) 让他人召唤医疗援助。
(5) 吸氧。
(6) 开放静脉（IV）通道，输注晶体溶液，速度为150 mL/h。
(7) 监测生命体征。

有缺氧迹象

(8) 进行气管插管、生理盐水灌肺和正压吸氧。
(9) 缓慢静脉给予茶碱250 mg。
(10) 如果呼吸停止，启动BLS。
(11) 转运至急救设施抢救。

无缺氧迹象

(8) 转运至急救设施抢救。

图 2.6　呕吐且可能有胃内容物吸入的处理

性晕厥。通常是由于计划或实施口腔科治疗带来的精神紧张而触发的一系列心血管事件。血管迷走性晕厥发作的始动环节是压力引起的儿茶酚胺含量增加，通过反射动作，导致继发性血管扩张，周围血管阻力降低，迷走神经介导的心动过缓和发汗。患者可能主诉全身发热、恶心和心悸。随着周围血液积聚，动脉血压下降，脑血流相应减少。随后，患者可能感觉头晕或虚弱。一旦血压降至维持意识所需的水平以下，就会发生晕厥（图 2.7）。

如果脑缺血的发展足够缓慢，患者可能首先癫痫发作。一旦患者采取或被置于将脚抬高的水平（仰卧）姿势（Trendelenburg 姿势），晕厥发作和伴随的癫痫发作通常会迅速结束（图 2.8）。恢复意识后，患者可能会出现几分钟的面色苍白、恶心和虚弱。

预防血管迷走性晕厥反应需要适当的治疗前准备。极度焦虑患者应使用缓解焦虑的方案，必要时治疗前服用抗焦虑药。口腔外科处理应在患者处于半仰卧或仰卧位时实施。一旦出现晕厥发作的任何迹象，应将患者迅速置于仰卧位或双腿抬高至心脏水平以上的位置，并在前额放置一块凉爽的湿毛巾。如果患者换气不足且恢复意识的速度较慢，呼吸兴奋剂（如芳香胺）可能会有用。如果意识恢复延迟超过 1 分钟，除血管迷走性晕厥外，还应考虑导致意识下降的另外原因。从晕厥发作早期苏醒后，应允许患者在诊室完全恢复，然后在他人护送下离开。患者复诊时，需要术前镇静和其他缓解焦虑的措施。

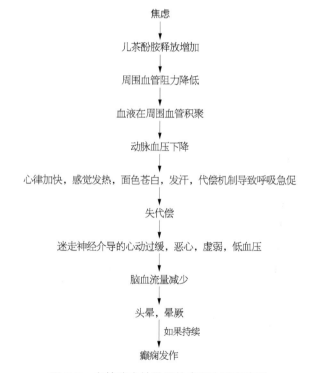

焦虑

儿茶酚胺释放增加

周围血管阻力降低

血液在周围血管积聚

动脉血压下降

心律加快，感觉发热，面色苍白，发汗，代偿机制导致呼吸急促

失代偿

迷走神经介导的心动过缓，恶心，虚弱，低血压

脑血流量减少

头晕，晕厥

如果持续

癫痫发作

图 2.7　血管迷走性晕厥的病理生理和表现

体位性低血压

在口腔科环境中，意识状态短暂改变的另一个常见原因是体位性（或姿势性）低血压。这一问题的发生，是当患者突然站直时，由于血液积聚在周围血管，不能通过周围血管收缩和心率增加而迅速回流，遂发生短暂性脑缺血。因此，患者会感到头

出现晕厥症状或体征的患者的处理

前兆：
（1）终止所有口腔科治疗。
（2）将患者仰卧，腿抬高至头顶上方。
（3）尝试使患者平静。
（4）将冷毛巾放在患者额部。
（5）监测生命体征。

晕厥发作：
（1）终止所有口腔科治疗。
（2）将患者仰卧，腿抬高。
（3）检查呼吸。

如无：
（4）启动BLS。
（5）让他人召唤医疗援助。
（6）考虑引起晕厥的其他原因，包括低血糖、脑血管意外或心律失常。

如有：
（4）在鼻孔下压碎氨气安瓿（吸氨），吸氧。
（5）监测生命体征。
（6）护送患者回家。
（7）在以后的口腔科治疗中采取焦虑控制措施。

图 2.8　血管迷走性晕厥及其前兆的处理

晕目眩或晕厥。发生体位性低血压但保持清醒的患者，通常主诉心悸和身体虚弱。大多数非低血容量或因药物（如降压药）作用导致的体位性低血压患者，在回到半躺位后会迅速恢复。一旦症状消失，患者通常可以坐起来（不过动作宜慢，在站起来之前，应当在椅子边上坐一会儿）。可在每个体位测量血压，血压恢复正常后，再逐步回复到更直立的姿势（框 2.11）。

一些患者容易发生体位性低血压。在非住院人群中，通常见于使用以下药物的患者：产生血管内耗损的药物，如利尿剂；产生周围血管舒张的药物，如大多数非利尿降压药、麻醉药和许多精神科药物；预防心率反射性增加的药物，如 β 交感神经拮抗剂（如普萘洛尔）。易患体位性低血压的患者，一般可以通过更长时间回到站立姿势来进行处理（即通过停顿几次而站立，以使心血管系统发生反射性代偿）。如果患者使用长效麻醉药镇静，可能需要拮抗剂如纳洛酮。因药物治疗而导致姿势性低血压并出现严重问题的患者，应转诊给家庭医师，调整其用药方案。

框 2.11　体位性低血压的治疗

（1）终止所有口腔科治疗。
（2）将患者仰卧，腿抬高到头部以上。
（3）监测生命体征。
（4）血压一旦改善，让患者缓慢回到坐位。
（5）生命体征正常且稳定后，让患者离开。
（6）在进行任何进一步口腔科治疗前，咨询相关医师。

癫痫发作

特发性癫痫发作有多种表现形式，从令人恐惧的严重的躯干和四肢阵挛性弯曲的癫痫大发作，到仅偶尔（如茫然的凝视）发生的癫痫小发作。尽管很少见，但某些癫痫病（如由外伤引起的脑损伤或滥用乙醇引起的癫痫病）的病因明确。通常，患者有以往确诊的癫痫病，并接受抗癫痫药物，如苯妥英钠（dilantin）或左乙拉西坦（keppra）。因此，口腔科医师应通过医学访谈，确定患者癫痫发作的控制程度，以决定是否可以安全进行口腔手术。应要求患者描述在癫痫发作之前、之中和之后证人的所见所闻。发现可能导致癫痫发作的任何因素、患者对抗癫痫药的依从性及近期癫痫发作的频率都是有帮助的。对癫痫病似乎有良好控制，即发作不频繁、短暂发作且不易因焦虑而诱发的患者，通常能够在门诊环境中进行安全的口腔手术（有关建议，参见第 1 章）。

虽然通常会在诊所人员中引起极大关注，但是患者在口腔科诊所接受治疗时癫痫发作，很少是需要采取其他措施的紧急情况，更加重要的是保护患者免受自身伤害。根据癫痫发作的类型，发作期间和发作后对患者的处理有所不同。必须密切观察患者的空气交换能力。如果气道似乎被阻塞，必须采取措施，通过适度伸展头部（将颏部从胸部拉开）并将下颌骨远离咽部以重新打开气道。如果患者呕吐或似乎无法将分泌物排除在气道外，则必须将患者的头部转向一侧，以使阻塞物从口腔中排出。可能的话，应使用大容量吸引器抽吸咽部分泌物。除了确保呼吸道通畅外，可能发生的短暂呼吸暂停不需要任何治疗。但是，持续超过 30 秒的呼吸暂停需要启动 BLS。尽管经常将其描述为重要措施，但为了防止咬舌而在牙之间放置物体是危险的，应予避免。

连续或反复发作，2 次发作之间无恢复期，被称为癫痫持续状态。发生这一问题时需要呼叫院外紧急援助，因其是最常见的导致死亡的癫痫病类型。治疗包括采取已经描述的针对自限性癫痫发作的措施；另外，苯二氮䓬也是使用指征。必须静脉注射非水溶性苯二氮䓬类针剂，如地西泮，确保结果的可预测性。如果事先没有建立静脉通道，对于癫痫发作的患者可能会有困难。注射用水溶性苯二氮䓬类药物（如咪达唑仑）提供了更好的替代方法，因为肌内注射起效更快。但是，使用苯二氮䓬类药物处理癫痫发作的卫生保健人员，必须准备好启动 BLS。因为快速接受大剂量苯二氮䓬类药物的患者，可能会经历一段时间的呼吸暂停。

癫痫发作停止后，大多数患者会变得清醒或意识丧失。在此期间，应仔细监测生命体征。在完全清醒并由他人陪同下，允许患者离开诊所。应通知患者的初级保健医师决定是否需要医学评估，以及将来是否建议接受门诊口腔科治疗（图 2.9）。

震颤、心悸和极度焦虑通常在乙醇戒断引起的癫痫发作之前发生。因此，患者出现这些体征提醒临床医师应推迟治疗，直到采取适当的医疗处理为止。一般通过使用苯二氮䓬类药物予以控制，直到戒除乙醇的不良作用消失。滥用乙醇患者的癫痫发作，与其他癫痫发作的处理方法类似。

局麻药中毒

适当使用局麻药是牙槽手术中提供疼痛控制的安全有效的方法（参见第 6 章）。但是，与所有药物一样，如果以一定数量或方式进行局部麻醉时，产生的血清浓度过高，则会发生毒性反应。

预防局部麻醉剂的毒性反应通常涉及几个因素。首先，所用剂量应是能产生成功完成计划的手术操作所需的疼痛控制强度和持续时间所需的最小局部麻醉剂量。选择局麻药剂量时，必须考虑患者年龄、瘦体质、肝功能以及以往用局麻药是否出现过问题。预防局麻药过量反应的第二个考虑因素是

癫痫患者的处理
表现
孤立的短暂发作
躯干和四肢强直-阵挛性运动，意识丧失，呕吐，气道阻塞，尿失禁，肛门括约肌失控

紧急处理
（1）终止所有口腔科治疗。
（2）置于仰卧位。
（3）保护患者免受附近物体伤害。

癫痫发作后

意识丧失
（4）让他人召唤医疗援助。
（5）将患者侧卧，吸引气道分泌物。
（6）监测生命体征。
（7）必要时启动基本生命支持（BLS）。
（8）吸氧。
（9）转运至急救设施。

意识清醒
（4）必要时吸引气道分泌物。
（5）监测生命体征。
（6）吸氧。
（7）咨询家庭医师。
（8）诊所留观 1 小时。
（9）保护患者免受附近物体伤害。

反复或持续发作（癫痫持续状态）

（同上）

（1）静脉内（IV）给予地西泮 5 mg/min 至 10 mg；或静脉或肌内注射咪达唑仑 3 mg/min，最高滴至 6 mg*，直至癫痫发作停止。
（2）让他人召唤医疗帮助。
（3）保护患者远离附近物体伤害。

一旦癫痫发作停止
（4）将患者侧卧，吸引气道分泌物。
（5）监测生命体征。
（6）必要时启动 BLS。
（7）吸氧。
（8）转运至急救设施。

*如果没有呼吸抑制迹象，总剂量可以加倍。儿童和老年患者的总剂量应减半。

图 2.9 癫痫发作的表现和紧急处理

表 2.4 局麻药建议的最大剂量

药品名	常用品牌	浓度	最大剂量（mg/kg）	1.8 mL 卡式瓶最大量
利多卡因	赛罗卡因（xylocaine）	2%	4	10
含肾上腺素的利多卡因 [a]	含肾上腺素的赛罗卡因（xylocaine with epinephrine）	2% 利多卡因 1 : 100 000 肾上腺素	7	10
马比佛卡因	卡波卡因（carbocaine）	3%	5	6
含左旋异肾上腺素的马比佛卡因	含新 - 异肾上腺素的卡波卡因（carbocaine with neo-cobefrin）	2% 甲哌卡因 1 : 20 000 左旋异肾上腺素	5	8
丙胺卡因	丙胺卡因（citanest）	4%	5	6
含肾上腺素的布比卡因	含肾上腺素的麻卡因（marcaine with epinephrine）	0.5% 布比卡因（丁哌卡因）1 : 200 000 肾上腺素	1.5	10
含肾上腺素的依替卡因	含肾上腺素的 duranest（duranest with epinephrine）	1.5% 依替卡因 1 : 200 000 肾上腺素	8	15

注：[a] 肾上腺素每次治疗最大剂量为 0.2 mg。最大剂量是指正常健康个体的最大剂量。

给药方式。口腔科医师应缓慢给予所需剂量，避免血管内注射，并使用血管收缩药来减缓局部麻醉药进入血液的速度。必须记住，在伤口或黏膜表面局部使用局麻药时，药物会迅速进入全身循环。选择合适的局麻药是努力降低毒性反应风险的第 3 个重要因素。局麻药的脂溶性、血管舒张特性、与蛋白质结合能力以及固有毒性各异。因此，口腔科医师在选择使用哪种药物及剂量时，必须了解各种可用局麻药的特性，以便做出合理的决定（表 2.4；另请参见第 6 章）。

局麻药过量的临床表现各不相同，取决于过量的程度、发生速度，以及血清浓度过高的持续时间。轻度毒性反应的体征可能只限于思维混乱、健谈、焦虑和言语不清。随着程度加重，患者可能表现出口吃、眼球震颤和全身抖动；还可出现头痛、头晕、视力模糊和嗜睡等症状。局麻药中毒最严重的表现是全身强直 - 阵挛性癫痫发作，心力衰竭导致心搏骤停（表 2.5）。

轻度局麻药过量反应的处理方法是监测生命体征，指导患者在吸氧或不吸氧情况下适度过度换气并开放静脉通道。如果麻药中毒的迹象没有迅速消失，应缓慢静脉给予 2.5 ~ 5 mg 地西泮。如果中毒迹象没有迅速消失或逐渐加重，应寻求医疗帮助。

如果发生抽搐，应保护患者免受伤害。根据需要采取 BLS，并在可能的情况下获得静脉通道，以

表 2.5 局麻药中毒的表现和处理

表现	处理
轻度毒性：健谈、焦虑、言语不清、思维混乱	• 停止使用局麻药 • 监测所有生命体征 • 诊所留观 1 小时
中度毒性：口吃、眼球震颤、颤抖、头痛、头晕、视力模糊、嗜睡	• 停止使用局麻药 • 仰卧位 • 监测生命体征 • 吸氧 • 诊所留观 1 小时
重度毒性：癫痫发作、心律失常或心搏骤停	• 仰卧位 • 如果癫痫发作，保护患者免受附近物体伤害；如呕吐，吸出口腔内容物 • 让他人召唤医疗帮助 • 监测所有生命体征 • 吸氧 • 静脉输液 • 缓慢给予地西泮 5 ~ 10 mg 或咪达唑仑 2 ~ 6 mg • 必要时启动基本生命支持 • 转运至急救设施

便滴注抗惊厥药。应该获得医疗帮助。如静脉通道开放，则应缓慢滴注地西泮，直至癫痫发作停止（通常有效范围为 5 ~ 25 mg）。其间应经常检查生命体征。

糖尿病

糖尿病是一种代谢性疾病，患者的长期预后似乎取决于保持血糖水平接近正常。未经治疗的胰岛素依赖型患者，会不断冒着患酮症酸中毒（1 型患者）或高渗状态（2 型患者）的风险，随之出现意识改变，需要紧急治疗。尽管 1 型糖尿病患者可能会由于较高的血糖水平而长期遭受痛苦，但更常见的紧急情况是由于胰岛素剂量和血清葡萄糖水平不匹配而导致的低血糖症。口腔科医师为糖尿病患者进行口腔手术时，最可能遇到的紧急情况是严重低血糖。

糖尿病患者的血清葡萄糖浓度代表了所给予的胰岛素、血清中各种来源的葡萄糖和葡萄糖利用之间的平衡。葡萄糖的 2 个主要来源是饮食和来自脂肪组织、肌肉和肌糖原贮备的糖异生。身体活动是降低血清葡萄糖的主要手段。因此，由于以下任何或所有原因，血清葡萄糖水平可能下降：①增加胰岛素供给。②减少饮食热量摄入。③增加葡萄糖的代谢利用（如运动、感染或情绪压力）。

口腔科治疗过程中的低血糖问题，通常是由于患者热量摄入急剧下降、感染或极度焦虑引起的代谢率升高而造成的。如果患者日常胰岛素剂量减少，不能代偿可利用葡萄糖的不足，则会发生低血糖症。尽管口服降糖药的患者也可能有血糖过低的问题，但他们的血糖水平波动通常不如使用胰岛素的患者明显。因此，他们快速、严重低血糖的可能性要小得多。

许多糖尿病患者对自己的疾病有着充分了解，并且能够在严重的低血糖之前进行诊断。患者可能会感到饥饿、恶心或头昏眼花，或可能出现头痛。口腔科医师可能会注意到患者变得烦躁或昏昏欲睡，交谈缺乏自发性，注意力不集中。随着低血糖加重，患者可能会发汗或心动过速，毛发直立或焦虑加剧，可能表现出异常行为。患者可能很快会不省人事或意识丧失（框 2.12）。

采取使血糖保持在正常水平上限甚至暂时高于正常水平的措施，通常可避免糖尿病患者发生严重低血糖。采集病史时，口腔科医师应清楚知道患者糖尿病控制的程度。

如果患者没有定期检查自己的血糖，或如果他们知道自己的 HgbA1c 水平，则应联系家庭医师，以确定是否可以安全进行常规口腔科处理。在进行任何操作计划前，应采取第 1 章讨论的有关糖尿病患者的处理措施。

框 2.12   急性低血糖的表现

轻度
- 饥饿。
- 恶心。
- 情绪变化（烦躁）。
- 虚弱。

中等
- 焦虑。
- 行为改变：好战，思维混乱，不合作。
- 苍白。
- 发汗。
- 心动过速。

严重
- 低血压。
- 癫痫发作。
- 意识丧失。

如果糖尿病患者有低血糖的感觉，或出现低血糖症状或体征，应停止正在进行的操作，给患者高热量碳水化合物，如几包糖、1 杯果汁或其他口服含糖食品（葡萄糖凝胶或糊剂）。如果患者无法迅速改善、意识丧失或无法口服葡萄糖源，应开放静脉通道，在 2～3 分钟内静脉注射 1 安瓿（50 mL）50% 葡萄糖（右旋葡萄糖）水。如果静脉通道不能建立，可肌内注射 1 mg 胰高血糖素。如果没有 50% 葡萄糖水和胰高血糖素，则可皮下注射 0.5 mL 1∶1 000 肾上腺素；并根据需要，每 15 分钟重复 1 次（图 2.10）。

似乎已从低血糖发作中恢复过来的患者，应在诊所留观至少 1 小时，口服葡萄糖源，处理进一步症状。确保将患者护送回家，指导患者在下次口腔科治疗中，学会如何避免低血糖。

甲状腺功能障碍

甲状腺功能亢进症和甲状腺功能减退症发展缓慢，可引起意识状态改变，但很少引起紧急情况。平时相对健康的患者因甲状腺问题而发生急症，最常见的情况是出现甲状腺风暴（危象）。

甲状腺风暴是先前可能确诊或未曾确诊的甲状腺功能亢进的突然加重，可因感染、手术、外伤、妊娠或其他任何生理或情绪压力而促发。容易发生甲状腺危象的患者，通常有甲状腺功能亢进的迹

急性低血糖的处理

（1）终止所有口腔科治疗。

轻度低血糖体征和症状

（2）口服葡萄糖源，如食糖或水果。

（3）监测生命体征。

（4）在进一步口腔科处理前，如果不确定是否发生低血糖或为何发生低血糖，咨询家庭医师。

中度低血糖体征和症状

（2）口服葡萄糖源，如食糖或果汁。

（3）监测生命体征。

（4）如果症状不迅速改善，静脉（IV）或肌内（IM）注射50 mL 50％葡萄糖或1 mg胰高血糖素。

（5）进一步口腔科处理前，咨询家庭医师。

重度低血糖体征和症状

（2）静脉（IV）或肌内（IM）注射50 mL 50％葡萄糖或1 mg胰高血糖素。

（3）让他人召唤医疗援助。

（4）监测生命体征。

（5）吸氧。

（6）转运到急救设施。

图 2.10　急性低血糖的处理

象，例如震颤、心动过速、体重减轻、高血压、易怒、不耐受热和眼球突出，他们甚至可能已接受了甲状腺疾病的治疗。

对已知甲状腺功能亢进患者，进行任何口腔手术前，临床医师应咨询患者的初级保健医师，了解甲状腺激素过度分泌需控制到何种程度；必要时，患者术前应接受抗甲状腺药和碘化物治疗。如果允许门诊手术，应按第1章所述进行处理。

发生甲状腺风暴的第一个迹象是体温和心率升高。未经治疗的甲状腺功能亢进症患者最常见的体征和症状以一种夸张的形式出现，患者变得烦躁、发狂甚至昏迷，也可出现低血压、呕吐和腹泻。

甲状腺危机的治疗始于终止任何操作，通知诊所外人员提供紧急援助。应开放静脉通道，以中等速度滴注晶体溶液，并使患者尽可能保持镇定。尝试给患者降温，直到被运送到医院，安全给予抗甲状腺药和交感神经阻滞剂（框2.13）。

肾上腺功能不全

原发性肾上腺皮质功能不全（Addison 病）或其他肾上腺皮质被破坏的医疗状况很少见。然而，由外源性补充皮质类固醇引起的肾上腺功能不全很常见，因为临床上很多疾病或状态，需要皮质类固醇治疗。肾上腺功能不全患者经常不被告知他们可能需要补充药物，继发性肾上腺功能不全患者可能忘记告知口腔科医师他们正在服用皮质类固醇。但只要患者生理上或情绪上没有压力，这个不是问题。

但是，如果患者压力大，外源性皮质类固醇导致的肾上腺抑制可能阻止内源性糖皮质激素的正常释放，其量不足以帮助人体满足新陈代谢加快的需求。由肾上腺抑制导致的急性肾上腺功能不全风险，通常发生在计划实施口腔大手术之前1年内每

框 2.13　急性甲状腺风暴的表现和处理

表现

- 腹痛。
- 心律失常。
- 高热（即发热）。
- 恶心、呕吐。
- 紧张、激动。
- 心悸。
- 部分或完全失去意识。
- 心动过速。
- 震颤。
- 虚弱。

处理

（1）终止所有口腔科治疗。

（2）让他人召唤医疗援助。

（3）吸氧。

（4）监测所有生命体征。

（5）必要时启动基本生命支持。

（6）开放静脉通道，滴注晶体溶液（150 mL/h）。

（7）将患者转运到急救设施。

天至少服用20 mg皮质醇（或同类品）、连续服用至少2周的患者（表2.6）。但是，在大多数局麻或一氧化二氮加局麻下实施的简单的口腔手术，无须补充皮质类固醇激素。如怀疑有严重的肾上腺抑制，应遵循第1章讨论的步骤。

急性肾上腺功能不全危象的早期临床表现包括精神错乱、恶心、疲劳和肌无力。随着病情恶化，患者会出现更严重的精神错乱，背部、腹部和腿部疼痛，呕吐和低血压。如不治疗，患者最终陷入意识丧失、昏迷，提示进入终末前期（框2.14）。

肾上腺危机的治疗始于停止所有口腔科治疗，并采集生命体征。如发现患者低血压，必须立即

表 2.6 常用糖皮质激素的等效量

相对持续时间	通用名	常用品牌	相对糖皮质激素效力	相对糖皮质激素剂量（mg）
短效	皮质醇（氢化可的松）	solu-cortef	1	20
	可的松	—	0.8	25
	泼尼松	deltasone	4	5
	泼尼松龙	delta-cortef	4	5
	甲氢泼尼松琥珀酸钠	solu-medrol	5	4
中效	去炎松（氟羟氢化泼尼松）	kenalog	5	4
	倍他米松	celestone	25	0.6
长效	地塞米松	decadron	30	0.75
	醋酸甲基泼尼松龙	depo-medrol	5	4

框 2.14　急性肾上腺功能不全的表现

- 腹痛。
- 思维混乱。
- 极度疲劳感。
- 低血压。
- 肌痛。
- 恶心。
- 部分或全部意识丧失。
- 虚弱。

框 2.15　急性肾上腺功能不全的处理

(1) 终止所有口腔科治疗。
(2) 将患者仰卧，腿抬高至头顶上方。
(3) 让他人召唤医疗援助。
(4) 给予皮质类固醇激素（肌内注射或静脉注射 100 mg 氢化可的松或同类品）。
(5) 吸氧。
(6) 监测所有生命体征。
(7) 开放静脉通道并滴入晶体溶液。
(8) 如有必要，启动基本生命支持。
(9) 将患者转运到急救设施。

将患者置于头朝下、腿抬高的姿势，寻求医疗援助，吸氧并开放静脉通道，静脉注射（或必要时肌内注射）100 mg 氢化可的松琥珀酸钠或同等剂量地塞米松或甲基强的松龙。快速静脉输液，直至低血压得到改善。生命体征应在开始治疗后经常监测。如患者意识丧失，则需评估启动 BLS 的必要性（框 2.15）。

脑血管损害

脑血流量可经以下 3 种主要途径受到损害：①从远处而来的颗粒物栓塞。②脑血管形成血栓。③血管破裂。栓塞到大脑的物质最常来自左心、颈动脉、细菌赘生物或感染心脏表面的血栓。脑血管血栓通常形成于动脉粥样硬化区。最后，由于罕见的先天性血管缺损，如小动脉瘤或动静脉畸形，血管发生破裂。

脑血管问题对意识水平的影响，取决于脑部病变的严重程度。如果问题迅速得到解决，如短暂性

脑缺血发作，脑血管损害的症状可能仅持续几秒或几分钟。但是，如果缺血足够严重，大脑的某个区域可能发生梗死，导致神经功能缺陷。

口腔科治疗期间如发生短暂性脑缺血发作，需要终止操作。但是，除了安慰外，不需要做其他处理。因为大多数患者仅经历一侧肢体暂时麻木或无力，以及言语或视觉障碍，意识通常不会改变。短暂性脑缺血发作往往在脑梗死之前发生，因此立即转诊去看内科医师很重要。

由栓塞引起的脑血管损害通常首先出现轻度头痛，随后出现其他神经系统症状，如眩晕、头晕或四肢无力。但是，脑出血通常表现为突然发作的剧烈头痛，随后数小时出现恶心、头晕、眩晕和发汗，患者最终可能丧失意识（框 2.16）。

如果出现脑血管损害的体征或症状而且不是短暂的，预示着可能正在发生影响脑血管的大问题。

框 2.16　脑血管损伤进展的表现

- 头痛：从轻度到患者从未经历的重度头痛。
- 单侧四肢或面肌或两者无力或麻痹。
- 言语不清或无法讲话。
- 呼吸困难或吞咽困难，或都有。
- 尿失禁、大便失禁。
- 癫痫发作。
- 视觉障碍。
- 头晕。
- 部分或全部意识丧失。

治疗操作应停止，并且开始定期监测生命体征。如患者血压过低或意识丧失，应呼叫医疗帮助，并将患者转运至能够实施神经介入手术或溶栓治疗的医院。如患者出现呼吸困难，应给予吸氧。但是，脑血管功能不全的患者禁止吸氧。已给患者使用的任何麻醉药都应该解除。如果意识丧失，应定期监测生命体征，必要时启动 BLS（框 2.17）。

框 2.17　脑血管损伤进展的处理

（1）终止所有口腔科治疗。
（2）让他人召唤医疗援助。
（3）将患者仰卧，头部略微抬高。
（4）监测所有生命体征。
（5）如发生意识丧失，吸氧，必要时启动基本生命支持。
（6）将患者转运到急救设施。如果仅短暂出现症状（即短暂性脑缺血发作），终止口腔科治疗，监测生命体征，并就进一步口腔科处理的安全性咨询家庭医师。

（郑家伟　译）

第 3 章

手术基本原则
Principles of Surgery

James R. Hupp

人体组织具有基因组上预定的特征，这些特征决定了正常的损伤反应。由于对损伤的反应是可预见的，因此在基础和临床研究指导下，手术的原则已经发展为有助于优化伤口愈合环境的阶段。本章介绍了基于循证医学的手术操作原则，不仅对于口腔手术而且对身体所有部位的手术都是成功的关键。

确立外科诊断

在开始麻醉前，应就手术程序做出重要决定。决定进行手术应该是对患者进行仔细检查的结果。在批判性思维分析方法中，外科医师首先识别各种体征和症状及相关的病史信息。然后，利用现成的患者和诊断资料，以及基于临床经验的逻辑推理，建立可能需要手术干预的各个问题之间的关系。

术前评估的第一步是收集准确和相关的数据，一般通过患者访谈、体检、实验室检查和影像学检查进行，可能包括利用医疗顾问。患者访谈和体格检查应以轻松、谨慎的方式进行。外科医师不应接受不完整的数据，例如质量不佳的射线片，尤其是当额外数据可能会改变有关手术的决定时。

为了进行适当的分析，必须将诊断数据组织为允许进行假设检验的形式。也就是说，口腔科医师应考虑一系列可能的疾病，剔除患者资料、疾病发生频率和循证医学证据不支持的疾病。通过使用这种方法，连同对疾病可能性的认知，外科医师通常能够就是否需要手术及执行何种手术做出决定。

临床医师还必须是体贴的观察者。无论何时进行手术，他们都应反馈手术结果的各个方面，以增进他们的外科知识并改善将来的手术效果。临床医师在学习任何一种新的技术时，都应遵循这一程序。此外，临床医师应通过权衡用于探讨某一技术的研究的科学价值，评估任何新技术的声称效果，以实践循证口腔医学。通常，无法识别的安慰剂作用、观察者偏倚、患者变异或使用不恰当的对照组违反了科学原则。

手术基本必需品

口腔手术所需的基本必需品与口腔科其他正常运作所需的基本必需品之间几乎没有区别，2 个主要要求是：①足够的可视度。②协助。

尽管可视度似乎太明显，以至于无法提升为进行手术的一种要求，但临床医师常常低估了其重要性，尤其是在意外情况发生时。足够的可视度取决于以下 3 个因素：①适当的入路。②充足的光线。③没有多余血液、其他液体和碎屑的手术区域。

恰当的入路不仅需要患者能够大张口，而且可能需要通过手术增加暴露量。从手术区域牵开组织，可提供许多必要的通道（适当牵开也可以保护组织避免意外受伤，例如锋利的器械损伤）。通过创建手术瓣，可以获得更好的进入，将在本章稍后进行讨论。

充足的光线是手术的另一显见需求。但是，临床医师通常会忘记许多手术程序，将手术者或助手置于阻挡椅子光源的位置。要纠正这一问题，必须不断调整光源，或者手术医师或助手必须避免遮挡光线。有了 1 个以上的顶灯或使用头灯，大大改善了手术部位的照明。

为了获得足够的可视度，手术区需要清除液体和碎屑。尖端较小的大容量吸引器可以快速吸除手术野中的血液和其他液体。

与口腔科其他领域一样，经过适当培训且有专长的助手在口腔手术期间提供了宝贵的帮助。助手应充分熟悉手术程序，预测手术医师的需求。成功的手术很难在没有帮助或帮助很差的情况下完成。

无菌技术

无菌技术用于使病原微生物对伤口的污染最小化，重要的手术原则将在第 5 章详细讨论。

切口

许多口腔颌面外科操作需要切口。做切口时，有一些重要的基本原则需要牢记。

第一个原则是使用适当大小和形状的锋利刀片。锋利的刀片使外科医师能够做精确切口，不会因为反复切割而造成不必要的损伤。刀片变钝的速度取决于切过的组织的阻力，骨和韧带组织使刀片变钝的速度比颊黏膜快得多。因此，在刀片不容易切开组织时，需要及时更换刀片。

第二个原则是切割时应该稳固、连续划开组织。反复、试探性切割会增加伤口内受损组织的数量和出血量，影响伤口愈合和可视度。长的、连续性划开好于短的、断续划开（图 3.1A）。

第三个原则是，外科医师切开时应小心谨慎，避免意外切伤重要结构。每位患者的微观解剖结构都是独特的，因此，为避免无意间切伤大血管或神经，在大血管、导管、神经附近做切口时，仅需切开一定的深度，显露其下方的主要层次即可。在血管完全分离之前，可以更轻松地对其控制。重要的神经通常可以从邻近组织中游离出来，轻轻牵开，使之远离切割区。另外，使用手术刀时，外科医师必须始终将注意力集中在刀片的位置，以免在将手术刀移入和移出口腔时，意外切割到诸如唇之类的结构。

第四个原则是，当切口穿过需要重新对位缝合的皮肤表面时，刀片应与皮肤表面垂直。该角度产

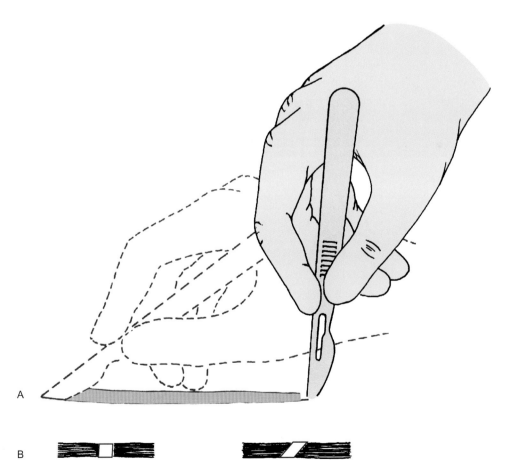

图 3.1 （A）使用 15 号手术刀片进行切开的正确方法。注意，手术刀的运动是通过在腕部移动手而不是通过移动整个前臂来进行的。（B）当形成需要严密缝合的组织层时，刀片应保持与组织表面垂直，以形成方形切缘。以与组织表面成 90° 以外的任何角度握持刀片，都会产生斜形切口，难以正确关闭，并损害伤口边缘的血液供应（改编自 Clark HB Jr. Practical Oral Surgery. 3rd ed. Philadelphia: Lea & Febiger; 1965）

生的切缘呈方形，在缝合过程中更易于正确对位，并且更不易因伤口边缘缺血而导致切缘坏死（图3.1B）。

　　第五个原则是正确放置口腔内的切口。与经过未附着龈和不健康或伴骨缺失的切口相比，经过附着龈和健康骨骼所做的切口更可靠。正确放置切口可将伤口边缘缝合在完整、距受损骨至少几毫米的健康骨质上，从而为伤口愈合提供支持。同样，在可能的情况下，最好避免在诸如尖牙隆突等隆起处进行切口，因为隆突对缝合伤口的压力可能影响伤口愈合。除非医师认为有必要切除或保留游离龈，否则拔牙时的切口应置于龈沟内。

瓣设计

　　制作外科瓣的目的是顺利进入某一区域或将组织移位。瓣的设计需遵循几项基本原则，以防止以下主要并发症：坏死、裂开和撕裂。

预防瓣坏死

　　如果外科医师遵循瓣设计的 4 项基本原则，则可以防止瓣坏死：①除非瓣内有大的动脉，否则瓣的高度绝不能大于基底。最好是瓣的侧边平行延伸，或从基部向尖端会聚。②通常，瓣的高度不应超过基底宽度的 2 倍；基底的宽度最好大于瓣的高度（图 3.2）。由于口腔黏膜血供丰富，因此口腔手术不必严格遵守这一原则，但通常，瓣的长度绝不能超过宽度。③如果可能，瓣的基底应含有轴向血供。例如，在可能的情况下，腭瓣的蒂部应以腭大动脉供血。④瓣的基部不应过度扭曲、拉长或用可能损坏血管的器械夹持，因为这些动作可能会损害血液供应和回流，以及脆弱的淋巴管。

预防瓣裂开

　　在健康骨骼上对位瓣的边缘，轻柔处理瓣的边缘，不将瓣的边缘置于张力下，可防止瓣的边缘裂

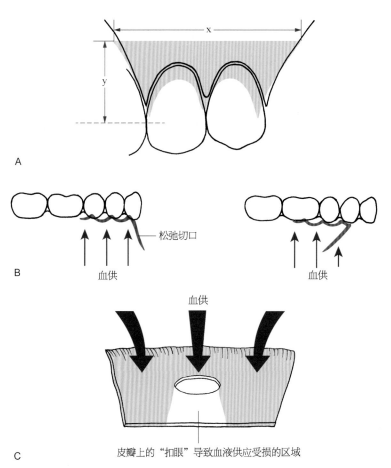

图 3.2 （A）瓣的设计原则。通常，瓣的基底大小（x）不能小于高度（y），最好约为 x = 2 y。（B）双边瓣做松弛切口时，切口设计应通过保留宽蒂，使血液供应最大化。（C）在瓣的游离缘出现"扣眼"时，"扣眼"侧远离瓣蒂的瓣组织，其血供受到损害

开（导致缝合的伤口裂开）。缝合伤口时，不应用力将组织拉在一起。伤口裂开会暴露下方的骨骼和其他组织，产生疼痛、骨质丧失和增加瘢痕。

防止瓣撕裂

瓣撕裂是低年资外科医师在进路不充分时尝试利用瓣进行手术的常见并发症。由于正确关闭的长切口的愈合速度与短切口一样快，因此最好在手术开始时制作一个足够大的瓣，以避免瓣撕裂或中断手术以延长切口。"信封瓣"是只切开一边而形成的瓣。一个例子是围绕几个牙的颈部做切口，暴露牙槽骨而不做任何垂直松弛切口。但是，如果"信封瓣"不能提供足够的进路，则应延长切口或再做一个（松弛）切口，以防止其撕裂（图 3.3）。垂直（倾斜）松弛切口一般置于预计取骨区之前的一颗牙上，通常从牙的线角或邻近的牙间乳头开始，斜向根尖，止于未附着龈。当使用瓣获得常规口腔手术通路时，很少需要一个以上的松弛切口。

组织处理

可接受的手术结果和出色的手术结果之间的差异通常取决于外科医师如何处理组织。使用恰当的切口和瓣设计技术具有一定作用；但是，组织也必须小心处理。过度牵拉或挤压、极端温度、干燥或使用非生理性化学物质容易损伤组织。因此，外科医师在接触组织时应格外小心。使用组织钳时，不要将其紧紧捏在一起；而是使用它们精确地固定组织。可能时，应使用带齿镊或组织拉钩固定组织（图 3.4）。此外，组织不应过分牵拉以获得更大的手术通道，包括在手术过程中不要过度牵拉颊部或舌。即使局部麻醉颊部或舌，过度牵拉也令患者感觉不适。切骨时，应使用大量冲洗液，以减少摩擦热产生的骨损伤；还应保护软组织免受摩擦热或钻孔设备的直接伤害。不应让组织干燥。如果外科医师暂时不在开放性伤口上操作，则应经常润湿或用湿海绵覆盖。最后，仅允许生理性物质与活组织接触。例如，在活检手术时，用组织钳将标本放入福尔马林溶液中。在彻底清除所有污染性福尔马林之前，切勿将组织钳放回伤口中。轻轻地和生理性处理组织的外科医师会受到患者感激，因为伤口愈合后，并发症少。

止血

预防手术期间失血过多对于保持患者的携氧能力至关重要。但是，出于其他重要原因，在手术期间必须维持细致的止血。一是无法控制的出血造成可视度降低，即使是强力吸引，也无法保持手术区完全干燥，尤其是在血供丰富的口腔颌面部。出血

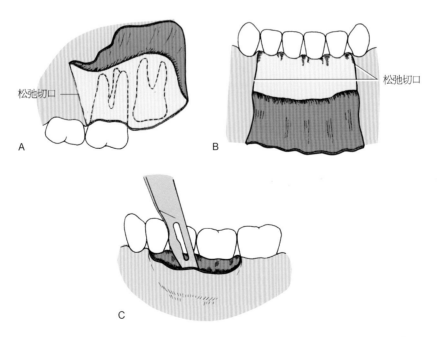

图 3.3　3 种设计合理的口腔软组织瓣。（A）水平和单一垂直切口用于制作双边瓣。（B）水平和 2 个垂直切口用于制作三边瓣。（C）单一水平切口用于制作单边（信封）瓣

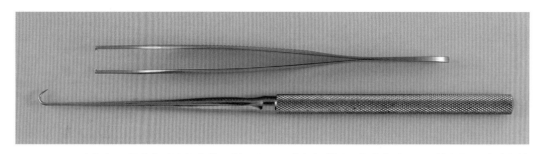

图 3.4   用于固定组织、最大化减少损伤的器械。上，细齿组织钳（无损伤镊）。下，软组织（皮肤）拉钩

引起的另一个问题是血肿形成（软组织下血液聚集）。血肿在伤口上施加压力，减少血供；增加伤口边缘张力；充当培养基，增加伤口感染机会。

促进伤口止血的方法

伤口止血可通过 4 种方式实现。首先是通过辅助自然止血机制，通常使用海绵纱布在血管上施加压力或放置止血剂，这两种方法都会导致血管中的血液瘀滞，促进凝血。一些小血管通常只需压迫 20 ～ 30 秒，而大的血管则需连续压迫 5 ～ 10 分钟。外科医师和助手应使用纱布吸干而不是擦拭伤口，以清除渗血。擦拭更有可能重新打开已被血块堵塞的血管。

获得止血的第 2 种方法是通过加热，使血管断端融合（热凝结）。通常，通过金属器械（如止血钳）固定血管或用电凝针直接接触血管，外科医师将电流聚集在出血的血管上加热。正确使用热凝应具备 3 个条件：①患者必须接地，以使电流进入体内。②除出血的血管外，电凝针及其接触的任何金属器械都不能接触患者任何其他部位，否则，电流可能沿着意外路径流动并产生烧伤。③热凝的第 3 个必要条件是清除积聚在要烧灼的血管周围的任何血液或液体。流体会充当能量储存器，因此阻止了足够的热量进入血管使其闭合。

提供手术止血的第 3 种方法是通过缝线结扎。如果大血管被切断，用止血钳夹住每一断端，然后，用不可吸收缝线在血管周围结扎。如果在切断血管前将其从周围结缔组织中解剖游离，则在血管上放置 2 把止血钳，其间留有足够空间，再切断血管。切断血管后，分别在断端绕线打结，然后去掉止血钳。

促进止血的第 4 种方法是在伤口上放置血管收缩剂（如肾上腺素）或促凝剂（如市售凝血酶或胶原蛋白）。手术开始前至少 7 分钟在需要血管收缩的部位放置肾上腺素，其血管收缩作用最强。如果出血后给予肾上腺素，则不能有效促进局部止血。

无效腔处理

伤口中的无效腔是伤口闭合后没有组织的任何区域。在伤口深部切除组织，以及在缝合时未对位好所有组织层会形成无效腔。伤口中的无效腔内通常充满血液，形成血肿，极易感染。

无效腔可通过 4 种方式消除：①首先将组织逐层缝合，以最大限度减少术后腔隙。②第 2 种方法是在缝合的伤口上加压包扎。敷料将各层组织压缩在一起，直到被纤维蛋白黏结或因手术水肿而压在一起（或两者）。通常需要 12 ～ 18 小时。③第 3 种方式是填塞腔隙，直到出血停止，然后取出填料。这种技术通常在无法将组织缝合在一起时使用或加压包扎（如囊肿去除后遗留骨腔时）。填塞的材料用抗菌药物浸渍，可减少感染机会。④第 4 种方法是放置引流，自行引流或附以加压包扎。抽吸引流会不断清除伤口上积聚的血液，直到出血停止，组织结合在一起，消除任何无效腔。非抽吸引流可排出任何渗血而不致形成血肿（图 3.5）。口腔科医师进行的大多数口腔手术操作，产生无效腔并

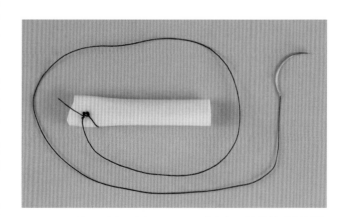

图 3.5   非抽吸引流示例。Penrose 引流由柔软的橡胶材料构成，可在缝合过程中或切开引流脓肿后放入伤口内，以防伤口过早闭合，血液或脓液积聚，流到伤口表面。引流物沿引流管自然排出。在这个例子中，在引流管上系一缝线，然后放入伤口内。将引流管缝合到伤口边缘并固定

不是大的问题。

去污和清创术

细菌总是会污染所有向外或口腔开放的伤口。感染风险随着菌量增加而增加，一种减少伤口感染的方法是减少细菌数量。手术和关闭伤口期间反复冲洗伤口，比较容易实现。冲洗，尤其是加压冲洗，可将细菌和其他异物冲出伤口，通常以大量液体、使用一定压力冲洗伤口来实现。虽然可以使用含抗生素溶液，但大多数外科医师仅用无菌盐水或无菌水。

伤口清创术是仔细清除坏死和严重缺血组织，以及来自受伤组织的异物的方法，以防影响伤口愈合。一般来说，清创术仅用于处理创伤造成的伤口，或用于由病理状况（如感染引起的严重组织损伤）。

感染控制

由于组织损伤，手术后出现水肿。受损的血管和淋巴管被纤维蛋白阻塞，引起渗出；液体在组织间隙中积聚，发生水肿。以下 2 个变量有助于确定术后水肿程度：①组织损伤程度越大，水肿越严重。②受损区结缔组织越疏松，水肿越多。例如，附着龈几乎没有疏松结缔组织，因此几乎不会有水肿倾向。但是，唇和口底含有大量疏松结缔组织，可明显肿胀。

口腔科医师在手术中可通过尽量减少组织损伤而控制术后水肿程度。有人认为，在新鲜伤口区敷冰块，可减少血供，从而减轻渗出和水肿。但是，尚无对照研究证实这种方法的有效性。术后早期限制体位也被用于减轻水肿，如术后前几天让患者尝试尽量抬高头位。短期、大剂量全身使用皮质类固醇，具有令人印象深刻的减轻炎症和渗出（水肿）能力，但是，糖皮质激素仅在组织受损前开始给药，对控制水肿有用。

患者全身健康和伤口愈合

正常的伤口愈合取决于患者抵抗感染的能力，提供必需的营养素作为"建筑材料"，进行修复性细胞过程。许多医疗状况削弱了患者抵抗感染和伤口愈合的能力。包括：身体进入分解代谢状态，阻碍氧气或营养物质向组织输送；或使用的药物或物理制剂干扰免疫或伤口愈合。导致分解代谢状态的疾病包括：控制不好的 1 型糖尿病；晚期肾或肝疾病和恶性疾病。妨碍向伤口组织内输送氧气或营养的疾病包括：严重慢性阻塞性肺疾病；代偿不足的充血性心力衰竭；药物成瘾（如酒精中毒）等。服用干扰宿主防御能力或伤口愈合能力的药物的疾病包括：需长期使用皮质类固醇激素治疗的自身免疫性疾病；使用细胞毒药物和放射治疗的恶性肿瘤。

术前通过评估和优化患者的总体健康状况，外科医师可以帮助患者提高选择性手术伤口正常愈合的机会。对于营养不良的患者，包括改善营养，以便患者处于正氮平衡及合成代谢状态。

（郑家伟　译）

第 4 章
创伤修复
Wound Repair

James R. Hupp

在任何手术治疗中，如何恰当的处理伤口从而使其尽快愈合是十分重要的方面。因此，对术者而言，掌握正常组织修复的生物学过程非常有意义。

病理性损伤或者外伤引起了组织损伤。口腔外科医师可在一定程度上控制病理性组织损伤，如伤口感染的可能性。此外，外科医师可以控制创伤性组织损伤的数量和严重程度，从而促进创口愈合。

本章介绍了术区周围组织损伤的方式以及软、硬组织愈合过程中发生的主要事件。

组织损伤的诱因

创伤可由物理或化学因素引起（框 4.1）。导致组织损伤的物理因素包括切割、挤压、极端温度、辐射、脱水及动脉流入和静脉流出受阻。能够引起损伤的化学物质包括那些具有非生理性 pH 或紧张性的、破坏蛋白质完整性的，以及通过产生血管收缩或血栓而导致缺血的化学物质。

创伤修复

上皮形成

损伤的上皮具有基因调控的程序化再生能力，使其通过增殖、迁移和一种称为接触抑制的过程来重建自身的完整性。通常，在损伤修复的过程中，正常上皮的边缘开始并持续移动（通过生发上皮细胞的增殖使游离边缘向前推进），直到它和另一上皮的游离边缘接触，便停止向周围生长。需要注意的是，与其接触的上皮可能是不同类型的上皮。

尽管理论上是化学介质（由与周围上皮细胞失去联系的上皮细胞所释放）调控了这一过程，但尚没有明确的证据证明这个理论。只有表面上皮受损

框 4.1	组织损伤的诱因

物理
- 血流受阻。
- 挤压。
- 脱水。
- 切伤。
- 辐射。
- 过冷。
- 过热。

化学
- 非生理性 pH。
- 非生理性张力。
- 蛋白酶。
- 血管收缩剂。
- 血栓形成。

伤的创口（即擦伤）通过上皮细胞增殖愈合，这些上皮细胞来自上皮钉突和附属组织。因为上皮中通常不包含血管，在一些皮下组织也同样受损的伤口中，上皮细胞会在任何有血管的组织床上增殖，并停留在已经脱水的浅表血凝块下方（即结痂），直到到达另一个上皮的边缘。一旦伤口完全上皮化，痂皮就会松动并脱落。

有时愈合过程中上皮接触抑制会产生不利的影响，这种情况发生于拔牙时偶然造成的上颌窦穿通（参见第 11 章）。如果上颌窦壁和口腔黏膜的上皮都受到损伤，那么这两个区域的上皮都开始增殖。在这种情况下，上颌窦黏膜首先接触到的游离上皮边缘可能是口腔黏膜，由此形成口腔上颌窦瘘（即在口腔和上颌窦之间的上皮通道）。

临床上，有时口腔颌面外科医师利用再上皮化（即二次上皮化）过程进行修复前外科手术治疗，口腔黏膜的一部分上皮脱落（如非附着龈），然后

相邻上皮（如附着龈）在创面爬行使其上皮化。

创伤愈合阶段

不论非上皮组织损伤的原因是什么，都有固定的修复过程，如果过程进展未受阻碍，组织将会被完整修复，这一过程称为创口愈合。创口愈合按发生的顺序可分为几个并不完全独立的基本阶段，这三个基本过程是：①炎症反应。②纤维形成。③重建。

炎症反应阶段

炎症反应阶段从组织损伤发生的那一刻开始，且在没有延长炎症反应的因素下，持续 3～5 天。炎症反应有 2 个阶段：血管阶段和细胞阶段。在炎症期间，血管阶段开始于正常血管的张力导致受损血管收缩，血管收缩会减缓损伤区域的血液流速，促进血液凝固。数分钟内，由白细胞释放的组胺和前列腺素 E1 和前列腺素 E2 引起血管舒张和打开内皮细胞之间的小空间，使血浆渗漏和白细胞移动到

间质组织中。其中的纤维蛋白可引起淋巴管阻塞，而在淋巴管阻塞的情况下，渗出的血浆积聚在受伤组织区域，稀释污染物。这种液体聚集称为水肿（图 4.1）。

炎症的主要特征是红（即红斑）、肿（即水肿）、热、痛和功能障碍。热和红是由血管舒张引起的；肿是由液体渗出引起的；痛和功能障碍是由白细胞释放的组胺、激肽和前列腺素及水肿压力引起的。

炎症的细胞反应阶段是由组织创伤导致血清补体的活化所引起。补体裂解产物，尤其是 C3a 和 C5a，充当趋化因子并引起多形核白细胞（中性粒细胞）附集于血管壁（着边），然后移动穿过血管壁（血球渗出）。一旦接触到外来物质（如细菌），中性粒细胞就会释放其溶酶体的内容物（脱颗粒）。溶酶体酶（主要由蛋白酶组成）可以破坏细菌和其他外来物质、吸收坏死组织。清除残骸借助单核细胞完成，如吞噬外来和坏死物质的巨噬细胞等。随着时间推移，淋巴细胞在受损组织区域聚集。

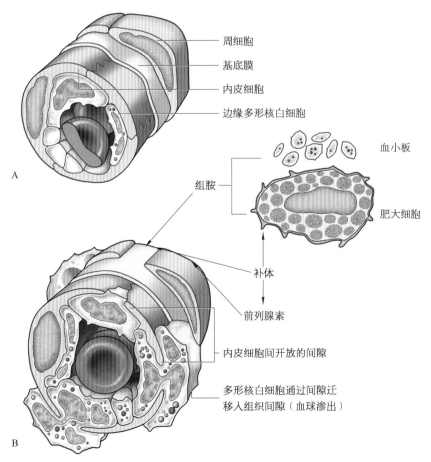

图 4.1　早期血管对损伤的反应。最初的一过性血管收缩（A）之后不久就是血管扩张（B）。血管舒张由组胺、前列腺素和其他的血管舒张物质活动引起。舒张引起细胞内出现间隙，这能让血浆渗出和白细胞转移

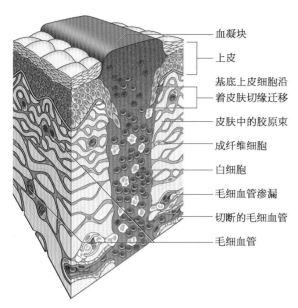

图 4.2　创伤修复的炎症（延迟）反应阶段。创口充满血凝块、炎症反应细胞和血浆。邻近上皮开始迁移入创口内，未分化的间质细胞开始转变为成纤维细胞

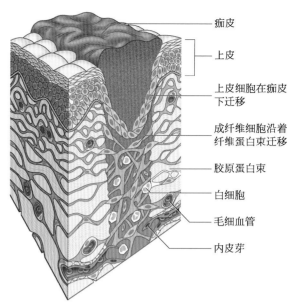

图 4.3　创伤修复纤维成形的迁移阶段。上皮迁移持续发生，白细胞杀死外来和坏死物质，毛细血管开始向内生长，成纤维细胞开始沿着纤维蛋白束迁移入创口

炎症反应阶段有时指的是延迟阶段，因为这一时期的创口程度并没有显著增加（因为几乎无胶原沉积）。在炎症反应阶段，使创口结合到一起的主要物质是纤维蛋白，其拉伸强度很小（图 4.2）。

纤维形成阶段

来源于血凝块的纤维蛋白束在创口中交织成网，成纤维细胞在其上开始形成基质和原胶原蛋白，这是创面修复的纤维形成阶段。基质由几种黏多糖组成，其功能是将胶原纤维黏合在一起。成纤维细胞转化成局部或循环性多能间充质细胞，这种细胞在组织受损后的第 3 或第 4 天开始生成原胶原蛋白。成纤维细胞还可分泌具多种功能的纤连蛋白。纤连蛋白帮助稳定纤维蛋白，并协助识别应被免疫系统消除的外来物质，为成纤维细胞充当趋化因子，以及帮助引导沿纤维蛋白束分布的巨噬细胞吞噬纤维蛋白。

新生毛细血管也利用纤维蛋白网，沿着创口边缘存在的血管生长以及沿着纤维蛋白束贯穿创口。随着纤维组织不断形成，新细胞不断向内生长，纤维蛋白溶解发生，这是由新生毛细血管带来的纤维蛋白溶解酶引起的，可以移除多余的纤维蛋白束（图 4.3）。

成纤维细胞能使原胶原蛋白沉积，经过交联后产生胶原蛋白。起初，大量的胶原蛋白随意沉积。纤维的定向能力差，也因此降低了胶原蛋白

修复创伤效果，故在早期需要有过量的胶原蛋白来促进伤口愈合。尽管胶原蛋白的组成无序，但是伤口强度迅速增加，通常持续 2 ~ 3 周。如果创口在纤维组织形成初期置于张力下，将有沿着初始创口线撕裂的倾向。但创口如果在纤维组织形成的末期置于张力下，则将沿着创口边缘的旧胶原蛋白和新沉积的胶原蛋白之间的连接处撕裂。临床上，创口在纤维成形的末期，可因过量胶原蛋白沉积而变得僵硬，也可因高度血管化而发红，并且能够承受非损伤组织 70% ~ 80% 的张力（图 4.4）。

重建阶段

创伤修复的最终阶段是重建阶段，这一阶段将持续到最后，也有学者称之为"创面成熟阶段"。此时，许多先前随机沉积的胶原纤维，随着被能以更好的抵抗创口张力为导向的新胶原纤维替代而被去除。此外，创口强度缓慢增加，但和纤维成形阶段所见的强度增长不同。创口强度永远不会超过非受损组织强度的 80% ~ 85%。因为胶原纤维定向更加高效，需要的数量将更少，多余的会被去除，这使得瘢痕更加柔软。随着创口新陈代谢减少，血管化降低，创口的发红程度将减轻。正常皮肤和韧带中发现的弹性蛋白在创伤愈合中并不会被替代，所以组织损伤会引起瘢痕区丧失一定的弹性（图 4.5）。

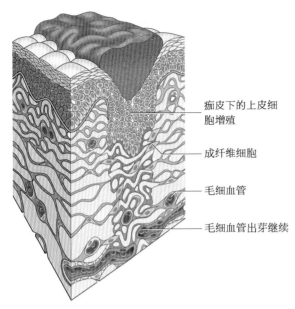

图 4.4 创伤修复纤维形成的增殖阶段。增殖增加了上皮的厚度，成纤维细胞随意沉积胶原蛋白纤维，毛细血管出芽开始与来自创口其他部分的对应组织建立联系

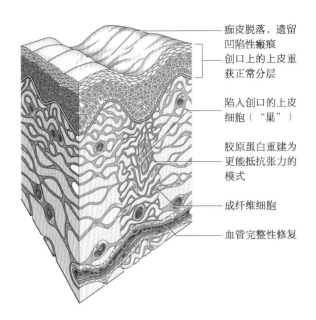

图 4.5 创伤修复的重建阶段。上皮分层恢复，胶原蛋白被重建为更高效的有序的模式，成纤维细胞慢慢消失，血管完整性重建

最终的过程是创口收缩，该过程始于纤维成形的末期及重建的早期。尽管创口收缩准确的机制尚不清楚，但在大多数情况下，创口收缩对创伤修复有益。在创口收缩时，创口的各边缘向彼此移动。在边缘没有或不会对齐的创口中，创口收缩将减少创口的大小。然而，创口收缩在某些情况下会引起问题，例如皮肤Ⅲ度（全层）烧伤的受害者，如果创口未进行皮肤移植和积极的物理治疗，将会形成畸形、脆弱的瘢痕挛缩。另一个创口收缩的例子见于遭受利器导致的弧形撕裂伤患者，即使创口边缘已良好地重新适应，也常常会因创口收缩而在受伤凹陷侧滞留一堆组织。可以通过在创口的游离边缘之间置一层上皮来减少收缩。外科医师利用这种现象在口腔前庭成形术或全层皮肤烧伤的创伤中，将移植的皮肤置于裸露的骨膜表面。

创口愈合观念中的外科意义

外科医师可以为促进或阻碍创口自然愈合创造条件。遵守外科原则有助于最佳的创口愈合，以及组织连续性的改建，瘢痕减少到最小程度和实现功能恢复。医师应牢记，皮肤、口腔黏膜或者肌肉的愈合都伴随瘢痕形成。对于形成的瘢痕，外科医师的目的不是去阻止它，而是让瘢痕造成的功能和外观不佳尽可能不明显。

不利于创口愈合的因素

在原本健康的个体中，会影响创口愈合的 4 个因素是：①外来物质。②坏死组织。③局部缺血。④创口张力。

外来物质

外来物质是指所有宿主机体免疫系统视为"异物"的物质，包括细菌、污物和缝合物。外来物质可引起 3 个基本问题：首先，细菌增殖和引起感染，在其中释放的细菌蛋白质会破坏宿主组织。其次，非细菌性外来物质充当"避难所"，保护细菌不受宿主防御措施打击，从而促进感染。最后，外来物质常有抗原性，会刺激慢性炎症反应而减少纤维形成。

坏死组织

创口中的坏死组织可引起 2 个问题。首先，是它的存在对于修复细胞向内生长是一个障碍。白细胞通过酶裂解作用和吞噬作用去除坏死的残骸碎片，炎症反应阶段因此延长。其次，与外来物质相似，可为细菌充当"保护伞"。坏死物质经常包含着聚集在创口的血液（血肿），为细菌提供良好的营养源。

局部缺血

血供不足会以各种方式影响创口修复。血供不足会导致深层组织坏死及减少抗体、白细胞和抗生素向创口输送，增加创口感染的概率。创口局部缺血减少了适当愈合所必需的氧气和营养。局部缺血可由不同因素引起，包括过紧或错误的缝合，皮瓣设计不恰当，创口过大的外部或内部（如血肿）张力，高血压病、周围血管病和贫血。

张力

创口张力是妨碍创口愈合的最后一个因素。在这种情况下，张力有使创口边缘分离的趋势。如果使组织靠拢的缝合力量过大，缝线包绕的组织中完好的血管将会受到压迫，造成局部缺血。如果在愈合过程中过早拆除缝线，承受张力的创口很可能再次撕裂，从而造成愈合时过多的瘢痕形成及创口收缩。如果尝试克服创口张力的缝线遗留过长，创口在愈合的改建阶段仍然会有裂开的趋势，并且缝合时穿过的上皮区域将上皮化，而留下永久且丑陋的瘢痕。

一期、二期、三期愈合

临床医师用术语"一期愈合和二期愈合"来描述创口愈合的 2 种基本方式。一期愈合中，没有组织缺损的创缘被置于并稳固于与它们受伤前相同的解剖位置，且能够愈合。因为组织并没有"感知"到损伤已经发生，所以创伤修复伴随着最小限度的瘢痕组织。严格来说，一期愈合只是理论上的想法，临床上不可能做到；然而，这一术语常用来指边缘再次紧密靠拢的创口。这种创伤修复方法减少了再上皮化、胶原蛋白沉积、创口收缩和愈合改建的需求。因此，相比二期愈合的创口，这种愈合发生更加迅速，且感染风险更低、形成的瘢痕更少。一期愈合的创口包括修复完好的撕裂伤或切伤和复位良好的骨折。相比之下，二期愈合意味着在修复后会在切割伤或撕裂伤的边缘之间或在骨或神经末梢之间留下间隙，或意味着创口出现的组织缺损会阻止创缘互相靠拢。这些情况在愈合时需要大量的上皮移植、胶原蛋白沉积、创口收缩和改建。二期愈合比一期愈合更慢并且会产生更多的瘢痕组织。二期愈合的创口包括拔牙窝、复位不良的骨折、深部溃疡和巨大的软组织撕脱伤。

某些外科医师用术语"三期愈合"指通过组织移植覆盖大创口和缩小创缘之间的差距而愈合的创口。

拔牙窝的愈合

拔牙引起的反应和典型皮肤或黏膜创伤中所见的炎症反应、上皮化、纤维增生和改建顺序一样。

如前所述，拔牙窝的愈合是二期愈合，需要经过数月的时间才能使拔牙窝愈合到一定程度，以至于很难在影像学检查中将其与周围的骨组织区分开来。

当牙被拔除时，剩余的空洞牙槽窝由撕裂的牙周韧带覆盖的骨皮质（影像学显示硬骨板）组成，冠部留有口腔上皮（牙龈）边缘。拔牙窝充满血液，凝固后将使拔牙窝与口腔环境隔绝。

炎症反应阶段发生在愈合第 1 周。白细胞进入拔牙窝，消灭区域中污染的细菌，并开始分解残留物，例如遗留在拔牙窝中的骨碎片。在愈合第 1 周，随着成纤维细胞和毛细血管向内长入，纤维开始增生。上皮向下迁移至牙槽窝壁，直到接触来自牙槽窝另一侧的上皮，或遇到血凝块之下的肉芽组织（充满大量未成熟毛细血管和成纤维细胞的组织），上皮可在其上迁移。最后，在愈合第 1 周，破骨细胞沿着牙槽嵴聚集。

愈合第 2 周的标志是拔牙窝内充满肉芽组织。类骨质开始沿着牙槽骨沉积于牙槽窝。在较小的牙槽窝，上皮至此阶段已恢复完整。

第 2 周开始的愈合过程会在第 3、第 4 周持续进行，大多数牙槽窝的上皮形成会在这段时间完成。牙槽嵴和牙槽窝壁的骨皮质不断吸收，同时新的骨小梁沉积遍及牙槽窝。直到拔牙后 4 ~ 6 个月，牙槽窝的骨皮质才会完全吸收；通过影像学检查可见明显的硬骨板缺失而得以辨别。随着骨质充填牙槽窝，上皮向牙槽嵴移动，且最终与邻近的牙槽黏膜（牙龈）等高。1 年后，牙槽窝唯一可见的残留物是缺牙处牙槽嵴上的纤维性（瘢痕）组织。

骨愈合

正常软组织损伤愈合过程中发生的反应（如炎症反应、纤维增生和改建），也会在骨损伤修复中发生。然而相较于软组织，成骨细胞和破骨细胞也会参与重塑和改建损伤的骨化组织。

对于骨愈合非常重要的成骨细胞有 3 个来源：①骨膜。②骨内膜。③循环的多能间充质细胞。来源于单核细胞前体细胞的成骨细胞，有吸收坏死和需要重建的骨质的功能。成骨细胞形成类骨质，如果愈合过程中固定不动，类骨质通常将发生钙化。

术语"一期愈合"和"二期愈合"也适用于对骨修复的描述。如果一块骨发生骨折并且其游离端超过 1 mm 或完全分离，则为二期愈合；也就是说，在愈合的纤维形成阶段，必须形成大量的胶原蛋白以减小骨间隙（图 4.6）。成纤维细胞和成骨细胞实

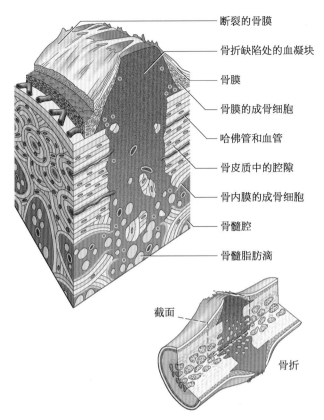

图 4.6 骨修复早期的纤维成形阶段。来自骨膜和骨髓的成骨细胞增殖并分化为成骨细胞、破骨细胞和成软骨细胞，毛细血管开始出芽

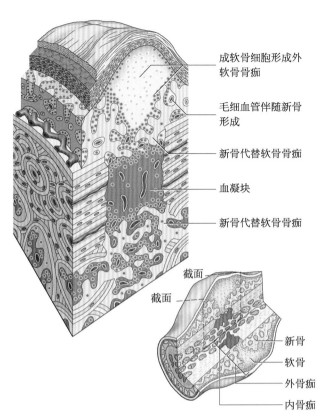

图 4.7 骨修复晚期成纤维细胞阶段。破骨细胞吸收坏死骨。在有充足氧含量的区域，成骨细胞沉积新骨；在氧含量不足的区域，成软骨细胞沉积软骨。此外，毛细血管持续向内长入，内、外骨痂形成

际上会产生许多纤维基质，以至于愈合组织向四周延伸，超过骨的游离端并形成骨痂（图 4.7）。在正常条件下，包括骨痂在内的纤维组织会发生钙化。在改建阶段，破骨细胞会吸收随意形成的骨质，且成骨细胞直接形成新生骨质以抵抗骨质上低等级的张力（图 4.8）。

骨的一期愈合发生于骨未完全折裂，且骨折端未互相分离的情况（"不完全骨折"），或当外科医师将骨折端重新紧密靠近且牢牢固定（骨折的解剖复位）时。在这两种情况下，几乎不会产生纤维组织，骨折区域的组织再成骨发生迅速，伴有最小限度的骨痂形成。能使骨愈合最接近一期愈合的外科技术是进行解剖复位，将骨板坚固固定，从而使骨端紧密靠拢。这将最大限度地减小骨折端之间的距离，从而发生横跨骨折间隙的成骨，并几乎不会干扰纤维组织的形成。

影响准确骨愈合非常重要的 2 个因素是：①血液供应。②固定性。在骨折区形成的纤维结缔组织需要为最终的成骨提供充分的血液供应（运输含有正常氧含量的血液）。如果血液供应或氧气供给不

能充分达到标准，则会形成软骨，而非骨。此外，如果血液供应或氧气供给不足，则纤维组织不会软骨化或骨化。

使骨质持续或反复受到循环的张力，会刺激成骨细胞不断形成新骨。垂直于张力线的成骨有助于抵抗施加于其上的力量，这是骨改建的功能性基质概念的基本原理。然而，对骨折愈合区域施加过度的张力或扭矩会致使该区域移动。这种动度会使血液供应达不到标准，利于骨以外的组织（如软骨或纤维组织）沿着骨折线形成，且受污染的骨折会促进创口感染（图 4.8）。

种植体骨结合

骨结合发现于 20 世纪 60 年代，推动了人们对传统创伤愈合概念的重新思考。在发现这个现象之前，人们认为身体最终会排出放置在上皮的任何异物。当与异物接触的上皮沿异物的界面向下生长时，将会发生排异反应，最终完全包围突入体内的异物部分，导致材料完全处于上皮屏障外部。最终导致种植体松动和脱落。

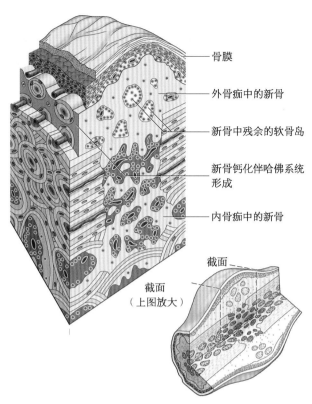

图 4.8　骨修复改建阶段。破骨细胞去除不必要的骨质，成骨细胞在张力下形成新骨组织。随着骨皮质同心层沿着血管沉积，新哈佛系统形成，骨痂逐渐减少

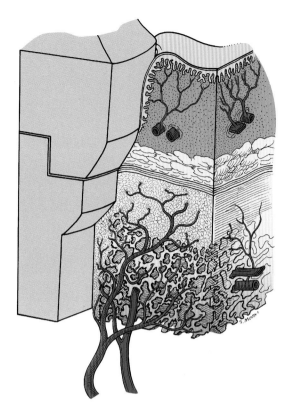

图 4.9　骨和种植体直接接触的骨结合种植体。沿着种植体表面移动生长的上皮被骨 – 种植体的直接结合中断

非恶性上皮有包围和排出外来物质的趋向性，普遍认为这是接触抑制原理引起的（之前讨论过），因此被任何外力或物体破坏的上皮表面会引起上皮生长和移动。上皮不断延伸，直至接触到其他上皮细胞然后受到进一步横向生长的抑制。研究发现，如果生物相容性高的外来物质穿过上皮屏障并和周围骨形成生物结合，则上皮沿种植体表面向下移动至骨内的过程将会受阻。然而，如果种植体与骨质之间有结缔组织夹层，上皮就会沿种植体向下部生长，使其外部化。因此，当一个种植体和骨结合时，在没有接触抑制的情况下，上皮停止横向生长，传统意义上认为可以行使功能（图 4.9）。

上皮遇到骨和种植体的交界面后不再生长移动的原因尚不清楚。口腔医学利用这种在正常创伤愈合原理中的反常现象来提供对修复体有稳固作用的金属桩（种植体）。外科医师利用同样的技术将种植体通过皮肤植入机体其他区域，从而使义耳、义眼、义鼻稳定。

口腔种植体周围的创伤愈合包括 2 个基本因素：①种植体骨愈合。②种植体牙槽软组织愈合。由纯钛制成的口腔种植体周围愈合被广泛应用和讨论，其愈合与由其他生物相容性高的材料所制成的种植体相似。

骨和种植体表面间的骨愈合，必须在软组织形成之前进行。为了确保骨能比软组织更早地覆盖种植体，需要以下 4 个因素：①骨与种植体之间的距离短。②沿着种植体骨表面或附近的活骨。③当骨附着种植体表面时，种植体无动度。④种植体表面适度无有机物或无机物污染。

骨和种植体之间的短距离取决于一个精确植入的预备骨位点。在位点预备时，使骨损伤最小化，能保存种植体表面的骨活力。种植位点预备引起的大部分损伤是因为切割过程中产生的摩擦热。

在位点预备中，限制热量的产生和加速热量的消散，有助于保护切割面的骨活力。这是通过使用锋利的骨切割器械、限制切割速度使摩擦热减到最小及通过冲洗使骨冷却来完成。如果位点感染，则切割面的骨可能受到额外损伤，可以使用无菌外科技术、全身或局部应用抗生素或两者结合应用来解决。

愈合时的关键点是要保持种植体不受外力影响，从而防止愈合骨和种植体界面的动度。用平头钻推入种植体和使用低剖面愈合螺钉，能减少力向种植体传导。在进一步愈合时，种植体顶端有牙龈覆盖保护，尽管一些种植方案不需要牙龈覆盖。带螺纹

的种植体或紧紧位于预备位点的种植体比无螺纹种植体或松动的种植体能更好地避免松动。最终，一旦初步结合发生，在种植体上定期施加一定的力（1 000 μm），将会加快骨皮质在种植体表面沉积。

最后，预备好的骨面必须无菌。应该将污染物减少到最低程度，包括细菌、油、手套粉末、外来金属和外来蛋白质。种植体用来骨结合的表面不能裸露或用戴手套的手指和材质不同于种植体的钳子处理，并且禁止留有机油或去污剂。

2 000 Å 厚的钛氧化层完全覆盖纯钛表面。这使其表面稳定，并且骨必须附着到其氧化的表面才能发生骨结合。

在种植位点预备时，无论多么谨慎，试图使骨损伤降低到最低程度，但由于温度和血管损伤，沿着预备的种植位点表面的骨表层会无法存活。尽管骨内的活细胞死亡，但无机骨质结构会保留。在局部生长因子的影响下，直接位于骨结构下的骨细胞和血源性未分化间质细胞用成骨细胞、破骨细胞和骨细胞一起重新植入和重建骨支架。新的、有活力的骨皮质通过爬行替代过程缓慢地代替失去活力的骨。切锥以每天 40 μm 的速度在骨质中进行，去除死骨并留下新生类骨质。

在种植体表面，由骨细胞分泌的糖胺聚糖覆盖在氧化层表面。不久，成骨细胞开始在蛋白多糖层上分泌一层类骨质。如果愈合的数月中持续有合适的条件（例如种植体没有动度和良好的氧气供应），则骨形成良好。可利用的种植体表面越多，则种植体骨结合程度越好。因此更长、直径更宽的种植体和喷砂而不是磨光的表面，会有更多对骨结合有利的表面。

在上皮生长移动到种植体表面上或纤维结缔组织在种植体表面形成之前，初始的骨沉积必须发生。如果软组织先到达种植体表面任何部分，那么骨将永远不会替代这部分软组织。如果种植体表面太多由软组织而不是骨覆盖，则种植体 - 骨结合不充分，不能用作口腔修复体。

临床医师发现，在一些情况下，他们可以选择性地帮助骨成形过程在软组织愈合之前，覆盖在种植体的表面。如使用人造生物膜，其孔径能充分让氧气和其他营养物到达膜下长成的骨，同时保持成纤维细胞和其他组织成分位于膜外。选择性地排斥软组织，骨被引导进入预期的位置；因此用术语"引导组织再生"来描述这一过程。

种植体延伸通过口腔黏膜的部分也能够改变接触抑制的过程，一般通过控制上皮开口的关闭来控制。在这种情况下，一旦口腔上皮到达钛基台表面，似乎会停止生长移动并分泌一种基质将软组织附着到金属。一种半桥粒、基底膜系统的形成，进一步加强软组织附着于种植体基台。

外伤源性面神经病理

因为面部骨折、阻生牙治疗、口腔病理状态或行颌面重建手术，颌面部感觉神经偶尔会发生损伤。幸运的是，大多数损伤的神经会自然恢复。然而在过去，在治疗永久性感觉神经障碍方面，几乎束手无策。在理解神经如何愈合和通过外科方法修复周围神经方面取得的进展，为患者提供了部分或完全重获正常神经功能的可能性。

神经愈合

神经愈合通常有 2 个阶段：①退变。②再生。可能发生 2 种形式的退变。第一种是节段性脱髓鞘，这种情况下髓鞘孤立的部分被分解。这种节段性脱髓鞘导致传导速度减慢，且可能阻止一些神经冲动的传递。症状包括感觉异常（一种自发的、主观的感觉改变：患者感受不到疼痛）、感觉障碍（一种自发的、主观的感觉改变：患者感觉不舒服）、感觉过敏（神经刺激过度敏感）、感觉减退（神经刺激敏感性降低）。节段性脱髓鞘可在神经失用性损伤，或血管、结缔组织病变后发生（图 4.11），但也可能会自发再生。

华勒变性（Wallerian degeneration）是退变的第二种形式，发生于神经损伤后。在这个过程中，神经干中断（远离中枢神经系统）远端的神经轴突和髓鞘全部被分解。近损伤区域的轴突也有少量分解，偶尔包含细胞体，但通常只影响少部分郎氏结（nodes of Ranvier）。华勒变性阻止了所有远端向近髓鞘残余部分的神经传导。这种形式的退化发生于神经横断和影响周围神经的其他破坏性过程之后，并很可能自发再生。

在神经损伤后，周围神经几乎立即开始再生。通常近神经残余部分发出一组新生纤维，向下长入残余的施万细胞（Schwann cell）管。生长以每天 1 ~ 1.5 mm 的速度生长，直到该区域有神经分布，或介入的纤维结缔组织和神经组织（纤维瘤）或骨质阻止神经再生。在再生过程中，新生髓鞘可能随着轴突直径的增长而形成。当进行功能性接触时，患者先前感觉缺失的区域可能发生感觉改变，

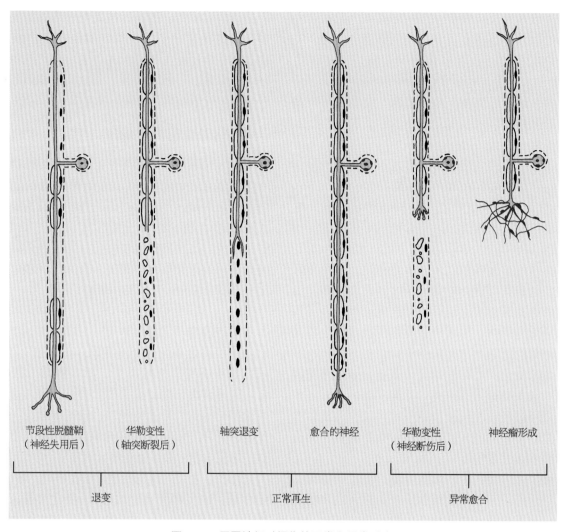

图 4.10　周围神经对损伤的正常和异常反应

可能为感觉异常或感觉障碍。

再生过程中可能会出现一些阻止神经正常愈合的问题。如果施万细胞管持续受到破坏，当部分空缺时，结缔组织可能进入管道。当生长锥（轴突萌芽）到达结缔组织受阻时，可能会绕过它并继续生长，或可能形成大量无结构的神经纤维，构成创伤性神经瘤。当受到干扰（扳机点）时，有产生疼痛的倾向（图 4.10）。

三叉神经的两个分支常受损，对于这两支来说，感觉的改变在临床上意义重大，它们是下牙槽神经和舌神经。下牙槽神经受损的常见原因如下：

（1）下颌（体）或角骨折。

（2）修复前外科治疗，包括种植体植入。

（3）矢状骨劈开手术。

（4）因口腔肿瘤施行的下颌骨切除术。

（5）拔除低位阻生的第三磨牙。

（6）局部麻醉注射。

舌神经损伤发生于切除口腔恶性肿瘤或拔除阻生第三磨牙的手术过程中。

分类

研究和临床经验表明，在损伤发生后不久，通过外科干预修复损伤的神经成功率更高。因此，掌握不同神经损伤的形式，尤其是它们的预后，是非常重要的，因为这能够让临床医师决定何时需要转诊进行周围神经手术。

神经损伤的 3 种方式：①神经失用。②轴突断裂。③神经断伤（图 4.11）。虽然确定神经损伤类型的方式是回顾性的，但每种方式的病理生理过程相关知识对于理解神经愈合非常重要。

神经失用症——周围神经损伤最小的方式，是一种神经挫伤，神经外鞘和轴突的连续性能够维持。神经的钝伤或牵拉（即拉伸）、神经周围的炎症反应或局部缺血会产生神经失用症。因为轴突没

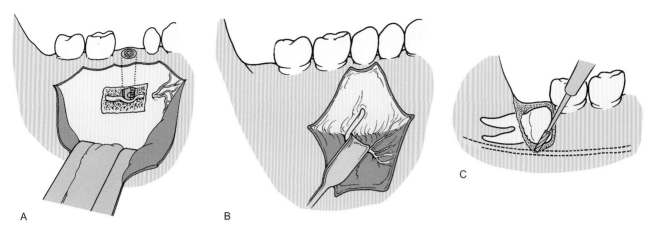

图 4.11　周围神经损伤的 3 种形式。（ A ）神经失用。对神经的损伤未引起轴突或神经内膜连续性消失。展示的例子为种植体被放置在下牙槽神经处，压迫神经。（ B ）轴突断裂。对神经的损伤引起轴突连续性消失，但神经内膜连续性保持。展示的例子为对颏神经的过度牵拉。（ C ）神经断伤。对神经的损伤引起轴突和神经内膜的连续性消失。展示的例子为在拔除深埋伏的第三磨牙时切断了下牙槽神经

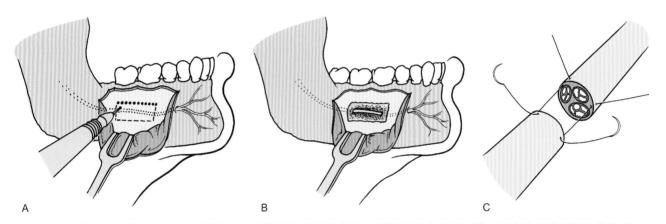

图 4.12　（ A ）通过口内途径对下牙槽神经行显微神经手术的例子。暴露神经上方的区域，以去除覆盖于其上的骨质。（ B ）准备对暴露的神经行外科修复。（ C ）被切断神经干的神经外膜修复。通过神经外膜缝合重建其连续性。这种修复方式用于发生不久的神经断伤或神经瘤切除术后

有失去其连续性，在数天或数周内，神经功能通常会自行痊愈。

　　当轴突（而不是神经外鞘）的连续性中断时，轴突断裂。严重的钝伤、压伤或过度牵拉都可能造成此类损伤。由于神经外鞘仍然完整，轴突可能再生（并不总是），故在 2 ～ 6 个月内，伴神经功能障碍的问题会得到解决。

　　神经断伤是神经损伤最严重的方式，包括神经完全失去其连续性。这种形式的损伤可能是由严重移位的骨折、子弹和刀具导致的断裂或医源性切断所造成的。受过神经断伤的神经，自行愈合的预后不佳，除非受影响神经的末端以某种方式紧靠且适当复位。

　　其他神经损伤的分类系统，包括 Sunderland 分级（ I ～ V ）及医学研究委员会量表。这些分类系统允许我们对神经再生进行持续评估，并且使临床

医师和研究者之间的交流更加方便。

神经修复

　　如神经瘤形成后，神经感觉功能不能自行恢复，可能需要显微神经外科来完成功能性感觉恢复（图 4.12）。对于下牙槽神经损伤，必须通过骨切开术才能获得显微神经手术的通道（图 4.12A）。这种方法能够提供神经减压且能检查可能需要切除的神经瘤（图 4.12B）。如果神经瘤确诊，则行显微神经手术切除神经瘤。神经末梢通过精细的神经外膜缝合修复（图 4.12C）。如果不可能做到无张力修复，则可能需要将神经移植（自体或异体）入神经末梢间的间隙内。最后，在某些情况下，对于感觉迟钝的患者，可能还需要全身用药（如 γ- 氨基丁酸激动剂）来控制令人不快的神经病症状。

（孙树洋　译）

第 5 章
手术中的感染控制
Infection Control in Surgical Practice

James R. Hupp

对于现代人来说，潜移默化中学习到了个人和公共卫生的理念。通过父母和公共教育，个人清洁和公共卫生相关理念在文明社会的文化中根深蒂固，并因政府法规和媒体广告而得到加强。这与前几个世纪形成鲜明对比，当时人们还没有广泛意识到控制传染病的卫生措施的重要性。Semmelweis，Koch 和 Lister 杰出的工作成果，是无菌观念的启蒙，以至于如今对无菌技术的应用似乎是一种本能的需求。

在照顾患者的背景下，医疗服务专业人员必须学习和实践限制传染病扩散的方案。对于做手术的口腔科医师来说尤其重要，有两个原因：第一，口腔科医师手术时，需按标准进行表面的消毒，它是抗感染最重要的屏障；第二，在大多数口腔外科操作中，口腔科医师、助手和器械会被患者的血液和唾液污染。

具有传染性的病原微生物

在任何战斗中，最重要的两点知识是了解敌人的身份和他们的长处及弱点。在口腔手术中，对手包括有毒力的细菌、分枝杆菌、真菌和病毒。它们的长处是能利用不同的方法防止自己被消灭，弱点是对化学、生物和物理药剂的敏感性。通过对"敌人"的了解，口腔科医师能够做出关于感染控制的合理决定。

细菌

上呼吸道菌群

正常的口腔菌群包含常出现在唾液中和口腔组织表面的微生物，通常存在于健康、免疫力强的人的口腔内，而且这些人与能改变口腔微环境的药剂无接触。关于这种菌群的完整描述详见第 16 章。简言之，正常口腔菌群由需氧菌、革兰阳性球菌（主要是链球菌）、放线菌、厌氧菌和念珠菌（又称"假丝酵母"）属（表 5.1）组成。拥有的口腔微生物的总数受以下 4 个主要过程控制：①快速上皮更新伴脱皮。②宿主免疫因素，如唾液免疫球蛋白 A。③唾液流动的稀释。④口腔微生物之间对营养物质和附着位置的竞争。任何能使微生物因素改变的药剂（物理、生物或化学），将会使潜在的病原微生物过度生长，并为创口感染埋下隐患。

鼻和鼻窦内的菌群主要由革兰阳性需氧链球菌和厌氧菌组成。此外，在这些区域许多儿童有流感嗜血杆菌，而成年人中金黄色葡萄球菌作为鼻和鼻窦暂时性或常驻的菌群。在人体这个区域的正常菌群会受到有纤毛的呼吸道上皮、分泌性免疫球蛋白和上皮脱落的限制。上皮纤毛将陷入黏液层的微生物移入消化道内。

颌面部皮肤菌群

出人意料的是，在颌面部皮肤区域的正常菌群中，几乎没有常驻菌群。表皮葡萄球菌和白喉杆菌是主要菌属。在皮肤毛孔和毛囊中可发现痤疮丙酸杆菌，以及许多个体所携带的金黄色葡萄球菌，从鼻部扩散到面部皮肤上（表 5.1）。

皮肤有数种方式阻止表面微生物侵入。由角化上皮细胞组成的皮肤最表层能够抵挡轻微创伤，并且上皮细胞之间的紧密结合可抵挡细菌入侵。

改变皮肤菌群的过程包括几种方法，例如：应用遮盖性敷料（阻止皮肤脱水和脱皮）、污垢或干血（为微生物提供更多的营养物质和生态环境）和抗菌药物（干扰多种微生物间的平衡）。

非颌面部菌群

锁骨下区域的菌群是数量渐增的需氧革兰阴性和厌氧肠道微生物，尤其是靠近骨盆区域和未清洗的指端。当口腔外科医师在为手术做准备、进行静

表5.1　常见的微生物菌群

区域	细菌
口腔	需氧革兰阳性菌，主要是链球菌、放线菌 厌氧菌，包括产黑色普雷沃菌
鼻腔	需氧革兰阳性菌，主要是链球菌 在儿童，常存在流感嗜血杆菌 在成人，常存在金黄色葡萄球菌
面部皮肤	葡萄球菌，主要是表皮葡萄球菌，偶有金黄色葡萄球菌、白喉杆菌、痤疮丙酸杆菌
锁骨下方所有区域，包括手	表皮葡萄球菌，白喉杆菌 革兰阴性需氧菌，如大肠埃希菌、克雷伯杆菌和变形杆菌 厌氧肠道微生物，包括脆弱拟杆菌

脉穿刺治疗或执行其他远离口面部区域的手术时，掌握这些细菌的基本常识很重要。

病毒微生物

病毒在环境中是无处不在的，但幸运的是，只有一小部分会对患者和外科团队造成严重威胁。造成危害最大的病毒微生物是 B、C 型肝炎病毒和人免疫系统缺陷病毒（HIV）。这些病毒灭活的敏感度不同，这些认知对掌握如何尝试阻止其传播至关重要。本章描述每种病毒的耐受性和常见传播方式。此外，还会对临床医师怀疑患者是否携带这些病毒的情形进行简述，这能让外科团队采取必要的预防措施，采取普遍的预防措施是最好的实践策略。

肝炎病毒

甲、乙、丙、丁型肝炎病毒与大多数传染性疾病有关。甲肝病毒主要通过接触感染患者的粪便传播。丙肝病毒可以通过感染的粪便或血液传播。乙、丁型肝炎病毒是通过接触人的分泌物来传播的。

对于未接种疫苗的口腔科医师、医护工作人员和患者来说，乙肝病毒最危险。这种病毒通过感染的血液传入易感者的血流中；然而，感染者也会在他们的唾液中分泌大量的病毒，并可通过湿润的黏膜或上皮（皮肤或黏膜）进入人体。微量的病毒即可传播疾病（仅 105～107 /mL 血液）。与大多数病毒不同，乙肝病毒对干燥和化学消毒剂（包括酒精、苯酚和季铵化合物）有强抵抗力。因此乙肝病毒很难控制，尤其是在执行口腔手术时。

幸运的是，乙肝病毒失活的方法包括含卤素消毒剂（例如碘伏和次氯酸盐）、甲醛、乙烯、所有类型的正确加热灭菌法和辐射。这些方法可以最大限度地减少肝炎在患者之间传播的风险。

除了防止患者间的交叉感染外，口腔科医师和医护人员也需要采取预防措施，保护自己，免受感染。因为在数种情况下，口腔科医师已经成为乙型肝炎传染病的主要来源。施行口腔手术的口腔科医师暴露于血液和唾液中；因此，口腔外科团队应穿好隔离衣，避免污染手上的开放性创口和暴露的黏膜表面。包括在手术时戴手套、口罩、手术帽、眼镜或护目镜。在手术治疗过程中，患者也应配戴护目镜。当清洗器械和处理来自患者的印模、石膏或标本时，口腔科工作人员应一直穿戴这些保护性装备。接种肝炎的一种常见方式是被血液或唾液污染的针或刀片损伤，所以恰当处理锐器物品很重要。此外，口腔科工作人员应接种乙肝疫苗，它已被证明能有效降低个体对乙肝的易感性，然而起保护作用的时间还未确定。最后，清洁人员和实验室技术员可以通过适当的隔离、标记受污染的物品和恰当处理锋利物品来保护自己（框 5.1）。

识别出所有乙、丙肝炎病毒的携带者，了解何时采取特殊的预防措施是必要的。然而只有一半感染肝炎的患者有临床体征或症状；并且在一些已经完全康复患者的分泌物中，仍有完整的病毒颗粒。培养综合预防观念是因为医疗服务人员无法明确辨认出所有患传染性疾病的患者。综合预防观念基于的理论是：在治疗所有患者时，通过使用隔离技术来保护自己、工作人员和患者免受感染，假设他们都有传染性疾病，以保证每个人都能保护自己不受患有未被识别出的传染性疾病患者的感染和伤害。

综合预防观念主要包括让所有与患者血液或分泌物有接触的医师或工作人员，不论是直接或以气溶胶的形式，都穿戴隔离装备，包括口罩、手术帽、护目镜和手套。综合预防步骤也包括净化或清理所有暴露于患者血液、组织和分泌物的表面。最后，综合预防还规定要避免用污染的手套或器械接触表面（如口腔科病历、电脑键盘、无覆盖物的灯把手和电话）；若接触，会因此污染表面。

人免疫系统缺陷病毒

由于 HIV（引起获得性免疫系统缺陷综合征的病原体）不能在宿主机体外存活，因此其传播方式

框 5.1   限制肝炎病毒传播的方法

从感染的患者到其他患者

- 使用一次性材料。
- 表面消毒。
  - A. 含卤素化合物。
    - a. 碘载体。
    - b. 次氯酸盐（漂白剂）。
  - B. 含醛类。
    - a. 甲醛。
    - b. 戊二醛。
- 对可重复使用的器械进行消毒。
  - A. 加热。
  - B. 环氧乙烷气体。
- 使用一次性材料。

从感染的患者到口腔科医护人员

- 学会识别可能是携带者的个体。
- 在手术、处理污染物及清理过程中，使用防护技术（如手套、口罩和护目镜）。
- 及时将尖锐物品放入有完好标签的保护容器中。
- 使用完毕后立即处理针头，或重新包装正在使用的器械。
- 使用器械将刀柄上的刀片装上或卸下。
- 确保口腔科工作人员接种乙肝疫苗。

类似于其他性传播疾病。这意味着病毒体从个体转移到另一个个体需要在源于感染宿主的载有病毒体的血液或分泌物与潜在宿主的黏膜表面或上皮创口间有直接接触。证据表明，一旦 HIV 脱水，便失去其传染性。此外，少有携带 HIV 的患者会在其唾液中分泌病毒；即使有，其分泌量也非常少。没有流行病学证据证明 HIV 可单独通过唾液传播，甚至 HIV 阳性患者的血液中，传染性颗粒的浓度也极低（106/mL，相较于肝炎患者 1 013/mL）。在执行手术时，暴露于大量 HIV 阳性患者的血液和分泌物中或偶然通过污染的血液或分泌物自体接种，这很可能解释了为何不在任何已知的 HIV 阳性高危人群中的专业人员有极低的感染概率。即便如此，在充分理解 HIV 的传播之前，谨慎的外科医师照样要通过综合预防，包括隔离技术，来防止携带 HIV 的患者向他们自己和助手传播感染。

总之，用来对付细菌、真菌和其他病毒的综合预防措施，可以保护口腔科医师、职员和其他患者免受获得性免疫系统缺陷综合征病毒的传播感染。同样重要的是为免疫功能下降的患者提供额外的护理，以防止传染病的传播。因此，所有 CD4$^+$T 淋巴细胞数少于 200/μL 或感染 B 类或 C 类的 HIV 患者，应由临床上没有明显传染性疾病的医师和工作人员治疗。这些患者不应被安置于迫使他们密切暴露于有明显传染性疾病临床症状的患者的环境下。

分枝杆菌生物

对于大多数口腔科医师来说，唯一一种有意义的分枝杆菌微生物是结核分枝杆菌。尽管结核病在美国和加拿大不常见，但各国之间的人们频繁流动，包括那些结核病很常见、仍然在世界范围内传播结核分枝杆菌的国家，包括传播到北美。此外，某些新的结核分枝杆菌种类已经对过去用来治疗结核病的药物产生抵抗力。因此采取措施阻止结核病从患者向口腔科团队传播很重要，这包括医师和职员结核病的皮肤试验。

结核病主要通过携带结核分枝杆菌的气溶胶从个体感染的肺部向另一个体传播。未经治疗的结核病患者在呼吸、咳嗽、打喷嚏和讲话时会产生飞沫核。结核分枝杆菌并不是一种具有高度传染性的微生物，然而也可通过未完全消毒的器械传播。虽然结核分枝杆菌生物不形成芽孢，但它们对干燥和化学消毒剂有高度抵抗力。为阻止结核病从一个感染的个体向口腔科工作人员传播，无论是治疗还是近距离接触，工作人员都应戴口罩（特别是外科 N95 呼吸口罩）。这些微生物对高温、环氧乙烯和辐射敏感，因此为阻止在患者之间传播，所有可重复使用的器械和物资应通过高温或环氧乙烯气体灭菌。在安全的情况下，应推迟未经治疗的结核病患者的手术，直到他们开始治疗结核病。

无菌技术

术语

不同的术语被用来描述预防感染各种的方法。尽管它们定义不同，但像消毒和灭菌这样的术语常被交替使用。这可能会导致一种误解，认为某种技术或化学物质仅仅降低了污染水平，就已经对物体进行了灭菌。因此口腔科团队意识到用来描述不同无菌技术定义的单词要精辟。

败血症是由于微生物破坏，活体组织分解，并常伴有炎症反应。因此仅有微生物的存在，就如菌血症一样，不会构成败血症。医疗无菌是尝试保持患者、医疗服务人员和物品尽可能不受病原体引起感染的影响。外科无菌是尝试防止细菌进入手术造成的创口。

杀菌剂和消毒剂是经常被误用的术语，两者都指的是阻止可引起感染的微生物增殖。差别是杀菌剂用于活体组织，而消毒剂只用于无生命的物体。

无菌是指没有存活的微生物。无菌代表一种绝对的状态，因此没有等级划分。消毒是将存活微生物的数量减少到公共卫生标准的安全水平。消毒不应和灭菌混淆。去污与消毒相似，但没有公共卫生标准。

概念

化学和物理消毒是减少表面微生物数量的 2 种主要方法。杀菌剂、消毒剂和环氧乙烯气体是杀死表面微生物的主要化学方法。高温、辐射和机械去除是消除存活微生物的主要物理方法（框 5.2）。

引起人类疾病的微生物包括细菌、病毒、分枝杆菌、寄生虫和真菌。这些不同的微生物有多变的能力来抵抗化学或物理消毒。抵抗消灭能力最强的微生物是细菌内芽孢。也就是说，能杀灭细胞内芽孢的杀菌剂或消毒剂也能消灭细菌、病毒、分枝杆菌、真菌、霉菌和寄生虫。这一概念用于监测消毒剂和杀菌剂的成功应用。

器械灭菌技术

用于以诊所为主的口腔科和外科护理的器械灭菌方法必须可靠、实用和安全。常用于器械灭菌的 3 种方法是干热灭菌、湿热灭菌和环氧乙烯气体。

加热灭菌

加热是破坏微生物的最古老方法之一。Pasteur

框 5.2	减少来自表面存活微生物数量的常用方法

物理

• 加热。

• 机械去除。

• 辐射。

化学

• 抗菌剂。

• 消毒剂。

• 环氧乙烷气体。

用加热法减少液体中病原菌的数量。Koch 是第一位使用加热法来灭菌的人。他发现干热温度 100℃、1.5 小时会摧毁所有有生长力的细菌，但是消灭炭疽杆菌芽孢需要干热温度 140℃、3 小时。Koch 之后测试了湿热灭菌，发现是一种更高效的加热灭菌法，因为它能减少杀灭芽孢所需的温度和时间。湿热灭菌很可能更有效，因为干热灭菌氧化了细胞蛋白质，这个过程需要极高的温度；而湿热灭菌在相对低的温度下，很快就能引起破坏性的蛋白质凝固。

因为芽孢是微生物生命中最具有抵抗力的形式，所以它们被用来监测灭菌技术。嗜热脂肪芽孢杆菌的芽孢耐热性极强，并因此用来测试加热灭菌的可靠性。这些杆菌可由医院、口腔科院校和私人诊所购买，并且可在灭菌器中与器械一起被消毒。之后实验室将经过加热处理的芽孢放入培养液。若没有出现生长，则认为灭菌程序是成功的。

经证实，灭菌后 6 个月微生物进入灭菌包内的可能性增加，尽管某些人认为，只要恰当处理灭菌包，便可以接受更长的时间。因此。所有灭菌过的物品都需要贴标签注明失效时间，且不能超过 6 ~ 12 个月（图 5.1）。

一项可用来无菌地储存外科器械的有效替代技术是，将其放到用特殊设计的包装纸双层包裹的盒子里，作为一套进行消毒并仅供单个患者使用。

干热

干热是一种灭菌方法，大多数口腔诊所都能完成，因为必要的设备不会比恒温控制的烤箱和定时器更复杂。干热灭菌最常用来给玻璃制品和能耐受高温但又易锈的大物品灭菌。成功灭菌不仅取决于特定的温度，也取决于有充分的时间维持此温度。因此在使用干热灭菌时，必须考虑以下 3 个因素：①烤箱和灭菌物品的加热时间。②物品的热传导。③贯穿烤箱和通过灭菌物品的气流。此外，还必须考虑加热后灭菌设备的冷却时间。干热灭菌所需的时间限制了其在门诊的实用性，因为增加了周转时间，并使口腔科医师拥有许多重复的器械。

干热灭菌的优点在于其使用相对容易，且不会损害对热有抵抗力的器械。缺点在于，达到灭菌效果所需的时间长，对热敏感的器材有潜在损害。干热灭菌的使用指南见表 5.2。

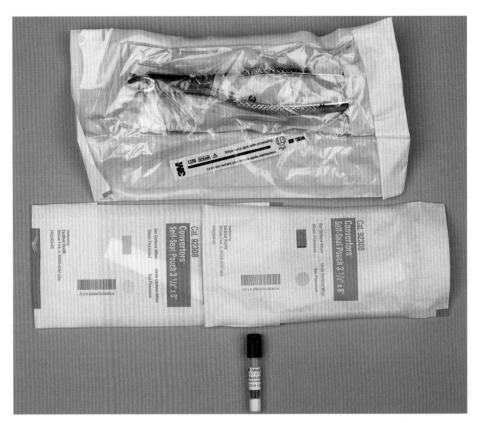

图 5.1　消毒设备的检验。用颜色编码的包装由纸和玻璃纸制成；包装上的测试区域在暴露于灭菌温度或环氧乙烷气体时会变色（上、中）。瓶中含有嗜热脂肪芽孢杆菌的芽孢，用于测试热力灭菌设备的效率（下）

表 5.2　干热和蒸汽灭菌指南

温度	处理或暴露时间[a]
干热	
121℃（250℉）	6 ~ 12 小时
140℃（285℉）	3 小时
150℃（300℉）	2.5 小时
160℃（320℉）	2 小时
170℃（340℉）	1 小时
蒸汽	
116℃（240℉）	60 分钟
118℃（245℉）	36 分钟
121℃（250℉）	24 分钟
125℃（257℉）	16 分钟
132℃（270℉）	4 分钟
138℃（280℉）	1.5 分钟

注：[a] 直到烤箱温度达到目标，干热处理的时间才开始。每周用芽孢试验来判断灭菌技术和设备的有效性。每次使用设备时，使用温度敏感监视器来提示灭菌循环已开始。

湿热

因为湿热灭菌在更低的温度下有效且需要的时间更少，所以比干热灭菌效率更高。其原因基于数个物理原理。首先，100℃沸水杀灭微生物的能力比干热灭菌在相同温度下所需的时间更少，因为水比空气导热好。其次，将沸水转化为蒸汽所需的热量大约是使等量室温水沸腾所需热量的 7 倍。当蒸汽接触到物品时，蒸汽冷凝并几乎立即释放储存的热能，迅速使重要的细胞蛋白质变性。加压的饱和水蒸气（高压蒸汽灭菌法）比未加压的蒸汽效率更高。这是因为蒸汽容器内的压力增加并提高了水的沸点，所以进入密闭容器内的新蒸汽逐渐变得更热。压力下蒸汽可达到的温度包括 109℃、5 磅 / 平方英寸（psi），115℃、10 psi，121℃、15 psi 和 126℃、20 psi（表 5.2）。

一般在高压下产生蒸汽的容器被称为高压灭菌器（图 5.2）。高压灭菌器能产生蒸汽，然后通过一系列阀门增加压力，从而使蒸汽变得过热。为了让自由流动的蒸汽环绕器械，置于高压灭菌器内的器械需被包裹，例如将其放入灭菌袋或用棉布缠绕。

仅将器械放入沸水或自由流动的蒸汽中，只能达到消毒效果，而不是灭菌。因为 100℃时，许多

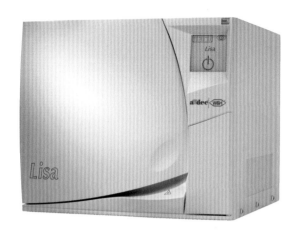

图 5.2　适合诊室的高压灭菌器（Lisa 消毒器——个蒸汽加热的例子），可以是蒸汽或干热灭菌器

表 5.3　干热灭菌与湿热灭菌技术比较

	干热	湿热
主要抗菌作用	氧化细胞蛋白质	细胞蛋白质变性
达到灭菌所需的时间	长	短
设备复杂程度和花费	低	高
使器械变钝或生锈的倾向	低	高
设备的尺寸对于诊所的可用性	好	好

芽孢和某些病毒仍能存活。

湿热灭菌的优点在于效率高、速度快和高压蒸汽灭菌设备的相对实用性。缺点包括湿热灭菌有使器械变钝和生锈的倾向以及高压灭菌器的费用（表 5.3）。

气体消毒

某些气体通过破坏酶和其他重要的生物化学结构，对细菌有致死作用。可用于灭菌的几种气体中，环氧乙烷最常使用。环氧乙烷是一种高度易燃气体，为了安全使用，会将二氧化碳或氮与之混合在一起。环氧乙烷是一种室温下的气体，并容易通过多孔的物质扩散，如塑料和橡胶。50℃的环氧乙烷在 3 小时内可以杀灭所有微生物，包括芽孢。但因其对动物组织有高度毒性，暴露于环氧乙烷的设备必须在 50 ~ 60℃下通气 8 ~ 12 小时，或者常温下 4 ~ 7 天。

环氧乙烷灭菌的优点在于对多孔物质、大的设备及对高温或潮湿敏感的物质灭菌有效性高，缺点在于需要特殊设备、灭菌时长和必要的通气时间来减少组织毒性。这项技术对于口腔科并不实用，除

非口腔科医师能接触到愿意用气体灭菌口腔科器材的大型场所（如医院或门诊外科中心）。

器械消毒技术

许多口腔科器械不能承受加热灭菌所达到的温度。因此，如果无法使用气体灭菌或不要求完全无菌，可进行化学消毒。根据化学药剂潜在的消毒能力，将其分为高度、中度、低度杀菌活性。基于药剂使繁殖性细菌、结核杆菌、细菌芽孢、非脂类病毒和脂类病毒失活的能力来分类。低杀菌活性的药剂仅对杀灭繁殖性细菌和脂类病毒有效，中度杀菌活性的消毒剂对细菌芽孢外的所有微生物有效，高度杀菌活性的药剂能杀灭所有微生物。这种分类不仅取决于化学物质的固有属性，如何使用化学物质也同样重要（表 5.4）。

用于消毒口腔外科器械的药剂包括戊二醛、碘伏、氯化物和甲醛，含戊二醛的化合物最常被使用。表 5.5 总结了在恰当使用时，大多数可用的消毒药剂的杀菌活性。因为酒精蒸发迅速，所以不适用于常规的口腔科消毒，但可用于消毒局麻药筒。

表 5.4　化学消毒剂灭菌作用的分类体系

灭菌作用水平[a]	繁殖性细菌	脂类病毒	非脂类病毒	结核杆菌	细菌芽孢
低	+	+	−	−	−
中	+	+	+	+	−
高	+	+	+	+	+

注：[a] 经过消毒的表面没有有机物质。

表 5.5　各种化学消毒剂的杀菌活性

通用名	商品名	暴露时间	活性水平 [a]	
			中等	高
3% 福尔马林				
8% 甲醛		≥ 30 分钟	+	
在 70% 的酒精中占 8%		10 小时		
2% 戊二醛与非离子型乙氧基酯	wavicide, sterall			
室温		≥ 10 分钟	+	
40 ~ 50℃		4 小时		+
60℃		4 小时		+
2% 碱性戊二醛与酚醛缓冲液	胶醛消毒剂			
稀释 1：6		≥ 10 分钟	+	
饱和浓度		7 小时		+
2% 碱性戊二醛	cidex, procide, glutarex, omnicide	≥ 10 分钟	+	
		10 小时		+
1% 氯化合物，稀释 1：5	次氯酸钠	≥ 30 分钟	+	
9% 邻苯酚加 1% 邻苄对氯酚，稀释 1：32	omni Ⅱ	≥ 10 分钟	+	
碘伏（含 1% 碘）	betadine, isodine	≥ 30 分钟	+	

注：[a] 必须在化学消毒前清除血液等肉眼可见的污染，以最大限度地提高生物杀灭活性。

不推荐将季铵化合物用于口腔科，因为其不能有效杀灭乙肝病毒，并会因肥皂和阴离子药剂失活。

不论使用哪种消毒溶液，必须采取措施来保证最大限度的消毒。正如生产商说明的一样，药剂必须在固定的时间内重新配置和定期丢弃。在特定的时间内，器械必须放置于消毒液中，在这段时间内，禁止在液体中放入污染的器械。在放进溶液之前，所有的器械都需要洗净血液或其他肉眼可见的杂质。消毒后，必须洗干净器械上残留的化学物质，并在短时间内使用。

口腔科器械的首选灭菌方法概述详见表 5.6。

无菌的维持

一次性材料

口腔颌面外科手术所用到的物品和药物，如缝线、局麻药、手术刀片和一次性注射针，都是由生产商使用不同的技术进行消毒，包括气体、高压蒸汽灭菌、过滤和辐射。为保持无菌，口腔科医师必须用正确的操作去掉物品或药品外包装。大多数外科用品都是双层包装（唯一例外的是手术刀片）。外包装被设计用来以有菌的方式触摸，且常以某种方式密封，这种方式能让未穿手术衣和戴手套的人打开，使物品仍被内包装包裹。未穿手术衣的人可以让无菌内包装包裹的物品落到外科术区的无菌区域，或让无菌、戴手套的人以无菌的方式拿出包裹的物品（图 5.3）。手术刀片以相似的方式处理，可使未包裹的刀片落至术区，或由另一个人以无菌操作拿取。

外科术区的保持

一个绝对无菌的术区是不可能实现的。对于口腔科操作，因为口腔和上呼吸道的污染，一个相对干净的区域都很难保持。因此在口腔颌面外科手术时，目的是去阻止任何来自手术人员和其他患者的微生物进入患者的创口。

一旦器械经过灭菌或消毒，就应该在手术中使用，限制外来微生物的感染进入患者的颌面部菌群。应使用如 Mayo 支架的平坦器械台，并在其上

表 5.6　口腔科器械的灭菌或消毒方法

物品	高压蒸汽灭菌 （每循环所需 15 ~ 30 分钟）	化学消毒	
		干热炉（每循环需要 1 ~ 1.5 小时）	灭菌[a]
不锈钢器械（修复钻）	++	++	−
套装器械	++	+（小包装）	−
器械托盘安装，手术或修复	+（尺寸有限制）	++	−
容易生锈的器械	（需要涂布化学保护剂）	++	−
手机（高压灭菌器）	++	−	−
手机（非高压灭菌器）	−	−	±（碘伏消毒液）
转角附件[b]	+	+	−
橡胶制品	++	+	−
抛光轮	++	+	−
可摘义齿	−		
耐热塑料吸引器[c]	++	+	

注：[a] 化学消毒 / 灭菌溶液不是用于消毒任何口腔用品的首选方法。在某些情况下，当不能使用其他更合适的操作时，可以使用这些溶液。
　　[b] 临床医师应向生产厂家确认附件能够承受高温灭菌。
　　[c] 将义齿冲洗干净，用家用漂白水 1 : 10 (5% ~ 6% 次氯酸钠) 浸泡 5 分钟。冲洗义齿（在返回给患者之前重复消毒程序）。

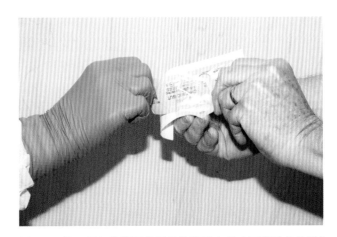

图 5.3　将双层包装的灭菌用品从清洁人员（不戴手套的手）转移到穿无菌衣的人员（戴手套的手）的无菌方法。包装设计成从一端剥开而不触及包装的无菌内部，然后无菌内容物被迅速地呈递给接收者

放置 2 层无菌布或防水纸。然后，临床医师或助手将器械置于器械台上，并以无菌的方式沿其边缘打开。任何置于器械台上的物品都应进行过灭菌或消毒。应注意不要让过多的水分进入无菌布或防水纸，如果无菌布被浸透，会让布下面有菌区域的细菌进入无菌器械。

手术消毒

口腔科手术室内有各种不同的表面，对于消毒的要求也不同，这取决于污染的可能性和患者与表面接触的程度。任何患者或患者分泌物接触的表面都是感染性微生物可能的载体。此外，当使用高速钻孔设备时，患者的血液和分泌物被散布至手术室的许多表面上。手术室可以通过 2 种基本方法消毒。第一种是用医院级别的消毒溶液擦拭所有表面。第二种是给表面覆盖一层保护性防护物，每名患者使用后更换 1 次。幸运的是，许多化学消毒剂，包括氯化物和戊二醛，当在表面使用一定浓度（0.2% 氯、2% 戊二醛）时，可以阻止肝炎病毒传播。头枕、盘桌、水管和线路、笑气装置、椅子和灯光把手可用市售的一次性保护膜覆盖；牙椅的其余部分可快速喷洒消毒剂。工作台面通常只与患者间接接触，所以工作台应定期消毒，尤其是在手术前。限制留在操作台上的物品数量，将使定期清洁更加简单和高效。

给皂机和水槽、水龙头是污染的另一来源。除非可以不用手就能启动，否则就要经常消毒，因为许多细菌在有肥皂的环境下也能存活，甚至繁殖（本部分内容后面会讨论）。这也是为什么普通肥皂不能当作手术前手消毒的理想药剂。

用来输送（如氧气和一氧化二氮等）气体的麻醉设备也可能引起感染，在患者间传播。塑料制的鼻插管被设计成每人一换。氧气罩和导管可以一次性使用，也可以用一次性套管覆盖。

手术人员的准备

根据手术种类和手术部位的不同，手术团队为手术所做的准备也不同。以下讨论的 2 种人员无菌操作的基本类型是清洁技术和无菌技术。抗菌剂在每种技术中都会使用，所以首先讨论。

手和手臂的准备

抗菌剂用于外科团队戴手套之前，为其手和手臂做准备，也用于消毒手术部位。因为抗菌剂用于活组织，所以被设计成在维持消毒性能的同时对组织毒性较低。在口腔科最常用的 3 种抗菌剂是碘伏、氯己定和六氯酚。

碘伏，如 PVP 碘（聚乙烯吡咯酮碘）溶液，其抗菌范围最广，对革兰阳性菌、革兰阴性菌、大多数病毒、结核分枝杆菌、芽孢和真菌有效。

碘伏常配制成 1% 碘溶液。擦洗液中增加了阴离子清洁剂。相比非复合碘溶液，碘伏是首选，因为其对组织的毒性更低且水溶性更强。然而，碘伏被禁用于对碘化物质过敏的患者、未经治疗的甲状腺功能减退患者和妊娠妇女。碘伏发挥作用需要数分钟，所以为获得最大效果，溶液应与表面保持接触至少数分钟。

氯己定和六氯酚是另外有用的抗菌剂。氯己定在全世界广泛被使用，在美国用来清洗皮肤和黏膜。反复使用六氯酚可能造成的全身性毒性限制了其使用率。这 2 种药剂杀灭革兰阳性菌的能力比杀灭革兰阴性菌更强，这使它们在颌面部手术的术前准备中扮演重要角色。氯己定和六氯酚在一天内重复使用会更有效，因为它们能在皮肤上积累并且每经一次冲洗，都会残留抗菌效果。然而，它们不能杀灭结核杆菌、芽孢和许多病毒，因此没有碘伏有效。

清洁技术

清洁技术通常用于以诊室为主且不明确要求无菌技术的手术。要求无菌技术的口腔外科操作包含任何切开皮肤的手术。清洁技术被设计用来保护口腔科人员和其他患者免受特殊患者的威胁，也保护患者免受口腔科人员可能携带的病原体感染。

当使用清洁技术时，口腔科人员可以穿干净外衣，外加长袖实验室外套（图 5.4）。另一个选择是口腔科制服（如口腔科洗手衣），单独穿或外加一件长袖手术衣。每当口腔科医师进行侵入性口腔操作时，应该戴无菌手套。当使用清洁技术时，应用抗菌肥皂洗手，并在戴手套前用一次性纸巾擦干。手套应该无菌，在穿戴时使用恰当的技术保持外表面无菌。自行穿戴手套的无菌技术见图 5.5。

通常在血液或唾液散布的情况下，例如使用高速钻孔设备时，应配戴护目镜（图 5.4）。无论是有气溶胶产生还是做了外科切口，都应穿戴口罩和头套。

在大多数情况下，使用清洁技术时，并不绝对需要消毒手术部位。但是，当在口腔进行手术时，口周皮肤应该使用与洗手相同的溶液进行消毒，口腔消毒可以通过刷牙或用葡萄糖酸氯己定（0.12%）或含酒精的漱口水漱口。这些操作减少了皮肤或口腔黏膜创口的污染量，并降低了在口内使用高速钻头时所产生的气溶胶的微生物携带量。口腔科医师可给患者铺洞巾，以保护患者的衣服，防止物体误入患者眼睛，防止碰触到患者身体某个未经覆盖或消毒的部位而污染缝线。

在口腔外科手术时，应使用无菌水或无菌生理盐水来冲洗开放性创口。一次性使用的注射器、可重复使用的冲洗球或与一袋静滴溶液相连的冲洗泵可用于冲洗。也可以把水罐装满无菌冲洗液来冲洗手机。

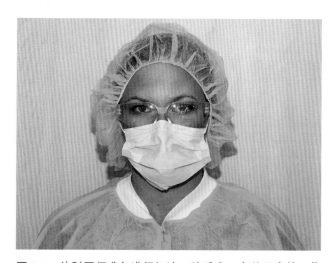

图 5.4　外科医师准备进行门诊口腔手术，穿着干净的工作服，口罩盖住口鼻，帽子盖住头发，戴无菌手套和防碎护目镜。非悬挂式耳环在清洁技术中是可以被接受的

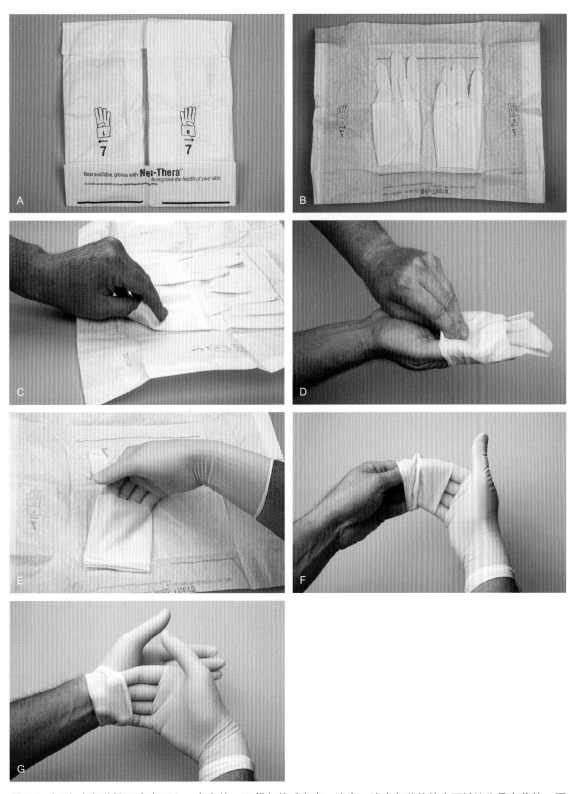

图 5.5 （A）内包装摊开在台面上，有字的一面朝向戴手套者。注意，这个包装的外表面被认为是有菌的，而接触手套的内表面是无菌的。（B）在触摸外包装时，同时将折叠层拉向两边，露出手套。（C）注意将每只手套的开口端折起，形成袖口；用右手指尖抓住左手手套袖口的褶层，不要碰到其他任何东西。将手套放在左手伸出的手指处，使手指滑入手套内，同时用右手将手套戴上。松开手套袖口，不要展开袖口。（D）左手手指放入右手套袖口，将手套戴在右手伸出的手指上。（E）右手手指滑入手套，同时用袖口内的左手手指拿住手套，使其稳定。一旦戴上手套，用仍在袖口内的手指打开袖口。（F）最后将右手手指放入左手套袖口处，展开袖口。（G）现在可以使用手套来确保每只手的指尖完全伸入手套的指尖，同时注意只接触无菌手套的表面

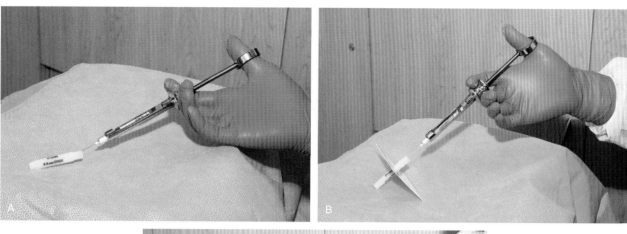

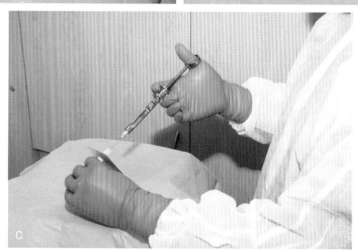

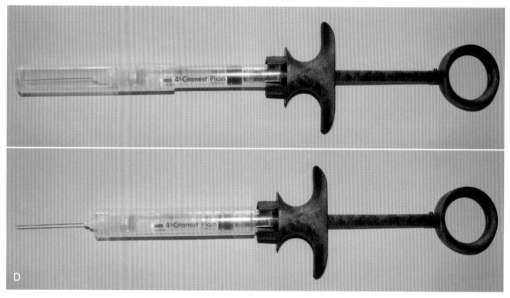

图5.6 （A）给麻醉针盖帽的铲形技术。（B）使用硬纸板做支架，稳定针头帽的针头盖帽铲形技术。（C）由医务人员手持带有保护纸板的针头帽，进行针头盖帽。（D）自盖帽针头

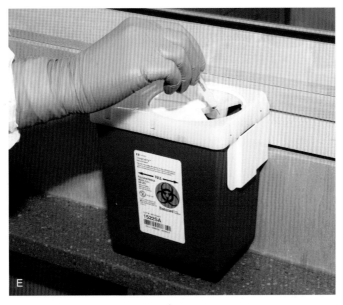

图 5.6（续）（E）正确地将锋利的一次性耗材丢弃到标记清晰的坚固容器中，以防诊所人员或家政工人意外接触尖锐物体上的污染物（引自 Safety Plus XL syringe by Septodont Inc., New Castle, DE）

无菌技术

无菌技术用于需做皮肤切口的门诊手术或在手术室所做的手术（通过抗菌剂在完整皮肤上处理后所形成的清洁创口）。无菌技术的目的是使手术时进入创口的微生物量最小化。无菌技术要求严格注意细节和外科团队成员间的合作。

外科手和手臂的擦洗是另一种降低患者创口污染可能性的方法。尽管戴了无菌手套，但手套可能会被撕裂（尤其是在使用高速钻时或在颌骨固定钢丝时），因此暴露术者的皮肤。通过用消毒液进行恰当的擦洗，可以大大降低手和手臂表面的细菌水平。

大多数医院有外科洗手方案，手术时必须遵守这些方案。尽管有许多合适的方案，但对于大多数技术来说，标准是使用抗菌肥皂溶液、软硬适中的刷子和指甲清洁工具。手和前臂在水槽里冲洗，在洗完后直到手和手臂干燥之前，手都应该位于肘水平之上。用抗菌剂浸透的刷子或全自动感应皂液机将消毒液涂抹于手和手臂。消毒液可残留于手臂上，需使用尖头的指甲清洁工具取出指甲尖端下面的污物。

术后无菌

创口管理

有些术后护理的原则对防止病原菌的传播有效。检查创口和换药时，应戴干净的新手套。当有数名患者在候诊时，应该首先检查无感染的患者，再检查有感染的患者，如脓肿引流。

锐器管理

术中和术后，应以工作人员和患者都不会被感染的方式处理污染的物品。医护人员被患者传播、感染疾病最常见的方式是被意外针刺或手术刀割伤。锐器伤可以通过在用完局麻针后铲起针套来预防，以及使用止血钳这样的器械给注射针重新带上针套，或使用自动套上针套的针（图 5.6A ~ D）。切勿在没有器械的情况下使用或卸下手术刀柄上的刀片。将用过的刀片、针头和其他锋利的一次性物品放入专门为受污染的尖锐物品设计的、标有明确标识的硬质容器中（图 5.6E）。为了保护环境，污染的物品应被丢进贴有正确标签的塑料袋中，并由信誉良好的危险废物管理公司清理。

（孙树洋 译）

第 6 章

手术中的疼痛和焦虑控制
Pain and Anxiety Control in Surgical Practice

James R. Hupp

实际上，所有的口腔手术过程都会导致疼痛，而对于大多数患者来说，他只要知道有需要做手术的可能性，就会产生一定程度的焦虑。因此，掌握控制围手术期疼痛和焦虑的技术，是口腔外科医师义不容辞的责任。对常规口腔外科手术而言，局部麻醉足以控制手术期间和术后早期产生的疼痛，而焦虑控制则是一个更复杂的问题。患者的焦虑不一定需要药物来控制，大多都是利用非药物的行为技术来进行妥善的控制。然而，对于术前焦虑水平较高或者已知术中会引起其焦虑的患者而言，有必要用一定程度的镇静药物进行控制。本章着重于介绍在常规口腔外科手术中局部麻醉的应用及笑气（N_2O）对焦虑的控制作用。其他教科书中关于局部麻醉和口腔科镇静方法有更全面的介绍[1,2]。

局部麻醉

麻醉身体局部的特定位置是药理学神奇之处之一。很难想象如果没有局部麻醉药（LA），现代口腔科的操作将如何进行。牙髓和与牙相邻的软组织对各种形式的刺激（包括引起疼痛的刺激）高度敏感。因此，必须对患者进行充分的局部麻醉，才能进行口腔手术。

有很多的局部麻醉药物可以供口腔科医师使用。然而，医师发现，如同大部分药物一样，最好以最小用量达到最好的效果。这使临床医师能够真正掌握他们所选药物的使用方法，进而完全熟悉药物的化学性质、作用机制和临床药效学。医师通过调整不同种类药物的使用剂量，使他们可以研究这些药物的效果，也给了他们使用这些药物的宝贵临床经验，从而使他们能够识别患者异常的反应，更容易了解与这些药物有关的新知识。因此，本章将仅重点介绍 6 个特定的 LA。世界上其他可用的 LA 都是有效的，其他参考文献也可以提供有关它们的详细信息[1]。

作用机制

根据定义，LA 旨在阻断感觉神经的功能，尽管它们也能够抑制运动神经和其他神经组织。要了解 LA 的作用机制，就必须了解神经纤维如何传输电信号。在感觉神经中，当充分刺激周围神经末梢或神经干时，神经膜的静息电位会因膜通透性的变化而触发去极化，从而使钠离子跨膜转移到神经轴突质中。最初，发生缓慢的去极化，一旦跨膜负电位降低到阈值触发点，即发生快速去极化。局部电流有助于神经冲动沿轴突传播冲动，引起细胞体和中枢神经系统（central nervous system, CNS）路径的快速去极化。

LA 主要通过提高触发或传播电脉冲所需的膜发射阈值来发挥作用。LA 还能以其他方式影响感觉受体和神经膜进而产生局部麻醉。最终结果是神经膜保持极化状态，无法传导冲动，也不会传递疼痛的感觉。

药理

各种 LA 的化学性质直接影响其药理特性。本部分内容中讨论的 LA 均为叔胺，被归类为氨基酰胺，相对耐受水解。LA 往往在 pH 为中性时效果最好。未加血管收缩剂的 LA 的 pH 约为 6.5。当添加血管收缩剂（如肾上腺素）时，为了抑制血管收缩剂的氧化，制药厂会降低 LA 的 pH。LA 的酸化可能会使患者在注射过程中感到"灼烧感"。与局部麻醉剂 pH 有关的另一个临床特性是，当将 LA 注入炎症 / 感染区域时，其效果可能会降低。发生这种情况是由于发炎组织的酸性环境干扰了局部麻醉效果。

LA 与蛋白质的结合能力和脂溶性各不相同，它们的浓度也不同，这些因素影响起效速度和作用持续的时间。当用于口腔手术时，麻醉起效还受到局麻药注射到靶神经附近距离的影响。药物扩散到神经所需的距离越短，起效就越快。作用的持续时间受沉积的药物量和注射区组织的血管分布影响。沉积的药物越多，局部血液中从血管去除的药物越少，作用的时间就越长。将血管收缩剂添加到 LA，以减轻局部血管对药物清除的影响，从而延长药物的作用时间。

应牢记所使用的各种局部麻醉剂的药理作用，以便正确给药。表 6.1 总结了常用的局部麻醉药和完全局部麻醉的预期持续时间。外科医师必须记住，局部浸润后上颌牙的牙髓麻醉持续时间比下颌阻滞麻醉要短得多。此外，牙髓麻醉比软组织麻醉提前 60 ~ 90 分钟消失。因此，患者唇部尚处于麻醉状态，但牙髓的感觉已经恢复的情况很常见，这会使患者感到疼痛。

毒性反应

每名患者局部麻醉药的安全使用量都不同。给多颗拔牙麻醉时，可能需要多次注射局麻药。因此，重要的是要了解如何才能安全地给定局麻药的用量。表 6.2（以 2 种不同方式）总结了允许使用的最大局麻药量。首先，每种局麻药都有建议的最大剂量，以 mg/kg 为基础。表 6.2 中的第 2 列表示 154 磅（70 kg）的健康成人允许安全使用的麻醉剂量。即使对于 154 磅的患者来说，也鲜少有超过此剂量的必要性。年龄较小的患者，尤其是儿童，应按比例减少局部麻醉的剂量。涉及局部麻醉药过量反应的常见危险情况是给小儿使用 3% 甲哌卡因（卡比卡因）。对于体重 44 磅（20 kg）的儿童，甲哌卡因的建议最大量为 100 mg。如果每次给儿童 2 支（每支 1.8 mL），剂量总计为 108 mg。因此，不应注射第 3 针 3% 甲哌卡因。与任何药物一样，局部麻醉剂足以提供深层麻醉的最小剂量是合适的剂量。

LA 可影响所有类型的神经，包括控制心肌和外周血管的神经。此外，由于 LA 可以穿过血脑屏障，因此也可影响 CNS 组织。LA 水平过高会导致心肌抑制，可能降低心排血量并出现异常节律。当 LA 处于毒性水平时，会通过抑制负责维持正常血管张力的平滑肌来影响周围血管，导致血压下降。在中枢神经系统，LA 的毒性水平却导致相反的作用。LA 毒性较低时，可产生 CNS 症状和抑郁症状，并有抗惊厥作用。但是，随着血清浓度升高到更高的毒性水平，会产生惊厥前状态，可能导致惊厥。

表 6.1　麻醉时间

局麻药	上颌牙	下颌牙	软组织
第 1 组 [a]	10 ~ 20 分钟	40 ~ 60 分钟	2 ~ 3 小时
第 2 组 [b]	50 ~ 60 分钟	90 ~ 100 分钟	3 ~ 4 小时
第 3 组 [c]	60 ~ 90 分钟	3 小时	4 ~ 9 小时

注：[a] 第 1 组：无血管收缩剂的局部麻醉药——3% 甲哌卡因、4% 丙胺卡因。

[b] 第 2 组：含血管收缩剂的局部麻醉药——2% 利多卡因、1∶50 000 或 1∶100 000 肾上腺素，2% 甲哌卡因、1∶20 000 左炔诺德林，4% 丙胺卡因、1∶400 000 肾上腺素，4% 青蒿素、1∶100 000 肾上腺素。

[c] 第 3 组：长效局麻药——0.5% 布比卡因、1∶200 000 肾上腺素，1.5% 依替卡因、1∶200 000 肾上腺素。

表 6.2　局麻药的建议最大剂量

药物 / 溶液	最大用量（mg/kg）	成人 70 kg（154 磅）的麻药数量	20 kg（44 磅）儿童的麻药数量
2% 利多卡因，含 1∶100 000 肾上腺素	5.0	10	3.0
2% 甲哌卡因，含 1∶20 000 左炔诺孕酮	5.0	10	3.0
3% 甲哌卡因（不含血管收缩药）	5.0	6	2.0
4% 普洛卡因，含 1∶200 000 肾上腺素	5.0	6	2.0
4% 阿替卡因，含 1∶100 000 肾上腺素	7.0	6	1.5
0.5% 布比卡因，含 1∶200 000 肾上腺素	1.5	10	3.0
1.5% 依替卡因，含 1∶200 000 肾上腺素	8.0	15	5.0

血管收缩剂

用于口腔科手术的 LA 中，最常添加的 2 种血管收缩剂是肾上腺素和左炔诺孕酮。用于口腔手术的 LA 分别含有不同浓度的这两种药物。除甲哌卡因外，肾上腺素被添加在本章讨论的所有 LA 中。甲哌卡因有 2 种形式。用于口腔科的 3% 甲哌卡因不含任何血管收缩剂，而 2% 甲哌卡因制剂中的左炔诺孕酮浓度则为 1/20 000。

肾上腺素和左炔诺孕酮都通过产生局部血管收缩来延长局部麻醉的持续时间，还可以通过对毛细血管床的血管收缩作用促进局部止血。肾上腺素和左炔诺孕酮对心血管系统的其他部位具有相似的作用，从而增加心率、心肌收缩力和提高血压。心脏的这些效应会增加心肌耗氧量，并可能引起心律不齐。因此，限制这些血管收缩剂剂量的技巧也是其标准给药方案的一部分。例如，在麻醉剂注射至有较大血管的区域之前，应进行抽吸，并限制所用局部麻醉剂的总量。这对于先前存在心血管疾病（如冠状动脉疾病或心律不齐倾向）的患者以及高血压控制不佳的患者而言，显得尤为重要。但是必须记住，局部麻醉的程度或持续时间不足会使患者遭受术中的疼痛感，进而刺激内源性儿茶酚胺释放。因此，有关使用含血管收缩剂的 LA 的指导方案，试图平衡在手术过程中对深度麻醉的需求与避免血管收缩剂潜在危险的副作用。

注射不适反应的调节

在许多临床过程中，比起手术过程，患者更担心局部麻醉剂注射。尽管目前仍有研究在调查使用缓冲型 LA 对减轻其酸度所产生的疼痛的效果，但是当使用普通注射器将 LA 注入组织时，几乎没有什么作用可以抵消患者的灼热感或重压感。然而，还是有减轻麻醉针刺穿黏膜不适感的方法。局麻药针锋利且直径小，因此，当准确插入时，相对来说并不会引起不适。许多从业者选择在针头插入前使用局部表面麻醉，进一步减轻注射带来的不适感。苯佐卡因的药理特性使其成为口腔黏膜有用的局部麻醉剂，注射后起效非常快（通常 <1 分钟），并且引起副作用的风险极低。当应用于干燥的黏膜时，可以在 60 秒内消除针头插入的不适感。但是，苯佐卡因的渗透深度不足以消除麻醉药作用的不适感。

减轻局麻药注射不适感的其他方法包括降低注射速率、预热麻醉针筒及采用让患者分心的技巧，如扯动邻近组织（如面颊）或在注射时与患者谈论与手术无关的话题。对某些患者来说，在局部麻醉剂注射之前，可能需要使用 N_2O 镇静剂（本章稍后讨论）。

相关解剖知识

如果要拔牙而又不想给患者带来剧烈疼痛，则需要执行透彻的局部麻醉。因此，外科医师必须精确记住所有牙和周围软组织的神经支配，以及完全麻醉这些神经所需的注射方法。表 6.3 总结了牙和周围组织的感觉神经。图 6.1 ~ 图 6.4 展示了与牙槽骨手术局部麻醉相关的主要神经。

麻醉上颌牙以进行拔牙时，外科医师也应麻醉相邻的牙。在拔牙过程中，相邻的牙通常要承受一定的压力，这足以引起疼痛。对于下颌牙也是如

表 6.3   下颌感觉神经支配

神经	牙	软组织
下牙槽神经	所有的下颌牙	前磨牙，尖牙，切牙的颊侧软组织
舌神经	无	所有牙的舌侧组织
颊长神经	无	磨牙和第二前磨牙的颊侧组织
上牙槽前神经	上切牙和尖牙	切牙和尖牙的颊侧软组织
上牙槽中神经	上颌前磨牙和部分上颌第一磨牙	前磨牙的颊侧软组织
上牙槽后神经	上颌磨牙和部分上颌第一磨牙	磨牙的颊侧软组织
腭大神经	无	磨牙和前磨牙的舌侧软组织
鼻腭神经	无	切牙和尖牙的舌侧组织

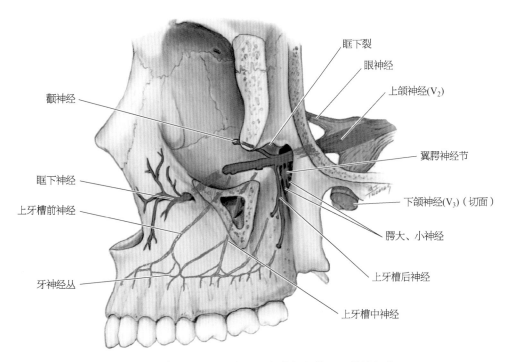

图 6.1 支配上颌牙和邻近唇颊软组织的上牙槽神经支

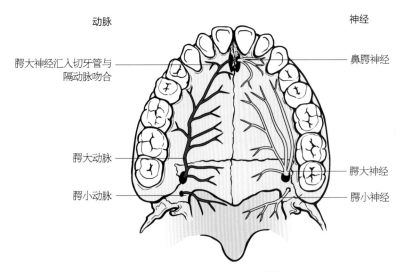

图 6.2 腭大神经和尖牙神经支配硬腭的软组织

此，但是下颌阻滞麻醉通常会对相邻牙产生足够的麻醉作用。

密集的局部麻醉会导致所有疼痛、体温觉和触觉丧失，但不会麻醉受累神经的本体感觉纤维。因此，在拔牙过程中，尤其是施力很大时，患者仍会有压力感受。因此，外科医师必须牢记，当确定患者已经麻醉时，尽管有剧烈的压力感受，仍需要患者区分是锐痛或是钝痛。但是，这些感觉通常很难区分。

口腔手术的局部麻醉技术

常规口腔手术的局部麻醉最好从经验丰富的口

腔科医师处学习，本部分内容概述了为口腔手术进行局部麻醉的主要方法。这些图表旨在回顾用于基本口腔手术的关键注射技术。

一般原则

下颌牙槽骨手术的主要技术是下牙槽神经、舌神经、颊长神经一次性阻滞麻醉，而在上颌，通过颊/唇浸润麻醉及切牙和腭大神经的腭侧麻醉来对牙进行麻醉。另外，牙的舌侧或腭侧软组织，可通过浸润邻近操作牙的软组织而有效麻醉。以下几点注意事项适用于所有这种类型的注射。首先，注射

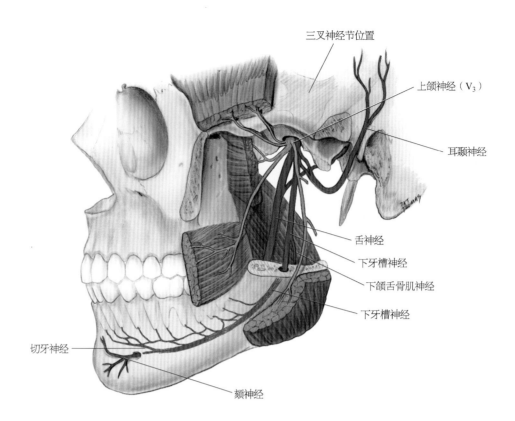

三叉神经节位置

上颌神经（V₃）

耳颞神经

舌神经

下牙槽神经

下颌舌骨肌神经

下牙槽神经

切牙神经

颏神经

图 6.3   下牙槽神经支配下颌牙和在软组织的分布

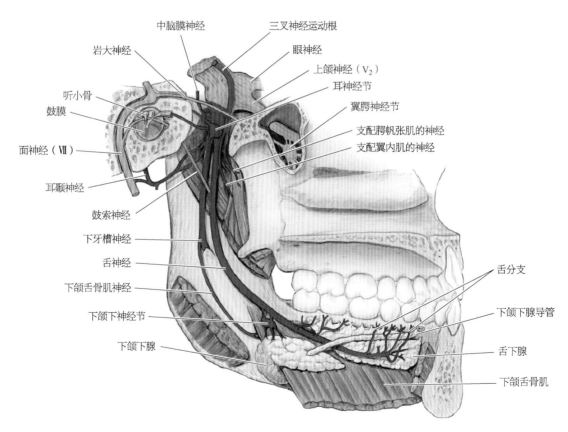

中脑膜神经

三叉神经运动根

岩大神经

眼神经

上颌神经（V₂）

耳神经节

听小骨

翼腭神经节

鼓膜

支配腭帆张肌的神经

面神经（Ⅶ）

支配翼内肌的神经

耳颞神经

鼓索神经

下牙槽神经

舌神经

舌分支

下颌舌骨肌神经

下颌下腺导管

下颌下神经节

下颌下腺

舌下腺

下颌舌骨肌

图 6.4   舌和下颌舌骨神经支配舌和口底软组织

速度越慢，产生的疼痛就越少。但是，当仍在进行注射时，缓慢注射应与患者所承受的焦虑相平衡。其次，由于腭侧存在的松散结缔组织数量有限，在腭侧组织中注射往往会更不舒服。在这种组织中进行注射，需要临床医师对麻醉针筒施加更大的压力，并由于强制输送麻醉剂而引起疼痛。局部表面麻醉药可减轻不适，但不能消除不适。第三，在较大血管区域进行注射前，应先进行抽吸，以减少动脉内注射的可能性。下面介绍的技术，适用于下牙槽神经和上牙槽后神经阻滞。第四，注射的 LA 起效时间因其药理学和药物注射的精度而异。因此，在开始手术前应留出足够的时间。在尝试麻醉下牙槽神经、舌神经和颊神经一次性阻滞麻醉时，应在进行深度麻醉之前，对患者即将麻醉的区域所能感受到疼痛刺激的能力进行测试。仅询问患者是否感到麻醉（麻木）是不够的。请记住，LA 不能消除患者的本体感觉，因此麻醉不充分和完全麻醉的患者都保留了这种敏感性。所以，询问患者是否可以感觉到唇部触摸感并不是测试局部麻醉深度的正确方法。第五，对于所有将涉及下颌前磨牙或磨牙的手术，应给予颊长神经阻滞麻醉，并将其作为下牙槽神经阻滞方法的一部分（从口腔取出注射器之前，利用局部麻醉针筒中的一小部分进行颊长神经的麻醉注射）。第六，在放下注射器之前，请务必重新盖上针帽。

上颌注射

在上颌局部麻醉中，目标是使局部麻醉剂尽可能靠近要麻醉的神经，使局部麻醉快速发挥作用。上颌牙科手术的局部麻醉相对简单，因为大多数牙的根尖一般靠近很薄的牙槽骨表面。因此，将麻醉剂注射在计划进行手术的牙根尖附近。除尖牙和磨牙的腭根外，所有上颌牙的根尖都倾向位于颊黏膜襞处。将麻醉针的尖端恰好穿过该区域的黏膜，将提供牙髓麻醉，还将麻醉注射部位附近的颊侧/唇侧软组织。对于尖牙，针尖需要穿入上颌骨内几毫米（图 6.5 ~ 图 6.7）。当对几颗上颌后牙进行手术时，可利用上牙槽后神经阻滞（图 6.8）。因为还需要麻醉操作牙和牙的腭侧软组织，所以腭大神经浸润或切牙神经浸润是有用的。但是，在牙附近做局部浸润，也可麻醉牙的腭侧软组织（图 6.9 ~ 图 6.12）。

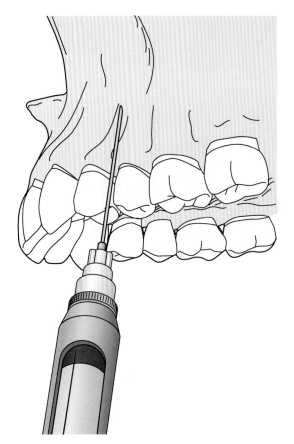

图 6.5　上颌牙浸润麻醉的局麻药注射部位：针尖位于骨附近，即要麻醉的牙的根尖上方

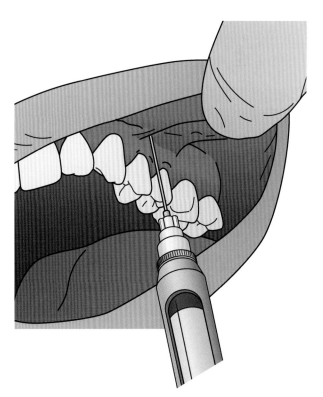

图 6.6　浸润单个牙根尖的技术。注意除了尖牙外，上颌牙的根尖往往在颊黏膜襞水平。因此，针尖刺入只需 2 ~ 3 mm

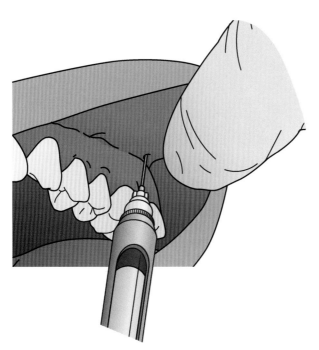

图 6.7　注射麻醉上颌磨牙。如果穿透深度足够，并且针尖靠近骨表面，则可能产生上牙槽后神经阻滞麻醉

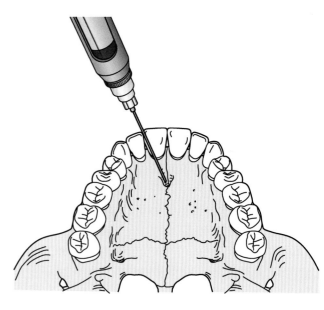

图 6.9　浸润麻醉切牙神经的进针部位。请注意，浸润注射非常精确，不需要针尖精确定位即可获得所需效果。不要做进入切牙管的任何尝试

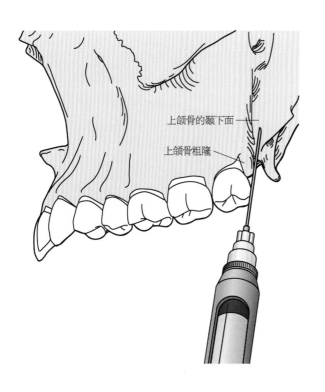

上颌骨的颞下面

上颌骨粗隆

图 6.8　上牙槽后神经阻滞麻醉的局麻药注射部位。注意上颌骨的表面在开始形成上颌后壁时如何向内侧延伸。因此，在穿透组织时，必须从侧面取下注射器的针筒，以帮助保持针尖靠近骨表面

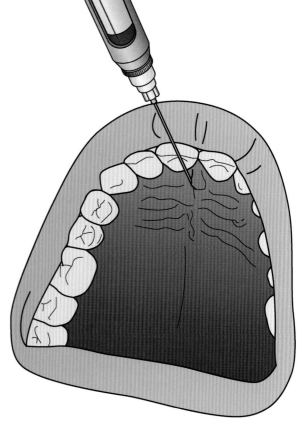

图 6.10　切牙神经浸润。请注意，针头从切牙乳头的侧面进入，穿透深度为 2 ~ 3 mm。不要做进入切牙管的任何尝试。由于该处组织致密，与骨紧密黏附，注射时将造成患者不舒服

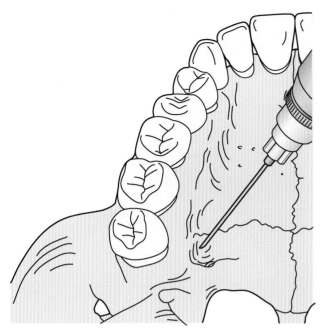

图 6.11　腭大神经局部浸润麻醉，不要做进入腭大管的任何尝试

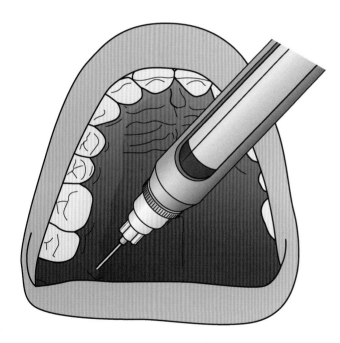

图 6.12　腭大神经局部浸润麻醉。腭大孔通常在第二磨牙硬腭区的垂直和水平交界处。针仅穿透 2～3 mm。不要做进入腭大孔的任何尝试

下颌注射

下颌牙的局部麻醉由于根尖周围的牙槽骨厚度而更加复杂，因此需要下牙槽神经和舌神经阻滞麻醉（图 6.13～图 6.17）。当希望对下颌前牙进行深度牙髓麻醉时，应避免尝试进行颏神经阻滞麻醉。颏神经阻滞麻醉对神经分布区的软组织有着出色的麻醉作用，但却很少能提供可靠且充分的牙髓

麻醉。另外，给予颏神经阻滞麻醉会使术者难以确定下牙槽神经的阻滞效果。同样，如前所述，在中线附近进行手术时，通常与对侧下牙槽神经存在交叉支配，因此可能需要双侧下牙槽神经阻滞。双侧下牙槽神经阻滞对患者没有危险，因此当手术需要时，应毫不犹豫地施行。

必须要牢记的是，在神经分布区，存在交叉支配。例如，在下颌第二前磨牙区，颊部软组织主要由下牙槽神经的颏分支支配，还由颊神经的末端分支支配。因此，在拔除下前磨牙或在该区域做切口时，需要施行颊长神经阻滞及下牙槽神经阻滞，以实现良好的颊部软组织麻醉（图 6.18A，B）。

牙周膜注射

即使采用深层软组织阻滞麻醉和明显的牙髓麻醉，当牙被脱位时，患者仍可能出现剧烈疼痛。当有牙髓炎或周围软组织和硬组织发炎或感染时，这种情况尤其容易发生。在这些情况下，应使用的一种技术是牙周膜注射。一般情况下，当局麻药被正确地加压注射至术区，深度麻醉几乎都会立即见效，这是一种短暂的麻醉方式，因此手术应在15～20分钟内完成。

最后，在进行口腔软组织活检时，即使阻滞方法提供足够的局部麻醉，用含局麻药的血管收缩剂浸润活检部位附近的组织，也可能有助于减少出血。在注射和切开之间应留出约 7 分钟的时间，以使血管收缩剂有时间达到最佳止血效果。

拔牙后疼痛的处理

众所周知，术中控制疼痛必须进行局部麻醉，但外科医师还应承担其在术后疼痛控制中的责任。对于仅需要轻至中度止痛药的常规拔牙，通常无须额外的局部麻醉剂。在创伤性较大（如拔除阻生牙）并且可能需要更强的镇痛剂的手术之后，许多外科医师使用较持久的局麻药（如布比卡因）来代替或补充常规局麻药。通过这种方法，为患者提供4～8 小时的局部麻醉。该方法还给患者提供了足够的时间服用镇痛药，并在任何严重不适开始之前使镇痛药生效（更多信息，参见第 12 章）。

焦虑控制

控制患者的焦虑必须是口腔手术中主要的考虑

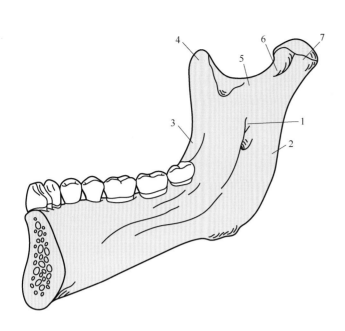

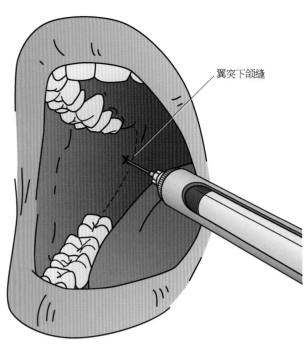

图 6.13　下颌骨舌面观，显示下牙槽神经的进入点（1），下颌骨后缘（2），冠状切迹（3），冠突（4），乙状切迹（5），髁突颈部（6），髁突头（7）

图 6.15　一旦针头刺入几毫米，则应旋转注射器针筒，使其位于对侧前磨牙区

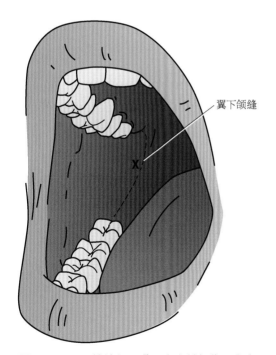

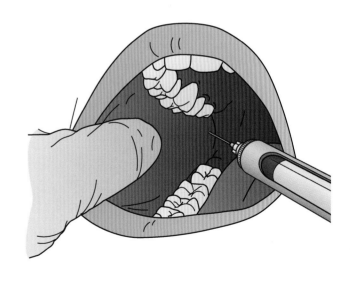

图 6.14　下牙槽神经阻滞口内注射部位。当患者大张口时，翼下颌缝被拉紧，通常成为一条可行的参考线。注射点应在该线外侧，这样针不会刺入缝内。在第一次刺入针头时，注射器的针筒应在对侧下颌切牙上方

图 6.16　在用长针进行下牙槽神经阻滞时，2/3 ~ 3/4 的针进入软组织。如果在针尖触及骨面前，整个针都在组织内，则应将注射针部分抽出，并且向后移动针筒，然后再次进针

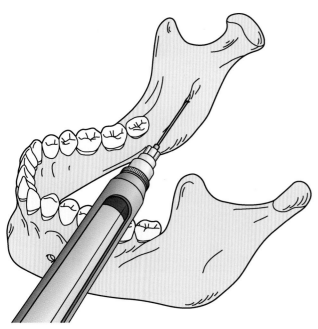

图 6.17 针位于下牙槽神经入口附近的局部浸润部位。注意，注射器的针筒在对侧前磨牙上方

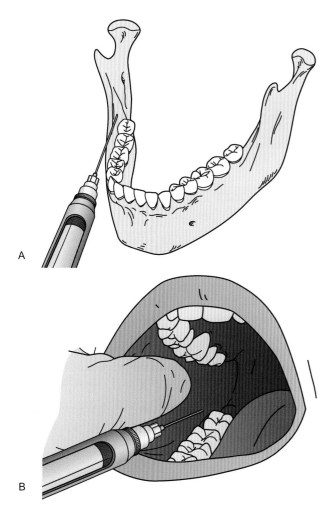

图 6.18 麻醉颊长神经的针头位置。针尖恰好在第三磨牙侧面和后面穿入组织内。（A）硬组织解剖。（B）表面解剖

因素。与大多数口腔科领域相比，焦虑是口腔手术中更重要的影响因素。患者通常已经处于疼痛中，并且可能会感到烦躁和疲劳，这两种情况都会降低患者承受疼痛的能力。将要拔牙的患者可能根据先前的经验或是对这种手术的痛苦程度有先入为主的观念；他们可能被其他患者，包括家庭成员告知拔牙是多么痛苦。许多人坚信他们将要经历的手术将非常令人不快。另外，进行口腔手术时，患者可能会遭遇一些心理的并发症。拔牙之后会引起各种反应。患者可能会为失去的身体部分感到悲伤，或将拔出的牙视为已经过去的青春证明。这增加了由于害怕疼痛而引起的术前焦虑。

最后，即使过去有过积极正面的拔牙经验的患者，感到焦虑也是正常的，因为该手术确实具有令人不快的方面。如前所述，尽管局部麻醉消除了剧烈疼痛，但是仍然存在相当数量的压力感受器（压力感觉）。在拔牙过程中还会出现其他有害刺激，如牙破裂和器械的响声。由于这些原因，谨慎的口腔科医师会有规划地控制患者的焦虑，使患者做好应对与拔牙相关的焦虑。

非药物性焦虑控制

在大多数情况下，控制焦虑首先要与患者针对拔牙手术进行适当的解释，包括医师将采取所有措施来确保最大限度地减少患者遭受意想不到的剧烈疼痛的可能性；口腔科医师也应当对患者所担忧的事情表示适当的同情。对于轻度焦虑症但又需要口腔科治疗的患者，常规拔牙通常不需要 LA 以外的任何药物帮助。

口服镇静剂

随着患者焦虑程度的加剧，通常有必要使用药物辅助。术前，口服地西泮等药物可帮助患者在手术前一天晚上得到良好的休息，并在早上缓解焦虑。在手术当天早上服用劳拉西泮等药物可能有用（在这种情况下，患者的看护人员应带他或她去看医生）。口服镇静剂如何使用，可参阅其他资料。

药物镇静

吸入 N$_2$O 进行镇静通常是焦虑症患者的首选技术，并且可能是许多轻度至中度焦虑症患者所需的唯一技术。正确使用时，其安全性非常好。极度焦虑患者如果需要进行几次简单的拔牙，通常需要通过静脉途径进行更深层的镇静。使用抗焦虑药（如

使用地西泮或咪达唑仑）进行镇静，可以使用或不使用麻醉剂，可使中度至重度焦虑症患者承受最小的心理压力来进行手术。如果口腔科医师不擅长使用这种方法，则应将需要静脉镇静的患者转诊给经过培训的口腔科医师进行治疗。

N₂O 镇静

N₂O 是一种无味、无色的气体，不会刺激呼吸道。但如果以很高的浓度使用，会对人体有毒。但是，如果将其与纯氧适当混合并给予适当的话，则可能是非常有效的止痛和抗焦虑药，这在进行口腔手术及过分担心局部麻醉剂注射的患者非常有用。

N₂O 储存和运输

在配备了输送 N₂O 的临床设施中，N₂O 和 O₂ 都要装在加压罐中。主要区别在于，在一定压力下的 N₂O 呈液态，而 O₂ 呈气态（图 6.19），这使得 N₂O 和 O₂ 罐上压力表的读数和性能有所不同。O₂ 罐的压力表将直接显示在所有压力下罐内的实际压力；而 N₂O 罐内的压力只要高于 750 psi，压力表最多就只会显示 750 psi。然而，只有当压力降到 750 psi 以下时，压力表才会显示与剩余气体量成正比的实际罐内压力（图 6.20）。

用于输送 N₂O 镇静作用的储罐可以位于手术室中心，也可垂直连接至手术室，或者连接至便于操作人员使用的小罐。在这两种情况下，用于气体输送的设备都使用管脚符号系统（pin index system），以防止将错误的气体连接至错误的输送管线（图 6.21）。

N₂O 和 O₂ 管线连接到称为连续流式吸入单元的输送系统，这些单元的种类繁多。有些使用单个刻度盘来控制 N₂O/O₂ 混合，而另一些使用单独的控制旋钮来设置每种气体的每分钟升数（图 6.22 和图 6.23）。管子连接到流通元件和鼻罩上，以输送气体混合物并除去呼出的空气。使用各种尺寸的鼻罩将气体混合物输送给患者。所有这些都应考虑患者面部的良好透气性，并清除患者呼出的空气，以最大限度地减少手术室空气中的 N₂O 浓度。除了使用适当的鼻罩外，临床医师还必须确保呼出的气体是以正确的方式连接并排入废气清除系统（图 6.24）。

N₂O 镇静的镇静前评估

在决定给患者使用 N₂O 之前，医师必须了解患

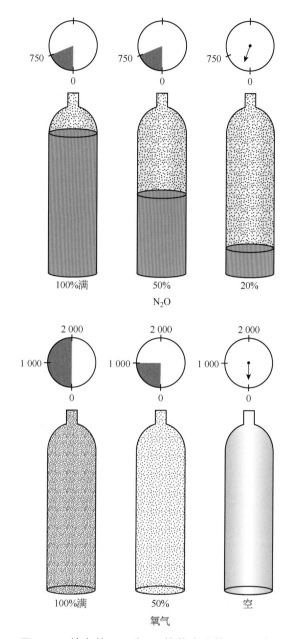

图 6.19　储存的 N₂O 和 O₂ 的状态比较。N₂O 在 70℉ 和压力下存储时，主要为液态，而 O₂ 为气态

者的既往史和麻醉史。先前患者使用 N₂O 的不良经验，可能会使其成为口腔科镇静剂的错误选择。幽闭恐惧症患者可能不能忍受鼻罩；无法使用改变精神状态药物的患者不适合使用 N₂O，包括患有不能忍受 N₂O 影响的相对失控的疾病的患者。这在老年患者中也可能是一个问题，但可能直到 N₂O 的作用开始出现后才会显现出来。诸如控制不佳的慢性阻塞性肺疾病或干扰鼻呼吸的呼吸道感染等问题，是使用 N₂O 镇静剂的相对禁忌证。谨慎的做法是在妊娠的前 3 个月避免使用 N₂O，妊娠晚期应在产科医师指导下使用。

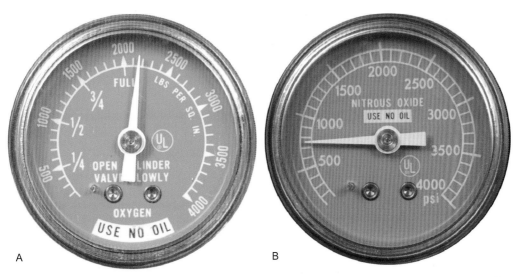

图 6.20　装有（A）O_2 和（B）N_2O 的储罐上的压力表对储罐中剩余的量有不同的显示。当 O_2 罐已满时，仪表会显示罐中剩余 O_2 的实际 psi。但是，对于 N_2O，量表上的 psi 仅表示漂浮在液体 N_2O 上方的 N_2O 蒸气的压力。只有当液体量开始用完时，N_2O 压力表上的 psi 才开始降至 750 psi 以下。在此之前，压力表的读数均为 750 psi

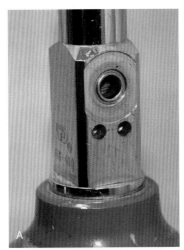

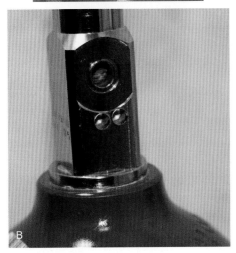

图 6.21　管脚符号系统用于防止将错误的气体连接到连续流式镇静器 / 控制器的错误端口上。请注意气体出口下方的（A）O_2、（B）N_2O

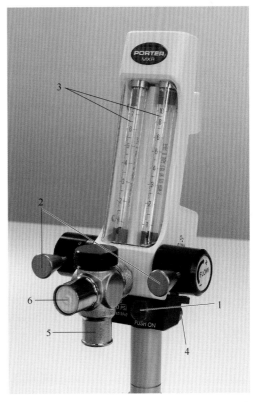

图 6.22　用于创建所需的 N_2O : O_2 混合物的连续流式镇静装置 / 控制器示例。主控（开 – 关）（1），O_2 和 N_2O 控制阀（2），流量计（3），O_2 冲洗按钮（4），储液袋安装位置（5），针对患者的单向阀（6）

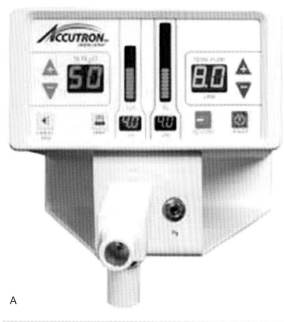

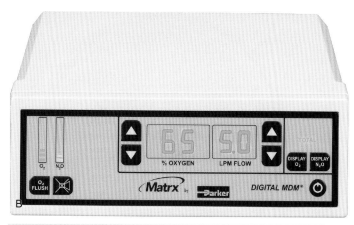

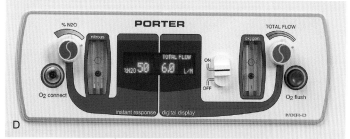

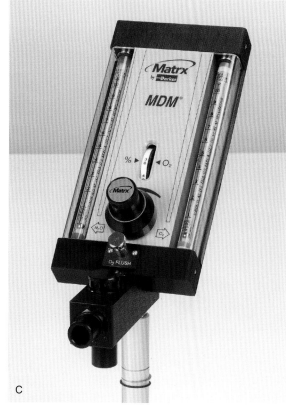

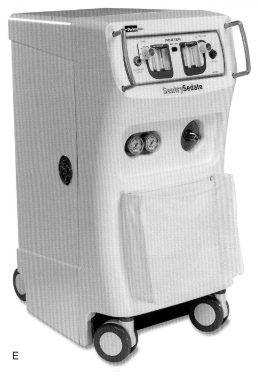

图 6.23   吸入镇静控制单元示例

N₂O 的使用说明

在口腔科环境中使用 N₂O 的一般方案，是首先给患者提供 100% 的 O₂。吸氧完成后，临床医师应检查面罩是否适合患者面部，并让患者在几分钟后习惯面罩，从而能够耐受面罩。在预充 O₂ 几分钟后，应调整 N₂O/O₂ 的流量，以提供 20%/80% N₂O ∶ O₂ 的混合物。对于绝大多数患者而言，这

不会产生任何效果。但是，在此水平经过 2 分钟后，应询问患者是否开始感觉到情绪变化或其他感觉。如果没有，混合气体应更改为 30% ∶ 70% N₂O ∶ O₂。同样，在此水平经过 2 分钟后，再次询问患者是否开始感觉到情绪变化或其他感觉。如果有，应询问他们的心情是好是坏。如果不好，应将 N₂O 的百分比降低至 25%，并在 2 分钟后询问

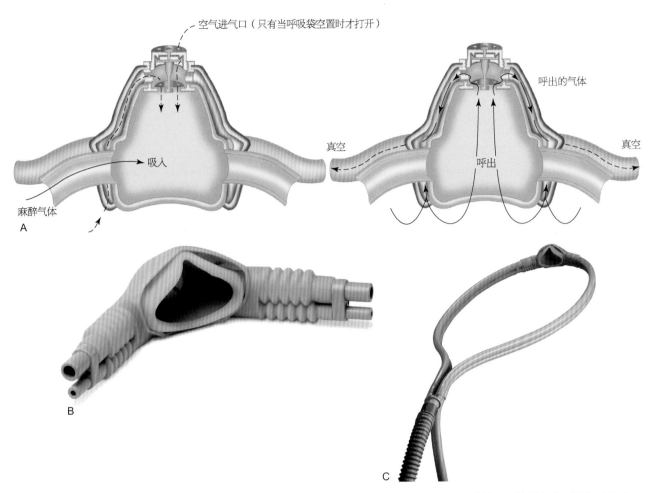

图 6.24　（A）患者在接受 N_2O 镇静时所戴的鼻罩。请注意，在呼气期间，呼出的空气通过单向阀被抽真空到排气系统中。（B）鼻罩设计用于输送 O_2 和 N_2O 并清除过期的空气。（C）连接至管路的鼻罩，将其连接至 O_2-N_2O 输送管路和清除管路

患者是否仍然有任何效果，以及是阳性还是阴性。如果为阴性，则可能是患者无法忍受如此低水平的 N_2O，然后终止吸入镇静的尝试。但是，如果在 30% 的 N_2O 下感觉无效果或有些积极效果，临床医师应将 N_2O 的比例提高到 35%。同样，2 分钟后，应询问患者是否感觉到某种效果，或者之前是否感觉到某些积极的效果，效果是否变得更加积极。如果变得更加积极，并且患者感到放松，可以进行局部麻醉和手术。如果患者感觉先前的积极效果不如 30% 的 N_2O，可将 N_2O 浓度降低至 32% 或 33%，以尝试调整镇静效果。混合气体的滴定应持续进行，直到患者感到放松并享受体验为止。一旦达到良好水平，临床进程就可以向前推进。请注意，一些经常处于精神状态改变的患者可能需要更高剂量的 N_2O，但重要的是要确保他们的面罩正确配戴及用鼻呼吸。临床医师必须根据自己的判断，确定在这种情况下要提供多少浓度的 N_2O。通常，N_2O 含量高于 50% 的情况要避免，并且当使用超过 40%

的 N_2O 时，需观察患者的情绪变化。因为在某些情况下，患者可能突然变得迷失方向，甚至变得好斗。另外，对于更长的手术过程，口腔科医师应定期检查患者是否仍然放松并感觉良好。患者可能会开始发现 N_2O 的作用不那么舒适，需要从镇静中休息一下。幸运的是，一旦患者开始呼吸 100% 的 O_2 或室内空气，N_2O 的作用就会迅速消失。一旦患者需要终止镇静，将患者置于 100% O_2 中约 5 分钟，便可得到恢复。

N_2O 的使用注意事项

N_2O 的重要使用注意事项：首先，与口腔科护理中的其他程序一样，即使使用非常安全，患者也必须在知情同意下使用 N_2O 镇静剂。其次，就像对患者使用的所有药物一样，在进行 N_2O 镇静时，口腔科医师必须记录患者的生命体征及使用的药物剂量。因为一旦确定了 N_2O 和 O_2 的最佳混合比例，相同的最佳剂量就可能有效。因此，不必再逐步滴

定。第三，在极少数情况下，受 N_2O 影响的患者会出现"色情妄想"。因此，在使用 N_2O 期间，应始终安排与手术医师性别相反的人员在场。第四，在

使用 N_2O 期间和恢复期间，临床人员应始终与患者待在一起。

（孙树洋　译）

参考文献

[1] Malamed SF. *Handbook of Local Anesthesia.* 6th ed. St. Louis: Elsevier; 2013.

[2] Malamed SF. *Sedation: A Guide to Patient Management.* St. Louis: Elsevier; 2018.

第 2 篇

拔牙术的原则
Part II Principles of Exodontia

对于大多数外行而言，"口腔外科学"这个术语通常会让人联想到拔牙。对于外科医师来说，无创拔牙则是一项需要策略、知识和技巧的手术。本篇的目的是介绍拔牙术的原则和器械、技术，以及经受拔牙手术的患者管理。

第 7 章介绍了用于拔牙术的常用器械。对于基本器械及器械在外科使用中的基本原理，分别以图示进行了说明和讨论。

第 8 章介绍了无创拔除已萌牙的基本方法，简要讨论了患者的术前评估和准备，详细说明了患者在牙椅上的体位，以及手术医师在拔除不同部位牙时的体位及手的摆放位置，对拔除不同类型牙所需要的器械及动作进行了图示和描述。

第 9 章介绍了复杂牙拔除（通常称为手术拔除）的基本方法。手术拔除主要包括可能或已经折裂或者由于某种原因出现拔除障碍的牙根和牙的拔除。在这些情况下，通常需要手术去骨或分牙等方法。

第 10 章介绍了阻生牙处理的基本方法。在本章的最开始部分介绍了及时拔除阻生牙的根本原因，然后介绍了阻生牙的分类及拔除难度的判断，最后简要描述了拔除阻生第三磨牙需要的基本外科技术。

第 11 章描述了拔牙术后患者管理的一些技巧，讨论了给予患者的术后医嘱及术后的局部用药，并介绍了拔牙时遇到的常见手术后遗症和并发症，强调了预计后遗症和并发症及采取措施进行预防或减轻的重要性。

第 12 章讨论了包含在基本拔牙术中的关于医学及法律的考量。本章的一个重要部分，讨论了与拔牙相关的患者知情同意原则，以及患者的隐私权。

第 7 章

基本口腔外科器械
Instrumentation for Basic Oral Surgery

James R. Hupp

本章旨在介绍用于常规拔牙和其他基本口腔手术操作的常用器械。本章进行图示和描述的器械可广泛用于多种目的，包括软、硬组织的手术。本章主要对器械进行介绍，其使用方法将在后续章节中进行讨论。

切开组织

多数外科操作都以手术切口开始。组织切开的主要工具为手术刀，由刀柄和无菌、锋利的刀片组成（图7.1）。对于一次性使用的手术刀，通常由塑料刀柄和固定的刀片组成；能与一次性刀片相连接的手术刀柄也可以使用。口腔手术中最常用的是3号手术刀柄，刀柄的顶端可配置不同形状的手术刀片，刀片安装到手柄的开槽部分。

口腔内手术最常用的手术刀片是15号刀片（图7.2）。该刀片较小，用于在牙周围软组织上做切口，刀片形状类似于较大的10号刀片。10号刀片主要用于在身体其他部位做较大的皮肤切口。此外，其他常用于口腔内手术的刀片有11号和12号刀片，11号尖刀片主要用于戳刺的小切口，如脓肿切开引流；12号镰状刀片可用于牙的远中邻面或上颌结节区域的膜龈手术切口。

手术刀片需小心安装在刀柄上，最好用持针器夹持刀片，这样可以减少手指受伤的概率。夹持住刀片刀锋相对的边缘，这一部分的强度通过加厚成嵴得以加强，握紧手柄并将其与刀片连接的凸出部分指向上方（图7.3A），然后将手术刀片沿着凸形部分中的凹槽缓慢滑动到刀柄上，直到其卡入到位（图7.3B）。

手术刀片以类似方式卸取，持针器夹住刀片靠近刀柄的末端，使其脱离刀柄的连接部分（图7.3C），并将其提起，脱离刀柄的凸形接头。然后，将手术刀片滑离刀柄，此过程应始终远离身体和附近的任何人（图7.3D）。用过的刀片应立即丢弃到专门设计的硬边锐器盒中（图5.6C）。

使用手术刀做切口时，为了在切开时尽可能控制刀片，手术医师通常采用执笔式紧握刀柄（图7.4）。为达到最有效切割，应以一定的张力将可移动组织牢固固定在适当位置，以便刀片能够切开而不是仅仅推开黏膜。在切开可压缩的软组织时，应使用诸如拉钩等器械将组织拉紧。当需要切开全层黏骨膜时，应用力按压刀片，以使切口同时穿透黏膜和骨膜。

手术刀片设计为单人使用。刀片与硬组织（例如骨或牙）接触，或者在反复切割角化组织后都容易变钝。如果穿过黏骨膜到达骨面需做多个切口，则可能需要更多的刀片。钝刀片无法在软组织上做清晰、锐利的切口，因此在刀片变得过钝之前应及时更换。

剥离黏骨膜

骨膜和骨间的组织面相对不易出血，边界清晰。当做穿透骨膜的切口时，在骨膜下层，使用骨膜剥离器能很理想地将骨膜与下方的骨皮质分离。口腔手术中，最常用的剥离器械是9号Molt骨膜剥离器（图7.5），该器械一端尖锐，另一端宽圆。尖端用于开始剥离骨膜及牙间乳头剥离，而宽圆端则用于继续进行骨膜与骨皮质的剥离。

使用9号Molt骨膜剥离器，通常有2种剥离组织的方法。在第1种方法中，剥离器尖端以旋转、撬动的方式来剥离软组织，最常见于牙间牙龈乳头及拔除牙周围附着龈的剥离，或全厚黏骨膜瓣的初期剥离。第2种方法主要在翻瓣过程中，使用推动法，使剥离器尖端或宽端的侧缘在骨膜下方滑动，将骨膜从下面的骨上分离，这是快速剥离骨膜的最有效的方法。

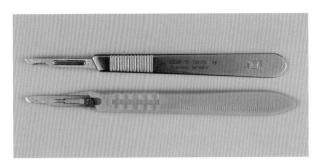

图 7.1　手术刀由刀柄和锋利的刀片组成。上图：携带一次性刀片，可反复使用的 3 号刀柄配一次性刀片（15 号刀片最常用于口腔手术）；下图：15 号刀片与刀柄固定在一起的一次性手术刀

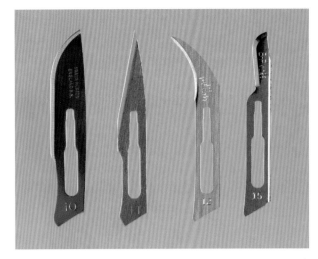

图 7.2　口腔手术用的刀片型号：10 号、11 号、12 号和 15 号（从左到右）

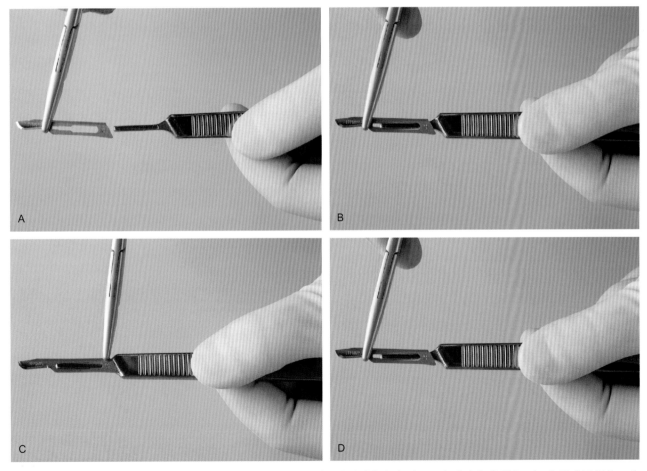

图 7.3　（A）安装刀片时，手术医师手持刀柄，以持针器夹持刀片的非切割部分，刀柄凸出部分朝上。（B）手术医师将刀片滑动插入刀柄，直至其卡入到位。（C）卸取刀片时，手术医师使用持针器夹住刀片靠近刀柄的端部，然后提起刀片以使其脱离刀柄凸出部分。（D）手术医师轻轻地将刀片从刀柄上滑离，并远离自身和附近的任何人

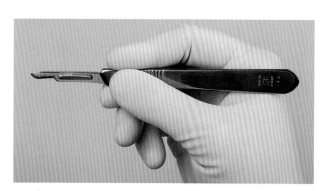

图7.4   采用执笔式握持手术刀柄，可以实现最大程度的器械控制

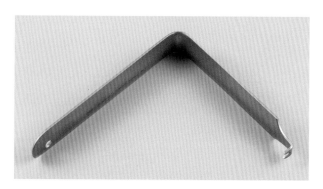

图7.6   Austin拉钩呈直角型，可用于牵拉颊部、舌体或组织瓣

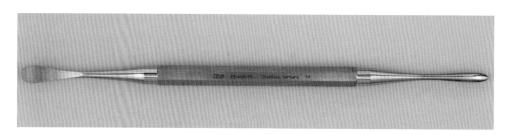

图7.5   口腔手术最为常用的9号Molt骨膜剥离器

此外，还有其他类型的骨膜剥离器，主要供牙周科、骨科及其他手术医师用于骨面剥离。

软组织牵拉

良好的入路和手术视野对于完美的手术操作至关重要。多种多样特定的拉钩被设计用于颊部、舌体和黏骨膜瓣的牵拉，以便在手术过程中提供手术路径和暴露手术野。此外，拉钩也可保护软组织免遭锋利切割器械的损伤。

2种最常用的颊部拉钩为：①直角Austin拉钩（图7.6）。②宽偏弯曲的Minnesota拉钩（图7.7），这些拉钩可同时牵拉颊部和黏骨膜瓣。在组织瓣形成之前，将拉钩轻轻放在颊部，一旦瓣被掀起，应将拉钩边缘放置在骨面上以拉开组织瓣。

Henahan和Seldin拉钩是用于牵拉口腔软组织的其他类型器械（图7.8），尽管这些拉钩看上去与骨膜剥离器相似，但其前端光滑而不尖锐，且这些器械通常不用于黏骨膜剥离。9号Molt骨膜剥离器也可以用来牵拉小的组织瓣，一旦骨膜被掀起，应将骨膜剥离器的宽端紧抵骨面，将翻起的黏骨膜瓣牵拉到掀起的位置。

在常规牙拔除术中，最常用的压舌工具是口镜。口镜通常是基本配置器械的一部分，常被用于口腔检查，以及在口腔科手术过程中间接观察视

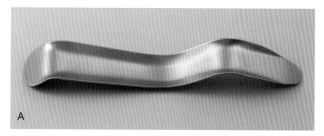

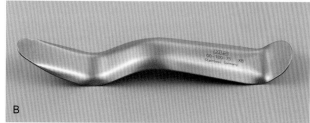

图7.7   Minnesota拉钩呈弯曲状，用于牵拉颊部和组织瓣。（A）前面。（B）背面

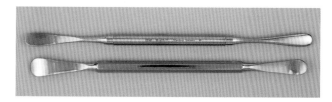

图7.8   Henahan拉钩（上）和Seldin拉钩（下）较宽，其牵拉范围更为广泛，手术视野更为宽阔

野。Weider舌拉钩是一种宽的、呈心形的拉钩，其一侧呈锯齿状，可以更牢固地固定住舌，并将舌向

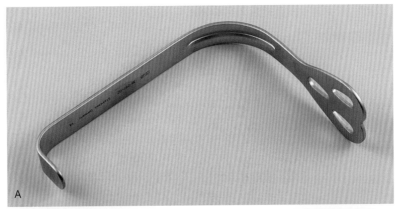

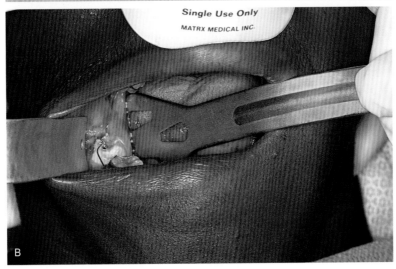

图 7.9 （A）Weider 拉钩是一种设计用于牵拉舌体的大型拉钩，其锯齿状的表面有助于贴合舌部，从而可以安全地固定舌体。（B）以 Weider 拉钩牵拉舌体远离手术区域，以 Austin 拉钩牵拉颊部

内侧和前方牵拉（图 7.9A）。使用该拉钩时，注意不要将其放置在过度靠后的位置，以免造成口腔堵塞或将舌部推入口咽（图 7.9B）。

在特定情况下，巾钳（图 7.28）也可以用来固定舌体。当在舌体后部进行活检时，控制舌体的最好办法是用巾钳夹住其前部。在舌体钳夹位置必须进行深部局麻，并且当预判到术中可能应用该牵拉方法时，明智的做法是提前与患者进行沟通说明。

夹持软组织

各类口腔外科操作中，需要主刀医师夹持软组织以进行切开、止血或缝合。在此过程中，最常用的器械是 Adson 镊（图 7.10A）。这类镊子设计精致，尖端可有或无小齿，能够轻轻夹持组织并起到稳定作用。使用时，注意不要夹持组织过紧，以免破坏组织。相比无齿镊，有齿镊可以更精确地夹持并安全地提起组织。

在口腔后部操作时，Adson 镊可能相对太短，而具有类似形状但更长的 Stillies 镊（通常为 7～9 英寸长），可轻易地夹持口腔后方组织，并在唇外保留足够的长度，供手术医师握持和控制（图 7.10B）。

有时，弯镊包括 College 镊或棉花镊（也被称为棉花钳）（图 7.10B）在使用时会更方便。尽管这类镊子夹持组织不是特别有效，但在夹取牙、银汞充填物或其他异物的松散碎片及放置、取出纱布时效果却极佳。

在某些类型的手术中，尤其是切除大块组织或进行活检如缝龈瘤活检时，需要使用带有锁定手柄的有齿钳牢固地夹持软组织。在这种情况下，可以使用 Allis 组织钳（图 7.11A，B）。锁定手柄可使钳子夹持在组织的适当位置，然后由助手牵拉，以提供必要的张力，有利于组织分离。由于 Allis 组织钳会大量损伤组织，因此切勿在需要保留的口腔组织上使用（图 7.11C）。然而，组织钳也可以以巾钳

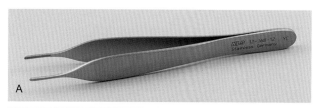

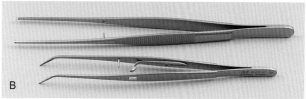

图 7.10 （A）细小精致的 Adson 组织镊能够稳定夹持软组织，进行缝合或组织解剖。（B）Stillies 镊（上）比 Adson 镊更长，用于处理口腔后部组织。College 镊（下）具有弯角，用于从口腔或托盘架上夹持小物体，此处显示的是具有锁定装置的 College 镊

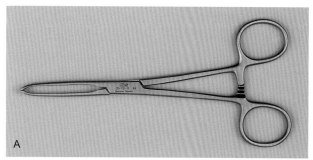

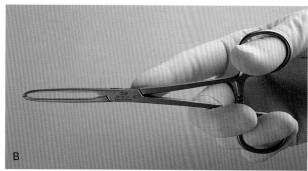

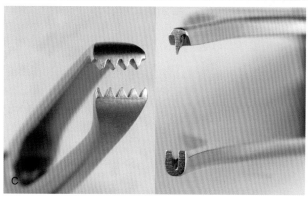

图 7.11 （A）Allis 组织钳可用于夹持、固定将要切除的组织。（B）Allis 组织钳的夹持方式与持针器相同。（C）比较 Adson 喙（右）和 Allis 喙（左），显示两者在设计和用途上的差异

一样的方式夹持舌体。

控制出血

当切开组织时，小动脉和静脉会被切破，从而导致出血。对于大多数牙槽手术，通过对伤口的局部加压，足以控制出血。在偶尔的情况下，局部加压并不能阻止大动脉或静脉出血。发生这种情况时，可以使用止血钳（图 7.12A）止血。止血钳形状各异，或小巧精致或形体较大，钳端可笔直或弯曲。手术中最常用的止血钳是弯止血钳（图 7.12B）。

止血钳具有长而精细、用于夹持组织的喙，以及锁定手柄。锁定装置允许手术医师将止血钳夹紧血管，然后手离开器械或让助手握持，而止血钳尖端仍夹紧在组织上，这在手术医师结扎血管或对其进行烧灼时（如利用热量灼焦血管使其闭合）很有用。

除了用作止血工具之外，止血钳还特别适用于口腔手术，如从牙槽窝中去除肉芽组织，夹取小根尖、牙结石、银汞合金、碎片及任何其他掉入伤口或附近区域的小物体；但是，切勿将其用于组织缝合。

去骨

咬骨钳

咬骨钳是牙槽外科中最常用的去骨器械，其具有锋利的刃，能够通过手柄挤压接触到一起，切断或夹捏骨组织。咬骨钳安装有回弹机械装置，因此当手部压力释放时，器械会重新打开，使手术医师无须重新手动打开器械即可重复进行骨修整（图 7.13A）。咬骨钳的两大主要设计类型是侧切钳和侧端切钳（图 7.13B）。

对于大多数需要去骨的牙槽手术来说，具有侧切和端切的咬骨钳更为实用。端切钳可以进入骨窝中去除根间骨，也可以去除锋利骨缘。咬骨钳可以快速有效地大量去骨，由于该钳是一种精密器械，所以手术医师不应一次性咬除大量骨组织；相反，应多次少量咬除骨组织。同样，切忌使用咬骨钳拔牙，因为这种操作会使咬骨钳很快变钝、损坏，且由于咬骨钳的设计不能稳固夹持拔出的牙，因此有可能增大牙掉入患者喉部的风险。鉴于咬骨钳价格昂贵，因此应注意保持其锋利及工作状态。

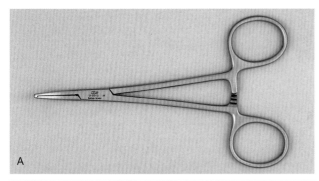

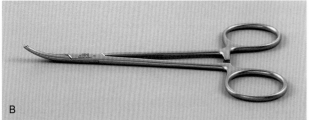

图 7.12　（A）用于口腔手术的止血钳顶面观。（B）弯止血钳斜面观。直止血钳也一样可用

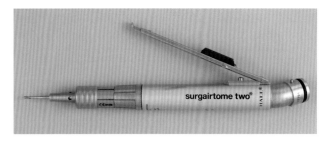

图 7.14　配有 703 号裂钻的典型中速高扭矩可消毒手机

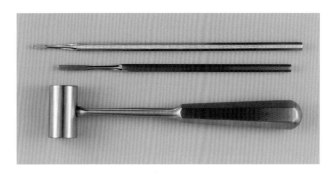

图 7.15　外科槌和凿子可用于去骨

703 号裂钻和 8 号球钻。当必须去除大量骨组织如骨隆突时，通常使用类似于丙烯酸钻针的大型钻针。

　　任何用于口腔手术的手机都必须完全无菌。购买手机后，需仔细核查制造商的说明书，确保其符合使用要求。手机需具有较高的转速和扭矩，可以快速去骨并有效地分割牙。手机不能将空气排到手术区域，在手术中使用常规修复口腔科使用的高速空气涡轮钻是不恰当的，原因是排到伤口中的空气可能进入更深的组织层面，造成组织气肿，容易发生危险。

槌和凿子

　　尽管使用高速手机去骨和切割牙极大地限制了对槌和凿子的需求，但有时去骨时也可以选择使用槌和凿子（图 7.15）。槌和凿子有时可用于去除舌侧隆突。为了有效发挥作用，凿子的边缘必须保持锋利（参见第 13 章）。

骨锉

　　在手术完成前，通常使用一个小的骨锉对最终的骨面进行平整（图 7.16A）。骨锉通常是双头器械，一端较小而另一端较大。骨锉不能有效地去除大块骨组织，因此，仅用于对最终骨面的平整。大多数骨锉的锯齿排列方式使得它们仅在拉动过程中才能有效地去除骨组织（图 7.16B），而将骨锉推向骨面只会导致锉面抛光和骨质碎裂，应避免使用。

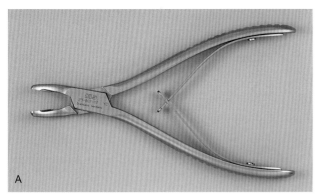

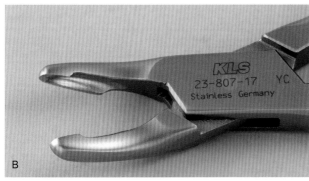

图 7.13　（A）咬骨钳是带有弹簧手柄的去骨钳。（B）Blumenthal 咬骨钳包括端切刃和侧切刃，是口腔手术的首选

钻针和手机

　　使用手机上的钻针是去骨的另外一种方法，这是大多数手术医师在拔牙操作时最常使用的技能。在中速、高扭矩手机上配置锋利碳化合金钻针后，可有效去除骨皮质（图 7.14），常规使用 557 号或

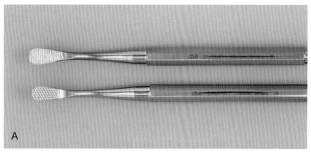

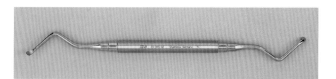

图 7.17　根尖刮匙是一种双头勺形器械，用于从骨腔中去除软组织

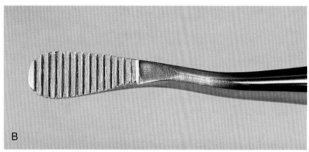

图 7.16　（A）双端骨锉用于平滑的小而锐利的边缘或骨刺。（B）骨锉的锯齿排列方式仅拉动作用有效

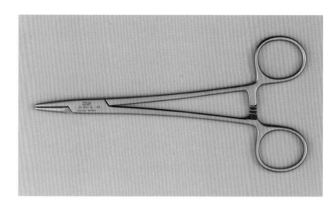

图 7.18　持针器具有一个锁定手柄和短而钝的喙

去除骨腔中软组织

在口腔外科中，常用的刮匙是一种弯角的双头刮匙，用于在骨缺损处去除软组织（图 7.17）。其用途主要是清除根尖周病灶中的肉芽肿或小囊肿，但也可用于清除牙槽窝中少量的肉芽组织碎屑。大号刮匙可用于从较大骨腔中去除软组织（如囊肿）。注意，根尖部刮匙在设计和功能上与牙周刮匙有明显不同。

缝合软组织

手术完成后，需将黏骨膜瓣复位并通过缝线固定，而持针器是用于夹持缝针的器械。

持针器

持针器是一种带有锁定手柄和短而钝的喙的器械。对于口内缝合，通常建议使用 7 英寸（15 cm）的持针器（图 7.18）。持针器的喙比止血钳的喙短而结实（图 7.19），其较短的喙的表面呈交叉网格状，可以牢固地夹持缝针；而止血钳的喙的表面为平行的凹槽，减弱了对针和缝线的控制。因此，止血钳不宜用于缝合。

为了正确控制锁定手柄并操作长的持针器，手术医师必须以适当的方式握住器械（图 7.20）。拇指和环指穿过钳环，示指沿着持针器的长轴对持针器进行固定、稳定并加以引导，中指辅助用于控制

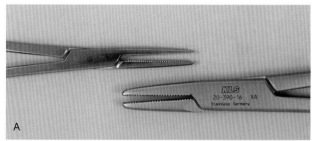

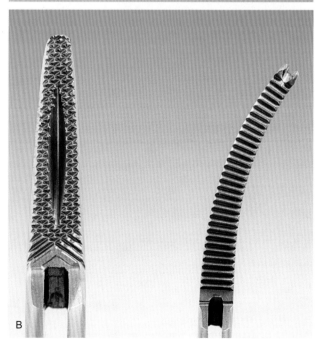

图 7.19　（A）血管钳（上）的喙比持针器（下）细长，因此不能用作缝合。（B）持针器短喙的表面呈交叉网格状，确保能牢固地夹持缝针（左），止血钳的表面为平行的凹槽，因此不能牢固地夹持缝针（右）

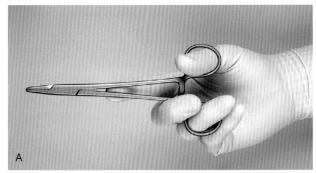

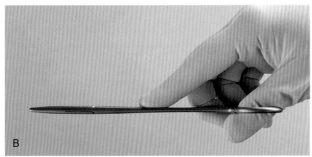

图 7.20 用拇指和环指穿过钳环抓持持针器（A），并用示指和中指控制持针器（B）

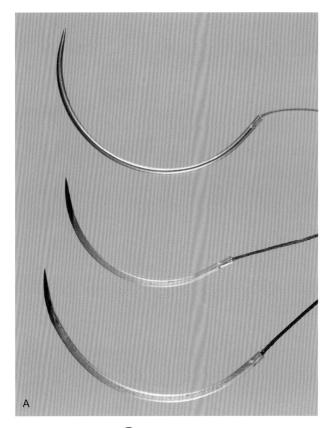

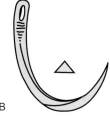

图 7.21 （A）口腔手术用的缝针比较。上：C-17 针，通常配有 4-0 号缝线；中：PS-2 针；下：SH，所有都是三角针，已将缝线锻造到针上。（B）用于缝合黏骨膜的三角针，其针尖的横截面为三角形

锁定装置。勿将示指穿过钳环，这将导致控制力急剧下降。

缝针

关闭口腔黏膜伤口通常使用小的 1/2 或 3/8 环、圆形缝针。针头弯曲后，能够穿过直针无法到达的有限空间，并且可以借助腕部扭转来穿刺通过。

缝针的形状多种多样，规格可以从很小到很大（图 7.21A）。缝针尖端可以是缝纫针状的锥形，也可以是切割针状的三角形。与锥形针相比，三角针更容易穿过黏骨膜（图 7.21B），其三角部分延伸大约为针体的 1/3，剩余部分是圆形。锥形针常用于眼科或血管外科等脆弱的组织。使用三角针时务必小心，如果使用不当，可能顺着针的轨迹切割侧面的组织。用于口腔外科的缝合材料，通常已被生产商锻压成形（将缝线的末端融合到缝针上）。

夹持弧形针的位置大约在针尖到针尾的 2/3 处（图 7.22），这样操作允许有足够长的针体穿过组织，同时使持针器能够夹持缝针的强壮部分，防止缝针弯曲或针尖变钝。关于缝合技术，将在第 8 章进行进一步的讨论。

缝合材料

有多种缝合材料可以应用，按直径、可吸收性及是单丝还是多丝等进行分类。

缝线尺寸与其直径有关，并以数字和 0 编号。口腔黏膜缝合最常用的是直径 3-0（000）的缝线，更大尺寸的缝线为 2-0 或 0 号，较小尺寸的缝线则指定为更多的零，例如 4-0、5-0 和 7-0。尺寸细的缝线（如 7-0）通常用于面部等显眼的位置，因为合理使用此缝线会减少瘢痕形成。而 3-0 尺寸的缝线足够承受口内张力，并且与较小直径的缝线相比，其强度能轻易使用持针器打结。

缝线可分为可吸收型或不可吸收型，不可吸收缝线材料包括诸如丝线、尼龙、乙烯基和不锈钢等类型，口腔中最常用的不可吸收缝线是丝线，而尼龙、乙烯基和不锈钢则很少用于口内。可吸收缝线主要由肠制成，虽然"肠线"这一术语经常用来特

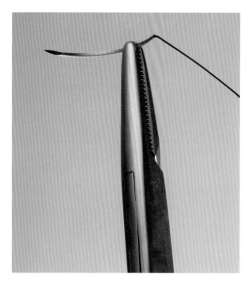

图 7.22 持针器夹持住弧形针的针尖到针尾 2/3 的部位

指这类缝线，实际上其来源于羊肠的浆膜表面。普通肠线在口腔中吸收较快，很少持续超过 3 ～ 5 天；而经过鞣剂溶液（铬酸）处理过的肠线被称为铬肠线，其持续时间比普通肠线长，可达 7 ～ 10 天。此外，有几类人工合成的可吸收缝线也可以使用，这些材料由长链聚合物编织成缝线，例如聚乙醇酸和聚乳酸。这类材料吸收缓慢，最长需要 4 周时间，但这种持久的可吸收缝线很少用于基本的口腔手术。

最后，缝线还可根据其是单丝还是多丝进行分类，单丝缝线包括诸如普通和铬制肠线、尼龙和不锈钢缝线；多丝缝线则包括丝线、聚乙醇酸和聚乳酸的编织缝线。由编织材料制成的缝线比单丝缝线更易于夹持和打结，并且很少松开，其切端通常是柔软的，不会刺激舌体和周围软组织。但是，编织缝线由于含有多股细丝，所以易于将口腔内液体沿缝线虹吸到深部组织，这种虹吸作用可将细菌与唾液一起携带。单丝缝线不会引起这种反应，但可能更难打结并易于松开；同样，单丝缝线切口的末端更硬，更易刺激舌体和软组织。

口腔最常用的缝线之一是 3-0 黑色丝线，3-0 的尺寸具有适当的强度，且丝线的多丝性质使其易于打结，并较好地被患者软组织耐受。患者复诊拆除缝线时，缝线颜色使其易于被发现。缝线在黏膜缝合处通常不会超过 5 ～ 7 天，因此，芯吸作用在临床上的影响几乎可以忽略。许多手术医师为避免以后缝线拆除，更倾向于选择 3-0 铬肠缝线（有关缝合和打结的技术，参见第 8 章）。

剪刀

缝合需要的最后器械是线剪（图 7.23），由于剪线是其唯一目的，所以线剪通常具有短的切割刃。口腔手术中最常用的线剪是 Dean 剪，具有略微弯曲的手柄和锯齿状刀刃，使得剪线更加容易。线剪通常具有较长的手柄及拇指和手指环，其夹持方式与持针器相同。

其他类型的剪刀主要设计用于修剪软组织。组织剪的 2 种主要类型是虹膜剪和 Metzenbaum 剪（图 7.24），这些剪刀具有笔直或弯曲的刀刃。虹膜

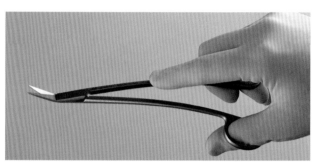

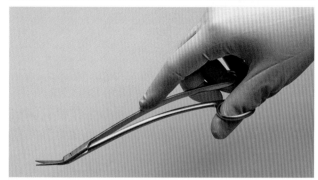

图 7.23 剪刀的握持方式应与持针器相同

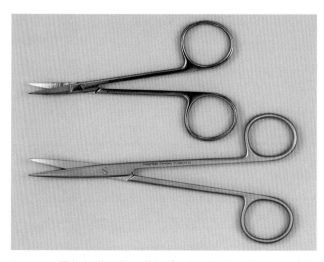

图 7.24 软组织剪刀的 2 种设计：虹膜剪（上）是小而尖的剪刀；Metzenbaum 剪刀（下）体形更长、设计更精致，其末端可以是尖头（如图所示）或钝头

剪刀是一种小的、末端尖锐的精密工具，主要用于完成精细操作。Metzenbaum 剪刀用于分离和切剪软组织，具有尖锐或钝的（圆形的）尖端。切勿使用虹膜剪或 Metzenbaum 剪等组织剪进行剪线，因为缝线会使刀刃边缘钝化，使其在剪切组织时效率低下且更具创伤性。

保持张口

在拔除下颌牙时，需支撑下颌骨以防止对颞下颌关节（temporomandibular joint, TMJ）施加压力，利用牙垫支撑患者的下颌将有助于保护关节。顾名思义，牙垫是一个柔软的橡胶块（图 7.25），患者的牙可以支撑在牙垫上。患者张口到舒适的大张口位时，插入橡胶牙垫，牙垫将口腔保持在所需位置，而无须患者用力。有不同尺寸的牙垫来满足众多类型的患者，且能维持不同程度的开口度。如果手术医师需要利用某一型号的牙垫，将患者口腔尽可能张开，则患者必须张大口，然后将咬合垫尽可能放置在口腔后方；对于大多数成年患者而言，将小儿尺寸的咬合垫放置在磨牙上就已经足够了。

如有必要，手术者可以使用侧开式或 Molt 开口器来撑大口腔（图 7.26）。该开口器具有棘轮式设置，可在关闭手柄时尽可能张大口腔。由于可能对牙和 TMJ 产生很大的压力，这种类型的开口器应谨慎使用；如使用不当，可能会对其造成伤害。该类型开口器适用于镇静较深或有轻度开口受限的患者。

无论何时使用咬合垫或侧开式开口器，手术医师都应注意避免患者张口过大，因为可能会对 TMJ 造成压力，有时可能会导致关节拉伤，需要进行额外治疗。当手术操作时间过久时，可以定

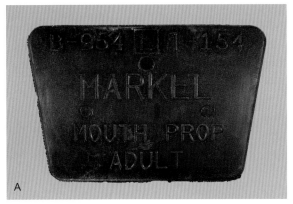
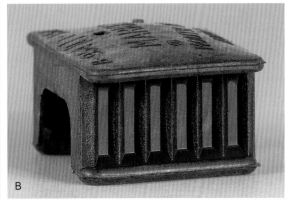
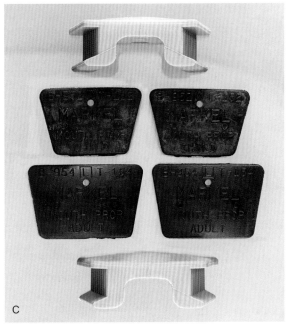

图 7.25　（A）咬合垫可以将患者口腔保持到自己选择的张口位置。（B）咬合垫的侧面呈波纹状，为牙咬合提供了接触表面。（C）不同尺寸的𬌗垫

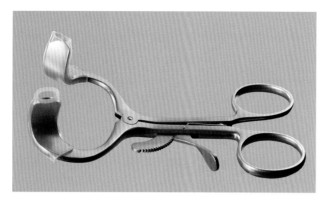

图 7.26　当患者无法配合时（例如，在镇静过程中或存在一定程度的开口受限时），可以使用侧开式或 Molt 开口器撑开患者口腔

时移除支撑物，并允许患者短时活动颌骨并放松肌肉。

清除液体

为了提供足够的可视空间，必须从手术操作部位及时去除血液、唾液和冲洗液。手术吸引器的口径比一般口腔科操作所用的口径要小，可以更快地从手术部位吸出液体，以保持清晰的视野。许多这类吸引器的头部都设计有多孔，以使软组织不会被吸到吸孔中并造成损伤（图 7.27A）。

Fraser 吸引器在手柄部有一个孔，可根据需要用指尖覆盖。当在大量冲洗下切割硬组织时，可以覆盖孔以便迅速去除冲洗液。当软组织被吸到时，可将孔露出，以防止组织损伤或软组织阻塞吸引器尖端（图 7.27B）。

在适当位置固定洞巾和铺单

将铺单放置在患者周围时，可用巾钳固定在一起（图 7.28）。巾钳具有锁定手柄以及手指、拇指环，其功能端可以尖锐或圆钝，其中具有弯曲尖端的可穿透洞巾和铺单，术者使用时必须格外小心，以免夹伤下方患者的皮肤。

冲洗

当使用手机和钻针去除骨组织时，必须用恒定的冲洗液冲洗该区域，通常选择无菌生理盐水或蒸馏水。冲洗可以冷却钻针，防止造成骨损伤的热能产生，还可以通过冲去钻针凹槽中的骨屑，以及

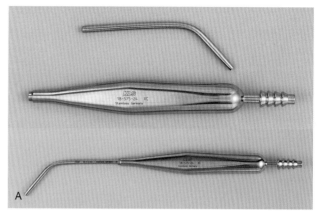

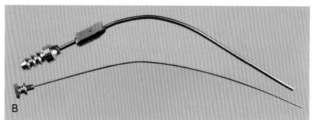

图 7.27　（A）典型的手术吸引器尖端直径较小，吸口处通常有一小孔，以防止因吸引压力过大而对组织造成损伤。上，拆开以备清洗；下，组装后备用。（B）Fraser 吸引器的手柄上有一个叶片，可让术者更好地控制吸力。将拇指握在孔上会增加吸引器尖端的吸力，当骨片或牙碎粒堵塞吸管时，可使用金属探针清洁尖端

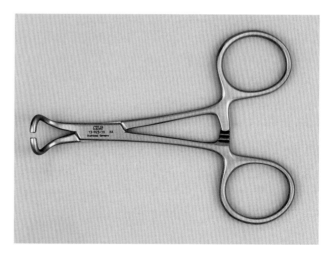

图 7.28　用巾钳将铺单固定在适当位置，其尖端扣住洞巾，并且锁定手柄，固定铺单。图中所示的巾钳具有非穿透性的钝头，也可以选择带有尖锐穿透性尖端的巾钳

提供一定程度的润滑作用，增加骨钻的效率。此外，手术完成并将黏骨膜瓣缝合复位前，手术区域应彻底冲洗，通常选用带 18 号钝针的大塑料注射器进行冲洗。尽管注射器是一次性的，但在丢弃之前可以对其进行多次消毒。针头应钝而光滑，避免损伤软组织，针头弯曲可以更有效地引导水流冲洗（图 7.29）。

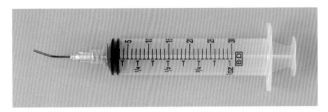

图 7.29　带有弯曲钝头的大型塑料注射器，可将冲洗液喷到手术部位

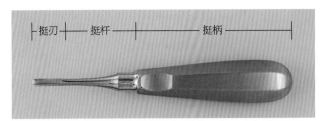

图 7.30　牙挺的主要组成部分是挺柄、挺杆和挺刃

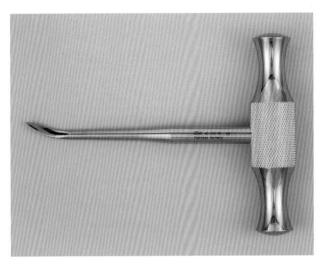

图 7.31　部分牙挺上具有横杆挺柄，这种类型的手柄会产生较大的力，因此使用时必须非常小心

拔牙

拔牙过程中使用的最重要的器械之一是牙挺，它能使牙从周围骨组织中脱位（松动）。在使用牙钳之前，挺松牙可使拔牙更加简单；通过挺松牙，临床医师可以最大限度地减少牙冠、牙根和骨折断的发生率。最后，如果发生断根，在牙钳使用前挺松牙，有助于去除断根，这是因为先前使用牙挺可能会使牙槽窝中的牙根松动。除了从周围骨中挺松牙之外，牙挺还可用于扩张牙槽骨。通过扩张颊侧骨板，手术医师能够容易地拔除拔牙路径受限或受阻的牙。最后，牙挺可以用于从牙槽窝中取出折断或手术切除的牙根。

牙挺

牙挺主要由挺柄、挺杆和挺刃三部分组成（图 7.30）。牙挺的挺柄通常比较宽大，可以舒适地握在手中以施加较大但可控制的力。在正确使用牙挺时，施加特定的作用力至关重要。在某些情况下，可以使用挺柄为横杆或 T 形杆的牙挺，但必须非常小心地使用这些器械，因为它们会产生过大的力，从而使牙和骨组织断裂（图 7.31）。

挺杆只是将挺柄连接到牙挺的工作端或挺刃。挺杆的尺寸类型较多，并且足够坚固，可将力量从挺柄传递到刃端；挺刃是牙挺的工作尖端，用于将力传递到牙和（或）骨组织。

牙挺分类

各类牙挺的最大区别是刃端的形状和大小。牙挺的 3 种基本类型是：①直型。②三角形或长三角旗形。③鹤嘴锄型。挺松牙最常使用的牙挺是直挺（图 7.32A），其刃端一侧具有凹面，该凹面朝向待挺松牙的方向放置（图 7.32B）。301 号小直挺通常在牙钳使用前用于挺松已萌出的牙（图 7.33）。较大型号的直挺用于将牙根从牙槽窝内挤出，以及为牙松动扩增更大间隙，或在小型挺效果较差时使

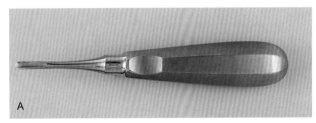

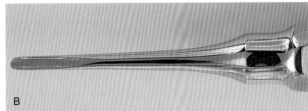

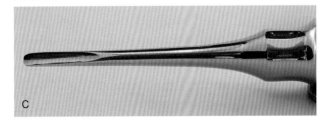

图 7.32　（A）直挺是最常用的牙挺类型。（B，C）直挺刃的工作侧为凹面形

用。34S 号是最常用的大型直挺，但 46 号和 77R号牙挺也偶尔使用。

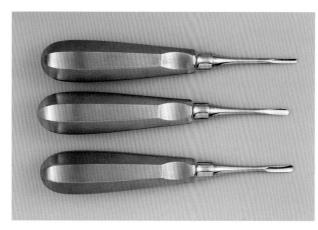

图 7.33   直挺尺寸的变化依据挺刃的宽度

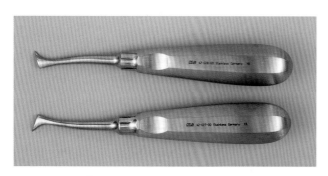

图 7.34   三角挺（Cryer）作为成对的器械，用于近远中根拔除

直挺的挺刃形状可以与柄成一定角度，从而使该器械可用于口腔的后部操作，Miller 牙挺和 Potts 牙挺是 2 个具有与直挺相似挺刃的弯杆牙挺的代表。

第 2 种最常用的牙挺类型是三角挺（图 7.34），一般左右成对。当断根残留在牙槽窝内而相邻牙槽窝空虚时，三角挺最有用。其中一个典型的例子就是当下颌第一磨牙折断时，远中根遗留在牙槽窝中，而近中根随冠已被拔除，可将三角挺的尖端放置在牙槽窝中，挺杆部靠在颊侧骨板上，然后牙挺以轮轴旋转方式转动，使牙挺的尖锐末端与残余远中根的牙骨质贴合，转动牙挺将残根拔出。三角挺有多种类型和角度，但 Cryer 牙挺是最常见的类型（这些成对的牙挺也通常被称为"东–西"牙挺）。

有时使用的第 3 种类型的牙挺是鹤嘴锄型牙挺，这种类型的牙挺用于拔除牙根。其主要代表是 Crane 弯挺（图 7.35），该器械能够像杠杆一样将断根从牙槽窝中挺出。通常需要在牙槽嵴处的牙根部，利用钻针钻出一个大约 3 mm 深的孔（支点），然后将牙挺的尖端插入孔中，并以颊侧骨板作为支点，将牙

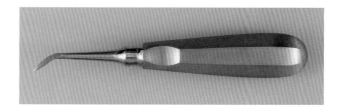

图 7.35   Crane 鹤嘴锄型挺是一种高强度器械，在用钻针做好插入点后可以挺出整个牙根甚至牙体

根从牙槽窝中挺出。有时，可以通过借助牙骨质或牙分叉来插入锋利的尖端，而无须准备支点。

第 2 种类型的鹤嘴锄型牙挺是根尖挺（图 7.36），是一种设计精致的器械，用于从牙槽窝中挑出小的根尖。必须强调的是，这种器械较薄，因此不能像 Cryer 挺或 Crane 弯挺一样做轮轴或杠杆运动。根尖挺通过将挺尖插入根尖与牙槽窝间的牙周膜间隙来挑除很小的根端，该器械最适合于牙拔除后残余的牙根。

牙周膜切割刀

牙周膜切割刀是一种用于拔牙但同时保留牙槽窝解剖结构的工具，其使用基本原理是切断牙周围的部分牙周膜以利于拔牙。牙周膜切割刀根据刃端形状不同，可以分为不同类型（图 7.37）。

将牙周膜切割刀的尖端插入牙周膜间隙，并利用压力，沿牙的长轴向根尖方向推进，待其推进 2 ~ 3 mm，然后将其取出并重新插入相邻的可进入的部位。继续在牙周围进行操作，逐步扩大牙周膜切割刀尖端的深度，同时渐渐向根尖部推进。一旦完成对牙周韧带的充分切断，就可以使用牙挺或（和）拔牙钳拔除牙，注意避免过度扩张骨质或造成骨折。

拔牙钳

拔牙钳是用于从牙槽骨中拔除牙的器械。理想情况下，牙钳应从牙槽窝内拔除牙挺挺松的牙，而不是从其牙槽窝内直接拔除。如果使用得当，还可以在拔牙过程中起到扩骨作用。

牙钳设计有多种样式和结构，以适应拔除各种牙的要求，且每个基本设计都提供多种变化，能够符合不同术者的需求。本部分内容介绍拔牙钳的基本功能设计，并简要讨论其中的几种改进。

牙钳结构

牙钳的基本组件是钳柄、关节和钳喙（图 7.38）。

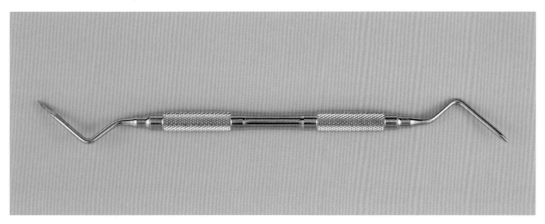

图 7.36　设计精致的根尖挺，用于从牙槽窝中取出根尖碎片。如果器械使用不当，可能会将牙挺尖端折断或弯曲

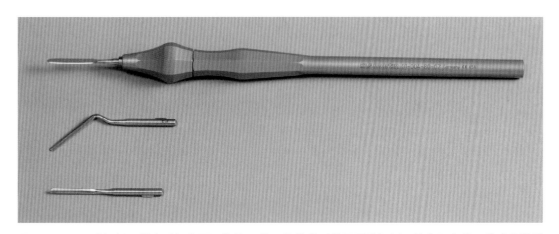

图 7.37　牙周膜切割刀带有手柄和可更换的刃片，其他类型的牙周膜切割刀具有固定的刃片或连接到电机

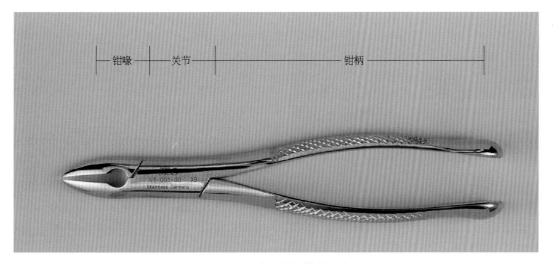

图 7.38　拔牙钳的基本组件

钳柄通常具有足够的尺寸以方便舒适地使用，并提供足够的压力和杠杆作用来拔除既定牙；钳柄具有锯齿状表面，可握紧并防止打滑。

牙钳的钳柄根据需要拔除的牙位不同而握持方法不同。上颌牙钳用手掌握住钳子的侧面或下方，以使钳喙指向上方（图 7.39）；用牙钳拔除下颌牙时，手掌握在钳子的顶部，使钳喙向下指向牙（图7.40）。牙钳的钳柄通常是笔直的，但有些钳柄可能是弯曲的，以便为术者提供更好的贴合度（图7.41）。

牙钳的关节，就像牙挺的柄一样，是将钳柄连接到钳喙的一种铰链装置。关节将施加在钳柄上的力传递并集中到钳喙上。牙钳在风格上确实存在明显的差异：普通的美式牙钳在水平方向上具有关节，并如所描述的那样使用（图7.38）；英式牙钳是垂直关节和对应垂直放置的钳柄（图7.42A）。因此，使用英式钳柄和牙钳关节，手应握持在垂直方向而不是水平方向（图7.42B）。

拔牙钳的钳喙是各类拔牙钳间差异最大的，钳喙设计应贴合牙冠与牙根交界处的牙根。必须谨记的是，牙钳钳喙的设计与牙的根部结构相贴合，而不是与牙的冠部贴合。从某种意义上说，单根、双根和三根牙均设计了不同的钳喙，这种设计上的变化使得钳喙的尖端紧密贴合各种根部形态，从而提高了手术医师对牙根部力的控制，并减少了根部折断的概率。牙钳钳喙越紧贴牙根，拔除的效率就越高，产生不良后果的概率就越低。

最后，设计上的变化差异较多的是钳喙的宽度。部分牙钳的钳喙很窄，其主要用途是拔除切牙等狭窄的牙；而另一些牙钳的钳喙较宽，其设计主要为拔除下颌磨牙等较宽的牙。从理论上讲，设计用于拔除下切牙的牙钳可用于拔除下颌磨牙，但是

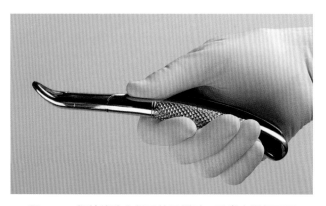

图7.39 握持拔除上颌牙的牙钳时，手掌在钳柄下面

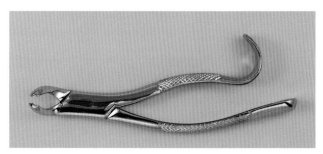

图7.41 一般最常使用直柄牙钳，但某些手术医师更偏好弯柄牙钳

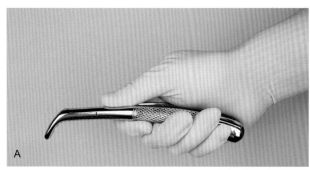

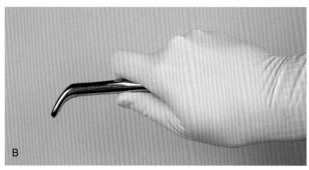

图7.40 （A）握持拔除下颌牙的牙钳时，手掌在牙钳钳柄的顶部。（B）可以通过紧握钳柄并在钳柄周围和下方运动拇指来获得更大的旋转力

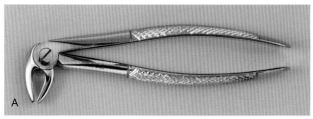

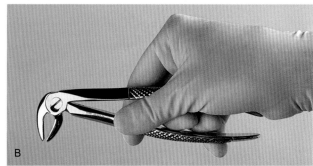

图7.42 （A）英式牙钳的关节设计在垂直方向上。（B）英式牙钳以垂直方向握持

钳喙非常狭窄，在拔除过程中效率低下；同样，较宽的磨牙钳不适合下切牙的狭窄空间，因此为了不损伤邻牙，不宜使用。

　　牙钳钳喙通常呈一定角度，从而可以方便将其沿牙长轴平行放置，同时钳柄处于舒适的位置。因此，上颌钳的钳喙通常与手柄平行。上颌磨牙钳卡口偏置，能够使术者可以舒适放置，到达口腔后部，同时钳喙保持与牙的长轴平行。下颌钳的钳喙通常垂直于钳柄，这种设计使手术医师可以钳夹下牙并保持在舒适、可控的位置。

上颌牙钳

拔除上颌牙需要使用分别针对单根牙和三根牙设计的器械。上颌切牙、尖牙和前磨牙被认为是单根牙；上颌第一前磨牙通常具有分叉的两个根，但是由于发生在根尖 1/3 处，因此对牙钳的设计没有影响；上颌磨牙具有分叉的三个根，因此拔牙钳的设计需要符合这种结构。

　　适当挺松后，通常用 150 号上颌通用钳将单根上颌牙拔除（图 7.43）。从侧面看，150 号牙钳略呈 S 形，而从上方看则是笔直的，牙钳钳喙仅在尖端弯曲。150 号牙钳的轻微弯曲使术者不仅可以轻松地夹持切牙，还能轻松地夹持前磨牙，其牙钳钳喙经过稍微改进后可以变成 150A 号牙钳（图 7.44）。150A 号牙钳用于拔除上颌前磨牙，但由于其对切牙根的贴合性差，因此不宜用于切牙。

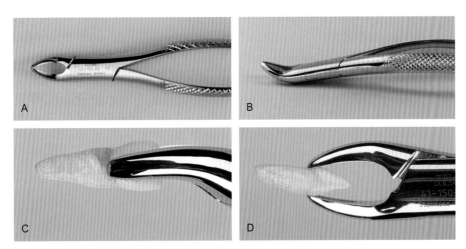

图 7.43 （A）150 号牙钳的顶面图。（B）150 号牙钳的侧面图。（C，D）150 号牙钳适用于上颌中切牙

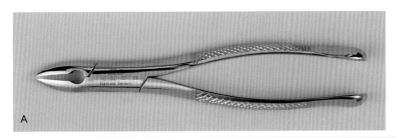

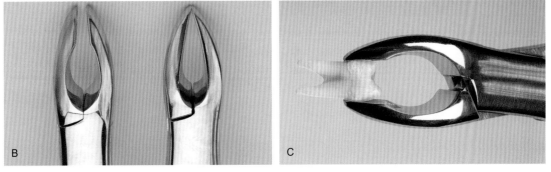

图 7.44 （A）150A 号牙钳的顶面图。（B）与 150 号牙钳相比，150A 号牙钳的钳喙相互平行并且不相接触。（C）150A 号牙钳适用于上颌前磨牙

除 150 号牙钳外，还有直形牙钳可供选择。对于上颌切牙而言，与 150 号钳相比，用于上颌切牙和尖牙的 1 号钳（图 7.45）更易于使用。

上颌磨牙为三根牙，具有单腭侧根和颊根分叉，因此专门适合上颌磨牙的牙钳必须在腭侧根上具有光滑的凹面，且钳喙必须有突起设计以适合颊根分叉，这就要求磨牙钳需有左右之分。此外，上颌磨牙钳应有偏置，以使手术医师将牙钳送达口腔后部并保持在正确的位置。最常用的磨牙钳是 53 号左、右钳（图 7.46），钳喙的设计在解剖学上符合腭根形态，而颊侧尖喙凸起适合颊根分叉，钳喙偏置可使手术医师更好固位。

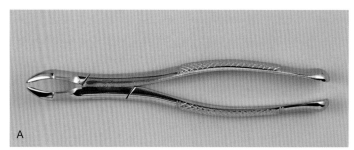

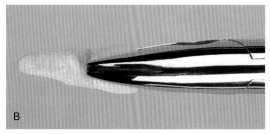

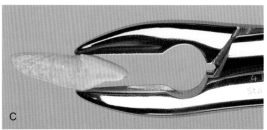

图 7.45 （A）1 号牙钳的顶面图。（B，C）1 号牙钳适用于切牙

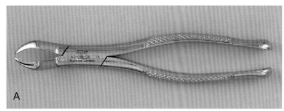

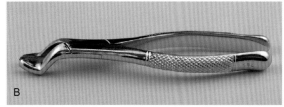

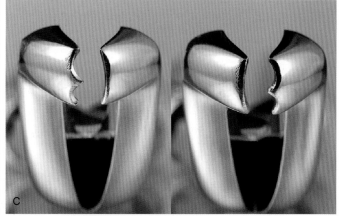

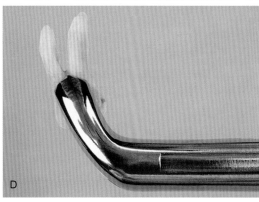

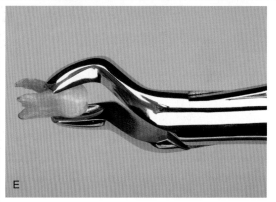

图 7.46 （A）53L 号牙钳的顶面图。（B）53L 号牙钳的斜面图。（C）钳喙：右，53L 号；左：53R 号。（D，E）53L 号牙钳适用于上颌磨牙

第 88 号左、右牙钳展示了设计上的变化，它们具有更长、更突出的尖嘴形结构（图 7.47），对牙冠严重龋坏的上颌磨牙特别有用，突起的尖喙可伸入深面的根分叉包绕牙，主要缺点是会挤压牙槽嵴。如果用于完整牙的拔除，在没有特别小心并适当挺松的情况下，使用该钳会使大块颊侧牙槽骨板折断。

有时，上颌第二磨牙和萌出的第三磨牙具有单个圆锥形根。在这种情况下，使用具有宽而光滑钳喙且钳柄偏移的牙钳会比较有用。210S 号牙钳展示了这种设计（图 7.48）。在偏置磨牙钳上的另一个设计上的改变是具有非常窄的喙，这类牙钳主要用于拔除破碎的上颌磨牙根，但也可以用于拔除狭窄的前磨牙和下切牙。因此，这些 65 号牙钳也被称

为根尖钳（图 7.49）。

150S 号钳是 150 号钳的一个小型版，可用于拔除乳牙（图 7.50），这些牙钳非常适合所有上颌乳牙，能够作为通用乳牙钳。

下颌牙钳

拔除下颌牙的牙钳，可用于切牙、尖牙和前磨牙的单根牙及磨牙的双根牙。拔除单根牙最常用的牙钳是下颌通用钳，或 151 号牙钳（图 7.51）。这些牙钳的钳柄形状与 150 号牙钳类似，但是钳喙向下，便于拔除下牙；此外，钳喙光滑而狭窄，仅在尖端可以接触，这样可以使钳喙紧贴牙颈线并夹住牙根。

针对下颌前磨牙，151A 型牙钳进行了轻微改进（图 7.52），这些牙钳不宜用于其他下颌牙，因

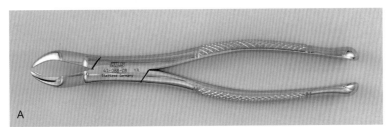

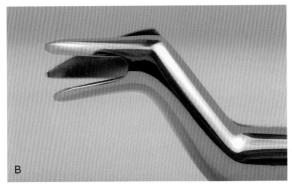

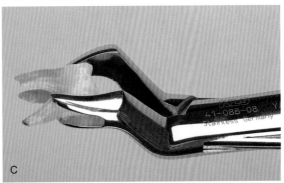

图 7.47 （A）88L 号牙钳的顶面图。（B）88L 号牙钳的侧面图。（C）88R 号牙钳适用于上颌磨牙

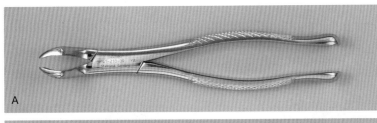

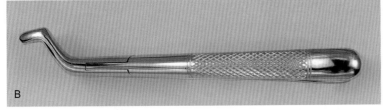

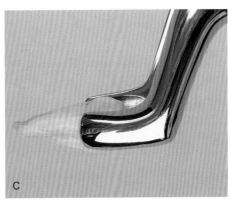

图 7.48 （A）210S 号牙钳的顶面图。（B）210S 号牙钳的侧面图。（C）210S 号牙钳适用于上颌磨牙

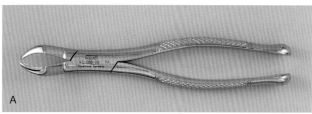

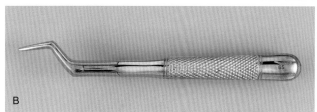

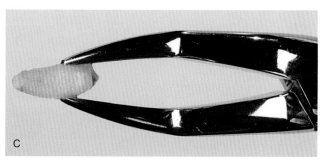

图 7.49 （A）65 号牙钳的顶面图。（B）65 号牙钳的侧面图。（C）65 号牙钳适用于断根

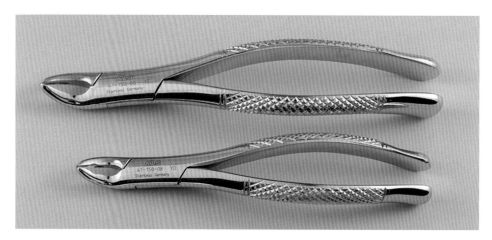

图 7.50 150S 号牙钳（下）是 150 号牙钳（上）的小型版，用于乳牙拔除

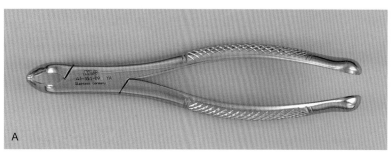

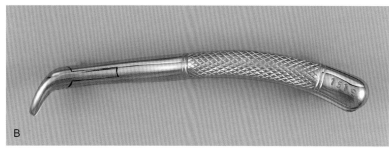

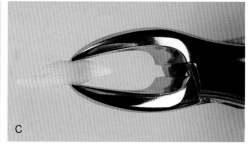

图 7.51 （A）151 号牙钳的顶面图。（B）151 号牙钳的侧面图。（C）151 号牙钳适用于下颌切牙

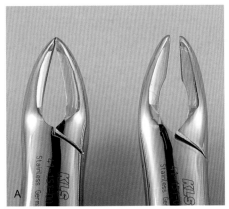
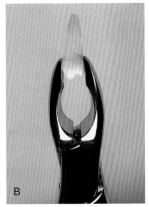

图 7.52 （A）与 151 号牙钳相比，151A 号牙钳钳喙平行但不能很好地贴合大多数牙根部。（B）用 151A 号牙钳夹持下前磨牙，图中显示钳喙尖端与牙根的贴合紧密度不足

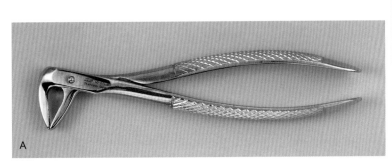
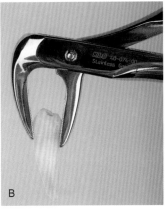

图 7.53 （A）英式牙钳的顶面图。（B）英式牙钳适用于下前磨牙

为其形状阻碍了与牙根部的贴合。

英式垂直关节牙钳可用于下颌单根牙（图7.53），这些牙钳可以产生很大的力量。除非格外小心，否则使用此器械会导致根折的发生率更高。

下颌磨牙具有分叉双根，要求使用在解剖上贴合牙的牙钳。由于根分叉位于颊舌两侧，因此与上颌需要左右配对的磨牙钳不同，下颌两侧仅需单把牙钳。

常用的下颌磨牙钳是 17 号牙钳（图 7.54），这些牙钳通常是直柄式，钳喙倾斜向下，钳喙中心有突出的尖端，可伸入下颌牙的根分叉处；钳喙其余部分能够很好地贴合根分叉的侧面。17 号牙钳由于尖端比较尖锐，因此不能用于具有融合、圆锥形根的磨牙，为此，需要使用 151 号牙钳。

下磨牙钳的一个主要设计变化是 87 号牙钳，即所谓的牛角钳（图 7.55）。这些器械设计有 2 个突出的粗大的尖喙，可以进入下颌磨牙的根分叉处。在将下牙钳固定在正确位置后，通常轻轻上下晃动钳柄，同时将牙钳的钳柄握紧，将牙抬起；当钳喙被挤入根分叉处时，利用颊侧和舌侧骨板作为支点，渐渐将牙挤压出牙槽窝。与英式牙钳一样，如果手术医师在磨牙脱离牙槽窝时不能正确控制牙钳，则牛角钳的不当使用会增加不良后果的发生，如牙槽骨折断或上颌牙损伤。因此，初学者应谨慎使用牛角钳。

151 号牙钳也适用于乳牙拔除，而 151S 牙钳的设计与 151 牙钳基本相同，但按比例缩小以适应乳牙，因此足以拔除所有的下颌乳牙（图 7.56）。

器械托盘系统

许多口腔科医师发现，应用托盘，将在特定步骤使用的器械集合到一起很实用。标准的成套器械包装在一起，消毒，然后在手术时打开使用。典型的基本拔牙包括 1 只局麻注射器、1 个针头、1个局麻药筒、1 个 9 号骨膜剥离器、1 把根尖刮匙、

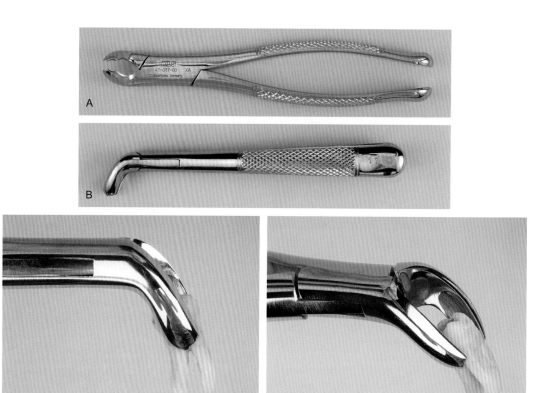

图 7.54 （A）17 号磨牙钳的顶面图。（B）17 号磨牙钳的侧面图。（C，D）17 号牙钳适用于下颌磨牙

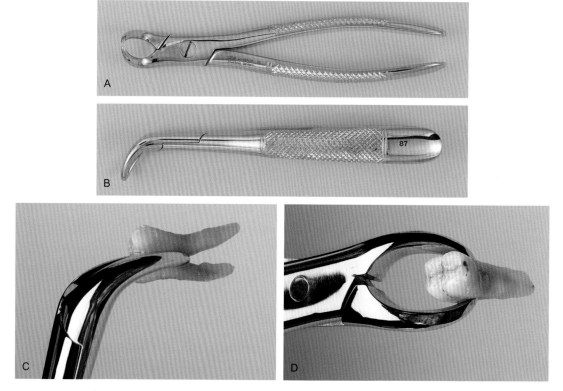

图 7.55 （A）87 号牛角钳的顶面图。（B）牛角钳的侧面图。（C，D）牛角钳适用于下颌磨牙

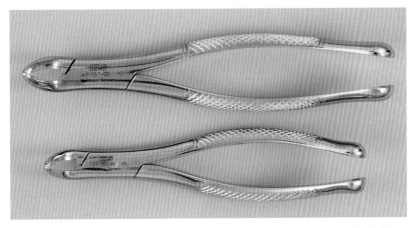

图 7.56 151S 号牙钳（下）是 151 号牙钳（上）的小型版，用于拔除乳牙

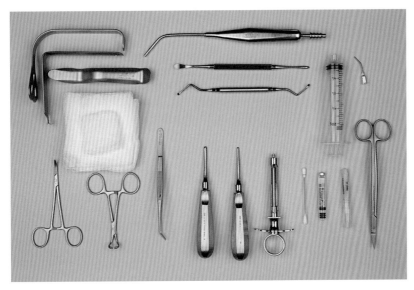

图 7.57 基本的拔牙托盘

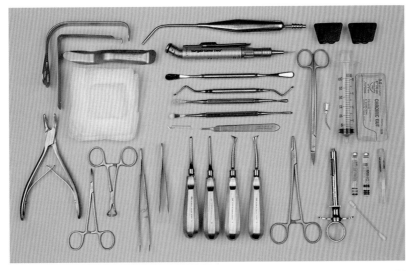

图 7.58 手术拔牙托盘包括必要的器械，可用来剥离软组织瓣、去骨、切断牙、取根和缝合组织瓣至原位

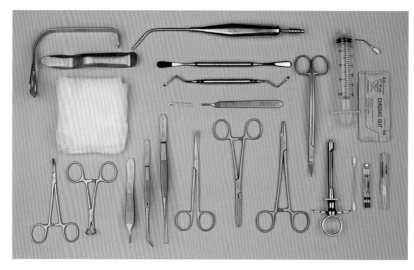

图 7.59   活检托盘包括切取软组织样本和缝合伤口所需的器械

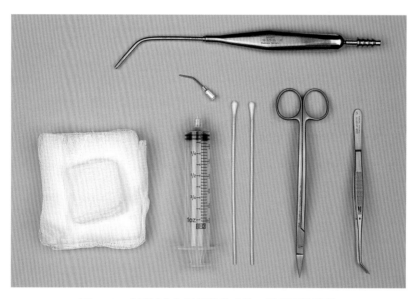

图 7.60   术后托盘包括拆线和冲洗口腔所需的器械

大（小）号的直挺、1 对 College 钳、1 把弯止血钳、1 把巾钳、1 个 Austin 或 Minnesota 拉钩、1 个吸引器头和 2 英寸 ×2 英寸或 4 英寸 ×4 英寸的纱布（图 7.57）。所需的牙钳将在托盘打开后添加到该托盘中。

用于手术拔牙的托盘除包括基本拔牙托盘中的物品外，还有持针器、缝线、线剪、刀柄和刀片、Adson 组织镊、骨锉、舌拉钩、Cryer 剥离器、咬骨钳及机头和钻针（图 7.58）。这些器械可进行软组织的切开和剥离、去骨、切割牙、去除牙根、清创及缝合软组织。

活检托盘包括基本托盘（小剥离器）、刀柄、刀片、持针器、缝线、线剪、组织剪、Allis 组织钳、Adson 组织镊和弯止血钳（图 7.59），应用这些器械能够切开和分离软组织标本，并用缝线缝合伤口。

术后托盘中有冲洗手术部位和拆线的必要工具（图 7.60），托盘通常包括剪刀、College 钳、冲洗注射器、棉棒、纱布和吸引器头。

可以将手术器械放在平坦的托盘上，用灭菌纸包裹并进行灭菌。准备使用时，将托盘带进手术室，并以保持器械无菌的方式打开，然后从托盘中取出、使用器械。需要一个大的高压灭菌锅消毒托盘。

此外，可以使用金属盒代替托盘。虽然金属盒更加坚实，但也必须用灭菌纸包裹。

（张世周 译）

第 8 章
常规牙拔除术的原则
Principles of Routine Exodontia

James R. Hupp

牙拔除术是手术原则和基本物理力学的结合。如正确应用了这些原理，即使人力气不大，通常也可以将牙从牙槽突中拔除，且没有不利影响或后遗症。本章介绍了简单牙拔除有关的手术原则和力学原理。另外，对使用特定器械拔除特定牙的技术进行了详细描述。由于完全萌出牙的冠已经离开骨组织，所以拔牙的关注重点是牙根拔除。遵循此概念可以防止手术医师过度关注使用牙冠上的力来拔牙，忽略这个概念通常会导致牙冠或根的折断及根周围骨的折裂。

正确的拔牙无须过大的力量，相反，可通过技巧来正确完成。拔除一颗已萌出牙需要使用可控的力，这样牙才不会从骨组织上牵拉出，而是从牙槽窝中轻轻抬起。在拔牙前计划中，需要预先评估拔除特定牙的难度。如果该评估使手术医师相信拔牙困难程度会很高，或者如果最初的尝试拔牙证实了这一点，则应采取审慎的手术方法，而不是过度使用蛮力。过度用力可能会损伤局部软组织并破坏周围的骨和牙，造成牙冠折裂，通常使拔牙比原本的处理要变得困难得多。此外，牙拔除过程中的过大用力和仓促鲁莽行为，也会加剧患者术中和术后的不适和焦虑感。

术前医学评估

在进行术前患者评估时，对患者身体状况的外科检查至关重要。患者可能有各种各样的健康问题，在安全进行手术前，需要通过治疗进行改善或药物进行控制。需要采取特殊措施来控制出血、减少感染或预防医疗意外。这些内容在第 1 章中进行了详细讨论，其中包括因医疗管理而更改手术治疗的详细内容。

拔牙适应证

拔除牙的原因很多。本部分内容讨论各种牙拔除的一般适应证，但这些适应证仅用作指导，并非绝对的原则。

龋齿

牙严重龋坏而无法修复，可能是拔牙最常见、最广为接受的原因。牙龋坏程度以及判断牙有无保留价值，需要医师和患者之间达成共识。有时，治疗严重龋齿的复杂性和所需花费，也可以使拔牙成为一个合理的选择。以上观点，在可靠的种植牙修复技术的成功应用后，变得尤其正确。

牙髓坏死

拔牙的第 2 个理由是存在牙髓坏死或不可逆牙髓炎，且已不适合牙髓治疗。这可能是因为患者拒绝行牙髓治疗或牙根管弯曲、钙化且无法进行标准牙髓治疗而导致的。在这类一般适应证中，还包括进行了牙髓治疗但未能缓解疼痛或引流不畅，且患者不愿再次进行治疗的牙。

牙周病

严重且广泛的牙周疾病，是导致牙拔除的常见原因。如果严重的成人牙周炎已经存在了一段时间，会出现过度骨吸收和牙不可逆性松动。在这些情况下，应拔除过度松动的牙。同样，持续的牙周骨丧失，可能会危及种植体直接植入的机会。因此，在牙变成中、重度松动之前，拔牙也是明智的选择。

正畸原因

对于即将进行正畸矫正的患者，因为牙列拥挤及牙弓长度不足，需要拔牙以提供牙对齐的空间。

最常拔除的牙是上、下颌前磨牙，但出于相同的原因，有时可能需要拔除下颌切牙。如果不是拔牙的手术医师而是其他人制订的拔牙计划，操作时应格外小心，应进行双重检查，以确保拔牙的必要性及所拔牙位正确。

错位牙

在部分情况下，异位或错位牙可能是拔牙的适应证。如果它们使软组织受损伤，并且不能通过正畸治疗恢复正常位置，则应将其拔除。最常见的一个例子是上颌第三磨牙，在严重的颊向萌出后会引起溃疡和颊部软组织创伤。另一个例子是由于对颌牙丢失后，对应牙过度伸长造成错位。如果在对侧牙弓中进行义齿修复，则过度伸长的牙可能会干扰完整修复体的结构。在这种情况下，应考虑将错位牙拔除。

折裂牙

牙冠裂或根折是拔牙的一个不常见的适应证。折裂牙可能会使患者很痛苦，并且通过保守方法一般无法控制。折裂牙往往在过去进行过牙髓治疗，使牙冠和牙根变脆并且难以拔除。

阻生牙

阻生牙应考虑拔除。对于明显由于空间不足、相邻牙的干扰或其他原因导致无法正常萌出且无法建立功能性咬合的阻生牙，则应考虑手术拔除。有关此主题更详尽的讨论，请参见第 10 章。

多生牙

多生牙通常是阻生的，应予以拔除。多生牙可能会干扰替代牙的萌出，并有可能导致替代牙吸收和移位。

病变区域的相关牙

病变区域涉及的牙可能需要拔除，该类型在牙源性囊肿中很常见。在某些情况下，牙可以保留并进行牙髓治疗。但是，如果必须进行病变部位完整切除，保留牙会影响完整手术切除，则应拔除受累牙。

放射治疗

对于即将接受放射治疗的口腔癌、头颈癌患者，应考虑拔除放射野中的牙，特别是存在某种病变的牙。但是，其中许多牙经过适当处理后都可以保留。有关放射治疗对牙和颌骨的影响的详细讨论，请参见第 19 章。

颌骨骨折累及牙

下颌骨或牙槽突骨折患者，有时必须拔掉牙。在某些情况下，骨折线上涉及的牙可以保留，但是如果牙受伤、感染，或从周围骨组织中严重脱位及干扰骨折的完全复位和固定，通常需要将其拔除。

经济问题

拔牙的最后一个适应证与患者的经济状况有关。如果患者不愿或无法在经济上支持牙保留，那么上文已经提到的所有拔牙适应证可能都会变得更加明显。患者无力支付治疗费用可能需要拔除牙，而且对于患者来说，种植牙通常可能比保留受损牙更节省费用。

拔牙禁忌证

即使既定的牙满足一个拔除要求，在某些情况下，由于其他因素或拔牙禁忌证，也不应拔除。这些因素类似适应证，在一定程度上是相对的。部分情况下，禁忌证可以通过额外的处理或治疗得到改善，从而可以进行指定的拔牙。但是，在其他情况下，禁忌证可能非常有意义，以至于在未采取特殊预防措施的情况下不得拔牙。通常，禁忌证分为两类：全身性和局部性，常规口腔手术的全身禁忌证在第 1 章进行了讨论。

局部禁忌证

拔牙严重的局部禁忌证依然存在，最重要、最关键的是癌症放疗史。在放疗区域进行拔牙可能会导致骨坏死，因此必须非常谨慎。详细论述见第 19 章。

位于肿瘤尤其是恶性肿瘤区域内的牙不应拔除。拔牙过程中可以播散肿瘤细胞，从而导致局部种植转移。

在下颌第三磨牙周围患有严重冠周炎的患者，除非冠周炎已治疗，否则不应拔牙。非手术治疗包括冲洗和拔除上颌第三磨牙，必要时拔除上颌第三磨牙可以减轻对下颌埋伏牙表面水肿软组织的刺激。此外，一些临床医师还会应用抗生素。如果在患有严重的冠周炎时拔除下颌第三磨牙，会增加并发症发生率。但是，如果冠周炎是轻度的，并且牙能够简单直接拔除，则可以立即拔牙。

最后，必须提及急性牙槽脓肿。一些前瞻性研究已经非常清楚地表明：尽早拔牙可以最迅速地解决牙髓坏死引起的感染，因此急性感染不是拔牙的禁忌证；然而，由于患者可能因牙关禁闭不能张大口，或者难以达到深度局部麻醉状态，所以拔除这种牙可能比较困难。如果手术路径和麻醉条件可以满足，则应尽快拔牙，否则应开始进行抗感染治疗并尽快制订拔牙计划。

拔牙的临床评估

在术前评估阶段，应仔细检查要拔除的牙，以评估拔除难度。各种因素必须详细检查，以做出适当的评估和治疗计划。

拔牙路径

术前评估中要检查的第一个因素是患者的开口度。任何限制张口的因素都可能影响手术医师进行局部麻醉或常规拔牙的能力。如果患者的开口严重受限，则手术医师应考虑采取手术方式拔除牙齿，而不是常规的牙挺松和牙钳拔除，这需要患者在深度镇静或全身麻醉下进行。另外，手术医师应查找开口受限的原因。最可能造成牙关紧闭的原因可能与咀嚼肌周围的感染、颞下颌关节（TMJ）功能紊乱和肌肉纤维化等相关。

应该检查牙弓内需要拔除牙的分布和位置。正常排列的牙可以正常放置牙挺和牙钳，然而，拥挤或错位的牙，可能难以将常用牙钳安放在牙上进行拔除。当拔牙路径成为问题时，可能需要使用不同的牙钳或采用手术方法。

牙活动度

术前应评估待拔牙的活动度。严重牙周病患者的牙，往往比正常牙的活动度更大。如果牙过度松动，则应考虑简单拔除，但是拔牙后软组织的处理可能会涉及更多（图 8.1A）。

应仔细评估活动度低于正常水平的牙，是否存在牙骨质增生或根部粘连。粘连通常会发生在被部分骨包绕的乳磨牙（图 8.1B），此外，偶尔可见在多年前做过牙髓治疗的死髓牙也会发生粘连。如果临床医师认为牙发生粘连，明智的做法是考虑手术拔牙，而不是利用牙钳拔除。牙骨质增生能造成球状根，对拔牙造成更多的挑战。

牙冠状况

拔牙前需对牙冠进行评估，检查牙冠中是否存在大的龋坏或修复体。如果牙冠的大部分已被龋病破坏，则拔牙时挤碎牙冠的可能性增加，从而导致拔牙难度更大（图 8.2）；同样，大块银汞合金修复体会导致牙冠变弱，修复体可能会在拔牙过程中碎裂（图 8.3）。另外，经牙髓治疗的牙会变得干燥且通常质脆，当施加力时容易碎裂。在这三种情况下，至关重要的是要尽可能挺松牙，然后牙钳尽可能朝根方放置，以便夹持住完整的牙根部而不是冠部。

如果待拔牙上有大量牙结石积聚，应在拔牙前用洁牙机或超声波清洁器清除牙上的积垢，原因是牙石会干扰牙钳的正确放置；一旦拔除牙，破裂的

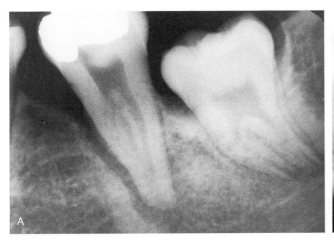
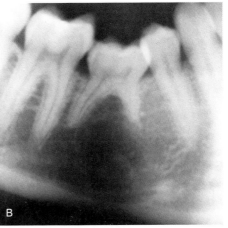

图 8.1 （A）患有严重牙周疾病的牙，其中包括骨丧失和牙周膜间隙增宽，这类牙很容易拔除。（B）滞留的下颌第二乳磨牙，替代牙缺失。磨牙被部分包绕，而根部粘连的可能性很大

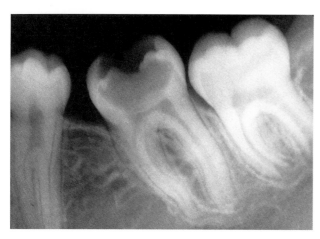

图 8.2　大面积龋坏的牙在拔除过程中可能会碎裂，使拔除更加困难

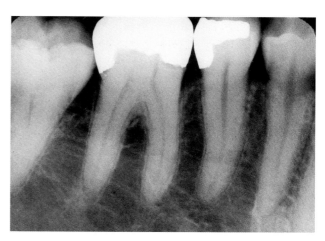

图 8.4　如果要拔除下颌第一磨牙，手术医师必须注意在使用牙挺或牙钳时，不要使第二前磨牙中的银汞合金碎裂

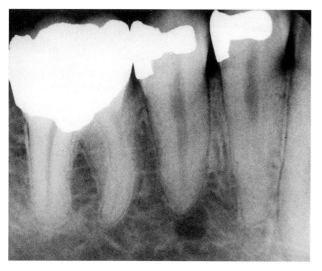

图 8.3　当用力拔除带有大量汞合金修复体的牙时，可能容易碎裂

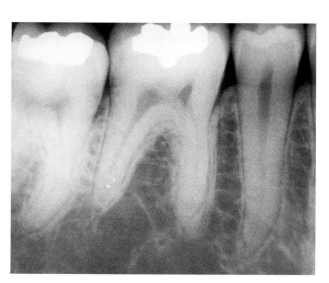

图 8.5　拔除下颌第一磨牙拍摄的曝光恰当的 X 线片

牙结石可能会污染空虚的牙槽窝。

　　手术医师还应评估相邻牙的状况。如果邻牙具有较大的银汞充填物或全冠，或者做过牙髓治疗，在使用牙挺和牙钳松动、拔除指定牙时，应记住需要对邻牙进行评估。如果邻牙的修复体较大，手术医师应格外小心地使用牙挺，因为修复体可能会断裂或脱落（图 8.4）。在手术前获得患者知情同意的过程中，应告知患者这些修复体可能受到损伤。

拔牙的影像学检查

　　对任何要拔除的牙，进行放射线拍摄都是非常必要的。通常，根尖片可以提供有关牙、牙根和周围组织大部分准确、详细的信息。全景片也经常使用，相对于萌出牙，全景片对于拔除阻生牙最有帮助。

　　为了体现 X 线胶片的最大价值，它们必须满足一定的标准；最重要的是 X 线胶片必须适度曝光，有足够的穿透性和良好的对比度；射线胶片或传感器应正确放置，以使所看到的牙冠、牙根所有部分都不会变形（图 8.5）。如果未使用数字成像，X 线胶片则必须恰当处理，要固定、晾干和装片良好，装裱胶片上应标明患者姓名和胶片曝光日期。X 线胶片装片时应按照美国口腔科协会（ADA）的标准方法，查看胶片应像看着患者一样，胶片上凸起的点应面向看片者。为描述当前情况，X 线胶片应该进行合理的更新。术前，拍摄日期超过 1 年以上的 X 线片，应重新拍摄。最后，在手术过程中，非数字 X 线胶片必须安放在手术医师可见的观片箱上；如果是数字图像，应能显示图像以便手术医师在拔牙中无须暂停或脱除手套就可以看到。已拍摄但在手术中无法观看的 X 线胶片，其作用将大打折扣。

应注意要拔除牙与相邻的已萌或未萌出牙之间的关系。如果拔除的是乳牙，则应仔细考虑其根与下方替换牙的关系，因为乳牙拔除可能会损伤或移动下方的牙；如果需要手术切除整个或部分牙根，则必须知晓与相邻牙根结构之间的关系；如有必要，去骨是明智的选择，但是特别重要的是如果邻根紧靠要拔除的牙根，操作时需务必小心。

与重要结构的关系

进行上颌磨牙拔除时，需注意磨牙根部与上颌窦底的接近程度。如果在上颌窦和磨牙牙根之间仅存在一层薄薄的骨组织，则拔牙时上颌窦穿孔的可能性会增加。因此，可以将手术治疗计划更改为开放式手术，在拔牙前将上颌磨牙根分成单独的根（图 8.6）。

下牙槽神经管可能邻近下颌磨牙牙根，尽管拔除已萌出牙很少会影响到下牙槽神经管，但是如果要拔除埋伏牙，则评估磨牙根与下牙槽神经管之间的关系会非常重要，因为拔除此类牙可能会损伤下牙槽神经管，并进一步导致对下牙槽神经的损伤（图 8.7）。在这些情况下，锥形束计算机体层扫描（cone-beam computed tomography，CBCT）图像通常会很有用。

下颌前磨牙拔除前的影像拍照应包括颏神经孔，如果需要手术翻瓣拔除前磨牙根，则手术医师必须知道颏神经孔所在的位置，以免翻瓣时损伤颏神经（图 8.8，另请参见图 8.3）。

牙根形状

对待拔牙进行影像学评估，非常有助于确定拔除难度。评估的第一因素是待拔牙的牙根数目，大多数牙具有典型的根数，在这种情况下，可以按常规计划方式进行手术，但是有些牙的牙根数目异常。如果在牙拔除之前知道牙根数量，可以对计划进行更改，以防止任何额外根断裂（图 8.9）。

手术医师必须知道牙根弯曲度和分叉程度，才能正确计划拔牙步骤。牙根的通常数目和平均尺寸可能差别很大，从而使根的总宽度变得非常宽，以至于无法用牙钳拔除。在牙根过度弯曲且分叉较宽的情况下，外科拔牙可能需要有计划地分割牙冠（图 8.10）。

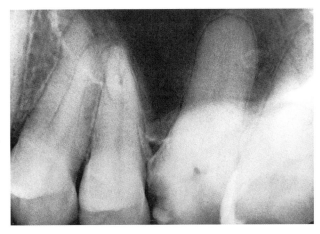

图 8.6 上颌磨牙紧邻上颌窦，上颌窦暴露的风险增加

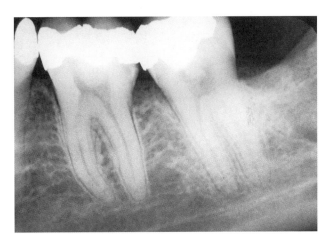

图 8.7 下颌磨牙靠近下牙槽神经管，第三磨牙拔除过程中最有可能导致神经损伤

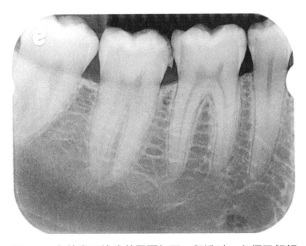

图 8.8 在前磨牙拔除前需要切开、翻瓣时，必须了解颏神经孔与根尖的关系。注意第二前磨牙根尖的射线透视区域，代表颏神经孔

必须考虑单根的形状。对于短而呈圆锥形的根，拔除往往比较容易。但是，对于严重且急剧弯曲，或者在根尖处呈钩形的长根则较难拔除。手术

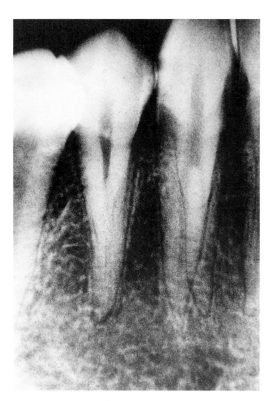

图 8.9 下颌尖牙有两个根，术前对这一情况的了解可以减少拔牙创伤

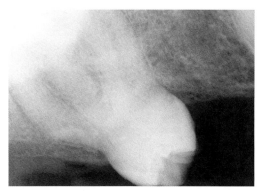

图 8.10 上颌第一磨牙的根分叉度很大，使拔牙更加困难

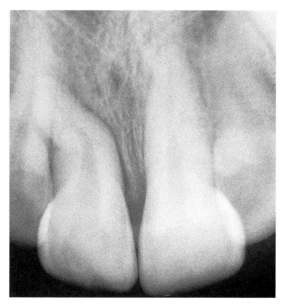

图 8.11 该牙根的弯曲度出乎意料。术前 X 线片可帮助手术医师更仔细地制订拔牙计划

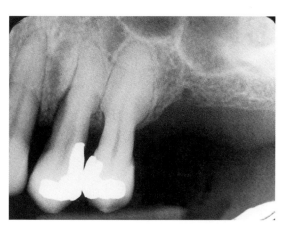

图 8.12 牙骨质增生增加了拔除的难度，因为牙根的根尖比颈端大，可能需要外科手术拔除

医师必须在术前了解牙根形状，以便充分制订手术计划（图 8.11）。

牙根的大小也必须评估。与长根牙相比，短根牙更容易拔除，但由于牙骨质增生形成的球状长根则更难拔除。应仔细检查老年患者的根尖 X 线片，以寻找是否发生牙骨质增生，因为该过程可能与衰老有关（图 8.12）。

手术医师应探寻龋齿是否延伸到根部。当用牙钳施加力时，根龋可能会显著削弱牙根强度，使其更容易断裂（图 8.13）。

牙根内或外吸收，都应通过 X 线片检查进行评估。像根龋一样，牙根吸收会削弱根部结构，使其更有可能断裂。在广泛牙根吸收的情况下，可以考虑手术拔牙（图 8.14）。

对先前进行过牙髓治疗的牙应该进行评估。如果牙在拔除前很多年曾行过牙髓治疗，则可能会出现粘连病变，且牙根变脆。这两种情况都是外科手术拔牙的适应证（图 8.15）。

周围骨组织状况

仔细检查根尖周 X 线片，可显示待拔牙周围的骨密度。射线可透性高的骨组织可能密度较小，这使得拔牙比较容易；但是，如果骨组织在放射学上似乎是不透明的，则提示骨密度增加，并且表明有致密性骨炎或其他硬化过程，拔牙就会更加困难。

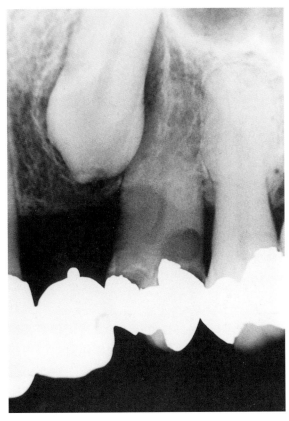

图 8.13　第一前磨牙的根龋使拔牙更加困难，因为牙很可能断裂。注意第二前磨牙的牙骨质增生

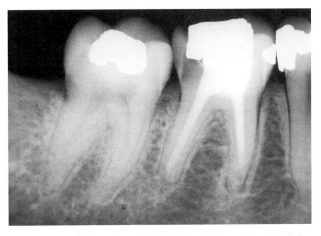

图 8.15　先前的牙髓治疗使牙变脆，因此，牙更难以拔除

对周围骨组织应仔细检查，以发现任何根尖病变。死髓牙可能有根尖周低密度放射影，提示有根尖周肉芽肿或囊肿。意识到这种病变的存在很重要，因为在手术时应将这些病变同时清除掉（图 8.16）。

患者和手术医师的准备

手术医师必须防止意外伤害，或将感染传给患者或自己。通用的预防指南指出：必须视所有患者有血液传播疾病，并可以传播给手术团队和其他患者。为防止这种传播，必须使用外科手套、外科口罩和带侧方保护的眼罩（有关详细讨论，请参见第 5 章）。此外，大多数官方建议手术团队穿长袖手术衣，当手术衣明显变脏时需进行更换（图 8.17）。

如果手术医师头发较长，则必须用发夹或其他固定装置将头发固定在位，并用手术帽盖住。无菌操作中的一个主要错误，是允许手术医师的头发悬垂在患者的脸上。

在患者进行手术前，最小限度地铺单是必要的。越过患者的胸部盖上无菌单，以减少污染的风险（图 8.17）。

拔牙前，一些手术医师建议患者用抗菌漱口液（如洗必泰）用力漱口，这样可以在一定程度上减少口腔中的细菌污染。但这对术后过程会产生什么影响，目前尚不清楚。

为了防止牙或牙碎片掉入患者口腔，并有可能被吞咽或吸入肺部，许多手术医师更倾向于将部分展开为 4 英寸 ×4 英寸的纱布，松散地放入患者口腔后部，这种口腔分隔物起着屏障作用，如果牙从牙钳上滑落，或在牙钳的压力下挤碎，将被纱布裹住而不被吞咽或吸入。手术医师必须小心，不要将

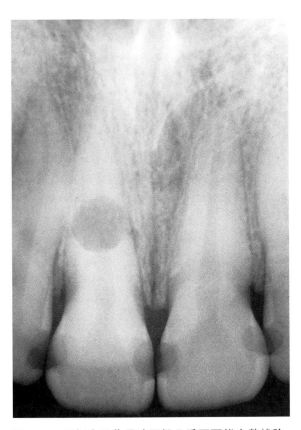

图 8.14　牙根内吸收导致牙根几乎不可能完整拔除，因为肯定会发生根的断裂

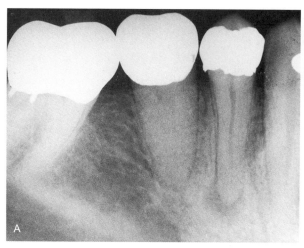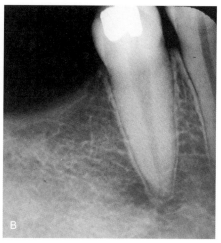

图 8.16 （A）根尖周低密度放射影。手术医师在拔牙前需意识到这一点，以便进行适当处理。（B）下颌前磨牙周围的根尖放射线透明影代表颏神经孔，手术医师需意识到这不是病理改变。图 B 有完整的硬骨板，而图 A 则没有

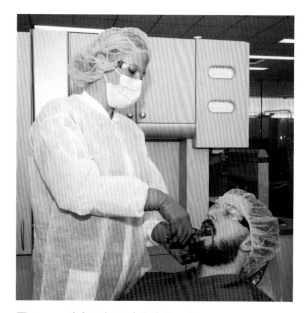

图 8.17　手术医师通过戴防护眼镜、口罩和手套进行手术准备。手术医师应短发或将头发用针别到后面，穿长袖工作服，每天更换，一旦弄脏应尽快更换。防水铺单对患者来讲更有帮助。

纱布放置得太靠后，以免触发恶心反应。手术医师应说明放置的目的，以便患者接受和配合，允许放置纱布。

拔牙椅位

　　患者、牙椅和术者的位置对于拔牙的成功完成至关重要。最佳位置为患者和手术医师都感到舒适的位置，使手术医师能够最大限度地控制力量，并通过牙挺、牙钳将力传递到患牙上。正确的位置，

可使手术医师将手臂靠近身体，并提供稳定性和支撑；还可使手术医师保持手腕足够笔直，以传递手臂和肩膀（而不是手指或手）的力量。因此，在面临突然失去牙根阻力或发生骨折时，可以有效地控制所传递的力。

　　口腔科医师通常在拔牙过程中站立，因此将首先描述站立医师的位置，稍后将介绍在坐位操作时所必需进行的改进。同样，该技术的描述适用于惯用右手（优势手）的术者。在各个象限操作时，左手手术医师的动作应为相反方向。

　　口腔科医师放置拔牙椅位所犯的最常见错误，是将拔牙椅放置过高，这迫使手术医师需在抬起肩部的情况下进行操作，从而难以以正确的方式将适当的力量传递到待拔牙上，这也使手术医师感到疲倦。另一个常见的位置问题，是口腔科医师倚靠在患者身上，并将他或她的脸靠近患者口腔。这不仅会干扰手术照明，使口腔科医师的后背、颈部变得僵硬，还会干扰口腔科医师身体其他部位的正确摆放。

　　拔除上颌牙时，椅子应向后倾斜，以使上颌咬合面与地面成约 60° 角，同时抬高患者的双腿，有助于提高患者的舒适度；椅子的高度，应使患者的口腔，等同或略低于术者的肘部高度（图 8.18）。如前所述，新手倾向于将椅子放置得过高。在上颌的右侧象限进行手术时，应将患者的头部充分朝术者的方向转动，以获得充分的操作空间和良好的术野（图 8.19）。拔除上颌牙弓前部的牙，患者应直视前方（图 8.20）；上颌牙弓左侧部分手术的位置与之相似，但患者的头部向术者稍微转动（图 8.21）。

　　拔除下颌牙时，应将患者置于更直立的位置，

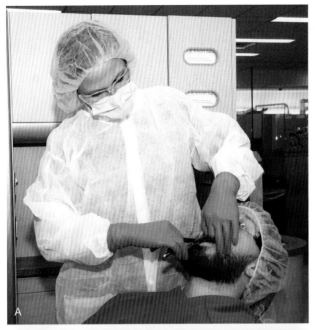

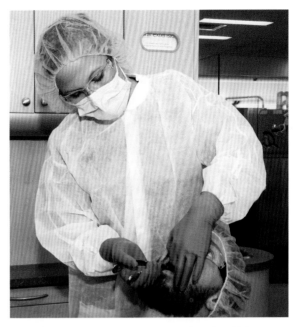

图 8.20　上颌前牙拔除，患者应直视前方

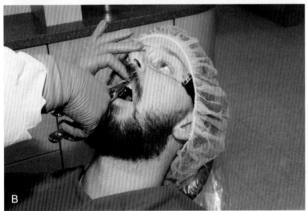

图 8.18　患者上颌牙拔除的姿势位。椅子向后倾斜，以使上颌咬合面与地面成约 60° 角。椅子的高度应确保患者的口腔高度略低于手术医师的肘部

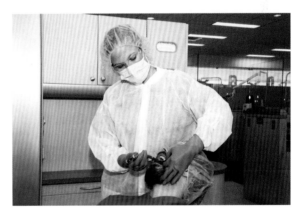

图 8.21　左上颌后牙拔除，患者头部略微转向术者

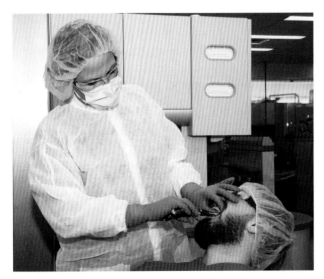

图 8.19　拔除上颌右侧象限中的牙，注意患者的头部应转向术者

以便在大张口时，咬合平面与地面平行（图 8.22）。当使用拔牙钳时，应使用适当大小的咬合垫来稳定下颌骨。即使手术医师会支撑下颌骨，但咬合垫提供的额外支撑，仍会减少传递到颌骨的压力，并使患者咀嚼肌得到休息。应注意避免使用太大的咬合垫，因为大的咬合垫会过度拉伸 TMJ 韧带，引起患者不适。即使在成人，典型的小儿咬合垫也是最佳选择。

在拔除右下颌后牙的过程中，应将患者的头部尽可能转向手术医师，以使下颌有足够的操作空间，手术医师保持正确的手臂和手部位置（图 8.23）。当在下颌骨的前部区域拔牙时，手术医师应位于患者一侧（图 8.24 和图 8.25）。在左下颌后方区域进行手术时，手术医师应移至患者一侧，但患者的头部不应大幅度地面向手术医师（图 8.26）。

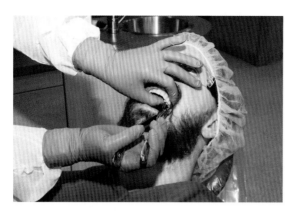

图 8.22　拔除下颌牙时，患者应更加直立，以使张口后的下颌咬合面平行于地面，椅子的高度也较低，以使术者的手臂伸直

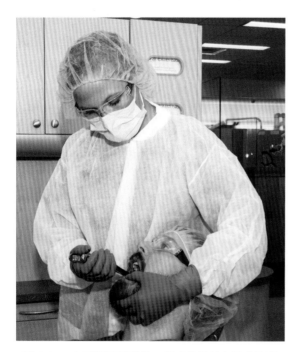

图 8.23　右下颌后牙拔除，患者头部转向手术医师

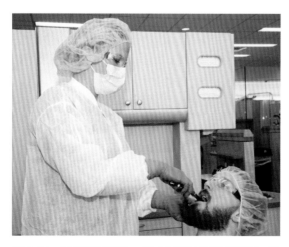

图 8.24　下颌前牙拔除，手术医师站在患者侧面，患者前视

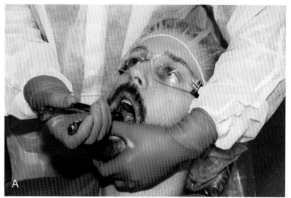

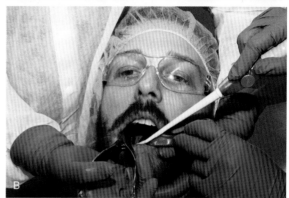

图 8.25　当使用英式牙钳拔除下颌前牙时，患者头部面向正前方

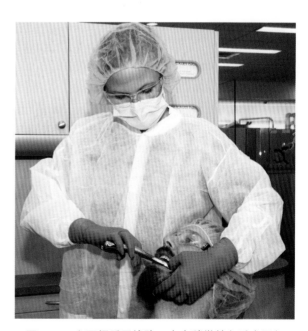

图 8.26　左下颌后牙拔除，患者稍微转向手术医师

有些手术医师偏爱从后位接近上、下颌牙，这样可使其左手更好地支撑住下颌骨，但这要求牙钳反握，并且手术医师必须以倒置视角观察手术野。手术医师的左手需绕过患者的头部并扶住下颌骨。常规患者后位的方法见图 8.27 和图 8.28，

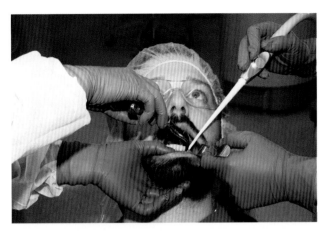

图 8.27　患者后位的方法拔除左下颌后牙，这样可使手术医师处于舒适、稳定的位置

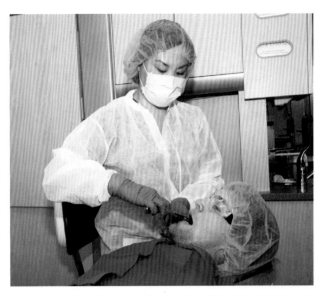

图 8.29　手术医师采取坐位时，患者椅位应尽可能低，以使口腔平行或低于手术医师肘部的高度

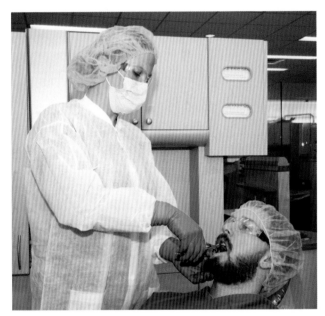

图 8.28　患者后位的方法拔除左下颌后牙，手术医师的左手位于牙钳下方

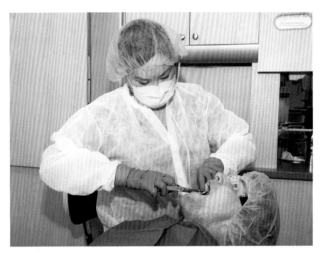

图 8.30　拔除上颌牙时，患者倾斜约 60°，手和牙钳的位置与站立时位置相同

注意手术医师的右臂需紧贴身体，从而增加手臂力量。

　　如果手术医师在拔牙时采取坐位，则必须进行多个调整。上颌牙拔除时，将患者置于半斜卧位，类似于手术医师站立时所取的位置，但患者并不会过度倾斜，因此，上颌咬合面不会像在手术医师站立时那样垂直于地面。患者应尽可能降低，以使其口腔水平尽可能接近手术医师的肘部（图 8.29）。拔除上颌前牙及后牙时，手臂与手的位置类似于站立时拔除相同牙的位置（图 8.30）。

　　当手术医师站立时，为了拔除下牙弓的牙，患者椅位比拔除上颌牙时直立一些。手术医师可以从患者的前面（图 8.31 和图 8.32）或后面（图 8.33

和图 8.34）操作。当使用英式牙钳时，手术医师的位置通常在患者的后面（图 8.35）。应该注意的是，手术医师和助手的手和手臂位置与手术医师站立时的位置相似。

拔牙的机械原理

　　从牙槽突拔除牙，需要使用以下机械原理和简单机械：杠杆、楔及轮轴。

　　牙挺主要作为杠杆使用。杠杆是通过一个长的杠杆臂和一个短的作用臂产生的机械放大作用，将适度的力传递到较小的运动中，以抵消较大阻力（图 8.36）。杠杆使用的一个例子，是将 Crane 挺插

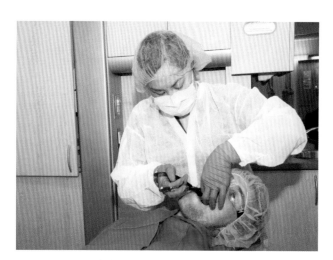

图 8.31 拔除上颌牙，术者可以手下位握住牙钳

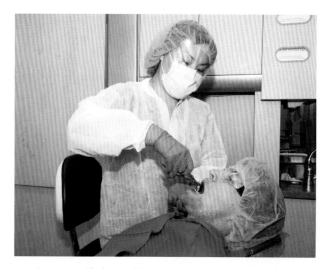

图 8.32 拔除下颌前牙，术者可以手上位握住牙钳

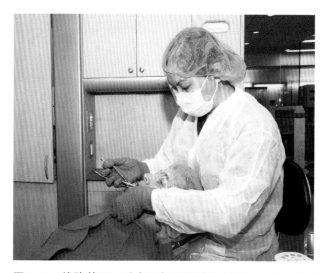

图 8.33 拔除前牙，手术医师可移到患者后方，以便用另一只手支撑患者的下颌骨和牙槽突

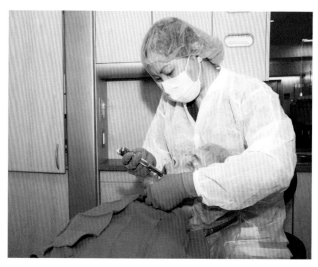

图 8.34 可以采用患者后方位拔除下颌后牙，为实现最大程度的控制，需将手术医师的手置于牙钳下方

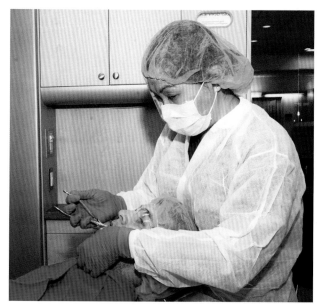

图 8.35 当使用英式牙钳时，首选在患者身后位

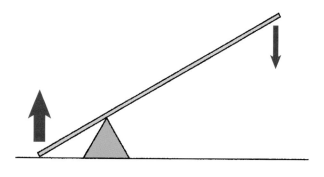

图 8.36 第一级杠杆将小的力量和大幅运动转换为小幅运动和大的力量

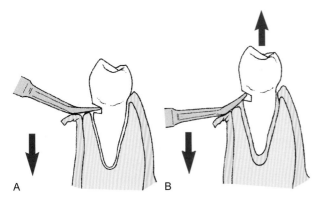

图 8.37　在拔除下颌前磨牙时，在牙上制备挺点，产生第一级杠杆作用。当将 Crane 挺插入挺点并且向根尖方向按压挺柄时（A），牙将被以颊侧牙槽骨为支点从牙槽窝中向殆方挺出（B）

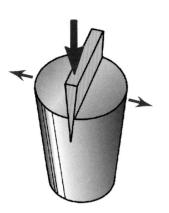

图 8.38　楔可用来扩展、劈开，并占据原物的部分间隙

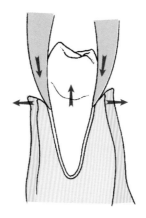

图 8.39　牙钳的钳喙起到楔的作用，用来扩张牙槽骨并使牙向殆向脱位

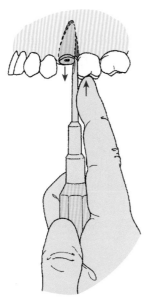

图 8.40　小的直挺用作楔，通过在牙周膜间隙内向根尖方向插入牙挺，将牙根从牙槽窝中挤出

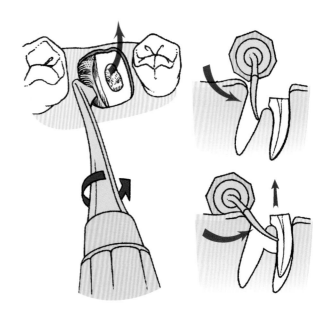

图 8.41　三角形牙挺以轮轴机械原理，从牙槽窝中挺出牙根

入到牙上的挺点，然后挺出牙（图 8.37）。

第二个有用的简单器械是楔（图 8.38），以几种不同的方式用于拔牙。首先，拔牙钳的钳喙顶端通常狭窄，顶端向上逐渐变宽。使用牙钳时应有意识地尝试将牙钳的尖端压入牙槽骨顶的牙周膜间隙，这样可利用牙根作为楔子来扩骨；而将牙钳的喙尖压向根尖方向时，将有助于牙从牙槽窝中脱出（图 8.39）。楔形原理在直牙挺将牙从牙槽窝中拔除时也很有用，小的牙挺被楔入牙周膜间隙，使牙根移向咬合面并从牙槽窝中挤出（图 8.40）。

拔牙的第三个有用的机械是轮和轴，最能用来说明的是三角形或长三角旗形的牙挺。当多根牙在牙槽骨中遗留一个牙根时，将三角旗形牙挺（如 Cryer 挺）放置在牙槽窝中旋转，然后利用手柄作为轴，三角形牙挺的尖端作为轮，可将牙根从牙槽窝中挺出（图 8.41）。

牙挺和牙钳的使用原则

从牙槽突中拔牙的主要工具是牙挺和拔牙钳。牙挺有助于牙的松动，而拔牙钳则通过扩骨和破坏牙周附着来继续这一拔除过程。使用牙钳的目的有三方面：①通过利用牙钳的楔形钳喙及其摇晃使牙活动，扩大牙槽窝。②扭转圆锥形牙根以破坏牙周韧带。③从牙槽窝中拔除牙。

牙挺由挺柄、挺杆和挺刃组成。牙挺的挺柄通常与挺杆成一直线，挺柄逐渐加大以使其可以握在手掌中。牙挺也可以有扁平面，利于手指抓持以帮助把控牙挺；挺柄也可以设计为与挺杆垂直（横杆式牙挺），挺杆连接挺柄和挺刃。牙挺刃可以是直的、三角形的（Cryer 挺）、弯曲的（Potts 挺）或尖头的（Crane 挺）。

牙钳可以施加 5 种主要运动方式来使牙松动。首先是根尖向压力，可达到 2 个目的：①尽管牙在根尖方向上的移动最小，但由于将钳喙向下插入牙周膜间隙使牙槽间隙扩大（图 8.42），因此，牙钳对牙上的根尖向压力会导致骨扩张。②根尖向压力

的第二个目的是使牙旋转中心向根尖方向移动，由于牙的移动是基于放置在其上的牙钳的力量，因此牙钳变成了扩张器械。如果支点很高（图 8.43），施加在牙根尖区的力量变大，会增加根折的概率。但如果将牙钳钳喙压入牙周膜间隙，旋转中心会向根尖方向移动，会导致在牙槽嵴顶部产生更大的扩张动度，而使根尖向舌侧移动的力减小（图 8.44），整个过程降低了根尖折裂的概率。

牙钳施加的第二个主要压力或运动是颊向压力。颊向压力会导致颊侧骨板扩张，尤其是在牙槽嵴顶部（图 8.45）。尽管颊向压力会在牙槽嵴的顶

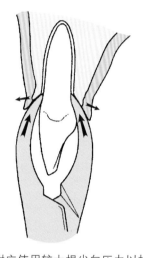

图 8.42　拔牙钳应使用较大根尖向压力以扩张牙槽嵴顶部位的骨质，并尽可能使旋转中心远离根尖向

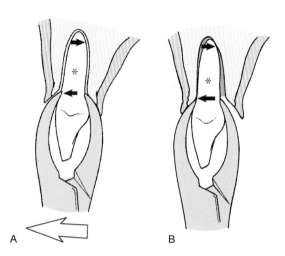

图 8.44　（A）如果将牙钳根尖向放置，则旋转中心（星号）会向根尖移动，并且对根尖产生较小的压力。（B）以上操作会导致颊侧骨皮质扩张更大，根尖端活动减少，因此牙根折断概率减少

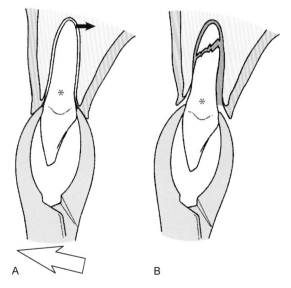

图 8.43　（A）如果旋转中心（星号）离根尖太远，靠近咬合方向，将导致牙根尖过度运动。（B）由高位旋转中心引起的根尖过度运动，导致根尖断裂

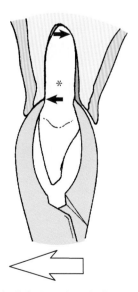

图 8.45　对牙施加的颊向压力，会使靠近牙槽嵴的颊侧骨皮质板扩张，也会在根尖部出现舌向扩张。星号标注为旋转中心

部产生扩张力，但需要重点记住的是，其也会引起舌侧根尖压力。因此，过大的力可能会使颊侧骨板折裂或引起根尖部断裂。

第三个是舌向或腭向压力，类似于颊向压力，其目的是使舌侧骨板扩张，同时避免对颊侧根尖骨施加过大的压力（图 8.46）。由于在口腔后部区域，舌侧骨板往往比颊侧骨板厚，因此限制了骨的扩张。

第四个是旋转力，顾名思义，就是使牙旋转，从而导致牙槽窝内部扩张和牙周膜撕裂。对于单个圆锥形根的牙（如切牙、尖牙和下颌前磨牙）和根部不弯曲的牙，最适合通过旋转脱位（图 8.47）；而对于不是圆锥形根或具有多个根的牙，尤其是弯根，在这种压力作用下则容易断裂。

最后，一旦获得足够的骨扩张，就可使用牵引力将牙从牙槽窝中移出。如前所述，切勿从牙槽窝内牵拉出牙，牵引力应在拔牙过程的最后阶段使用，并且应轻柔（图 8.48）。如果需要用力过大，则应采取其他措施增加牙根动度。

总之，可以使用各种力来拔除牙。无论何时，只要牙钳适合牙，施加强大的根尖向力总是有用的。大多数牙可通过颊向力和舌（腭）向力的组合拔除。由于上颌颊侧骨板通常较薄，而腭侧则是较厚的骨皮质，因此，上颌牙通常利用较大的颊向力和较小的腭向力拔除。在下颌骨，从中线向后到磨牙区，颊侧骨板较薄，因此，切牙、尖牙和前磨牙的拔除主要采用持续、较大的颊向力和较小的舌向

力。如前所述，旋转力对于圆锥形根且在根端没有严重弯曲的单根牙很有用。上颌切牙，特别是中切牙和下颌前磨牙最适合使用旋转力。

闭合式拔牙步骤

拔除萌出牙根可以使用以下 2 种主要方法的 1 种：闭合式或开放式。闭合式方法也称为常规技术，而开放式方法也称为手术技术或组织瓣技术。本部分内容讨论闭合式拔牙方法，第 9 章将讨论开放式（手术）方法。

闭合式方法是最常使用的技术，几乎每次拔牙都被优先考虑使用。而当临床医师认为需要大力拔除牙或牙冠大部缺失或被组织覆盖时，以及因牙冠脆弱而难以接近牙根部时，需用开放式方法。

在任何情况下，正确使用的拔牙方法都应该是无创拔牙，错误的方法通常会导致过度创伤和拔牙时间延长。

无论选择哪种技术，良好的拔牙均应遵循的 3 个基本要求是一致的：①手术区域的充分进入和良好的手术视野。②拔牙需要的畅通路径。③使用控制力松动和拔除牙。

为了将牙从牙槽窝中拔除，通常需要扩张牙槽骨壁以使牙根顺利移出，并且有必要撕裂将牙固定在牙槽窝中的牙周韧带纤维。可以将牙挺、牙钳作为有稳定增力的杠杆和楔，以达到这 2 个目的。

闭合式拔牙程序分为 5 个常规步骤。

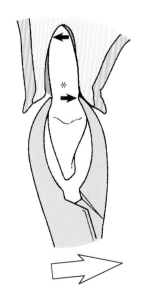

图 8.46　舌向压力将在牙槽嵴区域扩张舌侧骨皮质板，并在根尖部出现轻微的颊向扩张。星号标注为旋转中心

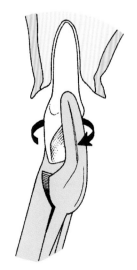

图 8.47　旋转力对于圆锥形根的牙（如上颌切牙和下颌前磨牙）拔除很有用

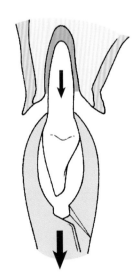

图 8.48　牵引力对于最终从牙槽窝中移出牙很有用，这些操作的用力应该始终很小，因为牙不是通过暴力牵拉出来的

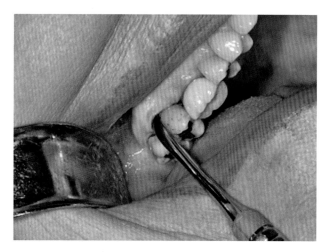

图 8.49　骨膜剥离器用于松弛牙和牙间乳头的牙龈附着（由 Edward Ellis Ⅲ博士提供）

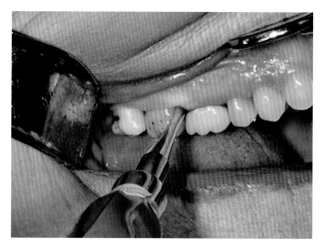

图 8.50　小的直牙挺在乳头剥离后垂直于牙插入（由 Edward Ellis Ⅲ博士提供）

步骤 1，包括松解附着于牙颈部的软组织。通过闭合式拔牙方法拔除牙的第一步，是利用锋利的器械，如手术刀或 9 号骨膜剥离器的尖端，松解牙周围的软组织（图 8.49）。松动牙上的软组织的目的有 2 个：①首先，可让手术医师确认已完成深度麻醉。完成此步骤后，口腔科医师会告知患者手术即将开始，第一步是将软组织从牙上分离，操作时患者会感觉到轻微压力，但如果深度局部麻醉起效后，则不应有尖锐或不适感觉；然后，手术医师开始软组织松解过程，开始时动作轻柔，随后增加力量。②软组织松解的第二个原因，是允许牙挺和拔牙钳能够安置在更朝向根尖的方向，而不会受到牙龈的干扰或影响。软组织从牙面上松解，只是轻微剥离，增加了龈沟的宽度，使钳喙的倾斜尖端更容易进入。邻牙的龈乳头也应剥离，以避免在直挺插入时造成损伤。

步骤 2，是利用牙挺挺松牙。通常是使用直牙挺开始松动牙。在大多数情况下，由于手术入路困难及作用有限，从牙根舌侧或腭侧插入牙挺会受到限制，所以应该在牙根的近中和远中颊侧挺动牙。切勿沿颊侧骨板挺动，因为很容易发生骨折或手术医师因力量失控而造成软组织损伤。

需要牙槽骨扩张及牙周韧带撕裂等多种方式使牙脱落。剥离牙间龈乳头后，将直挺垂直于牙插入牙间隙（图 8.50~图 8.52），并移动使挺刃朝向根尖方向；然后将牙挺以较小的动作幅度来回旋转，同时施加根尖向压力，以将挺刃推进牙周膜间隙。最初应使用带有小刃的直挺，一旦观察到牙有动度，就应插入较大型号的直挺并以类似方式操作。如果牙完整，并且前后的牙都很稳固，则直牙挺能获得

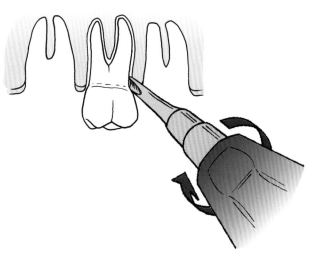

图 8.51　转动小型直牙挺的手柄，使挺刃的侧缘向殆向转动，手柄向根尖向移动，以帮助挺松牙

的总动度将很小；如果患者待拔牙的后面没有邻牙，或者待拔牙残缺到一定程度，以致牙冠不能限制牙活动，或者邻牙也计划同期拔除，则该步骤在这些情况下的用处会更大。

使用直牙挺在挺松牙时应格外小心，过大的力量会损伤甚至松动与待拔牙相邻的牙，如果邻牙具有较大的修复体或龋齿病变，则更是如此。这是挺牙过程的第一步。接下来，将小而直的牙挺沿近颊线角插入牙周膜间隙，牙挺在前后反复旋转的同时向根尖推进，从而在其向根尖推进时通过楔力作用使牙脱位，牙挺同样也可在远颊线角处进行类似动作。当小型直挺旋转非常容易时，可以使用大号牙挺进行相同的根尖向推进，通常牙会充分松动，因此很容易用牙钳将其拔除。

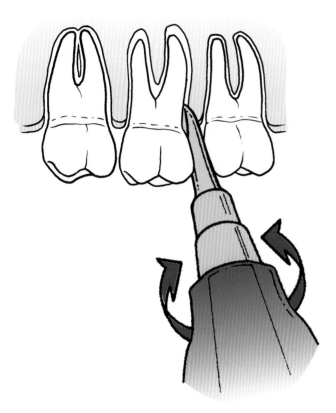

图 8.52　牙挺的手柄可以朝相反的方向转动，使牙从牙槽窝进一步移位，这仅在后方无相邻牙的情况下才能使用

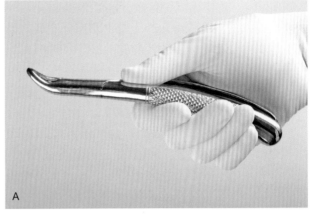

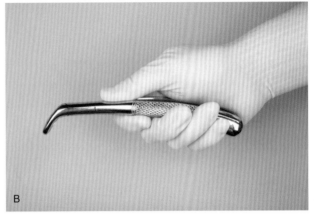

图 8.54　握住牙钳手柄末端，可最大限度地发挥机械优势和控制效果。（A）上颌通用钳。（B）下颌通用钳

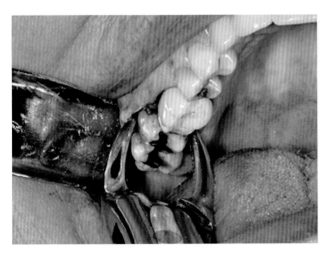

图 8.53　钳喙的尖端在软组织下向根尖方向施力（由 Edward Ellis III 博士提供）

步骤 3，是牙钳对牙的适配。现在，需要为待拔牙选择合适的牙钳。牙钳的钳喙形状应能在解剖上贴合牙，位于颈线的根方，也就是根面（牛角钳等少数除外）。然后将牙钳放置在牙上，使牙钳喙尖在松开的软组织下方夹持住牙根（图 8.53）。通常先放置舌侧钳喙，然后再放置颊侧钳喙。必须注意的是，确保钳喙尖端位于软组织下方，且没有夹

持到邻牙。一旦将牙钳放置在牙上，手术医师就要抓住钳柄末端，以最大限度地发挥机械优势和控制效果（图 8.54）。如果是错位牙，应用这种方式，常规牙钳在不损伤邻牙的情况下，无法抓牢牙，则应使用其他钳喙更窄的牙钳，上颌根钳通常可用于拥挤的下前牙。

牙钳的喙必须与牙的长轴保持平行，以使通过牙钳手柄施压而产生的力可以沿着牙的长轴传递，从而最大限度地扩张牙槽骨。如果钳喙不平行于牙的长轴，那么牙根断裂的可能性增加。

将牙钳尽可能向根尖施力，以使牙钳最大限度地朝根尖向夹持住牙根，这样可达到 2 个目的：①牙钳钳喙起楔的作用，在颊侧和舌侧扩张牙槽骨。②通过钳喙向根方施力，使施加于牙的力的旋转中心（或支点）能够向牙的根尖部转移，则骨扩张更为有效，且使牙根尖端断裂的可能性变小。

此时，手术医师的手紧握牙钳，锁定手腕，并让手臂紧贴身体。手术医师应准备在没有任何手腕压力的情况下，用肩膀和上臂施加力。医师应站直，保持双脚舒适分开。

步骤 4，是使用牙钳松动牙。手术医师开始使用前面讨论的动作松动牙，力的主要部分应朝向最薄、最弱的骨组织。因此，所有上颌牙及除磨牙外的所有下颌牙，主要运动方向是朝向唇侧和颊侧（也就是说，朝向薄骨层）。手术医师应使用缓慢、持续、稳定的力量来使牙颊侧移位，而不是进行一系列快速、微小的对骨质扩张几乎没有作用的动作，该运动是谨慎、缓慢的，并且力量逐渐增大。然后，在缓慢、谨慎、强大压力下，牙再次朝相反方向移动。当牙槽骨开始扩张时，牙钳再次向根尖方向放置，通过强大、谨慎的运动，引起牙槽骨进一步扩张，并进一步使旋转中心向根尖方向移位。颊向和舌向压力可继续扩大牙槽窝。对于某些牙，可以使用较小的旋转运动来扩大牙槽窝和撕裂牙周韧带附着。初学的手术医师更倾向于施力不足，且用力时间不够。

需要再次强调以下 3 个因素：①牙钳必须尽可能根尖向就位，并在拔除过程中定期重新放置。②颊舌向应缓慢、谨慎施加压力，且不要晃动。③施力后应保持几秒钟，以使骨组织扩张。必须记住，牙不应被拉出；相反，一旦牙槽突充分扩张，被拔牙应该从牙槽窝中轻轻提起。

步骤 5，是从牙槽窝中移除牙。一旦牙槽骨已经充分扩张并且牙已经松动，就可以使用通常为颊向的轻微牵引力。牵引力应最小化，因为这是牙槽突充分扩张且牙周膜完全切断后才使用的最后一个动作。

应该记住的是，用牙钳松动牙和从骨中移除牙是拔牙的 2 个单独步骤。松动是由于骨的扩张和牙周膜的破坏，直到达到这 2 个目标，才可以将牙拔掉。初学的手术医师应意识到，牙钳的主要作用不是拔牙，而是扩张骨组织以便可以去除牙根。

对于在牙槽突中错位或位置异常的牙，用牙钳松动和从牙槽窝中拔除，将可能采用非常规的方向。手术医师必须对牙需要移动的方向有所判断，然后才能沿该方向移动。仔细的术前评估和计划有助于指导决策。

对侧手的作用

在使用牙钳、牙挺来松动和拔除牙时，手术医师的对侧手在手术中的积极作用也很重要。对于右手优势型的术者，左手具有多种作用，可以帮助牵拉面颊、唇和舌体等软组织，以提供充分的手术视野。如果牙钳拔除牙突然从牙槽窝中脱位，左手也

可以保护其他牙免受牙钳损伤。在拔牙过程中，左手，有时是手臂，能够稳定患者的头部。在某些情况下，对于扩张较厚的牙槽骨往往需要更大的力，因此也需要积极的协助才能使患者头部保持稳定。当拔除下颌牙时，对侧手在支撑和稳定下颌骨方面有重要作用。在扩张厚的下颌骨时，对侧手经常需要承受相当大的压力，除非有一个稳固的手来抵消它们，否则这些力量可引起 TMJ 不适，甚至损伤。此外，在这种情况下，也可以在对侧使用咬合垫来帮助张口。最后，在松动牙期间，对侧手支撑牙槽突，可向术者提供有关牙槽突扩张的触感。在某些情况下，对侧手无法同时执行所有这些功能，因此手术医师需要助手来帮助完成某些功能。

助手在拔牙过程中的作用

在任何手术过程中，为了取得成功，一名技术熟练的助手是非常有用的。在拔牙过程中，助手扮演各种重要角色，有助于在手术过程中防止损伤患者。助手可通过牵拉颊部和舌体软组织，帮助手术医师获得进入手术区的视野和通道，以至于手术医师无阻碍地观察术区。即使在闭合式拔牙过程中，助手也可以牵拉软组织，方便手术医师应用器械来松弛软组织附着，并使牙钳以最有效的方式贴合牙。

助手的另一项主要活动是吸除血液、唾液和手术过程中使用的冲洗液，这样可以防止液体积聚，并可使手术区域清晰可视。吸引对患者的舒适度也是很重要的，因为大多数患者无法忍受血液或其他液体在咽喉部积聚（图 8.55）。

在拔牙过程中，助手还应帮助保护对侧牙弓的

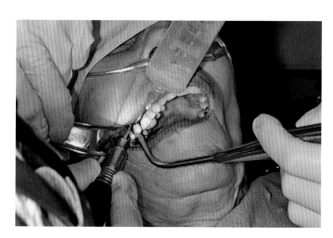

图 8.55　在手术医师握住外科用手机和 Minnesota 拉钩时，助手进行冷却冲洗和吸引（由 Edward Ellis Ⅲ 博士提供）

牙，在拔除下颌后牙时尤其重要。需要用牵引力来拔除下颌牙时，偶尔牙会突然脱离，导致牙钳撞击上颌牙并可能使牙尖折断。因此，助手应将吸头或手指紧贴上颌牙，以便保护它们免受意外撞击。

拔除下颌牙时，在施加拔除力的过程中，助手可通过扶持下颌骨发挥重要作用。当手术医师剥离软组织时可能无法固定下颌骨，在这种情况下，助手在稳定下颌骨以防止 TMJ 不适的过程中作用很大。但大多数情况下，手术医师自己会稳定下颌骨，使得助手在该角色的重要性降低。

此外，助手在实施麻醉和手术过程中通过帮助减轻患者的焦虑，为患者提供心理和情感支持。在术前准备和手术操作过程中，助手可以使用乐观的语言或与患者进行肢体交流，获得患者的信任与合作。助手在这一过程中至关重要，因此，助手应避免发表随意而仓促的评论，以免增加患者焦虑，从而降低他们的配合程度。

拔除每颗牙的特定技术

本部分内容介绍在牙被挺松后，拔除口腔中每颗牙的特定技术。在某些情况下，可以将几颗牙组合在一起（如上颌前牙），因为拔除它们的技术基本相同，读者应注意每种情况下左手的作用。

上颌牙

拔除上颌左侧或前牙的正确位置，手术医师的左手示指应拉开唇和颊部组织，而拇指则抵靠在腭侧牙槽突上（图 8.56）。通过这种方式，左手能够

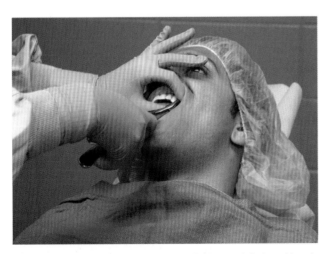

图 8.56 左上颌后牙拔除，左手示指拉开唇和颊部，并固定颊侧牙槽突，拇指置于牙槽突腭侧，并支撑牙槽突，通过抓持使头部保持稳定，并感触牙和骨的活动

拉开颊部软组织，稳定患者头部，支撑牙槽突，并向手术医师提供有关拔牙过程中的触觉变化。拔除上颌磨牙时可使用同样位置，在用牙钳或拔牙的手感觉到牙活动之前，手术医师经常可以用左手感触到磨牙腭侧根从牙槽突中脱离。对于右侧，示指应放置于腭侧，而拇指位于颊侧。

切牙

上颌切牙常用上颌通用钳（150 号钳）拔除，尽管也可以使用其他牙钳，如直钳（1 号钳）。上颌切牙通常为圆锥形根，侧切牙较中切牙更细长，且侧切牙更有可能在根尖 1/3 处有一个远侧弯曲，因此必须在拔牙前进行 X 线检查。牙槽骨在唇侧较薄，腭侧较厚，表明牙槽突的主要扩张方向是在唇侧。最初向唇侧方向缓慢、稳定且牢固地摇动，从而扩张颊侧牙槽嵴顶的骨；然后使用较小的腭侧力，最后施加缓慢、牢固的旋转力。对于侧切牙，旋转幅度应减小，尤其是存在弯曲的情况下。用很小的牵引力，将牙沿唇 – 切端方向脱出（图 8.57）。

尖牙

上颌尖牙通常是口腔中最长的牙，牙根的横截面为椭圆形，在上颌骨前面通常会产生一个称为尖牙隆凸的隆起，导致上颌尖牙唇侧的骨板通常很薄。尽管如此，由于其长根和大面积的牙周膜附着，该牙的拔除比较困难。此外，部分唇侧牙槽骨从唇侧骨板折断并随牙移除的情况并不少见。

上颌通用钳（150 号钳）是尖牙松动后拔除的首选工具。如同所有拔牙一样，牙钳喙部在尖牙上的初始放置应尽可能向根尖方向，初始运动方向为根尖向，然后向颊侧，并回向腭侧施加压力。随着骨组织的扩张和牙的移动，应该将牙钳重新定位至根尖方向，少量的旋转力可能有助于扩大牙槽窝，特别是在邻牙缺失或邻牙刚拔除的情况下；待牙完全松动后，应用唇向牵引力沿唇切端方向将牙从牙槽窝中拔出（图 8.58）。

在用牙钳进行松动牙的过程中，如果手术医师感觉到部分唇侧骨壁折裂，则必须对下一步做出决定。如果触诊的手指感受到有少量骨折片游离，并附着在尖牙上，则应以常规方式继续拔牙，并注意不要撕裂软组织。但是，如果触诊的手指感觉到大块唇侧骨壁已折裂，则手术医师应停止手术过程。

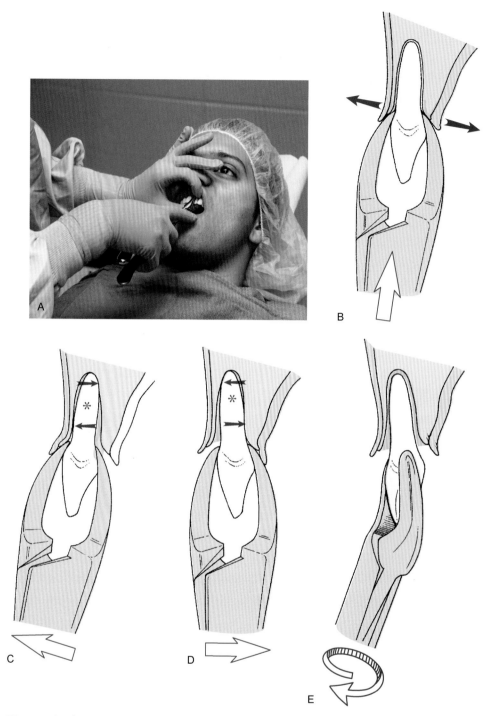

图 8.57 （A）用 150 号牙钳拔除上颌切牙，左手抓牢牙槽突。（B）牙钳应尽量向根尖方向安放。（C）应用唇向力开始松动牙。（D）使用轻微的舌向力。（E）应用旋转、牵引运动，将牙从唇切向脱位。星号标记为旋转中心

通常，骨组织折裂部分仍附着在骨膜上，因此是能存活的。手术医师应使用薄的骨膜剥离器从牙周围剥起少量黏膜，向下直至骨折水平，然后使用拔牙钳稳定尖牙，医师应尝试从牙上分离骨折块，使用骨膜剥离器作为杠杆，将折裂片骨从牙根分离出来。如果可以做到这一点，则可以将牙拔除，并将

骨组织保留在骨膜上，会正常愈合。如果在这些尝试过程中骨块从骨膜上分离，则应将其移除，因为可能不会成活，并会延长伤口愈合时间。当拔牙过程中发生牙槽骨骨折时，都可以使用相同的方法处理。

预防唇侧骨壁骨折很重要。在用牙挺挺松牙及

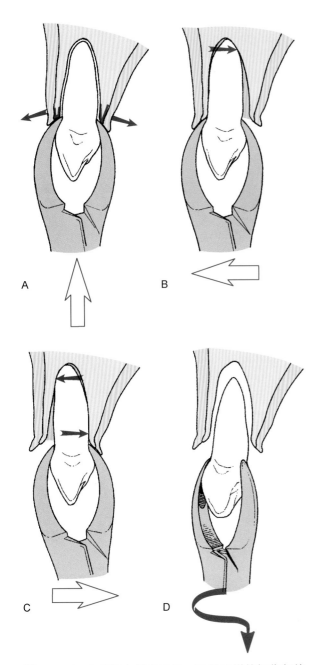

图 8.58 （A）拔除上颌尖牙时，手和牙钳的摆位与拔除切牙时的位置相似，牙钳的位置应尽可能朝向根尖方向。（B）初始移动向颊侧方向。（C）施加少量舌侧力。（D）牙在轻微旋转力的作用下沿牙唇－切端方向拔除

在用牙钳进行松动牙时，如果正常压力未导致牙发生任何松动，则手术医师应认真考虑进行开放式拔牙。通过剥离软组织瓣并去除少量骨，手术医师可以拔除牢固的尖牙而不会使大量唇侧骨壁骨折。通过使用开放式技术，将大大减少骨丢失和缩短术后愈合时间。

第一前磨牙

上颌第一前磨牙是上 2/3 为单根的牙，通常在根尖的 1/3 ～ 1/2 发出分叉，形成颊舌根。这些牙根可能非常薄并且容易断裂，尤其是在骨密度高且骨弹性降低的老年患者。这颗牙是成人拔牙时最常发生根折的牙。与其他上颌牙一样，其颊侧骨壁比腭侧骨壁薄。

使用上颌通用牙钳（150 号钳），或者使用150A 号牙钳拔除上颌第一前磨牙。由于上颌第一前磨牙根折的可能性很大，因此应使用直牙挺尽可能挺松牙。如果确实发生了根折，活动的根尖比未应用牙挺、松动不充分的牙根更容易去除。

由于牙分叉成 2 个细的根尖，在拔除上颌第一前磨牙时，应小心控制拔除力。最初的摇动应该是颊向，为防止腭侧根尖断裂，腭侧摇动应用很小的力，因为一旦发生断根，将很难找取。当牙向颊侧松动时，最可能折断的牙根是颊侧根，而当牙向腭侧方向松动时，最可能折断的是腭侧根。对于这 2 个根尖，由于颊侧骨壁薄，颊侧根更容易取出。因此，如对其他上颌牙一样，颊向压力应大于腭向压力。应避免使用任何旋转力，在殆向并稍偏颊向施加牵引力，最终将牙从牙槽窝中拔出（图 8.59）。

第二前磨牙

上颌第二前磨牙的整个牙根为单根，根粗、末端钝，因此，第二前磨牙的牙根很少折断。其覆盖牙槽骨与其他上颌牙的牙槽骨相似，具有较薄的颊侧骨壁，而腭侧牙槽骨板较厚。

拔除该牙推荐使用上颌通用钳或 150 号牙钳，但有些手术医师更喜欢使用 150A 号牙钳。为在拔除该牙时获得最大的机械优势，应将牙钳尽可能施力于根尖方向。由于该牙根坚固而钝，拔牙时需要先向颊侧大力移动，再反向腭侧，然后再沿颊—殆向施加旋转力和牵引力（图 8.60）。

磨牙

上颌第一磨牙具有 3 个大而坚固的根，颊根通常彼此紧密靠近，而腭根则大角度分开，朝向腭部。如果 2 个颊侧牙根分叉也比较大，则很难通过闭合式拔牙法拔除该牙。同样，覆盖在上面的牙槽骨与上颌骨的其他牙相似，颊侧骨板薄而腭侧骨皮质板厚。当从影像学上评估该牙时，口腔科医师应注意 3 个牙根的大小、弯曲度和明显的根分叉度。此外，口腔科医师还应仔细观察牙根与上颌窦的关系。如果上颌窦邻近牙根，且根分叉大，在拔牙过程中，部分窦底被去除从而造成上颌窦穿孔的可能

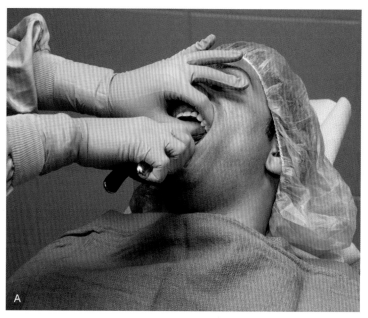

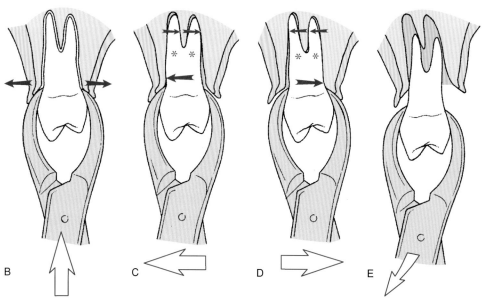

图 8.59 （A）用 150 号牙钳拔除上颌前磨牙，手的摆放位置类似于拔除前牙时的位置。（B）坚实的根尖向压力，首先施加在尽可能低位的旋转中心，以扩张牙槽嵴顶的牙槽骨。（C）首先施加颊向压力以扩张颊侧皮质板，根尖部被推向舌侧，因此容易折断。（D）施加腭向压力，但力度比颊向压力小。（E）通过颊向力和牵引力结合，沿颊 – 殆向拔除牙

性增加。如果经术前评估后存在这种可能性，则手术医师应强烈考虑进行手术拔牙。

　　拔除上颌磨牙通常选用成对的 53R 号和 53L 号牙钳，这两个牙钳在颊侧钳喙上具有尖端突起，以贴合颊侧根分叉。有些手术医师更喜欢使用 89 号和 90 号牙钳，对于牙冠有严重龋齿或大修复体的磨牙，这两个牙钳特别有用。

　　上磨牙钳贴合牙，并以通常方式尽可能地朝根尖方向放置（图 8.61）。基本的拔除运动是使用较大的颊腭向压力，对颊向的作用力要比对腭向的作用力大。由于有 3 个根，不能使用旋转力拔除该牙。正如在上颌第一前磨牙拔除中讨论所提到的，宁可颊侧根折也不能将腭侧根折（因为颊侧根更容易找取）。因此，如果牙的根分叉大，并且口腔科医师怀疑一个牙根可能折断，则应以防止腭侧根折的方式松动牙。必须施加最小的腭向力，因为该力过大容易使腭根折断。而强大、缓慢、稳定的颊向压力，可使颊侧骨皮质板扩张，并将固位腭根的牙周膜韧带撕裂。应该使用腭向压力，但应将该力降至最低。

常通过单独使用牙挺拔除。术前 X 线片上，清晰观察上颌第三磨牙非常重要，因为该牙的根部解剖结构多变，并在该区域常存在小的、弯曲的或钩状的根。由于手术入路非常受限，因此在该区域很难取出断根。

下颌牙

拔除下磨牙时，左手的示指按在颊侧前庭，而中指在舌前庭，牵开唇、颊部和舌体（图 8.62）。左手的拇指放在颏部下方，以便将下颌骨固定在手指和拇指之间，为下颌骨提供支持并使 TMJ 压力最小化。虽然该技术提供的触感较少，但在下颌牙拔除过程中，支持下颌骨的需求取代了支持牙槽突的需求。一个有用的替代方法，是在对侧牙间放置一个咬合垫（图 8.63）。该咬合垫可帮助患者提供稳定的力量，减少对 TMJ 的压力；但手术医师或助手的手，应继续为下颌骨下部提供额外的支持。

前牙

下颌切牙和尖牙的形状相似，切牙较短且稍细，尖牙根较长且略粗。切牙根很细，因此更容易折断，所以仅在充分拔除前松动后，才可以将其拔除。覆盖在切牙和尖牙上的牙槽骨在唇侧和舌侧均较薄，而尖牙周围的骨组织可能更厚，尤其在舌侧。

下颌通用钳（151 号钳）常用于拔除这些牙，也可以选择其他牙钳，包括 151A 号或英式 Ashe 钳。钳喙贴于牙上，并用力向根尖方向放置。拔除运动通常沿唇舌方向施加同等压力，一旦牙松动和移位，就可以使用旋转运动进一步扩张牙槽骨，应用牵引力沿唇切向将牙从牙槽窝中拔出（图 8.64）。

前磨牙

下颌前磨牙是最容易拔除的牙之一，尽管有时细长，但牙根通常是直的和圆锥形的。覆盖的牙槽骨在颊侧较薄，舌侧较厚。

拔除下颌前磨牙时常选择下颌通用钳（151 号钳），而 151A 号牙钳和英式牙钳则是拔除这些牙的常用替代选择牙钳。

牙钳尽可能向根尖方向加力，通过基本运动朝向颊侧，然后返向舌侧，最后旋转。除上颌中切牙外，与拔除其他牙相比，在拔除这些牙时应用旋

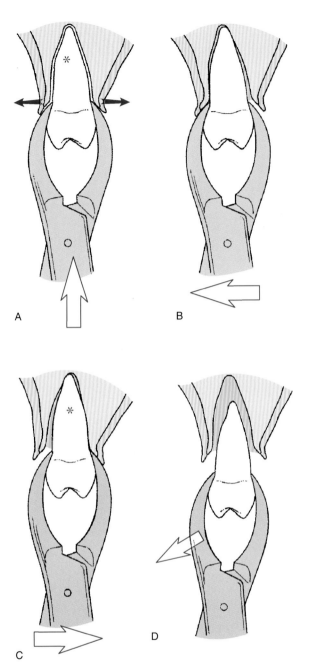

图 8.60（A）拔除上颌第二前磨牙时，将牙钳尽可能朝根尖方向放置。（B）开始施加颊向压力松动牙。（C）使用非常轻微的舌向压力。（D）牙沿颊 – 拾向拔除。星号标记为旋转中心

上颌第二磨牙的解剖结构与上颌第一磨牙相似，不同之处在于牙根更短且分叉较小，而颊根更常融合为单根。这意味着，如果利用与前述第一磨牙相同的技术，该牙更容易拔除。

萌出的上颌第三磨牙多为圆锥形根，通常可以用 210S 号牙钳拔除，该牙钳为左右侧通用。由于上颌第三磨牙颊侧骨板薄，牙根通常融合且呈圆锥形，因此拔除时比较容易。萌出的第三磨牙，也经

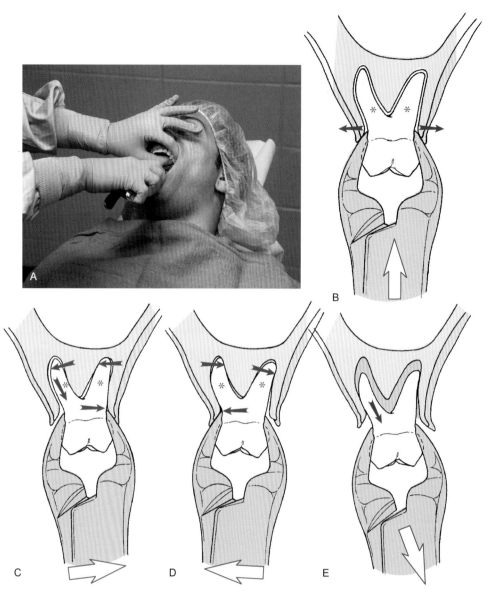

图 8.61 （A）上颌磨牙拔除，牵拉唇部和颊部软组织，用对侧手抓牢牙槽突。（B）钳喙应尽可能朝根尖方向放置。（C）施加较大的颊向压力，开始松动牙。（D）仅适度使用舌向压力。（E）牙沿颊–殆向拔除。星号标记为旋转中心

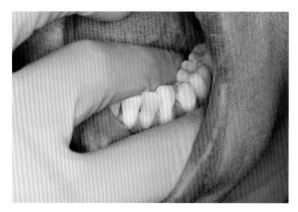

图 8.62　左下颌后牙拔除，手术医师的左手示指位于颊侧前庭以拉开颊部，而中指置于舌前庭牵拉舌体，拇指放在颏部下方。下颌骨被抓牢在其他手指和拇指之间，以便在拔牙过程中提供支持

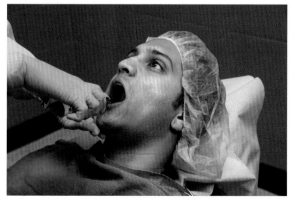

图 8.63　在患者对侧牙间放置一个橡胶咬合垫，能够为下颌骨提供支持，并防止颞下颌关节受力过大

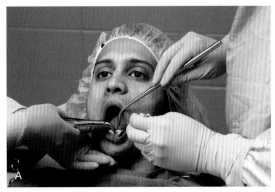

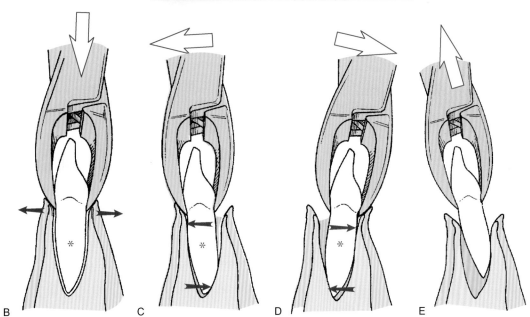

图 8.64　（A）拔除下颌前牙时，可以使用 151 号牙钳，助手牵拉患者颊部并提供吸唾。（B）牙钳应尽量朝根尖方向放置。（C）在最初牙松动过程中，使用适度的唇向力。（D）舌向力用于继续扩张牙槽骨。（E）牙沿唇切向移出。星号标记为旋转中心

转运动较多，最后将牙沿颊 - 𬌗向移出（图 8.65）。术前必须进行仔细的影像学评估，以确认在牙根尖 1/3 处没有弯曲。如果确实存在弯曲，则应在拔牙过程中减少或不使用旋转运动（图 8.66）。

磨牙

下颌磨牙通常有 2 个根，第一磨牙的根比第二磨牙的根分叉更大。另外，下颌磨牙牙根，可能在根尖聚拢。

拔除下颌磨牙通常使用 17 号牙钳，这些牙钳在两侧钳喙上都有小的尖端突起，以贴合根分叉。牙钳以常见的方式贴紧于牙的根部，施加强大的根尖向压力，使钳喙尽可能朝向根尖方向放置，然后使用较大的颊舌向运动扩张牙槽窝，并沿颊 - 𬌗向将牙拔出。第二磨牙周围的舌侧牙槽骨比颊侧骨板薄，因此，当应用比颊向压力更大的舌向压力时，

可以更轻松地拔除第二磨牙（图 8.67）。此外，也可使用英式下颌磨牙钳。

如果根分叉明显，则可以使用 23 号牙钳或牛角钳。该器械的设计目的，是通过手柄用力关闭，从而将钳喙挤入根分叉处，这会在颊舌向对牙槽嵴顶产生作用力，并将牙直接从牙槽窝中脱出（图 8.68）。如果起初这些操作没有成功，则应用牙钳进行颊舌向运动以扩张牙槽骨，然后将钳柄上下移动，以使钳喙更充分地进入根分叉，进一步挤压手柄。使用这些牙钳必须小心，以防止损坏上颌牙。因为下磨牙可能会突然从牙槽窝中脱出，从而导致牙钳撞击上颌牙。

萌出的下颌第三磨牙通常为融合的圆锥形根，由于不太可能有根分叉，可以使用短喙、直角的 222 号牙钳来拔除该牙。下颌第三磨牙的舌侧骨板比颊侧骨皮质板薄，因此大多数拔除力应施加到舌

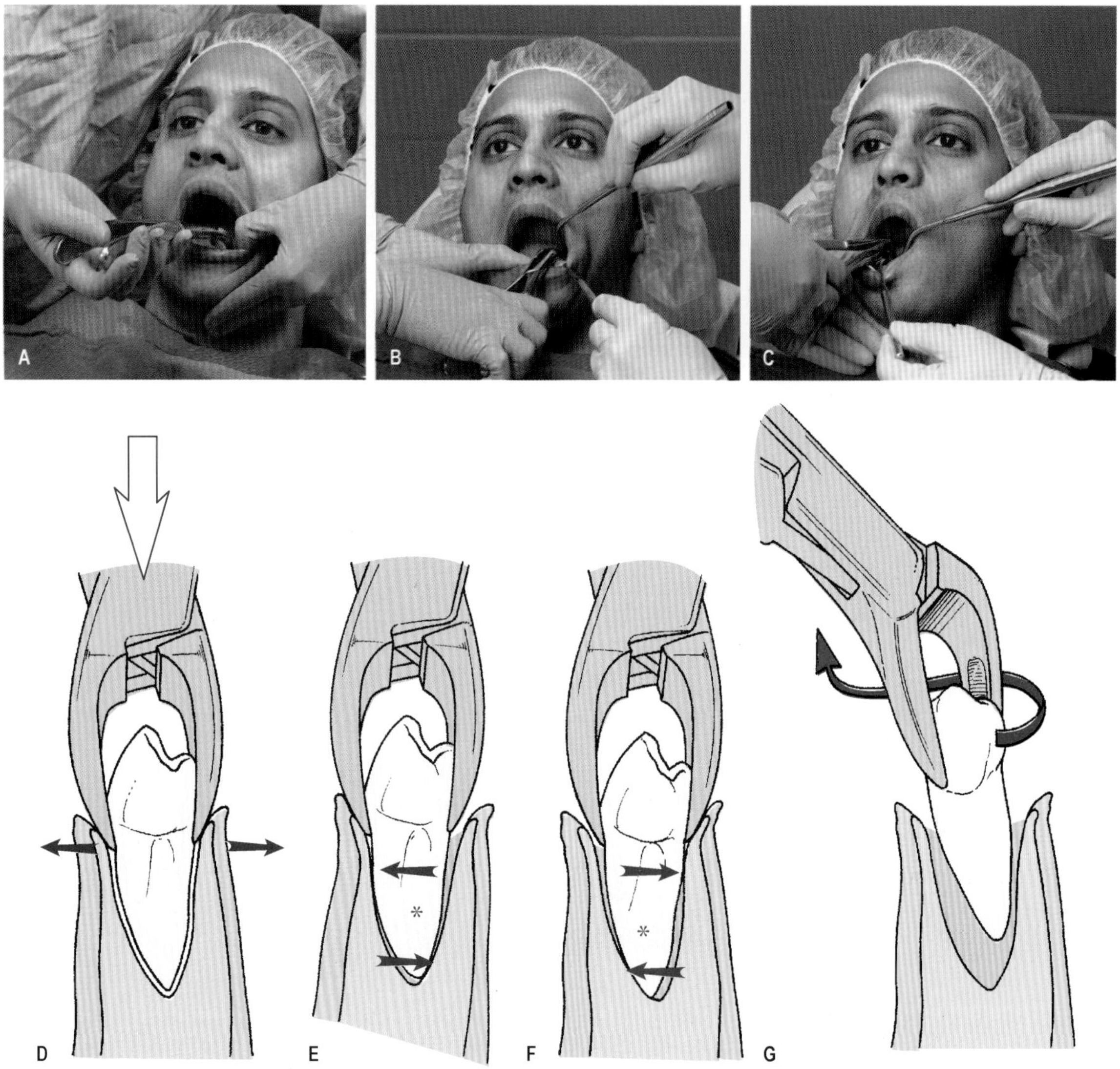

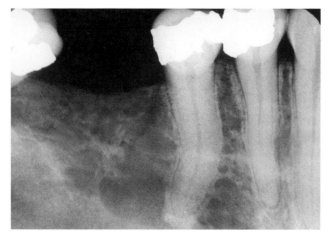

图 8.65 （A）下颌前磨牙拔除，稳定下颌骨，牵开软组织，放置 151 号牙钳。（B）手部位置稍微调整，以适应患者后方体位的拔牙技术。（C）可以使用英式牙钳。（D）牙钳应尽量朝根尖方向放置，以调整旋转中心并开始扩张牙槽嵴顶的牙槽骨。（E）施加颊向压力，开始松动牙的过程。（F）使用轻微的舌向压力。（G）应用旋转和牵引力将牙拔除。星号标记为旋转中心

图 8.66 如果前磨牙牙根存在任何弯曲，旋转拔除力将导致牙根弯曲部分折断。因此，应尽量少用旋转力

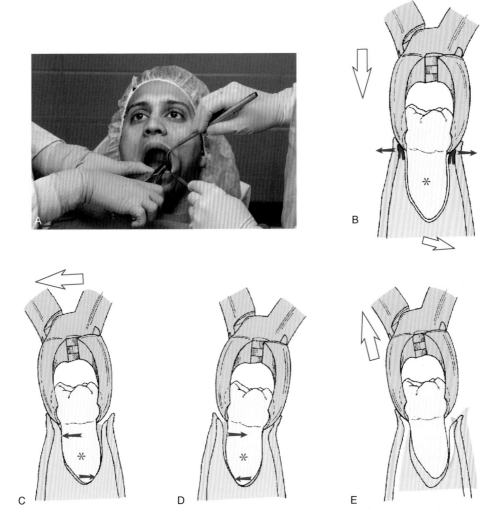

图 8.67（A）使用 17 号或 23 号牙钳拔除下颌磨牙。使用 2 种牙钳时，手术医师和助手的手摆放位置相同。（B）将 17 号牙钳尽可能朝根尖方向放置。（C）以较大的颊向运动开始松动磨牙。（D）用较大的舌向压力继续松动牙。（E）牙沿颊 – 骀向移出。星号标记为旋转中心

侧，最终牙沿舌 – 骀向拔出。萌出且功能正常的下颌第三磨牙，可能是看似难以拔除的牙。使用牙钳之前，口腔科医师应认真考虑使用直牙挺，将牙适度挺松。压力应逐渐增加，并在最终施加强大压力前，尝试将牙松动。

乳牙拔除术的改进

在发生大部牙根吸收之前，很少需要拔除乳牙。但是，当需要拔除时，则必须非常小心，因为乳牙的牙根长且脆弱，容易折断。这一点特别正确，因为替换牙引起牙根的冠向部分吸收，从而使牙根结构变弱。通常使用的牙钳是上、下通用牙钳的改良型，150S 号和 151S 号牙钳。它们以通常的方式贴紧牙并朝根尖方向施加压力，缓慢、稳定地向颊侧施加压力，并向舌侧反向运动。

拔牙时可以使用旋转运动，但应尽量少用，在拔除多根牙时，尤其应谨慎使用。口腔科医师应特别注意拔牙阻力最小的方向，并将牙沿该路径拔出。如果乳磨牙的根部包绕恒前磨牙牙冠，则手术医师应考虑将牙切开。乳磨牙根很少会将恒前磨牙的冠牢牢抓住，从而导致恒牙松动或被拔出。

一旦拔除了大部牙根吸收的乳牙，应仔细检查拔牙部位，以确保没有小片牙残留。

拔牙后拔牙创的护理

一旦牙被拔除，牙槽窝需要适当护理，仅在必要时才对牙槽窝进行清创。如果术前 X 线片上可见根尖周病变，并且在拔牙时未发现肉芽肿附着在牙上，则应使用根尖周刮匙，小心刮除根尖周区域，

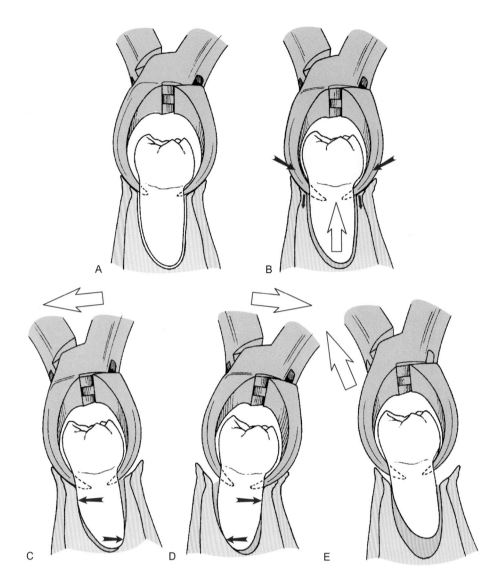

图 **8.68** （A）将 23 号牙钳小心放置并贴合在下磨牙的分叉区域。（B）强力挤压钳柄，会使钳喙进入根分叉，并在牙上施加牵引力。（C）用较大的颊向力扩张牙槽窝。（D）用较大的舌向力使牙进一步松动。（E）在颊向力和牵引力的作用下，将牙沿颊－殆向移出

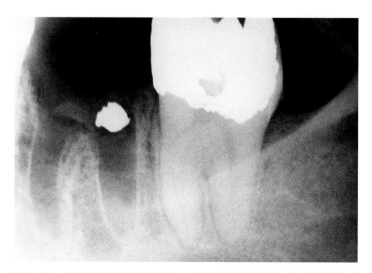

图 **8.69**　拔牙后因手术医师未检查和清除手术区域，导致牙槽窝残留汞合金碎片

以去除肉芽肿或囊肿。如果发现任何碎片如牙结石、银汞充填物或牙碎片残留在牙槽窝中，则应使用刮匙或吸引器头轻轻将其清除（图 8.69）。但是，如果既不存在根尖周病变也没有碎片，则不应搔刮牙槽窝。残存的牙周韧带和出血的骨壁，是提供快速愈合的最佳条件。强力刮除窝壁只会产生额外伤害，并可能延迟愈合。

扩张的颊舌侧骨板应压回原位，可用手指在颊舌侧骨皮质板上轻轻但要用力按压，将骨板压回复位。这有助于防止可能由于颊侧皮质板过度扩张而引起的骨凹陷，特别是在拔除第一磨牙后。如果计划或将来可能植入种植体，则应注意不要使拔牙窝过度缩小。在某些情况下，如果计划种植，拔牙窝一点都不用缩小。

如果因为牙周疾病而拔除牙，则在牙龈袖口周围可能会积累过多的肉芽组织。在这种情况下，应特别注意用刮匙、组织剪或止血钳去除肉芽组织。肉芽组织的小动脉很少或没有收缩能力，如果残留过多的肉芽组织，则会导致出血，令人烦忧。

最后，应通过上方的黏膜对骨组织进行触诊，以检查是否有任何尖锐的骨突。如果有，应将黏膜剥离，并用骨锉将尖锐边缘打磨光滑或用咬骨钳进行修剪。

通过将湿的 2 英寸 ×2 英寸纱布放在拔牙窝上，可以初步控制出血。纱布应放置在患者咬合牙时先前牙冠占据的空间。牙的咬合给纱布施加压力，然后压力会传递到拔牙窝，起到止血作用。如果将纱布简单地放在咬合面上，则施加到出血的牙槽窝上的压力不足以充分止血（图 8.70）。如果多颗牙已拔除或对侧牙弓无牙，则可能需要更大的纱布海绵（4 英寸 ×4 英寸）。

在一个象限内拔除多颗牙，是一项更为复杂的过程，将在第 9 章进行讨论。

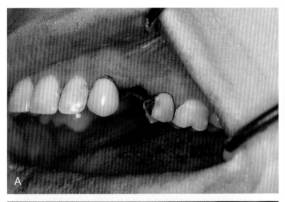
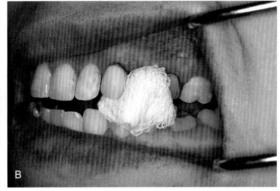
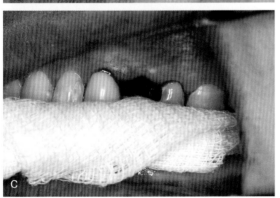

图 8.70　（A）拔除单颗牙后，牙冠所在位置有一个很小的空间。（B）将纱布垫（2 英寸 ×2 英寸）对折 2 次，放入该空间。患者咬纱布时，压力会直接传递到牙龈和拔牙窝。（C）如果使用大块纱布，压力将施加在牙上，而不是在牙龈或牙槽窝上

（张世周　译）

第 9 章
复杂牙拔除原则
Principles of More Complex Exodontia

James R. Hupp

大部分萌出牙，可以通过闭合式拔牙完成，但有时这些技术不能提供足够的手术入路。当需要更大入路安全地拔除牙或其残根时，可以使用开放式或手术拔牙技术。此外，相比第 8 章所述的常规拔牙，在一次手术中拔除多颗牙，需要更多的技术。并且，采用手术方法拔牙，在多颗牙拔除后，通常需要对骨面进行修整并使表面平滑。

本章讨论了手术拔牙技术。正如单根牙和多根牙的开放式拔除原则一样，本章解释了瓣的设计、制作、处理和缝合原则。对涉及多颗牙拔除和同期牙槽骨修整术的原则，也进行了讨论。

瓣的设计、制作和处理原则

所谓"瓣"一词在用于描述手术过程时，是指通过手术从体内一个部位转移到另一部位或暂时移动以扩大手术入路的部分区域的组织。瓣组织可以仅由软组织组成，也可以包括骨组织和（或）要转移的其他组织。口腔颌面外科医师通常会制取包含骨和邻近软组织的瓣来重建颌骨（参见第 29 章）。

本章所用的瓣，是指具有以下特征的一部分软组织：①由手术切口划定轮廓。②保留自身血供。③允许手术进路能达其下方组织。④可被原位替代。⑤可用缝线固定。软组织瓣常用于口腔外科手术、牙周和牙髓手术中，以获得手术入路，接近其深面的牙和骨结构。常规拔牙的口腔科医师必须对软组织瓣的设计、制作和处理原则有清晰认识。

软组织瓣的设计参数

为了提供足够的暴露，并促进愈合，必须正确设计瓣。手术医师必须记住：在设计瓣时会有一些参数，这些参数会根据临床情况而有所不同。

确定瓣的轮廓时，其基底通常必须比游离的边缘宽，以保持足够的血液供应。这意味着为防止整个瓣或部分发生缺血性坏死，瓣的所有区域都必须有持续的血管系统供应（图 9.1）。

当瓣用于获得手术入路时，出于不同原因，必须具有足够的大小。软组织需充分剥离，可为手术部位提供良好的视野；需提供足够的入路便于器械的插入以完成手术。此外，组织瓣需由拉钩牵拉至手术医师的视线外，且该拉钩应贴在完整骨面上；必须充分剥离，才能够使拉钩在无张力下牵拉

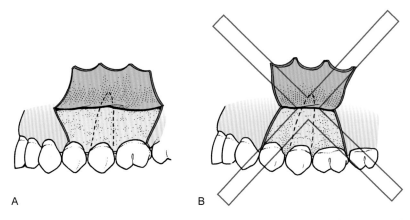

图 9.1 （A）瓣的基底必须比游离的龈缘宽大。（B）如果瓣的基底部太窄，则血液供应可能不足，会导致瓣坏死

软组织瓣。而且，软组织愈合是穿过切口，而不是沿着切口的长度，因此锐利切口的组织比撕裂切口愈合更快。因此，长、直且组织瓣充分剥离的切口比短、撕裂的切口愈合更快，后者为延期愈合。对于袋状瓣，为了获得足够的大小，在瓣的前后向长度上，需在手术区域向前延长 2 个牙位，向后延长 1 个牙位（图 9.2A）。或者，如果计划前部做松弛切口，则翻瓣范围仅需要在拔除的 1 颗或多颗牙外，向前延伸 1 个牙位、向后延伸 1 个牙位（图9.2B）。

拔牙时掀起的瓣应为全厚黏骨膜瓣，这意味着该瓣包含表面黏膜、黏膜下层和骨膜。由于手术的目的是去除或重塑骨组织，因此必须剥离其骨面上方所有的组织。另外，由于骨膜是负责骨愈合的主要组织，并且在其原始位置复位的骨膜会加快愈合过程，因此需制备全厚黏骨膜瓣；且与清晰剥离的全层组织瓣相比，撕扯、分离或碎的组织瓣愈合得更慢。此外，骨组织和骨膜之间的组织面相对来说无血管，因此当剥离全厚组织瓣时，出血往往较少。

组织瓣的轮廓切口，必须位于在手术完成后未受损的骨的表面。如果颊侧骨皮质板被病理性侵蚀，则切口应至少在其 6 ~ 8 mm 外的未受损骨区域内。另外，如果去除特定牙上的骨组织，则切口必须与该牙有足够距离，以便在切除骨组织后，切口在手术造成骨缺损的 6 ~ 8 mm 范围之外。如果切口线没有完整的骨组织支撑，将会塌陷进入骨缺损处，从而导致伤口裂开并延迟愈合（图 9.3）。

瓣的设计，应避免对手术区域的局部重要结构造成损伤。2 个可能损伤的最重要结构均位于下颌骨，分别是舌神经和颏神经。当在下颌骨后方做切口时，尤其是在第三磨牙区，切口应远离下颌骨舌侧。在下颌第三磨牙区，舌神经可能紧贴在下颌骨舌侧，甚至在磨牙后区的上面走行，该区域的切口可能损伤甚至切断舌神经，从而导致部分舌体暂时或永久性麻木。同样，为避免对颏神经造成损伤，在做下颌前磨牙根尖区手术时，应仔细计划和操作。可能的话应使用袋形切口，松弛切口应远离下颌骨颏神经的前后方。

上颌翻瓣通常很少危及重要结构。在上颌牙槽突颊侧，没有神经或动脉可能受损；但当剥离腭瓣时，手术医师必须记住，腭侧软组织的主要血供来自腭大动脉，其从硬腭后外侧的腭大孔穿出，向前行并与鼻腭动脉部分交叉；而鼻腭神经和动脉穿出

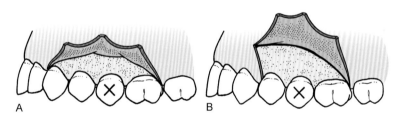

图 9.2（A）为了使进入第二前磨牙根部有充分的手术通路，翻起的袋形瓣应向前延伸至尖牙的近中，并向后延伸至第一磨牙的远端。（B）如果使用松弛切口（即三角瓣），则瓣向近中延伸至第一前磨牙

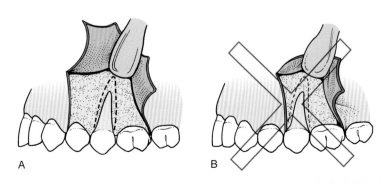

图 9.3（A）设计瓣时，有必要预见要切除的骨组织量，以便在手术完成后，切口位于完整的骨面上。在这种情况下，垂直松弛切口应位于在骨切除位置前的一颗牙位上，并留下足够的完整的骨边缘。（B）如果松弛切口的位置离切除骨组织太近，则会导致愈合延迟

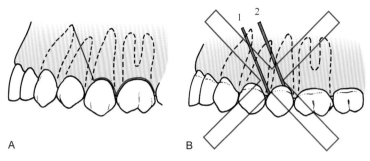

图 9.4 （A）垂直松弛切口末端的正确位置是牙的线角（图中近中颊角）。同样，切口不能越过尖牙隆凸，越过这样的隆凸会增加伤口裂开的机会。（B）这两种切口制作不正确：①切口越过尖牙隆凸，增加了延迟愈合的风险，且穿过乳头的切口会造成不必要的损伤。②切口直接在面侧穿过附着龈，很可能导致软组织缺损及牙周和美学缺陷

切牙孔，供应前方腭侧牙龈。如果必须剥离前方腭部组织，则可在切牙孔水平切割鼻腭动脉和神经，并不会造成严重后果。在切牙神经血管束区域，发生令人烦恼的出血的可能性很小；神经通常会再生，且暂时麻木通常不会让患者烦扰。但是，应避免在腭部后方做垂直松弛切口，因为通常会切断组织内的腭大动脉，从而导致搏动性出血，可能难以控制。

松弛切口仅在必要时使用，非常规使用。通常在大多数拔牙区域，袋形切口可提供足够的术野。当需要垂直松弛切口时，通常只需要在袋形瓣的前缘做一个垂直切口，且垂直松弛切口并不是笔直的，而是倾斜的，从而使皮瓣的基底部比游离的龈缘更宽。做垂直松弛切口时，不应穿过尖牙隆凸等骨性突出物，否则可能增加切口缝合张力，导致伤口裂开。

垂直松弛切口应在牙的线角处穿过游离龈缘，而不应直接在牙的面侧，也不应直接在龈乳头（图9.4）。直接在牙的面侧穿过游离龈的切口，因张力无法正常愈合，结果导致附着龈丧失，而且由于面侧的骨组织通常较薄，此类切口还会导致骨组织垂直裂开；而穿过牙龈乳头的切口将会不必要地损伤乳头，增加了局部牙周问题的发生概率，因此也应该避免。

黏骨膜瓣的类型

口腔内有多种组织瓣，最常用的切口是龈沟切口，不与松弛切口结合时，会形成袋形瓣。在有牙患者中，通过牙龈沟向下至牙槽骨嵴做切口，穿过骨膜，将全厚黏骨膜瓣向根方翻起（图9.2A）。该瓣通常可为必要的手术操作提供足够的入路。

如果患者是无牙颌，通常沿牙槽嵴顶部的瘢痕做袋形切口。在该区域没有重要的结构，并且袋形切口的长度可以根据需要足够延长，以提供足够的入路。唯一的例外是在发生严重萎缩的下颌骨中，下牙槽神经可能位于残留的牙槽嵴顶部。切开后，可根据需要在颊侧或舌侧剥离组织，对牙槽嵴修整外形或切除下颌隆凸。需要注意的是，通过顶部瘢痕制作的瓣，在剥离时要特别小心，因为瘢痕中存在的纤维组织会影响剥离。

如果龈沟切口具有垂直松弛切口，则变为一个三角瓣，且在袋形切口的后端、垂直切口的下方和垂直松弛切口的上方形成角度（图9.5），该切口的龈沟切口较短，但可提供较大的入路。当在根尖方向需要更大的入路时，尤其是在口腔后方，通常需要进行此切口。垂直切口可能难以关闭，导致轻度愈合时间延长，但是如果小心注意缝合，愈合时间通常不会明显延长。在2号角处缝合第一针，可使切口的其他部分正确对齐，从而使其他缝合更加简单。

四角瓣是一个有2个松弛切口的袋形切口，2个角位于松弛切口的上方，且均位于袋形切口的任

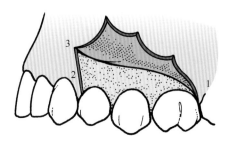

图 9.5　垂直松弛切口将袋形切口转换为三角瓣（角被编号）

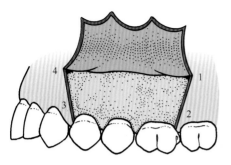

图 9.6　袋形切口两端的垂直松弛切口将袋形切口转换为四角瓣（角被编号）

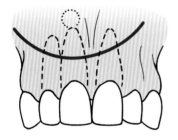

图 9.7　半月形切口，设计用于根尖操作时避免边缘附着龈损伤，当需要的入路有限时，该切口最有效

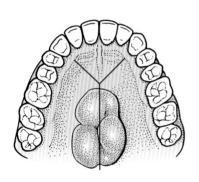

图 9.8　Y 形切口在腭部操作时很有用，可以在去除腭部隆凸时提供充分空间的入路。2 个前端充当松弛切口，可以提供更大的入路

一末端（图 9.6）。尽管此瓣可在前后向有限的区域提供足够的通道，但很少应用。当需要松弛切口时，三角瓣通常即可满足。

当切口接近根尖时，偶尔可用到半月形切口（图 9.7）。该切口避免了对乳头和牙龈边缘的损伤，但由于无法看到牙的整个根部，因此提供的入路有限。不过，此切口在一定程度上对根尖周手术最有效。

Y 形切口在腭部手术很有用，并以其形状命名，该切口为去除腭部隆凸提供抵达腭骨的手术入路。腭隆凸表面覆盖的组织通常很薄，必须仔细剥离。中线切口向前外侧延伸，位于尖牙区域的前方；在该位置，延伸部分足够靠前，因此不会切断腭大动脉的主要分支，出血通常不是问题（图 9.8）。

制作黏骨膜瓣

为手术拔牙制作黏骨膜瓣，有几个特定的因素需要考虑。第一步是切开软组织以允许组织瓣剥离。使用装配在 3 号手术刀手柄上的 15 号刀片，并采用执笔式握持（图 9.9）。刀片与牙形成微小角度，通过向术者方向划动刀片，在龈沟中从后向前做切口。该过程需要平滑连续划动，同时刀片在整个切开过程中保持与骨面接触（图 9.10 和图 9.11）。

手术刀片作为一种非常锋利的器械，当将其在骨组织上施压时，如进行黏骨膜切口时，会迅速变钝；如果要剥离多个瓣，则手术医师应考虑在切口之间更换刀片。

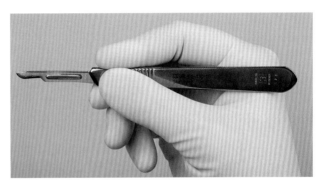

图 9.9　采用执笔式将手术刀柄握住，以实现最大限度的控制和触觉灵敏度

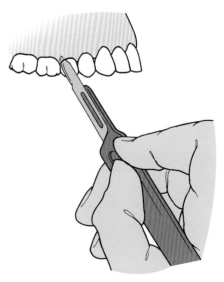

图 9.10　用 15 号刀片切开龈沟

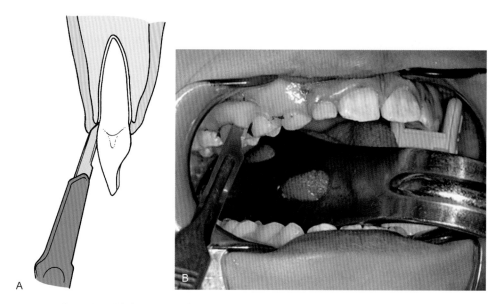

图9.11 （A）在牙槽嵴处，刀片朝牙稍微倾斜，切开包括骨膜在内的软组织。（B）切口从后方开始，并向前延伸，小心切开整个牙间乳头

如果做垂直松弛切口，将组织朝根尖向剥离，同时对侧手拉紧牙槽黏膜，以便切口通过此处整齐切开；如果牙槽黏膜没有拉紧，刀片无法将黏膜整齐切开，会产生锯齿状切口。

组织瓣剥离从龈乳头处开始，应用9号骨膜剥离器的尖端开始剥离（图9.12），将锋利的末端滑到切口区域的龈乳头下方，然后侧向旋转，将乳头自下方的骨面撬离。该技术贯穿延伸整个牙龈切口过程。如果在任一部位出现剥离困难，可能是切口不完整，应重新切开该区域。一旦瓣的整个游离缘都被剥离器的锐利端翻起，则应用其宽端剥离黏骨膜瓣至所需程度，注意将剥离器的边缘保持在骨面并且在骨膜下。

如果应用三角瓣，则仅在第一个乳头，用9号剥离器尖端完成初始剥离。一旦组织瓣剥离开始，将骨膜剥离器的宽端插入瓣的中角，并向后和根尖方推动进行分离，这有利于软组织瓣的快速、无创伤性剥离（图9.13）。

一旦软组织瓣已剥离到所需程度，则可以使用骨膜剥离器作为拉钩，将瓣保持在其适当的剥离位置。为了有效地完成此操作，可将剥离器放在可靠的骨面上，并垂直固定在骨组织上，且不要在剥离器和骨间夹住软组织，骨膜剥离器因此被保持在适当位置，而软组织瓣可以无张力牵拉（图9.14）。当需要暴露更广泛的术野时，也可以类似方式使用Seldin剥离器、Minnesota或Austin拉钩，但不应

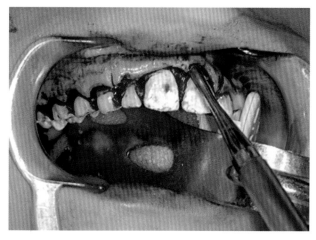

图9.12 通过骨膜剥离器的尖端撬开牙间乳头，开始瓣的剥离

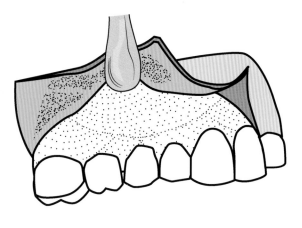

图9.13 应用三角瓣时，只有前部龈乳头被剥离器的尖端翻起，然后通过宽端推动，向后上方剥离

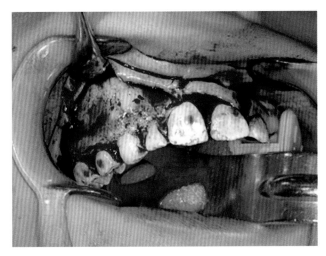

图 9.14　使用骨膜剥离器牵拉黏骨膜瓣，剥离器垂直于骨面放置，并通过将其紧压在骨面上从而保持在适当位置，而不是向根尖方向推拉软组织。注意垂直松弛切口位于 9 号牙的远端线角处

用力将拉钩压在软组织上，应试图将组织牵拉出视野；相反，应将拉钩放置在适当位置，并紧紧固定在骨面。通过这种方式的牵拉，手术医师的注意力可以主要集中在手术区域而不是在拉钩上，因此可以减少无意撕裂组织瓣的概率。

缝合原则

一旦手术完成，并且伤口被适当冲洗和清创后，手术医师必须将组织瓣复位到原始位置；或在必要时将瓣放置在新位置，然后缝合固定。缝合能够发挥多种功能，其中最明显、最重要的功能是对位伤口边缘。也就是说，将瓣牵拉复位，并使相对的伤口边缘靠近。切口越锐利，对伤口边缘的创伤越小，越可能发生一期愈合。如果 2 个伤口边缘之间的距离很小，则伤口往往迅速而完整愈合；但如果伤口边缘发生撕裂或过度创伤，则伤口会发生二期愈合。

缝合还有助于止血。如果深部组织出血，则不应关闭表面黏膜或皮肤，因为持续出血可能会导致血肿形成。表面缝合有助于止血，但在广泛的渗血区域，如牙槽窝，其作用仅相当于填塞。切勿紧密缝合上方的组织，以试图将出血的牙槽窝止血。

缝合能够将软组织瓣保留在骨组织上，这是一项重要的功能，因为没有被软组织覆盖的骨组织将变得没有活力，需要极长的时间才能愈合。当黏骨膜瓣从牙槽骨上掀起时，骨被软组织覆盖的范围很重要。除非使用适当的缝合技术，否则瓣可能会从骨组织上回缩，暴露骨面并导致延迟愈合。

缝线可以帮助维持牙槽窝中的血块，特殊的缝

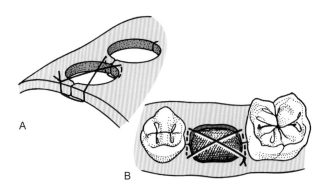

图 9.15　（A）在牙槽窝顶上方，有时应用 8 字形缝合以辅助止血。（B）通常用这种缝合，将一片氧化纤维素保持在牙槽窝中

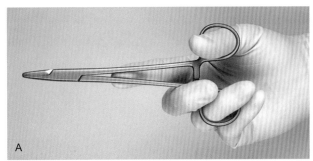
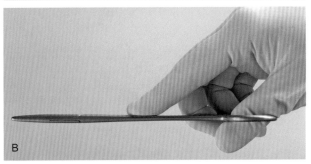

图 9.16　（A）用拇指和环指握住持针器。（B）示指沿器械长轴以进行稳定和控制

合（如 8 字形）可为血块脱落提供屏障（图 9.15）。但是，应该强调的是，在开放的牙槽窝伤口上缝合，对于保持牙槽窝中血块起的作用很小。

用于缝合的全部器械，包括持针器、缝针和缝合材料。选择的持针器长度为 15 cm（约 6 英寸），并带有锁定手柄。用拇指和环指穿过钳环握住持针器，示指则沿着持针器的长轴固定，以提供稳定性和控制力（图 9.16）。

在口腔中通常使用的缝针，为小的 3/8 ~ 1/2 环倒三角针，切刃可帮助针头轻松穿过坚韧的黏骨膜瓣组织。对针头的大小和形状已进行了编号。口腔手术中，最常用的针头形状是 3/8 和 1/2 环三角针（图 9.17）。

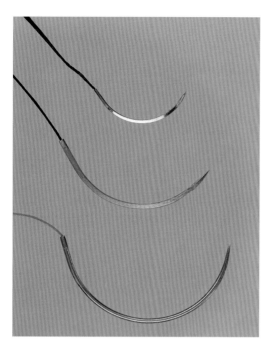

图 9.17　在口腔手术中，最常用的针头的形状和类型，是此处显示的 3/8 和 1/2 环三角针。上，PS-2；中，FS-2；下，X-1

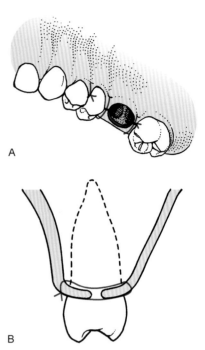

图 9.18　（A）在龈乳头处用缝线将瓣固定在适当位置。（B）缝线横断面观

缝合的技术看似很难，持针器的使用和将弯针头穿过组织所需的技术较难学习。以下介绍缝合中使用的技术，在进行熟练和精细的缝合之前，有必要进行练习。

当袋形瓣重新放置到正确位置后，缝线仅穿过龈乳头即可将其固定在适当位置。不要在空牙槽窝上放置缝线，因为伤口的边缘没有正常骨组织支撑（图 9.18）。当组织瓣靠近时，缝线应首先穿过活动侧（通常是颊侧）组织，然后用持针器重新夹住缝针，使其穿过舌侧龈乳头的附着组织。请注意，切勿用持针器夹住针尖。如果伤口的两侧边缘紧靠在一起，经验丰富的手术医师可单次就能将针头穿过伤口的两侧。但是，为了获得更高的精度，大多数情况下，最好 2 次分别穿过（图 9.19）。

当针穿过组织时，针头应以直角进入黏膜表面，使在黏膜瓣上的针孔尽可能小（图 9.20）。如果针倾斜穿过组织，当打线结时，缝线将撕裂瓣的表层，对软组织造成更大损伤。另外，如果缝针沿切口两侧进入、穿出的组织量不同，伤口边缘将无法正确对齐。

当缝针穿过瓣时，手术医师必须确保带有足够量的组织，以防止针头或缝线穿过软组织瓣时撕裂。由于缝合的是黏骨膜瓣，所以不要将组织缝合得太紧，缝线和瓣边缘之间的最小组织量

应为 3 mm。一旦缝线穿过活动的颊侧组织瓣和固定的舌侧组织时，就可以用器械打结系在一起（图 9.21）。

手术医师必须记住的是，缝合的目的仅仅是为了重新拉拢组织，缝线不应缝合得太紧。缝合太紧会引起组织瓣边缘缺血，导致组织坏死，最终使组织缝合撕裂。因此，与拉拢太松的缝合相比，拉拢太紧的缝合更容易导致伤口裂开。作为临床指南，缝合打结后，伤口边缘不应出现发白或明显的局部缺血。如果发生这种情况，应拆除缝线并重新缝合。因为会在切口上可以产生额外的压力，所以线结位置不应直接位于切口线上。因此，线结应位于切口的侧面，通常朝向切口的面侧或颊侧。

一旦打好紧固缝线的线结，手术医师或助手应使用线剪剪断缝线末端。剪线者应使用剪刀的尖端剪切，以便能看到除缝线外，没有任何东西被剪切。线结末端的长度因情况而异，在缝合口腔黏膜的大多数情况下，缝线的末端不应超过 1 cm。

如果应用三角瓣，则切口的垂直末端必须单独关闭，通常需要 2 针以恰当地关闭垂直末端。在穿入缝线前，应使用 9 号骨膜剥离器，稍微掀起切口的非瓣侧，游离边缘，使缝针容易地穿过组织（图 9.22）。在做垂直切口的部位，第一针穿过龈乳头缝合，这是一个易于识别的标志，在三角瓣复位时是

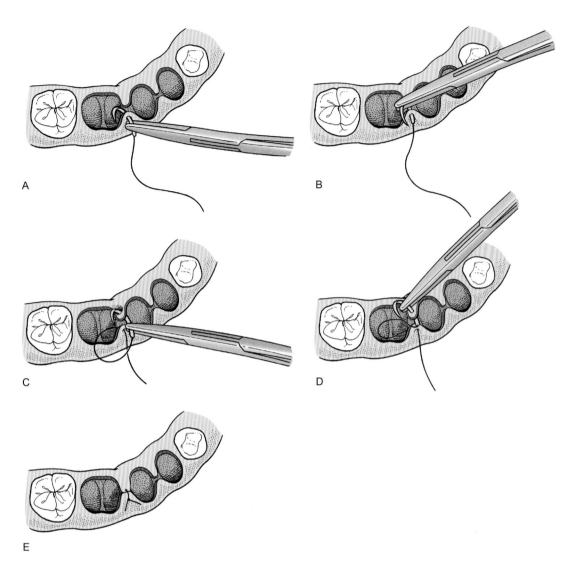

图 9.19　当黏膜瓣复位时，缝针分别穿过牙槽窝两侧。（A）用持针器夹持缝针，穿过牙龈乳头，通常首先缝合剥离的活动侧。（B）然后持针器松开缝针，在组织下面重新夹持缝针，小心转动并穿过瓣，切勿抓持针尖。（C）接着将针以类似方式穿过对侧的软组织乳头。（D）最后，持针器在对侧抓持缝针，缝线穿过黏膜的两侧

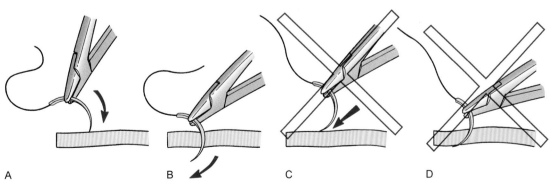

图 9.20　（A）当穿过黏膜软组织时，缝针应成直角进入组织表面。（B）旋转持针器，使针容易以直角穿过组织。（C）如果针头以锐角进入软组织并被推动（而不是旋转）穿过组织，则可能会发生针头或缝线撕裂黏膜（D）

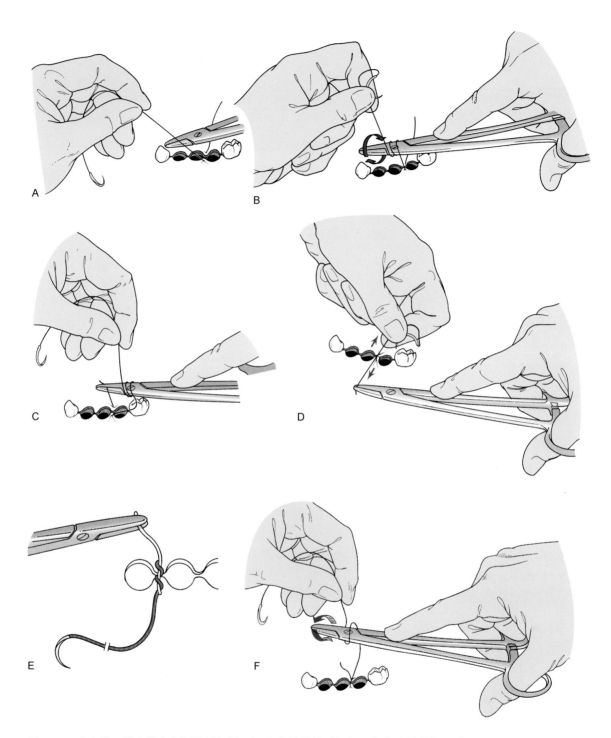

图 9.21　大多数口腔内缝合都用器械打结。（A）将缝线拉过组织，保留缝线的短尾端（1～2 cm 长），右手水平握住持针器，以准备打结。（B）然后左手沿顺时针方向将缝线长端缠绕持针器 2 次，以进行缝合。（C）手术医师打开持针器，在靠近缝线的末端夹住缝线短端。（D）牵拉缝线的末端以收紧线结。持针器在线结打完前几乎不需要拉扯所夹住的缝线，以避免加长尾线长度。大多数口腔内缝合使用器械打结。（E）外科结的第一步结束。双重缠绕形成双重单结，这会增加线结的摩擦力，并将创口边缘保持在一起，直到线结的第二部分被打紧。（F）持针器松开缝线的短端，并保持在与打结开始时相同的位置，然后左手沿逆时针方向缠绕 1 圈

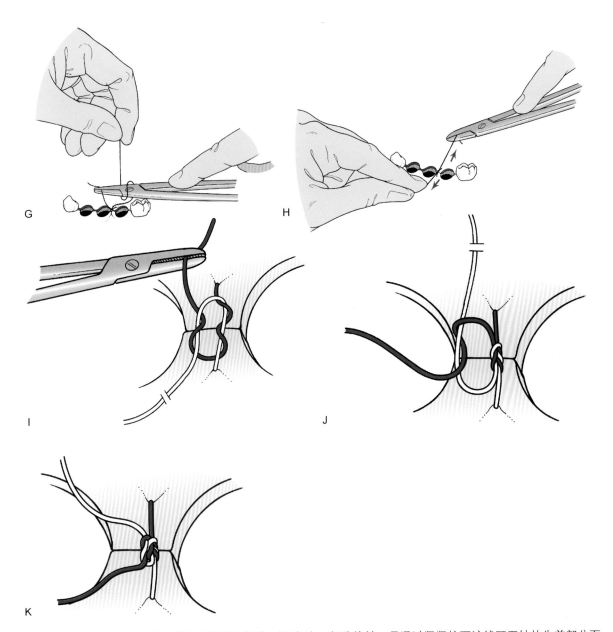

图 9.21（续）（G）持针器末端夹住缝线的短端。（H）这一部分线结，是通过紧紧拉下该线环至结的先前部分而完成的。（I）完成外科结。第一针的双线环将组织固定在一起，直到可以打第二部分的方结。（J）大多数手术医师在使用可吸收缝线材料时，会增加第三个器械结。将持针器重新放置在原始位置，然后沿原始的顺时针方向缠绕 1圈，紧紧抓住缝线的短端并拉紧，形成第二个方结。（K）最终将 3 个结拉紧（注：为便于说明，此处的第一个结是宽松的，但在实际打结过程中，应先打紧第一个结，然后再打第二个结），然后将缝线的两端剪掉，留出约 1 cm 或更短距离的缝线末端

非常重要的。关闭袋形瓣切口的其余部分，然后关闭切口的垂直部分。切口的非瓣侧轻微掀起，使缝合变得非常容易。

　　缝合可以几种不同的方式进行，常规间断缝合是口腔手术中最常用的一种技术。缝线穿过伤口的一侧，然后从伤口的另一侧穿出，并在顶部打结。这些缝合可以快速实施，并且每针缝线上的张力都

可以单独调节。如果丢失 1 针缝线，其余缝线将保持在原位。

　　水平褥式缝合，是一种可用单线缝合 2 个相邻乳头的缝合技术（图 9.23）。该缝合的一个细微变化是 8 字形缝合，将 2 个牙龈乳头固定在位，并在牙槽窝顶部上方形成一个十字交叉，这可能有助于将血块或促凝材料固定就位（图 9.15）。

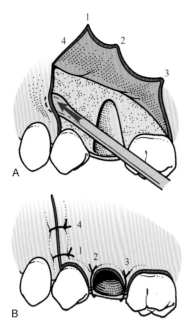

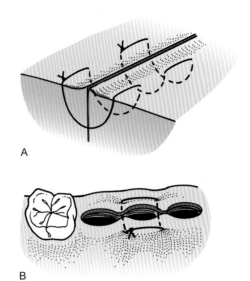

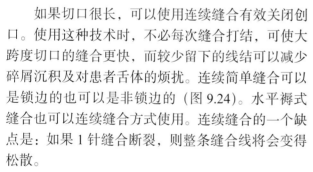

图 9.22 （A）为了使三角瓣的缝合更加容易，应用骨膜剥离器掀起少量的固定组织，从而使缝线可以穿过黏骨膜的整个厚度。（B）当三角瓣重新定位时，第一根缝线放置在垂直松弛切口（1）的咬合端，然后依次缝合龈乳头（2，3），最后，如果需要，可缝合松弛切口的上部（4）

图 9.23 （A）有时可应用水平褥式缝合来闭合软组织伤口，这种缝合减少了必须缝合的单针缝线的数量；然而，更重要的是，这种缝线将创口稍微压在一起，并外翻创口边缘。（B）可以将一个水平褥式缝线固定在整个牙槽窝的 2 个乳头上，其作用类似于 2 针单独的缝合

如果切口很长，可以使用连续缝合有效关闭创口。使用这种技术时，不必每次缝合打结，可使大跨度切口的缝合更快，而较少留下的线结可以减少碎屑沉积及对患者舌体的烦扰。连续简单缝合可以是锁边的也可以是非锁边的（图 9.24）。水平褥式缝合也可以连续缝合方式使用。连续缝合的一个缺点是：如果 1 针缝合断裂，则整条缝合线将会变得松散。

不可吸收缝线的存留时间 5～7 天。在这段时间之后，缝线不再发挥任何作用，并增加了对深部黏膜下层的污染。剪开缝线时需用锋利的线剪的尖端，然后拉向切口线（不要远离缝线）将其去除。

开放式拔牙的原则和技术

采用手术或开放式拔牙术翻瓣拔除萌出牙，不是一种仅仅用于极端情况的技术。与闭合式拔牙相比，慎重使用的开放式拔牙技术可能更加保守，手术并发症更少，操作更快捷。牙钳拔牙技术需要很大力量，拔除的不仅有牙，可能还有大量邻近骨组织，偶尔还有上颌窦底（图 9.25）。如果掀起软组织瓣并适量去骨，则骨丧失可能会更少。另外，如果将牙分割（切成较小的部分），骨丧失也可能更少。通过"保守"闭合式技术，从下颌骨直接撕脱产生碎骨片的发生率，可能远远超过恰当进行的手术拔牙。

开放式拔牙适应证

仔细评估每位患者和每颗要拔除的牙及采用开放式拔牙的可能性，这对手术医师来说应相当谨慎。尽管在大多数情况下决定采取闭合式拔牙，但手术医师必须不断地意识到，在某些情况下，开放式拔牙可能是两者中创伤较小的。

作为一般准则，当手术医师预计到可能需要过大力量拔牙时，应考虑选择手术拔牙。术语"过大"表示该力可能会导致骨、牙根或两者折断。无论如何，过多骨量丧失、需要额外手术取出牙根，或两者同时发生，都能导致过度的组织损伤。以下是在闭合式拔牙中可能需要过度用力的情况示例。

在最初尝试牙钳拔除失败后，手术医师应认真

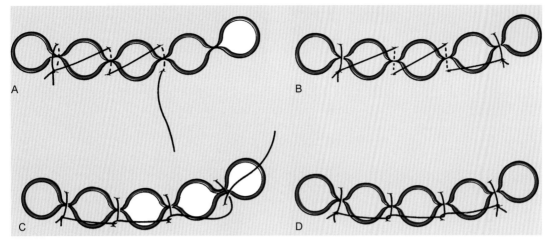

图 9.24 当进行多针缝合时，可以选用连续缝合关闭切口。（A）关闭第一个龈乳头，并以通常方式打结，保持缝线的长端，进而缝合相邻的乳头而不打结，只是将缝线穿过组织并用力牵拉。（B）连续缝合乳头，直到最后一个乳头被缝合并打结，最终的外观是缝线穿过每个空虚的牙槽窝。（C）在将缝线的长端穿过组织之前，将缝线的长端穿过环下方可进行连续锁边缝合。（D）将缝线直接在深层骨膜和黏膜表面穿过乳头，可能更有助于将组织对位

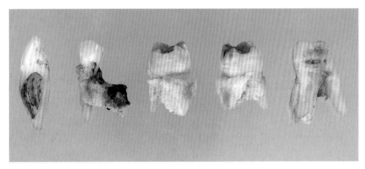

图 9.25 用牙钳拔除这些牙，可引起骨组织和牙的拔除，而不仅仅是拔除牙

考虑施行开放式拔除。手术医师应该掀起软组织瓣、分割牙，如果需要的话，可以去除一些骨组织，然后拔除分割的牙，而不是施加可能无法控制的过大力量。在这些情况下，"分而治之"的哲理，会使拔牙最有效，且创伤最小。

如果术前评估发现患者的骨板厚或特别致密，尤其是颊侧骨皮质板，则应考虑手术拔除。大多数牙的拔除取决于颊侧骨皮质板扩张，如果该骨板特别厚，则不太可能获得充分扩张，而牙根更可能发生断裂。年轻患者的骨质具有弹性，并且在可控力的作用下更有可能发生扩张，然而年龄大的患者通常具有较密实、钙化程度更高的骨质，在牙松动过程中不太可能提供足够的扩张，因此年龄较大的患者骨质密集，需要格外小心。

有时，口腔科医师会接诊临床牙冠很短，伴有严重磨耗的患者。如果这种磨耗是由磨牙症引起，那么包绕牙的骨质可能非常致密、厚实，附着的牙周韧带非常强韧（图 9.26）。如果尝试采用闭合式技术拔除这类牙，手术医师应格外小心，而开放式技术通常会使拔牙更快、更简单。

仔细检查术前 X 线片，可发现通过使用标准牙钳技术拔牙，可能会造成困难的牙根。年龄大的患者中常见的一种病变是牙骨质增生。在这种情况下，牙骨质持续沉积在牙根，并形成较大的球状根，通过开放的牙槽窝入路很难拔除，而用力扩张骨组织可能会导致牙根或颊侧骨皮质折裂（图 9.27）。

分叉度大的牙根，尤其是上颌第一磨牙根（图 9.28）或有严重弯曲或钩状牙根，也难以在不折断 1 个或多个根的情况下拔除（图 9.29）。通过剥离软组织瓣，预先用钻针将根分开，可以施行更可控和更有计划的拔牙，而总的损伤更小。

如果上颌窦气化并包含上颌磨牙的牙根，拔牙时可能会导致部分窦底与牙一起被去除。如果牙根

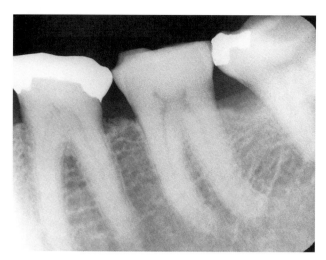

图 9.26　表现出磨牙症迹象的牙，可能具有致密的骨质和较强的牙周韧带附着，使其更难拔除

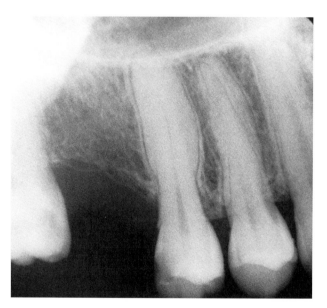

图 9.27　牙根部牙骨质过度增生，使用牙钳难以拔除

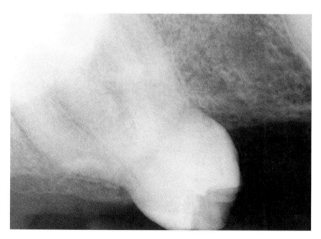

图 9.28　分叉度大的牙根增加了骨组织、牙根或两者都发生断裂的可能性

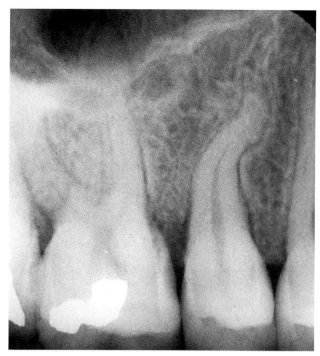

图 9.29　除非进行手术拔除，否则严重的牙根弯曲可能会导致根部断裂

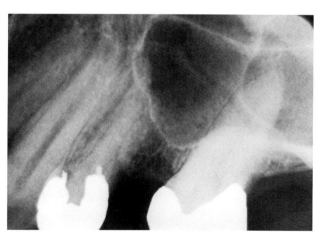

图 9.30　在上颌窦底内的磨牙增加了窦底骨折的概率，从而导致窦穿孔

分叉，则这种情况更有可能发生（图 9.30），再次提示需要手术拔除。

　　具有广泛龋齿的牙冠，尤其是具有较大银汞充填物的根龋，或经牙髓治疗的磨牙，是开放式拔牙的最佳适应证（图 9.31）。尽管牙钳主要用来夹住牙根，但仍会有一部分力施加在牙冠上，这样的压力可能会压碎有广泛龋齿、大块修复物或牙髓治疗的牙冠部，而开放式拔牙可以避免大幅度用力，从而可以更快、更少创伤地拔牙。因为龋齿造成牙冠丧失和残留牙根的患牙，也应考虑开放式拔除。如果在这类牙周围发现广泛的牙周疾病，则可以使用

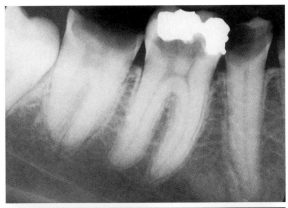

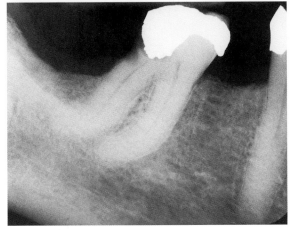

图 9.31　大量龋坏或大型修复体可能会导致牙冠断裂，从而导致拔牙更加困难

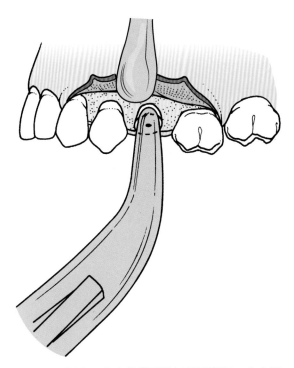

图 9.32　剥离一个小的袋形瓣以暴露断根。在直视下，牙钳可以放置在更靠近根尖方向的牙周膜间隙中，免除了去骨的需要

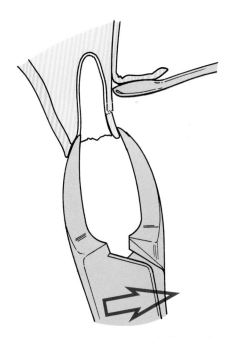

图 9.33　如果牙根在骨水平处断裂，则牙钳在握紧牙根的同时，可用颊喙去除部分骨质

直牙挺或 Cryer 牙挺轻松地将其拔除。但是，如果牙周围的骨质坚硬且没有牙周疾病，则手术医师应考虑进行开放式拔牙。

单根牙开放式拔除技术

　　单根牙开放式拔除的技术很简单，但需要注意细节，因为在手术过程中必须做出多个决策。对于那些闭合性拔除失败，或已断裂且仅残留牙根的单根牙，拔除的技术在本质上是相同的。

　　第一步，是通过掀起足够大的黏骨膜瓣，提供足够的手术野和入路。在大多数情况下，一个袋形瓣的范围，自待拔牙向前延伸 2 个牙位，向后延伸 1 个牙位即足够。如果需要松弛切口，应至少位于拔牙部位的前 1 个牙位处（图 9.2）。

　　一旦合适的瓣剥离完成，且被骨膜剥离器保持在适当的位置，手术医师就必须确定是否需要去骨。可以有几种选择。首先，手术医师可以尝试在直视下重新安放拔牙钳，从而获得更好的机械优势，并且在根本不需要手术去骨的情况下拔除牙（图 9.32）。

　　第二种选择是利用牙钳的颊侧钳喙夹住少量颊侧骨，以获得更好的机械优势并牢固地夹住牙根，这可以使手术医师充分地松动牙并将其拔除，而无须任何其他的去骨操作（图 9.33）。该操作会夹住少量颊侧骨，与牙一起被拔除。

第三种选择是使用直牙挺，将其推向根尖方向，进入牙周韧带间隙（图 9.34）。手术医师的示指必须支持住牙挺用力，以便控制牙挺的运动，并且不会发生牙挺滑动。应使用较小的来回运动，扩大牙周膜间隙，从而允许小型直挺进入并逐步移向根尖部间隙，充当楔子以使牙根发生骀向移位。使用较大的直挺继续使用这种方法，直到牙成功脱位。

第四个也是最后一个选择是在拔牙区进行手术去骨，大多数手术医师更喜欢使用钻针在充足的冲洗下去除骨质。颊侧骨的去除宽度，基本上与牙的近远中宽度一致（图 9.35）；在垂直方向，去骨高度为牙根长度的 1/2 ～ 2/3（图 9.36），这种去骨量充分地减少了使牙移位所需的力量，使拔除相对简单，可用小的直挺（图 9.37）或牙钳拔除该牙（图 9.38）。

如果去骨后牙仍难以拔除，则可用钻针在去骨区最近根端的牙根部制备一个插入孔（尖的牙挺可以插入的位于牙内的凹陷），以在其中插入根尖

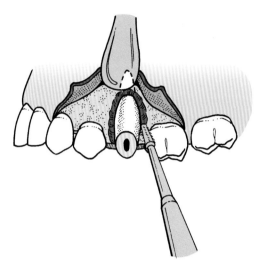

图 9.36   在翻起标准的袋形瓣后，用切骨钻去除骨质，去骨高度是牙根长度的 1/2 ～ 2/3

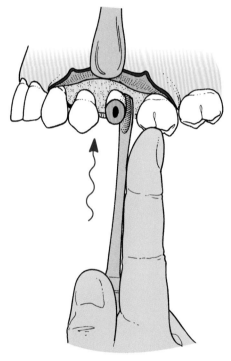

图 9.34   小型直牙挺可以像鞋拔一样用来挺松断根，在该位置使用直牙挺时，必须将手牢牢扶触在邻牙上，以防止器械从牙上意外滑脱，损伤邻近组织

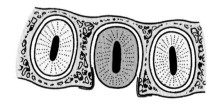

图 9.35   当从牙或牙根的颊面去除骨质用以帮助拔除牙根时，骨板去除的近远中宽度应与牙根本身的近远中径大致相同，形成无阻碍路径，以沿颊向拔除牙根

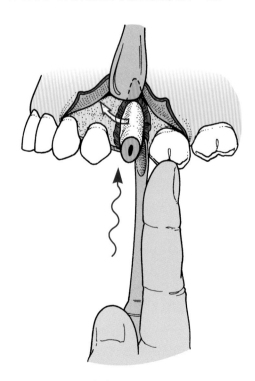

图 9.37   一旦去除了适量的颊侧骨，就可在牙的腭面向下使用直挺，以从颊侧方向移除牙根。必须记住，在此方向上使用牙挺时，手术医师的手必须紧紧支撑在邻牙上，以防止器械滑脱，损伤邻近软组织

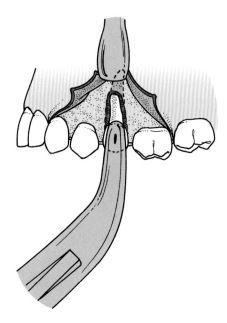

图 9.38　去骨并用直牙挺将牙根挺松后，即可用牙钳拔除牙根

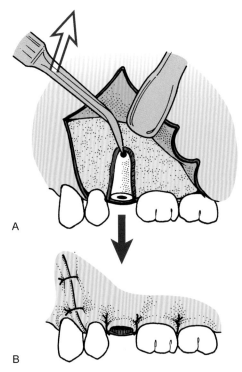

图 9.40　（A）将三角挺例如 Crane 挺插入孔中，将牙从牙槽窝中挺出。（B）将瓣重新复位并在完整的骨面上进行缝合

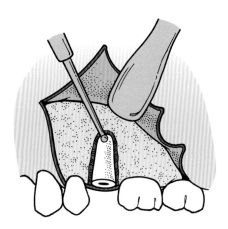

图 9.39　如果牙根在骨组织中比较牢固，则可以去除颊侧骨，制备插入孔用于牙挺插入

挺（图 9.39）。注意去骨范围仅限于拔除牙根，为可能的种植牙植入保存骨组织。插入孔的直径应约为 3 mm，深度应足以插入牙挺。可以使用重型牙挺（如 Crane 挺）抬起或撬动其牙槽窝中的牙（图 9.40A），软组织复位后予以缝合（图 9.40B）。

应检查骨边缘，如果比较锐利，则应使用骨锉将其锉平。通过复位软组织瓣，并用手指轻轻触诊，临床医师可以检查边缘的尖锐度。很少建议用咬骨钳去骨，因为在这种情况下，咬骨钳往往会咬除过多的骨组织。

一旦牙被拔除，应使用大量的无菌生理盐水彻底冲洗整个手术区域。应特别注意软组织瓣的最下部分（与骨组织连接的部位），因为这是碎屑沉积

最常见的位置，尤其是在下颌骨拔牙时。如果碎屑没有被仔细刮除或冲洗掉，则可能在随后的 3 ~ 4 周内引起延迟愈合，甚至形成小的骨膜下脓肿。随后将瓣放置到原始位置，用 3-0 黑丝线或铬缝线将其缝合就位。如果切口设计和切开得当，缝线处将由健康、完整的骨组织支撑。

多根牙开放式拔除技术

一旦决定对多根牙如下颌或上颌磨牙进行开放式拔除，通常会使用与单根牙相同的手术技术；主要区别在于，需要用钻针将多根牙分开为 2 个或 3 个单根牙。如果牙的冠部仍保持完整，则应将冠部切割，这样会容易去除牙根；但是，如果牙的冠部缺失仅根部残留，则应将根分开，以使其更容易挺出。

拔除有完整牙冠的下颌第一磨牙，通常自颊舌向切开牙，将牙分为近中半侧（具有近中根和半冠）和远中半侧。也可以做袋形切口，以便进入该部位并保护软组织免受钻针损伤，可能会去除少量的牙槽嵴骨。一旦牙被分割，用直牙挺挺松牙，并开始拔牙过程。被分割的牙可以视为下颌前磨牙，应用下颌通用钳将其拔除（图 9.41），将瓣复位并缝合。

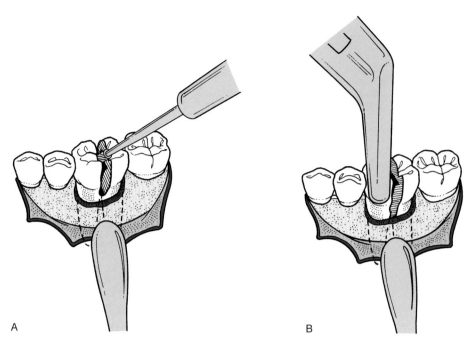

图 9.41　如果下颌磨牙难以拔除，可以将其分成单根牙。(A) 掀起袋形切口，去除少量牙槽嵴骨以暴露根分叉，然后用裂钻将牙分为近中和远中两半。(B) 应用下颌通用钳分别去除两侧的冠根部分

该技术自剥离足够长的袋形瓣开始（图 9.42A，B）。与单根牙一样，在此阶段需要评估是否需要分根和去骨。有时在直视下放置牙钳、牙挺，或者两者，以获得更好的机械优势，并在不去骨的情况下拔除牙。

但是，在大多数情况下，应去除少量的牙槽嵴骨，并需要分牙。通常在充分冲洗下，用带有直钻（如 8 号圆钻）或裂钻（如 557 号或 703 号钻针）（图 9.42C）的直机进行牙分割。

一旦牙被分割，需要用小型直牙挺挺松和移动被切开的牙根（图 9.42D），直牙挺可用于移除活动的分块牙（图 9.42E）。如果将牙冠切开，则可以使用上、下颌通用牙钳拔除切开牙的各个部分（图 9.42F）；如果牙冠缺失，则使用直挺和三角挺将牙根从牙槽窝中挺出。

有时，残留的根部可能很难拔除，并且需要去除额外的骨组织（如前所述的单根牙）。偶尔需要用钻针制备插入点，并使用牙挺（如 Crane 挺）移除残根。

去除牙和所有根部碎片后，重新复位组织瓣，并触诊手术部位以感受有无锐利的骨质边缘。如果存在任何锐利的边缘，则使用骨锉将其锉平。彻底冲洗伤口并清除牙、骨、牙结石和其他碎屑的松散碎片，将瓣以常规方式重新复位和缝合。

拔除下第一磨牙的另一种方法，是剥离软组织瓣并去除足够的颊侧骨，以暴露根分叉，然后使用钻针将近中根从牙上分割开，使磨牙变为 2 个单根牙（图 9.43）。用 17 号下颌磨牙钳拔除带有完整远中根的牙冠，剩余的近中根由 Cryer 牙挺从牙槽窝挺起。牙挺被插入空的牙槽窝中，应用轮轴原理旋转，牙挺的锋利尖端与剩余牙根的牙骨质贴合，将牙根从牙槽窝向殆面挺起；如果根间骨较厚，则第一次或第二次旋转 Cryer 挺去除骨质，从而使牙挺在第二次或第三次旋转时贴合牙骨质。

如果下颌磨牙的冠已经丧失，拔牙过程再一次从翻袋形瓣开始，去除少量牙槽嵴顶骨组织，用钻针将 2 个牙根切成近、远端两部分（图 9.44A）。用小直牙挺移动并挺松近中根，然后将 Cryer 挺插入由钻针制备的狭槽中，将其从牙槽窝中移除（图 9.44B）。Cryer 挺以轮轴方式旋转，将牙根从牙槽窝向殆面挺出。成对 Cryer 挺的对侧挺插入空的牙槽窝中，并通过根间骨旋转以贴合并移除剩余的牙根（图 9.44C）。

对于颊腭侧根分叉大的上颌磨牙，往往需要用较大的力量才可以拔除，可以通过将根分成几部分，更加谨慎地拔除。3 根牙的分根方式与 2 根的下颌磨牙不同，如果牙冠完整，则需要将 2 个颊侧牙根从牙上切开，然后将牙冠与腭根一并拔除。

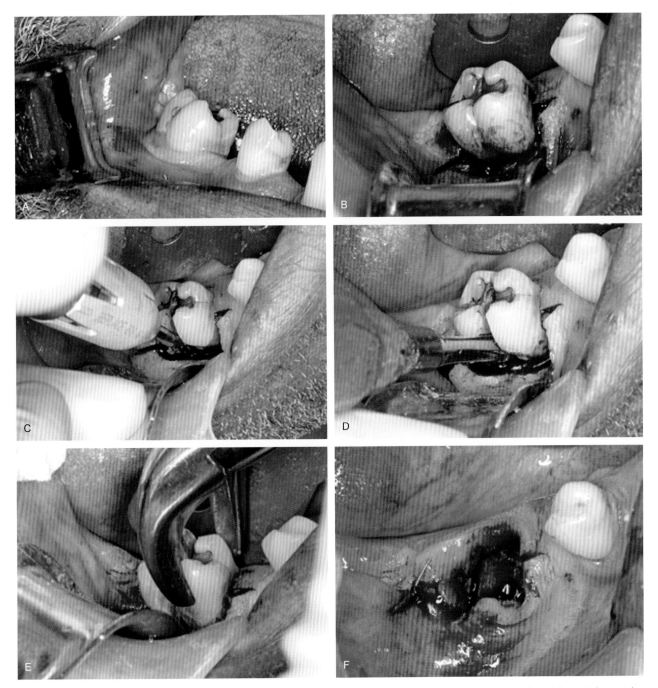

图 9.42　（A）这颗下颌磨牙的根部形态，使得必须分开牙才能将其拔除。（B）掀起瓣以暴露骨面并进行分割，注意牙近中、远中的小松弛切口。（C）使用带有裂钻的外科手机将牙分割成近、远侧部分，可单独拔除每个牙根。（D）将直挺插入钻针切口中，以完成牙冠分离。（E）现在可以挺松并拔除每个牙根。（F）用铬缝线关闭远端松弛切口，操作完成

将标准的袋形瓣掀起，并且去除小部分牙槽嵴顶的骨质以暴露根分叉区，应用钻针切除近颊、远颊根（图 9.45A）。通过轻柔但有力的颊 - 殆向压力，用上颌磨牙钳将牙冠和腭根沿牙长轴方向拔除（图 9.45B）。用牙钳时，不应将腭向压力传递到冠部，否则会导致腭侧根断裂。整个拔除力应沿颊侧方向。继续用小直牙挺松动颊根（图 9.45C），然后用 Cryer 挺或直挺以常规方式（图 9.45D）将其

移除。如果使用直挺，手术医师应记住上颌窦可能靠近这些根部，因此必须小心控制朝向根尖方向的力。直牙挺的用力应朝向腭侧，并在根尖方向施加更有限的压力。

如果上颌磨牙的冠缺失或折裂，则应将其根分为 2 个颊根和 1 个腭根，拔除方法与以前的通用方法相同。剥离袋形瓣并用骨膜剥离器牵开，去除适量的颊侧骨板以暴露出牙进行分割（图 9.46A），牙

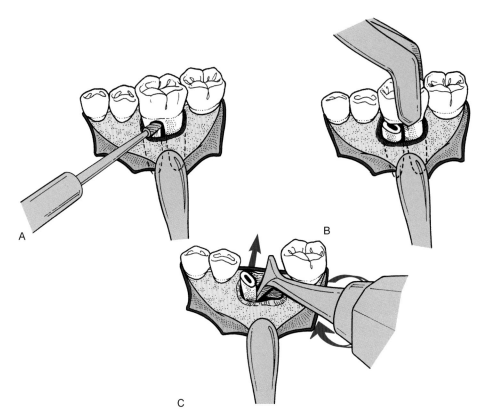

图 9.43 （A）分牙的另一种方法是使用钻针从第一磨牙去除近中根。（B）用 178 号牙钳抓紧牙冠并去除牙冠和远中牙根。（C）使用 Cryer 挺去除近中根，将 Cryer 挺的尖端插入远中根空虚的牙槽窝中，并以轮轴方式转动，尖锐的挺端与根间骨和牙根接合，从而将近中牙根从牙槽窝中移除

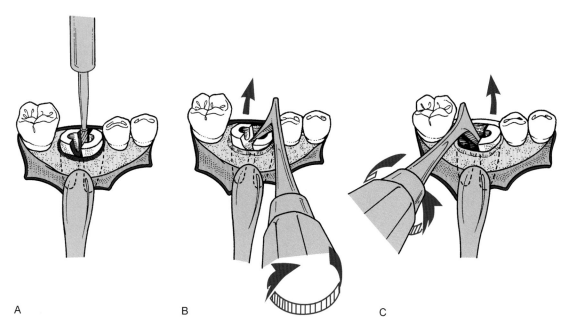

图 9.44 （A）当下颌磨牙的冠因折裂或龋齿而丢失时，剥离袋形瓣，并除去少量的牙槽嵴骨组织，然后使用钻针将牙切成 2 个单独的根。（B）在使用小型直挺挺松根部之后，应用 Cryer 挺移除远中根。牙挺顶端放入钻针制备的狭槽中，然后转动牙挺，将根移除。（C）使用成对 Cryer 挺的对侧挺，以相同类型的旋转运动挺除剩余牙根

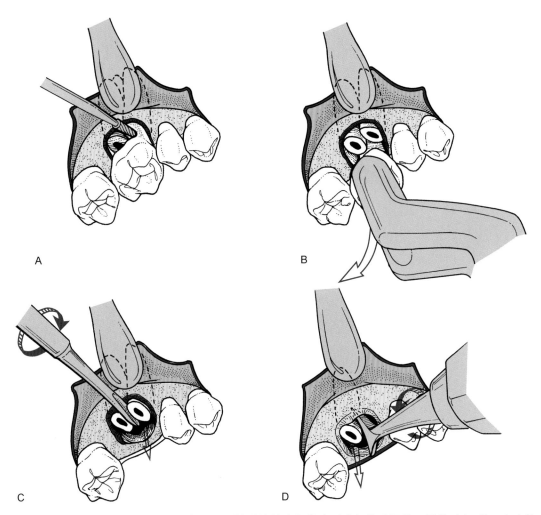

图 9.45 （A）当一颗完整的上颌磨牙必须被谨慎地分割拔除时（如发现根分叉异常时），做一个小的袋形切口，去除少量牙槽嵴顶骨组织，这样就可以使用钻针从牙的冠部分割颊根。（B）使用上颌磨牙钳去除带有腭根的牙冠部分，将牙沿颊－𬌗向摇动，不使用腭向压力，否则可能导致腭根从冠部断裂。（C）然后用直牙挺松动颊根，偶尔可以移除这些根部。（D）以常规方式使用 Cryer 挺，将牙挺的顶端放到空的牙槽窝中，然后旋转以移除剩余牙根

根被分成 2 个颊根和 1 个腭根。接下来，根据手术医师的喜好，用直牙挺将牙根挺松，并用 Cryer 挺将其移除（图 9.46B，C）。有时，根部存在足够的入路空间，可以单独使用上颌根钳或上颌通用钳拔除牙根（图 9.46D）。最后，在去除 2 个颊根后，再拔除腭根。通常到此时，大部分根间骨会丧失，因此，可有效利用小型直挺，以柔和、可控的摆动将挺插入腭侧的牙周膜间隙，引起牙发生颊－𬌗向移位（图 9.46E）。

去除根碎片和根尖

如果在闭合式拔牙过程中发生根尖 1/3（3 ~ 4 mm）折断，则应使用有序的步骤从牙槽窝中拔除根尖。可以初步尝试通过闭合式技术去除牙根碎片，但是

如果闭合式技术不能立即成功，手术医师应该开始手术技术。无论选择哪种技术，拔牙的 2 个需求都是至关重要的：①充足的光线。②充分的吸力——最好使用小口径吸引头。除非手术医师能清楚地看到，否则根尖小碎片很难去除；同样重要的是，要用冲洗注射器冲洗根尖周围的血液和碎屑，以便手术野能够清晰可见。

闭合式根尖取出技术，被定义为任何不需要剥离软组织瓣和去骨的技术。在根尖折断之前牙已被充分挺松和活动时，使用闭合式技术最为有用。如果牙根在折断前已充分松动，根尖通常是可移动的，可以采用闭合式技术将其拔除。但是，如果在牙根折断前牙不能很好地活动，则闭合性技术不太可能成功。如果临床医师发现牙根发生球状牙骨质

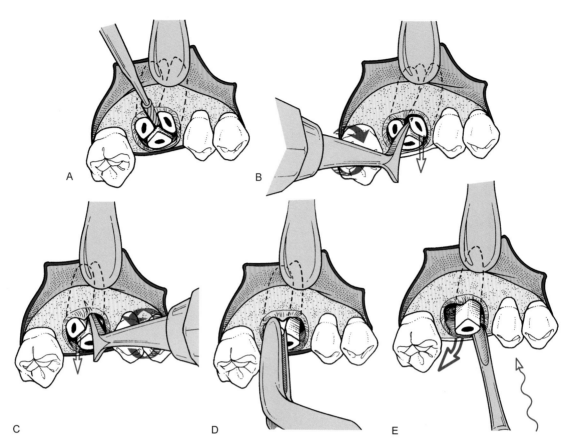

图 9.46　（A）如果上磨牙的牙冠因龋齿而丧失或已经从根部断裂，剥离一个小的袋形切口，并去除少量的牙槽嵴顶的骨组织，然后用钻针将 3 个根切割成独立的部分。（B）用小型牙挺将根部挺松后，将 Cryer 挺放入钻针制备的狭槽中，将近中颊根移除。（C）一旦近中颊根除去后，再次使用 Cryer 挺将远中颊根移除。将 Cryer 挺的尖端放入近中颊根的空牙槽窝中，以常规方式旋转，移除牙根。（D）偶尔可用上颌根钳夹紧并拔除剩余的牙根，然后可用直式或 Cryer 挺移除腭根。如果使用直挺，则将其置于牙根和腭侧骨之间，并轻轻来回旋转，沿颊 – 腭向移除腭根。（E）小型直挺可进行来回缓慢运动，最终向颊 – 腭向挺松和拔除上颌第三磨牙的剩余牙根

增生，出现阻碍根尖碎片去除的骨性干扰，那么闭合式技术也不太可能成功。另外，根末端的严重弯曲也可能阻碍闭合式技术的应用。

　　一旦牙根发生折断，应改变患者体位，以便获得良好的视野（应用适当的照明）、冲洗和吸引。应当大力冲洗牙槽窝，并用小的吸引头吸引，因为松动的牙碎片偶尔会被从牙槽窝中冲出。冲洗和吸引完成后，手术医师应仔细检查牙槽窝，评估牙根是否已从牙槽窝中移除。还应检查拔出的牙，看是否还有和有多少剩余牙根。

　　如果冲洗 – 吸引技术不成功，则下一步需用根尖挺从牙槽窝中挑出根尖。根尖挺作为一种精密器械，不能采用 Cryer 挺的使用方式来使用，需将根尖挺插入牙周膜间隙，然后将根尖从牙槽窝中取出（图 9.47）。根尖挺不宜施加过大的根尖力或侧向力，根尖力过大可能导致根尖移位到其他解剖位置，如上颌窦；过度的侧向力可能导致根尖挺的精

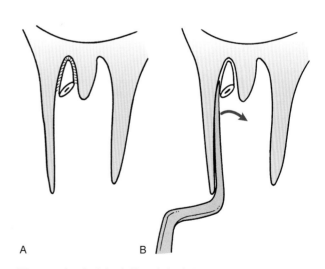

图 9.47　（A）当根尖的一小部分（2 ~ 4 mm）从牙上断裂时，可以用根尖挺取出。（B）将根尖挺插入牙周膜间隙，并从牙槽窝中将根尖轻轻拔除

致末端发生弯曲或断裂。

　　根尖拔除也可以使用小直挺，该技术通常用于

去除较大的根部碎片。小的直挺能够楔入牙周膜间隙，在该处像楔子一样将牙碎片向殆方移送（图9.48），所以其技术与使用根尖挺的技术相似。应避免过度的根尖向压力，否则可能迫使根部进入深部组织。

在上颌前磨牙和磨牙区，可能发生根尖移位到上颌窦内。当直挺以这种方式去除小的根尖时，手术医师的手必须始终支撑在邻牙或坚固的骨隆凸上。这种支撑可使手术医师仔细施加可控力，并减少将牙碎片或器械尖端移入非预想位置的可能性。手术医师必须能够清楚地观察到折裂根的顶部，才能看到牙周膜间隙。直挺必须插入间隙内，不能盲目向下推入牙槽窝中。

如果闭合式技术不成功，手术医师应毫不犹豫地转换成开放式技术。要认识到，与持久、费时、沮丧的闭合式技术相比，流畅、高效、正确进行的开放式操作在去除根部碎片方面的创伤要更小，这对于手术医师来说非常重要。

有 2 种主要的开放式技术可用于去除根尖。第一种只是对手术拔除单根牙所描述技术的延伸。剥离带有松弛切口的软组织瓣，用骨膜剥离器拉开，用钻针去骨，露出牙根的颊侧面，用小直挺通过该开口将牙根向颊侧移出。冲洗伤口，将组织瓣复位、缝合（图9.49）。

对刚刚描述的开放式技术的一种改进，是在不过度去除覆盖在牙表面颊侧骨板的情况下，将牙根碎片去除，称为"开窗"技术。以与刚才讨论相同的方式剥离软组织瓣，定位牙碎片的根尖区域，使

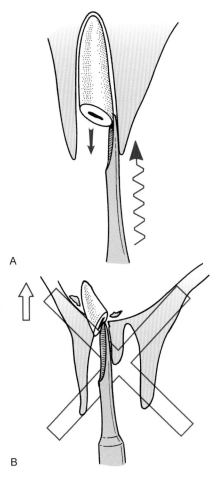

图 9.48 （A）当拔牙遗留较大的牙根时，小直挺有时可以用作楔状物，可将牙根向殆方移位。必须记住的是，应以来回缓慢运动的方式施加压力，不能使用过大的压力。（B）在根尖方向的过大压力，导致牙根移位到非预期的位置，如上颌窦

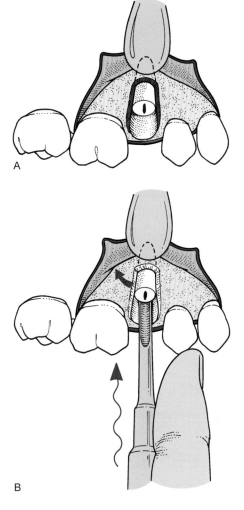

图 9.49 （A）如果无法通过闭合式技术取出牙根，则应掀起软组织瓣，然后用钻针去除覆盖牙根表面的骨质。（B）应用小直挺，通过将其楔入腭侧牙周膜韧带间隙，使牙根颊向松动

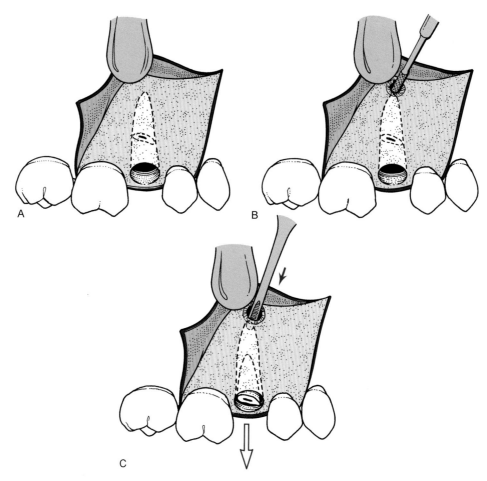

图 9.50 （A）当必须保留颊侧骨板时，应使用开窗技术取出牙根。剥离三角瓣，以露出根尖碎片表面的区域。（B）应用钻针揭开根部的尖端，从而为插入直挺提供足够空间。（C）使用小型直挺将牙移出牙槽窝

用钻针去除覆盖在牙尖上的骨质，露出牙根碎片，然后应用根尖挺或小型牙挺插入开窗口，将牙从牙槽窝中导出（图 9.50）。

由于需要更广泛地暴露根尖区域，优选的组织瓣技术是三角瓣。当必须保持颊侧骨板完整时，如由于正畸原因而拔除上颌前磨牙时，尤其是在成人，特别建议采用开窗入路。

保留牙根碎片的理由

当根尖折断并且闭合式拔除方法不成功，而开放式技术可能造成过大的创伤时，手术医师可以考虑将根尖留在原处。与任何手术方法一样，手术医师必须在手术获益与手术风险之间取得平衡。在某些情况下，去除小根尖的风险可能大于获益。

牙根留在牙槽突中应该满足 3 个条件。首先，根碎片应该很小，长度通常不超过 4 ～ 5 mm；其次，牙根必须深深埋入骨质中，并且不能太浅，以防在随后的骨吸收中暴露牙根，对将在无牙区域制作的任何修复体产生干扰；第三，所涉及的牙必须没有发生感染，并且根尖周也没有射线透视影，这样可以减少因将牙根留在原位而导致后续感染的可能性。如果满足这 3 个条件，则可以考虑保留牙根。

对于手术医师来说，认为手术拔除的风险必然大于获益，才能将一个小的、深埋且未感染的根尖留在原位。如果存在以下 3 个条件的 1 个，则认为该风险更大。首先，如果拔除牙根会导致周围组织过度破坏，也就是说，如果必须去除过量的骨组织才能拔除根部，则风险非常大。例如，可能需要去除大量的骨质，才能抵达上颌第一磨牙的小腭根尖。

其次，如果去除根部会危及部分重要结构，则风险很大，其中最常见的是在颏孔处或沿着下牙槽管走行的下牙槽神经。如果手术取根会导致永久性或长时间、暂时性下牙槽神经麻木，则手术医师应认真考虑将根尖留在原处。

最后，如果尝试取根尖时发生移位到组织间隙

或上颌窦的风险很高，则手术风险大于获益。最常移位进入上颌窦的根是上颌磨牙的根。如果术前 X 线片显示牙根部的骨质很薄，并且牙与上颌窦之间的距离很小，那么谨慎的手术医师可能会选择留下一小块根部碎片，而不是冒险将其误入上颌窦内。同样，在尝试拔除下颌第二和第三磨牙的根部时，可能将其移入下颌下间隙。在拔除任何根尖的过程中，牙挺朝向根尖的压力可能会将牙移位到组织间隙或腔窦中。

如果手术医师选择将根尖留在原处，则应遵守严格的流程。必须告知患者，根据手术医师的判断，将根留在原处比进行手术拔除的损害要小。此外，必须获得根尖存留及其位置的影像资料，并保留在患者的记录中。而且，患者已被告知决定将根尖留在原位的事实必须记录在患者病历中。此外，在随后的 1 年中，患者应被召回，进行几次例行定期随访，以追踪该牙根的状况。如果在保留根部的区域出现任何问题，应嘱患者立即与手术医师联系。

多颗牙拔除术

如果在一次就诊时拔除多颗相邻的牙，则必须对常规的拔牙程序进行轻微改动，以促进从有牙到无牙状态的平稳过渡，可考虑利用固定或活动义齿进行适当修复。本部分内容将对这些修改进行讨论。

治疗计划

在大多数情况下，要拔除多颗牙时，有必要在拔牙前对待拔除牙的替代做出计划，可以是全口或局部活动义齿，也可以是单颗或多颗种植体。在拔牙前，手术医师应与口腔修复科医师进行沟通，确定是否需要临时局部义齿或即刻全口义齿；讨论中还应考虑是否需要进行其他任何类型的软组织手术，如上颌结节成形术或去除关键部位的倒凹或外生骨疣。如果在稍后的时间进行种植，则可能还要限制骨修整和牙槽窝的压缩。在某些情况下，拔牙时可能会放置种植体，需准备手术导板，以辅助种植体正确就位。

拔牙顺序

多颗牙拔除的顺序值得讨论。通常出于几个原因而选择先拔除上颌牙。首先，浸润麻醉起效更快，消失也更快，这意味着手术医师可以在注射后尽快开始手术；并且手术不应延迟，因为上颌骨的深度麻醉消失更快。其次，在拔牙过程中，如果首先进行下颌手术，碎屑如部分银汞合金、破裂的牙冠和骨碎片，可能会掉入下颌牙的空虚牙槽窝中，所以应首先拔除上颌牙；此外，上颌牙拔除时以颊向力为主，拔除这些牙时用的垂直向牵引力很小或根本不用，但这却是拔除下颌牙所通常需要的。首先拔除上颌牙时一个小的缺点是：如果在下颌牙拔除前无法控制上颌骨的出血，则出血可能会干扰下颌手术的视野。出血通常不是主要问题，因为在手术医师将注意力转移到另一个手术区域之前，应已在一个区域完成止血，并且手术助手应通过充分的吸引保持手术区域无血。

拔牙通常首先从最后边的牙开始。在使用牙钳拔牙前，允许更有效地使用牙挺来松动和移位牙，而尖牙是最难以拔除的牙，应最后拔除。拔除任何一侧的牙都会削弱这些牙近远中侧的骨性牙槽窝，而且使随后的拔牙变得更加简单。

例如，如果要拔除上颌和下颌左侧象限的牙，建议按以下顺序：①上颌后牙。②上颌前牙，留下尖牙。③上颌尖牙。④下颌后牙。⑤下颌前牙，留下尖牙。⑥下颌尖牙。

多颗牙拔除的技术

拔除多颗相邻牙的手术过程，是对拔除单颗牙的技术的轻微改进。拔除单颗牙的第一步是剥离牙周围的软组织附着，当进行多颗牙拔除时，软组织的掀开范围会略微扩大，形成一个小的袋形瓣，以便仅仅暴露出一个象限所有牙周围的牙槽嵴骨（图 9.51A~C）。象限中的牙用直挺挺松（图 9.51D），然后用牙钳按常规方式拔除。如果拔除任何牙可能需要过大的力量，则手术医师应去除少量颊侧骨，以防止牙折和过多的骨丧失。在拔除任何一颗牙之前，松动拔除区域中的所有牙是有利的，因为相邻的牙可以作为支点，挺松牙时无须担心（因为支点牙也计划拔除）。

拔牙完成后，除非计划种植，应将颊舌向骨板用力压入其原有位置。复位软组织，然后手术医师触摸骨嵴，以确定这些区域是否有锐利骨刺。如果计划使用可摘局部义齿或全口义齿，则应明确是否有倒凹；如果存在任何尖锐的骨刺或倒凹，则应使用骨钳，去除较大的干扰区域；并使用骨锉，平整任何尖锐的骨刺（图 9.51E，F）。用无菌生理盐水

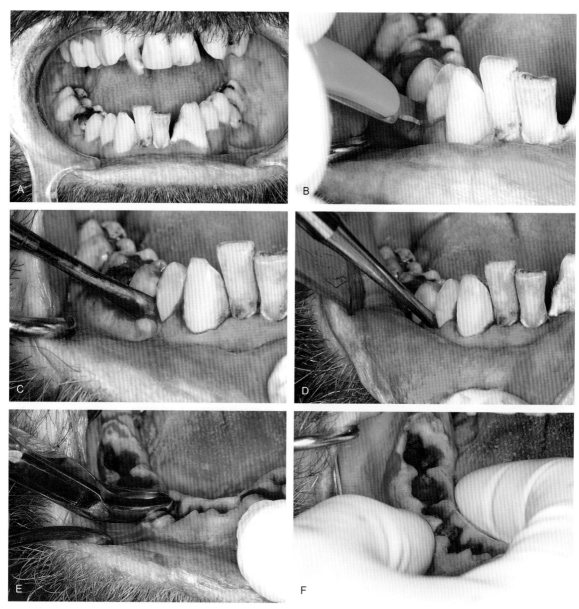

图 9.51 （A）该患者剩余的下颌牙将被拔除，在足够的前庭深度下，可显示附着龈的宽阔区域。（B）充分麻醉后，用 15 号刀片切开牙上的软组织附着，切口围绕牙颈部并穿过牙间乳头。（C）用骨膜剥离器将唇侧软组织掀起到唇侧牙槽嵴顶。（D）在使用牙钳之前，使用小直挺松动牙；手术医师的对侧手用于掀开软组织并稳定下颌骨；首先拔除与下颌尖牙相邻的牙，这会使拔除剩余尖牙更容易完成。（E）用咬骨钳仅咬除尖锐且突出于再复位软组织上的骨组织。（F）用力挤压牙槽骨板，以重建术前颊舌向牙槽骨宽度。由于将来可能会植入种植体，因此应注意不要因压缩而过度减小牙槽骨宽度。由于轻度牙周疾病而存在多余的软组织，将其进行修剪以防止在牙槽嵴顶上存留大量的组织

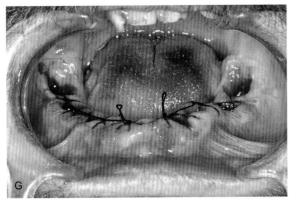

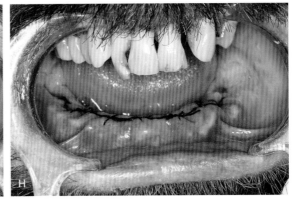

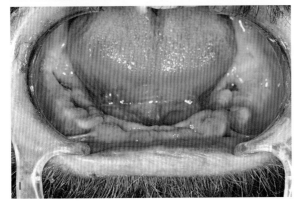

图 9.51（续）（G）修剪软组织并去除尖锐的骨隆凸后，最后一次检查软组织手术的完整性。用黑色丝线行龈乳头间断缝合以关闭组织，这近似于乳头处软组织的缝合，但应使牙槽窝保持开放状态。由于前庭高度会降低，所以不能拉动软组织来实现伤口的初期关闭。（H，I）患者在 1 周后返回拆线，正常愈合已经完成，准备拆除缝线。宽的附着组织带仍保留在牙槽嵴上，与术前存在的情况类似（图 A）

或蒸馏水彻底冲洗术区。检查软组织中是否存在肉芽组织，如有，应将其清除，因为可能会延长术后出血时间。然后将软组织重新复位并检查是否有多余的牙龈，如果由于严重牙周炎并骨丧失导致牙拔除，那么通常软组织瓣会重叠并有多余的组织。如果是这种情况，应修剪牙龈，以便在放置软组织时尽量少或不发生重叠。但是如果没有多余的组织存在，则手术医师不得尝试初期关闭拔牙窝。如果这样做，前庭沟深度将减小，可能对义齿的制作和摘戴造成干扰，也会使伤口在张力下闭合，违反了伤口修复的基本原则。最后，将乳头缝合到位（图9.51G）。根据手术医师的喜好，使用间断或连续缝合。如果使用不可吸收缝线，则计划在大约 1 周后拆线（图 9.51H，I）。

对于部分患者，多颗牙拔除后需进行广泛的牙槽骨修整术。第 13 章将对这项技术进行深入讨论。

（张世周　译）

第 10 章

阻生牙的处理原则
Principles of Management of Impacted Teeth

James R. Hupp

阻生牙是指在正常萌出时间范围内不能完全萌出到牙弓平面的牙。牙阻生的原因有萌出方向异常、相邻牙阻碍、被覆骨质密度过高、软组织过厚和遗传因素等。由于阻生牙无法自行萌出，除非手术拔除或被覆组织吸收使其暴露，否则阻生牙会一直伴随患者。未萌牙的定义包括阻生牙和正在生长、萌出中的牙。

牙阻生最常见的原因是牙弓长度和萌出空间不足，即牙槽骨总长度小于牙弓总长度。最常发生阻生牙的牙位是上、下颌第三磨牙，其次是上颌尖牙和下颌前磨牙。第三磨牙由于最后萌出，所以最有可能缺少完全萌出空间，故最常发生阻生。

在上颌前牙中，尖牙是牙列拥挤最常导致的阻生牙位。尖牙通常在上颌侧切牙和上颌第一前磨牙之后萌出。如果空间不足以萌出尖牙，尖牙则会发生阻生或在牙弓唇侧萌出。在下颌骨，由于下颌前磨牙在下颌第一磨牙和尖牙后萌出，也会发生类似情况。因此，如果萌出空间不足，第一或第二磨牙（通常是第二前磨牙）会无法萌出而阻生，或在牙弓颊侧、舌（腭）侧萌出。

除有禁忌证外，所有阻生牙一般情况下均应拔除。患者年龄增大会增加拔除阻生牙的难度，口腔科医师应在拔牙难度增加前建议患者拔除阻生牙。如果在相应问题出现前未拔除阻生齿，患者将面临更大的潜在风险，比如局部组织发生病变、相邻牙或牙槽骨损伤、其他重要结构损伤等。另外，如果阻生牙拔除时机推迟到出现问题时，患者可能已经出现需要顾及的系统性疾病，其周围骨组织会更致密，牙根形成更完全，且与下牙槽神经管、上颌窦等结构更相近，导致手术的复杂程度和危险指数增加。

本章讨论的是埋伏牙的治疗规范，并不是全面深入讨论阻生牙外科拔除的相关技术。本章的目的是为制订妥善的治疗计划和治疗规范提供必要信息，为预估手术难度提供基础。

阻生牙拔除适应证

第三磨牙正常完全萌出的平均年龄是 20 岁，而有些患者的第三磨牙萌出过程会持续到 25 岁。在正常发育过程中，下颌第三磨牙最初为水平方向。随着牙和颌骨的生长发育，第三磨牙的角度由水平方向转为近中方向，后又变为垂直方向。从近中方向旋转到垂直方向不成功是下颌第三磨牙阻生的最常见原因。第二个常见的原因是其近远中径与颌骨长度的比值过大，使得下颌支前界之前的牙槽突没有足够的空间，以满足下颌第三磨牙萌出到位。

如前所述，有一些第三磨牙在 20 岁之后继续萌出到 25 岁，并以男性多见。继续萌出与许多因素相关。如有迟萌，则未萌牙通常表面仅覆盖软组织或少量骨组织。这些牙大多为垂直向，并位于相邻第二磨牙𬌗面的龈方，其牙根发育完成较迟。

最后一点，可能也是最重要的一点，下颌支前界到第二磨牙之间的空间需要满足萌出需求。相关研究表明，如果第三磨牙生长过程中相邻第二磨牙缺失，则第三磨牙可以萌出，但会伴有明显近中向倾斜，这可以形象地说明第三磨牙阻生的这一病因因素。如果下颌第三磨牙在 20 岁之后没有萌出，同时，经测算发现第三磨牙萌出空间不足，其表面很可能覆盖骨组织并近中阻生于牙槽突内，通常会靠近相邻第二磨牙颈缘水平。因此，口腔科医师可以用这些参数来预测牙会萌出至牙弓水平还是保持阻生状态。

阻生牙早期拔除可以减少术后并发症并达到最佳愈合状态。患者越年轻，对手术耐受性越好，术后恢复越快，对日常生活影响越小。由于第二磨牙远中牙周组织有较强的再生能力，年轻患者的牙周愈合也会更佳。此外，如果年轻患者神经受损，其功能恢复同样更快。年轻患者由于骨密度较低且牙根形成不完全，其手术流程更简单。拔除阻生第三磨牙的理想时机为牙根已形成 1/3 而不到 2/3 时，通常在青少年中后阶段，16 ～ 20 岁时为佳。

阻生牙的及时拔除能够预防很多继发问题，分述如下。

预防牙周疾病

阻生牙相邻的已萌出牙存在罹患牙周疾病的风险（图 10.1 和图 10.2）。阻生的下颌第三磨牙，会减少相邻第二磨牙远中面骨量。由于牙弓内最后一颗牙的远中面是最不易清洁的牙面，患者第二磨牙远中面通常会有牙龈炎症并伴有附着龈退缩。尽管仅有轻微牙龈炎，但致病菌极易自龈缘延展定植于远中根面，形成初期牙周炎。下颌第三磨牙阻生的患者，尽管口内其他牙齿的龈沟深度正常，但其第二磨牙远中面通常有深牙周袋。

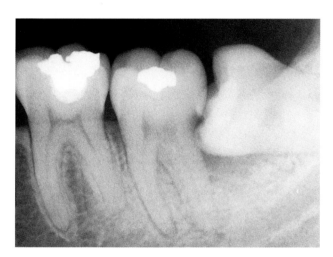

图 10.1 下颌第三磨牙近中阻生，并因存在第三磨牙而导致第二磨牙骨质缺损

第三磨牙阻生导致牙周病进展加速在上颌骨更为严重。随着牙周袋向根尖方向进展，会达到上颌第二磨牙远中根分叉处。这种情况发生较早时，若牙周袋早期即累及根分叉区域则会导致牙周疾病进展更加迅速且严重，而且涉及上颌第二磨牙远中根分叉的牙周疾病治疗会非常困难。

通过早期拔除阻生第三磨牙可以预防牙周疾病，且原先第三磨牙牙冠所在区域达到最佳骨愈合及骨填充的可能性会大大增加。

预防龋病

当第三磨牙阻生或部分阻生时，细菌和其他致龋因素会更容易破坏第二磨牙远中面和阻生第三磨牙牙冠处。即使阻生的第三磨牙并未直接暴露于口腔，仍可能有足够的间隙导致龋病发生（图 10.3 和图 10.5）。

预防冠周炎

当部分阻生牙的轴面和𬌗面有大量软组织存在时，患者可以罹患 1 次或多次冠周炎。冠周炎是阻生牙牙冠周围软组织的感染，通常由口腔正常菌群引起。大多数患者的细菌和宿主防御维持在微妙的平衡中，即使有正常的免疫防御，也不能完全消除细菌（图 10.6）。

如果宿主防御能力降低（如流行性感冒或上呼吸道感染，或由于服用免疫抑制药物）则发生感染。尽管阻生牙可能在一段时间不发生感染，但如果患者宿主防御力有轻微或暂时性降低，即使没有免疫疾病，也可能发生冠周炎。

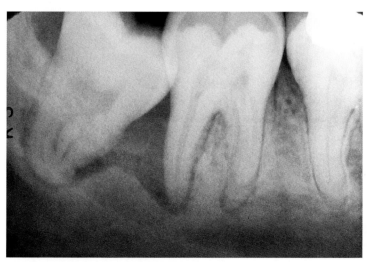

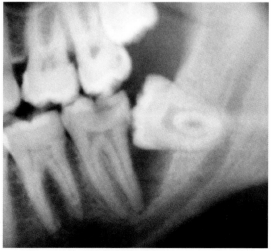

图 10.2 影像学显示下颌第二磨牙远中阻生的第三磨牙导致的牙槽骨变化，第二磨牙因牙周病和第三磨牙的阻生而出现严重骨质缺损

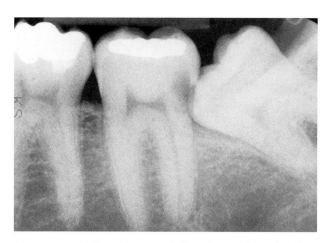

图 10.3　下颌第二磨牙因阻生第三磨牙而出现龋齿的 X 线片

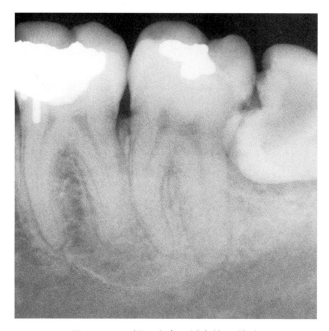

图 10.4　下颌阻生磨牙龋齿的 X 线片

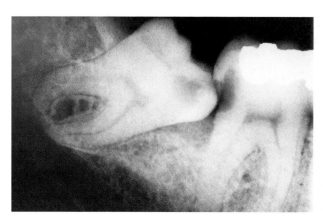

图 10.5　阻生第三磨牙和第二磨牙龋齿的 X 线片

链球菌和种类繁多的厌氧菌（龈沟常见的定植细菌）是最常见的导致冠周炎的细菌。应用过氧化氢溶液冲洗可以初步缓解冠周炎症状。

过氧化氢不仅可以通过发泡的方式去除细菌，也可以通过释放氧到周围的乏氧环境而减少厌氧菌的数量。其他冲洗液，如氯己定、碘伏也可以减少袋内厌氧菌的数量。即使是生理盐水，用注射器规律地加压冲洗，也能减少厌氧菌的数量和牙周袋内残留的食物残渣。

冠周炎既可表现为轻微的感染，也可以进展至需要住院治疗的严重感染。根据感染程度不同，其治疗方法也不相同。

轻微感染的冠周炎患者可表现为周围组织水肿及疼痛。对于轻微感染患者，医师局部冲洗、刮治和患者居家自行冲洗就可以治疗。

如果感染更加严重，局部软组织肿胀且容易被对应上颌第三磨牙咬伤或压迫时，除局部冲洗外，口腔科医师应考虑立即拔除上颌第三磨牙。

除局部肿胀和疼痛外，对于出现面部轻度肿胀、感染波及咀嚼肌而出现轻度开口受限或者出现低热的患者，口腔科医师应考虑在加压冲洗和拔除对颌牙的同时，进行全身性抗生素治疗。可选择的抗生素主要是青霉素类药物，或者在青霉素过敏的情况下选择克林霉素。

冠周炎可导致严重的组织间隙感染。因为感染从口腔后部开始后，可以迅速进展，波及下颌支和颈侧的筋膜间隙。如果患者张口受限（开口度 < 20 mm），体温高于 38.5℃，面部肿胀、疼痛和

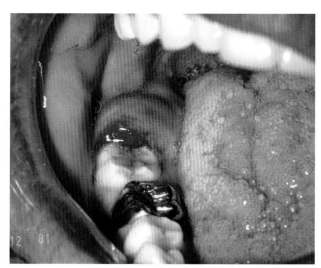

图 10.6　埋伏牙区的冠周炎。#32 显示典型的炎症症状，伴有红肿。如果对颌牙 #1 萌出，当牙咬合时，通常会撞击到肿胀的区域，造成症状加重

不适，应转诊至口腔颌面外科。口腔颌面外科医师很可能让患者入院进行抗生素治疗，并认真监测病情发展，及时手术拔牙。

出现过一次冠周炎的患者，尽管可以通过保守的方法成功治疗，但是仍然可能再次发病，除非积极拔除埋伏的下颌第三磨牙。应告知患者，尽快拔除患牙以预防感染复发。然而，在冠周炎症状完全消退前，都不应拔除下颌第三磨牙。如果在软组织感染活动期拔牙，术后并发症（例如干槽症、术后感染等）发生率会升高。在冠周炎期间拔牙也会导致出血多、伤口愈合延期等情况。

在阻生牙萌出并暴露至口腔前应尽早将其拔除，能够预防冠周炎的发生。尽管切除周围软组织或者覆盖龈瓣的方法被视为不拔除阻生牙而预防冠周炎的手段，但这种方法通常比较痛苦且无效。软组织过度增生往往会再次覆盖阻生牙并形成龈瓣。牙龈切除后，远中的龈袋仍然较深。大多数病例只能通过拔除阻生牙来预防冠周炎。

预防牙根吸收

有时，阻生牙会对相邻牙的牙根产生足够的压力，从而导致牙根吸收（图 10.7）。虽然牙根吸收发生的过程尚不清楚，但该过程似乎与恒牙萌出导致乳牙根尖吸收的生理过程相似。拔除阻生牙可以通过牙骨质的修复来挽救邻牙。有时为达此目的，还需要对邻牙进行牙髓治疗。

义齿覆盖的阻生牙

当患者需要修复缺失牙时，尤其是组织支持式活动义齿，在义齿修复之前，需拔除该区的阻生牙。因为拔牙后，牙槽突会出现局部缓慢吸收从而造成牙槽嵴的形态发生改变，义齿固位不佳。如不拔除埋伏阻生牙而进行义齿修复，随着义齿的挤压，埋伏牙顶部骨质吸收变薄。义齿可能会将软组织挤压到缺少骨组织覆盖的阻生牙上，继而导致其上覆盖的软组织溃烂并引起牙源性感染（图 10.8）。

埋伏牙应在制作义齿之前拔除，因为如果在修复后拔除埋伏牙，牙槽嵴的形态的改变可能导致义齿的支持和稳固性降低（图 10.9）。如果在制作义齿之前就已经拔除了无牙区的阻生牙，患者的身体状况可能会更理想。如果埋伏牙表面覆盖骨质吸收发生溃疡和感染，此时则不是一个良好的拔除埋伏牙的时机。如果延迟拔牙，患者年龄会更大，健康状况也会更差。

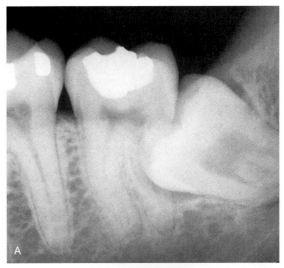

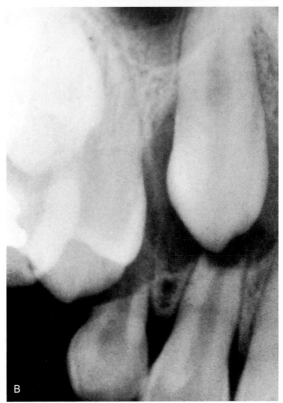

图 10.7 （A）阻生第三磨牙导致第二磨牙牙根吸收。（B）阻生尖牙引起的上颌侧切牙牙根吸收

此外，随着年龄增大，患者下颌骨可能已经出现吸收萎缩，增加了拔牙过程中骨折的可能性（图 10.10）。如果种植体植入设计在埋伏牙的位置附近，则更应拔除该牙，以消除干扰植入过程的风险。

预防牙源性囊肿或肿瘤

当阻生牙完全在牙槽突内时，相关的牙囊不会完全消失。虽然多数患者的牙囊会保持原来的大小，但也可能会发生囊性变，继而形成含牙囊

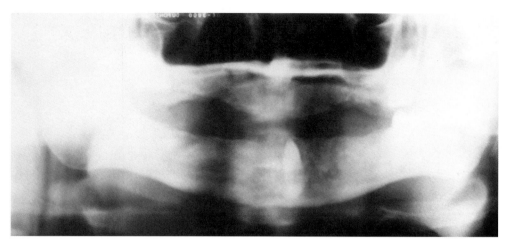

图 10.8　阻生尖牙保留在义齿下方。这颗牙露出表面，正在发生感染

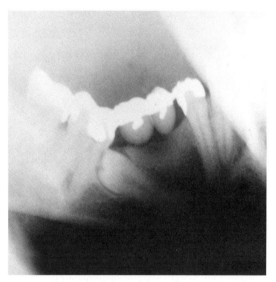

图 10.9　固定桥下的阻生牙。这颗牙必须拔除，否则可能会危及固定义齿

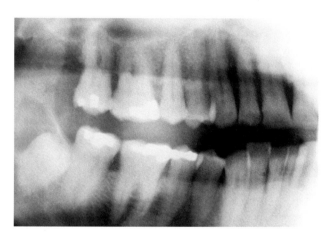

图 10.11　阻生牙周围出现的小的含牙囊肿

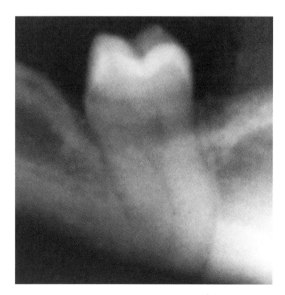

图 10.10　在骨质吸收下颌骨中的阻生牙，在拔牙过程中可能导致颌骨骨折

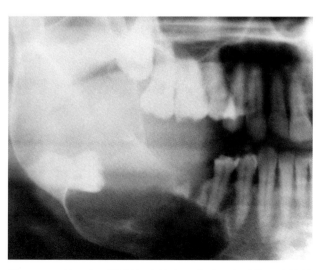

图 10.12　从冠突延伸到颏孔的含牙囊肿。囊肿使阻生的第三磨牙移位到下颌骨下缘

肿。如果患者接受严密随访，囊肿在进展到较大之前可被发现（图 10.11）。而并未接受严密随访的阻生牙，通常发现时其牙冠处的囊肿体积就已经较大（图 10.12）。一般来说，如果牙冠周围的牙囊间隙大于 3 mm，术前可以基本诊断为含牙囊肿。

正如牙源性囊肿可以发生在阻生牙周围一样，牙源性肿瘤也可以发生在牙囊内的上皮细胞中。发生在这一区域的最常见的牙源性肿瘤是成釉细胞瘤。通常，这一区域的成釉细胞瘤必须通过切除软组织和部分下颌骨来进行积极治疗。偶尔有其他牙源性肿瘤也可能与阻生牙一起发生（图 10.13）。

虽然埋伏牙周围牙源性囊肿和肿瘤的发生率并不高，但绝大多数下颌第三磨牙相关的疾病或肿瘤都与未萌牙有关。

治疗不明原因疼痛

有时患者到口腔科医师处就诊并主诉下颌骨磨牙后区疼痛，但疼痛的原因可能并不明显。如果排除了肌筋膜疼痛功能障碍综合征和其他面部疼痛障碍，并且患者有 1 颗未萌出的阻生牙，拔除该牙可能会使疼痛消失。此外，将第三磨牙拔除时机推迟，可能会增加颞下颌关节紊乱的发病率。

预防颌骨骨折

下颌骨阻生的第三磨牙占据了通常由骨质填充的空间，使得下颌骨变得薄弱，更容易发生阻生牙所在区域的骨折（图 10.14）。如果下颌骨骨折发生在阻生第三磨牙区域，在骨折复位前应拔除阻生第三磨牙，之后应用相应方法固定（参见第 24 章）。

辅助正畸治疗

当患者需要通过正畸手段牵引第一或第二磨牙时，阻生第三磨牙的存在可能会干扰治疗。因此，建议在正畸治疗开始前拔除阻生的第三磨牙。一些正畸治疗错𬌗畸形的方法可能需要在磨牙后区放置支抗钉，以提供远端支抗。当制订这样的计划时，有必要拔除受影响的下颌第三磨牙。

促进牙周病恢复

如前所述，拔除阻生第三磨牙最重要的适应证之一是保持相邻第二磨牙的牙周健康。人们关注第三磨牙术后牙周健康的 2 个主要参数是：骨高度、

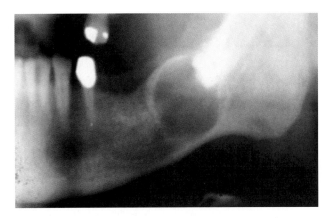

图 10.13　与阻生第三磨牙牙冠相关的成釉细胞瘤（由 Frances Gordy 博士提供）

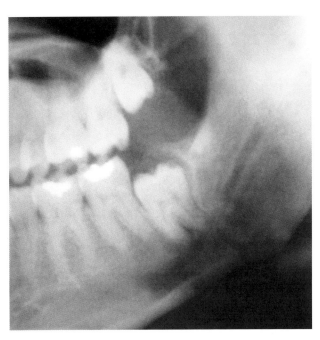

图 10.14　下颌骨骨折，发生在阻生第三磨牙的位置

第二磨牙远端牙周附着水平。

最新研究表明影响牙周组织愈合的 2 个重要因素是：①术前第二磨牙远端骨缺损的程度。②手术时患者的年龄。如果由于阻生牙及其相关牙囊的存在而导致大量远端骨丢失，则骨下袋（牙周袋）减轻的可能性较小。同样，如果患者年龄较大，最佳骨愈合的可能性也相应降低。患者在 25 岁之前拔除第三磨牙，比在 25 岁以后拔除能获得更好的骨愈合。在年轻患者中，不仅初期牙周愈合较好，而且牙周组织的长期持续再生能力明显更好。

如前所述，牙齿萌出过程可能会持续到 25 岁。由于萌出过程的后段较缓慢，冠周炎的发生概率增加，第三磨牙和第二磨牙之间的接触量也会增加，

这两个因素都降低了最佳牙周愈合的可能性。但对于 30 岁以上的患者，其无症状的完全骨性阻生第三磨牙应保留在原位，除非出现某种特殊的病理状况。老年患者拔除这种无症状完全阻生的第三磨牙，明显会导致较深的拔牙窝和牙槽骨丢失，甚至比牙留在原位时更大。

阻生牙拔除禁忌证

所有的阻生牙都应该拔除，除非有特殊的禁忌证。当潜在的益处大于潜在的并发症和风险时，应进行手术。同样，当风险大于潜在收益时，应推迟拔除过程。

阻生牙拔除的禁忌证主要与患者的身体状况有关。

年龄限制

第三磨牙的牙胚在 6 岁左右即可通过影像学检查观察到。一些外科医师提出，在 7 ~ 9 岁时拔除牙胚，其并发症最小，因此应该在这个年龄进行。然而，大多数外科医师认为在这个年龄阶段不可能准确地预测第三磨牙是否会阻生。目前一致认为，第三磨牙的早期拔除应该推迟到能够做出准确的阻生诊断时。

最常见的阻生牙拔除禁忌证即高龄。随着患者年龄增长，骨骼会变得高度钙化，因此，拔牙过程中骨骼韧性不足，骨壁受到外力后难以发生可复性形变。这样的结果是，必须手术去除更多的骨质，才能将牙从牙槽骨中拔出。

同样，随着患者年龄增长，他们的术后组织反应大，并发症发病率也更高。18 岁的患者在拔除阻生牙后可能会有 1 ~ 2 天的不适和肿胀，而类似的手术可能会使 50 岁的患者需要 4 ~ 5 天的康复期。

最后，如果一颗牙在牙槽突中保留多年而没有牙周病、龋齿或囊性变，上述不良后遗症就不太可能发生。因此，对于年龄较大的（通常 >35 岁）阻生牙患者，其阻生牙上覆一层可从射线照片上检测到的覆盖骨层，则不应将其拔除（图 10.15）。对该类患者，口腔科医师应当每 1 ~ 2 年复查一次埋伏牙的 X 线片，以确保没有出现相关症状。

如果阻生牙表现出囊腔形成或出现牙周病迹象；如果是一个义齿覆盖下仅有较薄骨质的义齿下的单个阻生牙；又或者如果出现感染症状，则应将其拔出。

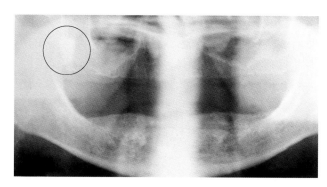

图 10.15　63 岁患者，上颌第三磨牙阻生。该牙不应该被拔除，因为它是深埋的，没有任何发病的迹象

全身状况不佳

不良的全身情况不利于阻生牙拔除。通常情况下，健康状况降低和年龄增长密切相关。如果阻生牙无症状，阻生牙的拔除被视为择期手术。如果患者的心血管、呼吸功能或抗感染能力严重受损，又或者患者有严重的先天性或后天性凝血功能障碍，外科医师应考虑将牙留在牙槽突中。但是，如果牙出现症状，口腔外科医师应考虑与患者的内科医师合作，在尽量减少手术和术后并发症的情况下拔除阻生牙。

可能对相邻结构造成过度损伤

如果阻生牙位于一个可能严重损害邻近神经、牙齿或义齿桥体的区域，此时对于阻生牙的保留更加谨慎。当口腔科医师决定不拔牙时，必须权衡利弊，对将来可能出现的并发症做出预测。对于年轻患者，可能会有后续症状的阻生牙，明智的做法是尽早拔除，同时采取特殊措施，防止对邻近结构造成损害。但是，如果老年患者，没有即将发生并发症的迹象，并且此类并发症发生的概率很低，则不应拔除阻生牙。一个典型例子，一位第三磨牙阻生的老年患者，虽然其第二磨牙远中面临潜在的严重牙周病的风险，但拔除第三磨牙几乎肯定会导致第二磨牙缺失，在这种情况下，不应拔除阻生牙。

影响治疗计划

前面关于拔除阻生第三磨牙的适应证和禁忌证的讨论是为了明确拔除阻生牙存在的各种风险和益处。有 1 个或多个病理症状的患者应拔除阻生牙。大多数由阻生第三磨牙引起的病理性问题都是由于不完全萌出而引起的，很少发生在完全性骨阻生牙。

在决定是否应该拔除阻生的第三磨牙时，必须考虑各种因素。首先，必须考虑到牙弓中的可用萌出空间，牙是否可以萌出。如果有足够的空间，可以选择推迟拔牙，直到萌出完成。其次，应考虑阻生牙的状况和患者年龄。务必留意，完全萌出的平均年龄是 20 岁，但萌出过程可能会持续到 25 岁。17 岁时看起来是近中阻生的牙，最终可能会变得更加垂直并萌出到口腔。另外，如果患者的第二磨牙病情严重，可能需要拔除时，最好将第三磨牙留在原位；如果第二磨牙被拔除，后续低位的磨牙通常可以被引导到良好的咬合状态。如果没有足够的空间使牙萌出，并且有软组织覆盖，则很可能发生并发症。

尽管已经有人尝试对牙是否会阻生做出过早期预测，但这些研究结果尚未产生可靠的预测模型。当患者年满 18 岁时，口腔科医师可以合理地预测是否有足够的萌出空间，可以适当去除下颌支前缘，以防止软组织覆盖形成。此时，如果选择手术切除，软组织和骨组织的愈合将达到最佳程度。在 18 或 19 岁时，如果已经可以明确判断第三磨牙无法萌出和发挥生理功能，则无症状的第三磨牙也可以拔除，从而保证第二磨牙的长期牙周健康。

下颌第三磨牙阻生的分类

拔除阻生牙有时相对简单，有时甚至对经验丰富的外科医师来说也非常困难。为了在术前预估拔除难度，口腔外科医师应当系统检查患者的临床情况。决定拔除难度的主要因素是阻生牙的可及性。可及性是由邻近牙及其他结构所决定的，这些结构会妨碍探及或者拔除。术前评估包括显露牙的难易程度、准备拔除的路径，以及准备支点。基于不同的系统对阻生牙进行仔细分类，外科医师可以系统规划手术方案，预测是否需要特殊的手术入路以及患者可能发生的术后问题。

大多数分类方案都是基于对患者影像检查的分析。全口曲面体层片是拔除阻生第三磨牙的首选影像检查。在某些情况下，只要埋伏牙的所有部分及邻近重要的解剖结构都清晰可见，根尖周 X 线片检查也能满足要求。当下颌第三磨牙的牙根在全口曲面体层片上看起来非常接近或者重叠在下牙槽神经管上时，锥形束 CT（CBCT）可能是更加准确和有效的检查手段，这种成像技术能够准确显示牙根与神经管的关系。

对于每名患者，外科医师应该仔细分析本部分内容所讨论的因素。通过考虑所有这些因素，口腔科医师可以评估手术难度，并选择拔除在自身技术水平以内的阻生牙。然而，为了患者的健康和口腔科医师的安心，如果阻生牙拔除难度较大，或者不能达到最佳的术中疼痛和焦虑控制，则应将患者转诊给专科医师。

成角情况

在治疗计划方面，最常用的分类系统是确定阻生第三磨牙长轴相对于邻近的第二磨牙长轴的角度。某些倾斜程度的牙齿有极佳的拔除路径，而其他倾斜角度的牙需要去除大量骨质或者通过劈牙来拔除。这种分类系统提供了一个初步的评估拔牙难易程度的方法，但其本身并不足以完全说明拔除的难易程度。

通常认为，最容易拔除的类型是近中倾斜阻生牙，特别是当仅有部分阻生时（图 10.16）。近中倾斜阻生牙的牙冠向第二磨牙的近中方向倾斜，该型阻生是最常见的类型，约占所有阻生下颌第三磨牙的 43%。

当第三磨牙的长轴垂直于第二磨牙时，埋伏牙被认为是水平阻生（图 10.17）。与近中阻生类型相比，该型阻生牙通常更难拔除。水平阻生发生频率较低，在下颌阻生牙中约占 3%。

在垂直阻生型中，阻生牙的长轴与第二磨牙的长轴平行。该型是发生阻生的第二大种类，约占所有下颌第三磨牙阻生牙的 38%，同时被认为是第三容易拔除的类型（图 10.18）。

最后，远中倾斜阻生则是拔除困难最大的类型（图 10.19）。在远中阻生牙中，第三磨牙的长轴与第二磨牙远中（向后）成角。阻力是最难去除的，因为牙需要一条朝向下颌支的拔牙途径，而拔除需要大量的手术去骨。远中阻生并不常见，仅占所有阻生第三磨牙的 6%。萌出的第三磨牙也可能处于远中阻生位置。当这种情况发生时，与其他萌出的牙相比，这些牙更难取出，因为第三磨牙的近中根与第二磨牙的牙根非常近。

除第二和第三磨牙长轴的角度关系外，牙也可以向颊侧、舌侧或腭侧倾斜。在处理下颌第三磨牙时，如果牙倾向舌侧，可能存在舌神经高位跨行，此时颊侧入路仍然合适。

偶尔会发生颊舌向水平阻生或颊舌向萌出。牙的咬合面可以朝向颊侧或舌侧，为了准确判断颊、

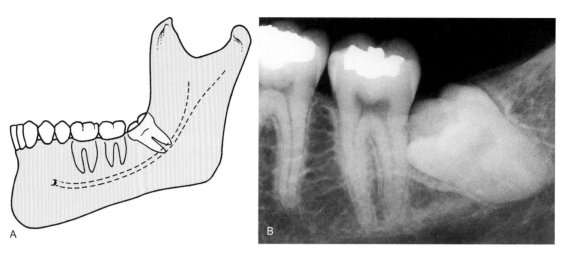

图 10.16 （A）近中阻生——最常见和最容易拔除的阻生类型。（B）近中阻生通常在第二磨牙附近

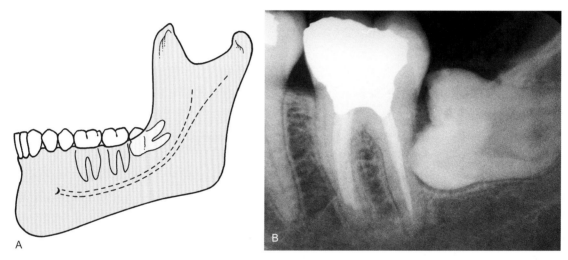

图 10.17 （A）水平阻生——少见的，比近中阻生更难拔除。（B）水平阻生第三磨牙的咬合面通常紧挨着第二磨牙的牙根，往往导致早期出现严重的牙周病

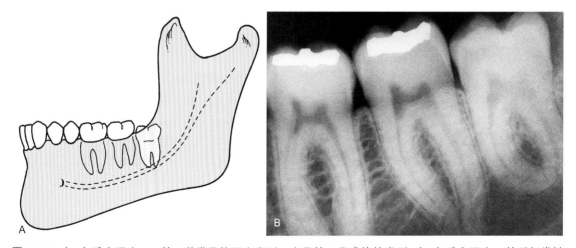

图 10.18 （A）垂直阻生——第 2 种常见的阻生类型，也是第 2 类难拔的类型。（B）垂直阻生，其后部常被下颌支骨覆盖

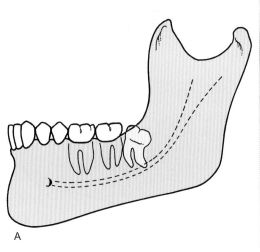
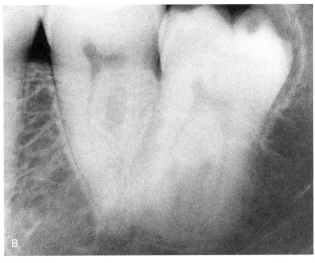

图 10.19 （A）远中阻生——在 4 种类型的阻生中是最少见且拔除最困难的类型。（B）远中阻生的咬合面通常嵌在下颌支内，需要大量去骨才能拔除

舌向，口腔科医师必须拍一张垂直咬合片或锥形束 CT 扫描片。但是，这种做法通常是非必须的，因为外科医师在术中可以做出判断，而牙齿颊或舌向的位置不会严重妨碍手术入路和操作。

与下颌支前缘的关系

下颌第三磨牙的另一种分类方法是基于下颌骨升支前缘骨质对阻生牙的覆盖程度。这一分类称为 Pell 和 Gregory 分类，包括 Pell 和 Gregory 1、2、3类。对于该分类，要点是外科医师要仔细检查牙与下颌支前缘之间的关系。如果牙冠的近远中径完全在下颌支前缘的前方，属于 1 类关系。如果牙在垂直方向倾斜，则有机会萌出到正常位置，前提是牙根尚未完全形成（图 10.20）。

如果牙位于后方，近一半被下颌支覆盖，则牙与下颌支的关系属于 2 类。这种情况下，牙冠不能完全自由萌出，因为牙的远中被一小块骨覆盖（图 10.21）。如果牙完全位于下颌支内，则牙与下颌支的关系属于 3 类（图 10.22）。显然，1类关系提供的入路最方便，所以这样的牙容易拔除。第 3 类关系提供的入路最少，因此也最难拔。

与𬌗平面的关系

与邻近第二磨牙高度相比，阻生牙的位置提供了判断阻生牙拔除难度的另一分类系统，这一分类系统仍然由 Pell 和 Gregory 提出，称为 Pell 和 Gregory A、B、C 分类。在此分类中，难易程度取决于覆盖骨的厚度；也就是说，难度随着阻生牙深

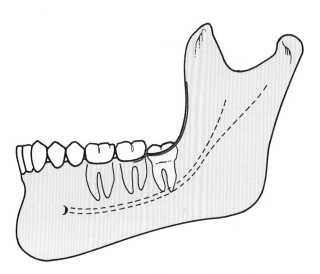

图 10.20 Pell 和 Gregory 1 类阻生。下颌第三磨牙有足够的前后间隙（即下颌支前缘）萌出

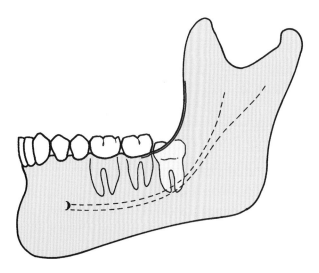

图 10.21 Pell 和 Gregory 2 类阻生。大约一半被下颌支的前部覆盖

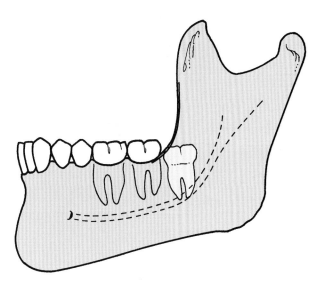

图 10.22　Pell 和 Gregory 3 类阻生。阻生第三磨牙完全嵌入下颌支内

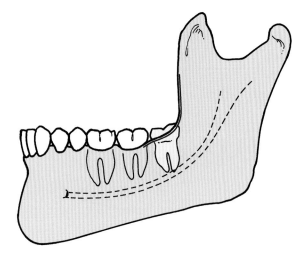

图 10.23　Pell 和 Gregory A 级阻生。阻生牙的咬合面与第二磨牙的咬合面处于同一水平面

度的增加而增加。由于阻生牙变得难以接近，劈开和准备支点的难度更大，操作的总体难度大大增加。

A 类阻生指阻生牙𬌗面与第二磨牙𬌗面处于或接近处于同一水平（图 10.23），B 类阻生指阻生牙𬌗位于第二磨牙𬌗面与颈线之间（图 10.24），C 类阻生指阻生牙𬌗面在第二磨牙颈线以下（图 10.25）。

上述 3 种分类系统可一起使用，用于判断拔牙难度。例如，1 类（下颌支）、A 类（深度）近中阻生牙通常很容易拔除（图 10.26）。但是，如果与下颌支关系变为 2 类，深度增加到 B 类，则拔牙难度加大。2 类（下颌支）、B 类（深度）水平阻生牙的拔除难度中等，即使是最有经验的全科医师也不想尝试（图 10.27）。最后，最难拔除的阻生牙是 3 类（下颌支）、C 类（深度）远中阻生牙，甚至有专家认为拔除该类牙是对外科手术的挑战（图 10.28）。

牙根形态

正如萌出牙的牙根形态对非开放手术拔牙的难度影响很大一样，牙根形态在决定阻生牙拔除难度方面起着主要作用。在评估牙根形态时需考虑以下几个因素。

首先是牙根长度。如前所述，拔除阻生牙的最佳时机是牙根形成 1/3 ～ 2/3，此时的牙根末端圆钝（图 10.29）。如果牙未能在发育阶段被拔除，整个

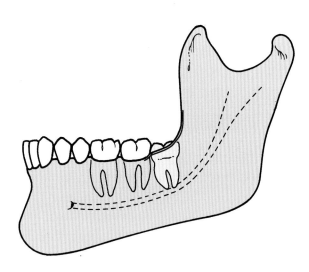

图 10.24　Pell 和 Gregory B 级阻生。埋伏牙的咬合面位于第二磨牙的咬合面与颈线之间

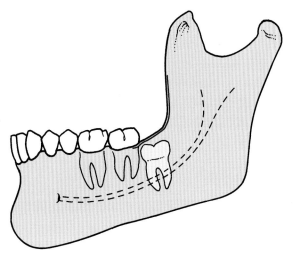

图 10.25　Pell 和 Gregory C 级阻生。阻生牙位于第二磨牙颈线以下

牙根已形成，牙根形态变异的可能性增加，导致拔牙过程中根尖断裂，或阻碍牙根拔除。如果牙根发育不全（即形成不足 1/3），牙通常很难移除，因为它会在牙槽窝中滚动，难以常规挺出（图 10.30）。另一个要评估的因素是牙根是否融合为单一锥形根（图 10.31）或形成多个分散的根，融合的锥形根比分散的根更容易拔除（图 10.32）。

牙根弯曲度对拔牙难度也有重要影响。重度弯曲根比直根或稍弯曲的根更难拔除（图 10.32）。外科医师应仔细检查 X 线片上阻生牙的根尖区，以评估是否存在细小、发育畸形和弯曲严重的牙根，如

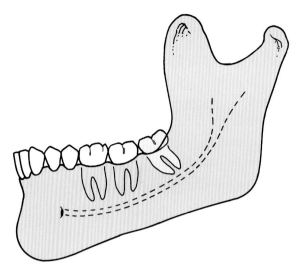

图 10.26　具有 1 类下颌支关系和 A 级深度的近中阻生，这 3 种类型使其成为最容易拔除的阻生类型

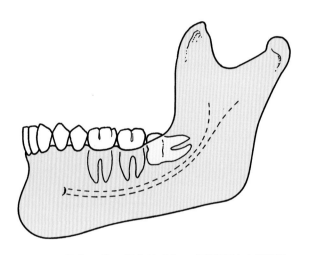

图 10.27　具有 2 类下颌支关系和 B 级深度的水平阻生，使其难以拔除

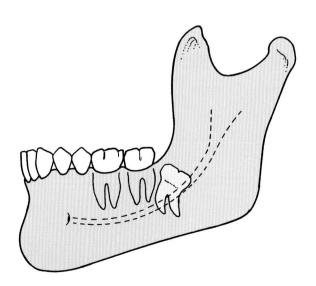

图 10.28　3 类下颌支关系和 C 级深度的远中阻生，使牙极难安全拔除

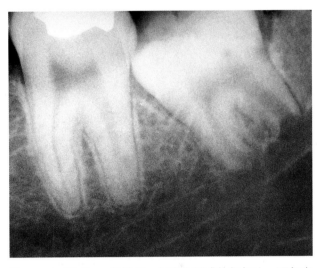

图 10.29　形成 2/3 的牙根，与完全形成的根相比，更加容易拔除

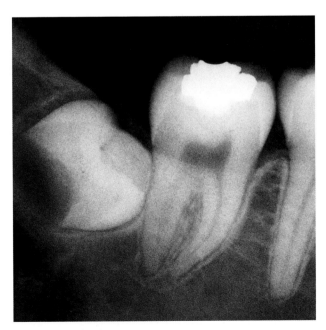

图 10.30　牙根发育不足。如果尝试拔牙，牙冠通常会在牙槽中滚动，使其难以取出

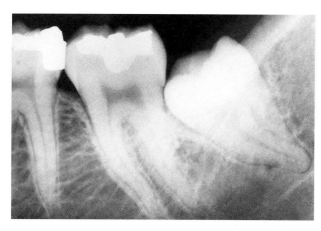

图 10.31　锥形融合根部

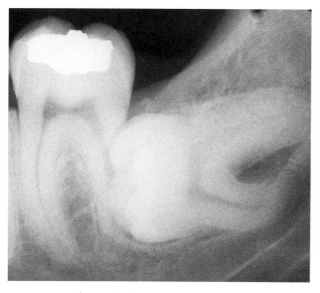

图 10.32　具有严重分散、弯曲的牙根，这样的牙根很难拔除

不特别注意，很容易造成断根。即使手术中特别留意，钩形根的拔除也是一项挑战。

弯曲根的方向在术前也要仔细检查。在拔除近中阻生牙时，向远中轻度弯曲的根（沿拔牙路径方向）可常规施力拔除，而不会使其断裂。但是，如果近中阻生牙的牙根是直根或向近中弯曲，拔牙前如不劈牙，牙根往往折断。

近远中方向的牙根总宽度应该与颈线处的牙宽度进行比较。如果牙根宽度很大，拔除难度就相应加大。必须去除更多的骨质，或拔牙前将牙劈开。

最后，外科医师应评估牙周膜间隙。虽然牙周膜间隙在大多数患者处于正常范围，但有时会变宽或变窄。牙周膜间隙越宽，通常拔牙就越容易（图 10.33）。但是，在老年患者中，尤其是年龄超过 40 岁的患者，牙周膜间隙往往很窄，增加了拔牙难度。

周围牙囊的大小

埋伏牙周围牙囊的大小也会影响拔牙的难度。如果牙囊很宽（几乎是囊性的），那么需要去除的骨要少得多，这使得牙更容易拔出（图 10.34）。年轻患者更有可能拥有较大的牙囊，这是另一个使得年轻患者拔牙不那么复杂的因素。然而，如果牙冠周围的牙囊间隙狭窄或不存在，外科医师必须在牙冠周围创造空间，增加了手术难度和拔牙时间。

周围骨密度

牙周围骨密度在决定拔牙困难程度中起着重要作用。虽然在 X 线片上可以看到一些线索，但是放射线密度和角度的变化，使得基于射线片的骨密度分析不那么可靠。骨密度一般由患者的年龄决定。25 岁或 25 岁以下的患者，其骨密度有利于拔牙。

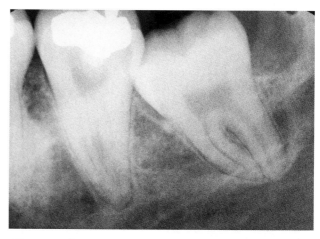

图 10.33　宽牙周膜间隙。空间的扩大使拔除过程不太困难

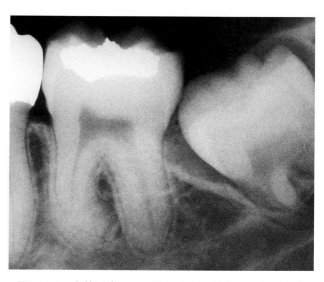

图 10.34　大的牙囊。当囊腔较大时，所需的去骨量减少

骨密度越低，越有柔韧性，可以有一定的可让性和弯曲度，这使得拔牙窝可以通过牙挺施加在牙上的脱位力来予以扩大，从而便于阻生牙脱位。此外，密度较低的骨更容易用牙钻磨除。

相反，年龄大于 25 岁的患者骨密度更大，骨的可让性和韧性下降。在这些患者中，外科医师必须去除所有的骨干扰，因为在牙拔除过程中拔牙窝难以挤压扩大。此外，随着骨密度增加，用牙钻去除骨将变得更加困难，而且骨移除过程需要更长的时间。在同一个横截面上，用力过大更有可能使致密度更高的骨质骨折。

性别对于骨密度也有一定影响。体型强壮的男性，其骨密度通常要高于普通女性患者的骨密度。

与下颌第二磨牙接触情况

如果第二磨牙和阻生第三磨牙之间存在间隙，拔牙过程会更容易，第二磨牙受损的可能性也较小。然而，如果牙是远中或水平阻生，这种阻生牙会经常直接接触相邻的第二磨牙。为了在不损伤第二磨牙的情况下安全拔除第三磨牙，口腔外科医师在去骨时，必须小心牙挺的压力和功能尖的方向。如果第二磨牙有龋齿或较大的修复体或者已经接受过根管治疗，外科医师必须特别注意不要损伤修复体或龋齿冠部。应预先告知患者出现该类并发症的可能性（图 10.17B）。

与下牙槽神经的关系

下颌阻生第三磨牙的牙根在 X 线片上常与下牙槽神经管重叠。虽然神经管通常位于牙的颊侧，但仍然靠近牙根。因此，阻生第三磨牙拔除的潜在风险之一是下牙槽神经受损，这种情况通常会导致受伤侧下唇和颏部的感觉改变（感觉异常或麻木）。虽然这种改变通常是暂时的（只持续几天），但也有可能会持续数周或数月；在少数情况下，可能是永久性的，持续时间取决于神经损伤的程度。如果牙根在 X 线片上看起来接近下牙槽管，口腔外科医师必须特别注意避免损伤神经（图 10.35），此时手术难度大大增加。锥形束 CT 扫描使得术前更容易观察、评估牙根与神经管的关系，更有助于指导手术方案的制订。

覆盖组织的性质

之前的分类系统是根据第三磨牙拔除难易程度相关的因素进行的分类。以下讨论的分类系统不属

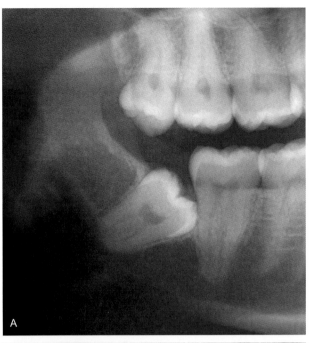

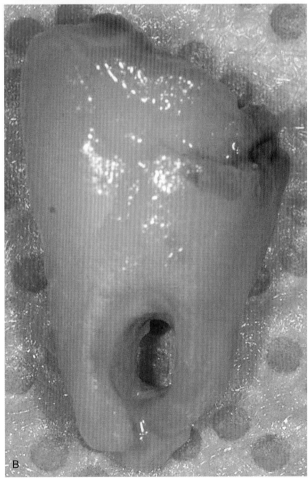

图 10.35 （A）下颌第三磨牙的影像表现，显示其接近下牙槽神经。（B）第三磨牙拔除后的牙根上的孔。在拔除过程中，下牙槽神经血管束被切断（由 Edward Ellis III 博士提供）

于这些类别，然而，此分类是大多数口腔医疗相关保险公司使用的分类系统，也是外科医师收取费用的依据之一。

口腔医疗相关保险公司将第三磨牙阻生分为 3 类：①软组织阻生。②部分骨质阻生。③完全骨阻生。当牙轮廓高度高于牙槽骨水平面且牙上部仅被软组织覆盖时，被定义为软组织阻生（图 10.36）。为了去除软组织阻力，口腔外科医师必须切开软组织并翻开软组织瓣，以便暴露阻生牙，使其从牙槽骨中脱出。软组织阻生通常是 3 种类型中拔除方法最直接的 1 种，但也可能很复杂，这取决于前面几部分内容中讨论的因素。

当牙的上部被软组织覆盖，但牙轮廓的高点至少有一部分低于周围牙槽骨的水平时，就会发生部分骨阻生（图 10.37）。若要拔牙，口腔外科医师必须切开软组织，翻开软组织瓣，并将轮廓高点以上的骨阻力去除。口腔外科医师除了需要去除骨以外，可能还需要劈开牙。部分骨阻生牙通常比完全性骨阻生第三磨牙更难拔除。

完全骨阻生是指完全包裹在骨中的阻生牙，口腔外科医师翻开软组织瓣时，牙是无法显露的（图 10.38）。要拔除牙，必须去除大量骨质，而且牙几乎都需要劈开。

虽然这一分类法被广泛使用，但有时与拔除的难度、并发症发生的可能性无关（框 10.1 和框 10.2）。与医疗保险公司使用的系统相比，成角情况、与下颌支的关系、牙根形态、患者年龄等因素与治疗计划更相关。口腔外科医师必须使用所有的可用信息以确定手术难度。

上颌第三磨牙阻生的分类系统

上颌阻生第三磨牙的分类系统与下颌阻生第三磨牙的分类系统基本相同。然而，在手术的计划制订阶段，为了更准确地评估拔除难度，必须进行一些区分和补充。

基于倾斜角度，上颌第三磨牙阻生主要分为 3 种类型：①垂直阻生（图 10.39A）。②远中阻生（图 10.39B）。③近中阻生（图 10.39C）。垂直阻生的发生率约为 63%，远中阻生的发生率约为 25%，近中阻生的发生率约为 12%。很少会遇到其他位置，如横向、倒置或水平，这些异常位置占上颌第三磨牙阻生的比例不到 1%。

相同角度的上颌第三磨牙拔除困难程度与下颌

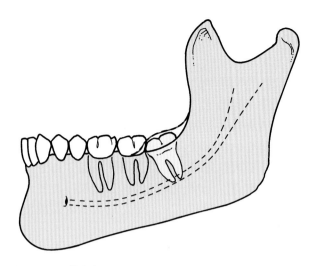

图 10.36 软组织阻生，牙冠仅被软组织覆盖，无须去骨即可取出

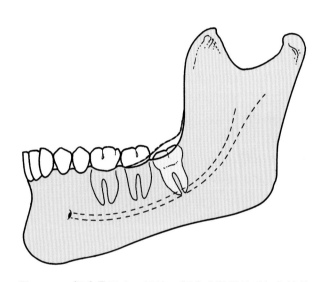

图 10.37 部分骨阻生，牙的一部分（通常是后部）被骨覆盖，需要去除骨质或劈牙

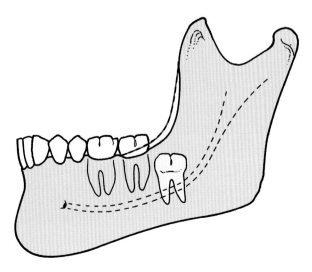

图 10.38 牙完全被骨覆盖，需要大范围去骨，以拔除完全骨阻生的牙

（1）近中阻生。

（2）Pell 和 Gregory 1 类下颌支。

（3）Pell 和 Gregory A 级深度。

（4）牙根已形成 1/3 ～ 2/3[a]。

（5）融合圆锥形牙根。

（6）牙周膜宽[a]。

（7）盲袋大[a]。

（8）弹性骨[a]。

（9）与第二磨牙分开。

（10）与下牙槽神经分开[a]。

（11）软组织阻生。

[a] 见于年轻患者。

（1）远中阻生。

（2）Pell 和 Gregory 2 类或 3 类下颌支。

（3）Pell 和 Gregory B 级或 C 级深度。

（4）牙根长而细[a]。

（5）散开、弯曲牙根。

（6）牙周膜窄。

（7）盲袋小[a]。

（8）致密、无弹性骨[a]。

（9）与第二磨牙接触。

（10）与下牙槽神经接近[a]。

（11）完全骨阻生。

[a] 见于年长患者。

第三磨牙拔除相反。垂直和远中阻生的拔除相对不复杂，而近中阻生牙最难拔除（与下颌第三磨牙完全相反）。近中阻生更难拔除是因为覆盖在阻生牙上方并需要移除或对抗的骨阻力位于牙的后部，且比垂直或远中阻生时厚得多。此外，如果第二磨牙

已经萌出，接近近中倾斜位的牙则更难拔除。

上颌第三磨牙在颊腭方向上的位置对于评估拔除的难度也很重要。大多数上颌第三磨牙与牙槽突的颊侧成一定角度，这使得该区域的覆盖骨变薄，因此很容易去除或挤压。有时阻生的上颌第三磨牙位于牙槽突的腭侧，这使得牙更难拔除，因为必须切除大量的骨才能暴露牙，而从腭侧入路有可能损伤腭大孔的神经和血管。结合影像学评估和临床触诊上颌结节区，通常可以帮助确定上颌第三磨牙处于颊侧还是腭侧。如果牙朝向颊侧，则可在该区域触及凸起；如果牙位于腭部，则在该区域可能发现部分腭侧骨质缺损。如果临床检查确定腭侧位可能性更大，口腔外科医师必须预料到手术将更加复杂、手术时间更长。

导致上颌第三磨牙拔除困难的最常见因素是迂曲、纤细、非融合的牙根形态（图 10.40），大多数上颌第三磨牙的牙根融合呈圆锥形。然而，口腔外科医师应该仔细检查术前 X 线片，以确保不存在异常的牙根形态。口腔外科医师还应该检查牙周膜，因为韧带间隙越宽，拔除牙的难度就越小。此外，与下颌第三磨牙相似，随着患者年龄增长，牙周膜间隙趋于狭窄。

埋伏牙牙冠周围的囊腔对拔牙难度也有影响。相较于冠周囊腔间隙狭窄或消失的情况，囊腔间隙越宽，则更容易拔除。

牙槽骨密度是影响阻生牙拔除难度的另一重要因素，而骨密度同患者的年龄密切相关。年龄越小，阻生第三磨牙周围的骨越有弹性和可让性。

与相邻第二磨牙的关系也与拔牙困难程度有关。拔牙时可能需要去除更多的骨质，以暴露紧靠第二磨牙轮廓高度以下的牙。此外，由于拔除上颌第三磨牙时普遍使用牙挺，口腔外科医师必须意识到当相邻第二磨牙存在较大的修复体或龋坏时，不

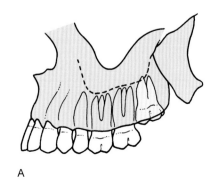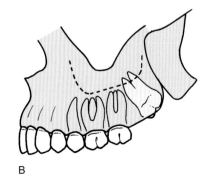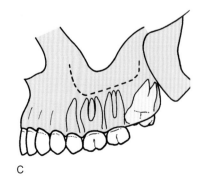

图 10.39 （A）上颌第三磨牙垂直阻生，比例占 63%。（B）上颌第三磨牙远中阻生，比例占 25%。（C）上颌第三磨牙近中阻生，比例占 12%

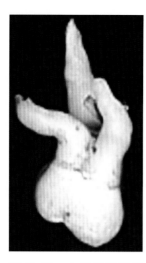

图 10.40　上颌第三磨牙的牙根形态是所有牙中最不恒定和变化最多的

恰当地使用牙挺会导致修复体断裂或牙冠破碎。

对于上颌骨第三磨牙，也必须考虑与覆盖组织相关的阻生类型。对于上颌阻生牙，其保险业相关分类系统与下颌牙的分类系统相同：软组织阻生、部分骨阻生和完全骨阻生，对于这三种阻生类型的定义与下颌第三磨牙所用的方法完全相同。

此外还有 2 个因素会影响上颌第三磨牙的拔除，但在下颌第三磨牙拔除时并不存在，这 2 个因素都与上颌窦的结构和位置有关。首先，上颌窦通常与磨牙牙根紧密接触，且通常上颌第三磨牙实际上是上颌窦后壁的一部分。如果是这种情况，拔除上颌第三磨牙可能会导致上颌窦并发症，如鼻窦炎或口鼻漏。上颌窦的存在并不一定使阻生牙的拔除更加困难，但增加了术后并发症的发生率。

第二，在上颌第三磨牙拔除过程中，上颌骨后部的粗隆可能会发生骨折。即使第三磨牙已经萌出，拔除该牙时也可能发生牙槽突骨折情况。尤其是当存在致密的非弹性骨质时，如老年患者，骨折更有可能发生。巨大的上颌窦使周围的牙槽骨变薄，当用力过大时也容易骨折。如牙根形态呈散开状，拔除时需要更大的力量，也增加了骨折的可能性。此外，近中阻生也增加了骨折的可能性（图 10.39C）。在这些情况下，阻生牙上覆的上颌结节骨质通常较厚，但周围骨质却又较薄。当口腔外科医师准备在近中颈部作为支点拔牙时，若遇到下述 4 种情况，上颌结节出现骨折的风险将会陡增：①骨是非弹性的（如老年患者）。②多根牙，且牙根呈较大的球状（如老年患者）。③上颌窦较大且气化充分，窦腔内包裹了部分牙根。④使用过大

的力量来撬除牙。上颌结节骨折的处理在第 25 章讨论。

其他阻生牙的拔除

除下颌和上颌第三磨牙外，其他最常见的阻生牙是上颌尖牙。

如果口腔科医师决定拔牙而不是对之进行正畸复位时，首先必须确定牙的位置是唇侧、腭侧还是在牙槽突的中间。如果牙在唇侧，需要切开软组织并翻瓣，以去除覆盖的骨质，拔除患牙。如果牙位于腭侧或颊舌中间位时，则更难取出。因此，在评估上颌阻生尖牙拔除时，最重要的是考虑牙的颊舌向位置，而锥形束 CT 是评估牙齿位置最好的方法。

对于其他牙的阻生，类似的考虑也是必要的。如下颌前磨牙、多生牙的阻生。位于上颌骨中线的多生牙，称为近中牙，几乎总是在腭侧发现，应从腭侧拔除。

当阻生的尖牙可以通过正畸方法复位时，牙可以在暴露出来后加以固定。如果需要进行最大限度的角质化软组织保留，应设计一个软组织瓣以保留软组织的覆盖，然后根据需要，用磨头去除软组织瓣下方的骨质。一旦该区域被清除干净，牙表面就要按照通常的标准程序进行处理，即酸蚀和黏结，然后将托槽固定在牙表面。可以使用金属丝将托槽连接到正畸矫治器上，或者更常见的是，使用从正畸托槽连接到正畸弓丝的金属链。金属链提供了更大程度的灵活性，而且金链断裂的可能性比金属丝断裂的可能性要小得多。然后将软组织缝合，以提供暴露区域最大范围的角化组织覆盖。随着正畸矫治器将牙矫正到理想位置，新定位的牙周围软组织应具有足够的角化程度，牙应处于理想的位置。

如果牙朝向腭侧，也可以选择矫正或拔除。矫正过程需通过手术暴露和正畸牵引以达到正确的位置。在这个过程中，上覆的软组织被切除，不需要获得附着的组织。因为腭骨比较厚，所以通常需要磨头去除上覆的骨质。然后，以与唇侧位牙相同的方式处理暴露的牙（图 10.41）。

手术过程

拔除阻生牙的原则和步骤与其他外科拔牙相同，这项技术由 5 个基本步骤组成。①第 1 步是充分暴露阻生牙的区域。这意味着切开的软组织瓣必

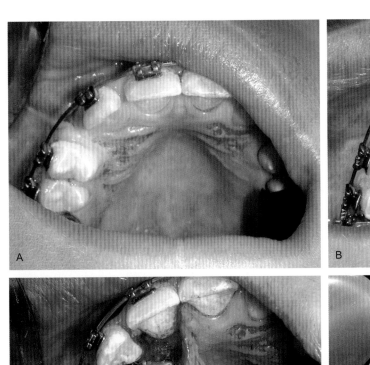
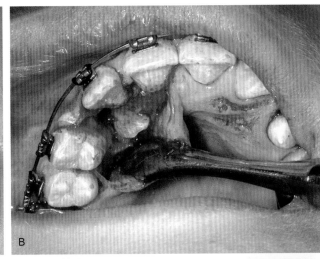
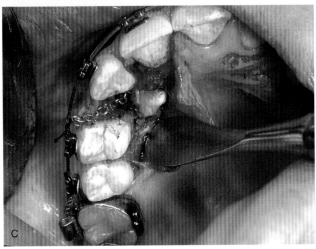
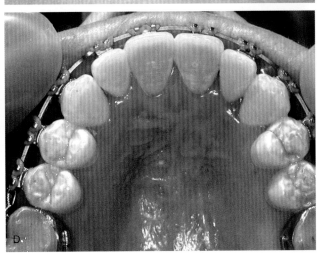

图 10.41 （A）唇侧位阻生上颌尖牙。为了保护附着龈，应使用龈缘、龈乳头瓣暴露。（B）黏骨膜翻瓣范围能够允许角化的黏膜重新复位，覆盖暴露的牙。当软组织瓣被翻开后，覆盖的薄层骨质被去除。（C）软组织被拉开，将 1 条金属链通过托槽连接到牙上，软组织瓣冠向复位缝合。（D）6 个月后，之前被暴露的牙在理想位置，且有理想的附着龈宽度（由 Myron Tucker 博士提供）

须具有足够的大小，既要保证软组织的可让性，以安全地进行必要的手术，同时不会严重损伤软组织瓣。②第 2 步是评估去骨的必要性，去除适量的骨质，暴露牙齿，以便进行必要的劈牙和撬出。③第 3 步，如果需要的话，用磨头将牙分开，这样可以在不需要去除大量骨的情况下拔除牙。这一步也被用来设计拔牙过程中放置牙挺的支点。④在第 4 步中，用合适的牙挺从牙槽突中挺出分割的牙齿。⑤最后，用骨锉使隆起区的骨质光滑，用无菌溶液彻底冲洗伤口，用缝线重新缝合。后续讨论会更加详细地阐述拔除阻生第三磨牙的步骤。

虽然拔除阻生牙的手术方法与其他拔牙手术相似，但必须记住几个不同之处。例如，常规手术拔除 1 颗牙或牙根时，需要去除相对少量的骨。然而，在拔除阻生牙（尤其是下颌第三磨牙）时，必

须去除大量骨质。这些骨的密度也比一般外科牙拔除术的骨密度大得多，骨磨除过程一般也需要更好的器械和更高的手术精度。

阻生牙通常需要分块取出，而其他类型的拔牙则不需要。虽然上、下颌萌出的磨牙偶尔也会被分块取出，但在拔除这些牙时分牙并不是一个常规步骤。相反，在绝大多数下颌第三磨牙阻生的拔除过程中，口腔外科医师需要分割牙。因此，外科医师必须具备设备、技术和经验，并设计适当的平面、角度进行牙分割。

与大多数其他类型的外科拔牙不同，对于阻生牙的拔除，外科医师必须能够平衡去骨量和牙分块的程度。基本上，如果大量的骨被去除，所有的阻生牙都可以不经过分块而被拔除。然而，去除过多的骨会造成愈合期不必要的延长，并可能导致颌骨

薄弱。因此，口腔外科医师应当对下颌第三磨牙分块后，再拔除大部分骨性阻生的第三磨牙。然而，牙分块多、去骨少可能会导致牙分割过程耗时过长，从而延长手术时间。口腔外科医师必须去除足量的骨质，并将牙分割成合理数量的小块，这样既能加快愈合，又能缩短手术时间。

第1步：翻瓣暴露

拔除阻生牙的难易程度取决于牙的可及性。为了进入该区域并观察阻生牙，必须切除上覆骨，外科医师必须翻开足够大的黏骨膜瓣。牵开器的尺寸和位置也必须足够合适和稳定。

在大多数情况下，袋形瓣是首选技术。与三角瓣（带辅助切口的袋形瓣）相比，袋形瓣缝合更快，愈合更好。然而，如果外科医师需要更多的接近牙顶端的区域，可能会拉伸和撕破袋形瓣，这种情况应该考虑使用三角瓣来暴露骨质。

拔除下颌阻生第三磨牙的首选切口是从下颌第一磨牙的近中龈乳头，围绕牙颈部，至第二磨牙的远中，然后向后至下颌支的前缘并向上横向延伸的袋状切口（图10.42A）。

因为下颌骨在第三磨牙区向外侧偏出，所以切口不能在后方直接向上延续。直接向后延伸的切口，会使骨片易掉落进入舌下间隙，还可能损伤在第三磨牙区紧靠下颌骨的舌神经。如果神经受到损伤，患者很可能出现半侧舌麻木，这对患者来说非常不适。切口必须始终保持在骨上方，在开始切开之前，外科医师应仔细触诊磨牙后区。

侧方翻瓣，用骨膜分离器暴露外斜嵴（图10.42B）。口腔外科医师翻瓣不应超过外斜嵴水平，因为这会增加术后并发症发生率。牵开器放置在颊侧，正好位于外斜嵴的外侧，通过向骨骼施加压力来稳定牵开器。这样操作使牵开器非常稳定，且不会持续伤害软组织。Austin和Minnesota牵开器是拔除下颌第三磨牙时最常用的软组织瓣牵开器。

如果阻生的第三磨牙埋伏于骨中，需要更广泛去骨，斜向纵行的松弛切口可能比较有用（图

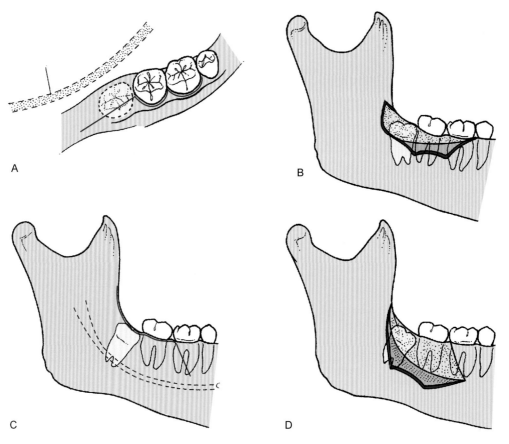

图10.42 （A）袋形切口是最常用的拔除阻生第三磨牙的软组织翻瓣方式。向后延伸的切口应沿向外侧，以免损伤舌神经。（B）袋形切口侧向翻瓣，暴露埋伏牙上的骨。（C）当做三角瓣时，在第二磨牙的近中做一个附加松弛切口。（D）当软组织瓣通过附加松弛切口翻开时，可获得更大的视野，尤其是在手术切口的顶端

10.42C，D）。这一切口形成的软组织瓣可以在根部进一步翻开，而不会有撕裂组织的危险。

拔除上颌第三磨牙的推荐切口也是袋形切口。切口从第二磨牙的远端延伸到粗隆后部，并向前延伸到第一磨牙近中（图 10.43A，B）。在需要更大暴露范围的情况下（例如，在较深的埋伏阻生），可以使用从第二磨牙近中延伸的松弛切口（图 10.43C，D）。

在拔除第三磨牙过程中，重要的是翻瓣要足够大，以便能够充分暴露和观察手术部位。如果使用附加松弛切口，黏骨膜瓣必须有较宽的基底。切口必须用手术刀平稳地划开，手术刀在整个切开过程中与骨接触，这样黏膜和骨膜就完全被切开，能够达到全层黏骨膜剥离。切口的设计应使其能够闭合在实性骨质上（而不是在骨缺损处）。当使用垂直松弛切口时，可将切口延伸至手术部位前方至少 1 个牙位。切口应避开重要的解剖结构，且只用 1 个单独的松弛切口。

第 2 步：去除上覆骨

当软组织被翻开、牵拉后，便可以暴露手术部位，外科医师必须对要去除的骨量做出判断。在某些情况下，可以用磨头分割牙齿，不需要去除骨质。然而，在大多数情况下，需要进行一定量的去骨。

咬合面、颊侧和远中的骨，一直到阻生牙的颈线，都应该首先被去除。需去除的骨量随着埋伏深度、牙根形态和牙角度变化而变化。下颌骨的舌侧骨质不应被去除，因为这个过程可能会损伤到舌神经，而且这些骨是不必要去除的。

用于去除阻生牙上覆骨的磨头因外科医师的喜好而不同。大的圆形磨头，如 8 号，是理想的，因为它是端切磨头，可以有效使用推的力量往深部钻孔。像 703 号这样的磨头的尖端不能很好地切割，但是当在侧面使用时，其边缘会迅速地去除骨质并快速地切割牙。请注意，牙科钻（车针），如用于

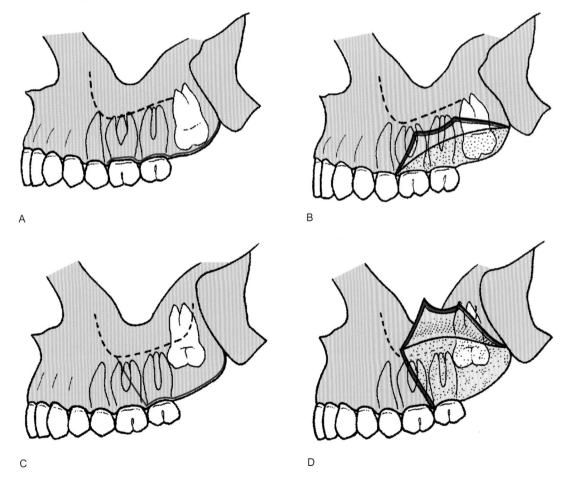

A　　　　　B

C　　　　　D

图 10.43 （A）袋形翻瓣是去除上颌阻生牙最常用的翻瓣方式。（B）当软组织被翻开后，覆盖在第三磨牙上的骨很容易被看到。（C）如果牙埋伏较深，可以在前庭做附加松弛切口，以获得更大的暴露。（D）当翻三角瓣时，瓣越朝冠方，暴露越好

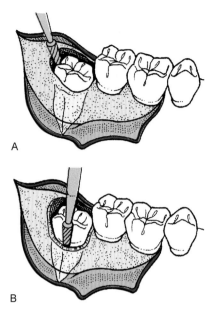

图 10.44 （A）软组织翻开后，用磨头去除覆盖在牙咬合面上的骨。（B）然后用磨头将阻生牙颊侧的骨质去除

修复科的牙钻，不应用于去除第三磨牙周围的骨质或分割牙。

图 10.44 所示为拔除下颌阻生牙的典型骨去除术。首先切除牙咬合面上的骨质，露出牙冠。然后，将牙颊侧的骨皮质去除到颈部。接下来，磨头可以用来去除牙与松质区骨皮质之间的骨，这一操作称为开沟。这一步为牙挺提供进入、找到支点并最终挺出牙齿的通道。为了保护舌神经不受损伤，舌侧不去骨。

对于上颌牙而言，通常不需要去骨；但如果需要，则主要是在牙的颊侧向下至颈部，直至露出整个临床牙冠。通常选用骨膜分离器完成去骨，而不是使用磨头。额外的骨质通常必须从牙的近中面去除，这样牙挺就有足够的空间来挺出牙。

第 3 步：牙的分割

当从阻生牙周围去除足够量的骨质后，口腔外科医师应评估是否需要分割牙。分割可以让牙的一部分通过去骨提供的窗口，用牙挺分开取出。

阻生牙的分类主要取决于阻生牙的倾斜角度和牙根的弯曲度。尽管不同根分叉情况和埋伏深度的阻生分类方法略显不同，但牙冠倾斜角度对分类起决定作用，是决定阻生牙分类的重要因素。

牙切割使用磨头进行，牙朝向舌侧的颊 3/4 被切开。不应使用磨头沿颊舌向完全切断牙，因为这

样更容易损伤舌神经。直牙挺插入由磨头形成的槽中，旋转即可使牙分裂。

近中阻生下颌阻生牙通常是 4 种基本成角类型中最容易拔除的类型。在去除适当的骨质后，在颊沟处将牙冠的下半部分割开，使其刚好低于前牙远中颈部，这部分即可被拔除。剩下的牙用 301 号牙挺从外斜线的近中取出。也可以通过使用磨头在牙上准备支点，并使用 Crane pick 牙挺，将牙从牙槽窝中挺出（图 10.45）。

另一个更难拔除的阻生类型是水平阻生。在牙颈线上充分去骨，露出远中牙根的上侧面和牙冠的大部分颊面后，将牙冠和牙根在颈线上分开，将牙分割。取下牙冠，用 Cryer 牙挺将牙根移到牙冠先前占据的空间中。如果阻生第三磨牙的牙根分根角度大，则可能需要将其分成 2 个单独的部分，然后分别进行拔除（图 10.46）。

垂直阻生是最难拔除的 2 个阻生类型之一。去骨和分牙的过程与近中阻生相似，即咬合面颊侧和远中骨被切除。将牙冠的远中部分分割，并通过在牙颈线的近中使用牙挺将牙拔除。这一过程比近中阻生拔除更困难，因为下颌第二磨牙周围的间隙很难获得，并且需要从颊侧和远中去除更多的骨（图 10.47）。

最难拔除的是远中阻生。在颊侧、𬌗面、远中去除足够骨质后，将牙冠与牙根在颈线处分割。整个牙冠通常先被拔除，因为它会影响牙根的暴露和阻碍牙根脱出。如果牙根是融合的，可以用 Cryer 或直牙挺将牙根挺到之前被牙冠占据的空间。如果根是分散的，通常要分割成 2 个部分，然后单独拔除。拔除这种类型的阻生牙非常困难，因为有太多的远端骨需要去除；而且当牙脱位时，牙倾向于向远端旋转，进入下颌骨的升支部分（图 10.48）。

上颌阻生牙很少被分牙，因为上覆的骨通常很薄，相对有弹性。在骨骼较厚或患者年龄较大（骨骼不那么有弹性）的情况下，拔牙通常是通过去骨而不是牙分割来完成的。

总的来说，口腔其他部位的阻生牙通常只需在牙颈线处分割开。先拔除牙冠，然后将牙根部分移入原先由牙冠占据的空间，最后将牙根拔出。

第 4 步：用牙挺去除已分割的牙

当牙齿已经显露且进行了适当分割后，就可以使用牙挺将阻生牙从牙槽突中脱出。在下颌中，最常用的牙挺是直挺、成对的 Cryer 挺和 Crane 挺。

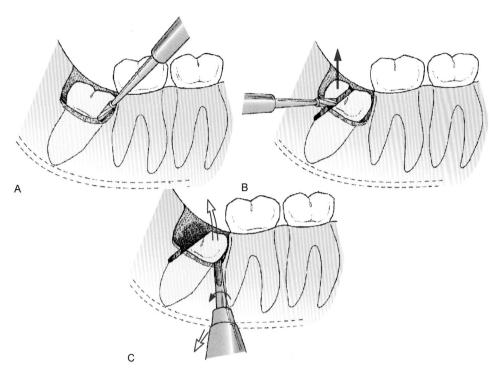

图 10.45 （A）拔除近中阻生牙时，移除颊侧骨，使牙冠暴露至颈部。（B）然后从牙上切下牙冠的远中。有时，有必要将整个牙分成两部分，而不是只切除牙冠的远中部分。（C）牙冠的远中部分已经分离完成，一个小的直挺可以插入手术暴露的牙冠近中面，以拔除剩余的牙，如图所示。或者，支点可以放置在靠近牙近中面的牙冠底部附近，然后使用 Crane 挺将牙撬出（未显示）

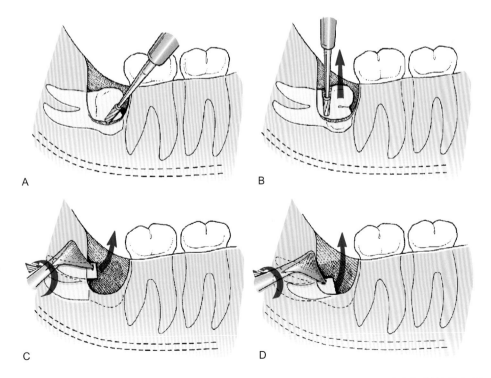

图 10.46 （A）在水平阻生牙拔除过程中，覆盖在牙上的骨质（即牙远端和颊侧的骨）用磨头去除。（B）然后将牙冠从牙根上分离，从牙槽骨中取出。（C）根部一起或独立地使用 Cryer 挺进行旋转拔除。根部可能需要分成两部分；有时，需要在根部设置一个支点，以允许 Cryer 挺与之啮合。（D）牙的近中根以类似的方式撬出

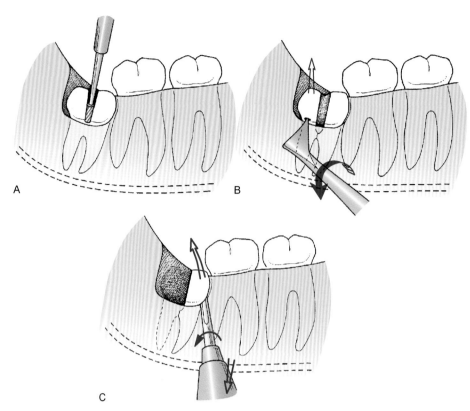

图 10.47 （A）当拔除垂直阻生牙时，牙冠的殆面、颊侧和远中的骨质被移除，牙被分成近中和远中部分。如果牙有 1 个单一的融合根，牙冠的远中部分将以类似于近中阻生牙的方式被切掉。（B）牙冠的后部首先被拔出，Cryer 挺插入牙远中的一个支点。（C）然后用一个小的 301 号直挺，通过旋转和杠杆运动拔除牙的近中部分

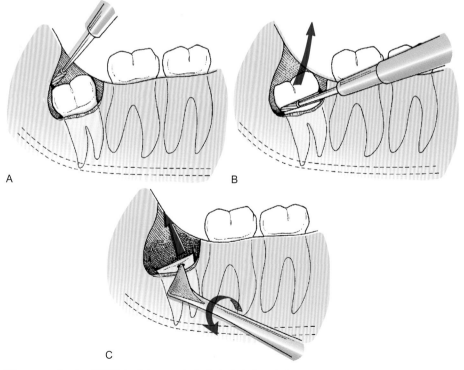

图 10.48 （A）对于远中阻生牙，用磨头去除咬合、颊侧和远端骨质。重要的是要记住，与垂直或近中阻生牙相比，必须去除更多的远中骨。（B）牙冠用磨头切掉，再用直挺拔除。（C）着力点放入剩余牙根，使用 Cryer 挺，利用轮轴运动将牙根拔除。如果有根分叉，在某些情况下，可能有必要将其分成独立的部分

拔除下颌阻生第三磨牙和口腔其他部位的牙之间的一个重要区别是，因为颊侧或舌侧骨板挤压而没有足够脱位空间。因此，需要去骨、分牙、为牙的脱位准备一条畅通无阻的通道。

用力过大可能会导致牙、颊侧骨板、邻近第二磨牙或整个下颌骨的意外断裂或骨折。

牙挺设计不是为了传递很大的力，而是为了啮合牙或牙根，并在正确的方向上施加力。有些口腔外科医师用根尖挺把分割的牙根从牙槽中取出。由于埋伏牙没有经受过持续的咬合力，所以其牙周韧带很弱，如果去除适当的骨质，并且以适当的方向传递力，牙周韧带不会阻碍牙根脱位。

上颌第三磨牙脱位是用小的直牙挺来完成的，使牙向远中脱位。一些口腔外科医师更喜欢成角的牙挺，如 Potts，Miller 或 Warwick 牙挺，这些牙挺更有助于接近阻生牙。将牙挺尖插入近中颈线的区域，并施加压力使牙向远中方向移位（图 10.49）。口腔外科医师应谨慎，不要在前方施加过大的压力，以免损伤上颌第二磨牙的牙根。此外，由于压力使牙向后移位，外科医师应在上颌骨结节区触压（尤其是近中阻生时）。如果发生骨折，可以采取措施，通过保持软组织附丽，挽救上颌骨结节。拔牙过程中的触诊也有助于外科医师确定牙是通过开放性伤口脱出，还是被错误地挺到了颞下间隙。

第 5 步：准备关闭创口

使用骨锉打磨尖锐、粗糙的骨边缘，特别是在牙挺与骨接触的部位。口腔外科医师下一步应注意的是清除伤口上的所有骨碎屑、碎片，用无菌生理盐水进行冲洗。应特别注意在相关软组织下彻底冲洗。如果有牙囊残留，可以用小型止血钳清除。一旦牙囊被钳住，就可以用缓慢、稳定的拉力牵拉，然后从周围的硬组织和软组织中脱离出来。在伤口关闭前，应进行彻底的冲洗和彻底的检查。

口腔外科医师应该检查是否充分止血。出血可能发生在软组织瓣的血管上，这些血管来自被磨头磨开的骨髓或牙槽骨深部的血管。如果存在特殊的出血点，应加以控制。如果缝线缝合后出现明显的血性渗出，外科医师应该用一个小的湿纱布包按压。在拔除第三磨牙后，术后出血发生率较高；但如果手术时止血充分，出血通常有自限性。

在这一过程中，许多口腔外科医师将抗生素如四环素置入下第三磨牙的牙槽窝，以帮助预防干燥性骨髓炎（干槽症）。

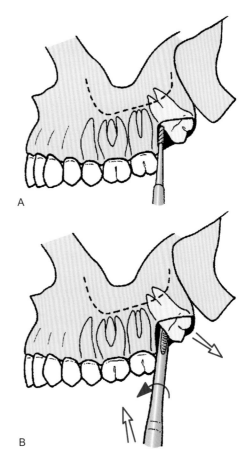

图 10.49　上颌阻生第三磨牙的拔除。（A）软组织翻开后，用一个磨头或骨膜分离器的尖头去除少量的颊侧骨。（B）然后用一个小的直挺，带有旋转和杠杆式运动撬出牙。牙向远颊和咬合方向拔除。注意，在大多数情况下，去除阻生的上颌第三磨牙时，不需要使用磨头进行去骨

第三磨牙阻生牙拔除的切口通常是一期愈合。如果黏骨膜瓣设计良好，在手术过程中也没有受到损伤，组织瓣会恢复到原来的位置。第一针缝合线应穿过第二磨牙后部附着的组织包绕第二磨牙，从其近中的龈乳头穿出。通常，袋形切口只需缝合 2～3 针。如果使用附加松弛切口，需注意关闭该部分切口。上颌第三磨牙的龈瓣可以被动复位，而不需要缝合。

围手术期患者管理

拔除阻生第三磨牙是一种外科手术，通常使患者产生焦虑感。此外，手术过程中可能会产生令人不快的噪音和感觉。因此，常规负责拔除阻生第三磨牙的口腔外科医师通常会向患者推荐某种类型的深度焦虑控制方式，如静脉镇静或全身麻醉。

技术选择是根据外科医师的喜好而定。目标是让患者处于一个既能使外科医师高效工作的状态，又能使患者减少在治疗过程中的不悦与焦虑。

除了减少患者术中的不适和焦虑，各种药物也被用来控制第三磨牙拔除手术的并发症。可待因或可待因类药物与阿司匹林或对乙酰氨基酚的联合应用最常见；然而，可待因在许多患者中可能无效。下颌阻生牙应考虑使用长效局部麻醉剂，这些麻醉剂可为患者提供 6 ~ 8 小时的无痛期，在此期间可不服用止痛药。止痛药最好在患者开始意识到感觉恢复时使用，有些外科医师甚至让患者在感觉恢复之前开始止痛。口腔外科医师应该为每一位接受阻生第三磨牙手术的患者开具有效的口服镇痛药的处方，如果医师提前预约复诊，他（她）应该在那时开好术后药物，这样患者和患者陪护就不需要在回家的路上停下来购买药物。应当开出足够的剂量，至少维持 3 ~ 4 天。可待因或可待因类药物与阿司匹林或对乙酰氨基酚的组合最常用。非甾体类抗炎药，如布洛芬，可能在患者不适较轻时才比较有效。

为了减少手术拔除阻生第三磨牙后常见的肿胀，一些外科医师给予肠外皮质类固醇。静脉注射糖皮质激素类固醇提供了良好的抗炎活性，极大地减轻水肿。虽然有许多不同的方案，相对最常用的是 8 mg 地塞米松，术前单次给药。地塞米松是一种长效类固醇，其在控制第三磨牙术后水肿方面的疗效已有文献报道。拔牙后可以继续口服 0.75 ~ 1.25 mg，每天 2 次，持续 2 ~ 3 天，继续控制水肿。虽然以这种方式给予类固醇的副作用或禁忌证很少，给药前必须遵循用药原则，并权衡药物使用的风险与益处。

一些外科医师建议在面部使用冰袋或冷冻豌豆来帮助防止术后肿胀。尽管研究表明冰在预防或限制肿胀方面没有明确的效果，但是，患者经常回复说冰敷使他们感觉更舒适。

另一种使用的药物是抗生素。如果患者先前有冠周炎或根尖周脓肿，通常在术后几天需要使用抗生素。如果患者健康，没有使用抗生素的全身适应证或先前不存在的局部感染，则通常不需要全身使用抗生素。科学研究表明，使用局部抗生素，如米诺环素，可以大大降低下颌磨牙拔牙部位干槽症的发生率。

手术拔除阻生第三磨牙后，患者的术后体验比常规拔除牙后要差。患者在手术区域可能会出现轻度水肿，持续 3 ~ 4 天，肿胀在 5 ~ 7 天内完全消失。患者术后的肿胀程度取决于术中组织的损伤程度及患者本身对创伤的反应程度。

拔牙术后通常会有一定程度的不适，其程度取决于拔除阻生牙导致的手术创伤大小。这种不适可以通过口服止痛药有效控制，患者通常需要 2 ~ 3 天的常规止痛药和休息。术后 2 ~ 3 周内，患者局部可有轻微的疼痛。

手术拔除下颌第三磨牙的患者常有轻度至中度开口受限。不能开口将会妨碍患者正常的口腔卫生和饮食。术前应将此种情况告知患者。开口受限会逐渐消退，并于术后 7 ~ 10 天恢复正常。

如果术后 7 天疼痛、水肿和开口受限没有明显改善，口腔外科医师应仔细检查原因。

所有阻生牙手术拔除的并发症在年轻、健康的患者中严重程度较小，而在年龄较大、身体更虚弱的患者中，严重程度要大得多。即使是年龄在 35 ~ 40 岁的健康成年患者，拔除阻生第三磨牙后的术后反应期也明显长于大多数健康的青少年患者。

有关术后护理的详细说明，请参见第 11 章。

（王延安　田卓炜　译）

推荐阅读

American Association of Oral and Maxillofacial Surgeons. White Paper on Third Molar Data. www.aaoms.org/docs/third_molar_white_paper.pdf. 2007.

Bean LR, King DR. Pericoronitis: Its nature and etiology. *J Am Dent Assoc*. 1971; 83: 1074.

Pell GJ, Gregory GT. Report on a ten-year study of a tooth division technique for the removal of impacted teeth. *Am J Orthod*. 1942; 28: 660.

Perciaccante VJ. Management of impacted teeth. *Oral Maxillofac Surg Clin North Am*. 2007; 19: 1–140.

Proceedings from the Third Molar Multidisciplinary Conference. *J Oral Maxillofac Surg*. 2012; 70 (suppl 1): S1–S70.

第 11 章

拔牙术后患者处理
Postextraction Patient Management

James R. Hupp

许多患者术前对手术并发症（如疼痛、肿胀和并发症）的担忧多于对手术本身的担忧，尤其是在他们对外科医师和麻醉计划有信心的情况下。口腔外科医师可以做很多工作来减轻患者术后可能面临的常见问题。本章将讨论这些策略，另外还将讨论口腔外科手术中和术后最常见的一些轻微或较严重的并发症。这些是手术相关并发症，而不是医疗并发症，医疗并发症已在第 2 章讨论。

手术完成后，应向患者和陪护人员提供适当的指导，阐明如何护理手术当天可能发生的、通常会持续几天的常见术后并发症。术后指导应解释患者可能会经历什么，为什么会出现这些现象，以及如何处理和控制典型的术后状况。医嘱应以口头、书面形式，以通俗易懂的方式向患者发出。这些术后指导应描述最常见的并发症及如何识别，以便早期发现感染等问题。医嘱还应包括紧急情况下可以联系到外科医师或值班医师的电话号码。

术后并发症的控制

出血

当拔牙手术完成时，初期控制术后出血的方法是将折叠纱布直接放在拔牙窝上。覆盖拔牙部位附近牙咬合面的大块纱布不会对拔牙窝直接施加压力，因此可能无效（图 11.1）。可以将纱布浸湿，这能使渗出的血液不会在纱布内凝结，以防在取出纱布时将血凝块带出。应告知患者牢牢咬住纱布至少 30 分钟，不要咀嚼纱布；应把纱布咬在拔牙窝上，保持不要开口。

应告知患者，在拔牙术后的 24 小时内，术区有轻微渗血是正常现象。应提醒患者，少量的血液与大量的唾液混合可能会出现较多血性液体。如果术区的出血量不仅仅是轻微渗出，应告诉患者如何

在拔牙术区重新放置一块折叠好的纱布。指导患者咬住放置于拔牙创的第二块纱布长达 1 小时，以便控制出血。如有必要，患者可将一个茶包放置于拔牙创上并咬住 30 分钟。茶叶中的鞣酸可起到局部血管收缩的作用。

患者应被告知注意避免可能加剧出血的相关因素，拔牙术后 1 小时内应尽量避免讲话。烟草的烟雾与尼古丁会影响伤口愈合，因此应鼓励患者停止吸烟或者限制性吸烟。患者还应被告知喝水时不要用吸管去吸浓稠的液体，因为吮吸会造成口腔内负压环境。患者在术后 12 小时内不应吐口水。吐口水的过程可能创造负压环境和机械力刺激拔牙创，这些都可能会引起新的出血。对于那些非常不喜欢口腔内有血的患者，应让他们紧紧咬住纱布控制出血，还有就是咽下而不是吐出唾液。最后，在拔牙术后的 12 ~ 24 小时内，避免进行剧烈运动，因为血压升高可能会导致更多出血。

应提醒患者，晨起或夜间醒来后如发现寝具上有大量的血迹，不要惊慌。这些血迹可能是睡眠时混有部分血液的唾液流出造成的染色。应告知患者，如无法判断出血情况是否正常，可以拨打医生或诊疗机构电话咨询。长时间渗血、鲜红色出血或者是口腔出现大的血凝块，都是需要复诊的指征。口腔急诊科医师应仔细检查该区域，采取适当的措施控制出血，并考虑由外科医师协助诊治。

疼痛与不适

所有患者在任何手术后都会有一定程度的不适，所以在每个手术开始之前与患者仔细讨论这些问题将对患者康复有益。外科医师应该帮助患者对可能发生的疼痛有一个现实的预期，并纠正他们对此情况的任何误解。

不应忽视对术后疼痛过分担忧的患者，或者只

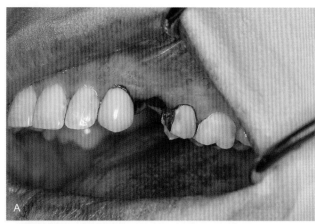

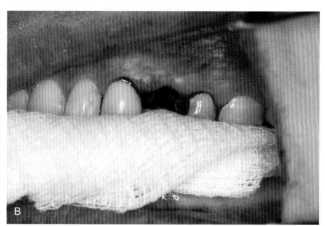

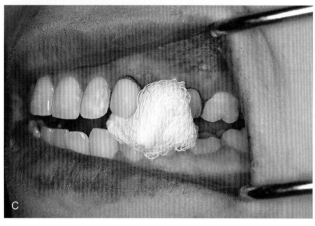

图 11.1 （A）除非纱布包摆放位置正确，否则新的拔牙创会大量出血。（B）大的或者摆放位置不佳的纱布包在控制出血方面是无效的，因为咬合的力量并没有精确地压向拔牙窝。（C）小块纱布包被放置在拔牙窝区域，这样就可以直接在出血点上施加压力

是随意地给他们提供非处方止痛药。这些患者最有可能出现术后严重疼痛症状。口腔外科医师要尽量保证患者术后疼痛或者不适能够得到有效的治疗。

患者在拔牙等手术后所感受到的疼痛变化很大，这在很大程度上取决于患者的术前预期。外科医师应在术前和患者讨论这些问题，并给出最合适的镇痛方案。

所有患者在出院前都应接受有关使用止痛药的指导。即使外科医师认为无须处方镇痛药，也应告知患者术后服用布洛芬或对乙酰氨基酚，以防止局部麻醉剂效果消失后最初的不适。对于疼痛程度可能较高的患者，应给予处方止痛药，以帮助控制疼痛。外科医师也应该注意告知患者止痛药的目的是控制疼痛，而不是消除所有的不适。

外科医师应该了解常规拔牙术后疼痛的 3 个基本特征：①疼痛通常不严重，大多数非处方止痛药都可以治疗。②疼痛峰值出现在拔牙后 12 小时左右，之后迅速减轻。③拔牙后明显的疼痛很少持续超过 2 天。考虑到这 3 个因素，可以适当地建议患者有效使用止痛药。

在局麻药效果消退前，应服用第一剂止痛药。

这样，患者在局部麻醉效果消退后就不太可能经历剧痛。如果延迟到疼痛严重才给药，则更难控制术后疼痛。止痛药可能需要 60 ～ 90 分钟才能完全显效。如果患者等到局部麻醉效果消退后才服用第一剂止痛药，患者可能会在等待药物起效期间变得焦虑；因此可能会服用更多的药物，从而增加恶心和呕吐等药物不良反应的可能性。

镇痛药物的强度也很重要。在大多数常规拔牙情况下，术后不需要强效镇痛药；相反，单位剂量效力较低的镇痛药通常比较合适。患者可以服用 1~2 个单位相应剂量药物以控制疼痛。当患者在决定服药剂量方面能发挥积极作用时，疼痛控制会更加精确。

应提醒患者，服用麻醉药物通常会导致困倦和胃不适。在大多数情况下，患者应避免空腹服用麻醉性止痛药。在服用麻醉性镇痛药之前，处方上应写明建议患者饭后服药。

布洛芬已被证明是一种有效控制拔牙术后不适的药物。布洛芬的缺点是导致血小板聚集减少和影响出、凝血时间，但在大多数患者中，似乎并不会导致术后出血。对乙酰氨基酚不干扰血小板功能，所以，对有血小板功能缺陷并可能存在术后出血的

表 11.1　常用拔牙后镇痛药

口服麻醉药	常用剂量
轻度疼痛	
布洛芬	400 ~ 800 mg q4 h
对乙酰氨基酚	325 ~ 500 mg q4 h
中度疼痛	
可待因	15 ~ 60 mg
氢可酮	5 ~ 10 mg
重度疼痛	
羟考酮	2.5 ~ 10 mg
曲马多	50 ~ 100 mg

注：q4 h，每 4 小时 1 次。

表 11.2　常用联合镇痛药

商品名	剂量（mg）	剂量（mg）
可待因 – 对乙酰氨基酚	可待因	对乙酰氨基酚
Tylenol 2 号	15.0	300
Tylenol 3 号	30.0	300
Tylenol 4 号	60.0	300
羟考酮 – 阿司匹林	羟考酮	阿司匹林
Percodan	5.0	325
Percodan-demi	2.5	325
羟考酮 – 对乙酰氨基酚	羟考酮	对乙酰氨基酚
Percocet	2.5	325
	5.0	325
Tylox	5.0	325
氢可酮 – 阿司匹林	氢可酮	阿司匹林
Lortab ASA	5.0	325
氢可酮 – 对乙酰氨基酚	氢可酮	对乙酰氨基酚
Vicodin	5.0	325
Vicodin ES	7.5	325
Lorcet HD	5.0	325
Lortab Elixir	2.5 mg/5 mL	170 mg/5 mL

注：ASA，乙酰水杨酸。

患者，术后可以使用对乙酰氨基酚。如果口腔科医师开的是一种含有对乙酰氨基酚和麻醉剂的联合用药，每剂应包含 500 ~ 650 mg 对乙酰氨基酚的混合物。

　　表 11.1 列出了在患者有不同程度疼痛的情况下起作用的药物。中枢阿片类镇痛药也常用于控制拔牙后疼痛，最常用的药物是可待因、可待因类药物羟考酮、氢可酮及曲马多。这些麻醉剂可以很好地从肠道吸收，但可能产生嗜睡和胃肠道不适。阿片类镇痛药很少单独用于口腔科，一般与其他镇痛药一起联用，主要是阿司匹林或对乙酰氨基酚。可待因是一种有效的牙拔除术后镇痛剂，也几乎没有滥用药物的风险。然而，值得注意的是，很大一部分人群缺乏使可待因发挥药效所必需的酶。当使用可待因时，可待因的含量通常由一个编号系统指定。标记为 1 号的化合物含有 7.5 mg 可待因，2 号含有 15 mg 可待因，3 号含有 30 mg 可待因，4 号含有 60 mg 可待因。当联合使用止痛药时，口腔科医师必须记住每 4 小时提供 500 ~ 1 000 mg 阿司匹林或对乙酰氨基酚，以达到非麻醉剂的最大效果。许多复合药物中只有 300 mg 阿司匹林或对乙酰氨基酚，一个较合理的方案是开一种含有 300 mg 对乙酰氨基酚和 30 mg 可待因（3 号）或 5 mg 氢可酮的化合物。成人的常用剂量是每 4 小时服用 2 片这种组合药物。如果患者需要更强的镇痛作用，可服用 2 片对乙酰氨基酚和可待因，以提高疗效。提供 30 ~ 60 mg 可待因或 5 mg 氢可酮的同时如果仅有 300 mg 对乙酰氨基酚的剂量，则不能充分发挥对乙

酰氨基酚的镇痛作用（表 11.2）。

　　缉毒管理局负责管控麻醉性镇痛药。如需要开具这些处方，口腔科医师必须有缉毒管理局的许可证和号码。根据药物滥用的可能性，药物分为 4 种基本类型。附表 2 和附表 3 药物在处方书写方面存在一些重要差异（参见附录 2）。处方药容易被滥用，含羟考酮和氢可酮的药物尤其受到追捧和滥用。麻醉药品容易上瘾，导致一些问题，如患者在不痛时也会找药，或者非患者偷药自用或卖给他人。口腔科专业人士和其他人员已经为口腔科医师制订了指导方针，以限制过量使用麻醉剂，并管理

剩余未使用药物。口腔科医师应利用疼痛管理和止痛药使用相关的专业知识，与患者坦诚地讨论阿片类药物滥用问题，以及如何帮助他们从而避免将会对他们生活产生严重影响事件的发生。

医师需要对患者强调的是，控制疼痛最有效的方法是在外科医师和患者之间建立密切的关系。所以，外科医师必须花一定的时间来讨论术后不适的相关问题，必须清楚地表明他（她）对患者舒适性的关切。处方上应该有明确的说明，什么时候开始用药，以及每隔多长时间服用。如果遵循这些程序，通常只需要短期内（通常不超过 2 ~ 3 天）给予温和的止痛药即可。

饮食

拔牙患者可能会因害怕局部疼痛或担心进食时出现疼痛而避免进食。此外，手术带来的生理和精神压力也常常会降低食欲。因此，在拔牙前，患者应该得到关于术后饮食的特殊指导。在最初的 12 ~ 24 小时内，高热量、高容量的液体或软性饮食是最理想的。

患者必须在最初的 24 小时内摄入足够的液体，通常不少于 2 L。这些液体可以是果汁、牛奶、水或任何其他非酒精饮料。

拔牙术后的前 12 小时的食物应该是软而凉的。冷食有助于保持拔牙创局部的舒适。冰激凌和奶昔是不错的选择，它们不太容易造成局部创伤或引发再出血。

如果患者口腔内有多处拔牙创口，建议手术后数日内进食软性食物的同时应建议患者尽快恢复正常饮食。

医师应鼓励糖尿病患者尽快恢复正常的胰岛素注射和食物摄入。对于这类患者，外科医师可能会每次只在口腔的一侧进行手术，这样就不会干扰患者正常的热量摄入。

口腔卫生

应建议患者保持整个口腔的清洁，以使手术伤口更好愈合。手术当天，患者可以用常规方法轻轻地刷远离手术区域的牙。应避免即刻在拔牙部位附近刷牙，以防止再出血，以避免刺激缝合处，引起疼痛。

术后第 1 天，患者应开始用稀盐水轻轻冲洗口腔。水温适宜，不能过烫。大多数患者在术后第 3 天或第 4 天就可以像术前一样恢复维持口腔卫生的

措施。如情况允许，可以在拔牙部位的前后牙使用牙线。

在口腔多个部位拔牙后，口腔卫生可能会出现问题，可使用稀释的过氧化氢等药剂进行漱口。术后每天漱口 3 ~ 4 次，持续约 1 周，可使创口愈合更佳。

水肿

口腔手术会导致术后出现一定程度的水肿或肿胀。常规拔除 1 颗牙可能不会导致患者出现明显肿胀，而拔除多颗埋伏牙并切除软组织和骨的手术可能会导致中等程度的肿胀（图 11.2）。肿胀通常在手术后 36 ~ 48 小时达到最高峰，并在第 3 天或第 4 天开始消退，通常在 1 周时消失。术后第 3 天肿胀加剧可能是感染的迹象，而不是术后水肿复发。

一旦手术完成，患者准备出院，一些口腔科医师会用冰袋或冷冻的袋装豌豆来帮助减少肿胀，让患者感觉更舒适；然而，并没有证据表明降温能有效缓解水肿。冰袋不应直接贴在皮肤上；最好在冰袋和组织之间放一层干布，以防止对上层组织的损伤。冰敷 20 分钟后应间隔休息 20 分钟。袋装豌豆在变暖后可以再次冷冻。

术后第 2 天，不应行冰敷或热敷。术后第 3 天后，局部热敷可以更快地消除肿胀。建议使用热水瓶和加热垫等热源。应提醒患者避免长时间高温热

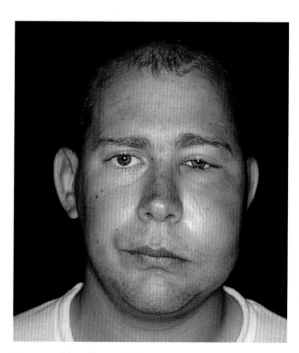

图 11.2　拍照前 2 天拔除阻生左侧上颌和下颌第三磨牙。患者出现面部中度水肿，手术后 1 周内消退

敷，以防损伤皮肤。

需要强调的是，要告知患者预计会有一定程度的肿胀。并且由于姿势变化，肿胀可能会出现消长，早晨严重，晚上减轻。使用额外的枕头，以更直立的姿势入睡，有助于减少面部水肿。应告知患者适度肿胀是组织对手术创伤的正常反应。患者不应过分担心，因为肿胀会在几天内消退。

牙关紧闭

拔牙、下颌阻滞麻醉或两者都可能导致牙关紧闭（开口受限）。牙关紧闭通常是由创伤和由此引起的咀嚼肌炎症引起的，也可能是由于多次注射局麻药引起的，尤其是当注射穿透肌肉时。翼内肌最易受累，下牙槽神经阻滞时，局部麻醉针通常需穿透翼内肌。

下颌阻生第三磨牙拔除通常会导致一定程度的牙关紧闭，因为手术的炎症反应非常广泛，常涉及多个咀嚼肌。开口受限通常不严重，也不妨碍患者的正常活动。为防止恐慌，应该提醒患者这种现象可能发生，并且可能在 1 周内消退。

瘀斑

在一些患者中，血液从黏膜下和皮下渗出，表现为口腔组织、面部或两者皆有的瘀伤（图 11.3）。黏膜下或皮下组织中的血液称为瘀斑。瘀斑通常见于老年患者，因为他们的组织张力降低，毛细血管脆性增加，细胞间附着较弱。瘀斑不危险，不会增加疼痛或感染。但是，应提醒患者，瘀斑可能会发生，如果他们在术后第 2 天醒来，看到面颊、下颌下区或前颈部有瘀伤，患者可能会感到不安。术后指导可以轻易地预防焦虑症。典型的瘀斑开始于术后 2 ~ 4 天，通常在 7 ~ 10 天内完全消失。

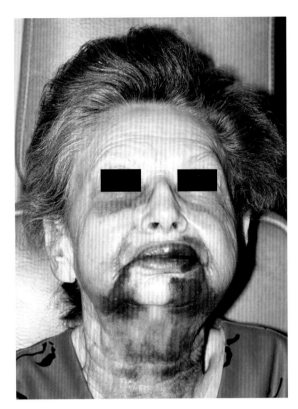

图 11.3　老年患者拔除多颗下颌牙后，右侧面部和颈部出现中度广泛瘀斑

现肿胀、表皮发红、发热、疼痛或同时出现以上所有症状时，可以初步判断该患者已经发生感染。应指示患者立即打电话给口腔科医师。然后，外科医师应仔细检查患者是否有感染。如果确诊感染，应采取适当的治疗措施（参见第 16 章）。

术后疼痛一开始减轻，但在第 3 天或第 4 天开始加重，虽然没有肿胀或其他感染迹象，这有可能是干槽症的表现。干槽症通常发生在下颌磨牙区拔牙窝。此问题很容易处理，但可能需要患者配合，需要多次复诊（参见第 10 章）。

术后随访

所有患者都应该由初级外科医师预约回访，这样外科医师就可在手术后检查患者的康复情况，并了解拔牙窝的愈合状态。常规、简单的手术后，可以预约患者 1 周后复诊，同时可以拆除口内缝线。

应告知患者，如果出现任何问题或困难时，应致电口腔科医师；如有必要，需要提前随访。提前复诊最常见的原因是长时间渗血、疼痛控制不佳或者怀疑感染。

接受过手术的患者在术后第 3 天或之后开始出

手术记录

外科医师必须在病历中记录每次就诊时发生的情况。无论何时进行手术，都应将一些关键因素录入病历。首先是手术日期和患者的简要信息；然后外科医师陈述拔牙的诊断和原因（例如，由于龋齿或严重的牙周病而不能修复的牙）。

关于患者的相关病史、药物和生命体征的叙述应记录在病例中，手术时进行的口腔检查也应记录在案。

外科医师应记录所用麻醉剂的种类和用量。例

框 11.1　　手术记录要点

- 日期。
- 患者姓名和身份证号。
- 需要手术处理的问题，即诊断。
- 病史、药物史回顾和生命体征。
- 口腔检查。
- 麻醉药（使用量）。
- 操作（包括手术和并发症的描述）。
- 出院指导。
- 处方药及用量（或附上处方副本）。
- 随访预约时间。
- 签名（清晰可见或在签名下打字）。

如，如果处方药是利多卡因和血管收缩剂，口腔科医师应写下利多卡因和肾上腺素的剂量（mg）。

然后外科医师应该写一个简短的记录，说明所做的手术和术中出现的任何问题。

关于出院指导的意见，包括给予患者的术后指导，应予以记录。列出处方药物，包括药物名称、剂量和总剂量；或者，可以将处方副本添加到记录中。如需预约复诊，也需记录在案（框 11.1；附录 1）。

电子病历内置的模块通常用于记录患者就诊的某些方面的内容。上述患者文件的要求以不同方式体现，仍适用于电子病例，具体取决于所使用的软件程序。

并发症的预防及处理

在一些紧急医疗情况下，控制手术并发症的最佳方法是防止其发生。预防手术并发症的理想方法是进行彻底的术前评估和制订全面的治疗计划，然后仔细地执行手术程序。只有当这些都成为常规过程时，外科医师才有可能减少并发症。然而，即使有这样的计划和使用良好的外科技术，并发症仍然偶有发生。在口腔科医师精心计划的情况下，并发症通常是可以预见的，并且可以通过常规治疗解决。例如，在拔除长而细的上颌第一前磨牙时，拔除颊根要比拔除腭根容易得多。因此，外科医师会对颊根施加更大的力。这样，如果牙根断裂，可能会累及颊根而非腭根。在大多数情况下，颊侧的断根拔除更简单。

口腔科医师必须实施在其能力范围内的手术。因此，在决定实施特殊手术之前，必须仔细评估他们经历过的训练和个人能力。例如，对于在阻生第三磨牙治疗方面经验有限的口腔科医师来说，进行埋伏牙的外科拔除是不合适的。在这种情况下，手术和术后并发症的发生率会非常高。外科医师必须谨慎对待不必要的乐观情绪，这会影响他们的判断，阻碍他们提供最好的治疗。如果计划中的手术超出了口腔科医师自己的技术水平，必须尽快转诊并咨询专家。在某些情况下，这不仅是一种道义上的义务，而且是明智的医疗风险管理。

在规划外科手术时，第一步总是全面回顾患者的病史。本章讨论的一些并发症可能是由于对病史的关注不足而导致的，有些病史可以暴露增加手术风险的因素。

预防并发症的主要方法之一是完善影像学检查及临床体格检查（参见第 8 章）。影像图片必须包括整个手术区域，包括要拔除的牙根的顶端，以及局部和区域的解剖结构，如上颌窦或下颌神经管的邻近部分。外科医师应检查是否有异常牙根形态或牙槽骨粘连的迹象。在仔细检查影像图片后，外科医师可能需要改变治疗计划，以防止或减少非开放式拔牙可能出现的严重并发症。在这种情况下，外科医师应该考虑用手术的方法拔牙。

在充分分析病史和阅读影像之后，外科医师进行术前计划制订。这不仅包括详细的手术计划、完备的手术器械，也包括患者疼痛和焦虑的管理及术后康复的指导。手术前对患者的指导和解释，对于预防或控制术后发生的大多数并发症至关重要。如果没有仔细解释说明和强调遵守的重要性，患者就不太可能遵守这些指导。

为了将并发症控制在最低限度，外科医师必须始终遵循基本的外科原则。手术区域应清晰可见，术中要保证足够的光线，足够的软组织退缩和复位（包括唇、面颊、舌和软组织瓣），以及足够的负压吸引。要拔除的牙必须有一条畅通的取出通道。有时为了达到这一目的，必须去除骨和分割牙。良好地控制力量是最重要的；一般指的是巧力，而非暴力。术中外科医师必须遵循无菌、非创伤性的组织处理、止血和彻底清创原则。违反这些原则可能会增加手术并发症的发生率和严重程度。

预防并发症是主要目标之一。但当并发症发生时，对并发症的熟练处理是一位合格口腔科医师需要具备的基本素养。

- 严格注意软组织损伤。
- 制作大小适合的组织瓣。
- 用最小的力牵拉软组织。

软组织损伤

口腔软组织损伤几乎全部是由于外科医师对黏膜的脆性缺乏足够的重视造成的，如试图在准备不充分的情况下进行手术，在手术过程中仓促行事或者使用过度、不受控制的力。外科医师在对骨和牙结构进行手术时，必须注意仔细保护软组织（框11.2）。

黏膜瓣撕裂

口腔手术中最常见的软组织损伤是拔牙过程中黏膜撕裂，通常是由于初始设计的袋形瓣大小不合适引起的。当外科医师试图获得所需的手术视野时，黏膜组织的退缩超出了其伸展能力（图11.4）。这通常是切口的一端黏膜撕裂的原因。预防这一并发症有 3 个方面：①形成足够大小的黏膜瓣以防止其张力过度。②翻黏膜瓣时控制好其退缩量。③在需要时使用松弛切口。如果确实有撕裂，手术完成后应小心地重新复位。如果外科医师或助手发现黏膜瓣开始撕裂，硬组织手术应立刻终止，做延长切口或者松弛软组织切口以获得更好的入路。在大多数病例中，仔细缝合会使切口愈合更佳，但有时亦会有延迟愈合。如果撕裂处呈锯齿状，外科医师可

以考虑在缝合前切除撕裂的边缘，使其边缘齐整。此步骤应谨慎进行，因为切除过多的组织会导致伤口张力变大，并可能导致伤口裂开，甚至可能损害牙附近附着龈。

穿刺伤

第二种有很高概率发生的软组织损伤是穿刺伤。直牙挺或骨膜分离器等器械可能会从手术区域滑脱，刺穿或撕裂邻近软组织。

同样，这种伤害是拔牙时力量失控造成的。最好是通过使用温和的力量防止其发生，如果预计会出现器械滑脱，应特别注意使用器械时手指倚靠在术区或使用另一只手保护周围组织。如果器械从牙或骨上滑脱，外科医师的手指可以在损伤出现前抵在术区（图11.5）。如果黏膜上已经出现穿刺伤，接下来的治疗主要是预防感染，其次要考虑创伤愈合。如果伤口出血过多，可通过直接压迫伤口来控制出血。止血后，伤口保持开放，不缝合。这样即使发生轻度感染，也会有一个充分的引流通道。

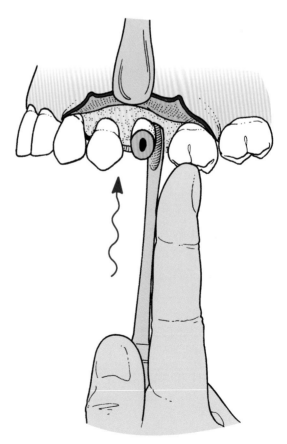

图 11.5　小的直挺可用于拔除松动的断根。当在这个位置使用直挺时，外科医师的手必须牢牢地支撑在相邻的牙上，以防止器械无意中滑脱，进而对邻近组织造成伤害

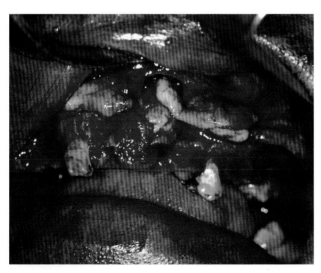

图 11.4　黏骨膜瓣在翻瓣时由于保护不当而严重撕裂

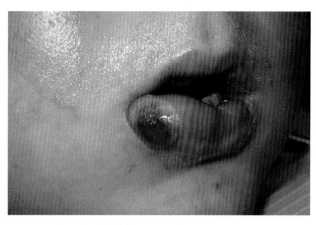

图 11.6　由于磨头柄在软组织上旋转而导致的下唇磨损。磨损是摩擦和热损伤的结合。伤口应该用抗生素软膏覆盖，直到痂皮形成，注意尽量使药膏远离未受伤的皮肤（由 Myron Tucker 博士提供）

磨损或烧伤

　　唇、口角或软组织瓣的擦伤或灼伤通常是由于旋转的长柄磨头在软组织上摩擦或金属牵引器与软组织接触造成的（图 11.6）。当外科医师将注意力集中在磨头的切割端时，助手应注意长柄磨头相对于患者面颊和唇的位置。外科医师亦应注意器械的位置。如果刚从高压灭菌器或干热灭菌器中取出的器械在接触到患者的皮肤或黏膜之前没有冷却，也可能导致软组织烫伤。

　　如果口腔黏膜的某个区域出现擦伤或烫伤，除了定期漱口保持该区域清洁外，几乎不必进行其他治疗。通常这种伤口会在 4 ~ 7 天内愈合（取决于损伤的深度），不会留下瘢痕。如果这种擦伤或烫伤发生在皮肤，口腔科医师应该建议患者用抗生素软膏覆盖。患者必须将药膏涂在擦伤部位，不要涂到完整的健康的皮肤上，因为药膏会引起溃疡或皮疹。这些擦伤通常需要 5 ~ 10 天才能愈合。在整个愈合过程中，患者应使用少量的软膏保持湿润，以防止焦痂形成或延迟愈合，并保持该区域相对干洁。受感染皮肤可能出现瘢痕或永久性变色，但通常可以通过适当的伤口护理加以预防。

拔牙术中出现的问题

牙根折断

　　拔牙最常见的并发症是断根。位于致密骨中的长的、弯曲的、分叉的根最容易折断。预防牙根折断的主要方法是按照前述方式进行手术，或采用开

放式拔牙技术，去除骨质，以减少拔牙所需的力（框 11.3）。第 9 章讨论了手术拔除断根的方法。

断根移位

　　断根常被移位到不利于取出的间隙中，如上颌磨牙的牙根被压入或消失在上颌窦内。如果上颌磨牙的牙根是用直牙挺、向根尖方向施加过大压力的情况下折断，那么断根很可能被挺入上颌窦。其他牙或牙根也能以类似的方式进入上颌窦。如果牙根或牙被推入上颌窦，口腔外科医师必须进行多次评估，以确定合适的治疗方法。首先，外科医师必须确定掉入上颌窦的根的大小。可能是几毫米的根尖，也可能是整个牙或牙根。外科医师下一步必须评估牙或根尖周组织是否有感染。如果牙没有感染，治疗起来比急性感染的牙更简单。最后，外科医师必须评估上颌窦的术前状况。对于上颌窦健康的患者来说，处理移位的牙根要比患慢性上颌窦炎的患者更简单。

　　如果移位的牙碎片是一个 2 ~ 3 mm 的根尖，并且牙和窦腔原先不存在感染，口腔外科医师可做简单的尝试来移除牙根。首先，拍摄断裂牙根的 X 线片，以记录其位置和大小。随后，外科医师可以通过拔牙窝顶的小开口进行冲洗，然后通过这个拔牙窝从上颌窦中抽吸冲洗液。有时可以通过牙槽窝将根尖吸出。外科医师应检查抽吸液，并通过放射检查确认牙根是否已被取出。如果这个方法不成功，就不需要再做额外的手术，根尖可以留在上颌窦内。一个小的、未感染的根尖可以留在原位，且不太会引起比较严重的并发症。在这种情况下，额外的手术反而会导致更多的并发症。告知患者根尖遗留在上颌窦内的情况，并给予适当的随访指导，以定期监测牙根和上颌窦。

　　口腔－上颌窦瘘应该按照后面讨论的方法进行处理，包括牙龈 "8" 字缝合，为预防上颌窦感染而使用抗生素，以及鼻腔喷雾剂，通过保持鼻道开口通畅减少感染机会。最有可能的情况是，根尖会到窦膜上且不会出现任何问题。如果牙根受到感染

或患者有慢性鼻窦炎，应将患者转诊至口腔颌面外科医师，通过 Caldwell-Luc 或内镜手术去除根尖。

如果大的牙根碎片或整个牙移位到上颌窦中，则应将其移除（图 11.7）。通常的方法是在尖牙窝区经 Caldwell-Luc 入路进入上颌窦，然后拔牙。该手术应由口腔颌面外科医师进行（参见第 20 章）。

阻生的上颌第三磨牙偶尔会长到上颌窦黏膜上（通过 Caldwell-Luc 入路将其从上颌窦取出）。然

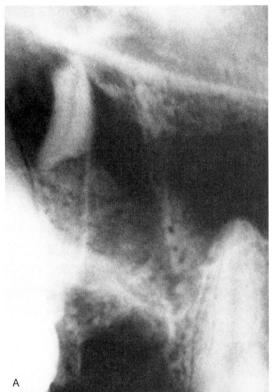

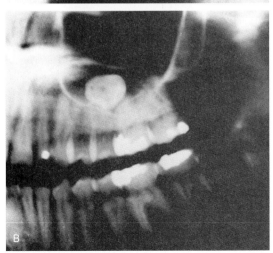

图 11.7（A）大块的牙根碎片移入上颌窦。应通过 Caldwell-Luc 入路或鼻窦内镜取出碎片。（B）上颌窦中的牙是上颌第三磨牙，在拔牙过程中被移入上颌窦内。这颗牙可能要通过 Caldwell-Luc 入路从上颌窦中取出

而，如果发生移位，更常见的情况是进入颞下间隙。在使用牙挺拔牙时，牙挺的力会使牙从后方穿过骨膜进入颞下窝。牙通常位于翼外板外侧、翼外肌下方。如果有良好的通道和光线，外科医师应该谨慎地用止血钳取出牙。但是，牙齿通常难以直视，而盲目探查会导致进一步位移。如果一次手术后仍不能取出牙，应关闭切口并停止手术。告知患者牙已移位，之后再取出。使用抗生素以减少感染的可能性，并提供常规术后护理。在最初的愈合过程中，会发生纤维化并使牙保持在一个稳定的位置。移位牙在放射线定位后，由口腔颌面外科医师取出。

下颌磨牙根部的舌侧骨皮质较薄，牙位越靠后越明显。例如，下颌第三磨牙，经常在舌侧上有骨裂隙，术前可能确实紧挨着下颌下间隙。下颌磨牙牙根断裂，拔除时使用朝着根尖方向的压力，可能会使牙根穿过舌侧皮质板移位到下颌下间隙。即使是很小的根尖向压力，也会导致根移位。主要是通过在拔除下颌根时避免所有的根尖向压力，以预防断根移位进入下颌下间隙。

三角挺，如 Cryer 挺，通常用于拔除下颌磨牙的断根。如果牙根在拔牙过程中消失不见，口腔科医师应该努力尝试探寻并拔除。左手示指插入口腔底部的舌侧，对下颌骨的舌侧施加压力，迫使牙根回到牙槽窝中。如果可行，外科医师可以用根尖挺将牙根从牙槽骨里拔除。如果最初的尝试没有成功，口腔科医师应该放弃手术，将患者交给口腔颌面外科医师。通常去除根尖的方法是在下颌骨的舌侧翻一个软组织瓣，然后轻轻地解剖上覆的黏骨膜，直到找到根尖为止。与移位到上颌窦的牙一样，如果牙根碎片很小且术前未受到感染，口腔颌面外科医师可能会选择将牙根留在原位，因为这个拔除牙根的手术可能创伤较大，或者可能会对舌神经造成严重损伤。

牙遗落入咽腔

有时牙冠、义齿冠或整个牙可能会落入口咽部。如果出现这种情况，患者应转诊至外科医师，并将患者置于尽可能使口腔朝向地面的体位。应该鼓励患者咳嗽，将牙吐出。

尽管经过这些方法的尝试，但牙仍可能被吞入或吸入。如果患者没有咳嗽或呼吸困难，很可能是牙被吞下，并沿着食管进入胃。如果患者有剧烈的咳嗽或呼吸急促，牙可能已经通过声门进入气管，

并进入主干支气管。

在任何一种情况下，患者都应该被送到急诊室，拍摄胸片和腹部片，确定牙的具体位置。如果牙已被吸入气管，则应询问是否可以用支气管镜取出。紧急处理措施是维持患者的呼吸道通畅。如果观察到呼吸窘迫迹象，可适当吸氧。

如果牙被吞下，很有可能在 2 ~ 4 天内通过胃肠道排出。因为牙通常不是锯齿状的或锋利的，几乎所有情况下都会无阻碍地通过胃肠道。相对谨慎的做法是让患者去急诊室，并拍摄腹部 X 线片，以确定牙确实在胃肠道，而不是在呼吸道。因为吞咽的牙最终会随着粪便一起排出体外，后续的 X 线检查则非必要。

拔错牙

每一名口腔科医师都认为有一个并发症永远不会发生，但却经常发生，那就是拔错牙，而且这是口腔科医师被诉讼的最常见原因。如果对手术程序的计划和执行给予适当的注意，就可以避免该并发症。

此问题的发生可能是对术前评估重视程度不够所致。如果需要拔除的是严重龋坏牙，那么拔错牙的可能性就很小。拔错牙的一个常见原因是口腔科医师替另一名医师拔牙。使用不同的牙编号系统或在摆放或阅读射线片时的差异，很容易导致治疗的口腔科医师误解转诊医师的意图。当口腔科医师被要求为矫正患者拔牙时，有时会拔错牙，特别是处于混合牙列阶段的患者，并且正畸医师要求拔除非常规牙。仔细制订术前计划、与转诊的口腔科医师明确沟通、在使用牙挺和牙钳之前对要拔除的牙进行仔细的临床评估，是预防这种并发症的主要方法（框 11.4）。

如果拔错牙，同时外科医师马上意识到这一错误，应迅速将牙重新置于牙槽窝内。如果拔牙是为了正畸治疗，外科医师应立即联系正畸科医师，并讨论被错拔的牙是否可以代替应该拔除的牙。如果正畸科医师认为必须拔除原牙，则正确拔牙应推迟 4 ~ 5 周，直至可以评估再植牙的转归。如果错误

框 11.4　预防拔错牙

- 将注意力集中在操作上。
- 与患者和助手核对，以确保正确的牙被拔除。
- 检查并核查图像和记录，以确认牙位正确。

拔除的牙已经重新附着于牙槽突上，则原计划的拔牙可以继续进行。此外，外科医师也不应该再拔除对侧牙，直到有一个明确的替代治疗计划。

如果直到患者复诊进行术后检查时，外科医师才意识到拔错牙，那么就不能采取任何措施来弥补这一问题了。干燥的离体牙再植是不可能成功的。

当拔错牙时，务必通知患者或患者的父母或监护人员（如果患者是未成年人）及与患者相关的任何其他口腔科医师，如正畸科医师。在某些情况下，正畸科医师可能会调整治疗计划，这样拔错牙只需要稍微改变计划即可弥补。此外，如果病例不涉及正畸治疗，牙种植修复可以完全恢复患者的牙状态，就像拔牙之前一样。

邻牙损伤

当口腔科医师拔牙时，注意力往往集中于被拔牙上，并用力使其松动和脱位。当注意力完全集中在这颗牙上时，邻牙受伤的可能性就增加了。损伤通常是在使用磨头去骨或分割牙来拔除患牙时发生。当手术拔牙时，外科医师应注意避免离邻牙太近。通常要求外科医师将部分注意力集中在手术部位附近的结构上。

邻近修复体脱位或邻牙折裂

最常见的邻牙损伤是外科医师尝试拔牙时，邻牙的意外折裂、修复体脱位或邻近龋齿原充填体受损（图 11.8）。如果存在较大的修复体，外科医师

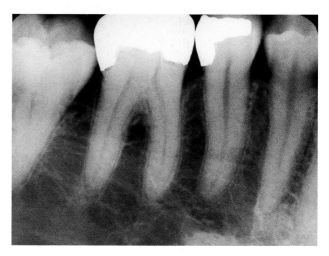

图 11.8　下颌第一磨牙。如果要拔除第一磨牙，外科医师必须小心，在使用牙挺或拔牙钳时，不要折断第二前磨牙的汞合金充填体

- 认识到可能使大型修复体断裂的风险。
- 术前告知患者。
- 明智地使用牙挺。
- 助手应警告外科医师相邻牙的压力大小。

应在术前告知患者在拔除过程中可能发生折裂或移位。为预防这种断裂或移位，应避免在修复体上施加力（框 11.5）。当邻牙有较大修复体时，应谨慎使用直牙挺，完全插入牙周膜间隙。如果修复体移位或断裂，外科医师应确保将移位的修复体从口腔中取出，并且不会落入拔牙窝中。一旦手术完成，受损伤的牙或修复应通过制作新的牙冠或临时修复体进行治疗（参见第 12 章）。

对颌牙也可能因未加控制的力而受损。如果颊舌向的力量不能充分使牙松动、使用过度的牵引力或两者兼有的情况。牙突然从牙槽窝中脱落，牙钳撞击对颌牙弓的牙，削掉或折断对颌牙尖。这种情况在拔除下颌牙时更容易发生，因为拔除这些牙需要更多的垂直向牵引力，尤其是在使用 23 号（牛角）牙钳时。预防此种类型的并发症可以通过几种方法来完成。第一个也是最重要的方法是避免使用过度的牵引力。拔牙应使用根尖楔力及颊舌向的力或旋转力以充分脱位，尽量少用垂直向牵引力。

即使这样做，偶尔也会出现拔牙时牙齿突然脱落。外科医师或助手应注意保护对颌牙，在牙钳向该方向脱位时，用手指或负压吸引器挡住牙，以吸收冲击力。如果发生这种损伤，牙应该抛光磨平或根据需要进行修复，以使患者保持舒适，直到永久性修复体完成。

邻牙脱位

拔牙器械的不当使用可能会使邻牙脱位。通过正确使用牙挺和牙钳，可以预防邻牙脱位。如果要拔除的牙拥挤且有重叠的相邻牙，如下颌切牙区域，则可用细而窄的牙钳（如 286 号牙钳）拔牙（图 11.9）。应避免使用喙较宽的牙钳，因为会造成邻牙损伤和脱位。

相邻牙经常发生轻度移位，但一般不会造成损伤。如果相邻的牙明显脱位或部分折裂，此时治疗的主要目的是将牙重新置于合适的位置，并加以固定，使其充分愈合。通常情况下，只需将牙重新定位在牙槽窝即可。应检查咬合情况，确保牙没有移位到过度咬合和创伤性咬合状态。有些情况下，脱位的牙会出现松动。如果是这种情况，则应使用半刚性固定，使其保持在原位。穿过咬合平面并且固定到邻近牙龈上的缝线通常足够固定。用钢丝和弓周夹板固定会增加牙根吸收和牙根粘连的概率，因此应尽量避免（参见第 25 章）。

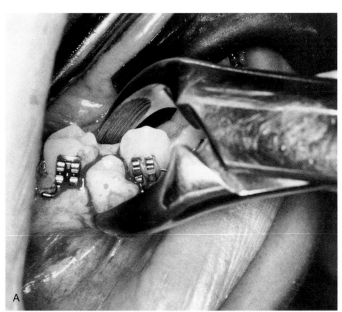
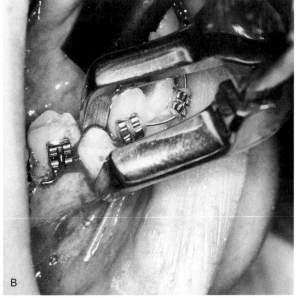

图 11.9　（A）151 号拔牙钳，太宽，无法抓住前磨牙，无法在不损伤邻牙的情况下拔出前磨牙。（B）上颌牙根钳，可以很容易地拔除

骨结构损伤

牙槽突骨折

拔牙过程通常需要扩大周围的牙槽骨以使拔牙路径通畅。然而，在某些情况下，骨间隙不但没有扩大，反而出现骨折，而且仍附着在牙上。牙槽突骨折最可能的原因是牙钳用力过大，导致骨皮质板骨折。如果拔牙需要很大力量，则应翻开软组织瓣，去除适当骨质以便拔牙；或者，如果是多根牙，则应分根。如果不遵守这一原则，口腔外科医师继续使用过度或失控的力，通常会发生牙槽骨骨折。

最有可能骨折的部位是上颌尖牙上方的颊侧骨皮质、上颌磨牙（尤其是第一磨牙）上方的颊侧骨皮质、上颌窦与上颌磨牙相关的部分、上颌粗隆、下颌切牙唇侧的骨（图 11.10）。所有这些骨损伤都是由牙钳用力过大造成的。

预防骨折的主要方法是在术前对牙槽突进行仔细的临床和影像学检查（框 11.6）。外科医师应检查被拔除牙的牙根形态，并评估牙根与上颌窦的距离（图 11.11）。外科医师还应考虑覆盖在待拔牙上的颊侧骨皮质的厚度（图 11.12）。如果牙根分叉很宽，靠近鼻窦或者患者的颊侧骨皮质很厚，外科医师应采取特殊措施，防止过多的骨断裂。年龄通常是一个需要考虑的因素，因为年龄较大患者的骨骼弹性可能较差，更容易骨折。

框 11.6	损伤牙槽突骨折

- 进行彻底的术前临床检查和影像检查。
- 勿过度用力。
- 使用手术（即开放式）拔牙技术，以减少所需的力量。

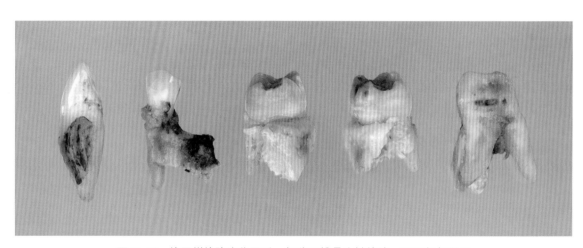

图 11.10　拔牙钳拔除这些牙后，部分牙槽骨也被拔除，而不仅仅是牙

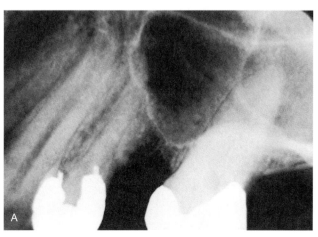
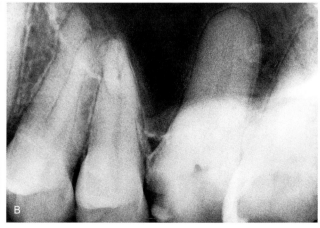

图 11.11　（A）与牙根相关的窦底。这种情况如果需要拔牙，则应通过手术摘除牙。（B）紧邻窦腔的上颌磨牙，使上颌窦暴露的危险增加

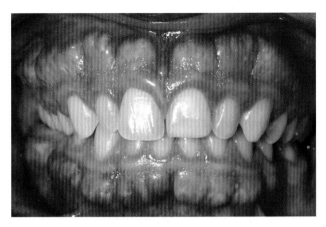

图 11.12　患者颊侧皮质板较厚，需要开放式拔牙（引自 Neville BW，Damm DD，Allen CM，et al. Oral and Maxillofacial Pathology. 2nd ed. St. Louis: Elsevier，2002）

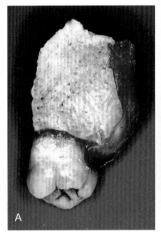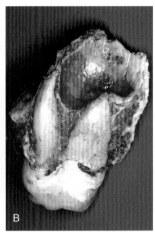

图 11.13　上颌结节连同上颌第二磨牙一同被拔除，这使得上颌结节这一重要的义齿固位区被破坏，同时暴露了上颌窦。（A）牙连同骨质一并去除的颊侧视图。（B）俯视图，俯视鼻窦，连同牙一并被拔除。如果可能，应将骨块从牙上剥离，并以通常的方式取出牙。如前所述，用黏膜缝线固定结节（由 Edward Ellis Ⅱ 博士提供；引自 University of Texas Health Science Center, San Antonio）

如果术前确定骨折的可能性较大，外科医师应考虑采用开放式手术进行拔牙。利用这种方法，外科医师可以切除更少、更可控的骨，从而获得更快的愈合速度和更有利的牙槽形状来制作义齿。

当上颌磨牙靠近上颌窦时，手术暴露牙，将牙根分成 2~3 个部分，通常可以防止上颌窦底部骨折。这有助于防止口腔 - 上颌窦瘘的形成，若出现口腔 - 上颌窦瘘，通常需要二次手术方能闭合。

总之，预防大部分皮质板骨折取决于术前的影像学和临床评估，避免使用过多的不受控制的力量，以及早期决定是否进行开放性手术拔除，切除少部分骨，并对多根牙进行分根。在使用牙钳拔除的过程中，如果早期没有达到一定程度的牙松动，那么明智而谨慎的外科医师应将治疗方案改变为手术拔除，而不是强行采用非开放式拔除。

根据骨折的类型和严重程度，治疗牙槽突骨折有几种不同的形式。如果骨已经与牙一起从牙槽窝中完全游离，则不应将骨片重新复位。外科医师只需确保软组织覆盖在剩余的骨上并尽可能重新复位，以防止拔牙创延迟愈合。外科医师还必须将可能由骨折引起的锐边磨平。如果存在这种锋利的骨边缘，外科医师应翻开少量的软组织，并用骨锉磨圆锐边或用咬骨钳去除锐边。

在拔牙过程中一直用手指支撑牙槽突的外科医师，在发生颊侧骨皮质板骨折时，通常会感觉到骨折。这时，骨仍然附着在骨膜上，如果能从牙上将骨片分离，并使骨片保留黏骨膜附着，则骨片能够重新愈合。外科医师必须小心地将骨及其附着的软组织从牙上分开。在此过程中，牙必须用牙钳固定，并用一个小的锋利的工具，如 9 号骨膜分离器

从牙根上分离颊侧骨。一旦骨和软组织从牙上分离，牙就可以拔除，用缝线固定骨和软组织瓣使其重新愈合。当以这种方式进行治疗时，暴露的骨块可能会达到更利于修复的牙槽嵴状态，而不是随牙一起移除。因此，这种情况值得尝试从牙上解剖骨块。

上颌结节骨折

上颌结节区的大块骨骨折也应得到特别关注。上颌结节是构建上颌义齿固位形态的重要因素，如果大部分的上颌结节随着上颌牙一起被去除，义齿的稳定性可能会受到影响，上颌窦也可能会开放。上颌结节骨折最常见的原因是拔除萌出的上颌第三磨牙，或者拔除第二磨牙（如果第二磨牙是牙弓中的最后 1 颗牙）而导致（图 11.13）。

如果在拔牙时发生上颌结节骨折，治疗方案与之前讨论过的其他骨的骨折相似。外科医师若在骨折时使用手指支撑在牙槽骨上（如果断端骨仍附着于骨膜上），则应采取措施，确保折断骨块的存活。

然而，如果骨折的上颌结节过于活动且不能从牙上解剖下来，外科医师有几种选择。首先是用夹板将被拔除的牙固定在相邻的牙上，并将拔牙时间推迟 6 ~ 8 周，以便有时间让骨重新愈合，然后用开放手术技术拔牙。第 2 种选择是从牙根切掉牙冠，让粗隆和牙根部分愈合。6 ~ 8 周后，外科医师可以按通常的方式拔除牙根。如果上颌磨牙术前感染，这两种技术都应谨慎使用。

如果上颌结节与软组织完全分离，通常的步骤是抛光剩余骨的锐边，并重新复位和缝合剩余的软组织。外科医师必须仔细检查是否有口腔－上颌窦瘘，并提供必要的治疗。

上颌结节骨折应视为严重并发症。治疗的主要目标是维持骨折块的位置，并提供最佳的愈合环境。这种情况最好是由口腔颌面外科医师来处理。

下颌骨骨折

下颌骨骨折通常是由于施加的力超过了拔牙所需力，经常发生在用力使用牙挺的过程中。然而，当位置较低的第三磨牙埋伏较深时，即使是很小的力量也可能导致骨折。从严重萎缩的下颌骨拔除阻生牙时也可能发生骨折。如果发生这种骨折，必须采用通常用于治疗颌骨骨折的方法进行处理。骨折必须得到充分复位和固定，因此患者应该交由口腔颌面外科医师做进一步治疗。

邻近结构损伤

局部神经损伤

支配黏膜和皮肤感觉的第 5 对脑神经是拔牙过程中最容易受伤的邻近神经。最常受累的特殊分支是颏神经、舌神经、颊神经和鼻腭神经。在拔除阻生牙时，经常切断鼻腭神经和颊神经。这两条神经的感觉神经支配区域较小，受影响区域的神经恢复通常很快发生。因此，鼻腭神经和颊长神经可以手术切除，不会造成长期后遗症，也不会给患者带来太多麻烦。

手术拔除下颌前磨牙根，或阻生下颌前磨牙，亦或在颏神经和颏孔区域进行根尖周手术必须非常小心。如果颏神经受损，患者会出现感觉异常，唇颏部麻木。如果损伤是由于手术或操作造成的，通常在几天到几周内能恢复正常感觉。如果在神经孔出口处切断或沿着其路径撕裂，则很可能造成颏神经功能无法恢复，患者将处于永久性麻木状态。如果要在颏神经或颏孔区域进行手术，外科医师必须意识到该神经损伤的风险（框 11.7）。如果外科医师对其执行指定手术的能力有任何疑问，应将患者转诊给口腔颌面外科医师。如果要在颏神经区域使用三角瓣，垂直切口必须放在足够靠前的位置，以避免切断颏神经。在极少数情况下才会建议在尖牙与第一前磨牙之间的牙间乳头处做垂直松弛切口。

舌神经在解剖学上通常直接位于磨牙后区的下颌骨舌侧，有时舌神经的行径会在磨牙后区。舌神经受到严重创伤时很少再生。下颌磨牙后区的切口应尽量避免靠近该神经。第三磨牙阻生或磨牙区骨质暴露的前切口应位于下颌骨颊侧。同样，如果解剖涉及磨牙后区，必须注意避免过度剥离或拉伸磨牙后区舌侧的组织。预防舌神经损伤对于避免相关并发症至关重要。

最后，下牙槽神经可能会在其骨内下牙槽神经管走行方位上受到损伤。最常见的损伤部位是下颌第三磨牙，拔除阻生第三磨牙可能会擦伤、压破或严重损伤神经管。这种并发症在拔除第三磨牙的过程中非常常见，所以术前常规告知患者有可能发生的并发症。外科医师必须采取一切可能的预防措施，以避免在拔牙过程中损伤该神经。

如果舌神经或下牙槽神经受损，外科医师应将患者转诊至口腔颌面外科进行会诊。出现这种情况应及时进行会诊，因为如果需要神经修复的话，修复越早，神经功能完全恢复的机会就越大。

颞下颌关节损伤

在下颌拔牙过程中，另一个可能会创伤的结构是颞下颌关节。拔除下颌磨牙通常需要施加很大的力。如果在拔牙过程中，下颌没有充分的支撑以抵消外力，患者可能会在该区域出现疼痛。适当的力及下颌适当的支撑可以防止这种情况发生（框 11.8）。在对侧使用咬合块以提供足够的力平衡，也可避免发生伤害。外科医师或助手也应该通过固定下颌骨下缘来支撑颌骨。如果患者在拔牙术后即主诉颞下颌关节疼痛，外科医师应建议患者热疗、限制下颌运动、软食，并连续几天每 4 小时服用 600 ~ 800 mg 布洛芬。不能耐受非甾体抗炎药的患者，可服用 500 ~ 1000 mg 对乙酰氨基酚。

框 11.7　预防神经损伤

- 注意手术部位的神经解剖结构。
- 避免在神经区域切开或牵拉骨膜。

框 11.8　预防颞下颌关节损伤

- 拔牙过程中托住下颌骨。
- 不要强迫用力张口。

口腔-上颌窦交通

拔除上颌前磨牙或磨牙偶尔会导致口腔和上颌窦之间的交通。如果上颌窦大量气化，牙根部和上颌窦之间几乎没有骨质；如果牙的根部有很大的分叉，即使骨质没有发生折断游离，也会有部分上颌窦骨质被破坏，造成穿通。如果出现这种情况，就必须采取适当措施，防止各种并发症发生。最令人担忧的 2 个并发症是术后上颌窦炎和慢性口腔-上颌窦瘘，这两种并发症发生的可能性与交通的大小和窦口暴露的处理有关。

与所有并发症一样，预防是最简单和最有效的处理方法。在拔除上颌磨牙时，术前必须仔细阅读 X 线片，评估牙与上颌窦的关系。如果窦底位于牙根附近，且根分叉较大，外科医师应避免闭合式拔牙，并通过分根法进行牙拔除术（图 11.11）。拔除上颌磨牙时应避免用力过大（框 11.9）。

口腔-上颌窦交通的诊断有几种方法。首先是牙拔除后再检查一下根部，如果有一段骨附着在牙的根端，外科医师应该假设上颌窦和口腔之间存在交通。如果很少或没有骨附着在牙上，也有可能发生穿通。有些人主张用擤鼻测试来确认是否穿通。这个测试首先堵住患者鼻孔，让患者轻轻鼓气，同时外科医师观察拔牙区域。如果存在交通，则会有空气通过牙槽窝，并在牙槽区域产生气泡。然而，如果之前没有穿通，像这样的鼓气会造成继发穿通的风险。这是为什么许多外科医师认为在这种情况下不应该使用捏鼻鼓气法的原因。

在确定了口腔-上颌窦交通的诊断或怀疑穿通后，外科医师应该预测瘘口大小。但是，小的瘘口经过探查可能会造成扩大。所以如果没有骨质与牙一同拔出，穿孔直径可能仅有 2 mm 或更小。相反，如果有大骨块随牙一同拔出，瘘口则可能较大。如果穿孔很小（直径 ≤ 2 mm），则无须额外的手术治疗。外科医师应采取措施，以确保在拔牙窝内形成高质量的血凝块，然后建议患者采取相应预防措施，防止血凝块脱落。

预防上颌窦瘘的主要目的是放置随着窦内空气

- 术前进行彻底的 X 线检查。
- 尽早手术拔牙，并分根。
- 避免对上颌后牙施加过大的根向力。

压力的变化造成拔牙创血凝块脱落。建议患者避免擤鼻涕、剧烈打喷嚏、吸管吸食及吸烟。

外科医师不得使用牙科刮匙或根尖挺从牙槽窝进入上颌窦，这样的操作可能使上颌窦在没有窦黏膜穿通的情况下被穿通。用仪器探测牙槽窝可能会造成不必要的窦腔黏膜破损。探查口腔-上颌窦交通也可能将包括细菌在内的异物带入上颌窦，从而使病情进一步复杂化。因此，禁止探查口腔-上颌窦交通。

如果口腔和上颌窦之间的瘘口大小适中（2 ~ 6 mm），则应采取额外的措施。为确保该区域血凝块维持在位，应在牙槽上方使用 8 字缝合法（图 11.14）。一些外科医师也会在缝合前将一些促进凝血的物质，如明胶海绵放入拔牙窝。患者也应该被告知遵守上颌窦瘘预防措施。最后，嘱患者服用药物，以降低上颌窦炎的风险。包括抗生素——通常是阿莫西林、头孢氨苄或克林霉素，一般应开 5 天的剂量。此外，应该开一种降低局部充血的喷雾剂，以收缩上颌窦黏膜，保持鼻腔与口腔通畅。只要上颌窦窦口通畅，上颌窦引流正常，上颌窦炎和上颌窦感染的可能性就越小。有时也推荐口服抗充血制剂。

如果瘘口较大（≥ 7 mm），外科医师应考虑用翻瓣手术修复口腔-上颌窦交通。这种情况通常要将患者转诊给口腔颌面外科医师，因为翻瓣修复和窦口封闭是一个复杂的过程，需要特殊的训练及丰富的经验。

封闭小的瘘口最常用的瓣是颊黏膜瓣，这种外科技术是转移颊部软组织，覆盖瘘口并能一期闭合。该技术应尽快进行，最好在穿孔发生当天进行。通常需要同样的上颌窦预防措施和药物治疗（参见第 20 章）。

上述建议仅适用于没有上颌窦疾病的患者。如果确实发生了口腔-上颌窦瘘，口腔科医师要特别询问患者是否有上颌窦炎或上颌窦感染的病史。如

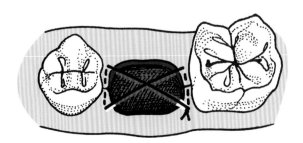

图 11.14 通常使用 8 字缝合法来保护牙槽窝中的氧化纤维素

果患者有慢性上颌窦疾病史，即使是小的穿孔，也可能出现愈合不良，并可能导致慢性口腔–上颌窦交通，最终导致瘘管形成。慢性上颌窦炎患者出现口腔–上颌窦交通，应转诊至口腔颌面外科医师做进一步治疗（参见第 20 章）。

大多数口腔–上颌窦交通经以上方法治疗后，愈合情况不同。应仔细观察患者数周，确保愈合。如果没有上颌窦炎的话，即使是几天后复诊的患者也会自然痊愈。如果口腔–上颌窦交通持续 2 周以上，则应密切监测，并转诊至口腔颌面外科医师。在这种情况下，患者通常主诉液体从口腔漏到鼻腔。关闭口腔–上颌窦交通很重要，因为空气、水、食物和细菌从口腔进入上颌窦，通常会导致慢性上颌窦炎。另外，如果患者配戴上颌全口义齿，由于义齿吸附力被破坏，义齿的固位力也会因此降低。

术后出血

拔牙是一种外科手术，对人体的止血机制也提出了严峻挑战。造成这一挑战的原因有几个：①口腔和颌骨的组织具有丰富的血供。②拔牙会留下一个开放性伤口，软组织和骨组织保持开放，这会导致更多的渗出或出血。③几乎不可能在敷贴材料时施加足够的压力或达到封闭的状态，以防止手术过程中出血。④患者有舔舐手术区域倾向，偶尔会造成血凝块脱落，从而引发继发性出血；或者舌可能会产生小的负压，将血凝块从拔牙窝中吸出，从而引起继发性出血。⑤唾液酶会在肉芽组织形成前将血凝块溶解。

与所有并发症一样，预防出血是处理这一问题的最佳措施（框 11.10）。预防出血的一个主要因素是对所有存在的凝血问题的患者进行彻底的病史询问和检查。必须仔细询问患者是否有出血史，尤其是在受伤或手术后，因为明确回答这些问题会对控制出血有奇效（参见第 1 章）。

第一个问题是患者是否有过出血。外科医师应

询问先前拔牙或其他手术后出血或意外损伤后持续出血的情况。外科医师必须仔细倾听患者对这些问题的回答，因为部分患者所认为的的术后"持续性出血"，实际上可能是术后正常现象。例如，在拔牙后的最初 12 ~ 24 小时内，拔牙窝内渗出少量血液是正常的。但是，如果患者有持续 1 天以上的出血史或需要外科医师特别干预的出血史，则应提高警惕。

外科医师应该询问有无出血家族史。如果患者家属中有人有或曾有过长期出血病史，应进一步调查其原因。大多数先天性出血性疾病都具有家族遗传性，这些先天性疾病的情况从轻到重，重症患者往往需要花费很大代价才能控制出血。

下一步应该询问患者目前是否正在服用的可能会干扰凝血的药物。抗凝药物可能导致拔出后出血时间延长。接受抗癌药化疗或服用阿司匹林的患者、有乙醇（酒精）中毒症状的患者或因任何原因患有严重肝病的患者，也容易出血过多。

对于已知或怀疑有凝血功能障碍的患者，应在手术前通过实验室检查进行评估，以确定疾病的严重程度。如果患者有遗传性凝血障碍，通常建议请内科医师协助治疗。

采用国际标准化比值（international normalized ratio, INR）测量治疗性抗凝状态，这个值代表了患者的凝血酶原时间和标准化控制。大多数医疗适应证的 INR 为 2.0 ~ 3.0。在不减少抗凝剂量的情况下，对 INR 为 2.5 或更低的患者进行牙拔除术是合理的。在采取特殊预防措施的情况下，如果采取特殊的局部止血措施，对 INR 高达 3.0 的患者进行创伤小的牙拔除术也是相对安全的。如果 INR 高于 3.0，应联系患者的内科医师，确定其是否能够降低抗凝药剂量，使 INR 下降。

常规控制术中出血的效果取决于对延长凝血时间所有因素的控制。手术应尽可能无创伤，切口干净。注意不要压碎软组织，因为压碎的组织渗出时间较长。磨平或去除尖锐的骨刺。从拔牙窝的根尖周区域、邻近牙颈部周围、软组织瓣周围刮除肉芽组织；当靠近解剖限制区域时，如窦腔或下颌神经管附近，应谨慎进行（图 11.15）。仔细检查有无动脉出血。如果这类动脉存在于软组织中，则应通过直接加压来控制；如果加压失败，则应使用止血钳夹闭动脉，并用不可吸收的缝线结扎。

外科医师还应该检查骨是否有出血。偶尔会有孤立的小血管从骨滋养孔出血。如果发生这种情

框 11.10　预防术后出血

- 了解出血史。
- 使用无创手术技术。
- 在手术中充分止血。
- 提供良好的术后指导。

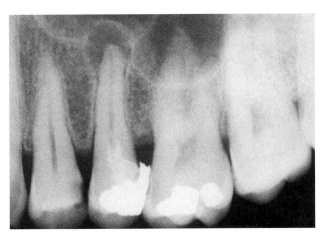

图 11.15　第二前磨牙根尖肉芽肿。口腔外科医师不应该在第二前磨牙周围进行根尖周肉芽肿刮除，因为上颌窦穿孔的风险很高

况，可以用止血钳的工作端挤压骨孔，堵塞出血血管。这些措施完成后，在出血的拔牙窝覆盖一块湿纱布海绵，该海绵折叠起来直接放置于拔牙的区域。要求患者咬纱布至少 30 分钟。在止血完成之前，外科医师不应将患者从手术室中推出。外科医师应在手术完成后约 30 分钟检查患者的拔牙窝情况。嘱患者大开口，取下纱布，仔细检查手术部位是否有持续渗出。此时已经完成出血的一般控制。然后将新纱布弄湿、折叠并放置到位，指示患者将其保持在原位 30 分钟。

如果出现持续出血，应仔细检查拔牙窝，若发现不是动脉源性出血，外科医师应采取额外措施止血。有几个不同的材料可以放置在拔牙窝内，以帮助止血（图 11.16）。最常用、最便宜的是可吸收明胶海绵（如 Gelfoam）。将材料放置在拔牙窝内，并用 8 字缝合将其固定在拔牙窝上。可吸收明胶海绵形成一个血块，缝线有助于在凝血过程中保持明胶海绵的位置。然后将纱布包放在拔牙窝顶部，并加压固定。

可用于控制出血的第 2 种材料是氧化再生纤维素（如苏木胶）。这种材料比可吸收的明胶海绵能更好地促进凝血，且可以用力地塞入拔牙窝。明胶海绵浸湿后会变得易碎，不能塞进出血的小空间内。当纤维素被塞进拔牙窝后，几乎总是会导致拔牙窝愈合延迟。如果出现持久出血，可以选择使用纤维素填塞拔牙窝。

如果外科医师对患者凝血能力非常担忧，可以将含局部凝血酶的液体制剂（如人重组凝血酶制剂）浸透在明胶海绵上，然后塞入拔牙窝。凝血酶能够绕过凝血级联过程中的步骤，帮助将纤维蛋白酶转化为纤维蛋白原，从而形成血凝块。带有局部凝血酶的海绵用 8 字缝合固定。以通常的方式将纱布包放在拔牙窝部位上方。

最后一种可用于控制拔牙窝出血的材料是胶原蛋白。胶原蛋白促进血小板聚集，从而有助于加速血液凝固。胶原蛋白目前有几种不同的形式。微型

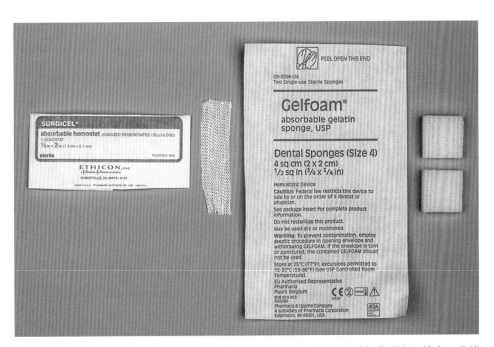

图 11.16　用于帮助控制拔牙创出血的材料示例。Surgicel（左侧）是氧化再生纤维素，呈丝状织物状，而明胶海绵（右侧）是可吸收的明胶，以网格形式呈现，很容易被压力压碎。两者都能促进凝血

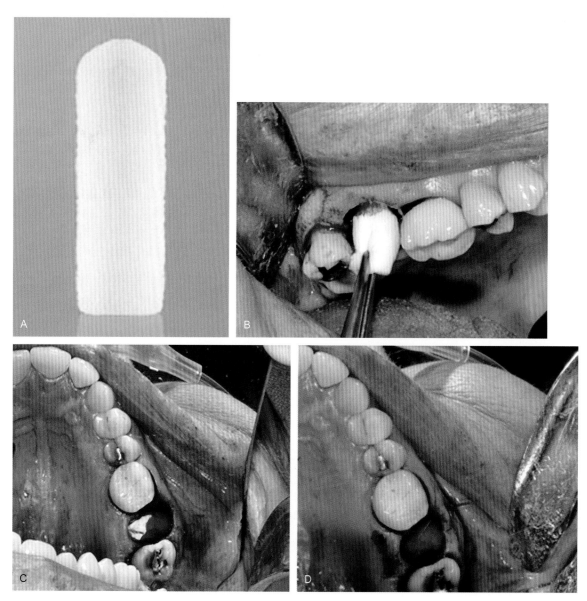

图 11.17　（A）Bicon 可吸收胶原蛋白塞。（B）胶原蛋白被放入拔牙窝中。（C）拔牙窝中的胶原蛋白。（D）缝合以用来帮助保留胶原塞（图 B~D，由 Edward Ellis Ⅲ 博士提供；引自 University of Texas Health Science Center, San Antonio）

腓骨胶原（如 Avitene Davol）是一种松散的、易磨损的腓骨材料，但可以填充到牙槽窝中，并通过缝合和使用纱布包和其他材料固定。交联度更高的胶原蛋白以塞子（如 Collaplug）或胶带（如 Collaptape）的形式提供。这些材料更容易填入拔牙窝（图 11.17），使用起来更方便，但价格昂贵。

即使在一期止血已经实现后，患者偶尔会因为拔牙部位出血而打电话给口腔科医师，称为继发性出血。患者应被告知用冷水轻轻漱口，然后在该部位敷上适当大小的湿纱布，紧紧咬住，静坐 30 分钟。如果出血持续，患者应反复用冷水冲洗，并咬住湿茶包。茶中的单宁经常有助于止血。提醒患者，花草茶不含单宁，不会起作用。如果这两种方法都不成功，患者应该回到口腔科诊所就诊。

外科医师必须有一个有序的、有计划的治疗方案，以控制这种继发性出血。理想情况下，一名训练有素的口腔科助理应在场协助治疗。患者应该坐在牙科椅上，所有的血液、唾液和液体都应该用吸引器吸出。这种患者经常有大的"肝凝块"（凝结的血液类似新鲜的肝脏），必须从口腔中取出。外科医师应在有效光照下仔细观察出血部位，以确定出血的确切来源。如果有明显可见的渗出，则用 1 块折叠的湿纱布压在出血部位，由外科医师按压至少 5 分钟。

这种方法对于控制大多数出血情况有效。出血的原因通常是一些继发性创伤，当患者继续吸吮该区域而没有继续咬住纱布时，这种创伤会加重。

如果经过 5 分钟的按压不能控制出血，外科医师必须使用局部麻醉剂，这样可以更积极地治疗拔牙创。采用阻滞麻醉，而不是局部浸润麻醉。因为用含肾上腺素的溶液局部注射可引起血管收缩，并可暂时控制出血。而当效果消失后，可能会出现反跳出血和反复发作的出血。

一旦局部麻醉完成，外科医师应该轻轻地刮拭拔牙窝，吸出这些地方的陈旧血块。出血的具体部位应尽可能明确。与原发性出血一样，检查软组织是否有渗出和特殊动脉出血，骨组织是否有小滋养动脉出血或渗出。应采取与控制原发性出血相同的措施，然后外科医师必须决定是否应该在骨窝中置入止血剂。局部控制继发性出血的标准方法是使用带有外用凝血酶的可吸收明胶海绵以 8 字缝线法的形式固定，并用小湿纱布包加压。这种技术对几乎所有出血的拔牙窝都有效。在许多情况下，一个可吸收的明胶海绵和纱布压力就足够了。应向患者提供特殊指导，说明当发生额外出血时，如何在出血部位直接放置纱布。在有继发性出血的患者出院前，外科医师应该对患者进行至少 30 分钟的监护，以确保已经达到充分的止血效果。

如果通过上述任何局部措施都不能达到止血效果，外科医师应考虑进行额外的实验室检查，以确定患者是否存在严重的凝血缺陷。在这种情况下，外科医师通常会要求血液科医师会诊，安排典型的筛查试验。异常的检查结果将促使血液科医师进一步检查患者的凝血系统。

最后一个止血并发症与术中和术后邻近软组织出血有关。血液渗入组织间隙，特别是皮下组织间隙，术后 2 ~ 5 天出现上覆软组织瘀伤。瘀伤被称为瘀斑，已在本章前面讨论过。

愈合延迟和感染

伤口裂开

愈合延迟的另一个原因是伤口裂开（伤口边缘分离；框 11.11）。如果软组织瓣缝合但没有足够的骨质支撑，软组织瓣常常沿着切口线凹陷和分离。第 2 个导致裂开的原因是在张力下缝合。当外科医师试图用缝线将伤口边缘拉到一起时，就会出现这

框 11.11 预防伤口裂开

- 使用无菌技术。
- 进行无创手术。
- 在完整的骨上关闭切口。
- 无张力缝合。

种情况。如果缝线是保持边缘接近的唯一力，则缝线口处于张力状态。如果出现用缝线拉拢创口后松开缝线时，两侧的边缘随即弹向两侧，那么伤口就处于有张力状态。如果软组织瓣在张力下缝合，缝线会导致组织瓣边缘缺血，随后组织坏死，从而导致缝线撕裂组织瓣边缘，最终伤口裂开。因此，打结不宜过紧，以防止组织缺血。

拔牙后内斜嵴部位是最常见的骨外露区域。拔除第一磨牙和第二磨牙后，在初期愈合过程中，舌侧黏膜被内斜嵴拉伸。有时骨会穿透薄的黏膜，导致骨在该区域突出黏膜。

2 种主要的治疗方法是不去除突出部分、用骨锉打磨光滑。如果该部位未经治疗痊愈，暴露的骨将在 2 ~ 4 周内脱落。如果尖锐的骨不会引起太多刺激，这是首选的方法。使用骨锉时，不应再翻黏膜瓣，因为这将导致暴露的骨量增加。骨锉只用于平滑骨的尖锐突起。手术通常需要局部麻醉。

干槽症

干槽症会造成拔牙创延迟愈合，但与感染无关。术后并发症引起明显疼痛，但没有常见的感染症状和体征，如发热、肿胀和皮肤发红。术语"干槽"是指疼痛开始时拔牙窝的外观。在通常的临床过程中，疼痛发生在拔牙后的第 3 天或第 4 天。几乎所有的干槽症都发生在拔除下颌磨牙。检查时，拔牙窝看起来是空的，有部分或完全失去血块，牙槽窝的一些骨质表面暴露出来。暴露的骨很敏感，是疼痛的根源。隐痛是中度到重度的疼痛，通常是跳动性的，经常放射到患者耳颞部。拔牙窝区域有异味，患者经常抱怨口内有臭味。

干槽症的病因尚不完全清楚，但似乎是由拔牙窝内及周围的较高的纤维蛋白溶解活性所致。纤维蛋白溶解活性导致血凝块溶解，随后骨质暴露。纤维蛋白溶解活性升高可能由亚临床感染、骨髓腔损伤或其他因素引起。常规拔牙后出现干槽症的情况很少见（2%），但在拔除阻生下颌第三磨牙和其他下磨牙（20%）后，这种情况很常见。

预防干槽症需要外科医师尽量减少手术区域创伤和细菌污染。外科医师应进行微创手术，切口整齐，软组织复位。手术后，伤口应该用大量生理盐水在一定压力下彻底冲洗，如用塑料注射器。将少量的抗生素（如四环素）单独放置在拔牙窝或放置于明胶海绵上，可以显著降低下颌第三磨牙和其他下磨牙拔牙窝干槽症的发生率。

干槽症的治疗是由其单一的治疗目标决定的，即在愈合期间减轻患者疼痛。如果患者不接受治疗，除了持续疼痛外，不会有其他并发症（治疗不会加速愈合）。治疗过程比较简单，包括冲洗和塞入药物敷料。首先，用无菌生理盐水轻轻冲洗牙槽窝。不应将拔牙窝刮至骨面裸露，因为这会增加暴露的骨量和疼痛。通常不会整个血凝块都出现溶解，完整的部分应该保留下来。将所有多余的生理盐水轻轻吸出，然后将一小块浸有或涂有药物的碘仿纱布塞入拔牙窝，并在伤口外留下一小块纱布。药物中包含以下主要成分：丁香酚，可以消除骨组织疼痛；一种局部麻醉剂，如苯佐卡因；一种载体，如秘鲁香脂。药物可以由外科医师的药剂师配制，也可以作为商业制剂从供应室获得。

将药棉纱布轻轻塞入拔牙窝，患者通常在 5 分钟内疼痛得到彻底缓解。根据疼痛的严重程度，在接下来的 3～5 天内每隔 1 天换药 1 次。每次换药时用生理盐水轻轻冲洗拔牙窝。一旦患者的疼痛减轻，就停止更换敷料，因为敷料会起到异物的作用，并进一步延长伤口愈合时间。

感染

伤口愈合延迟最常见的原因是感染。常规拔牙时，感染是一种罕见的并发症，主要发生在口腔手术后，包括软组织翻瓣和去骨术后。预防常规拔牙术后感染最重要的措施是外科医师要严格遵守手术的基本原则。这些原则是尽量减少组织损伤，清除感染原，清洁伤口。一般患者无须采取其他特殊措施。术后仔细的消毒和彻底的伤口清洁是预防术后感染的最理想措施。这意味着在黏膜瓣下的骨切除区域，必须使用盐水在一定压力下充分冲洗，并且所有可见的异物必须用刮匙清除。

有些患者，特别是免疫宿主防御反应低下的患者，可能需要抗生素来预防感染。这些患者的抗生素应该在手术开始前使用（参见第 16 章）。对于健康的患者来说，常规拔牙术后通常不需要额外使用抗生素。

常规拔牙后的感染表现为发热、肿胀加剧、皮肤发红、口腔异味或术后 3～4 天疼痛加重。受感染的口腔伤口看起来会很严重，通常会有化脓。在第 16 章中，将讨论此类感染的处理。

（王延安　田卓炜　译）

第 12 章

医学法律考量
Medicolegal Considerations

Myron R. Tucker, James R. Hupp

口腔科学的大多数从业者普遍进行侵入性操作。与其他医师相似，特别是外科医师，口腔科医师也会因口腔科医疗事故而受到指控。最常见的针对口腔科医师的诉讼涉及拔错牙、误诊及缺乏适当的知情同意，这些都是患者在需要口腔手术时可能出现的问题。当患者认为自己的口腔科医师或其雇员在某种程度上疏忽大意时，不管这是否属实，医疗事故案件都会进入法律程序。此类病例给口腔科专业人士造成了经济损失和情感伤害。为了避免支付法律辩护的费用，以及在某些情况下案件败诉或结案的风险，口腔科医师应实行风险管理并购买医疗事故（责任）保险。此外，迫于压力与未来可能的诉讼风险，口腔科医师会倾向于采取"防御性诊疗"，即基于临床证据更加保守和可靠的治疗方案。

为了在诉讼及法律纠纷中保护自己，专业的口腔科医师也采取了多项措施以降低风险，包括更加详实的检查、更加强调医疗及护理文书的书写规范、更加重视医患关系等。虽然规范和良好的口腔诊疗操作过程十分重要且无法代替，但许多诉讼并非由治疗问题引发。这些问题通常包括口腔科医师和患者之间的沟通不畅和误解，以及病例记录保存不善，这些都为患者的律师提供了提起诉讼的理由。

本章回顾了责任的概念、风险管理、降低风险的方法，以及口腔科医师或口腔科医师员工遭遇医疗事故诉讼时应采取的措施。

影响责任的法律概念

为了解口腔科医师在风险管理中的价值和责任，回顾与口腔科实践相关的几个法律概念非常重要。

法律上将医疗事故定义为职业过失。当口腔科医师提供的治疗不符合其他受过类似训练的口腔科医师在类似情况下的治疗标准时，就会出现这种情况。换言之，当专业人员未能具备或行使其在类似情况下执业的专业人员通常拥有和展示的判断力和技能时，就会发生职业过失。

在大多数州，医护标准被定义为一种操作娴熟、受过教育和有经验的口腔科医师在类似情况下会做（或不做）的一般性标准。大多数州遵循口腔科专家的国家标准，但也可能遵循更区域性的普通口腔科医师标准。如果患者及相关口腔科专家使法官或陪审团相信被诉讼的口腔科医师未能遵守最低限度的治疗要求，并且这种不当行为造成了伤害，则认为被告医师存在执业疏忽。

在大多数医疗事故案例中，患者必须证明医疗事故索赔的以下 4 个要素：①存在由医患关系决定的责任与义务。②在医疗工作中玩忽职守，未能履行相应的责任与义务，未达到执业标准。③损害——用非法律术语，患者受到伤害。④因果关系，即责任未尽与损害发生存在直接的因果关系。证明医疗事故的最初责任在于原告（患者）。患者必须以绝对优势（超过 50%）的证据，证明前述四项诉讼要求都得到了满足[1]。

责任

口腔科医师和患者之间必须存在专业意义上的医患关系，然后医师才有法律义务或责任来完成符合相关规范及标准的治疗。如果口腔科医师接受患者或以其他方式开始治疗，则意味着医患关系的确立。接诊患者是自动发生的，就像口腔科医师在诊室待命，患者来看病一样。但通常情况下，口腔科医师在同意（口头或书面）治疗患者之前，不会在法律上确立对患者的义务。一名新患者仅仅出现在口腔科医师的诊所，并不构成口腔科医师与患者的关系或法律义务。

失职

口腔科医师有义务为患者提供至少符合良好口腔科治疗标准的治疗。这种标准在任何地方都没有明文规定，通常是由口腔科专家在典型案例中提出的意见和建议所决定。这些专家是在口腔科医疗事故案件中聘请的，以便向法官或陪审团提供关于口腔科医师在案件周围环境中所需的治疗标准的意见。治疗标准并不要求口腔科医师提供由最熟练的口腔科医师或口腔科学校教授才能达到的最高水平的治疗，而是一个公认原则，由一般从业者在类似情况下通常会做什么来决定。

损害赔偿

必须证明某种形式的实际损害。损害可能是身体上的、精神上的，或两者兼有。然而，仅仅出于报复或为支付纠纷产生的费用而提起诉讼的患者，如果不能出示任何实际损害证据，则不能胜诉。

因果关系

必须证明未能提供标准治疗是造成患者受伤害的原因。如果在口腔科医师提供治疗的时间和损害发生之间另有事件发生，口腔科医师的治疗和患者的伤害之间可能没有联系。

口腔科医师对在没有疏忽情况下发生的固有治疗风险不承担责任。例如，如果患者在正确拔除第三磨牙后出现唇麻木，口腔科医师不承担责任。这是一种在科学文献中公认的复杂现象。如果患者证明唇麻木是由于疏忽造成（例如，唇麻木是由于不规范的切口或不当使用磨头或其他工具造成的），或者在手术前没有告诉患者唇麻木是手术的风险之一，口腔科医师应当对其承担法律责任。

即使医师已经规范地做了所有操作，但出现了并发症，并且是已知术中风险且损害了患者，患者也可能会提起医疗事故诉讼。它是医疗事故法中的一种越轨行为，通常要求发生某种形式的过失才能判定诉讼成功。如果医师没有告知患者计划手术的重大风险并获得手术的书面同意，此种情况下，患者的诉讼可能成功。关于这一概念的进一步讨论，见风险管理部分内容。

营销压力有时会催生书面广告或促销，这些广告或促销可以被解释为效果的保证。接受新义齿后出现咀嚼困难的患者，如果最初口腔科医师承诺他们可以毫不困难地吃任何类型的食物，这可能会被认为这种承诺违反了合同或保修承诺。对美学或功能的不满往往与不合理的期望值有关，有时是由无效沟通或过度营销引起的。如果口腔科医师的宣传材料声称能够进行无痛或无血手术，也会出现类似的问题。

诉讼时效一般规定了对个人或公司提起医疗事故诉讼的一定期限，从而可以限制当事人等待起诉的时间。然而，这个时限在各州之间差别很大。在一些州，诉讼时效从事故发生时开始。在其他州，诉讼时效被稍作延长至所指控的渎职行为被发现后（或者当一个"理性的"人会发现它的时候）。其他一些因素可以延长诉讼时效，包括儿童、小于 18 岁的患者，口腔科医师欺诈性地隐瞒疏忽治疗，以及在体内留下非治疗性异物（例如，折断的磨头或异物）。贸易实践和违约索赔可追溯的合同诉讼的诉讼时效期更长并且适用于欺骗性贸易实践中常见的三重损害赔偿条款。

降低风险

所有口腔科实践的基础应该是健全的临床程序，但即使当医师试图尽其所能确保医疗程序顺利进行时，仍然可能发生问题。为了降低这种可能性，口腔科医师应采取降低风险的策略，以适当地处理患者治疗和诊所政策的各个方面，并减少潜在的法律责任。这些方面包括确保有效的医患沟通、患者信息、知情同意、适当的文件和适当的并发症管理。此外，临床医师需注意期望值合理且与医师关系良好的患者更可能理解并发症，而不太可能起诉。

患者信息及诊间沟通

稳固的医患关系是任何风险管理计划的基石。经过良好医患沟通的患者通常对潜在的并发症有更好的理解，对治疗结果有更现实的期望。口腔科医师可以通过向患者提供尽可能多的信息来完成有效的沟通，这些信息包括建议的治疗方法、计划手术的替代方案和风险，以及每种合理的临床选择的益处和局限性。向患者提供这些信息，是为了帮助他们更好地了解治疗程序，以便他们能够做出明智的决定。信息应以积极的方式传达，而不是防御性的。如果处理得当，知情同意程序可以改善口腔科医师与患者之间的关系。

患者重视并期望与口腔科医师讨论他们的治疗。

宣传册和其他宣传手段有助于向患者提供关于一般口腔科和口腔外科治疗的一般和特殊信息。需要接受口腔外科手术的患者将受益，了解有关疾病性质、治疗建议和替代方案、期望值及可能的并发症的信息。信息应呈现出良好的组织、易于理解的格式和通俗的语言。下一部分内容将详细讨论知情同意。

当口腔科医师与患者进行特殊讨论或向患者提供相关信息时，应将其记录在患者的病史中。如果以后确实发生并发症，可以回顾前面讨论过的并发症信息。一般来说，期望合理的患者产生问题较少（这一主题贯穿本章）。

知情同意

除了提供优质的治疗外，有效的沟通应该是标准做法。口腔科医师不仅会因治疗疏忽而被起诉，而且还可能因为未能正确告知患者诊断、所提供的治疗、合理的治疗方案及每种治疗方案的合理益处、风险和并发症而被起诉。未经适当知情同意的治疗可被视为侵权行为，就像未经其同意而故意触摸他人。

知情同意的概念是患者有权考虑治疗中固有的已知风险和并发症。这使患者能够做出明智的、自愿的决定，是继续接受推荐的治疗还是选择另一种方案。如果患者被正确地告知了固有风险，即使发生并发症，口腔科医师在没有过失的情况下也不承担法律责任。但是，如果口腔科医师未能获得患者的知情同意而发生内在风险，则口腔科医师可能承担责任。赔偿责任的理由是，患者在被适当告知与治疗相关的风险和合理的选择后有权拒绝治疗。

目前的知情同意概念是基于向患者提供必要的信息，而不是实际获得同意或签署程序。除了履行法律义务外，从患者那里获得适当的知情同意，在许多方面都有利于临床医师。首先，获得知情同意，通过对患者的健康表现出更大的个人兴趣，有机会与患者建立更好的融洽关系。其次，了解问题本质并有现实期望的经过良好沟通的患者起诉的可能性较小。最后，一份陈述得体和文件化的知情同意书，通常可以防止基于误解或不切实际的期望而提出的不切实际的主张。

各州对知情同意书的要求各不相同。最初的知情同意程序包括告知患者手术可能导致人身伤害或死亡。不需要讨论很少发生和很少导致严重不良反应的轻微的、小概率的并发症。然而，某些州已经采用"物质风险"的概念，这要求口腔科医师全面讨论与患者接受治疗相关的重要信息，即使常规并不需要真的讨论。当一个理性的人在评估接受建议的治疗是否有意义时，强调风险的意义也很重大。当"合理"这个词出现在法律定义中时，并且就此发生诉讼，那么陪审团将决定它的含义。本章后面将讨论这一点。

在大多数州，口腔科医师有义务征得患者的同意，他们不能把责任都推给患者。虽然口腔科诊所的员工可以出示同意书，并且可以向患者展示一段视频，作为知情同意过程的一部分，但口腔科医师应与患者会面，审查治疗建议、选项及每个选项的风险和益处；口腔科医师也必须留出时间回答问题。虽然许多州的治疗标准并不要求，但最好是获得患者的书面同意，以便进行有创口腔科手术。父母或法定监护人必须为未成年人签名，法定监护人必须为精神上无行为能力的人签名。在美国的某些地区，用其他语言书写的同意书或由掌握多语种的工作人员协助沟通，有助于降低诉讼风险。

知情同意包括 3 个阶段：①告知。②书面同意。③患者病历中的文件。在获得知情同意书时，临床医师应进行坦诚的讨论，并提供有关 7 个方面的信息：①特殊问题。②建议的治疗方法。③预期或常见的副作用。④可能的并发症和大概的发生率。⑤计划麻醉和麻醉的任何实质性风险。⑥治疗方案。⑦最终结果的不确定性，包括计划治疗不能绝对保证成功的声明。

信息必须以患者可以理解的方式呈现。如果发生诉讼，陪审团将确定信息是否以可理解的方式提供。因此，口腔科医师提供信息必须使普通陪审员能够理解治疗计划和风险。提供视频演示，包括基于互联网的交互式教育、描述口腔手术程序及相关风险和益处。这些可以作为知情同意程序的一部分，但不应取代口腔科医师和患者之间的直接讨论。在演示结束时，应给患者机会提出任何其他问题。

在这些陈述或讨论之后，患者应签署书面知情同意书。书面同意书应以易于理解的方式概括所提出的项目。有些州认为，如果信息未以文字形式落实，则不予承认进行过讨论。患者是否能读、是否会说英语也应记录在案；如果患者不会读或不会说英语，则应以患者的语言进行陈述和书面同意。为确保患者理解同意书的每一段，口腔科医师应考虑让患者在同意书上的每段签字。

知情同意书的例子见附录 4。讨论结束时，患者、口腔科医师和至少 1 名证人应签署知情同意书。如果是完全电子记录系统，则应使用签名板来获得患者的同意。对于未成年人，应由患者的父母或法定监护人签署知情同意书。在大多数州，成年年龄（当患者不再是未成年人时）是 18 岁。少数州例外，包括密西西比州（21 岁），亚拉巴马州、特拉华州和内布拉斯加州（19 岁），内华达州、俄亥俄州、犹他州和威斯康星州（18 岁或高中毕业，以较早者为准），以及阿肯色州、田纳西州和弗吉尼亚州（18 岁或高中毕业，以较晚者为准）。在有些州，未成年人结婚或怀孕后，可签署知情同意书，自行治疗。在假定是这种情况之前，口腔科医师应核实当地法规。

知情同意程序的第 3 个和最后 1 个阶段是在口腔科医师与患者讨论治疗方案、风险和益处后，在患者的病历中记录获得了知情同意。口腔科医师应记录进行同意讨论的事实，还应记录其他事件，如播放视频和提供教育手册。应包括书面同意书。

在 3 种特殊情况下，知情同意程序可能会偏离这些指南：①患者可以明确要求不需要告知面面俱到；如果是这样，医师必须在病史中明确记录并由患者签字。②在某些情况下，向患者提供所有适当的信息可能是有害的。这种未获得完全知情同意的情形被称为"治疗特权"。医疗特权是有争议的，很少适用于常规的口腔外科和口腔科手术。③在紧急情况下，可能不需要完全的知情同意，因为进行治疗的需要非常紧急，以至于获得知情同意所花的时间可能会对患者造成进一步伤害。这也适用于手术中并发症的处理。假设不能立即处理某种情况将导致对患者的进一步伤害，则应在未获得知情同意的情况下继续进行治疗。

患者有权知道他们拒绝某些形式的治疗是否发生风险，这是知情的拒绝，并清楚地在病史中记录已告知患者拒绝治疗的风险和后果。如果患者没有接受必要的治疗，应该致信警告他们，如果不寻求治疗可能出现的潜在问题。这些信件的副本应保存在病历中。

记录和文件

记录不佳是医疗事故诉讼辩护中最常见的问题之一。当患者治疗的质量受到质疑时，这些记录应准确反映所做及原因。糟糕的记录会给原告律师提供可乘之机，他们可以声称患者接受的治疗也一定

是不规范的。不完善的记录文件也使得口腔科医师很难回忆起在某次特定的医疗过程中发生的事情，而不利于口腔科医师的辩护。绝对完美的记录既不可能也不必要，但记录应该合理地反映诊断、治疗、同意、并发症和其他关键事件。

详细的诊断和治疗文件是患者治疗最重要的方面之一，一份记录良好的病史是任何风险管理计划的基石。如果口腔科医师没有记录支持诊断和治疗的基本临床证据，律师可能会首先质疑治疗的必要性。有些人会争辩说，如果某件事没有被记录下来，默认事件不曾发生。以下 11 项记录在病史中是有帮助的。

(1) 主诉。

(2) 口腔科病史。

(3) 其他病史。

(4) 用药史。

(5) 过敏史。

(6) 临床和放射诊断与解释。

(7) 推荐的治疗方法和其他替代方案。

(8) 知情同意书。

(9) 实际实施的治疗。

(10) 随访建议。

(11) 转诊给其他全科口腔科医师、专家或其他执业医师。

在病史中应记录的常被忽视的 10 条信息：

(1) 给患者开的处方。

(2) 与患者治疗相关的信息或其他讨论（包括电话）。

(3) 获得的咨询。

(4) 实验室检查结果。

(5) 治疗进展或结果的临床观察。

(6) 随访建议。

(7) 预约或推荐。

(8) 术后医嘱和指导。

(9) 对患者的警告，包括与缺乏依从性有关的问题、未能出席预约、未能获得或服用药物、看其他口腔科医师或医师的建议，或关于参与了任何可能危及患者健康或手术成功的活动。

(10) 失约。

在任何要删除的信息上画一条线来进行更正。可以在上面或下面插入正确的信息，并注明日期。任何被划掉删去部分都应签名并注明日期。病史中的任何部分都不应被丢弃、删除或以任何方式更改。在一些州，为欺骗而篡改记录是重罪。

保存记录的期限从 3 年到 10 年不等，通常可以在各州的口腔科实践法案中找到。记录保存时间应足够长，供患者诉讼时效内随时调阅，具体时间取决于该州的诉讼时效。就未成年人而言，如知情同意一部分内容所述，诉讼时效在患者达到成年年龄后才开始生效。

电子记录

纸质记录向电子记录的转变越来越多，这在现代口腔科实践中有许多潜在应用。电子记录使用得越来越多已经引起了一些关于办公文件、其他书面文件和影像资料的有效性问题。与任何医疗记录一样，重要的是记录在最初创建并存储在表格或数字文件中之后，不得以任何方式更改。虽然电子文档可被更改，但大多数软件都有跟踪机制，可以检测文档、影像资料或其他图像是否及何时被更改。如果需要对办公文件进行注释或对其他文件进行更改，应始终将其作为附录进行，并单独记录，而不是更改原始文件。如今，法医计算机科学可以追踪任何试图更改记录的行为。因此，对纸质文档和文件的更正，也同样适用于电子文档。

现在许多文件都是电子签名的"无纸化"文件。电子签名与防止欺诈的系统同样有效。与可以伪造签名的纸质记录不同，大多数系统在软件中嵌入了某种类型的安全措施，以保护系统的完整性。与许多计算机安全问题一样，未经授权的个人需要使用用户标识和密码来访问文档。当以适当的方式生成、存储和保护电子记录时，电子记录与其他任何类型的医疗记录一样有效。本章后面将讨论与获取患者信息和《健康信息技术促进经济和临床健康法案》（*Health Information Technology for Economic and Clinical Health, HITECH*）相关的特殊问题。

转诊给其他普通口腔科医师或专家

在许多情况下，口腔科医师可能会认为首选的治疗方法超出了他们的培训或经验范围，并可能选择将患者转诊给另一位口腔全科或专科医师。转诊单或转诊信应清楚地说明转诊的依据及要求专科医师做什么。推荐应该记录在病史中。书面转诊给专科医师时应要求专科医师提供书面报告，详细说明诊断和治疗建议。

患者拒绝转诊的情况应在病史中明确注明。如果患者拒绝向专科医师寻求治疗，口腔科医师必须明确首选的治疗是否在自己的专业范围内。如果不在，口腔科医师不应该提供这种特殊的治疗，即使患者坚持要求。如果患者拒绝寻求专科医师的治疗，这并不能免除口腔科医师承担因提供超出其培训和专业知识范围的治疗而造成的伤害或并发症的责任。

口腔科专科医师应仔细评估所有转诊患者。如有疑问，专科医师应联系转诊的口腔科医师，并讨论该病例。专科医师提供的治疗计划有任何变更都应记录在转诊口腔科医师和专科医师病史中。为避免知情同意问题，患者必须同意治疗计划或建议的任何修订。

困难情况

尽管口腔科医师在诊断、治疗计划制订和外科技术方面经验丰富，但仍可能出现不理想的结果。一个糟糕的结果并不一定意味着一个从业者存在疏忽或其他错误行为。然而，当出现并发症时，口腔科医师必须立即开始以适当的方式解决问题。

在大多数情况下，口腔科医师应将并发症告知患者。这种情况的例子有：无法找到或取出的断根、口腔科器械（如牙髓扩大锉）折断、刺穿上颌窦、损伤邻近牙、拔错牙或无意中使周围的骨质骨折。在这些情况下，口腔科医师应清楚地概述对该问题的处理建议，包括对患者的特殊指导、可能需要的进一步治疗，以及在适当的情况下转诊至口腔颌面外科医师。

建议考虑并讨论可能会产生合理结果的替代治疗方案。例如，当为了正畸目的拔牙时，正畸科医师希望拔除第二前磨牙，而第一前磨牙可能会被意外拔错。在拔除其他牙或告知患者和家长之前，口腔科医师应致电正畸科医师，讨论这对治疗结果的影响和可行的治疗方法。患者和家长不应被告知拔错了牙，正畸科医师表示治疗可以继续进行，而不会明显影响结果，那么患者和家长不需要被告知拔错了牙。

另一个常见的并发症是第三磨牙拔除或后牙种植后感觉改变。病史应反映问题的存在和程度。使用图表来记录所涉及的区域可能很有用。如有可能，应在测试后记录感觉缺失的密度和严重程度。每次患者回来进行随访时，图表应反映病情的进展情况。早期转诊给有神经损伤诊断和治疗经验的口腔颌面外科医师是明智之举，因为当需要时，越早尝试修复神经，预后越好。在大多数情况下，如果没有明显改善，应在受伤后 3 个月内转诊。过度延误可能会限制未来治疗的效果。记录患者病情进展将有助于证明推迟转诊决定的合理性。

患者管理问题

依从性差的患者

口腔科医师和工作人员应定期记录患者不遵守规定的情况，包括错过预约、取消预约、未按照建议服药、咨询、配戴器具或复诊。还应记录告知患者未遵守指导的相关风险。

当患者的健康可能因持续的不合规行为而受到危害时，临床医师应考虑给患者写信，并告知患者潜在的危害。如果这些问题和其他问题是由患者的不合规行为导致的，则医疗单位将不承担责任。如果最终患者的治疗被终止，患者不遵从医嘱的详细记录可以证明口腔科医师不愿意继续处理该患者。

放弃患者

一旦建立了医患关系，口腔科医师就对患者负有法律责任。一般来说，当患者在医院就诊，初步评估已经完成，口腔科医师同意治疗患者时，就确定了责任。口腔科医师通常有义务在治疗结束前提供治疗。然而，也可能有这样的情况：口腔科医师由于几个问题而无法或不能合理地完成治疗计划。这类问题包括：患者未能返回进行必要的预约，没有遵循明确的指导，没有服药，没有寻求建议的咨询，或者没有停止可能干扰治疗计划或以其他方式危害口腔科医师取得可接受结果的活动。这可能导致口腔科医师和患者之间的沟通完全中断。

在这些情况下，如果要停止治疗，口腔科医师有必要遵循某些步骤，以避免被指控为放弃治疗患者。首先，病历必须记录导致患者治疗终止的活动。如果不当行为一直未停止，患者应得到充分的告之（如有可能）。如果这种行为持续下去，患者应注意可能造成的潜在伤害，以及可能发生伤害的原因。在被告知医疗单位不再愿意提供治疗的原因后，应给患者机会，去寻找一名新的口腔科医师（通常是 30 ~ 45 天）。如果患者需要紧急治疗，或停止治疗会对患者的健康或治疗进程造成损害，医院在这段时间内应继续治疗。

当确定口腔科医师和患者的关系不能继续时，口腔科医师必须采取以下步骤终止医患关系。

口腔科医师应向患者寄出一封信，表明其退出病例的意图和不愿意提供进一步治疗的意愿。信函应包括以下重要信息：

（1）停止治疗的理由。

（2）如果适用，患者（或父母）不当举动造成的潜在伤害。

（3）医疗单位过去的警告并未改变患者的行为，并继续使患者处于风险之中（或危及口腔科医师取得可接受结果的能力）。

（4）警告：患者的治疗尚未完成，因此患者应立即在该地区寻求另一名口腔科医师进行检查或会诊（临床医师应提供警告，如果患者不遵守此建议，患者的口腔健康可能会继续受到危害）。

（5）在患者找到另一名口腔科医师之前，在指定的合理时间内和紧急情况下该口腔科医师会继续治疗患者。

这封信应该通过挂号信寄出，并附上投递信息，以确保并证明患者确实收到。如果有新的口腔科医师接手治疗患者，他（她）应该把这个决定告知前口腔科医师。如果医师对医患保密协议有任何顾虑，或者如果在这个决定背后有其他特别敏感的原因，应该在做决定前咨询律师。

在患者有足够的时间向其他口腔科医师寻求治疗之前，原口腔科医师必须继续为紧急问题提供治疗。口腔科医师必须在上述信函中传达，必须将患者治疗的所有相关记录的复印件随信转发，不应采取任何措施阻止后续治疗。

口腔科医师与人类免疫缺陷病毒或其他感染性疾病呈阳性或残疾人建立医患关系后，不得因其病情而终止或拒绝治疗，因为这种行为可能违反《美国残疾人法》(Americans with Disabilities Act, ADA) 和其他联邦或州法律。根据这些法律，人类免疫缺陷病毒检测呈阳性或获得性免疫缺陷综合征的患者被视为有残疾。如果临床医师有其他正当理由终止与此类患者的职业关系，则应咨询法律顾问。

这些建议的指导确实存在例外情况。口腔科医师必须仔细评估每种情况。在某些情况下，口腔科医师可能不希望失去与患者的联系或失去观察和监测并发症的机会。终止治疗往往会激怒患者，而患者遇到并发症时又可能寻求法律援助。在这种情况下，医院可以选择完成治疗。如果治疗继续进行，病史应谨慎地将所有关于潜在危害的警告告知患者，并告知可能无法获得可接受结果的可能性增加。

在某些情况下，可能会要求患者签署修订后的同意书，其中包括 3 个要点：

（1）患者意识到自身一直不顺从或没有听从建议。

（2）上述活动危害了患者的健康或口腔科医师取得可接受结果的能力，或不合理地增加了并发症的概率。

（3）口腔科医师将继续治疗，但不保证结果是可以接受的。可能发生并发症，需要额外治疗，如果发生上述任何事件，患者（或患者的法定监护人）将承担全部责任。

口腔科诉讼的常见领域

诉讼涉及口腔科临床实践的方方面面，几乎涉及每一种特殊类型的治疗。对以下几种口腔科治疗方式的法律诉讼发生率较高。

拔错牙通常是由于口腔全科医师和口腔外科医师或患者与口腔科医师之间的沟通中断导致。当有疑问时，拔牙的口腔科医师必须通过放射检查和临床检查及参阅转诊口腔科医师的书面记录或与转诊口腔科医师进行讨论，确认要拔除牙的牙位。如果对建议的治疗方法有不同意见，则应询问患者和转诊口腔科医师，并记录任何后续谈话的结果。一封简短的后续确认信函也可能有助于记录该决定。如果拔错牙，应按照本章前面描述的方法进行处理。临床上，一些专家建议，如果在拔牙后发现拔错了牙，那么应该将这颗牙放回新鲜的牙槽窝中，像全脱位牙一样进行治疗，如第 24 章所述。

神经损伤是患者起诉的常见原因之一，律师声称神经损伤是由于拔除、植入、牙髓治疗或其他程序造成的。这些指控通常与知情同意不足或履行程序疏忽相关。

由于神经损伤是一些下颌牙拔除术或位于颏孔后的下颌骨植入物的已知可能并发症，患者权益主张患者有权接受这些风险作为治疗的一部分。如果口腔科医师能看到增加这种风险的可能，应告知患者并记录病情。比如应特别注意下牙槽神经与第三磨牙之间的关系，尤其当第三磨牙在 X 线片上看很接近下牙槽神经时。

口腔科的诊断失败有几种可能：最常见的问题之一是检查时发现的病变没有充分记录，也没有进行治疗或随访。如果病变引起进一步的问题或随后的活检结果提示长期的病理状况或恶性肿瘤，这可能被认定为医疗过失。如果病变后来被诊断为恶性肿瘤或其他严重疾病，则尤为严重。可以通过随访任何潜在的异常发现来避免。临床医师应该制订一个初步诊断或寻求专家咨询。如果病变在下次就诊时就已解决，临床医师应如实记录以了解此事。如果患者转诊给其他医师，原医师应跟进记录患者的疾病进展情况，包括患者的病情是否得到成功治疗。

种植牙并发症和失败是其他常见的诉讼领域。与任何手术一样，应告知患者相关的风险和并发症的远期后果。口腔科医师应说明需要仔细地长期维持口腔卫生和随访。应解释和记录患者固有习惯的潜在危害，如吸烟。当需由另一名口腔科医师完成种植体上部结构修复时，口腔科医师应考虑使用定制的同意书，总结常见并发症，并强调由接受适当培训和经验丰富的口腔科医师进行修复治疗的重要性。

未能向其他口腔科医师或专家提供适当的转诊可能是法律诉讼的根源。口腔科医师通常会决定在适当的时间将患者转诊给专科医师进行最终治疗或处理并发症。如果不能将患者转诊，或延迟转诊来处理并发症，往往会成为诉讼的依据。转诊给专家可以大大降低责任风险。专家处理疑难病例和并发症的经验更丰富。与口腔科医师关系良好的专家也可以通过客观分析、关心和安抚愤怒的患者来解决患者的问题。口腔全科医师和专家可以讨论，如何减轻并发症和减少治疗费用。

颞下颌关节紊乱有时在拔牙等口腔科手术后变得更加明显。在预处理评估中，记录任何预先存在的情况很重要。如果有必要，在知情同意书中应包括因手术导致的颞下颌关节疼痛或其他功能障碍的风险。如果患者急需治疗，可能会加重或导致颞下颌关节症状，则应起草并签署定制的同意书。应清楚地说明问题，给予患者选择权，并确认患者继续治疗的授权意向。

当患者威胁要起诉

每当患者、患者的律师或家属或患者的任何其他代表通知口腔科医师正在考虑医疗事故诉讼时，口腔科医师应采取若干预防措施。

首先，所有此类威胁都应记录在案，并立即向医疗事故保险公司报告。口腔科医师应遵循医疗事故承运人、机构风险管理团队或指定律师的建议。

这些人通常会发出书面威胁，因为潜在索赔的第一个指示通常是要求出具医疗记录，所以医疗单位应该遵守州法律关于必须提供文件的要求（通常是治疗和治疗记录的副本，而不是原件）。

患者有时会出于各种原因要求提供原始记录和影像学照片。大多数州的法律规定口腔科诊所拥有这些记录，并有法律义务在规定期限内保存原始记录。患者有权获得清晰的复印件，口腔科医师有权获得合理的复印费用。患者并不是仅仅因为支付了治疗费用才拥有这些记录。

第二，一旦受到威胁或提起诉讼，口腔科医师和职工不应与患者（或患者代表）讨论案件。所有有关信息或其他联系方式的请求，应转发给保险公司或代表口腔科医师的律师。应避免与患者或代理人发生任何争执。口腔科医师不应承认责任或过失或同意免除费用。对患者或患者代表所做的任何此类陈述或承认，可作为对口腔科医师过失的承认。

此外，患者的口腔科记录不得有任何形式的增删。记录不得遗失或销毁。事实上，应该采取必要的措施，以确保记录不会丢失或被更改。临床医师在试图澄清之前，应该寻求法律意见。

在医疗事故诉讼过程中，可能会要求口腔科医师要求提供证词。他可以是案件中的被告，也可以是治疗患者的继任医师，或者是专家证人。虽然这对律师来说很常见，但对于口腔科医师来说，这一过程往往会让人感到不安和情绪上的创伤，尤其是在为自己辩护作证时。

以下是 6 点建议，在做出与医疗事故有关的书面供词时应考虑：

（1）临床医师应做好准备，并对记录有充分的了解。所有图表条目、测试结果和任何其他相关信息都应进行审查。在复杂的情况下，临床医师应该考虑复习课本上的知识；但是，在查阅临床医师自己的记录之外的任何事情之前，都应该咨询律师。

（2）临床医师在完全了解之前不应回答任何问题。临床医师应仔细倾听问题，给出简洁的答案，回答完毕后停止讲话。一场官司不可能以供词胜诉，但可能因其败诉。

（3）临床医师不应该推测。如果需要复查记录、影像学照片或其他信息，应该在回答问题之前进行，而不要猜测。如果口腔科医师不能回忆起某些细节，他或她应该在被要求的情况下陈述。

（4）临床医师在同意任何特定的专家或文章是"权威"时应该小心。通常最好不要认为一篇文章在任何给定的主题上都是权威的。一旦做出这样的声明，可能会处于这样一种情况：他或她可能做了什么，或不同意"专家"写的内容。在大多数州，一旦临床医师同意作者是"权威"的，医师就可以被作者所说的任何东西控告。

（5）临床医师不应与其他律师进行不必要的争论。临床医师应避免任何愤怒的表现（这只会提醒对方，让临床医师在陪审团面前感到不安的原因，陪审团希望口腔科医师以专业的方式行事）。

（6）应遵循临床医师律师的建议（即使由保险公司聘请，律师也必须代表临床医师的利益，而不是保险公司或任何其他人的利益）。

大部分与诉讼有关的焦虑来自对未知事物的恐惧。而大多数口腔科医师很少或根本没有接触过法律诉讼。必须记住，口腔科医师在大多数情况下占上风。只有大约 10% 的案件进入审判阶段，而口腔科医师在这些案件中胜诉率超过 80%。

遗憾的是，医疗事故的审判需要大量的时间、精力和情感投入，所有这些都有损于患者的治疗。大多数口腔科医师别无选择，他们必须自卫。对诉讼过程每一步都有合理预期的口腔科医师，通常不会感到焦虑。

保险相关问题

医疗保险极大地改变了口腔医学的许多方面，包括口腔科医师与患者的关系，以及决定最优治疗方案。口腔科医师经常处于一种两难的境地，一方面是提供最佳治疗的愿望，另一方面是医疗保健计划批准支付适当或所需治疗费用的意愿。

实际上，患者在理想的综合治疗方案、折衷治疗方案或不治疗之间进行选择。然而，在医疗保健险约束下，一些患者被迫接受折衷的治疗或不接受治疗，这是基于行政决定，基于成本控制压力，而不是基于口腔医学科学的合理判断。

美国口腔科医师协会道德、章程和司法委员会发布了以下声明，强调口腔科医师有义务提供适当的治疗：

签订医疗保健协议的口腔科医师，可能会被要求将控制成本的要求与患者的需求相协调。口腔科医师不得干扰患者根据知情同意选择治疗方案的权利。口腔科医师也不应允许任何事情干扰他们自由行使其专业判断力，如果有需要，应适当转诊。提醒口腔科医师，合同义务并不能免除他们将患者的福利放在首位的伦理责任[3]。

口腔科医师有责任告知患者，"折衷"的治疗计划已经得到管理治疗组织的批准。口腔科医师应在对相关风险、并发症和局限性进行审查后，征求患者的同意，并解释更优的治疗方案。应以书面形式向患者和第三方付款人传达由于第三方提供者的不当决定而无法获得适当治疗时可能达到的预期结果。

法律已经在管理式治疗领域得到了发展，最近的法院判决为口腔科医师倡导适当的患者治疗增添了一些额外的责任[4,5]。每名口腔科医师都有义务治疗患者，而不是根据患者的保险计划来决定治疗。这通常需要口腔科医师以书面形式质疑管理者拒绝支付推荐疗程的费用，并代表患者申请适当的口腔科治疗。针对这种情况的信函应包括以下内容：

（1）说明患者因特殊情况（诊断）而接受口腔科医师治疗的声明，以及口腔科医师建议的治疗过程。

（2）推荐治疗的临床适应证。

（3）未接受推荐治疗的风险和并发症。

（4）口腔科医师认为计划管理员先前拒绝授权是不恰当的。使用法院判决书中的关键语言可能会有所帮助，即"不允许成本限制计划干扰基于医疗 / 口腔科判断的决定"。

在医疗保健沟通方面，还需要另外 2 份文件：①一份供患者签字的表格，告知他们诊断、建议的治疗方法，以及不接受治疗的风险，并说明替代治疗方案可能比推荐治疗方案产生的效果差，并且让他们知道可以用自己的资金支付建议的治疗费用。②一封给因被保险拒绝支付而放弃推荐治疗方案的患者的信，要求患者重新考虑决定，表达口腔科医师对后果的担忧，并敦促患者直接向保险计划管理员申诉。

平价医疗法案（或"奥巴马法案"）（Affordable Care Act，ACA）要求所有美国人都获得医疗保险[6]。最初要求所有的法案计划包括儿童患者的口腔科保险。然而，这一要求在大多数州已经放宽或取消。成人无须获得口腔科保险；如果有，则适用于与其他托管治疗计划中描述的相同决策。

远程医疗和互联网

技术的发展已经引起了医学和口腔科医疗实践的重大变化。计算机和互联网的应用产生了新的潜在责任和问题。数字成像技术，再加上互联网的通讯能力，甚至是视频会议功能，创造了这样一种情况：患者可以在没有传统医患互动的情况下接受医疗建议。

从互联网上获取医疗信息，改变了传统的口腔科医师与患者互动的关系。口腔科医师对患者的法律责任目前与医患关系的存在有关。然而，确定这种关系是否存在，已不再是一项简单的任务。互联网营销、远程医疗和其他通过电子媒体提供信息或建议（无须直接检查、诊断和治疗建议）的出现，使医患关系（以及对特定患者的法律义务）是否存在的问题蒙上了阴影。尽管各法域之间仍然存在分歧，法院做出的裁决可能会对这些不断演变的问题提供一些指导。一项法院判决认定，医师在通过电话咨询给患者传达治疗选择时，医师对患者不承担任何法律责任。然而，另一家法院裁定，当急诊科医师电话咨询另一医师，并将治疗建议实施于患者时，此种情况可以表示医患关系的建立[7]。

口腔科医师通过电话、互联网或网站提供直接或间接咨询时，可依据的法律法规并不完善，许多问题仍然没有得到回答。在这个问题上，患者居住的州或口腔科医师执业所在州的法律是否适用、是否认为口腔科医师在另一个州从事口腔科医师业务？一般来说，法院认为执业医师必须在患者开始咨询的州获得执照，并且适用该司法管辖区的法律。其他问题仍然存在，比如通过电子方式提供的建议是否在提供一般信息，而不是供患者或口腔科医师在进行特殊治疗时的建议。如果是，则应在这种互动之前展示并确认一份免责声明。如果以电子方式传输患者病历或账单等信息，会违反州或联邦隐私法。根据《健康保险便携性和责任法案》（Health Insurance Portability and Accountability Act, HIPAA）的安全和隐私规定，将明确规定责任，如下文所述。在未来的几年里，口腔科医师能否保护以电子方式发送的信息不受操纵或误用，这对从业者来说非常重要，因为互联网、信息存储和传输及医患关系都受到先进技术的影响。

影响实践的规章制度

健康保险移植和责任法案隐私和安全

1996 年的 HIPAA 对医疗机构和专业人员处理患者健康信息的方式产生了重大影响[8]。近年来，由医院、药店、健康管理组织、实验室和医疗保健提供者披露的保密健康信息，得到越来越多公众的关注。

HIPAA 是为了保护这些信息而制定的。虽然最初的目的是规定雇员在跳槽、辞职或被解雇时有权继续领取医疗保险，国会将这项立法作为一个跳板来解决一些额外的医疗保健问题，如医疗欺诈滥用电子存储或传输的健康信息。

隐私条例适用于"受保护实体"，包括健康计划、卫生保健信息交换和以书面或电子方式传输健康信息的医疗保健提供者，还包括雇用第三方代表其处理和传输电子信息的做法。条例要求相关实体保护"个人可识别的健康信息"。重要的是，隐私法允许将患者的健康信息用于治疗、支付和医疗保健操作。换句话说，患者填写的同意书将允许机构在其常规业务中使用其受保护的信息。对受保护信息的其他使用和披露需要单独同意。所遵守法规包括：

（1）各执业机构必须保留一份信任声明，称为"隐私行为通知"，张贴在医疗单位和机构网站的显著位置（如适用）。

（2）每位患者必须签署一份同意书，允许在必要时发布其健康信息，以便开展业务。

（3）所有工作人员必须接受教育，并定期更新隐私和信任口腔科医师条例。

HIPAA 安全法规涵盖受保护的健康信息及以电子形式保存或传输的信息。安全法规要求实体保护其创建、存储、维护或传输的受保护电子健康信息（electronic protected health information, e-PHI）的保密性、完整性和可用性。"保密性"指的是确保信息的隐私性；"完整性"是指确保信息不会被不当地篡改或破坏；"可用性"是指确保信息可供授权人员访问和使用。

卫生信息技术促进经济和临床健康法案条例

2009 年 [9]《高科技法案》旨在通过鼓励更多使用电子健康记录（electronic health records, EHR），推进卫生信息技术发展。立法还通过加强 HIPAA 保护，强化对电子传输的健康信息的保护 [10]。《高科技法案》适用于以电子方式传输健康信息涵盖的所有实体（如 HIPAA 所规定）。

《平价医疗法案》包含了将 EHR 转为独家使用的要求和激励措施。实施 EHR 的初始截止日期定为 2015 年。然而，由于许多执业机构和医疗机构无法在截止日期前遵守，这一要求并未得到充分执行，并多次延长期限，截至撰写本文时，最终日期仍不得而知。

《高科技法案》的主要条款旨在预防和管理传输电子健康信息中的违规行为，并加大对违规行为的处罚力度。HIPAA 对 EHR 的任何部分或任何其他受保护的健康信息的电子传输有严格的要求。这些要求包含在 HIPAA 安全规则中，旨在维护合理和适当的行政、技术和物理保护措施，以保护 e-PHI，包括 [11]：

（1）确保创建、接收、维护或传输的所有 e-PHI 的保密性、完整性和可用性。

（2）识别和保护信息，以避免其安全性或完整性受到威胁。

（3）防止信息在没有被允许的情况下的使用或披露。

（4）确保员工的合规性。

风险分析与管理

安全规则中的行政保障规定，要求所有涵盖的实体在其安全管理过程中进行风险分析。风险分析关系到安全规则中所包含的所有保障措施的实现。

风险分析应包括以下活动 [12]：

（1）实施适当的安全措施，以解决风险分析中发现的风险。

（2）记录所选的安全措施，必要时，记录采取这些措施的理由。

（3）保持持续、合理和适当的安全保护。

风险分析应是一个持续的过程，在该过程中，受保实体定期审查其记录，以跟踪对 e-PHI 的访问并检测安全事件，定期评估已实施的安全措施的有效性，并定期重新评估 e-PHI 的潜在风险。正在进行的风险评估的重要方面应包括：指定一名安全专员负责制定和实施其安全政策和程序；为与 e-PHI 合作的员工提供适当的授权和监督；限制对其设施的实际访问，同时确保允许授权访问；制定有关转移、移除、处置的政策和程序，以及重复使用电子媒体，以确保对 e-PHI 进行适当保护；实施技术安全措施，防止未经授权访问、通过电子网络传输的 e-PHI。

信息传输后，应采用电子加密或加密机制进行安全销毁。如果违规行为对受影响的个人造成潜在伤害，或者存在声誉或财务方面的损害，则健康信息的安全性或隐私性被视为受到损害；如果违反了健康信息的访问权限，则相关实体需要将违规情况通知受影响的个人。

违反 HIPAA 的代价很高[13]。对此类行为的处罚根据疏忽程度而定，每次违规（或每次记录）可罚款 100 ~ 50 000 美元；违反同一条款者，最高罚款为每年 150 万美元。违法行为也可能带来刑事指控，可能导致入狱。

罚款会随着患者数量和忽视程度的增加而增加。最低级别的处罚是指医师或其他执业人员不知情而且在适当的条件下，也不会知道他或她违反了相关规定。另一方面，即使违规是由于疏忽造成的，如果在 30 天内没有得到纠正，也会受到处罚。

犯罪和指控分为几类，每起事件的金额从 10 000 美元到 50 000 美元不等，并可能导致刑事指控。HIPAA 违规类别及其各自的处罚金额见表 12.1。

几乎一半的数据泄露都是由于盗窃造成的。当笔记本电脑、智能手机和其他电子设备未加密时，被破解的风险会大大增加。因此，建议将所有数据存储在备用设备上，这样如果笔记本电脑、智能手机或类似设备被盗，电子数据亦不会遭受风险。

有限英语能力

1964 年《民权法》第六章禁止接受联邦财政援助的任何实体有基于种族、肤色或民族血统的歧视[14]。英语水平有限（LEP）的个人也被确定为符合这项法律。治疗这类患者的口腔科医师必须采取必要的措施，以确保 LEP 患者能够有意义地获得治疗和服务。有效沟通是 LEP 患者接受有意义治疗的关键。这些要求适用于接受财政援助的患者。医疗补助和医疗保险患者最常得到卫生和公共服务部的援助。根据机构服务 LEP 人数的多少，有不同的要求：

（1）对于 LEP 患者少于 100 人的实践，必须以

LEP 语言组的主要语言向所有此类人员发出书面通知，告知他们有权接收书面材料的合格口头翻译。

（2）对于符合资格的 LEP 语言组占机构的 5% 或 1 000 人（以较小者为准）的实践案例，机构必须为患者互动提供重要文件的翻译。

（3）对于符合资格的 LEP 语言组占机构 10% 或 3 000 人（以较少者为准）的实践案例，机构必须提供翻译的书面材料，包括用 LEP 语言组的主要语言进行患者互动的重要文件。

如果一个机构在这些范围内，某些规则适用于为 LEP 患者服务，为了确保遵守这些规则，提供者应该制订并实施一个全面的书面语言援助计划。计划应包括以下内容：

• 通过确定可能遇到的非英语语言、估计有资格获得服务的 LEP 患者数量及其语言需求，以及确定提供有效语言援助所需的资源，对患者群体的语言需求进行评估。

• 制定语言使用政策，提供口头语言翻译，如双语职员、口译员或外部口译员，以及书面材料的翻译（例如，病史信息表、同意书和隐私声明）。该机构应以经常遇到的语言张贴有关可用服务和免费语言援助权利的标志。

• 确保职员接受 LEP 政策和程序方面的培训，以及如何有效地与当面和电话口译员合作，包括新员工的入职培训。

要求语言少数群体的患者提供自己的口译员代替双语雇员或口译员的做法是违法的。撇开信任条例问题不谈，患者很自然地不愿意在陌生人面前透露或讨论他们个人和家庭生活的隐私细节。

美国残疾人法案

《美国残疾人法》（ADA）于 1990 年颁布，是美国最全面的民权法规之一[2]。许多医师听说过这项法案，但没有意识到 ADA 对他们的重要意义，即使是很小的诊所。

法律的基本要求是私人开业医师在接受残疾患者治疗时，提供必要的与残疾患者有效沟通的"辅助工具"，并以物理方式建造"容易实现的"并且残疾患者可以使用的医疗设施。

《美国残疾人法》的规定适用于"公共住宿场所"，"医疗保健专业人员的专业场所"专门包括在这一类别中。法律适用于所有医疗机构，不论其规模大小。

根据《美国残疾人法》第三章，医疗保健提供

表 12.1 HIPAA 违规类别和处罚

项目	每次违规罚金	同一条款每年多次违规
不知情	$100 ~ $50 000	$1 500 000
合理原因	$1 000 ~ $50 000	$1 500 000
故意忽视更正的	$10 000 ~ $50 000	$1 500 000
故意忽视未更正的	$50 000	$1 500 000

者在向残疾人提供服务时不得歧视。口腔科医师不得因患者残疾拒绝治疗或者拒绝接受新患者。《美国残疾人法》还规定，医疗保健提供者有义务提供"辅助性设备和服务"，使残疾患者能够从 OICE 的服务中获益。这项义务可以简单到为难以坐上检查椅的患者提供额外的帮助，也可以像为听力障碍患者提供合格的签字人一样普遍。

在选择辅助设备时，医师必须考虑患者的特殊情况或局限性。例如，国家法律与耳聋中心指出了许多关于对听力障碍患者能力的误解，这些误解可能导致无效的沟通。例如，唇读只对少数患者有效。绝大多数有听力障碍的成年人认为自己唇读能力差或完全不能读。该中心还指出，听力受损高中毕业生的平均读写能力为三年级。因此，书面交流对许多此类患者可能也没有效果。有些患者可能会要求医师为他们提供签名人。根据 ADA 法律，听力障碍患者有权要求签名人。如果被要求，口腔科医师必须为患者提供签名人。如果医疗单位拒绝提供，医疗单位可能会受到歧视索赔。签名人的费用必须由保险公司承担，不得转嫁给患者。

在某些情况下，如手术前获得知情同意，可能需要使用合格的口译员。ADA 将合格的口译员定义为"能够使用任何必要的专业词汇进行有效、准确和公正的翻译，包括接受和表达"。口译员不需要经过特别认证或与特定群体联系。在某些情况下，家庭成员或朋友可以有资格解释。在提供口译服务之前，最好让口译员填写一份翻译声明表。

口腔科医师和单位职员必须意识到，在某些情况下，家庭成员可能由于情感或个人因素或家庭成员的年龄因素而无法提供必要的解释。对身份的考虑也可能会对"有效、准确和公正"的解释能力产生不利影响。如果担心家庭成员或朋友因上述原因无法进行解释，最好找一名公正的口译员。

紧急医疗和积极劳动法案

《紧急医疗和积极劳动法》(The Emergency Medical Treatment and Active Labor Act, EMTALA) 的颁布，是为了防止医院在紧急情况下拒绝治疗无力支付费用的患者，或防止在急诊状况没有确定或病情稳定之前将患者转诊到其他医疗机构的行为[15]。EMTALA 对医院规定了 4 项主要职责：

(1) 为任何到医院急诊科就诊的患者提供医学检查。

(2) 确定是否存在紧急医疗状况。

(3) 稳定病情，以便转移或出院时不会使患者病情恶化。

(4) 如果有必要，可以将患者转移到另一个机构，但前提是获益大于转移的风险。

法院已经明确指出，EMTALA 只是为了防止医院故意拒绝对紧急情况下的无力付费患者进行治疗，或者将患者丢弃给其他医疗机构。当患者被医院急诊室转诊到诊所，医院管理人员告知口腔科医师除非他或她为未支付费用的患者治疗，否则就会卷入违反 EMTALA 的问题。类似这种要求并没有相关根据，应该向医院的法定权力机构提出质疑，让其出具相关说明。

在 2 种情况下，EMTALA 规定的责任可延伸至执业医师：①如果口腔科医师在医院值班，而医院将患者送到口腔科医师诊室（为了方便使用适当设备），那么，口腔科医师有义务检查和稳定患者。如果口腔科医师认为他或她不能治疗患者，必须找到另一名医师来治疗患者。②如果口腔科医师已同意通过特殊合同或根据他或她持有权限的医院的规章制度受 EMTALA 职责的约束，则这些规定将适用。

总结

除了提供良好的治疗技术，口腔科医师还必须处理患者治疗相关的其他方面，以尽量减少不必要的法律纠纷。口腔科医师应通过良好的沟通和提供任何有助于提高患者对治疗方法更进一步了解的信息，与患者建立尽可能良好的关系，对患者治疗的各方面进行充分的记录。临床医师在记录所给予患者的建议及优质保健方面面临着不断的挑战。法律只要求这种行为合理而非完美。

本章提供的建议仅供口腔科医师参考，而非建立、影响或修改治疗标准。医疗和口腔科事故法律因州而异。当遇到法律问题时，所有医疗保健提供者应咨询熟悉其管辖范围内法律法规的当地律师。

（王延安　田卓炜　译）

参考文献

[1] *Oja v. Kin,* 229 Mich. App. 184, 1998.

[2] *Americans with Disabilities Act* of 1990, 42 USC, § 12101, 1990.

[3] ADA Counsel on Ethics, Bylaws, and Judicial Affairs. How to reconcile participation in managed care plans with their ethical obligations. *ADA News* February 6, 1995.

[4] *Wickline v. State of California* 192 Cal. App. 3d 1630 [239 Cal.Rptr. 810], 1986.

[5] *Fox v. HealthNet of California,* No. 219692, 1993 WL 794305 (Riverside County Superior Court/Central Cal. Dec. 23, 1993).

[6] Patient Protection and Affordable Care Act, 42 USC, § 18001 et. seq., 2010.

[7] *Hill v. Koksky,* 186 Mich. App. 300 , 1993.

[8] *Health Insurance Portability and Accountability Act,* 42 USC, § 1395 et. seq., 1996.

[9] *Modifications to the HIPAA Privacy, Security, and Enforcement Rules under the Health Information Technology for Economic and Clinical Health Act,* 75 Fed. Reg. 40867 (July 14, 2010) (to be codified at 45 C.F.R. pts. 160, 164).

[10] McGowan JJ, Cusack CM, Bloomrosen M. The future of health IT innovation and informatics: a report from AMIA's 2010 policy meeting. *J Am Med Inform Assoc.* 2011; epub Oct 28.

[11] Summary of the HIPAA Security Rule. https://www.hhs.gov/hipaa/for-professionals/security/laws-regulations/index.html.

[12] Blanke SJ, McGrady E. When it comes to securing patient health information from breaches, your best medicine is a dose of prevention: a cybersecurity risk assessment checklist. *J Healthc Risk Manag.* 2016; 36(1): 14–24.

[13] Brown M. What is the penalty for a HIPAA violation? https://www.truevault.com/blog/what-is-the-penalty-for-a-hipaa-violation.html.

[14] *Title VI of the Civil Rights Act* of 1964, 42 USC, § 2000d et. seq., 1964.

[15] *Emergency Medical Treatment and Active Labor Act,* 42 USC, §1395dd et. seq.

推荐阅读

Golder D . Practicing dentistry in the age of telemedicine . *J Am Dent Assoc.* 2000 ; 131 : 734 – 744 .

Nora RL . Dental malpractice: its causes and cures . *Quintessence Int.* 1986 ; 17 : 121 .

Sfikas PM . Teledentistry: legal and regulatory issues explored . *J Am Dent Assoc.* 1997 ; 128 : 1716 – 1718 .

Small RL . How to avoid being sued for malpractice . *J Mich Dent Assoc.* 1993 ; 75 : 45 .

第 3 篇

修复前外科与种植外科
PartⅢ Preprosthetic and Implant Surgery

尽管口腔科学在维持牙列方面的能力有所提高，仍然有许多患者需要更换部分或全部牙。针对义齿承托区及周围组织的手术（修复前外科）对口腔科实践提出了有趣而富有难度的挑战。

许多对牙槽嵴和前庭沟区的微小修整，可以极大改善义齿的稳定和固位。在某些情况下，患者有严重的骨改变和软组织异常，这就需要在正常的制作和配戴修复体前进行广泛手术预备。改善修复体固位和稳定的措施在第 13 章进行讨论和说明。

口腔种植学是口腔医学领域最令人兴奋的领域之一。适当的骨组织和软组织重建、种植体植入和随后制作的修复体，可以为患者提供更为自然和有效的缺牙替代物。根据不同情况，可以使用不同的种植体系统。第 14 章讨论了目前使用的各种种植体类型和它们的优缺点及适应证，并介绍了种植体植入颌骨的基本操作流程。第 15 章将提供更多关于口腔种植学的信息，包括更复杂的病历及如何成功把控。

第 13 章
修复前外科
Preprosthetic Surgery

Myron R. Tucker, Richard E. Bauer

天然牙缺失后，颌骨将立即发生骨性变化。因为牙槽骨与这一区域的牙及牙周韧带不再发生应力反应，所以发生骨吸收。由于个体之间存在着巨大差异，某些特定的患者，其颌骨吸收的方式是不可预测的。许多患者在经过一段时间后，其骨吸收过程趋向稳定；而另一些患者则发生持续骨吸收，最终造成牙槽骨全部丧失并累及下方基骨（图 13.1）。这种骨吸收的后果因配戴义齿而加剧，同时由于下

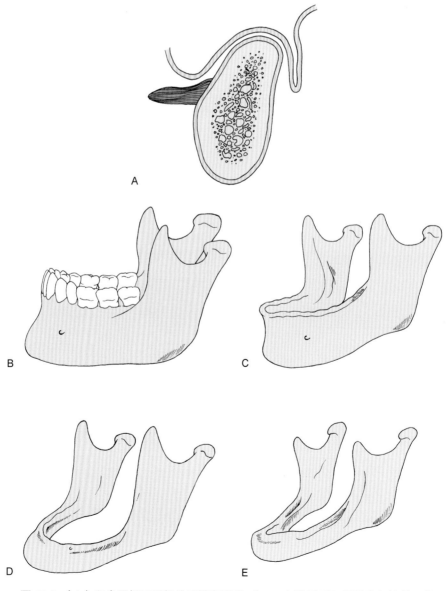

图 13.1 （A）义齿承托区理想的牙槽突形状。（B~E）拔牙后下颌骨进行性骨吸收

颌骨较小的表面面积和不理想的𬌗力分布，对下颌骨的影响较上颌骨更为严重[1]。

采用种植修复恢复缺失牙列已经改变了治疗模式。手术者必须在拔牙前确认患者是否打算进行即刻种植或未来进行种植手术。关于修复前外科操作流程，在拔牙后进行即刻种植和进行常规种植的治疗计划截然不同。种植手术者的关注点是最大限度地保留骨组织和软组织，保持牙槽骨的高度和宽度。而传统的修复前外科则专注于保持牙槽嵴外形，保持理想的无牙颌颌骨关系、腭侧和前庭沟的深度、骨结节的形状、角化龈宽度，以及避免损害或压迫神经血管束。

手术者必须在手术前制订治疗计划，对种植体植入特别是应用骨移植手术，应最大限度地保存牙槽嵴外形，最理想的种植手术时间是在首次手术中即刻进行。即刻种植或延期种植的手术方案在当代种植口腔科学相应章节中详细论述。尽管种植应用日益增多，各种外科技术和这些技术的演变已被广泛应用于获得成功种植所需的理想牙槽嵴外形，但如果患者存在医学或经济方面的限制，仍然需要对其进行局部活动义齿或全口义齿修复。

修复前外科的目的

尽管在保存牙列方面已经取得了巨大的技术进步，但对无牙颌患者和部分缺牙患者进行义齿修复和肌功能重建仍然是必要的。全身因素和局部因素影响牙槽骨的吸收量及其形状的改变[2]。全身因素包括营养异常和系统性骨病，如骨质疏松症、内分泌功能障碍及其他影响骨代谢的系统性因素。影响牙槽骨吸收的局部因素包括在拔牙时进行的牙槽骨修整和与牙槽骨丧失相关的局部创伤。配戴义齿时，牙槽骨对不当义齿产生的适应及𬌗力的不良分布也会影响牙槽骨吸收。面部结构的变异可通过 2 种方式影响骨吸收：①牙槽嵴的实际骨量随面部外形而改变[3]。②下颌平面角低的和颏角锐的个体可能产生较大的咬合力，因此对牙槽嵴区域产生更大压力。全身和局部因素长期共同作用的结果是牙槽骨逐步丧失、𬌗间隙增大，并影响周围软组织，降低修复体的稳定和固位，使由于修复体适应不良而产生的不适感增加。在骨吸收严重的病例中，发生自发性下颌骨骨折的风险显著增加。

牙缺失和先天缺牙常常需要手术以保存口腔组织，从而保证尽可能好的义齿修复。通常在有正常牙列的情况下，舌系带附着和颌骨隆凸一类的问题并无大碍，但在牙列缺失后则会成为理想修复体的障碍。对于患者义齿修复时面临的挑战，包括尽可能恢复最好的咀嚼功能同时具有牙颌与颜面美学的改进。在修复前外科中，最大限度地保存软、硬组织是根本要求。口腔软、硬组织丧失后，很难对其进行复原。

修复前外科的目的在于创造理想的支持结构，以利于随后的修复体就位。最好的义齿支持应具有以下 11 项特点[4]：

（1）口腔内和口腔外没有病理性病变。

（2）理想的咬合关系，包括前后向、侧向和垂直向的颌位关系。

（3）尽可能宽大的牙槽骨和理想的外形（理想的牙槽骨外形是宽的 U 形嵴，垂直方向尽可能平行，如图 13.1）。

（4）无骨性和软组织结节及倒凹区。

（5）适当的腭拱顶形态。

（6）理想的上颌结节就位道。

（7）在主承托区与角化龈有充分的接触。

（8）适当的垂直高度，以利义齿延伸。

（9）增加下颌骨易发生骨折区域的强度。

（10）保护神经血管束。

（11）种植体具有充分的骨支持和软组织附着。

评估患者和制订治疗计划的原则

在任何外科或修复治疗之前，应该对每名患者进行彻底的评估，列出需要解决的问题和详细的治疗计划。必须在修复设计完成后进行修复前外科治疗。

修复前外科治疗必须从完善的患者病史采集和体格检查开始。病史采集的一个重要方面是了解患者对手术和修复治疗的诉求和期望。治疗前必须仔细评估患者的美学及功能需求，并评估这些诉求是否可以实现。复杂的修复前手术进行前，需要全面的身体健康评估，因为许多操作过程需要全身麻醉、自体骨移植术及多种修复前手术联合使用。还应特别注意某些系统性疾病可以加重骨吸收的程度。实验室检测如血清中钙、磷酸盐、甲状旁腺激素和碱性磷酸酶的水平，可能有助于发现影响骨吸收的潜在代谢问题。患者是否能充分发挥全口或部分义齿的功能，取决于心理因素及患者的适应能力。之前义齿修复成功或失败的相关病史资料，可以用来评定患者对修复治疗的态度和适应度。病史采集应包括诸如患者的手术风险状况，特别是可能影响骨骼或软组织愈合的系统性疾病等重要信息。

应对患者进行口内和口外检查，包括评估现有咬合关系（如果有的话），剩余骨的数量和外形，表面软组织的质量，前庭沟的深度，肌肉附着的位置，上、下颌关系，以及软、硬组织病变。

支持骨组织的评估

对骨支持组织的检查应包括视诊、触诊，放射线检查并且在某些情况下进行模型检查。剩余骨量异常通常可以通过视诊进行评估；然而，由于骨吸收程度和肌肉或软组织附着位置不同，许多骨量异常情况可能会被掩盖。有必要触诊上颌骨和下颌骨的所有区域，包括义齿承托区和前庭区。

上颌骨义齿承托区的检查包括牙槽嵴形态的全面评估。在牙槽嵴区、颊侧前庭或腭穹窿，应该避免出现阻碍义齿就位的骨性凹陷或骨性突起。腭隆突往往需要进行调整。适当的上颌结节后切迹是稳定后牙义齿边缘密封的必要因素。

应对剩余下颌骨进行视诊检查，内容包括牙槽嵴整体的形状及轮廓、牙槽嵴的不规则度、隆突和颊侧骨赘。中度和重度吸收的下颌骨不能仅仅通过视诊评估牙槽骨的外形。位于牙槽嵴顶的肌肉和黏膜附着，也会掩盖下方的骨骼结构，特别是在下颌磨牙区，经常可以在外斜线与舌骨脊之间触诊到凹陷区域。下颌骨还要检查颏孔和下颌神经血管束的位置，注意观察有无神经功能异常。

评估上、下颌骨之间的关系非常重要，包括对水平关系和垂直关系的检查，以及上颌骨和下颌骨之间可能存在的不对称关系的检查。对于局部无牙颌患者，应该注意剩余牙的前突或错位。上、下颌之间的水平关系必须在患者保持正确的垂直距离时进行检查。下颌骨深覆𬌗可能表现为Ⅲ类𬌗关系，但如果检查时下颌骨处于正确的位置，检查结果也可能正常。在适当的姿势位下进行水平和矢状位X线片检查，有助于发现骨骼的差异。要特别注意上、下颌之间的距离，尤其是在后牙区，垂直方向上超过隆突的骨组织或软组织，可能影响修复体的位置空间（图13.2）。

正确的X线检查是初步诊断和治疗计划的重要部分。曲面体层技术可以很好地对骨性结构和病变区域进行总体性观察[5]。通过X线片可以观察到骨性病变、埋伏牙及残根、牙槽嵴形态和上颌窦窦腔

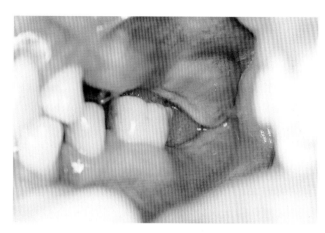

图13.2　咬合距离的检查结果常常表现为缺乏足够的修复空间。这种情况下，需要去除上颌结节区多余的骨组织及软组织，以提供足够的修复空间

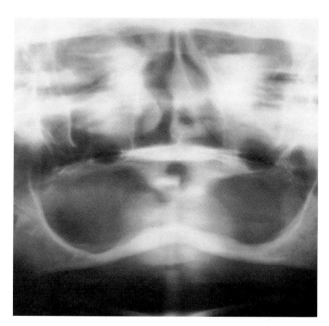

图13.3　X线检查显示萎缩的上、下颌牙槽骨，上颌窦窦腔也被显示出来

（图13.3）。

头颅X线片检查也可以进行下颌前牙区牙槽嵴及颌骨之间的关系的横断面检查（图13.4）。可能需要在适当的垂直维度获取头颅X线测量结果，以此来评估垂直和水平维度上牙槽嵴之间的关系。这往往需要通过在拍X线时进行咬合定位，将牙列调整或重建到适当的位置。

更复杂的影像学检查，如计算机体层扫描，可以提供进一步的影像学信息。计算机体层扫描在评估上颌骨的横断面解剖上比较有效，包括牙槽嵴形态和上颌窦解剖形态。下颌骨的横断面解剖，包括下颌骨体、牙槽嵴和下牙槽神经的位置，都可以进行更加精确的评估。

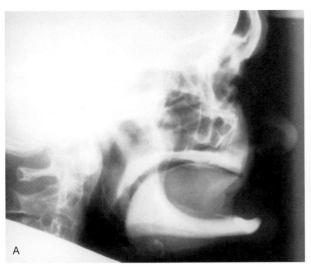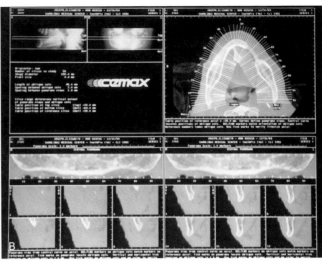

图 13.4　（A）头部 X 线测量显示横断面下颌骨前部的解剖（深覆殆，Ⅲ类殆关系）。（B）计算机体层扫描显示下颌骨的详细横截面解剖结构

支持软组织的评估

评估覆盖在牙槽嵴上义齿主承托区的软组织质量是重要的。附着于义齿承托区域骨表面的角化组织应与角质化不良或游离的组织相区别。通过触诊可以发现动度较大的纤维性软组织，后者不利于义齿基托的稳定（图 13.5）。

口腔前庭区域应该没有炎症性变化，如因义齿压迫造成的瘢痕或溃疡，或者因义齿组织面不密合引起的增生性组织。前庭沟的软组织应该是柔软的，没有不规则的形态，以最大限度地形成义齿的周围封闭。前庭沟检查应包括对邻近肌肉附着的触诊。通过拉紧附着于牙槽嵴的软组织，医师可注意到附着在牙槽嵴顶部的肌肉或软组织，这往往是造成讲话和咀嚼时义齿脱落的原因。

在下颌骨舌侧，应检查下颌舌骨肌的附着水平

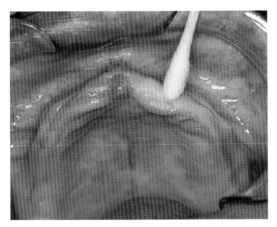

图 13.5　触诊显示过度活动的软组织，不能为义齿承托区提供足够支持

及其与下颌牙槽嵴的关系，以及下颌骨前部颏舌肌的附着。舌前庭深度的评估应该在舌处于不同位置时进行，因为舌的运动会伴随下颌舌骨肌和颏舌肌的抬高，这是常见的下颌义齿移位原因。

治疗计划

在进行任何外科操作之前，需要形成一个致力于解决患者口腔问题的整体治疗计划。负责制作义齿的医师必要时应寻求外科会诊。要时刻牢记长期维持骨组织、软组织和修复义齿的观念。当存在严重的骨萎缩时，治疗必须以纠正骨缺损及修整相应软组织为目的。当萎缩的牙槽骨仍有一定程度的骨支撑时，可以通过治疗骨缺损或进行补偿性软组织手术，改善义齿承托区。最合适的治疗方案应综合考虑牙槽嵴的高度、宽度和形态。治疗方案的选择往往需要考虑更多的因素：对于发生中度骨吸收的老年患者，仅仅通过软组织手术，就有可能充分改善义齿功能。年轻患者发生相同程度的骨吸收，可能需要进行骨增量手术。种植体的植入可能改变对骨组织及软组织的外科需求。

不考虑远期效果的、草率的治疗计划，往往会导致不必要的骨组织或软组织损伤及义齿的使用异常。例如，当在牙槽嵴区出现多余或松弛的软组织时，远期效果最好的治疗方案是植骨，以改善牙槽骨形态或进行种植体植入。为了提高骨移植的效果，保留多余的软组织可能是必要的。在不考虑骨移植远期效果的情况下切除组织，将会失去即刻功能改善和长期维持骨组织及软组织的机会。如果需要骨增量，最大增量往往取决于邻近软组织的量，

软组织需要提供无张力的覆盖。软组织手术应推迟，直到硬组织移植愈合完成。这一点在保护牙龈和角化组织时尤为正确，这样可以提供更好的种植环境。因此，通常最好延期进行软组织手术，直到潜在的骨组织问题得到充分解决。然而，当异常的骨组织不需要更复杂的治疗时，骨组织和软组织的手术有时可以同期完成。

牙槽骨修整

在拔牙时或者拔牙创初步愈合后发现的不规则牙槽骨，需要在永久修复前进行修整。本章的重点在于可摘义齿的修复前准备，但是也要考虑将来种植修复治疗的可能，而这需要保存尽可能多的骨组织及软组织。

多牙拔除后的简单牙槽骨修整术

最简单的牙槽骨修整术是指常规拔牙后对拔牙窝侧壁牙槽骨的压缩。在许多单牙拔除的情况中，只要拔牙区骨组织外形没有明显的不规则，指压拔牙创就可以对其进行充分塑形。而当多处不规则情况存在时，则需要更广泛的外形重建。多牙拔除后的保守性牙槽骨修整术是在牙弓上所有牙都被拔除后进行的（参见第 8 章），该流程中需要进行牙槽骨修整的特殊区域是显而易见的。牙槽骨修整在拔牙同期进行或拔牙一段时间后进行，其技术本质上是一样的。待修整区骨组织显露应采用信封状翻瓣。沿牙槽嵴顶切开黏骨膜，前后延伸，使牙槽嵴区域充分暴露。在不能充分暴露的部位，可以附加小的垂直向切口。

黏骨膜翻瓣的主要目的是充分暴露待修整骨组织并在手术过程中保护邻近软组织。虽然松弛切口在愈合期间会产生更多的不适感，但是该技术是在信封状翻瓣不能充分暴露术区时避免意外撕裂的首选。无论黏骨膜瓣设计如何，其翻开范围应该能充分暴露骨性不规则区即可。过度翻瓣可能会导致骨坏死，加速术后骨吸收，减缓牙槽嵴区的软组织改建。

根据牙槽嵴的不规则程度，牙槽嵴修整可以通过咬骨钳、骨锉和骨钻的单独或组合使用来完成（图 13.6）。修整过程中应保证大量的盐水冲洗，以

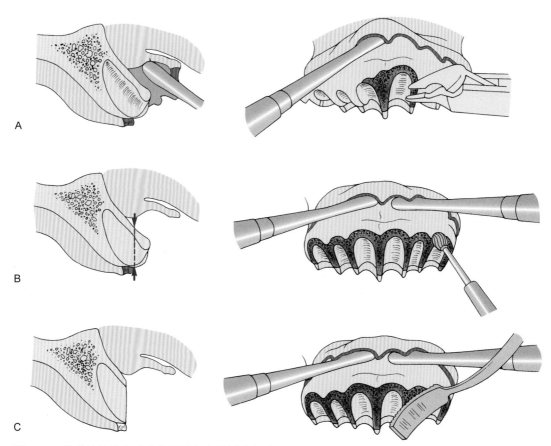

图 13.6　简单的牙槽突成形术通过去除唇侧骨皮质，消除颊侧骨尖和倒凹。（A）翻起黏骨膜瓣，暴露牙槽嵴不规则处，用咬骨钳去除大的骨尖。（B）也可用手机上的骨钻去骨，磨平唇侧骨皮质表面。（C）用骨锉平整不规则处，获得最终所需的形态

避免过热和骨坏死。修整后，应该通过按压使组织瓣重新贴合牙槽骨并进行触诊，确保所有不规则部分都被去除（图13.7）。大量冲洗去除碎屑后，间断或连续缝合软组织创缘。可吸收缝线通常用于邻近组织并增加对创口的拉力强度。可吸收材料通过唾液蛋白水解酶的水解作用在数天到数周内降解，免于拆线[6]。如果切口较大，连续缝合对患者来讲舒适感更高并且易于保持术后卫生，因为减少了线结，而且伤口缝合比较松弛。去骨产生的多余软组织通常会发生皱缩及适应性改建，使得附着龈得以保留。

当下颌骨存在刃状牙槽嵴时，刃状部分可以通过与简单牙槽骨修整术相似的方法去除。麻醉后，在牙槽嵴顶部做切口，切口沿牙槽嵴向两侧延伸，两端超出待修整区1 cm（图13.8）。对黏骨膜进行小翻瓣，用咬骨钳去除下颌骨表面主要的尖锐部分。用骨锉打磨使表面平整。充分冲洗后，通过连续或者间断缝合对创口进行关闭。在任何去骨操作前，都应考虑用骨移植方法恢复适当的牙槽骨外形（稍后进行讨论）。

牙槽间隔牙槽骨修整术

去除不规则牙槽骨的简单替代方案是应用牙槽间隔牙槽骨修整术或者Dean技术，包括牙槽间隔的去除和唇侧骨皮质的复位，而不是去除唇侧骨皮质的多余部分或不规则区域[7]。这种技术最适用于牙槽嵴轮廓外形相对规则且有充足高度的情况，但是表现为牙槽骨结构性的唇侧前庭深部倒凹。此技术可以应用在拔牙同时或者术后愈合早期。

通过黏骨膜翻瓣暴露牙槽嵴顶之后，再用小咬骨钳去除牙槽骨的牙槽间隔部分（图13.9）。在足量的骨去除后，通过指压使牙槽嵴的唇侧骨板充分向内折断，更接近腭侧骨板区域。有时，在唇侧骨板的两端附加垂直小切口，有助于骨折段的重新定位。通过使用骨钻或者骨刀插入拔牙窝远中，唇侧骨板可以在避免唇侧黏膜穿孔的同时进行折叠。手法按压牙槽嵴的唇侧骨板，确定骨切除是否已经完成，同时确保黏膜不受损伤。唇侧骨板定位后，用骨锉去除轻度不规则的骨组织。将牙槽黏膜用连续或者间断缝合进行关闭，用夹板或者软衬的即刻义齿固定，维持骨的位置，直到初期愈合完成。

这种技术有几个优点：唇侧的牙槽嵴凸起可以被去除而不会显著降低手术区牙槽嵴的高度。与下方骨的骨膜连续性也得以保持，从而减少术后骨吸收和骨改建。最后，牙槽骨区域的肌肉附着在此过程中不受影响。Michael和Barsoum报道了3种牙槽骨修整术后骨吸收比较的研究结果[8]，比较了单纯拔牙、唇颊侧骨修整和牙槽间隔修整3种术式术后骨吸收的程度。术后最初的结果是类似的，但是单纯拔牙的牙槽嵴高度的长期保持效果最好，牙槽间隔修整的骨吸收较唇颊侧牙槽嵴修整术式骨吸收量要少。

这种技术的主要缺点是牙槽嵴的厚度会明显

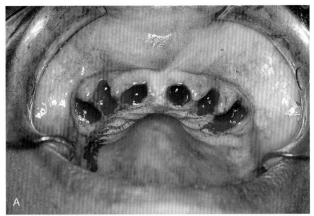

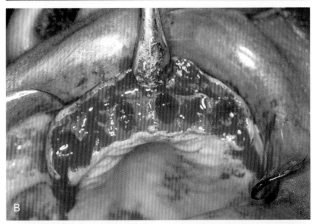

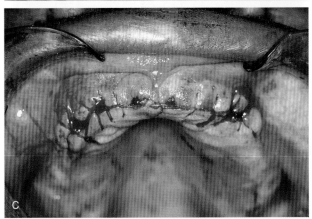

图13.7 （A）上颌牙槽嵴拔牙后的临床表现。（B）暴露牙槽嵴修整视野的小翻瓣。（C）牙槽骨修整，去除不规则骨和骨性倒凹，形成合适的牙槽骨形态

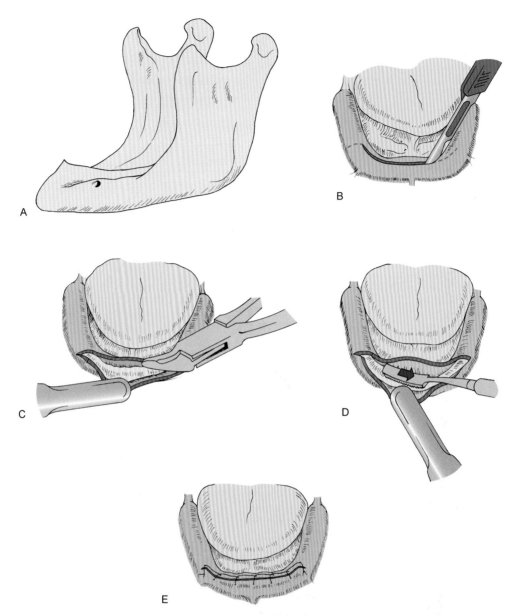

图 13.8　修整刀样牙槽嵴。（A）下颌骨侧面观，骨吸收造成刀样牙槽嵴。（B）牙槽嵴切口，超出待修整区各端 1 cm（在初始切口后方偶尔需要垂直松弛切口）。（C）使用 Rongeur（咬骨钳）消除尖锐骨突。（D）使用骨锉去除小的骨尖（也可使用骨钻和手机完成）。（E）使用连续缝合技术关闭黏膜切口

减少。如果此类牙槽骨修整术后剩下的牙槽骨过薄，有可能影响将来种植体的植入空间。因此，牙槽间隔修整术对于牙槽嵴厚度的减少程度只要足够减小倒凹即可，或者用于没有种植计划的区域消除倒凹。用位点保存方法保存拔牙后牙槽骨宽度的技术，将在本章稍后进行描述。

上颌结节缩小术（硬组织）

　　上颌结节区可能存在水平或者垂直方向的骨量过多，或者骨表面的软组织厚度增加，或者两者兼有。术前影像学检查或者用局麻针头探诊常常用于

判断增厚区域骨组织还是软组织量过多并且定位上颌窦底的位置。上颌结节区骨修整可以用于去除不规则的牙槽嵴表面或者创造合适的咬合间隙，给后牙区义齿修复提供空间。手术需要局部浸润麻醉或者上牙槽后神经阻滞麻醉和腭大神经阻滞麻醉。上颌结节修整的手术入路通过牙槽嵴顶切口向上延伸到结节区后部。切口的最后部位最好用 12 号刀片进行切割。全层黏骨膜瓣在颊腭向完全翻开，以暴露整个上颌结节区（图 13.10）。可以用咬骨钳或者骨钻去骨，小心避免损伤上颌窦底。如果上颌窦底不慎穿孔，当上颌窦黏膜未被破坏时，不需要特殊

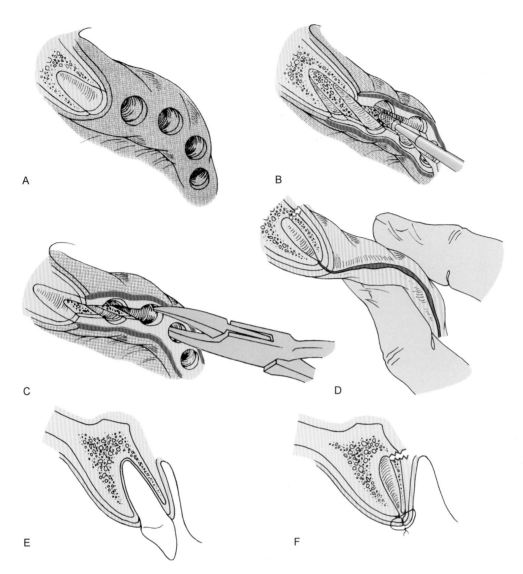

图 13.9 隔间牙槽突成形术。(A) 牙槽嵴斜视图,显示小的唇侧倒凹。(B) 翻开一个最小的黏骨膜瓣,然后使用裂钻和手机去除牙槽间隔。(C) 用 Rongeur 咬骨钳切除牙槽间隔。(D) 手指轻压,沿腭侧方向折断唇侧骨皮质。(E) 牙槽突的横断面图。(F) 拔牙和隔间牙槽突成形术后的牙槽突横断面图。通过沿腭侧方向折断唇侧骨皮质,可以消除唇侧倒凹而不降低牙槽嵴的垂直高度

处理。足量去骨后,用骨锉平整该区域并用大量生理盐水冲洗。黏骨膜瓣会因之而发生适应性改建。

由于骨切除而造成的多余、重叠的软组织需要做椭圆形切除。一个无张力的术后区域是重要的,特别是当上颌窦底被破坏时。该位置的缝线应该保留大约 7 天,义齿的初次印模可以术后 4 周制取。

在上颌窦穿孔并且上颌窦黏膜被破坏的情况下,术后需要使用抗生素和窦黏膜减充血剂。在不过敏的情况下,阿莫西林是首选的抗生素。窦黏膜减充血剂,如伪麻黄碱是足够的,用或不用抗组胺类药物都行。术后应给予抗生素和减充血剂 7 ~ 10 天。需告知患者可能发生的并发症,并在 10 ~ 14 天内避免造成窦腔内压力过大,如擤鼻或使用吸管。

颊侧外生骨赘及过度倒凹

过度的骨凸出和由此产生的倒凹更常见于上颌骨而非下颌骨。需要在骨修整区进行局部麻醉。对于下颌颊侧的骨性外生,还需要用下牙槽神经阻滞对骨性区域进行麻醉。顶部切口延伸至待修整区之外 1 ~ 1.5 cm,黏骨膜瓣全层翻开,充分暴露手术区。如果还不能获得足够的术区暴露,需要附加垂直松弛切口,以提供手术入路和防止软组织损伤。如果不规则的骨区域很小,用骨锉即可完成修整,

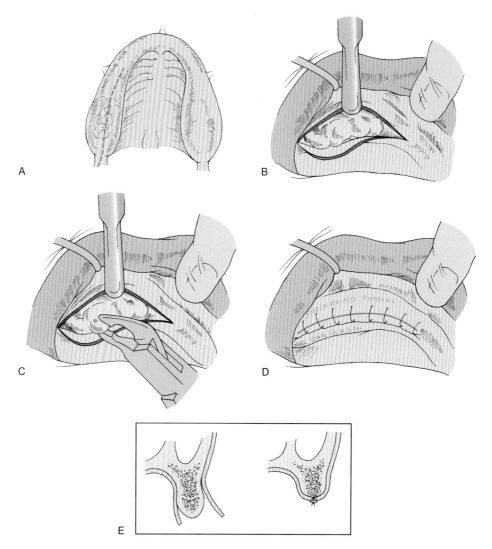

图 13.10　骨结节削减术。（A）切口沿牙槽向远中延伸，达结节区上界。（B）翻开黏骨膜瓣，充分暴露所有骨赘区域。（C）使用 Rongeur 咬骨钳去除骨赘。（D）组织用连续缝合技术对位。（E）后结节区横断面图，显示骨高度降低，黏骨膜瓣复位（在某些情况下，大量去骨会产生过多软组织，可关创前将其切除，以防堆积）

大的区域则需要用咬骨钳和骨钻（图 13.11）。完成骨修整后，复位软组织，通过视诊和触诊，确保没有不规则或骨倒凹存在。间断或连续缝合以关闭软组织切口。术后 4 周即可完成义齿取模。

尽管较大范围的骨性突起通常需要去除，对于小型倒凹的最好处理方法是用自体骨或同种异体骨进行充填。这种情况可能发生在上、下颌骨的前牙区，在这里，去除颊侧骨突，会导致牙槽嵴变狭窄，使该区域义齿支持不理想，并且骨吸收速度加快。

颊侧凹陷区充填一般需要局部浸润麻醉。牙槽嵴的凹陷部分通过牙槽嵴顶切口和标准解剖、分离进行暴露，或者可以通过上、下颌前部的垂直切口显露倒凹区（图 13.12）。之后用小的骨膜剥离器建

立一个长度贯穿待植骨区的骨膜下通道。将自体骨和同种异体骨材料放置在骨缺损处并用可吸收膜覆盖。术后 3 ~ 4 周即可进行义齿取模。这项技术的改良术式在第 15 章讨论。

腭侧外生骨疣

腭穹窿的侧面可能由于侧腭骨凸起的存在而导致形态不规则。骨突造成的倒凹和腭穹窿的狭窄，对义齿制作提出了挑战。有时这些外生骨疣过大，导致覆盖该区域的黏膜发生溃疡。

腭大孔区域阻滞麻醉和局部浸润麻醉对这个区域的切口是必要的。牙槽嵴顶切口从待修整的骨突后部开始，并向外延伸，稍微超过外生骨突的前部（图 13.13）。腭侧黏骨膜瓣的剥离要仔细，

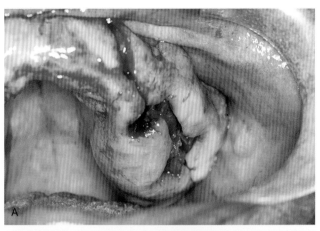

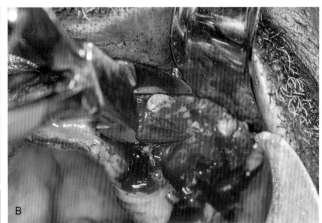

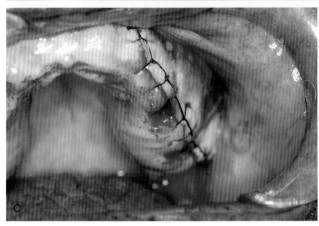

图 13.11　颊侧骨突的去除。（A）牙槽嵴颊侧严重不规则。拔牙后，切口全部在牙槽嵴顶部（显示尖牙区垂直松弛切口）。（B）用咬骨钳显露和去除颊侧外生畸形骨。（C）连续缝合软组织伤口

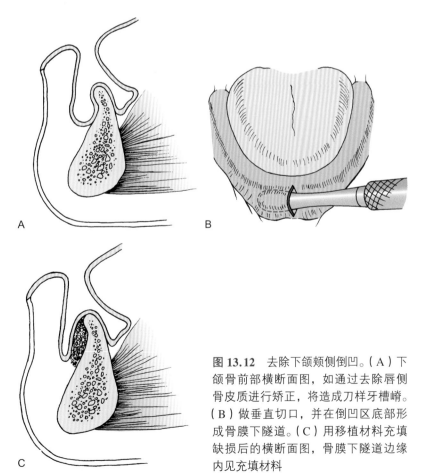

图 13.12　去除下颌颊侧倒凹。（A）下颌骨前部横断面图，如通过去除唇侧骨皮质进行矫正，将造成刀样牙槽嵴。（B）做垂直切口，并在倒凹区底部形成骨膜下隧道。（C）用移植材料充填缺损后的横断面图，骨膜下隧道边缘内见充填材料

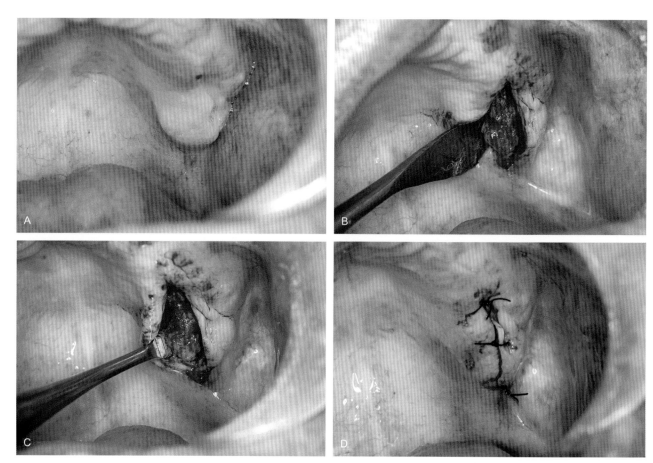

图 13.13　去除腭侧外生骨疣。（A）腭侧小的外生骨疣影响义齿制作。（B）做牙槽嵴切口，翻开黏骨膜瓣，暴露腭侧外生骨疣。（C）使用骨锉，去除多余骨赘。（D）关闭软组织伤口

注意避免对腭大孔的血管造成损伤，血管离开腭大孔后向前方走行。在适当暴露后，可使用骨钻或骨锉去除多余的骨突出。用无菌生理盐水充分冲洗该区域，连续或间断缝合。不需要外科夹板固定或压紧，表面多余的软组织会在手术后发生适应性改建。

下颌舌骨嵴修整术

下颌舌骨嵴是下颌骨结构中常见的影响义齿构建的区域之一。除了真正的骨嵴和表面容易受损的薄薄一层黏膜外，该区域的肌肉附着通常是义齿脱位的原因。当下颌舌骨嵴非常尖锐时，义齿压迫可能会在该区域产生明显压痛（本章后面介绍了通过改变下颌舌骨肌位置以改善这种情况的方法）。在骨吸收严重的情况下，外斜线和下颌舌骨嵴区可能在下颌骨后半部形成最突出的区域，同时使下颌骨中间形成凹陷结构。如在某些病例，在下颌骨后部行骨增量手术，而不是切除下颌舌骨嵴，可能更有益。但在某些情况下，可以通过缩小下颌舌骨嵴来改善此区域的骨形态。

下颌舌骨嵴修整需要下牙槽、颊、舌神经阻滞麻醉。在下颌骨后部的牙槽嵴顶做一线性切口。应避免切口扩展至舌侧，因为可能造成舌神经损伤。翻起全层黏骨膜瓣，暴露下颌舌骨嵴区和下颌舌骨肌附着区（图 13.14）。锐性分离下颌舌骨嵴区的肌肉附着，从下颌舌骨嵴上切除下颌舌骨肌纤维。当肌肉被分离后，其下的脂肪就会暴露在手术野中。翻开肌肉后，在仔细保护软组织的情况下，使用骨钻或骨锉去除下颌舌骨嵴的突出部分。手术后可以立即更换义齿，以促进肌肉附着位点降低。然而，其结果是不可预测的。实际上，控制附着最好的方法是进一步降低口底。

颏结节修整术

当下颌骨开始发生骨吸收时，颏舌肌附着的前部下颌骨可能变得越来越突出。在某些情况下，颏结节实际上可以为义齿提供支撑，但通常需要进行修整，以制取适当的义齿。在决定去除前，应该首先考虑对下颌骨前部进行骨增量而不是对颏结节缩小。如果骨增量是首选治疗，应在这一区域保留颏

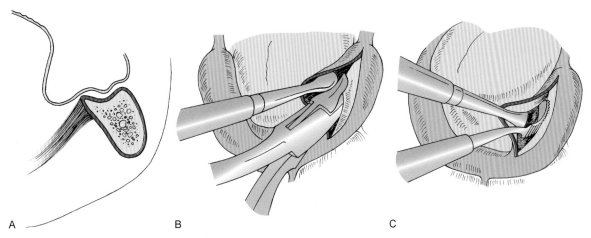

图 **13.14** 下颌舌骨嵴缩减术。(A)下颌骨后份横断面图,显示嵴的上面因吸收而形成凹形轮廓。下颌舌骨嵴和外斜线成为最高点(通常最好用同种异体材料增高下颌骨,但在少数情况下,可能还需要下颌舌骨嵴缩减术)。(B)做牙槽嵴切口,暴露下颌骨舌侧,去除下颌舌骨嵴的锐利骨尖。使用 Rongeur 咬骨钳或旋转手机上的骨钻去骨。(C)使用骨锉完成下颌舌骨嵴塑形

结节,以增加对移植物的支持。局部浸润麻醉配合双侧舌神经阻滞,可提供足够的麻醉效果。从两侧前磨牙区到下颌骨中线的牙槽嵴顶部做切口。从舌侧翻开黏骨膜全层瓣,以暴露颏结节。用锐性分离方法去除颏舌肌附着。

用骨钻或咬骨钳去除颏结节,然后用骨锉平整骨面。颏舌肌以任意方式进行再附着。与下颌舌骨肌和下颌舌骨嵴的修整一样,降低口底会有利于下颌骨前部的手术。

骨隆突去除术

上颌骨腭隆突

上颌骨腭隆突由腭部的骨性突起构成,产生原因尚不清楚。上颌骨腭隆突在女性的发生概率为 20%,是男性的 2 倍[9]。上颌骨腭隆突有多种形态和结构,从单个平滑高起到多发性带蒂骨团块。当上颌牙列存在时,腭隆突较少出现问题,只是偶尔影响发音或者导致局部频发创伤性溃疡。但是,当牙脱落后,需要全口或局部可摘义齿修复时,腭隆突经常会影响正确的义齿设计及义齿功能。在做全口或可摘局部义齿前,应该去除大的上颌骨腭隆突。不影响义齿结构和功能的小骨突常常可以不必去除。但是当腭隆突形状不规则、引起特别大的倒凹或者影响腭侧边缘封闭时,即使再小也应该去除。

双侧腭大孔及切牙神经阻滞麻醉和局部浸润麻醉是切除上颌骨腭隆突必要的麻醉。在腭隆突的中线做线性切口,通常需要在切口一端或两端附加垂直切口(图 13.15)。因为这一区域的黏膜非常薄,翻瓣时必须格外小心。当骨腭隆突为多发时,操作会变得复杂。完整的腭侧翻瓣有时可以用于暴露腭隆突面。当患者为无牙颌时,可沿牙槽嵴的顶部做切口,有牙时则采用腭侧龈沟内切口。骨外生骨赘与腭部融合处存在较大的倒凹时,这种切口的组织瓣翻瓣通常较困难。当腭隆突有小的带蒂基底时,可用骨凿和骨锤移除骨块。对于较大的腭隆突,通常最好用骨钻将腭隆突面分割成多块去除。必须注意切割深度,防止穿透鼻底。在分割完成后,各个部分可以用骨锤、骨凿或咬骨钳分别取出;再用大的骨钻平整骨面。不一定要去除全部腭隆突,但要形成光滑无倒凹的形态,使其不会延伸进入腭封闭区域。手指按压软组织进行调整,并检查以确定需要切除的多余黏膜数量。应保留足够的软组织,使整个区域无张力缝合是很重要的。拉拢缝合黏膜。缝合时,通常采用间断缝合技术,因为薄的黏膜不能很好地保留缝线。为了防止黏膜下血肿发生,必须在腭穹隆采取一定形式的加压措施。配戴临时义齿或者带有软衬的预制夹板时,应将其放置在腭部中心,避免压迫性坏死,同时也可用于支持薄的黏膜,防止血肿形成。

上颌骨腭隆突切除术的主要并发症包括术后血肿形成、骨折、鼻底穿孔和黏膜瓣坏死。此时需要局部护理,包括强有力的冲洗、良好的口腔卫生和夹板或义齿进行软组织支持,以提供足够的治疗。

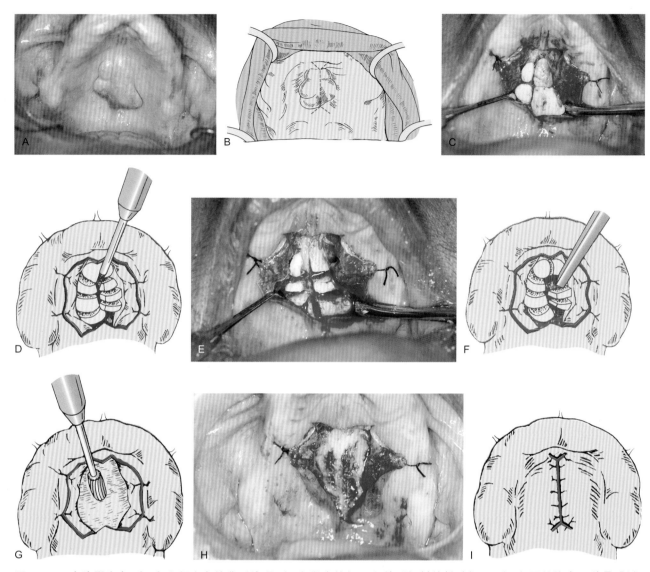

图 13.15 去除腭隆突。（A）上颌隆突的典型外观。（B）做中线切口和前后倾斜的松弛切口。（C）用丝线牵开黏骨膜瓣，以改善视野，暴露所有骨隆突区域，去除腭隆突。（D，E）用裂钻劈开隆突。（F）用小骨刀去除劈开的隆突。（G，H）用大骨钻形成最终所需形态。（I）关闭软组织伤口

下颌隆突

下颌隆突是下颌骨舌侧的骨性突起，通常发生在前磨牙区。下颌隆突的形成原因尚不明确，会缓慢增大。偶尔，特别大的下颌隆突在进食时会影响舌功能或正常发音，但这些隆突在有牙时很少需要被去除。拔牙后制取全口义齿或者可摘局部义齿前，可能需要去除下颌隆突，以方便义齿设计。

双侧舌神经和下牙槽神经阻滞麻醉可以为下颌隆突磨除提供足够的麻醉。沿牙槽嵴顶切开，在待磨除隆突两侧将切口各延伸 1～1.5 cm。当双侧隆突同时切除时，最好在 2 个切口的前部之间中线处留下一小段组织。这段组织附着有助于消除潜在的下颌骨前部血肿形成风险，在下颌前区保留尽量多

的舌侧口底。与上颌腭隆突相似，下颌舌隆突上的黏膜通常很薄，应小心翻瓣，以暴露整个需要进行骨修整的术区（图 13.16）。

当隆突基底部呈小的蒂状时，可以用骨锤和骨凿从下颌骨内侧去除骨突。用骨凿之前，可以先用骨钻定点，以引导手术切口。重要的是要确保骨钻制备的引导沟（或骨凿，如果其单独使用）方向与下颌骨内侧平行，以避免引起舌侧或下方骨皮质的意外骨折。在对下颌口底解剖结构造成创伤的潜在可能方面，使用骨钻和涡轮机比使用骨锤和骨刀有更强的控制能力，特别是对几乎没有骨凿使用经验的医师来说更是如此。舌和口底黏膜在术中需要用小型拉钩牵拉和保护，如 Seldin 牵引器。骨钻同样可以用来加深沟槽，从而使 81 号拔

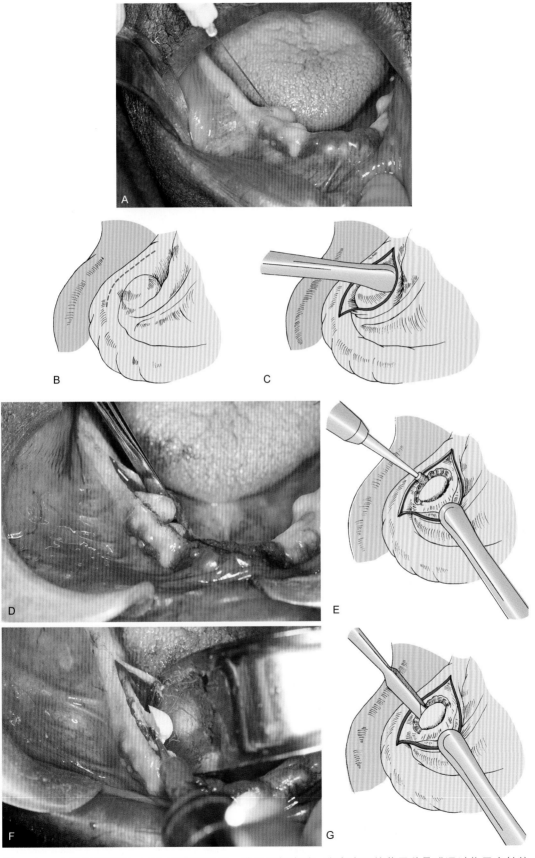

图 13.16　去除下颌隆突。（A）阻滞麻醉后，进行局部麻醉；隆突表面的薄层黏骨膜通过将局麻针的斜面沿隆突刺入，于骨膜下注射局麻药，使之膨胀（这将极大方便地翻起黏骨膜瓣）。（B）牙槽嵴切口线。（C）暴露隆突，并去除之。（D）暴露隆突。（E，F）用裂钻和手机在下颌嵴和隆突之间做一小槽。（G）使用小骨刀去除下颌骨上的隆突

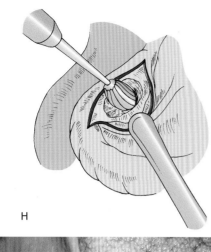

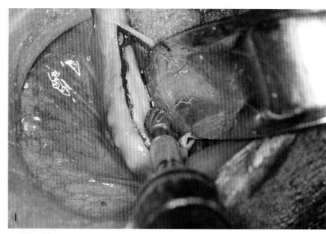

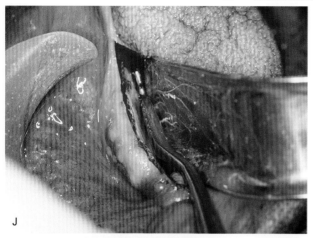

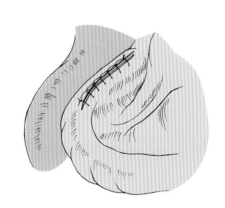

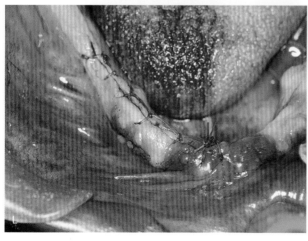

图 13.16（续）（H，I）使用骨钻和骨锉消除小的骨尖，去除下颌骨隆突。（J）使用骨钻和骨锉去除小的骨尖。（K，L）缝合组织

牙挺这样的小器械可以用来撬除舌侧隆突。用骨钻或者骨锉平整舌侧骨皮质。组织应该在复位后进行触诊，以评估外形轮廓和倒凹消除情况。间断或连续缝合关闭创口。将纱布包放置在口底，通常情况下需保持几小时，以帮助减少术后水肿和血肿形成。当黏膜穿孔区域发生伤口裂开或骨暴露时，采取局部治疗，包括频繁足量的盐水冲洗通常是有效的。

软组织异常

义齿承托区和周围的软组织异常包括过度纤维增生、软组织可移动性增加和炎性损伤，如口腔前庭炎性纤维增生和腭部炎性乳头增生、异常肌肉和系带附着。除了在病理和炎性病变之外，有许多其他问题在患者有完整的牙列时是表现不出来的。然而，当牙缺失需要义齿重建时，软组织修整往往是必要的。在刚拔除牙后，肌肉和系带附着一开始不

会表现出问题，但可能随着骨吸收的发生，最终影响义齿的修复效果。

任何软组织手术操作前，都应该明确长期治疗计划。软组织最初表现为松弛和过量，这对将来进行牙槽嵴骨增量手术或骨移植手术可能是有利的。口腔黏膜一旦被切除，很难再生。唯一的例外是软组织存在病变，此时需要对其进行切除。

上颌结节区软组织缩减术

上颌结节区软组织修整的主要目的是在后牙区为义齿提供足够的咬合间隙及保证义齿承托区的黏膜厚度。上颌结节修整可能需要切除软组织和骨组织，以达到预期效果。需要去除的软组织数量可由术前曲面体层片测定。如果曲面体层片不能确定软组织厚度，软组织深度可在术中局部麻醉后用尖锐探针测定。

对于上颌结节缩小术，单纯上颌后部局部浸润麻醉可以达到麻醉效果。在需要切除的上颌结节表面行椭圆形切口，并对此处的组织进行切除（图13.17）。组织切除后，通过去除多余的软组织，使

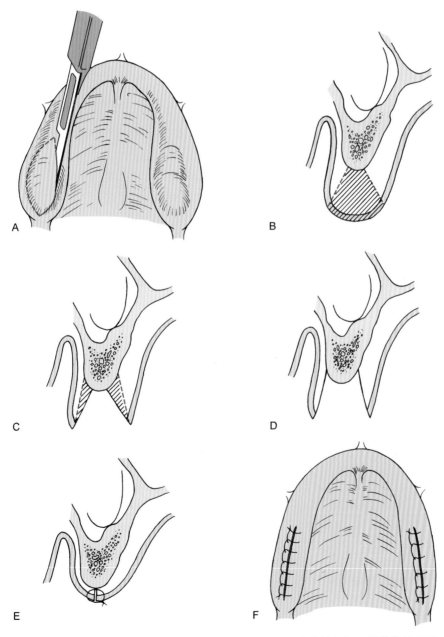

图 13.17　上颌软组织结节缩减术。（A）在结节区要切除的软组织周围做的椭圆形切口。（B）按初始切口切除的软组织区域。（C）潜行分离颊侧和腭瓣，提供足够的软组织形态，无张力下缝合。（D）组织切除后最终外观。（E, F）缝合软组织

切口内侧和外侧边缘变薄,从而进一步切除软组织,并提供一个无张力的伤口关闭。沿黏膜表面锐性切除组织时,用手指压住邻近的黏膜表面来完成切除(图13.18)。软组织削薄后,触诊以评估是否已经完成垂直方向的软组织减少。当适当的软组织被切除后,可以间断或连续缝合伤口。如果切除的组织太多,不应一期勉强关闭伤口。应该保持骨组织表面软组织无张力,这样允许开放性伤口进行二次愈合。

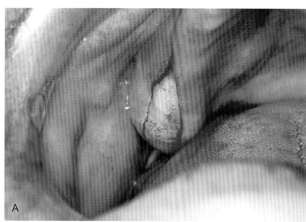

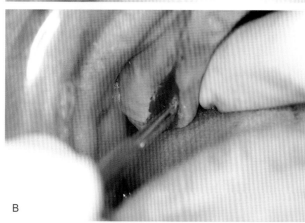

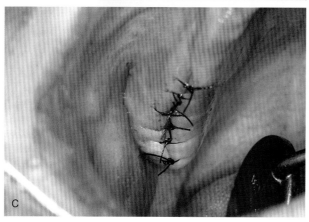

图13.18　上颌结节软组织切除。(A)椭圆形切口。(B)软组织瓣潜行切除,使黏膜变薄。在切除过程中,用手指按压、稳定软组织瓣。(C)无张力拉拢缝合

下颌磨牙后垫缩减术

只有少数情况需要去除下颌磨牙后垫区域肥厚的软组织。通过临床检查和治疗记录及铸造模型,保证患者没有下颌前伸和颌间垂直距离过低。在此区域用局部浸润麻醉足以达到麻醉效果。在下颌磨牙后区做椭圆形切口,即可以切除软组织最厚的部分。唇侧软组织切除会导致邻近组织变薄。舌侧黏膜下组织的过度切除,可能引起舌神经和动脉损伤。伤口可以用连续或间断缝合。另一种方法是使用激光切除这一区域的组织。用激光进行下颌磨牙后垫区域的软组织修整,不需要切口,可以明显减少术后的愈合时间[10]。最常用于口腔手术的激光是CO_2激光[11]。通过调整激光强度和穿透深度,可以控制软组织削除层数[12]。

腭侧过量软组织切除术

腭穹窿侧的软组织赘生常常影响正常的义齿修复。该区域常伴有骨性结构异常,其上部的软组织肥大,常会导致腭穹窿变窄并产生小倒凹,进而影响义齿制作和戴入。

腭侧软组织切除常用的术式包括黏膜下切除多余的软组织,这与前面章节描述的上颌结节软组织切除术类似。然而黏膜下软组织的切除量和切除范围过大时,易损伤腭大血管,因此可能造成出血甚至腭旁软组织坏死、脱落。

首选的术式是由黏膜表面切除多余的软组织。首先在腭大神经区及待切除软组织的前方进行局部浸润麻醉,然后用锋利的刀片垂直进入,切除黏膜表层及下层的纤维组织,切除的范围以消除大部分软组织倒凹为准(图13.19)。术后可通过戴用重衬后的外科夹板5～7天以帮助愈合。

非支持组织过度运动

牙槽嵴顶过量的非炎症性可移动软组织往往是由其下方骨吸收、不良修复体,或两者共同造成的。在切除这类组织之前,必须首先确定其下方的骨是否进行骨移植等增量手术。如果造成软组织过多的原因是骨缺损,那么治疗首选骨增量手术;但如果切除过量可移动软组织后,仍然能保证足够的牙槽嵴高度,那么切除手术即为首选。

在需要进行软组织切除的区域周围进行局部浸润麻醉。切除牙槽嵴顶多余的松软可移动软组织,需要在待切除组织颊舌侧做2个平行的全层切口

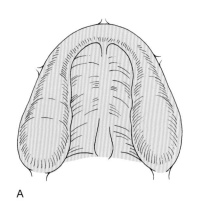
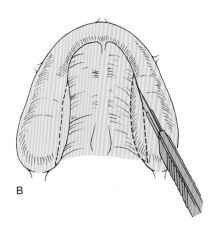

图 13.19　去除腭部外侧软组织。(A)腭部组织过多,导致腭穹窿狭窄和倒凹区。(B)垂直切除多余软组织

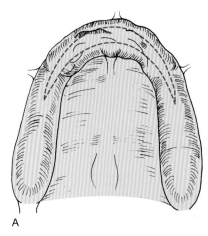
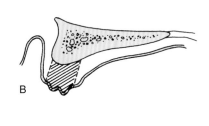

图 13.20　去除过度活动的无支撑组织。(A)切除牙槽嵴区过度活动的组织,切口线设计。(B)横断面显示要切除的组织量(仅在切除后仍保留足够的嵴高时才考虑这种类型的组织切除。如果切除该组织会导致嵴高不足和前庭深度消失,应考虑某种类型的增高手术)

(图 13.20),然后用黏膜剥离器将多余的软组织从骨面上进行剥离。必要时为保证创口关闭,需要斜行切除术区周围的少量组织以充分减张,但切除量应该尽可能少,以避免切除过多的软组织,并防止骨膜剥离。创口关闭可选择连续或间断缝合,术后 3 ~ 4 周即可取模制作义齿。这种术式的一个可能的并发症是由于创口关闭过程中的组织破坏所造成的颊侧前庭沟消失。

下颌牙槽嵴顶的松软可移动软组织常常表现为一小束条索状的组织带。如果其下的牙槽嵴上没有尖锐骨突,则可以通过骨膜上软组织切除术来去除多余的软组织。首先在术区周围进行局部浸润麻醉,用镊子等器械提起条索状的纤维结缔组织,然后用剪刀由纤维组织在牙槽嵴的附着处切除多余组织(图 13.21)。一般来说,这种术式无须缝合,并且术后可以立即戴入软衬后的义齿。

炎性纤维性增生

炎性纤维性增生,又称缝龈瘤,或义齿性纤维化,通常是由于戴用不良修复体导致牙槽嵴和前庭区的黏膜及纤维组织增生性肥大。在纤维增生初期,当纤维化较少时,使用软衬义齿等非手术治疗手段,通常就足以减少或消除该组织。当这种情况持续一段时间后,增生的组织内发生明显的纤维化,此时非手术治疗手段无效(图 13.22),只能选择切除增生的组织。

对于炎性纤维性增生软组织的处理有 3 种常用术式。首先对术区进行局部浸润麻醉,如果增生区域比较局限,可以通过电刀或激光进行有效切除;但当增生范围比较广泛时,选用电刀切除可能会导致前庭大量的瘢痕产生。通常首选直接切除并对位缝合余留的正常组织。用血管钳夹取增生的纤维组

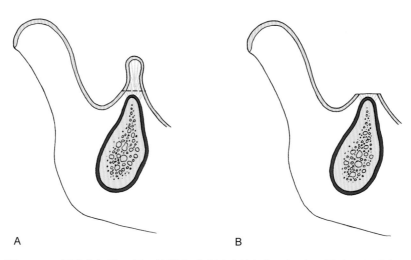

图 13.21   骨膜上切除下颌牙槽嵴上过度活动的组织。（A）牙槽嵴上方过度活动的组织。（B）用组织镊和组织剪切除绳状可移动的纤维组织，而无须在骨膜上打孔

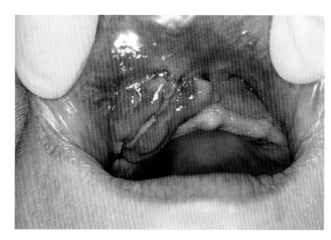

图 13.22   前庭沟处炎性纤维性增生

织，在其基底进行锐性切割，深度直达骨膜，以去除增生的组织（图 13.23）。通常增生区域周围的正常组织会被少量切除，并通过间断缝合或连续缝合关创伤口。

切除大范围增生的组织时，常常导致前庭沟变浅甚至完全消失。在这种情况下，可以选择切除龈瘤，使其周围的黏膜重新附着并发生继发性上皮化。

此种术式中，通过从牙槽嵴顶区切除骨膜表面增生的软组织，然后采用间断缝合技术将正常组织切缘缝合到前庭骨膜的最上缘，以构建一个相对清洁的骨膜上区。术后通过连续配戴外科夹板或者软衬义齿5~7天以保护创口，其间只在生理盐水冲洗创口时摘除。术后4周左右，术区通常发生继发性上皮化，此时可进行义齿印模制取。激光技术可以彻底切除大量增生的软组织，并避免过多瘢痕和

出血。术后初期疼痛较轻，之后几天逐渐到达高峰，此过程中配戴软衬后的义齿常常可以缓解这些不适症状。

通常增生的组织都是由炎症导致的，但也不排除其他病理改变的可能性。因此，术后必须切取有代表性的组织标本送病理验查。

唇系带切除术

唇系带附着区通常由条索状的纤维组织表面被覆黏膜组成，通常由唇（颊）部延伸至牙槽骨骨膜区。系带附着范围可能从前庭高度延伸到牙槽嵴顶部，甚至延伸到上颌骨前部腭侧的切牙乳头区。唇系带位于中线区，在牙列完整的个体，其异常除了引起中切牙间隙外，往往不会引发其他问题。有关唇系带附着异常导致中切牙间隙的患者，在接受正畸治疗过程中进行系带延长手术的时机问题，一直

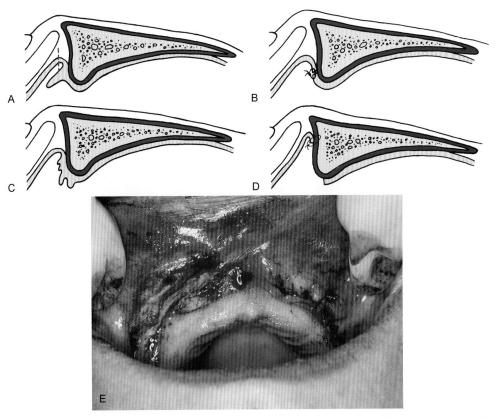

图 13.23 （A）小的、局限的纤维组织增生，这一区域可以简单方式切除。（B）关闭伤口边缘。（C）大面积炎症性纤维组织增生，切除和初期缝合后导致前庭沟消失。（D）骨膜上切除多余组织后，黏膜边缘缝合到前庭深处的骨膜上。（E）图 13.22 患者术后外观。患者左侧较小的局限增生区域已被切除，初期缝合；右侧较大的增生区域也被去除，伤口边缘已被缝合到前庭深处的骨膜上，留下暴露的骨膜

存在争议。许多外科和正畸科医师主张在关闭中切牙间隙前进行系带延长术，因为他们认为消除软组织屏障有利于牙排齐。但也有一些医师主张在间隙关闭后进行系带手术，因为他们认为手术所导致的牙间隙处的致密瘢痕组织会导致间隙难以关闭[13]。

有时为了适应系带附着情况，义齿制作会变得很复杂。系带区域软组织的运动常常导致不适和溃疡，并且可能影响义齿周边的封闭，使义齿容易脱落。

系带成形术有多种术式：①单纯切除技术。②Z 成形术。③通过继发性上皮化进行前庭局部成形术。④激光辅助系带成形术。当黏膜及纤维组织条索较窄时，单纯切除和 Z 成形术效果较理想。

当系带附着区基底较宽时，通过继发性上皮化进行前庭局部成形术常作为首选。激光辅助系带成形术则主要通过局部切除和消融过多的黏膜和纤维组织附着，以实现继发性上皮化。

外科手段进行系带成形术通常采用局部浸润麻醉，麻醉时需要小心避免麻药直接注入系带区域，造成术中解剖结构模糊不清。助手在手术全程尽可能协助术者将唇提拉并保持外翻。对于单纯切除术，通常在系带附着处行一狭窄的椭圆形切口，深度直达骨膜（图 13.24），然后将纤维系带从其下方的骨膜和软组织上进行锐性分离，之后对创口边缘稍加潜行分离后对位缝合。缝合时第 1 针应该位于前庭的黏膜转折区，缝线要穿透上颌骨前鼻棘下方的黏骨膜瓣，这样做可以有效减少血肿形成，并能保证组织愈合不影响前庭的最大深度。对切口的其余部分进行间断缝合。有时切口无法对位缝合至牙槽嵴顶高度，该区域可通过继发性上皮化达到愈合。

进行 Z 成形术时，纤维结缔组织切口与单纯切除术手术切口类似。在切开纤维组织后，在切口两侧各做一个 Z 形斜切口（图 13.25），然后轻轻分离并旋转 Z 形瓣的尖端，对位缝合以水平关闭最初的垂直向切口，2 个小的斜切口也要进行缝合。这样做可以避免线形系带切除导致前庭变浅。

第 3 种系带切除术式包括局部前庭成形术和继发性上皮化。当系带附着处基底部宽大时，此种术

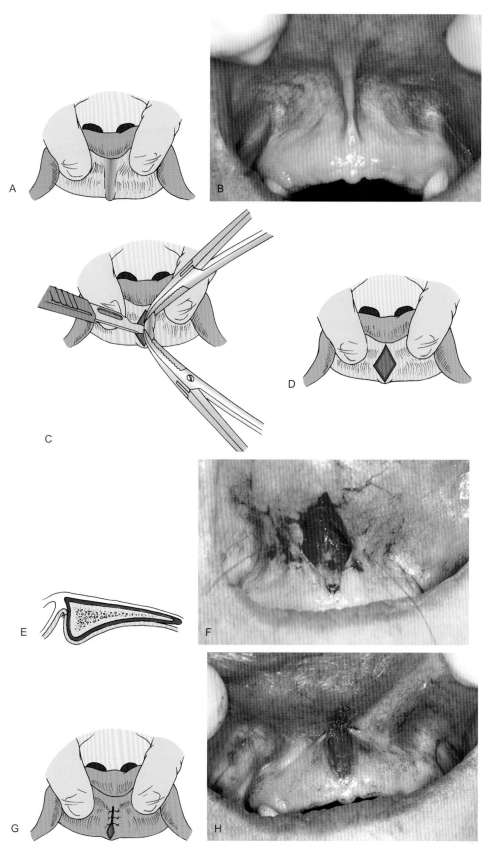

图 13.24　上唇系带的简单切除。（A，B）系带附着区域的外翻和暴露。（C，D）沿系带外缘切除，去除组织，露出下面的骨膜。（E，F）黏膜边缘和骨膜置缝线，关闭黏膜边缘，在前庭深处将黏膜缝合到骨膜上。（G，H）关闭伤口。去除邻近附着黏膜区域的组织，有时会在伤口边缘最下方不能实现初期完全关闭

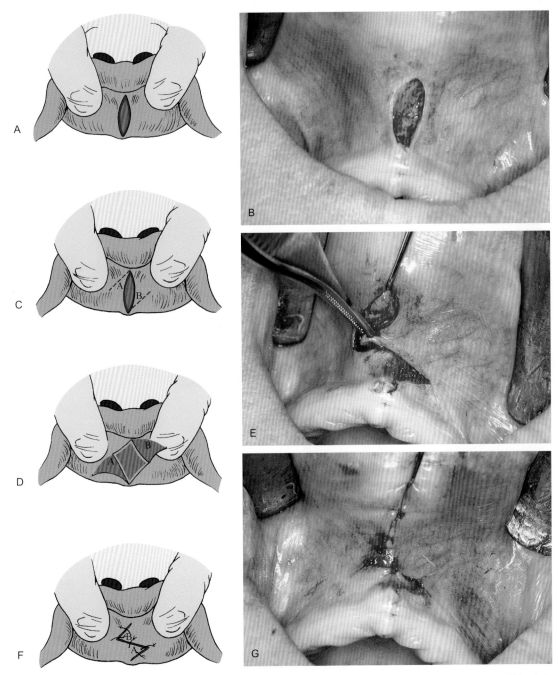

图 13.25　Z 成形术消除唇系带。（A，B）黏膜和下方疏松结缔组织的小椭圆形切除。（C～E）潜行分离组织瓣，旋转到所需位置。（F，G）间断缝合，关闭伤口

式尤为有利，常见于下颌前牙区的系带附着区。首先在系带附着的边缘区进行骨膜上局部浸润麻醉，然后行穿通黏膜组织和黏膜下层软组织的切口，无须切透骨膜。骨膜上剥离通常选用剪刀分离黏膜和黏膜下层软组织，或者用手指将海绵紧压在骨膜上来完成。在确定骨膜上软组织剥离干净后，将黏膜瓣边缘缝合到前庭可到达的最深处骨膜上，通过继发性上皮化，使骨膜暴露区实现愈合（图 13.26）。在最初的创口愈合期，使用外科夹板或者进行过软

内衬的义齿，可以有效减少术后疼痛，并通过减少软组织复发以保持前庭深度。该项技术同样适用于局部基底宽大的肌肉附着区，如上颌外侧较常见的肌肉附着区。

　　系带切除也可以通过激光来完成。激光消融系带及其下方的肌肉附着后，多数无须缝合创口，因为创口边缘可以发生再上皮化（图 13.27）。激光系带切除术通常效果很好，术后很少有患者反映肿胀和疼痛等不适感。

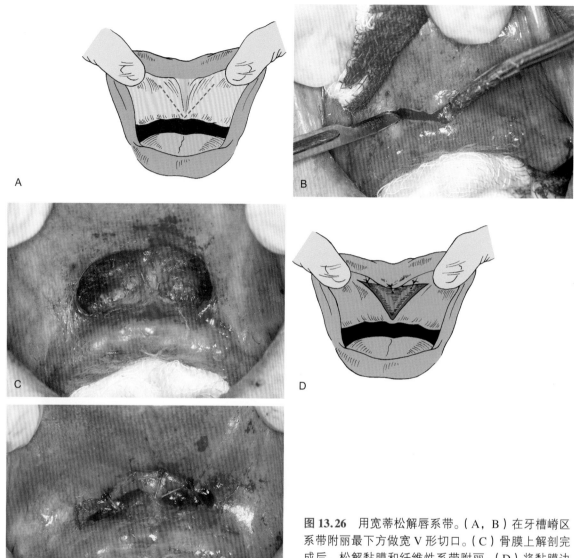

图 13.26　用宽蒂松解唇系带。(A，B)在牙槽嵴区系带附丽最下方做宽 V 形切口。(C)骨膜上解剖完成后，松解黏膜和纤维性系带附丽。(D)将黏膜边缘缝合至骨膜示意图。(E)在前庭深处将黏膜边缘缝合到骨膜上

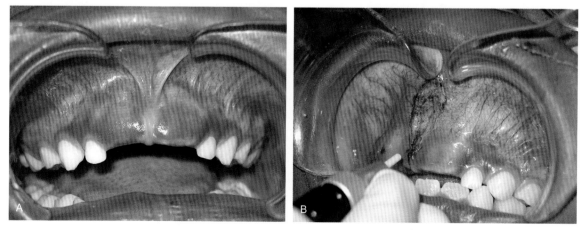

图 13.27　激光系带成形术。(A)上颌前牙区基底宽大的唇系带。(B)激光消融骨膜上方的黏膜和致密纤维结缔组织附着，创口依靠继发性上皮化愈合

舌系带切除术

舌系带的异常附着通常包含黏膜、致密的纤维结缔组织，甚至偶尔也会有舌肌上纤维参与。舌系带附着异常使舌尖固着在下颌牙槽嵴舌面，进而影响舌尖运动。即便在无须义齿修复的人群，舌系带异常还经常会影响发音。在牙缺失后，异常舌系带附着会影响义齿稳定性，原因在于每次舌运动时，系带附着部分就会绷紧，导致义齿脱落。

手术时，首先对舌两侧进行阻滞麻醉，结合舌前部的局部浸润麻醉，实现充分的术前麻醉，然后采用牵引缝合法以更好控制舌尖。舌系带延长术需要横向切开舌系带基部的黏膜和纤维结缔组织，以防止剥离到口底，损害邻近的重要解剖结构，如舌血管、神经和下颌下腺导管；然后纵向缝合创口，以完全释放舌前部（图 13.28）。术前用止血钳夹住舌系带基部大约 3 分钟，以夹闭血管，保证手术野内尽量无血。移除止血钳后，在血管钳夹持区域做

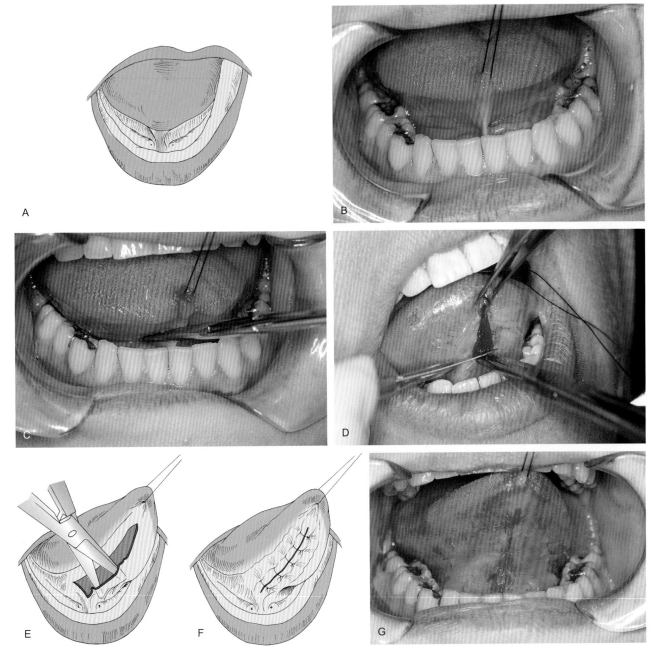

图 13.28　舌系带延长术。（A）系带附着将舌尖限制在下颌骨舌侧面。在无牙颌患者，舌运动常常导致义齿脱落。（B）在舌尖区缝合 1 针，以便于术中牵引舌体。（C）用止血钳钳夹系带 2 ~ 3 分钟，以便更好止血，然后剪断舌系带。（D）沿止血钳齿痕处由系带最表面剪至舌体表面。（E）沿创口边缘区分离扩大。（F, G）软组织创口关闭

一切口，向上提起舌尖，仔细分离创口边缘，然后平行舌中线关闭创口。术中必须特别注意舌下两侧和口底的血管及下颌下腺导管开口，在切开或创口关闭过程中损伤这些重要的解剖结构，可能会导致术后出血或影响唾液分泌。

有时舌系带延长术同期还需做下颌下腺导管口和下颌骨舌侧区域之间的小范围软组织松解。手术方式类似于下颌下腺导管上方的软组织松解。然而，如果该区域仅存在少量的组织带，从牙槽嵴舌侧进行局部的骨膜上分离，去除纤维附着足以解决问题。

即刻修复

可以在拔牙和骨重建的同期进行义齿修复。Hartwell 列举了一些即刻修复的优势[14]。对于患者而言，拔牙后即刻义齿戴入可以立刻恢复美观要求，满足心理需求，否则可能会有一段时间的缺牙期。术后即刻戴入义齿也可以固定手术部位，减少术后出血、肿胀和促进组织对牙槽嵴的适应性改建。另一个优势是通过即刻义齿修复技术，非常容易重建出垂直距离。不足之处包括需要术后反复调改义齿和初期愈合后重新制作义齿。

尽管需要制订严格的治疗计划和修复过程，前、后牙均可在拔牙的同时戴入义齿。戴入即刻义齿前的手术处理步骤可以分阶段进行，先拔除上、下颌后牙，再拔除前牙。这样可以获得后牙区的初期愈合，更有助于改善牙槽骨和上颌结节对义齿的适应性。在拔除余留前牙之前，需要取新的咬合记录和上半可调𬌗架。通过模型来制作义齿，以维持适当的垂直高度和美学。在模型上预拔除余留的天然前牙，仔细修整牙槽骨（图 13.29）。在修整好的术前模型上制作透明丙烯酸基托以复制牙槽嵴形态。义齿也在这副模型上制作。

即刻义齿修复手术要求在拔除余留天然牙时采用尽可能保守的方式。通常要求简单并最小程度地进行牙槽骨修整或者牙槽间隔修整术，尽可能保留最大的垂直高度和骨皮质（图 13.30）。完成骨轮廓修整和消除粗糙骨尖，使组织形态与指压后相近，再戴入透明丙烯酸手术导板。软组织压白或者有粗糙骨尖的部位都需要降低，直到手术导板在所有位置都适应牙槽嵴。连续或者间断缝合创口后，戴入放有软衬材料的即刻义齿，需注意不能将软衬材料压入新鲜的拔牙窝。检查咬合关系，必要时进行调

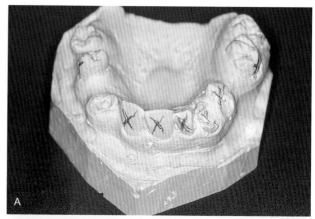

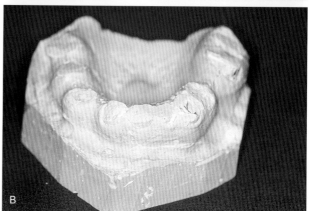

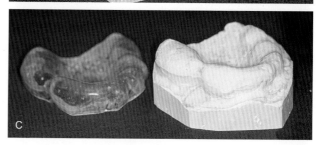

图 13.29 为即刻修复手术制作透明丙烯酸手术导板。（A）术前模型。（B）去除天然牙后模型上不规则的骨轮廓。（C）修整上颌模型，制作手术导板

整。患者需要持续戴用义齿 24 小时后再复诊。在手术结束时注射布比卡因或者其他相似的长效局部麻醉药物，可以显著提高术后第一个 24 小时的舒适度。复诊时，轻柔取下义齿，检查义齿下方的黏膜和牙槽嵴有无过度受压处。然后清洁义齿再次戴入，要求患者再次戴用义齿 5 ~ 7 天，只有生理盐水漱口时取下。

即刻义齿牙槽嵴保存术

主要内容是拔牙后牙槽骨的处理和后续骨及软组织改变。修复前手术的重要一点是可以实现在拔牙时维持或者保存尽可能多的骨。如果牙被认定没

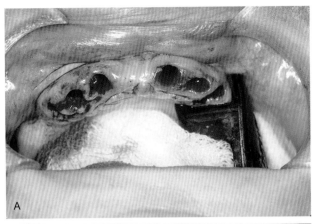

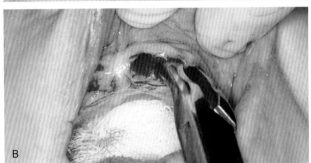

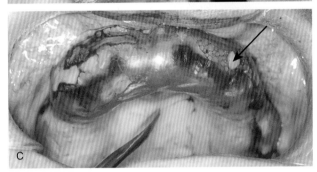

图 13.30 （A）拔除天然牙后上颌牙槽嵴的形态。（B）用咬骨钳去除牙槽间隔。（C）戴入透明丙烯酸手术导板。任何干扰导板就位，如过突的骨组织或者软组织造成受压变白的部位，都需要去除（箭头）

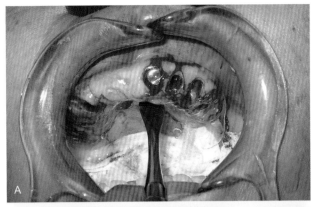

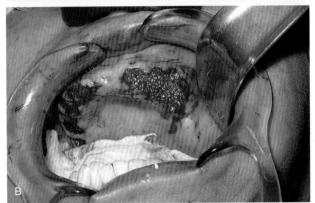

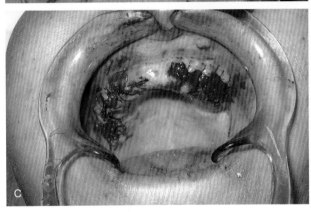

图 13.31　牙槽嵴保存。（A）在保持牙槽嵴高度前提下拔牙。（B）同种移植材料放置到拔牙窝内，达到牙槽嵴顶高度。（C）将可吸收性膜覆盖到移植材料表面，Bolster 缝合法固定胶原膜，达到牙槽嵴顶的二期愈合

有保存价值而计划拔除，同期采用各种各样的骨材料进行牙槽窝位点保存，有助于维持牙槽骨的高度和宽度[15]。辅助措施可以维持牙槽嵴形态是因为人工材料在骨改建过程中吸收缓慢。几种用来维持骨结构的同种和异种骨移植材料能减少在口内邻近位点收集自体骨带来的并发症[16]。这些无机材料来源于牛（异种移植材料）或者加工处理的尸体骨[17,18]。

保存颊舌侧骨皮质的微创拔牙对于牙槽骨保存是非常必要的[19]，拔牙后需要完全刮净和冲洗牙槽窝，移植材料放置到拔牙窝内压实，高度需要达到牙槽嵴顶（图 13.31）。拔牙位点通常不会一期关创。大部分病例中移植材料表面需要覆盖某些类型的胶原材料，胶原材料通过可吸收缝线固定。使用

可吸收膜需要将邻近的软组织边缘进行小范围翻瓣，将胶原膜放置到附着龈下方。几周后再移植位点表面出现黏膜上皮再生。

通常用骨移植材料进行位点保存后 2 ~ 6 个月进行种植体植入。

覆盖义齿手术

咀嚼运动产生的应力通过牙和牙周韧带传递到牙槽骨，以维持牙槽骨形态。尽可能保存牙，可以

最大限度地减少义齿下方骨吸收。覆盖义齿技术是通过将应力直接传递到颌骨内和利用义齿修复改善咀嚼功能，保留颌骨内的牙。余留牙也可在功能运动时改善本体感觉，特殊的固位附着体可以安装到余留牙内，以提高义齿的固位性和稳定性。覆盖义齿应该在余留牙具有充分的骨支持，能够维持健康的牙周组织而且牙能够被合理治疗的情况下考虑。双侧尖牙通常被认为最适合这种修复方式。因为这种技术需要对余留牙进行根管治疗和修复处理，因此也需要考虑到经济因素。

牙周因素的讨论不在本章范围内，但是，在进行覆盖义齿修复前，评估所有可保留的牙非常重要。余留牙需要进行充分的临床和影像学评估，包括临床检查、牙周袋深度评估和附着龈评估。

进阶的修复前外科处理

下颌牙槽嵴增高的软组织手术

随着牙槽嵴萎缩，靠近义齿承托区的黏膜和肌肉附着位置将会严重影响义齿固位和稳定。另外，在义齿承托区的固定组织的数量和质量也会下降。实行软组织手术来改善义齿稳定性，可以单独进行，也可以在骨增量手术后进行。在任何病例中，修复前软组织手术的目的都是增加义齿主承托区或者种植区稳定的结缔组织的量，在义齿承托区或者前庭区通过去除影响就位的肌肉附着，改善义齿基托的延伸。

转移瓣前庭沟成形术

Kazanjian 首次介绍舌侧带蒂黏膜瓣的前庭成形术 [20]。在手术过程中，牙槽嵴顶的黏膜瓣蒂部与下方组织游离，缝合至前庭沟底 (图 13.32)。下唇内侧的创面通过继发性上皮化愈合。这一手术方式已被改良，舌侧带蒂黏膜瓣和唇侧带蒂骨膜瓣转位技术的应用逐渐流行 [21]。

当存在足够的下颌骨高度时，这种方法加深前牙区前庭沟深度，可以改善义齿的固位和稳定。该方法最基本的适应证包括充足的前下颌骨高度 (至少 15 mm)，较浅的下颌骨前部唇侧黏膜和肌肉附着处前庭沟深度和充足的下颌骨舌侧前庭沟深度。

这项技术已经在许多病例中取得成功，通常不需要住院、供区手术和延长的无牙期。这项技术的

不足之处是无法预期前庭沟加深的深度，以及前庭沟留有瘢痕和义齿边缘延伸范围对前庭沟深度的适应性问题 [22, 23]。

前庭沟和口底加深术

在义齿承托区，除了唇侧肌肉和软组织的附着问题，在下颌骨舌侧口底区，下颌舌骨肌和颏舌肌的附着也存在相似问题。Trauner 介绍了在下颌舌骨嵴处剥离下颌舌骨肌的附着，向更下方复位，可以有效加深口底，减少下颌舌骨肌对义齿的影响 [24]。MacIntosh 和 Obwegeser 随后介绍了一种唇侧延伸法，与 Trauner 的方法相结合使用，有效保证在下颌骨的唇舌侧最大限度的前庭沟加深 [25]。这项唇侧前庭沟成形术是 Clark 推出的唇侧骨膜上带蒂黏膜瓣的改良 [26]。在这两种前庭沟加深技术应用后，皮肤游离瓣可以用于覆盖暴露的骨膜表面 (图 13.33)。2 种方法的结合，有效解决了黏膜和肌肉高位附着对义齿的脱位力，并且在义齿主承托区提供了广泛和稳定的角化组织 (图 13.34)。软组织移植伴颊侧前庭沟成形术和口底加深是义齿承托区牙槽骨高度不足的适应证，但是余留牙槽骨高度至少 15 mm。剩余牙槽骨必须有足够的轮廓形态，以满足术后暴露出的牙槽骨形态能够支持义齿重建。骨内种植也是一种非常适合的处理方式，因此伴软组织移植的前庭沟成形术不常应用。如果颌骨总体形态不规则，如在下颌骨后方存在大的倒凹，这些问题需要在软组织处理前，通过骨移植或牙槽骨的微小修整进行纠正。

这项技术在早期覆盖暴露的骨膜方面有优势，可以改善患者的舒适度和满足尽快义齿重建。另外，前庭沟成形术的远期效果是可以预见的。需要住院和开辟供区手术位点，以及患者术后中度肿胀和不适是主要的不利因素。患者很少抱怨口腔内移植皮肤的形态和功能。如果取皮时，移植的皮肤过厚，毛囊可能不会完全退化，在孤立的移植区可能会偶尔出现毛发生长。

除了移植皮肤，其他组织也被报道可以有效移植到牙槽嵴顶。腭黏膜组织可以为受区提供坚韧、有弹性的组织且移植后收缩最小 [27]。尽管手术时腭侧组织相对容易获取，但是有限的组织量和供区术后不适感是主要缺陷。当只是局部小范围需要进行软组织移植时，腭部组织通常比较适合。

颊侧内表面的全厚黏膜瓣与腭侧组织相比，其优势相似。然而，需要专用的黏膜刀切取颊侧黏

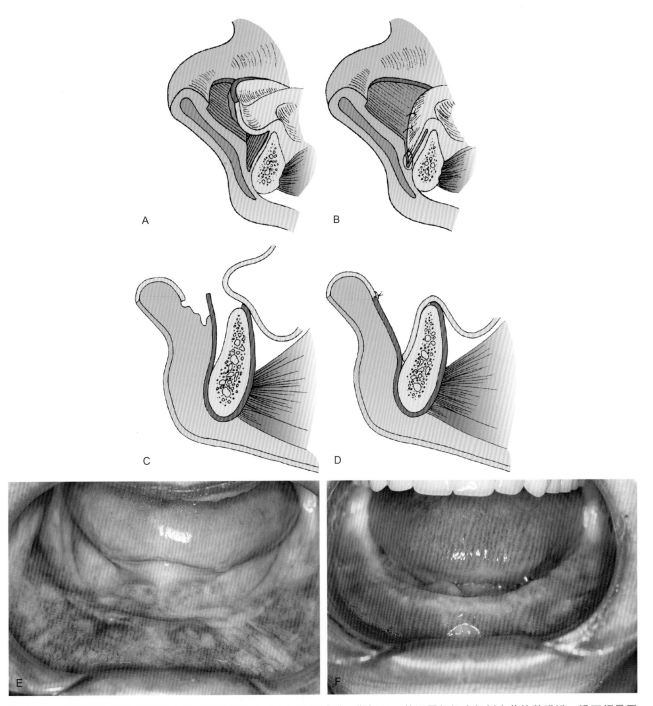

图 13.32　转位瓣前庭沟成形术（即唇黏膜转移）。（A）在唇黏膜上做切口，从深层组织中解剖出薄的黏膜瓣，沿下颌骨唇侧剥离。（B）将唇黏膜缝合到前庭沟深面，外露的唇侧组织将二期愈合。（C）通过牙槽嵴顶部切开骨膜，并将游离的骨膜边缘缝合到暴露的唇黏膜区域进行修复。（D）将黏膜瓣覆盖裸露的骨的表面缝合到前庭沟深部的骨膜交界处。（E）术前照片。（F）术后 6 个月

膜，缺点是取黏膜瓣后广泛的瘢痕。黏膜不会角化，还具有活动性，通常会造成黏膜表面义齿承托力不足。

上颌牙槽嵴增高的软组织手术

上颌牙槽骨吸收经常导致黏膜和肌肉附着改变，从而影响义齿的结构、稳定性和固位。由于上颌骨义齿承托区面积较大，在广泛的骨缺失后，往往仍可以获得足够的义齿结构和稳定性。然而，伴随骨吸收可能产生过量软组织，软组织修整可能作为增量手术前的辅助。多种技术可用于在上颌义齿承托区提供额外的稳定结缔组织和前庭深度。

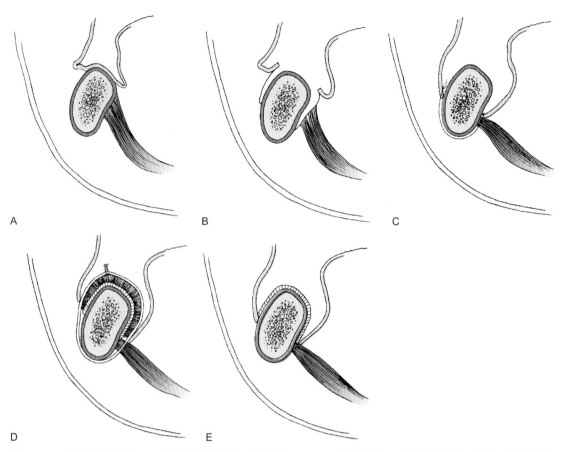

图 13.33　唇前庭成形术、口底降低术和植皮术（即 Obwegeser 技术）。（A）术前剩余下颌骨牙槽嵴附近的肌肉和软组织附着。（B）做牙槽嵴顶切口，骨膜上分离，形成颊侧和舌侧瓣。（C）缝线穿过下颌骨下缘，在下颌骨下缘附近将颊侧、舌侧瓣缝合。（D）用印模将植皮固定在骨膜上，印模用环下颌骨钢丝固定。（E）新形成的前庭深度和口底区术后观

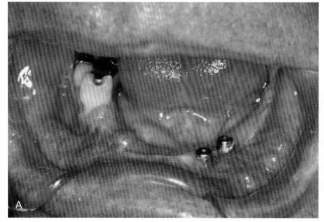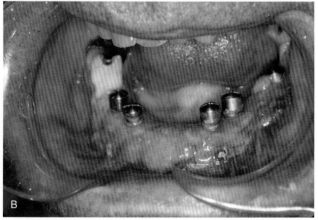

图 13.34　前庭沟成形，口底降低和腭黏膜移植。（A）术前照片显示唇舌侧前庭沟深度不足和种植体基台周围缺少结缔组织。（B）在牙槽嵴顶移植结缔组织，改善前庭沟深度

黏膜下前庭沟成形术

如 Obwegeser 所述，黏膜下前庭成形术可能是矫正上颌骨牙槽嵴顶及周围软组织附着的一种选择[28]。这项技术特别适用于上颌牙槽嵴发生吸收但剩余骨量仍然能提供足够的义齿支持时。在这项技术中，黏膜下组织被切除或重新固位，使唇侧前庭黏膜直接贴附于剩余的上颌骨骨膜。

该区域必须有足够的黏膜量来提供充足的前庭沟深度而不造成上唇变形。可以通过在上唇下放置

牙科口镜并将前庭沟上部抬高至术后所需的深度来进行简单测试，以确定唇侧前庭沟是否有足够的黏膜（图 13.35）。如果上唇没有翻转或缩短，则有足够的黏膜来进行适当的黏膜下前庭成形术。

在门诊，黏膜下前庭成形术一般可在局部麻醉和静脉镇静下进行。在上颌前侧中线处做切口，将黏膜翻开并与黏膜下组织分离。然后，通过从骨膜上方解剖肌肉和黏膜下附着，形成一个黏膜上隧道。在靠近牙槽嵴顶的附着区切除由 2 个隧道剥离形成的中间层组织。黏膜下结缔组织和肌肉组织可以向上复位或切除。关闭中线切口后，改造义齿或预制夹板使其边缘能延伸至前庭区，并在腭部用螺钉固定 7 ~ 10 天，使骨嵴上方黏膜紧贴骨膜。通常在 3 周内逐渐愈合，黏膜在前庭沟所需的深度上与上颌骨前壁和外壁紧密贴合。

这些技术提供了可预测的前庭沟深度增量和义齿承托区黏膜附着。适当的固定义齿通常可以在手术后即刻或取出夹板后配戴，并且在手术后 2 ~ 3 周完成最后的义齿重衬或取模重塑。

伴软组织移植的上颌前庭沟成形术

当黏膜下前庭成形术导致唇黏膜不足或唇缩短时，需要使用其他的前庭加深技术。在这种情况下，可以利用 Clark 前庭成形术[29]，即在骨膜上剥离上唇带蒂黏膜瓣后，缝合于上颌前庭沟根方。牙槽嵴上裸露的骨膜通过继发上皮化愈合。患者术后可能出现中度不适，义齿修复前需要较长的愈合时间（6 ~ 8 周）。上颌前庭深度的维持是不可预测的。使用唇侧带蒂黏膜瓣结合组织移植覆盖上颌暴露的骨膜，有利于先前暴露的骨膜更快愈合，并使得前庭深度维持的远期可预测性更高（图 13.36）。

异常牙槽嵴关系的矫正

大约 5% 的患者有严重的上、下颌骨关系失调，导致严重错𬌗。当牙脱落后，异常的𬌗关系会导致义齿修复困难。当存在骨性 Ⅲ 类错𬌗时，牙缺失和骨吸收会加重骨性 Ⅲ 类错𬌗的问题。在牙列缺损患者中，由于缺乏对颌牙的力量，可能会导致牙过度伸长，使得后期修复复杂化。

在患者修复治疗的评估中，对于牙槽嵴的评估是一个重要但常被忽略的因素。对于牙列缺损患者，评估应该包括咬合方向和可能受到对颌牙伸长影响的颌间距离。对于无牙颌患者，必须在正确的

垂直高度下评估患者上、下颌的颌间距离及前后向和水平向关系。在诊断阶段，需要在合适的唇支持下构建咬合轮廓。头颅侧位片对于评估也是必要的，可用来证实临床上不确定的想法。

对牙列缺损患者的阶段性牙槽骨手术

在没有对颌牙的情况下，牙的伸长和骨增生会导致颌间距离减小，妨碍该区域固定义齿或可摘义齿修复。单颌牙列缺失可能增加兼顾功能和美学且义齿能适当地排列在牙槽嵴上的义齿制取难度。有几种方法可以修复这些患者的牙列，包括拔除骨段上错位的牙或用截骨手术重新对牙定位。

术前应考虑面部美学，进行口腔内咬合关系检查，拍摄曲面体层片，进行头影测量，上𬌗架。如果考虑截骨手术，模型可以切断并将牙重新定位到预期的位置。负责修复的医师应该决定最终𬌗架上截骨的位置。术前可能需要正畸治疗以适当排牙并留出截骨位置。在模型上手术后，需要制作夹板，用于手术中精确定位截骨位置，并在术后愈合期间提供稳定支持。如果条件允许，夹板应该接触其他牙以保持稳定，而不是置于软组织上。应避免夹板舌腭侧边缘凸起，因为夹板的压力会影响血供，这对于截骨段上的骨和牙的存活非常重要。在某些情况下，夹板的结构必须与对颌牙槽嵴相接触，以保持颌间距离。患者的缺损情况、医师的偏好和经验决定了所要实施的手术方法。矫正畸形的上颌骨和下颌骨的过程在第 26 章和其他教科书中都有讲解（图 13.37）[30]。手术和术后充分愈合后，可进行固定和可摘义齿修复。

对无牙颌患者的颅面畸形矫正术

在临床和影像学评估后，将模型安装在𬌗架上，以确定理想的牙槽嵴关系。修复医师应负责确定手术后上、下颌骨的理想位置。对于完全无牙颌患者，对其上颌、下颌或两者重新定位时，面部美学效果和牙槽骨重新定位后的功能性要一并考虑。判断术后所需的颌位关系需要模拟手术、头影测量及丰富的临床经验（参见第 26 章）。在确定了截骨线位置后，制作夹板，使术中可以找到合适的位置。第 26 章回顾了上颌骨或下颌骨重新定位连接后的坚强内固定技术，其在手术中有稳定骨段和减少颌间牵引时间的作用。

义齿修复可在手术后 3 个月上、下颌骨改建完成后进行。正颌手术与义齿修复相结合，在许多颌

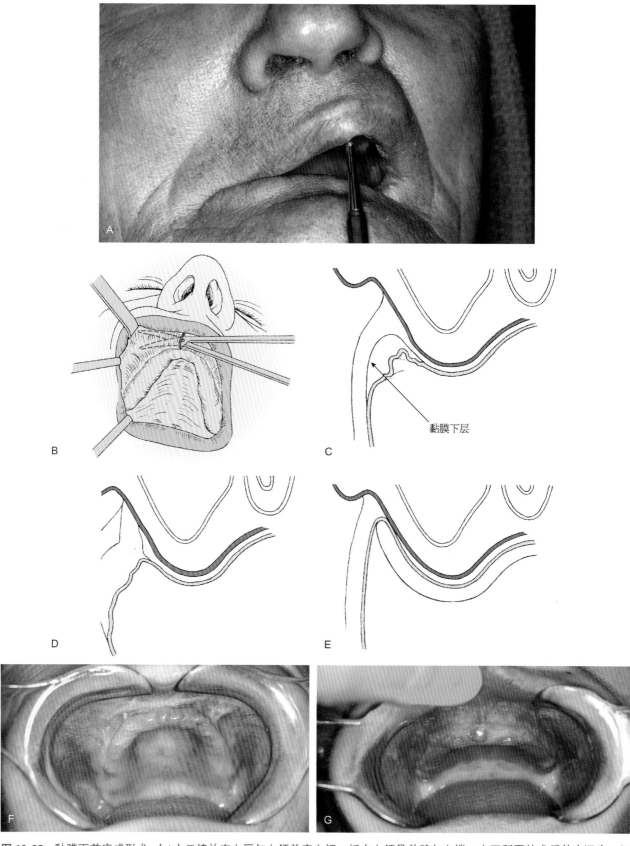

图 13.35   黏膜下前庭成形术。（A）口镜放在上唇与上颌前庭之间，抵在上颌骨前壁向上撑，直至所需的术后前庭深度。如果没有发生唇异常缩短，则存在足够的黏膜进行黏膜下前庭成形术。（B）在前方做垂直切口，用于形成黏膜下隧道，然后沿上颌骨外侧面做骨膜上隧道。（C）横断面显示黏膜下组织层。（D）切除黏膜下软组织层。（E）放置夹板，将黏膜固定在前庭深处的骨膜上，直至愈合。完成黏膜下前庭成形术。（F）术前照片。（G）术后结果

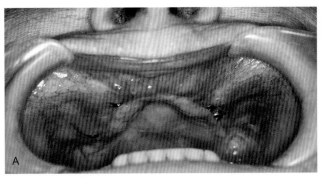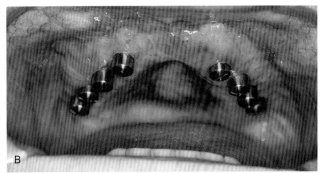

图 13.36 改进软组织形态，用于种植体重建。(A)颊侧前庭缺乏，上颌牙槽骨角化组织不足。(B)1 个月后的术后结果表明，软组织形态改善，可用于种植体支持式修复

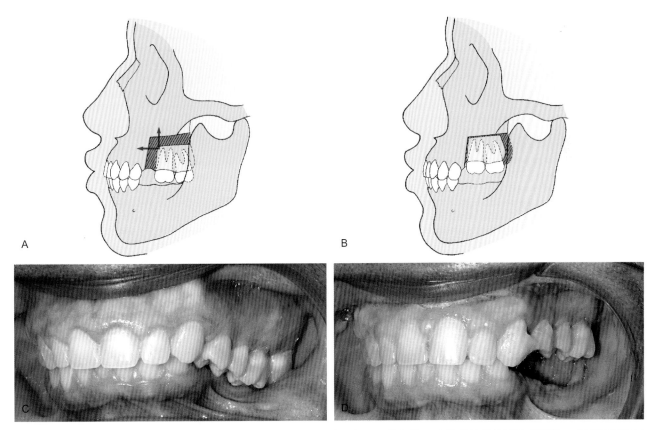

图 13.37 节段截骨术。(A，B)上颌骨后部截骨术用于上颌骨后段上、前复位，改善种植体放置的颌间隙，或用于制作可摘局部义齿。(C)上颌伸长牙临床表现。(D)术后外观，显示骨段上移，颌间隙改善

骨异常的患者中获得了令人满意的功能和美学效果，否则这些患者的修复重建将出现严重问题。

总结

修复前手术准备的成功依赖于详细的术前检查和治疗计划，一般来说，应该首先处理颌骨异常，相关软组织的矫正通常在骨增量和骨修整之后完成。当骨增量的目的是改善颌骨外形而不是增加牙槽嵴的高度或宽度时，可以考虑种植同期行骨增量手术。在整个治疗阶段，必须考虑最终修复体设计和长期功能、美学质量、软组织保存多方面。

致谢

感谢 Mark F. Sosovicka 博士对本章进行的审阅和更新。

（张东升　译）

参考文献

[1] Tallgren A. The continuing reduction of residual alveolar ridges in complete denture wearers: mixed longitudinal study covering 25 years. *J Prosthet Dent.* 1972;27:120–132.

[2] Bays RA. The pathophysiology and anatomy of edentulous bone loss. In: Fonseca R, Davis W, eds. *Reconstructive Preprosthetic Oral and Maxillofacial Surgery.* Philadelphia, PA: WB Saunders; 1985.

[3] Mercier P, Lafontant R. Residual alveolar ridge atrophy: Classification and influence of facial morphology. *J Prosthet Dent.* 1979;41:90–100.

[4] Starshak TJ. Oral anatomy and physiology. In: Starshak TJ, Sanders B, eds. *Preprosthetic Oral and Maxillofacial Surgery.* St. Louis: Mosby; 1980.

[5] Crandell CE, Trueblood SN. Roentgenographic findings in edentulous areas. *Oral Surg Oral Med Oral Pathol.* 1960;13:1343.

[6] Jenkins WS, Brandt MT, Dembo JB. Suturing principles in dentoalveolar surgery. *Oral Maxillofac Surg Clin North Am.* 2002;14:213–229.

[7] Dean OT. Surgery for the denture patient. *J Am Dent Assoc.* 1936;23:2124.

[8] Michael CG, Barsoum WM. Comparing ridge resorption with various surgical techniques in immediate dentures. *J Prosthet Dent.* 1976;35:142–155.

[9] Kalas S, Halperin V, Jefferis K, et al. The occurrence of torus palatinus and torus mandibularis in 2478 dental patients. *Oral Surg Oral Med Oral Pathol.* 1953;6:1134.

[10] Strauss RA. Laser management of discrete lesions. In: Catone G, Alling C, eds. *Laser Applications in Oral and Maxillofacial Surgery.* Philadelphia, PA: WB Saunders; 1997.

[11] Atkinson T. Fundamentals of the carbon dioxide laser. In: Catone G, Alling C, eds. *Laser Applications in Oral and Maxillofacial Surgery.* Philadelphia, PA: WB Saunders; 1997.

[12] Pick RM. Use of the laser for treatment of gingival diseases. *Oral Maxillofac Surg Clin North Am.* 1997;9:1–19.

[13] Wheeler B, Carrico CK, Shroff B, et al. Management of the maxillary diastema by various dental specialties. *J Oral Maxillofac Surg.* 2018;76(4):709–715.

[14] Hartwell CM Jr. *Syllabus of Complete Dentures.* Philadelphia, PA: Lea & Febiger; 1980.

[15] Bartee BK. Extraction site reconstruction for alveolar ridge preservation. 1. Rationale and materials selection. *J Oral Implantol.* 2001;27(4):187–193.

[16] Feuille F, Knapp CI, Brunsvold MA, et al. Clinical and histological evaluation of bone replacement grafts in the treatment of localized alveolar ridge defects. I. Mineralized freeze dried bone allograft. *Int J Periodont Restorat Dent.* 2003;23:29–35.

[17] Hosney M. Recent concepts in bone grafting and banking. *J Cranio-mandibular Pract.* 1987;5:170–182.

[18] Alexopoulou M, Semergidis T, Serti M. Allogenic bone grafting of small and medium defects of the jaws; 1998. Helsinki, Finland, Congress of the European Association for Cranio-maxillofacial Surgery.

[19] Sclar AG. Preserving alveolar ridge anatomy following tooth removal in conjunction with immediate implant placement: The Bio-col technique. *Atlas Oral Maxillofac Surg Clin North Am.* 1999;7(2):39–59.

[20] Kazanjian VH. Surgical operations as related to satisfactory dentures. *Dental Cosmos.* 1924;66:387.

[21] Keithley JL, Gamble JW. The lip switch: a modification of Kazanjian's labial vestibuloplasty. *J Oral Surg.* 1978;36:701.

[22] Hillerup S. Preprosthetic vestibular sulcus extension by the operation of Edlan and Mejchar. I. A 2-year follow-up study. *Int J Oral Surg.* 1979;8:333.

[23] Hillerup S. Profile changes of bone and soft tissue following vestibular sulcus extension by the operation of Edlan and Mejchar. II. A 2-year follow-up study. *Int J Oral Surg.* 1979;8:340–346.

[24] Trauner R. Alveoloplasty with ridge extensions on the lingual side of the lower jaw to solve the problem of a lower dental prosthesis. *Oral Surg Oral Med Oral Pathol.* 1952;5:340.

[25] MacIntosh RB, Obwegeser HL. Preprosthetic surgery: a scheme for its effective employment. *J Oral Surg.* 1967;25:397–413.

[26] Clark HB Jr. Deepening of the labial sulcus by mucosa flap advancement: report of a case. *J Oral Surg.* 1953;11:165.

[27] Hall HD, O'Steen AN. Free grafts of palatal mucosa in mandibular vestibuloplasty. *J Oral Surg.* 1970;28:565–574.

[28] Obwegeser H. Die Submukose Vestibulumplastik. *Dtsch Zahnarztl Z.* 1959;14:629.

[29] Obwegeser HL. Surgical preparation of the maxilla for prosthesis. *J Oral Surg.* 1964;22:127.

[30] Bell WH, Proffit WR, White RP Jr. *Surgical Correction of Dentofacial Deformities.* Philadelphia, PA: WB Saunders; 1980.

第 14 章

种植治疗：基本概念和技术
Implant Treatment: Basic Concepts and Techniques

Edward M. Narcisi, Myron R. Tucker, Richard E. Bauer

口腔科专业在口腔科修复治疗中已经有了极大进步，许多治疗方法效果好，效率高，而且可预见结果。技术、材料、设备和科学共同给予口腔科患者所有机会去享受健康和功能性口腔科生活。尽管具备了这些进步和机会，目前仍然有大量患者部分缺牙和全口无牙。牙种植已经给了这些患者极为有效和可预期的牙替代方式，患者可以采用种植体固定冠的方式修复单牙和部分缺牙，并可享受到天然牙的美学与功能。全口无牙颌患者，则不需忍受他们以往配戴传统全口义齿时的功能不良与感觉不佳。种植牙可为缺牙患者提供舒适、功能良好、可信赖的选项，既可以固定修复，又可以种植体支持的活动义齿修复。

多学科临床路径介绍

成功的种植治疗依靠一个协调的路径，结合详尽的治疗计划、精湛的外科技术及精准的义齿修复。典型的种植团队有经过培训的负责植入种植体的外科医师、经过培训的负责设计和带入修复体的修复科医师、负责修复体制作的富有经验的口腔科技工组成。本章旨在展示基础概念和基本技术，为临床工作者参与牙种植治疗提供坚实的理论基础。

生物学与功能考量

硬组织界面

种植体植入的最初目标是达到并保持骨与种植体的紧密结合，这一概念称为骨整合。骨整合的组织学定义是指有活力的骨组织与负重的种植体表面直接的结构和功能结合，在种植体与骨之间，没有软组织长入[1,2]。骨整合的临床定义则是人工材料（种植体）牢固无症状地固定在颌骨内并具备承受

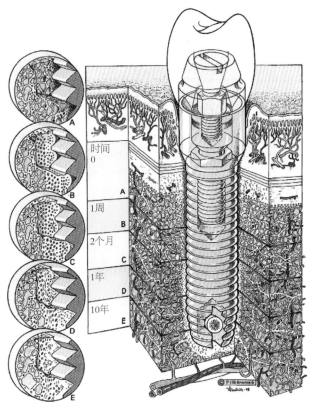

图 14.1 种植界面的切面图和改建时间（引自 Newman MG, Takei HH, Klokkevold PR, et al. Carranza's Clinic Periodontology. 11th ed. Philadelphia: Elsevier; 2012）

咬力的能力（图 14.1）[3,4]。

可预期的骨整合发生需要以下几个重要因素：

（1）一种生物相容性的种植材料（种植体）。

（2）微创手术使组织损害最小化。

（3）种植体与骨的紧密接触。

（4）在愈合期内种植体相对骨骼稳定，不活动。

钛金属被选择作为种植体材料。钛具有生物学惰性，因此不会引起宿主机体对外来物产生排斥反应。由于种植体必须与骨组织密切接触，因此需要采用精准的外科手术，预备种植位点。所有种植体

系统均有独特设计的钻针套装系列并采用独特的程序，以尽可能微创去骨。钻孔的大小与种植体的大小与形状相匹配，精准备洞可以得到最初的骨接触和稳定性。

在无菌环境下的微创外科手术，关键是对骨组织产生最少的机械损伤和热损伤，其中包括使用锋利的、精准的扩孔钻，低的转速和高扭力，同时保持轻柔而间断施压，以及提供充分的冲洗水冷却。冷却可以用外冷式及使用特殊的种植手机和带孔钻头的内冷式。在种植窝预备过程中，保持骨的温度目标是低于47℃，任何原因造成骨温度超过47℃，都可引起骨坏死和骨结合失败。

获得和维持种植体的初期稳定性，达到种植体表面骨形成。种植体植入时的稳定性取决于种植体直接接触利用的骨量和骨质状况，也与种植体的长度、直径有关（图14.2）。患者最理想的状况是可以植入足够长度和直径的种植体，上部具有一定厚度的骨皮质周围是致密多孔的骨松质，终端具有一定厚度的骨皮质（如下颌骨前部）（图14.3）。相

图14.2　以骨皮质及骨松质质量为基础的骨分类（引自 Lekholm U, Zasrb GA. Patient selection and preparation. In: Branemark PI, Zarb GA, Albrektsson T, eds. Tissue Integrated Prostheses: Osseointegration in Clinical Dentistry. Chicago: Quintessence; 1985）

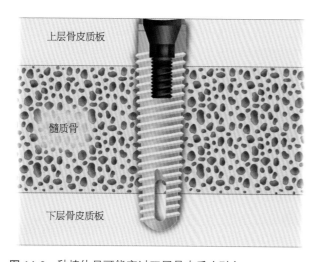

图14.3　种植体尽可能穿过双层骨皮质（引自 Rosenstiel SF, Land MF, Fujimoto J. Contemporary Fixed Prosthodontics. 4th ed. St. Louis: Mosby; 2006）

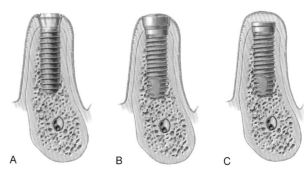

图14.4　一期种植术与二期种植术比较。（A）一期手术种植体的设计，冠部延伸到牙龈。（B）一期手术植入为两阶段手术设计的种植体。一期手术连接愈合基台和种植体。（C）在两阶段手术中，种植体顶部完全位于龈下（引自 Newman MG, Takei HH, Klokkevold PR, et al. Carranza's Clinical Periodontology. 11th ed. Philadelphia: Elsevier; 2012）

反，短的窄径种植体植入到上部骨皮质菲薄且周围是低密度的骨松质，而且不具有终端骨皮质的情况，则只能达到较小的稳定性和固位力（如上颌后牙区）。

在骨愈合发生的时间内，种植体的稳定是非常必要的。因此在种植体初期稳定性低的区域内，采用埋入式外科植入手术后，要求有一个无负载愈合期（两阶段手术）（图14.4）。在临床工作中，如果达到了足够的初期稳定性，可以运用一次性非埋入式种植手术。在这种情况下，种植体可以做即刻负重。

软组织 – 种植体界面

历史上，很多基础科学和临床研究工作都致力于骨种植体界面的骨结合。相比而言，很少关注表面覆盖的软组织。然而在现代口腔种植学领域，这一课题的研究正受到高度关注。美学需求的原始驱动，保持软组织封闭和抵御细菌侵袭的屏障，软组织已经变成关注的焦点。

关键是要理解种植体周围软组织和牙周围软组织既有显著的相似性又有明显差异（图14.5）。人工牙和天然牙均由牙槽骨从软组织穿出。软组织包括结缔组织及其表面覆盖的上皮，与龈沟上皮相延续，顶端大部分与结合上皮相连，形成附着。从这一点向下到牙槽骨水平，2种类型的软组织都有一个致密结缔组织环绕。这种牙槽嵴上的结缔组织环绕，具有维持软组织和种植体界面稳定的功能，并起到封闭和屏障口腔环境的作用。结缔组织纤维附着于种植体的方向不同于天然牙，这层结缔组织环绕的高度为 1 ~ 2 mm[5,6]。在临床上检查种植体周

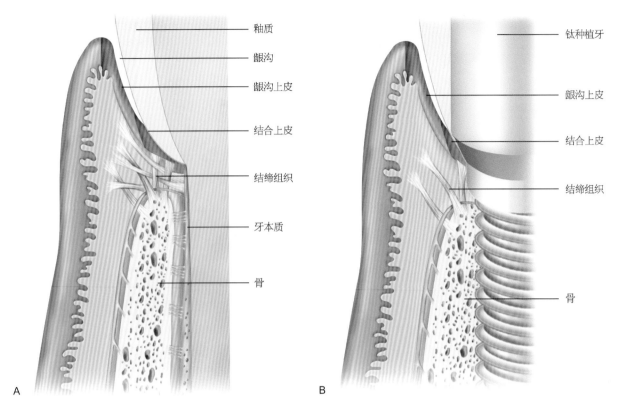

图 **14.5**　牙及种植体周围硬组织和软组织示意图。（A）天然牙周围的硬组织和软组织解剖，显示支撑骨及牙周韧带：位于骨嵴上方的结缔组织区，有结缔组织纤维（Sharpey 纤维）穿入牙本质；长的结合上皮附着，衬有上皮的龈沟及口腔牙龈上皮（牙龈外表面）。（B）种植体周围的硬组织和软组织解剖，显示一些相似的结构和明显的差别。种植体表面贴近支撑骨，但其间没有任何软组织（即缺乏牙周韧带）。结缔组织区位于骨水平以上，纤维平行于种植体表面，没有穿入的纤维。可见长的结合上皮附着，衬有上皮的牙龈或黏膜龈沟，以及口腔牙龈上皮或黏膜上皮（软组织外表面）（引自 Rose LF, Mealey BL. Periodontics: Medicine, Surgery, and Implants . St. Louis: Mosby; 2004）

围软组织健康状况时，这一点尤为重要。健康种植体龈沟深度探诊为 1 ~ 2 mm，略小于从龈沟顶到牙槽嵴顶的距离。种植体与天然牙另一项明显不同是天然牙周围有含结缔组织纤维的牙周韧带，通过牙周韧带将牙悬挂在牙槽骨内。而种植体则是直接与骨结合，没有中间软组织。种植体和天然牙的这种差异，对于生物力学本体感受和修复体设计均具有显著影响。由于种植体不像天然牙，没有牙骨质，所以大部分结缔组织纤维走向都平行于种植体表面。

生物力学考量

如前所述，良好的外科技术、精密仪器的使用、无菌环境及骨和种植体之间的紧密接触对实现骨结合都是至关重要的。一旦种植体植入正确的位置，远期的成功在很大程度上取决于恢复性生物力学因素——也就是，如何控制或分布施加在功能性种植体或修复体上的应力。道理很简单：合成型种植体的承载能力必须大于其行使功能期间的预期负载。如果施加的负荷大于种植体的承载能力，可能会导致机械损伤、生物损伤或两者兼有。机械损伤可能简单地表现为瓷崩裂或修复体螺丝松动或断裂（连接基台与种植体的螺丝），最严重的机械损伤是破坏性的力使种植体固定装置折断。当功能负荷超过种植体 – 骨界面的承载能力时，可能发生生物损伤，临床上最初表现为种植体平台周围的骨丧失。如果骨丧失足够严重，刺激时间足够长，骨丧失可能会进展到整个种植体周围并导致种植失败。临床医师必须记住，种植固位修复体缺乏天然牙固位修复体所具有的"减震的"牙周韧带。牙周韧带允许牙具有轻微的生理动度，在没有微生物引起的炎症的情况下，天然牙可以移动并适应外力，而不会出现病理性骨丧失。然而，这对于骨结合种植体是不可能的。

种植体的承载能力由几个因素决定，包括种植体的数量和大小、种植体的排列和角度及骨 – 种植

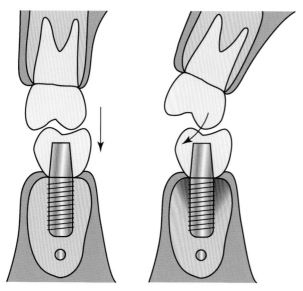

图 14.6　离轴负载可能对种植牙产生不利的作用力，由于侧向载荷过重，长期成功率降低

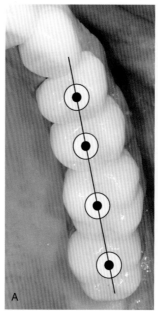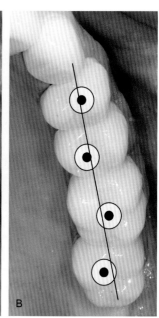

图 14.7　放置种植牙。（A）4 颗种植牙一线排列，侧向力可能导致最终骨丧失和种植失败。（B）稍微交错排列提供了更多的三维稳定性

体界面的体积和质量。在硬组织中，使种植体初期稳定性最大化仍然很重要。厚的骨皮质和紧密的骨小梁包绕一个长而直径较宽的种植体，该种植体的位置与功能负荷一致，将为远期成功提供最大的负荷承载能力和最佳的预后。相反，在骨皮质较薄、骨小梁密度较低的区域，以非轴向角度放置短而窄直径的种植体，其负荷承载能力要小得多，预后也较差。种植体的角度与咬合平面和咬合力的方向有关，这是优化力向种植体和周围骨传递的重要决定因素（图 14.6）。与种植体的长轴方向一致的负荷可以很好地耐受。轻微的偏轴负载通常不会造成临床损害，但是以大于 20° 或更大的角度施加的负荷，会导致负荷放大，并在种植体 – 骨界面处引起骨丧失。同样，如果过度负荷持续存在，骨质丧失将持续发生，并可能导致种植失败。

多牙缺失区种植体的数量影响种植修复体的承载能力。如果有 3 颗牙缺失，固定修复的方式包括 3 颗种植体负载 3 个夹板样固定冠（连冠），3 颗种植体负载 3 个单冠，以 2 颗种植体作为三单位固定局部义齿的末端基牙，或 2 颗相邻种植体负载带悬臂桥的固定局部义齿。上述方式的负荷承载能力依次降低。

应避免多个种植体呈直线或线性排列，因为这样生物力学优势最小，并且对偏离中心的咬合和侧向负荷引起的扭力的抵抗力最小。种植体应该以弧线或交错的方式放置（图 14.7）。

用固定局部义齿将一个单一的结合型种植体连接到 1 颗天然牙上，实际上会产生一个过度负荷的

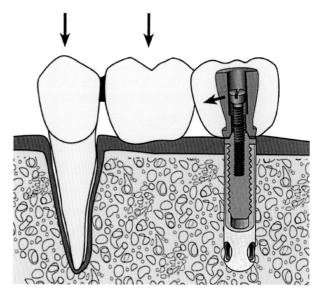

图 14.8　当将单颗种植牙连接到天然牙上时，天然牙和桥体上的咬合力会导致应力集中在种植牙上部（引自 Rosenstiel SF, Land MF, Fujimoto J. Contemporary Fixed Prosthodontics . 4th ed. St. Louis: Mosby; 2006）

悬臂状态。与天然牙的动度相比，种植体是不可移动的，因此当载荷施加到固定局部义齿上时，牙可以在其牙周韧带的限制范围内移动。这会在种植体基台连接处产生相当于修复体上负荷 2 倍的应力（图 14.8）。牙与种植体支持的固定局部义齿的其他问题包括骨结合失败、天然基牙的黏固剂失效、螺丝或基台松动及种植修复体部件可能损坏。

不合适的种植体上部结构会产生医源性有害力。当拧紧螺丝试图使不合适的结构就位时，在种植体 – 骨界面上会产生压缩力。过度受力会导致骨丧失和种植失败。

术前评估和治疗计划

牙种植治疗的最终目标是满足患者在美观、功能性上以种植牙替换 1 颗或多颗缺失牙并获得长期成功的期望。为了实现这一目标，临床医师必须准确、全面地评估患者的牙槽状况及全身健康状况。

初步观察与患者介绍

在与患者的第 1 次会面中，有经验的临床医师会观察患者的身体、体格、肤色、手、眼睛、面部特征、声音、姿势、性格等。这些相同的初始特征可以在整个诊疗过程中持续观察到。

主诉

主诉是患者用自己的话对遇到的问题、担忧、期望等进行的一种陈述。临床医师的目标是通过交谈来了解患者所关心的细节、治疗愿望、忧虑及期望的结果。临床医师必须评估患者的期望能否实现，患者的目的是寻找功能性替代物，还是有强烈的审美期望？患者的期望是否能在他们期望的时间内或经济条件下完成？最终，临床医师有责任筛选患者表达的所有信息，确定符合或超过患者预期的可行的治疗方案，并将这些方案对患者进行讲解。如果医生和患者不理解彼此的期望，那么在治疗结束时必然会有不太满意的结果。

病史和医疗风险评估

每名口腔科患者都需要完整的病史，并且必须记录在案。与其他计划手术的患者一样，必须在术前对患者进行评估，以评估其是否具有对手术的耐受能力、伤口愈合能力和良好预后的能力。

完成病史表格后，临床医师有责任对其进行检查，并以病史报告的数据作为有效的口头病史记录或交谈的基础。与患者的交谈可获得额外了解或信息以便全面获悉患者的健康状况。与患者的交谈还提供了一个完善病史的机会，因为患者通常不会在诊前问卷上列出重要的医疗信息。

种植治疗仅有几个绝对的医学禁忌证。基于手术和麻醉风险的种植绝对禁忌证主要限于急性疾病患者和有无法控制的代谢性疾病患者。通常这些禁忌证的持续时间是有限的；一旦疾病解决或代谢性疾病得到控制，患者便可以进行种植治疗。相对禁忌证与影响骨代谢或患者康复能力的医疗状况有关，其中包括糖尿病、骨质疏松症、免疫损害（如人类免疫缺陷病毒感染、获得性免疫缺陷综合征）、药物治疗（如口服和静脉注射双膦酸盐）和其他医学治疗，如化疗和放疗（如头颈部）[7,8]。

根据其严重程度，一些心理或精神状况可被视为绝对或相对禁忌证。患有精神病综合征（如精神分裂症、妄想症）或精神不稳定（如神经官能症、躯体症状障碍）的患者、有精神障碍或不合作的患者，或有不合理恐惧、恐惧症或不切实际期望的患者可能不适合接受种植治疗。某些习惯或行为因素，如吸烟、烟草使用、药物滥用（如药物和酒精）和异常功能习惯（夜磨牙）也必须作为潜在禁忌证进行评估。特别是吸烟，已被证明是导致种植体长期稳定性和固位力下降的重要风险因素[9]。

口腔科病史

像病史一样，必须以病史问卷的形式获得每一名口腔科患者完整的口腔科病史。临床医师需要获得患者过去在修复科、牙周科、口腔外科、牙髓病科、正畸科的就诊信息。通过了解患者以前的口腔科病史，临床医师可以评估患者作为种植治疗候选人的潜力。例如，如果患者有复杂的口腔科治疗需求，并有长期寻求口腔科护理的历史，临床医师可能会认为患者的风险高于平均水平。然而，由于患者的依从性历史，其可能是综合性口腔科治疗的合适候选人。相反，如果患者有复杂的口腔科治疗需求，对过去的口腔科治疗依从性低，并且很少进行牙保护，临床医师可能会认为该患者的种植治疗风险高得多，并可能制订不太复杂且简单的治疗计划。

同样重要的是，临床医师需要了解患者的情绪与其口腔科病史的关系。患者过去是否有过积极的口腔科经历，或者是否因先前的经历而极度担忧？外科或修复种植口腔科学需要患者和临床医师的共同努力，尽可能建立良好的医患关系是非常必要的。

口内检查

口内检查有助于评估现有牙及口腔软、硬组织当前的健康状况。最重要的是能识别软、硬组织存在的病理状况及是否存在急性或慢性感染。以种植为目的的口内检查应关注现有牙的修复或结构完整性、现有修复体、前庭深度、腭深度、缺牙区牙槽嵴形态、牙周状况、口腔病损、感染、咬合情况、正畸评估、颌骨关系、牙弓间隙、最大开口度、异常功能性习惯和口腔卫生。应特别注意缺牙区牙槽嵴的解剖和软组织形态，目测评估牙槽嵴的高度和宽度，然后触诊该区域，以找到诸如倒凹或骨缺损等形态决定因素。

如前所述，牙种植体周围的软组织有助于其成功和延长寿命。在检查患者的牙周健康时，临床医师必须考虑有牙区、缺牙区及先前种植区周围软组织的健康，检查软组织的角化区（如数量和位置）、临床生物型（如薄、中或厚）、冗余度和动度及病理表现。软组织的临床检查通常需要影像学验证，特别是软组织是厚的、致密的和纤维状的情况。厚的纤维组织通常可以掩盖薄的底层骨骼结构。在计划植入的位点，更多针对特定位置的评估集中在角化组织和非角化黏膜的质量、数量和位置上。如果临床医师认为角化组织不足以维持种植体的健康，或者缺乏对预计种植体或修复体的美学支持，则必须考虑软组织移植或增量。

检查患者时，临床医师还应评估外科相关功能，即患者的开口度、面颊弹性、舌大小、口周肌肉组织、呕吐反射、气道可靠性，以及患者的整体配合。

更具体的硬组织和软组织检查将在特定的植入区进行。口内检查的所有细节都需要用图表记录下来。口内检查使临床医师可以确定需要哪些放射线照片和其他诊断记录，以进一步评估患者及其口腔科需求。

诊断模型和照片

安装的研究模型及口内和口外照片完成了记录收集过程。研究模型和照片在术前病史采集中经常被忽略，但两者都对牙种植的评估和治疗计划有重要贡献。

使用面弓转移安装在半可调咬合架上的研究模型，为临床医师提供了患者的三维功能状态，并提供了手术和修复治疗计划所需的许多信息。

可以从精确安装的模型中评估的元素包括：

（1）咬合关系。

（2）牙弓关系。

（3）颌间距离。

（4）牙弓形态、解剖和对称性。

（5）预存的咬合方案。

（6）Wilson 曲线和 Spee 曲线。

（7）余留天然牙的数量和位置。

（8）牙形态。

（9）磨损面。

（10）缺牙区牙槽嵴与邻牙和对颌牙弓的关系。

（11）种植位置的测量。

（12）可视化当前和预期的力量方向。

当需要跨学科治疗时，安装的研究模型具有巨大的价值。在患者不在场的情况下，参与患者治疗的多个临床医师可以有效地评估患者情况并为评估和治疗计划做出贡献。医学上，研究模型可以保存下来，作为术前情况的准确参考。

口内照片同样重要，可以对患者的软组织进行可视化评估（例如，数量、质量、位置、纹理、颜色、对称性）。口外照片从许多不同的美学角度提供了患者的视图。易于评估的要素如下：

（1）脸型。

（2）面部对称性。

（3）患者的表情和生动度。

（4）患者的外貌（例如，面部特征、面部毛发、肤色、眼睛颜色）。

（5）笑线。

（6）切缘或牙展示。

（7）颊旁间隙展示。

（8）潜在的审美需求。

影像学检查

多种放射影像学方法可用于诊断和牙种植计划，包括标准口内投影（例如，根尖片、咬合片）、口外投影（例如，全景片、头影测量）、更复杂的横截面成像 [例如，计算机体层扫描，CT；锥形束 CT（CBCT）]。

然而，在任何特定情况下，多种因素都会影响射线成像技术的选择，诸如成本、可行性、辐射暴露和病例类型等因素，必须权衡在骨体积内识别重要解剖结构的清晰度及能够在不损伤这些结构的情况下进行手术的可能性。放射学研究领域包括以下内容：

（1）重要结构的位置。

• 下颌管。

• 下颌管前环。

• 下颌管前部延伸。

• 颏孔。

- 上颌窦（底部、隔膜和前壁）。
- 鼻腔。
- 切牙孔。

（2）骨高度。

（3）余留牙的牙根接近度和角度。

（4）骨皮质评估。

（5）骨密质和骨小梁。

（6）病理表现（如脓肿、囊肿、肿瘤）。

（7）解剖变异（例如，拔牙位点的不完全愈合）。

（8）横断面形态和角度（最好使用 CT 和 CBCT 确定）。

（9）窦腔健康（最好使用 CT 和 CBCT 进行评估）。

（10）骨骼分类（最好使用侧位头影测量图像进行评估）。

放射影像图像能量化尺寸或进行测量。传统的 X 线照片必须针对潜在的放大倍数进行校准。传统

全景图像的放大倍数可高达 25%。确定放大率的一种方法是在拍摄 X 线照片时，在咬合平面附近放置一个金属球。将放射照片上球体的尺寸与其实际尺寸进行比较，便可以确定放大率（图 14.9）。数字化采集的根尖片、全景片、侧位头影测量图及 CT 扫描和 CBCT 扫描与软件应用程序相关联，可实现

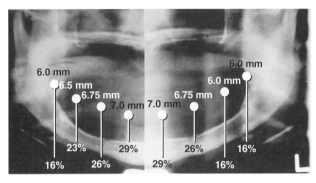

图 14.9 沿牙槽嵴放置标准尺寸钢珠的全景 X 线照片，放大率因部位而异

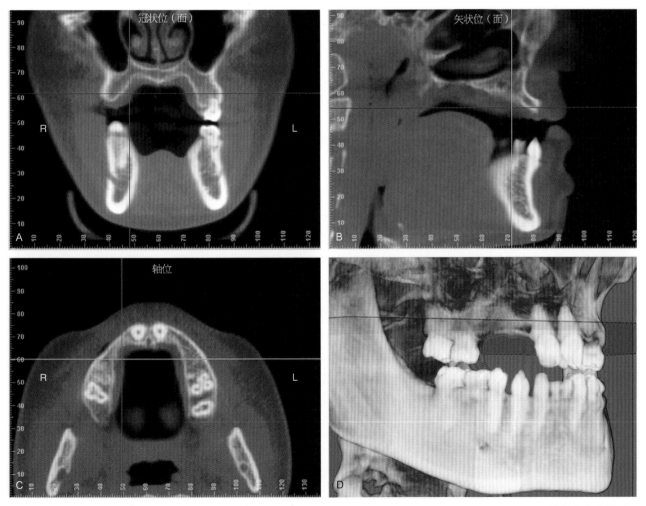

图 14.10 锥形束 CT 允许在三维方向显示多个结构。（A）穿过无牙区后部的冠状片，显示上颌窦和牙槽骨的解剖结构。（B）上颌牙槽嵴无牙区前部的横断面。（C）轴位像显示上颌牙槽嵴前部骨质缺损。（D）三维重建

非常精确的测量。

种植体植入的关键测量项目包括以下内容：

- 低于上颌窦和鼻窦底部至少 1 mm。
- 中线种植时要避开切牙孔。
- 颏孔前方 5 mm。
- 下颌管上方 2 mm。
- 距离相邻种植体 3 mm。
- 距邻牙根部 1.5 mm。

CT 和 CBCT 图像数据文件可以改变格式，并在个人电脑上使用模拟软件查看，这使得诊断和治疗计划过程在测量和尺寸方面更加精确。关键的解剖结构可以在三维方向上实现可视化，从而可以识别其上下、前后和颊舌向位置（图 14.10）。

种植治疗计划中的修复设计

修复体设计采用已收集的诊断数据，并将其与修复科医师的临床判断、患者的期望及对治疗计划中涉及手术的合理理解相结合。修复体设计的评估是多方面的，有个体针对性，可以从简单到复杂。

一个简单的出发点是确定需要替代什么：1 颗牙、多颗牙，还是患者的所有牙？替换物更具功能性（如下颌第一磨牙），还是有强烈的美学考虑（如上颌中切牙）？患者希望进行固定修复还是活动修复？修复方案包括仅替代牙，替代牙和牙龈组织，或者同时替代骨、牙龈组织和牙（图 14.11）？

对于部分缺牙患者，评估余留天然牙及其牙周支持是必要的。必须确定剩余牙的预后及其在患者整体牙健康中的价值。如果患者只是单颗牙缺失，而所有余留牙都是健康的，那么患者的整体牙健康的预后是可预测的。如果患者只有几颗牙散布在上颌和下颌弓上，并且剩余的牙被大量修复，牙周受到损害，并且其预后有问题，则必须决定剩余牙是否具有修复价值或是否该被拔除。

需要检查患者的咬合情况。咬合各部分是否良好还是需要重新建立？临床医师必须评估咬合方案（例如，尖牙保护、组牙功能，或变异）。咬合可以分类（例如，1 类、2 类、3 类），并与患者的骨骼分类（例如，1 类、2 类、3 类）进行比较。需要识别开𬌗、深覆𬌗和反𬌗，并评估其不利因素。上颌咬合平面、Spee 曲线和 Wilson 曲线也需要评估。需要考虑咬合的代偿性情况（例如，磨损面、楔状缺损、牙龈退缩、活动度、牙移动、前伸、磨牙近中倾斜和骨折）。所有这些情况都在生物力学方面对治疗有直接影响。

对于部分缺牙和完全缺牙患者而言，颌间距离的评估是至关重要的。颌间距离决定了修复空间的限制或特定修复体的选择。例如，替代右侧下颌第一磨牙的种植体上的黏结固位、基台支持的牙冠，从缺牙间隙的牙槽嵴顶到对颌牙的咬合面之间需要至少 8 mm 的颌间距离。如果不能获得 8 mm 的颌间距离，则需要螺丝固位的种植体牙冠。对于缺牙患者，杆式固位覆盖义齿需要 15 ~ 17 mm 的间隙。如果可用的颌间距离不足，则需要基台固位（如定位器附件、O 形环）覆盖义齿。

种植治疗计划中需要仔细考虑冠－种植体比例。临床医师必须测量牙冠和种植体计划区域的颌间距离，并将测量结果与预期的种植体长度进行对比。例如，如果右侧下第一磨牙缺牙位点牙槽嵴顶与对颌牙的咬合面之间的颌间距离为 10 mm，可放置的最长种植体为 10 mm，那么牙冠与种植体的比例为 1:1。任何小于 1:1 的比例都可以获得更好的生物力学效果（例如，8 mm 高的冠用 13 mm 长的种植体支持）。当该比例大于 1:1 时，临床医师必须了解递增式超出该比例的潜在生物力学不利因素（例如，由 8 mm 长的种植体支持的 15 mm 的牙冠高度）。

种植体间距也是有尺寸要求的。从种植体外表面到相邻根面需要 1.5 mm 的间距，相邻种植体之间需要 3 mm 的间距。例如，如果计划用 1 颗直径为 4 mm 的种植体替代 1 颗缺失牙，所需的最小缺牙间隙为 7 mm（1.5 mm+4 mm+1.5 mm=7 mm）。如果计划在天然牙之间植入 2 个相邻的 4 mm 直径种植体，缺牙间隙必须至少为 14 mm（1.5 mm+4 mm+3 mm+4 mm+1.5 mm=14 mm）（图 14.12）。

上颌无牙颌在选择修复体时需要仔细检查。由于骨吸收模式的区别（顶部和腭侧），必须考虑种植平台的预期位置和牙的最终位置。在单颗牙缺失或几颗前牙缺失的情况下，由于牙槽嵴的吸收可能需要在植入前进行植骨（图 14.13）。在对颌有牙的吸收较严重的萎缩性上颌骨中，前后差异可能太大，以至于无法使用传统的、基台支持的固定局部义齿修复。在这种情况下，需要使用框架支持的半固定义齿或可摘活动义齿。还必须密切关注上唇美学。许多患者需要上颌义齿唇侧边缘来支撑上唇，而一些患者即使没有唇侧边缘也能获得较好的结果。对于需要用种植体固定上颌义齿的患者来说，可以设计一个不覆盖硬腭的修复体。在大多数情况下，确实可能获得适当的种植体支持，但在极浅的

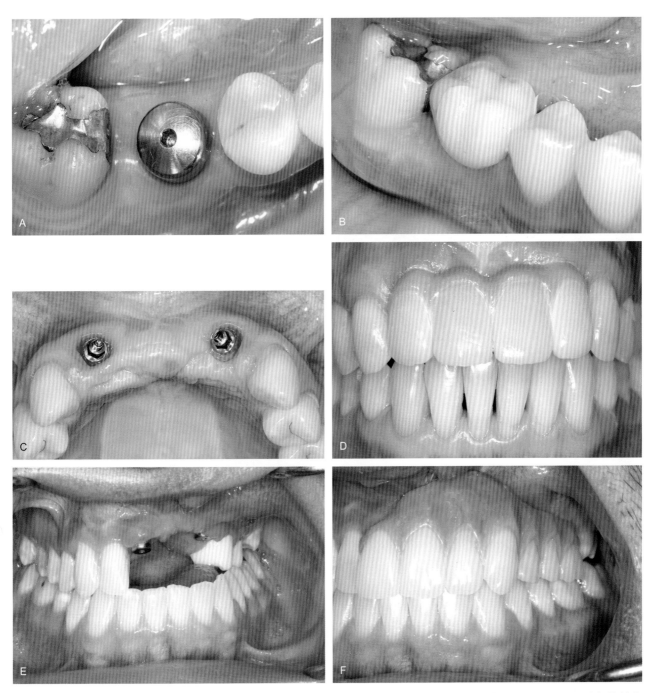

图 14.11 种植治疗选择。（A，B）替代单颗牙，替代单颗缺失下颌第一磨牙。（C，D）修复缺失牙 #7 ~ #10，修复体替代牙、牙龈组织。（E，F）修复缺失牙 #8 ~ #11，修复体替代牙、牙龈组织和骨

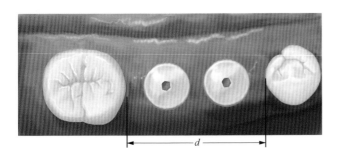

图 14.12 在天然牙之间放置 2 颗标准直径（4 mm）种植牙所需的最小近远中距离（*d*）为 14 mm，这样可以在牙和种植体之间留出约 1.5 mm 的距离，种植体之间留出 3 mm 的距离（引自 Newman MG, Takei HH, Klokkevold PR, et al. Carranza's Clinical Periodontology. 11th ed. Philadelphia: Elsevier; 2012）

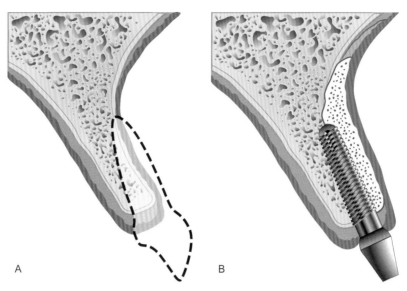

图 14.13　上颌牙槽嵴前部骨量不足。（A）牙脱落后，经常出现明显的牙槽骨垂直向和颊舌向骨缺失（虚线显示牙的原始位置）。（B）为了促进种植体植入，植入前对这种类型的骨缺损必须施行骨移植

颊前庭沟和腭穿窿的情况下，修复体可能需要覆盖硬腭，以获得稳定性并增强生物力学效果。

　　无牙颌覆盖义齿支持和固定修复体选择的一个主要决定因素是种植体前后距离（anteroposterior, AP）。

　　以穿过最前种植体中心的水平线和穿过牙弓两侧最后种植体远端的水平线之间的距离来定义 AP 间距。AP 间距越大，修复体就越稳定。如果固定杆或固定支架需要悬臂来增加其长度，从而增加其支持力，可将测得的 AP 间距乘以 1.5 的系数，以确定可添加到杆或支架上的悬臂长度。因此，如果从最前面的种植体的中心到最后面的种植体的远端部分测量的距离是 10 mm，那么固定杆或固定支架可以延伸到最后面的种植体后方 15 mm（图14.14）。如果悬臂距离过大，可能导致修复体结构损坏，或者可能在种植体上产生不适当的应力，损坏种植体的完整性并可能导致种植失败。

　　种植重建可以有许多修复的方法，每个方法都有特定的属性。临床医师必须意识到每种方法的利弊。要考虑的因素包括成本、耐用性、可回收性（黏结或螺丝固定）、可修复性（难度、时间和成本）、材料选择（丙烯酸树脂、树脂、瓷）、固定或可拆卸、临床需求、患者期望和患者依从性。例如，上颌无牙颌患者可以选择可拆卸的附着体固位覆盖义齿或固定的全陶瓷混合修复体。全陶瓷混合材料的成本和耐用性比覆盖义齿高得多，但覆盖义齿的可修复性更好，成本也低得多。患者可能有经

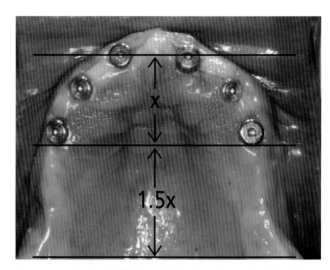

图 14.14　前后延伸线保证悬臂稳定。在无牙上颌骨内植入 6 颗种植体，显示能够扩展假体或支架的定量方法

济能力承担昂贵得多的全瓷混合义齿，但生理条件可能不能满足日益增长的临床需求，依从性不足以维护固定修复。

手术治疗方案的考量

　　手术治疗计划应采用已经收集到的诊断数据，并与外科医师的临床判断相结合，以确定潜在的手术选择。外科医师必须留心计划的修复目标，该目标通常由在特殊修复设计所建议部位需要的种植体数量所决定。因为种植牙通常需要团队配合，如外科医师对修复有深入理解，而修复医师对植入手术方面有较好理解，对于种植手术而言裨益良多。

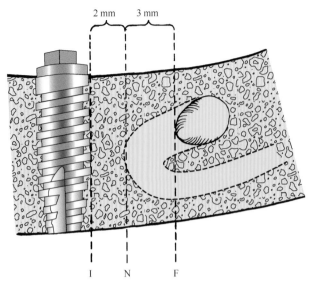

图 14.15　骨性颏孔（F）的最前部经常位于颏神经（N）出颏孔前最前份的后方，种植体（I）的最后侧应放置在距神经至少 2 mm 处，这意味着必须将种植体放置于骨性颏孔最前面的前方 5 mm 处

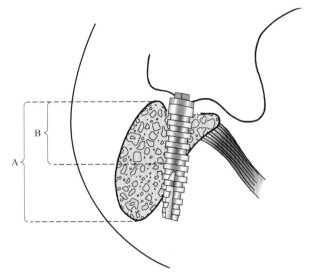

图 14.17　下颌舌骨肌附着于下颌骨体内面，保持骨的稳定。经常在附丽处下方发现明显骨缺损。如果种植体的位置和角度不能调整，可能会导致舌侧穿孔。（A）X 线片上的骨高度。（B）种植区的实际骨高度

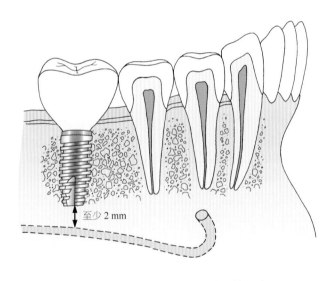

图 14.16　放置种植体距离下牙槽神经管至少 2 mm

在评估前述信息之后，术者需明确种植体植入部位的预后情况，其基于颌骨不同部位的解剖多样性、骨质量、骨数量导致的特殊限制。下颌骨前部对种植体植入而言，其骨高度和宽度经常是足够的，骨质量也较好，在两弓之间的部分则通常最为致密。在该区域，手术最重要的关注点应在于种植体植入角度，以及避开颏孔和下颌管。种植体至少要与颏孔最前部相距 5 mm，以防止与下颌管的前襻相接触（图 14.15）。

下颌骨后部的种植体则需考虑贯穿下颌骨的下颌管，其长度在此部位受到限制（图 14.16）。在理想状态下，种植体根方末端至少与下牙槽神

经（inferior alveolar nerve, IAN）相距 2 mm。同样需要重点考虑的是神经的颊舌向位置。此外，下颌骨后部的宽度也要有所考虑。倘若神经距颊侧骨皮质过近，即使在种植体与神经垂直的状况下，仍可考虑使用长种植体并将其向 IAN 舌侧延展，CT 或 CBCT 可以有效辅助确定。下颌神经管还可预防下颌后牙区种植体穿出下颌骨骨皮质下缘，而此现象会减小种植体的初期稳定性。下颌舌骨肌的附着帮助维持了牙槽嵴上方的骨宽度，尽管这种现象常由于舌侧的深凹陷而具有迷惑性。这种深凹陷常在下颌舌骨肌附着处下方，被称为"舌侧倒凹"。在临床检查中，这是个重要区域，需要在临床检查中着重检查并扪触（图 14.17）。

在种植体植入的计划中，如果初期稳定性有问题，则应考虑增加骨整合的时间。临床医师可能也要考虑"设计过度"的问题，例如使用了过多种植体（例如，3 颗种植体取代 3 颗牙和 2 颗种植体取代 3 颗牙的设计方案）。

在上颌后牙区种植有 2 个特别需要注意的点。首先是这个位置的骨质量。如前所述，上颌后牙区的骨质量常是所有区域中最差的，牙槽嵴只有很薄的骨皮质和低密度骨松质，这会导致种植术后初期稳定性较差。因此，在这个区域想要形成骨整合，就需要更多的时间（6 个月或更久）。第 2 个关注点在于，上颌窦就在缺牙区附近。经常由于骨吸收和上颌窦气腔增大，种植剩余骨高度受限。如果骨高

度足够，在种植体和上颌窦之间至少有 1 mm 的骨作为间隔。如果骨高度不够，则需使用上颌窦提升术，以提升骨高度。这些步骤作为更高阶的技术，会在后面的章节中展现。

上颌前牙区部分尽管是手术中最易于评估的，可能也是不同种植术区中难度最大的区域之一。在此处，即使有健康牙存在，颊侧骨板也常常较薄。失牙后，这个区域牙槽嵴的骨吸收呈现一个根向、腭向的表现，使原来已经比较薄的解剖形态更加恶化（图 14.13）。这种剩余牙槽嵴的解剖导致牙槽嵴狭窄而且角度较差，理想的种植位点几乎不可能，美学效果也会大打折扣。鼻腔和切牙孔是该部位的重要解剖结构，同样也是前牙区种植的解剖限制。种植体需要与鼻底相距 1 mm，并且不能植入在上颌骨中线上。有一些进阶的技术可以辅助上颌前牙区种植体植入理想位点，在后面的章节中会有阐述。

最终治疗计划

治疗计划的最终阶段包括了所有临床和影像学信息与手术选择及限制因素，以达到最好的修复结果。种植位点和种植角度对于治疗的远期成功所需的生物力学稳定性和美学至关重要。为了辅助理想的种植位点植入，医师常利用手术导航技术。手术导板是在重要美学区域行种植手术的重要工具，因为即使是很微小的角度变动，也会对最终恢复后的外貌产生重大影响。对患者而言，种植导板的构建几乎是必不可少的，可以优化种植位点，以确保前牙美学区正确的穿出位置。使用手术导板治疗牙列缺损患者的 4 个目标分别是：①确定钻孔位置。②在牙轮廓内定位种植体位置。③校准种植体和完成后修复体的长轴。④确定软组织中釉 – 牙骨质界或牙的穿龈水平。手术导板可以通过在术前模型中使用诊断蜡来构建一个含有导向孔的纯树脂导板，可以帮助术者方便找到骨入路，并从正面和矢状面持续观察、确认植入位置和角度。尽管在下方骨可能有一些微小差异，术者还是必须要尽量在植入过程中紧贴导板完成。随着计算机技术的发展，精确的"可视化"治疗已经实现。CBCT 数据用于形成三维重建，在曲断面提供了解剖结构的可视化。理想的修复位点可以被模拟，种植体也可以被定位（图 14.18）。电脑生成导板可以通过其引导套筒与种植钻头的尺寸匹配，在手术中实现精确定位。最终的结果要使得术者在骨内获得种植体的最佳定位，同时保证种植

的角度为最终修复提供良好基础。

下颌牙列缺失的手术导板应给术者最大化的灵活性以在吸收后的骨内选择种植位点，同时提供角度导航，以适应修复医师的需求。满足这两个要求的导板具有唇缘突起边缘，以模拟义齿预期的唇面位置，但需将舌面切除。外科医师将种植体植入在牙弓形态中并尽可能靠近手术模板，以防止种植体过于偏向唇侧或者舌侧。

外科技术（基础）

手术器械

种植体植入手术中的医疗设备根据用途可分为如下几部分（图 14.19）：

- 麻醉：麻醉用的注射器和注射筒。
- 拉钩：牵拉颊、舌及其他软组织。
- 切开：手术刀及刀片。
- 拔牙工具：剥离器、牙挺、拔牙钳。
- 骨修整：咬骨钳、车针、骨锉、骨凿、锤。
- 种植骨手术：种植钻头、马达、涡轮机、骨凿。
- 软组织成形：手术剪、组织镊。
- 缝合：缝线、针持、剪刀、组织镊。
- 冲洗：注射器、注射液。
- 吸唾：吸唾管。
- 杂项：碗、开口器、纱布、瓷剪刀。

每个列出的类别都有许多设计独特的设备。通常外科医师会指定他或她偏好的特定类型的器械。

手术准备

手术步骤通常是以周详的手术准备开始的。种植手术的准备需要回顾患者所有的病历资料，包括全身及口腔的既往史、手术记录、X 线片、预期的种植体尺寸和位置、手术导航、手术顺序和策略、可能的并发症、患者管理、麻醉、手术时间、仪器、术后管理和修复计划。有时术前也需预防性应用抗生素。术前 1 小时口服 2 g 阿莫西林；或者对于无法口服药物的患者，术前 1 小时肌内注射或静脉注射头孢唑林 1 g 或者氨苄青霉素 2 g 都是有效的用药方式。也可以选择口服或者静脉注射 600 mg 克林霉素。术后则没有必要使用抗生素。

患者铺上无菌手术单，手术团队成员穿戴好手

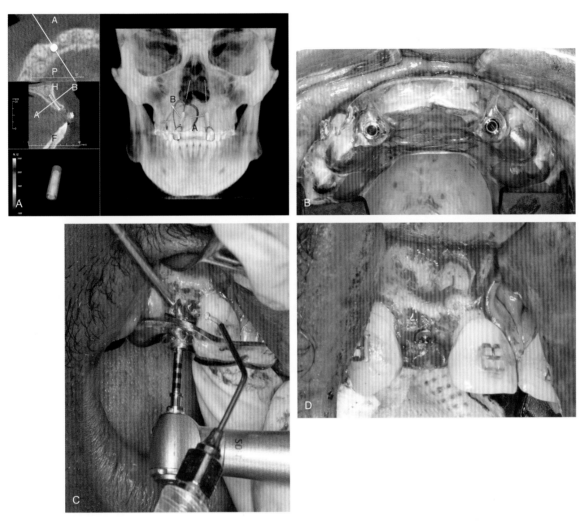

图 14.18　上颌骨前部手术导板。（A）计算机图像显示三维重建上颌骨前部和横断面，以及建议的植入位置。（B）计算机生成的手术导板就位。（C）钻头位置和角度由手术导板确定。（D）放置种植体

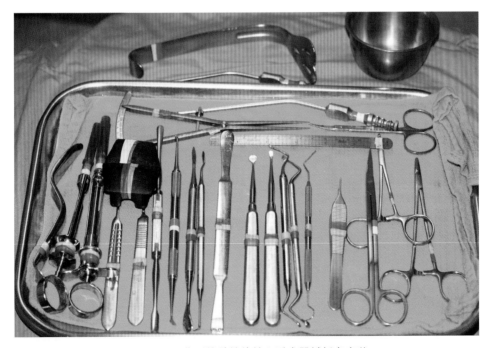

图 14.19　典型的种植体植入手术器械托盘套装

术服和手套后，即可将患者麻醉。大部分病例可通过局部阻滞或浸润麻醉进行种植手术。然而，在一些复杂且冗长的操作过程中，可能需要施以镇定或者全麻。为了有效止血，局麻药中常添加血管收缩剂。另外，术者可能也需要补加长效麻醉剂，以控制术后疼痛。术者还需通过有效牵拉颊部和舌，形成良好的手术入路到达手术位点。此外，开口器也非常有必要。

种植位点暴露

有多种方法可以暴露种植位点，包括不翻瓣手术或者涉及龈沟内、牙槽嵴顶和垂直向松弛切口的组织翻瓣术。如角化龈足够，牙槽嵴形态理想，则可考虑使用不翻瓣手术（图14.20）。该术式软组织损伤最少，对于术前解剖形态、龈乳头形态良好的患者而言，其术后美学效果可能是最好的。在不翻瓣手术中，种植及愈合或者临时修复在同一阶段完成。

当需要翻瓣时，切口设计需要能够便于分离软组织，以使种植体无障碍植入（图14.21），这对于下方覆盖的骨组织获得更好的暴露和视野是非常有必要的。在种植植入同期使用骨组织或软组织增量这类附加手术时，也非常必要。

• 牙槽嵴顶切口：该切口需要穿过角化龈，并确认刀刃放置于缺牙区邻牙近远中面。如果角化龈区域较窄，切口可能要轻微向腭侧或者颊侧移动，使角化龈转向颊侧或者舌侧，同时获得更好的软组织封闭。如果需要龈沟内切口，就需要沿着龈沟轮廓，防止损伤软组织形态。

• 垂直松弛切口：使用15号刀片，切口应为弧形，斜向（约45°），保留龈乳头切口，以减少或消除切口瘢痕。必须确保垂直松弛切口在根尖方向有足够的延展，以保证能够充分翻瓣。

种植体植入

翻瓣

• 在龈乳头处的翻瓣可用骨膜剥离器或者Molt剥离器，使用轻微、方向明确、有控制的力完成。骨膜剥离器边缘可以使用"细柳扶风"的轻柔手法，以达到干净利落剥开骨膜下纤维的目的。在

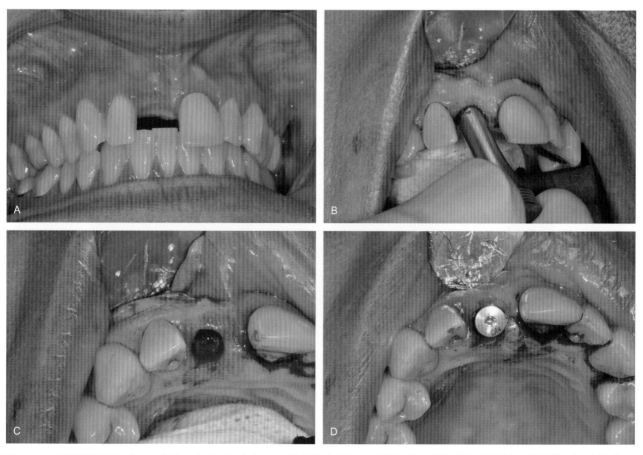

图14.20　不翻瓣手术。（A）术前口内观。（B）切开与种植体直径相匹配的组织，用组织打孔器放入种植体。（C）取出环切的组织。（D）放置种植体

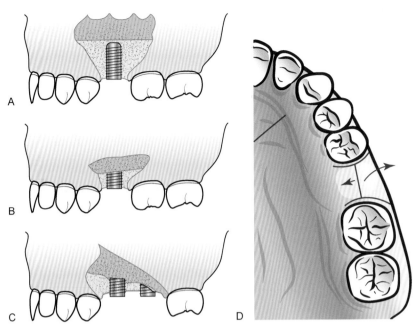

图 14.21　各种切口设计。（A，B）保留龈乳头的牙槽嵴正中切口，松弛切口较保守。（C）前部充分的松弛切口。（D）近中、远中松弛切口，使暴露更充分

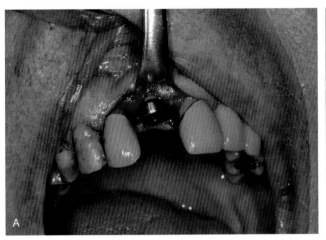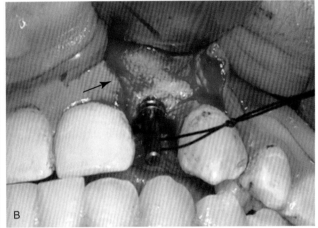

图 14.22　翻开组织瓣、显露植入位点的典型示例。（A）不做松弛切口。（B）做松弛切口（箭头）

此基础上，组织瓣从龈乳头起向上，沿垂直方向剥开。

- 接下来进行的剥离是沿着龈沟组织进行的，直至与牙槽嵴部分切口相交。对侧手的示指可以支持牙槽嵴的颊侧区域，以在翻瓣过程中达到更好的对瓣的控制和保护。

- 接下来，翻瓣继续通过骨膜剥离器沿着龈沟进行，直至切口的远中端。

- 一旦颊侧黏膜瓣翻瓣完成，舌侧或者腭侧瓣可以充分翻开，以显露牙槽嵴宽度。任何的余留软组织均应小心切除。

- 当颊侧瓣已经完全翻开时，可以用拉钩从瓣内侧远离骨面拉开。这不仅为手术位点提供良好的

术野，同时能够保护黏膜瓣完整（图 14.22）。这一点在防止意外损伤中尤为重要。

准备骨切开

- 术者必须确认种植机头和马达功能正常：手机转速需要检查；钻头需要向前旋转，转速则需要调整至种植体厂商的推荐转速。

- 所有钻，包括截骨钻，在准备骨手术时需要有充分冲水冷却，包括内冷却、外冷却，或两者同时。

- 在精密钻和先锋钻上的深度指示标志需要经常检查。

- 精密钻在全转速下达到深度比预期种植体深

度短 1 ~ 2 mm（例如，10 mm 的种植体，其深度为 8 mm）。

- 术区需要冷却，在确认角度以后，将 2 mm 的先锋钻放置在与预定完全一致的位置。一旦位点和角度确定，先锋钻就以全速旋转，到达种植体预定深度（例如，10 mm 种植体，其深度为 10 mm）。

- 冲洗该区域，并放置与计划植入物的最终尺寸相对应的指示杆。外科医师使用指示杆可以评估手术位置、间距和种植角度，还有助于评估指示杆相对的对颌牙排列的位置。

- 术者接下来利用成形钻决定种植位点，该位点对应了预期的种植体平台在牙槽嵴上的位置。一般而言，平台的顶端需要与近远中骨高度平齐。

- 最短的扩孔钻头端置入先锋钻所钻成的孔洞中，确认钻所对应的正确位点和角度。一旦确认，钻应在全速下做轻柔的提拉动作。可能需要移去钻并且清理钻上积聚的骨质。手术过程中需要冲水，并且钻还需复位，确认角度。然后，钻应再一次全速启动，达到预期种植体的最终深度。种植位点的准备就是在这种次序下完成的。

- 冲洗预备后的种植孔洞，指示杆再次放入，评估位置和种植角度。

- 最终成形钻放置于骨手术开口位置，确认位点及角度。由于这是种植骨组织手术的定型，需要特别关注是否达到了完美的种植位点及角度。

- 一旦钻已经正确安放，就需要在全速下使用轻柔的泵动动作达到预期种植体的最终深度。接下来要使用较小的仪器来检查可能出现的骨穿孔（例如，窦腔交通或者颊侧骨板穿孔）。

- 在种植骨手术完成以后，马达转速要改变到预期或推荐的转矩，单位为牛顿 cm（Ncm；通常为 30 Ncm），用于种植体的植入。如果转速没有改变，仍然是刚开始的 800~1 500 rpm，可能很容易造成骨损伤、种植体植入太深，或者初期稳定性丧失等后果（图 14.23）。

植入种植体

- 打开种植体（的封装），并将其放置在已插入种植手机中的机头上。必须握住手机，使种植体的尖端朝上，这将减少种植体从手机上掉落的可能性。

- 将种植体尖端置入骨中，并且再次确认植入位点和植入角度。种植体通过持续轻微的根尖向压力就位，直至种植体几乎完全就位或者达到扭矩

（比完全就位短 1 ~ 2 mm）。

- 使用手用扭力扳手，术者可以继续就位种植体。使用扳手的扭矩操作杆，量化实时的扭力指标。如果扭矩超过杠杆，则使用扭矩扳手，将种植体用手拧紧到最终位置。

- 种植体的定位最终要根据平台与近远中骨高度的平齐，以及任何定位标志指示的正确位置来判定。

- 术区要彻底冲洗。

- 需要确认一期还是二期愈合。通过手术马达或者手用扭矩扳手进行扭矩测量。种植体的扭矩值为 35 Ncm 或者更大时，则视为有良好的初期稳定性，有可能行一期愈合。如果是这样，就需要放置一个适宜尺寸的愈合基台。如果需要两步完成，就需要适宜尺寸的覆盖螺丝。

- 基台需要穿过软组织并突出 1 ~ 2 mm。必须决定选择锥形基台还是平行基台。修复计划的预期软组织穿出，有助于决定愈合基台是选择锥形还是平行。

- 愈合基台放置于插入扳手上，并再次朝上。基台扭入种植体中，通过手指加力扭紧，确认基台下方没有组织。

组织瓣缝合

- 皮瓣使用可吸收缝线（铬肠或 Vicryl）或不可吸收缝线（脯氨酸线）缝合。

- 首先固定前端乳头。缝针从乳头的颊侧穿入，通过邻间隙穿入腭侧组织。再从下方进针折回颊侧，乳头在顶部贴紧到第 1 个进针点。

- 在基台的近远中缝合垂直减张切口。使用与第 1 次叙述的同样方式，行单纯间断缝合。

术后处理

需要在术后拍摄影像，以评价种植体位点与邻近结构的关系，如上颌窦、尖牙孔，以及与其余牙及种植体的关系。影像片同样可以确认愈合螺丝或者愈合帽的完全就位。

应给予患者止痛药。轻度至中度强度的止痛药通常已足够镇痛。在术前常预防性使用抗生素，但在术后则不经常使用。患者在术后 2 周可能还需要使用 0.12% 葡萄糖酸氯己定冲洗，以在愈合期最大程度地抑制细菌繁殖。患者每周需要复诊，直到软组织伤口完全愈合（2 ~ 3 周）。如果患者配戴了软

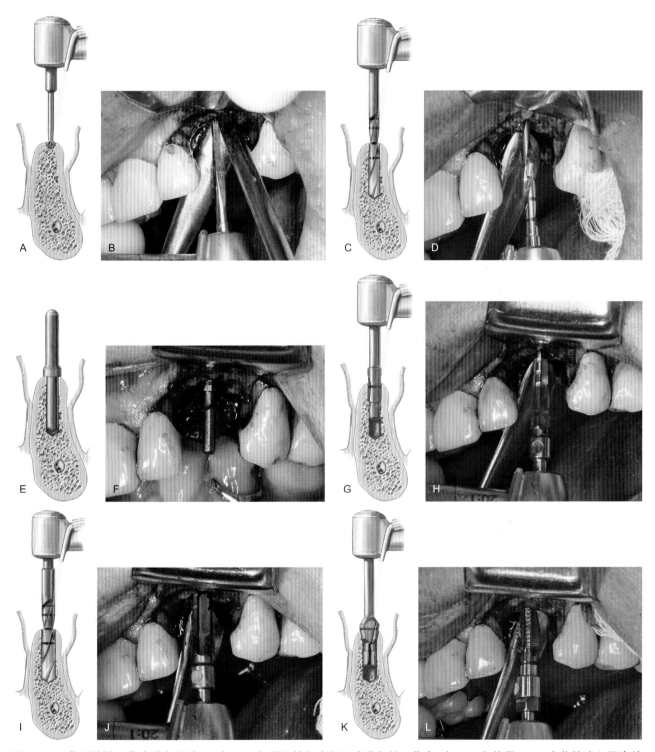

图 14.23 典型的植入位点准备和植入。（A，B）用圆钻初步标记或准备植入位点。（C，D）使用 2 mm 麻花钻建立深度并排好种植体。（E，F）导针放置在截骨处，确认位置和角度。（G，H）先导钻用于增加截骨处冠状位直径。（I，J）终钻用 3 mm 麻花钻，完成截骨部位的准备。（K，L）埋头钻用于加宽植入道，允许在牙槽嵴下方放置种植体领部和覆盖螺丝。在骨质致密处，可用攻丝扳手制作螺纹

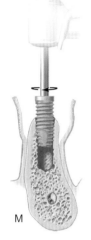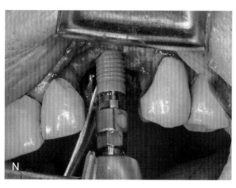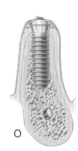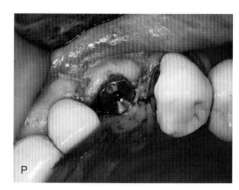

图14.23（续）（M，N）用手机或手动扳手将种植体插入备好的位点内。注意：如使用带底座种植体系统，在放置覆盖螺丝前，应将底座去除。（O，P）放置覆盖螺丝，复位和缝合软组织（引自 Newman MG, Takei HH, Klokkevold PR, et al. Carranza's Clinical Periodontology. 11th ed. Philadelphia: Elsevier; 2012）

组织支持的义齿，并覆盖种植区域的话，义齿需要在1周后用软重衬材料进行重衬。暂时性局部义齿或者有附着桥体的保持器可以马上配戴，但是必须避开种植位点。

显露种植体

愈合时间或者达到骨结合的时间根据种植位点和患者体质不同，有较大区别。植入转矩、骨量、植骨材料、患者健康状况、种植位点、种植体数量、软组织健康状况都对愈合时间有影响。常规愈合时间为4～6个月。

在第1阶段手术中，不需要手术剥离。种植体在术后和愈合期间通过愈合基台持续暴露。在合适的结合时间以后，可以行种植修复。

在两阶段种植系统中，种植体需要手术暴露，然后放置愈合基台。术区种植体暴露的目的是使愈合基台连接在种植体上，保留角化组织，调整形态或者组织厚度。种植体暴露后，需要一段时间进行软组织愈合，之后2～4周，才能进行种植修复。

最简单的种植体暴露手术方法是软组织环切技术（图14.24），这种暴露技术使用与种植体直径相等或者略大的软组织环切刀进行。种植体通过触诊定位其在软组织下的位置后，软组织环切刀就直接置于种植体轮廓之上，旋转穿透软组织厚度，注意不要损伤种植体平台水平的骨组织。移开软组织环切刀后，可以看到很精准的软组织片直接位于种植之上，暴露种植体的覆盖螺丝。移除覆盖螺丝后，使用合适形状及直径的愈合基台就位。该技术的优势在于，创伤更少，无须处理骨膜，并且只需

要很少的软组织愈合时间。但这种技术确实需要有足够的角化龈区域，如此才能精确定位种植体位置。该技术的缺点在于牺牲了一定的角化组织，无法看到种植体周围环绕骨，无法直接目视下精确观察基台-种植体交界面。

如果种植体不能被精确定位，而术者需要看清下方骨质全貌，或者需要轻度的角化组织转瓣，那么就需要牙槽嵴顶切口，获得一个小的软组织瓣来暴露种植体。如果有足够的角化龈宽度，软组织瓣就可以通过手术刀、手术剪，或者环切刀塑性，以使软组织形态与愈合基台相符（图14.25）。这样可以在愈合基台周围产生比较良好的形态和软组织袖口，并最终完成种植修复。该技术的明显优势在于入路简单、创伤最小，可直接观察种植体周围环绕骨，精准匹配愈合基台到种植体平台。缺点在于需要在暴露术区时翻瓣，有可能在此过程中因为剥离骨膜而导致骨丧失。在一些病例中，对于不饱满的区域，也会应用包括转瓣、软组织移植术、根向复位瓣等更先进的技术。

种植体稳定性

种植体的初期稳定性是预测种植体长期成功的重要因素之一，取决于骨的厚度和密度、种植体的大小和手术的精确度。良好的种植体稳定性可以在种植体就位过程中，通过验证种植体是否具有足够的抗扭矩能力来确定。

共振频率分析已被用于测量和验证种植体的稳定性。该技术是在种植体上安装一个感应器，并对

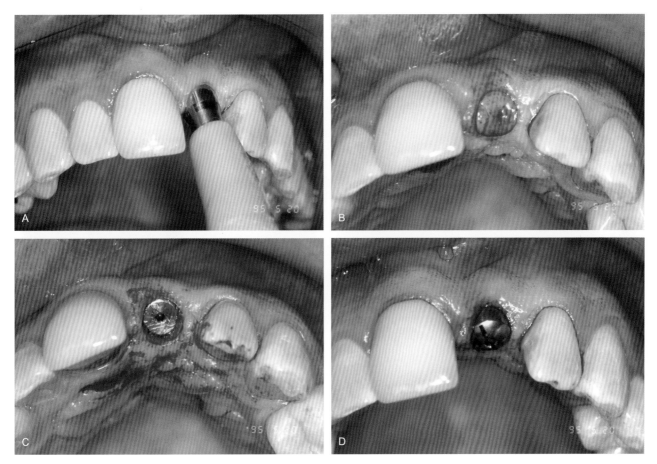

图 14.24　打开种植体最简单的方法是用组织打孔器。这种发现简单易行，对种植体周围组织产生的影响最小，患者不适感最轻。如使用该技术，必须对组织下方的种植体准确定位

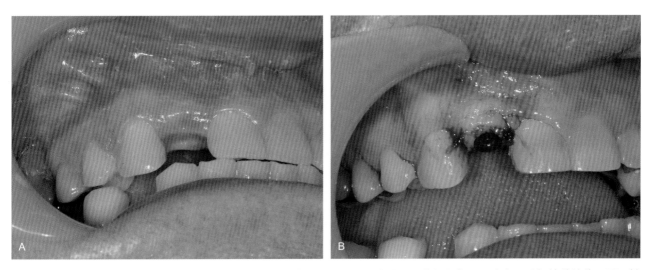

图 14.25　切除少许组织，二期暴露种植体。（A）暴露前。（B）翻开一小瓣后，将组织复原、缝合，以保持种植体周围足够的角化组织

种植体施加一个稳定的共振频率。优点是不依赖于对种植体在一个方向上运动的测量，而是对整个骨-种植体界面进行评估[10]。

并发症

如果病例的诊断、计划和手术操作得当，那么种植手术可以非常准确地进行，而且并发症也会很

少发生。然而，与其他临床手术一样，种植治疗中的并发症同样有可能发生，包括以下几点：

- 任何手术都可能出现的并发症，包括疼痛、出血、肿胀或感染。

- 种植体植入位置错误，会导致种植体处于一个易受损的角度或位置。当种植体被植入在离相邻牙根太近或离近远中和颊侧骨板太远的部位时，会影响骨性支持。当种植体植入过深时，会增大后期修复难度。如果种植体植入骨深度不够，使种植体螺纹暴露于牙槽嵴之上，会影响骨质支持、软组织健康、卫生和美观。

- 各种手术并发症都有可能使组织开裂、感染，最终导致种植失败，如软组织瓣撕裂、创口关闭不严或软组织退缩造成的较大创伤。在种植窝预备过程中，如果不注意细节使种植窝直径预备过大，则可能导致骨结合预后不良。

- 损伤关键解剖结构会造成更严重的并发症。如果种植体损伤下牙槽神经管，可能会导致感觉异常（患者不觉得疼痛，如麻木、刺痛）或感觉障碍（患者觉得疼痛或不舒服）。如果种植体侵犯上颌窦或鼻腔，则可能会导致感染。骨结构受损可表现为颊侧骨板明显变薄或种植体上被覆组织的开裂或开窗。骨质穿孔会发生在下颌骨下缘，因为钻孔深度不准确；亦可发生在下颌骨后部舌侧，因为种植钻头定位或角度不当造成舌侧穿出。

- 机械并发症是因植入扭矩过大而导致的种植体平台断裂。在骨密质中，如果种植窝预备不当，则有可能使种植体"卡"在骨中，且不能完全就位，使得取出种植体变得极为困难。

- 不适当的缝合或没有采用无张力创口关闭，则可能会导致创口裂开。

- 美学并发症往往发生在种植体位置或角度不当的情况下，且难以达到良好的美学修复效果。

种植体部件

　　成功的种植体植入和良好的愈合通常会促进种植体骨结合，并为修复提供条件。现代牙种植体内部有螺纹结构，可在二期手术时允许修复科医师安放修复部件。种植修复过程需要使用多个部件，这对于经验不足的种植科医师来说，光是部件的数量，以及患者提出的各种独特的修复要求，就足以让人不知所措。本部分内容概括性地描述了种植修复过程中通常使用的各种部件。值得注意的是，不

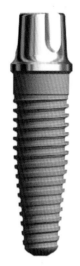

图 14.26　典型的种植体根部形态（由 Zimmer Dental Inc., Carlsbad, CA 提供）

同制造商所生产的种植系统的部件命名可能不同，但从概念上讲，这些部件具有相似的用途。

种植体体部或固位体

　　种植体体部，或固位体，是在手术第 1 阶段植入骨内的部分。大多数的现代种植体被称为根形种植体，是由钛或钛合金制成的圆柱体或锥形圆柱体（图 14.26）。尽管历史上曾出现过光滑表面种植体，但目前大多数种植体都采用外部螺纹状设计。制造商提供了多种外螺纹设计及不同表面形态和涂层的种植体，试图最大限度地提高种植体的稳定性和骨结合过程。大多数种植体在与修复体连接处的设计实现了抗旋转。这种抗旋转设计可以位于种植平台的内部或外部（图 14.27）。

　　绝大多数种植体被称为两段式种植体，即手术植入种植体是第 1 阶段，而用螺丝固位修复体是第 2 阶段。第 2 阶段的部件通过种植体内部的螺纹连接到种植体上。但是，也有少量将修复基台和种植体植入骨内的螺纹部分视为一个整体，称之为一体式种植体（一段式种植体）。重要的是要认识到两段式种植体和两阶段式种植手术的区别。带有愈合基台的两段式种植体可以用一阶段式种植手术植入，带有覆盖螺丝的两段式种植体可以用传统的两阶段式手术植入。所有的一体式（一段式）种植体均采用一阶段式种植手术植入（图 14.28）。

覆盖螺丝或愈合帽

　　在两阶段式种植手术中，当植入种植体后，在缝合前一般用种植体内覆盖螺丝将种植体平台封闭。

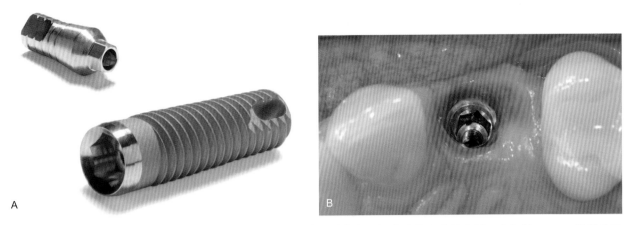

图 14.27　内部防旋转六角设计。（A）内六角 Zimmer 种植体和钛基台。（B）去除愈合基台后，内六角 Zimmer 种植体口内观（图 A 由 Zimmer Dental Inc., Carlsbad, CA 提供）

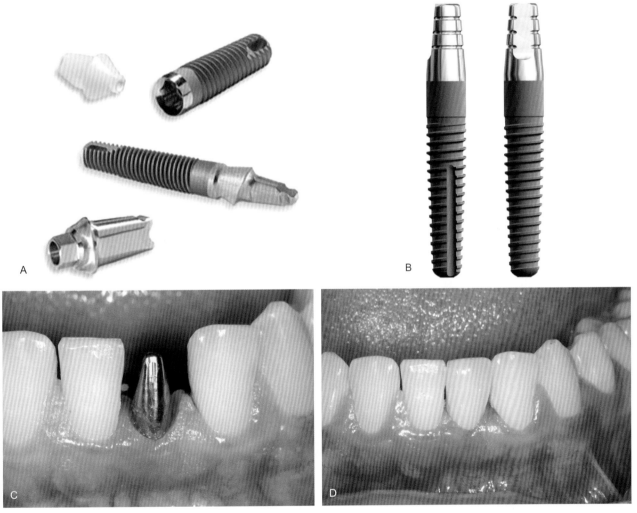

图 14.28　一段式和两段式种植体。（A）两段式种植体和基台（上），以及一段式种植体（下）（Zimmer）。（B）一段式种植体（Nobel Biocare）。（C）一段式种植体修复缺牙 #24。（D）种植体最终修复，替代缺牙 #24（图 A 由 Zimmer Dental Inc., Carlsbad, CA 提供；图 B 由 Nobel Biocare USA, Yorba Linda, CA 提供）

更重要的是，术者在缝合软组织瓣之前，要确保覆盖螺丝完全就位于种植体平台之上，以防止骨生长到螺丝和种植体之间。在第 2 阶段的种植体暴露手术中，覆盖螺丝将被取出，并用愈合基台代替。

愈合基台或临时基台

愈合基台是一种圆顶形的种植体内螺丝，为种植体平台提供了穿黏膜通道。愈合基台一般是在一阶段式手术植入种植体后放置，或是在两阶段式手术暴露种植体后放置。愈合基台由钛或钛合金制成。基台可以是平行壁的，也可以是锥形的，高度在 2 ~ 10 mm。所使用的基台高度由组织厚度决定，愈合基台应高于牙龈组织 1 ~ 2 mm（图14.29）。锥形愈合基台通过对软组织塑形，使得设计的修复体（如牙冠）能更完美地呈现出来。平行壁基台可用于不需要牙龈塑形的部位（如覆盖义齿的固位杆）。放置愈合基台后，最重要的是要让软组织充分愈合，才能制取最终修复体印模。

印模帽

印模帽能够将口内种植体的位置转移到工作模型上。印模帽可以用螺丝固定在种植体上，也可以用螺丝固定或扣在种植体基台上。有些印模帽有一个平面，用于定位螺纹或种植体的抗旋转设计（如六边形或三叶形）。当使用成品基台或部件时，这一点非常重要（图 14.30）。通常，印模转移方法可分为非开窗式印模和开窗式印模。非开窗式印模法能够使印模帽嵌入印模中，当印模从口中取出后，印模帽也被一并取出，然后将种植体替代体插入印模的印模帽内。开窗式印模使用的是能从印模托盘穿出的特定印模帽。当准备从口中取出印模时，将印模帽的固定螺丝拧松并取出印模。开窗式印模法被认为是更精确的印模转移方法，适用于大跨度支架或杆状设计结构，或者当种植体太过分散而难以用非开窗式印模法取出印模托盘时。制取印模时，推荐使用重体聚乙烯硅氧烷或聚醚印模材料。在制

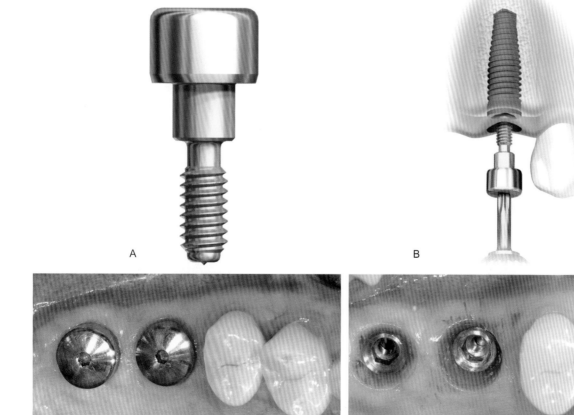

图 14.29 愈合基台。（A）Nobel Biocare 愈合基台。（B）放置愈合基台到种植体中。（C）2 个愈合基台就位。（D）去除愈合基台后口内观。注意通过愈合基台形态，组织得到复原（图 A，B 由 Nobel Biocare USA, Yorba Linda, CA 提供）

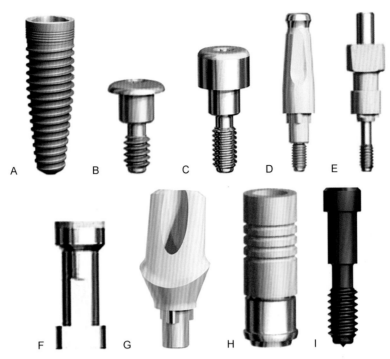

图 14.30 种植修复组成。（A）种植体固定装置。（B）覆盖螺丝。（C）愈合基台。（D）闭合式印模托盘杆。（E）开放式印模托盘杆。（F）根形种植体。（G）定制氧化锆基台。（H）蜡制/可铸基台。（I）修复螺丝（由 Nobel Biocare USA, Yorba Linda, CA 提供）

作转移印模之前，必须拍摄一张 X 线片，以确认印模帽在种植体平台上的位置是否准确。如果印模帽没有正确就位，所转移的种植体位置的准确性将不正确。在完成转移印模后，将种植体替代体固定在印模帽上，以便制作工作模型。

种植替代体

种植替代体是为了在工作模型中准确复制种植体（种植替代体）的上部结构或基台（基台替代体）而制造的，两者都是直接拧入印模帽中。将印模帽或替代体放回印模（非开窗式印模）或保留在印模中（开窗式印模），然后就可以灌注印模。灌注之前，在印模中制作人工牙龈是非常有益的；并且人工牙龈具有弹性，可在工作模型上模拟软组织轮廓，这使得技师可以准确而灵活地将软组织呈现出来。这样，技师就有了一个工作模型，用来制作基台或支架，以达到预期的修复设计。

种植体修复基台

基台是种植体中用于支持和固位修复体或种植体上部结构的部分。上部结构被定义为连接种植体平台或种植体基台的金属或氧化锆支架，并为可摘修复体提供固位（例如，铸造或研磨杆通过附着体固定覆盖义齿）或为固定修复体提供支架。基台是根据其与修复体或上部结构的固位方式来定义的，可分为三大类：①螺丝固位基台。②黏结固位基台。③预成附着体基台。螺丝固位基台使用螺丝来固位修复体或上部结构，而黏结固位基台则使用黏结剂来固位修复体或上部结构。预成附着体基台（如自固位附着体或 O 形圈附着体）有助于可摘义齿固位。

由于每个种植体都有其独特的情况，制造商很有创意地在每个类别中提供了许多不同的选择。如今，计算机辅助设计和计算机辅助制造技术正变得越来越普遍。能够个性化地设计基台和上部结构，并能以极高的精度在钛或锆上加工同一部件，这对种植体修复产生了巨大影响。

修复固位螺丝

修复固位螺丝用来固定修复体基台、牙冠或将支架固定在种植体或种植体基台上。螺丝通常由钛、钛合金或金合金制成，其尺寸与种植体或基台系统的类型、尺寸和设计有关。螺丝通常有六角形或方形设计，以适应特定尺寸和形状的扳手或起子。大多数修复螺丝都是由扭矩扳手或手动装置按照特定的扭矩拧紧的。扭矩值以 Ncm 为单位，通常在 10 ～ 40 Ncm。

种植修复选择

针对无牙颌患者的选择

由种植体固位或支持的义齿非常适合牙列缺失患者的修复治疗。对于牙列缺失患者，种植修复有以下3种基础治疗方案可供选择：①种植体和软组织混合支持义齿。②全种植支持的覆盖义齿。③完全由种植体支持的固定义齿。

• 种植体和软组织混合支持义齿可以用于上颌和下颌，但在下颌应用更为广泛。原则上，覆盖义齿与无牙颌牙槽嵴的软组织结合需要种植体（2～4颗种植体，上颌理想状态下4颗种植体）帮助固位和支持。在该修复方式下，覆盖义齿的制作必须严格遵循全口义齿修复体外形的设计原则，以确保义齿达到软组织支持的最大化，使患者在获得种植体支持优势的同时，不使种植体及其附件超负荷（图14.31）。医师和患者都应当了解定期检查覆盖义齿贴合度的必要性，及时对义齿进行重衬，对维持软组织的支持至关重要；同时，也应及时检查

并定期更换种植体附件，以最大限度地增加其固位效果。对于上颌义齿来说，当有4颗及以上种植体存在于优质骨中，且覆盖义齿在颊前庭和腭穹窿处均有较好的固位深度时，便可去除义齿的腭部。随着义齿的固位力和安全性提高，患者通常能够发挥出较之前更强的咀嚼功能，这使得义齿的纯塑料基托很容易折断，故建议在义齿基托中加入金属骨架，以增加义齿强度。

• 全种植支持的义齿为患者提供了更多的固位和支持，几乎不需要软组织支持。通常下颌骨至少需要4颗种植体，并且推荐在上颌骨使用6颗种植体来支持整个负荷。典型的设计是通过铸造或切削加工的修复杆，将固位基台连接在修复杆的相应位置，然后与覆盖义齿相结合（图14.32）。放置种植体和修复杆时，应当使种植体的AP距最大化，并在修复杆上制作相应的附着体。利用杆状结构的优点，可使其悬臂梁长度达到种植体AP距的1.5倍，从而为覆盖义齿提供额外的后部支持。对于上颌骨的6颗种植体而言，修复杆可以设计为一个连续的杆或2个由3颗种植体支持的独立杆。全种植支持

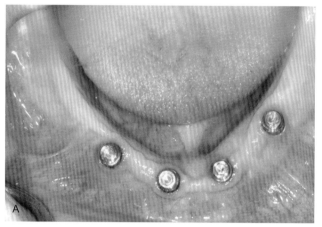
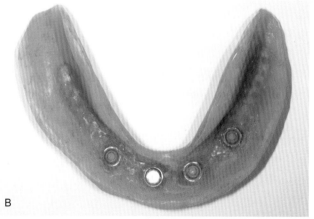
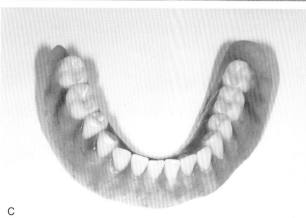
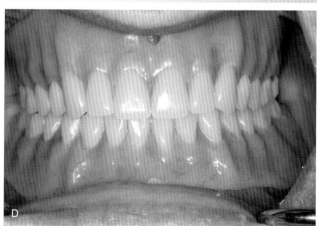

图 14.31　利用种植体和软组织支持式覆盖义齿修复无牙颌下颌骨。（A）4颗带定位附件的种植体就位，用于种植体固位的覆盖义齿。（B，C）覆盖义齿由铸造金属支架加固。（D）上颌骨为传统义齿，下颌骨则为定位附件固位的覆盖义齿

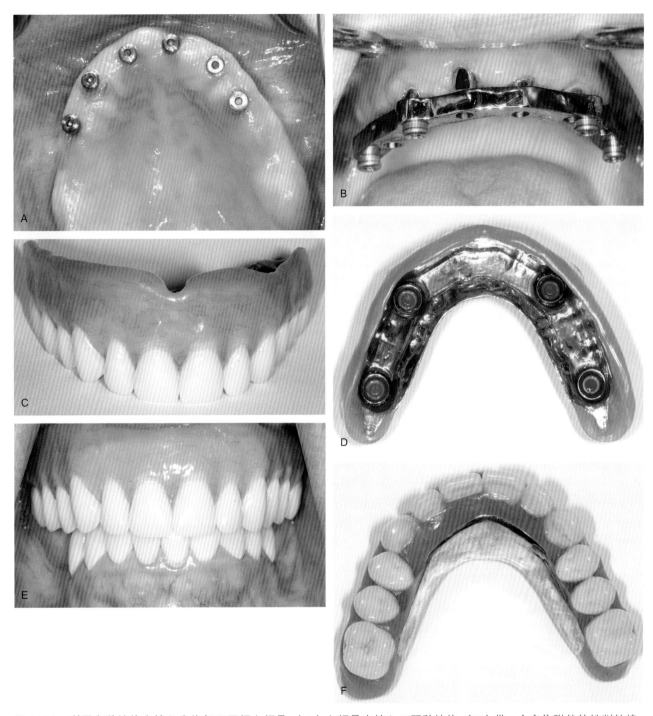

图 14.32　利用全种植体支持义齿修复无牙颌上颌骨。（A）上颌骨内植入 6 颗种植体。（B）带 4 个定位附件的铣削钛棒。（C ~ E）上颌覆盖义齿，腭面开放，内置铸件，以与钛棒适配。（F）最终结果

覆盖义齿需要一定的颌间距离，15 ~ 17 mm。与其他修复方式相同，全种植支持的覆盖义齿也需要定期检查义齿及其附件，可以通过金属骨架以加强义齿基托。铸造的修复杆可以通过个性化的结构设计进行精确制作，在加强义齿基托的同时，还可以提高修复体的固位和稳定性。

　　• 完全由种植体支持的固定修复方法有 2 种基本设计。第 1 种设计是一种固定局部义齿，在6 ~ 8 颗种植体上采用螺丝固位或黏结固位，其设计与传统的冠桥相似，这种设计选择通常更适合于骨量仅存在较少缺失或只需要修复缺失牙的患者。而更常见的情况是患者不仅失牙，同时还缺失牙槽骨和相应软组织，此时修复体就必须设计来代替这 3 种结构（图 14.33）。第 2 种设计通常被称为混合性义齿。混合性义齿使用铸造或切削制作的框架，并通过丙烯酸、树脂或陶瓷来制作

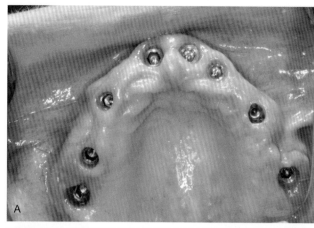
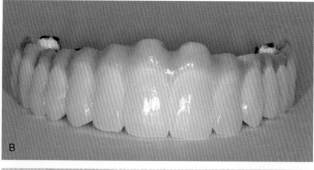
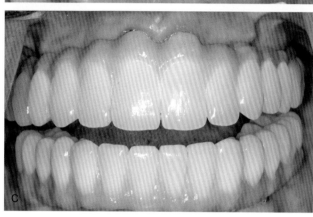
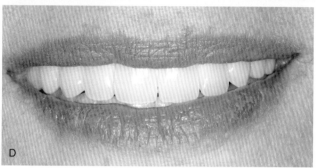

图 14.33　利用固定式种植体支持修复体恢复无牙颌上颌骨。（A）上颌骨内植入 8 颗种植体。（B）混合式修复体，用铣削钛支架和陶瓷制作，用于替代牙龈和牙。（C）完成的上颌和下颌混合式修复体。（D）美学效果

修复缺失的骨、牙龈组织和牙。混合性义齿的框架通常是以钛或锆为原料，并利用计算机辅助设计 – 计算机辅助制造技术来制作。软组织和牙的修复可通过材料的切削制作而成，其中最经济简单的方法是使用丙烯酸和树脂牙，更复杂的选择有使用树脂或分层上瓷来修复软组织，并将分层瓷直接熔接在义齿框架上；或者将单个牙冠直接黏结到义齿框架上。混合性义齿通常使用螺丝固位，因此，临床医师可以很容易地对其进行后期维修和护理。选择义齿材料时，必须考虑各种方法的维修是否方便及其费用，其中丙烯酸是最简单且最便宜的混合修复体材料，相对丙烯酸而言，树脂材料的维修难度和成本较高，而全瓷混合性义齿的维修则是最难且最昂贵的。

针对牙列缺损患者的选择

牙列缺损患者的治疗可分为两类：①单颗牙缺失。②2 颗或 2 颗以上相邻牙缺失。以上任何一种情况的牙列缺损，都有多种修复方法可供选择（图 14.34 ~ 图 14.37）。单颗牙缺失修复时可将牙冠直接黏结固位于基台上，或通过螺丝固位于种植体平台上。黏结固位的牙冠可以使用全铸造金冠、金属烤瓷冠或全瓷冠，基台可以是预成的成品基台，也可以是钛或锆制成的个性化基台。前牙修复时可选择锆基台和全瓷冠的组合，这可以最大限度地提高义齿修复的美观性。

2 颗或 2 颗以上相邻牙缺失的患者，可以通过黏结固位及螺钉固位多颗单牙冠或联冠来修复缺失牙。对于缺失 2 颗以上相邻牙的患者，种植体可以作为固定局部义齿的基牙（例如，通过 2 颗种植体来支持 3 颗牙的固定局部义齿）。与单颗牙缺失相同，联冠也可通过黏结固位或螺丝固位，钛和锆均可作为固定义齿的支架材料。与牙列缺失患者相同，混合性义齿也可用于牙列缺损患者。在某些情况下，修复体不仅可以修复缺失牙，还可以修复缺失的骨骼和软组织。对于混合性义齿而言，种植体可以帮助可摘局部义齿固位，同时还可以消除前牙区卡环，更适合于对美学有一定要求的患者。

修复后并发症

与其他任何口腔科手术相同，种植修复的并发症也会偶尔发生。大多数种植修复并发症发生的原

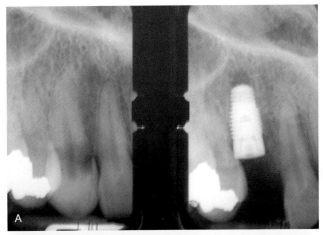
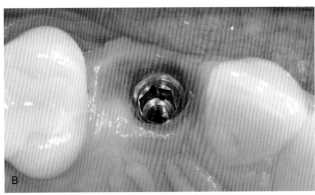
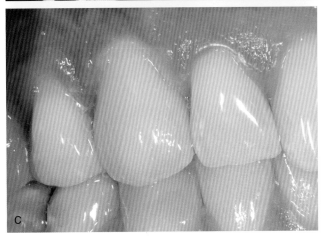
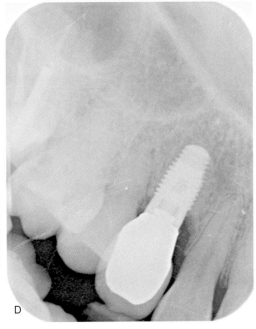

图 14.34 单颗牙修复。（A）影像片显示牙已不可修补，左侧为拔牙前，右侧为拔牙后、种植体已就位。（B）经过暴露和愈合期后的种植体，等待最终修复。（C）最终结果。（D）最终影像片

因可以归结为种植体及义齿的机械负荷过大或存在某些对种植体及义齿有害的生物损伤反应。种植修复并发症可以简单分为以下 4 类：

• 种植体周围炎：如果所施加的载荷超过了种植体－骨结合界面的承受能力，那么就会产生机械并发症或是某些生物反应。如果力得不到控制，应力会沿着修复体向种植体传递，导致种植体周围出现骨吸收。如果对此情况不及时进行干预和治疗，骨吸收会持续进行，最终导致种植修复失败。其次，如果软组织上出现危险因素（例如，残留的黏结剂、口腔卫生不良），也同样会导致修复后并发症的产生。

• 附件并发症：附件并发症（例如，螺丝、基台、修复杆或组件）总是与过度机械荷载有关。该并发症的发生在大多数情况下是由于荷载过大，而部分则是因为对种植体－修复复合体产生了破坏

性的侧向力，亦或是以上 2 种情况同时存在。附件并发症从附件松动到其断裂损坏均可发生，其产生的不良影响也大不相同。在极少数情况下，附件制造过程中的错误也可能导致其受到机械损坏。

• 结构性并发症：结构性并发症通常包括对金属、瓷、丙烯酸、树脂及义齿的损伤。这种类型的并发症有时处理起来很简单，很容易调整或修复。然而，在某些情况下，结构性损害可能是灾难性的，需要重新制作义齿。

• 复杂问题：口腔种植学的特点就是其具有临床特异性，在临床实践中存在着无限的可能。在通常情况下，种植修复作为修复的最终治疗方法，大多数患者都是在进行过多种修复方法失败后前来就诊的，他们的目的是寻求更综合有效的修复手段。许多患者在可摘全口义齿修复治疗多年后，出现了

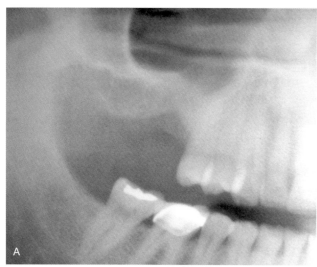

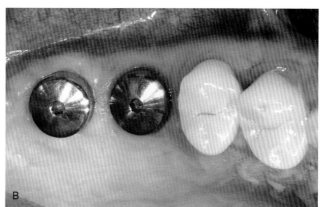

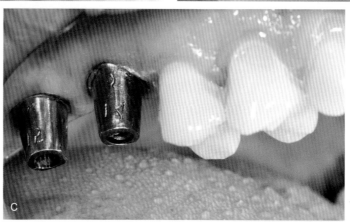

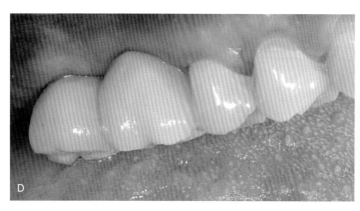

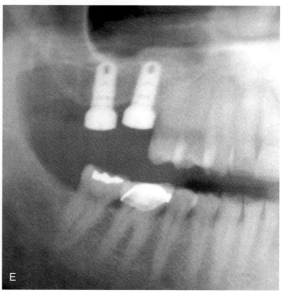

图 14.35　修复 2 颗相邻的上颌后牙。(A) 治疗前影像片。(B) 种植体植入后 6 个月，打开、放入愈合基台后 3 周。(C) 最终基台就位，用于放置黏结固位型瓷熔附金属 (porcelain-fused metal, PFM) 全冠。(D) 最终黏结固位型 PFM 全冠修复。(E) 最终影像片

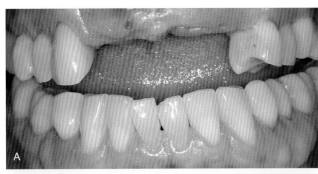

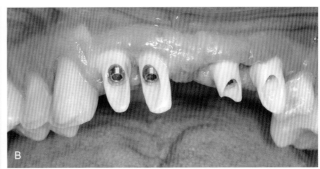

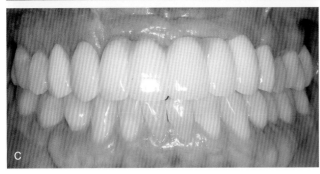

图 14.36　修复 5 颗上颌前牙。（A）治疗前外观。（B）4 颗计算机辅助设计和计算机辅助制造定制的氧化锆基台就位，用于承载黏结固位型固定局部义齿。（C）最终结果

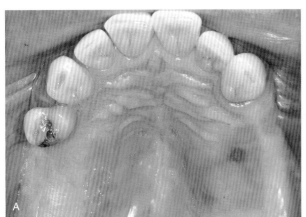

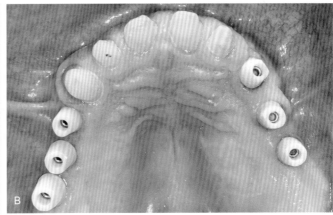

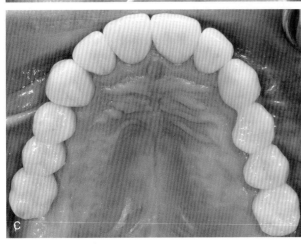

图 14.37　修复双侧上颌后牙缺失。（A）治疗前外观。（B）6 颗氧化锆基台就位，承载 2 个三单位固定义齿和 5 颗天然牙，以定制全瓷冠修复。（C）最终修复体就位修复双侧上颌后牙。

严重骨吸收，不能再配戴使用传统的义齿；外伤患者、颅面部畸形及颅面部发育异常患者也有复杂修复的需求。第 15 章介绍了一些较前沿的病例及其相应的治疗方式。

（张东升　译）

参考文献

[1] Branemark PI. *The Osseointegration Book: From Calvarium to Calcaneus.* Berlin, Germany; Chicago, IL: Quitessenz Verlags; 2005.

[2] Branemark PI, Zarb G, Albrektsson T. *Tissue-Integrated Prosthesis: Osseointegration in Clinical Dentistry.* Chicago, IL: Quintessence; 1987.

[3] Zarb G, Albrektsson T. Osseointegration — a requiem for the periodontal ligament? *Int J Periodontics Restorative Dent.* 1991;14:251–262.

[4] Albrektsson T, Wennerberg A. The impact of oral implants — past and future, 1966–2012. *J Can Dent Assoc.* 2005;71:327.

[5] Berglundh T, Lindhe J. Dimension of the peri-implant mucosa. Biological width revisited. *J Clin Periodontol.* 1996;23:971–973.

[6] Berglundh T, Lindhe J, Jonsson K, Ericsson I. The topography of the vascular systems in the periodontal and peri-implant tissues in the dog. *J Clin Periodontol.* 1994;21:189–193.

[7] Esposito M, Hirsch JM, Lekholm U, et al. Biological factors contributing to failures of osseointegrated oral implants. (II). Etiopathogenesis. *Eur J Oral Sci.* 1998;106:721–764.

[8] Shin EY, Kwon YH, Herr Y, Shin SI, Chung JH. Implant failure associated with oral bisphosphonate-related osteonecrosis of the jaw. *J Periodontal Implant Sci.* 2010;40(2):90–95.

[9] Bain CA, Weng D, Meltzer A, et al. A meta-analysis evaluating the risk for implant failure in patients who smoke. *Compend Contin Educ Dent.* 2002;23:695–699, 702, 704 passim; quiz 708.

[10] Sennerby L, Meredith N. Implant stability measurements using resonance frequency analysis: biological and biomechanical aspects and clinical implications. *Periodontol.* 2008;47:51.

推荐阅读

Adell R. Long-term treatment results. In: Branemark PI, Zarb G, Albrektson I, eds. *Tissue-Integrated Prostheses.* Chicago, IL: Quintessence; 1985.

Adell R, Lekholm U, Rockler B, et al. A 15-year study of osseointegrated implants in the treatment of the edentulous jaw. *Int J Oral Surg.* 1981;10:387.

Bain CA, May PK. The association between the failure of dental implants and cigarette smoking. *Int J Oral Maxillofac Implants.* 1993;8:609.

Eriksson AR, Albrektsson T. Temperature threshold levels for heat-induced bone tissue injury: A vital microscopic study in the rabbit. *J Prosthet Dent.* 1983;50:101.

Granström G, Bergström K, Tjellström A, et al. A detailed analysis of titanium implants lost in irradiated tissue. *Int J Oral Maxillofac Implants.* 1994;9:653.

Perrott DH, Shama AB, Vargerik K. Endosseous implants for pediatric patients. *Oral Maxillofac Surg Clin North Am.* 1994;6:79.

Peterson LJ, Larsen PE, McGlumphy EA, et al. Long-term antibiotic prophylaxis is not necessary for placement of dental implants. *J Oral Maxillofac Surg.* 1996;54(suppl 3):76.

Peterson LJ, McGlumphy EA, Larsen PE, et al. Comparison of mandibular bone response to implant overdentures versus implant-supported hybrid. *J Dent Res.* 1996;75:333.

Quirynen M, Alsaadi G, Pauwels M, et al. Microbiological and clinical outcomes and patient satisfaction for two treatment options in the edentulous lower jaw after 10 years of function. *Clin Oral Implants Res.* 2005;16:277–287.

Sammartino G, Marenzi G, di Lauro AE, et al. Aesthetics in oral implantology: Biological, clinical, surgical, and prosthetic aspects. *Implant Dent.* 2007;16:54–65.

Smith D, Zarb GA. Criteria for success for osseointegrated endosseous implants. *J Prosthet Dent.* 1989;62:567.

Stanford CM. Application of oral implants to the general dental practice. *J Am Dent Assoc.* 2005;36:1092–1100.

Tarnow DP, Magner AW, Fletcher P. The effect of the distance from the contact point to the crest of gone on the presence or absence of the interproximal dental papilla. *J Periodontol.* 1992;63:995–996.

U.S. Department of Health and Human Services. Dental implants, NIH Consensus Development Conference Statement. *J Oral Implantol.* 1988;14(2 SI):116–247.

Woo SB, Hellstein JW, Kalmar JR. Systematic review: Bisphosphonates and osteonecrosis of the jaws. *Ann Intern Med.* 2006;44:753–761.

第 15 章

种植治疗：高级概念和复杂病例

Implant Treatment: Advanced Concepts and Complex Cases

Myron R. Tucker, Richard E. Bauer, Troy R. Eans, Mark W. Ochs

第 14 章重点介绍了常规种植治疗的临床评估、手术及修复。该章介绍的技术主要针对有足够骨量和软组织量的临床病例，且可将种植体植入在愈合良好的骨组织中，而不会损伤诸如上颌窦或下牙槽神经等解剖结构。某些情况下，种植体植入会变得比较复杂。在某些病例，拔牙后同期植入种植体可能是有利的；但在多数情况下，现存的骨和软组织不足以支撑种植体植入，需要进行增量手术以利于种植体植入。本章重点介绍需要即刻种植体植入的病例类型，以及在种植体植入前可能需要进行预备性骨和软组织增量的病例。此类种植手术应由具有丰富植骨和种植体植入经验的专科医师操作。

拔牙后即刻种植

若在拔牙前已计划在拔牙后进行种植修复，则应在术前规划好最合适的种植体植入时机。种植体可以即刻（拔牙时）、早期（拔牙后 2 个月）或延期（拔牙后 6 个月以上）植入。每个时间点都有其适应证、优点和缺点。

即刻种植的主要优点是，整体愈合时间最短，且拔牙与种植体植入可同期完成。即刻临时修复可为软组织解剖塑形提供最佳时机，带来最佳的即刻及长期美学效果。即刻种植的主要缺点是，种植体与被拔牙的牙根在形状和尺寸上存在差异，这一点在用种植体替代多根牙时表现得尤其明显。即使是切牙的位置，种植体和牙根的形状差异也会在种植体植入时造成一定困难。另一个缺点是，如果种植体承受过大的咬合力，则可能损害种植体的即刻和长期稳定性。

如果要拔除的牙没有感染且拔除时不会造成牙槽骨损失，则可考虑行即刻种植。即刻种植成功的关键是拔牙时尽量少去骨，且不要破坏或削弱骨支撑。无创伤拔牙技术使用牙周手术器械，可最大限度地减少对牙槽骨的破坏，有助于种植体植入。种植体的初期稳定性对于长期成功也至关重要。即刻种植时，种植体被精确地植入牙槽骨内，其根部与牙槽骨至少要有 4 mm 的实际骨接触，方可提供这种初始稳定性（图 15.1）。手术导板对种植体植入非常有帮助，因为当钻针在牙槽窝壁反弹时，钻头很容易偏转，造成有时很难以正确的角度钻孔和制备种植位点（图 15.2）。种植体植入位置应略低于牙槽嵴顶的高度，以补偿拔牙后的骨吸收。在美学区域（前颌骨），种植体平台的理想位置应在游离龈缘下方 3 mm 处，这样有利于形成最佳的修复体外形轮廓及软组织外形的维持。通常，种植体植入位点偏向被拔牙牙根中心腭侧 1 mm，以补偿因预期的唇侧骨和软组织改建而减少的唇侧牙槽嵴体积。

必须根据种植体的大小来评估和处理种植体与残余牙槽窝壁之间的间隙。如果间隙小于 1 mm，且种植体稳定性好，则通常不需要进行任何处理。如果间隙大于 1 mm，则可能需要植入颗粒状骨材料。目前，对于间隙的处理尚存争议。大多数情况下，采用不翻瓣、无创拔牙技术，可能无法或难以进行一期缝合。在这种情况下，可在种植体表面与牙槽窝骨壁之间的间隙填入可吸收胶原颗粒，并用"8"字缝合将其固定在适当位置。手术医师可考虑延长负载前的时间，以利于骨结合。

个别病例可考虑行种植体植入后的即刻修复。确保修复体与邻牙保持理想的牢固接触非常重要，这将有助于减少种植体骨整合形成前的不利负荷。

骨移植和骨替代物移植

多数情况下，缺牙区的骨量不足以支撑种植体植入，这可能是由于拔牙伴骨萎缩、上颌窦气化、既往创伤、先天性缺陷或手术切除颌骨病灶所致。

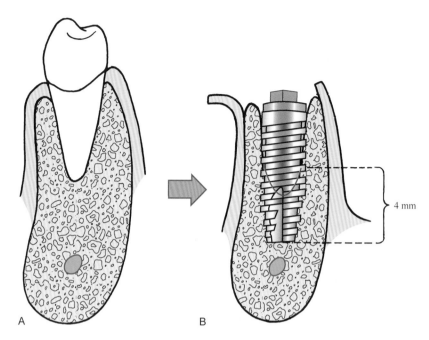

图 15.1 （A，B）种植体被植入在新鲜拔牙窝内，其根部顶端与牙槽骨必须有 4 mm 的实际骨接触。种植体应埋在略低于牙槽嵴顶高度的位置。通常，在种植体与牙槽窝壁间的间隙内，植入自体骨或异体骨、骨形成蛋白或同时植入两者

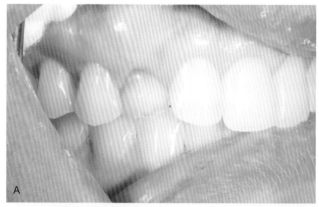

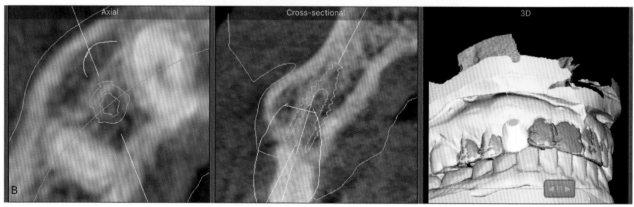

图 15.2 即刻种植同期即刻临时修复的计算机辅助手术设计。（A）滞留的右侧上颌乳尖牙。（B）术前 CAD/CAM 虚拟规划设计，制作静态手术导板

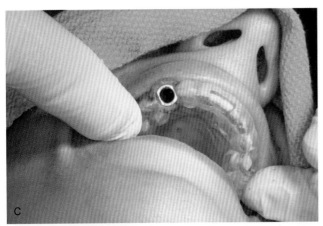

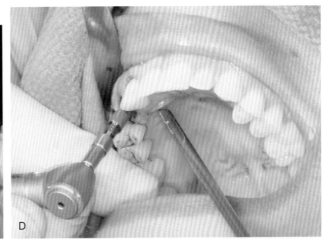

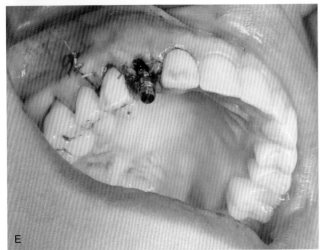

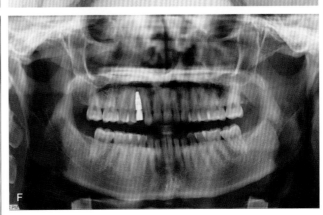

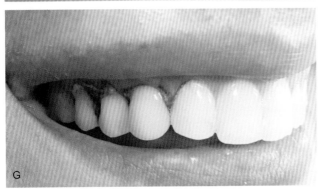

图 15.2（续）（C）技工室制作的手术导板。（D）将种植体植入在拔牙位点。种植体与根尖处的牙槽骨精确接触，但种植体上端与拔牙窝牙槽嵴之间存在间隙，该部位已植入异种颗粒状植入物。（E）安放取模柱，用于取模和制作即刻螺丝固位的临时冠。（F）制作椅旁临时冠，安放愈合基台，拍摄全景片。（G）具有理想软组织支撑的即刻临时冠

这些情况下需要进行骨增量，以便为种植体植入提供足够的骨支撑。可以考虑使用若干种可能的移植材料，具体取决于所需骨量的体积和结构。

自体骨移植

可从多个解剖区域获取自体骨。在口内，可以从下颌骨正中联合、下颌支、上颌骨或上颌结节处取骨。上颌结节主要是骨松质，而下颌体后份与下颌支交汇处主要是骨皮质。下颌骨正中联合是获

取适当体积骨皮质及骨松质的最佳口内来源（图15.3）。当诸如萎缩性无牙颌或双侧上颌窦提升等情况需要更多骨量时，若用自体骨移植，则应考虑口外部位取骨。最常见的口外取骨部位是髂前嵴。有时，取骨部位还包括胫骨、腓骨和颅骨。

同种异体骨移植

对从尸体获取的同种异体骨移植物进行处理，以达到灭菌及降低免疫反应的可能性。灭菌过程破

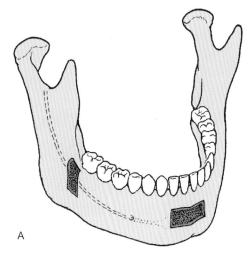

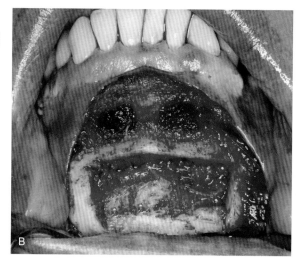

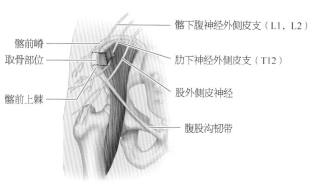

髂下腹神经外侧皮支（L1，L2）

髂前嵴

取骨部位

肋下神经外侧皮支（T12）

股外侧皮神经

髂前上棘

腹股沟韧带

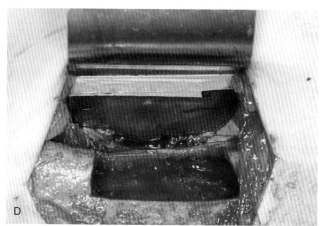

图 15.3 自体骨移植的取骨部位。（A）下颌体后份、下颌支或正中联合的取骨部位。（B）下颌骨正中联合取骨的临床照片。（C）髂嵴取骨部位的解剖。（D）髂嵴取骨部位的临床照片（图 C 引自 Bagheri SC, Jo C. Clinical Review of Oral and Maxillofacial Surgery. St. Louis: Mosby; 2008）

坏了移植物的骨诱导特性，但移植物为骨组织向其内生长提供了一个支架（骨传导）。移植物的骨性结合，以及随后的骨改建和吸收均发生在愈合阶段。同种异体移植物的颗粒形态具有更大的表面积，可改善移植物内部的适应性，是最常用的牙槽骨外形缺损的骨增量材料。同种异体骨移植的优点包括无须额外的供区、可无限量获取，且可在门诊进行此类手术。缺点是移植骨会大量吸收，导致容纳种植体植入的骨量变少。

异种移植物

异种移植物是从在遗传上有别于移植物受体物种获取的无机骨组织。异种移植物最常见的来源是牛骨。优缺点与同种异体移植相似，包括明显的移植后吸收。

骨形成蛋白

最近，骨移植方面最令人兴奋的进展之一是与骨形成蛋白（bone morphogenetic proteins，BMP）相关的大量研究。BMP 是一类蛋白质因子家族，已被分离出来并应用于颌面部骨组织重建。这些蛋白质具有增强骨移植物愈合的能力，且在许多情况下可替代其他移植材料。现已分离、生产出重组人BMP2（rhBMP-2），并有商品化产品上市。BMP 加载于载体上，以便将其固定在移植部位，载体常为可吸收胶原海绵。BMP 可放在拔牙窝内的种植体周围，有助于形成骨整合。对于较大的骨缺损，BMP 常与具有骨传导能力的同种异体材料结合使用，以增加移植物的体积，进而有利于放置、塑形及容纳移植材料。载于胶原蛋白海绵的 BMP 可用于上颌窦提升及非承重区骨缺损重建（图 15.4）。BMP 的

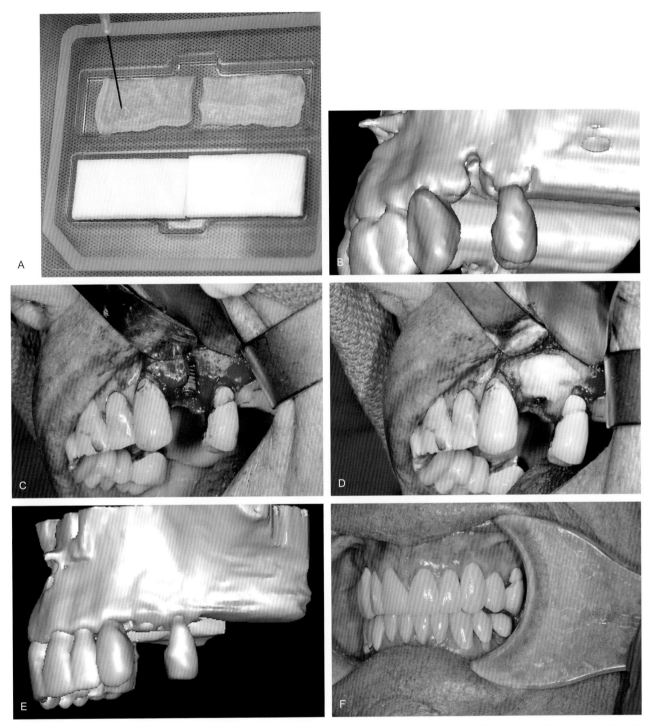

图 15.4 骨形成蛋白（BMP）。（A）装有液态 BMP 和胶原蛋白海绵的试剂盒。（B）三维计算机体层扫描（CT），显示缺牙间隙和颊侧骨缺损。（C）植入种植体。（D）同种异体骨移植材料与 BMP 结合在胶原海绵上，覆盖骨缺损。（E）三维 CT 显示出色的术后骨再生。（F）戴入种植修复体

优点包括无须进行供区手术，并可改善骨增量部位的骨形成能力。主要缺点包括明显的术后水肿，且 BMP 费用不菲。

所有类型骨移植均包括以下 2 个问题：移植材料的容纳和塑形及防止在愈合阶段纤维组织向移植床生长。用颗粒状移植物行牙槽嵴增量常需某种类

型的容纳装置或材料，以辅助理想牙槽嵴大小和外形的形成。用于容纳和塑形移植物的材料也应具有可有效消除愈合过程中软组织不利侵袭的能力。

引导骨组织再生（guided bone regeneration，GBR）是允许骨组织生成，同时延缓纤维结缔组织和上皮向移植床内生长的过程。如果可以阻止纤维

结缔组织从相邻软组织侵入，许多骨缺损都会伴随新骨生成而获得再生。引导骨组织再生技术使用放置于骨缺损上方的屏障膜，以防止纤维组织向内生长；而屏障膜下方的骨组织有足够的时间生成，进而填充骨缺损（图 15.5）。该技术在需要进行唇颊侧（水平）骨增量的颊侧骨开裂的治疗中特别有用。引导骨组织再生可与种植体植入同期进行，也可在一期种植手术前完成。多种材料可以作为阻止纤维组织向内生长的屏障，膨体聚四氟乙烯（Gore-Tex）即为其中被最广泛测试的材料。目前也有可吸收材料提供，可吸收材料避免了再次手术去除屏障膜的必要性。薄且可延展的钛网也是其中一种常用的材料，可在维持移植物形状的同时，阻止大量纤维组织向内生长。钛网托盘可在手术时通过修剪及

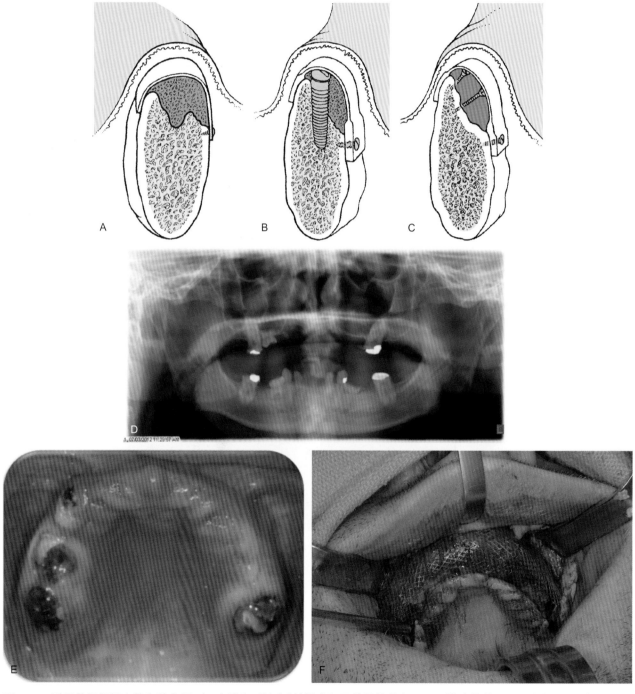

图 15.5　引导骨组织再生的各种应用。（A）膜和"填充材料"（如同种异体骨）用于牙槽嵴骨增量。（B）与（A）相同，不同之处在于同期植入种植体。（C）膜由"固定"螺钉支撑，该螺钉保留了移植物下方的空间以利于填充骨组织。（D）患有外胚层发育不良患者的全景片。（E）口内照片。（F）用骨形成蛋白和钛网行上颌骨骨增量

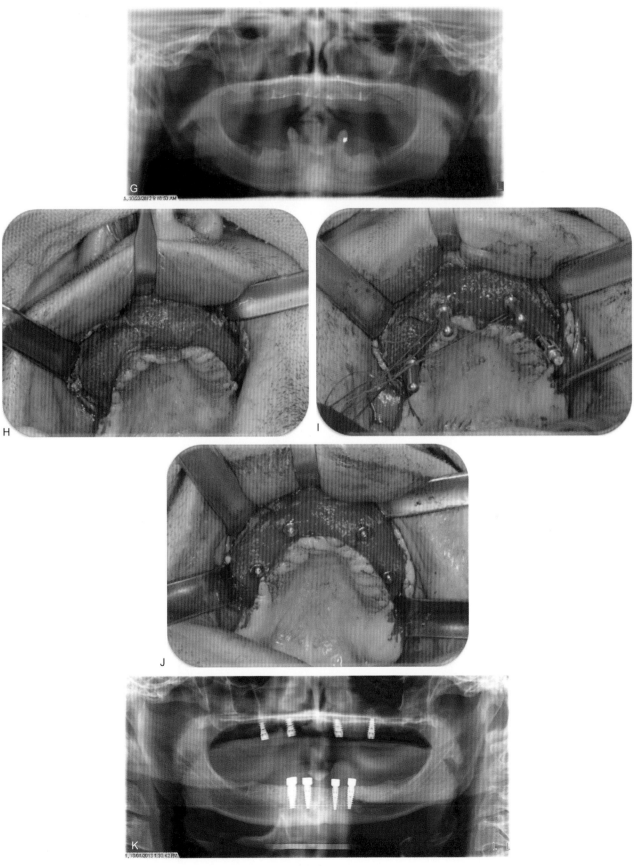

图 15.5（续）（G）上颌骨骨增量的术后全景片。（H）移植术后 9 个月再次手术。（I）移除钛网后，种植体植入过程中的 4 个方向指示杆。（J）将 4 颗种植体植入再生骨中，上覆盖螺钉。（K）种植体植入后的全景片

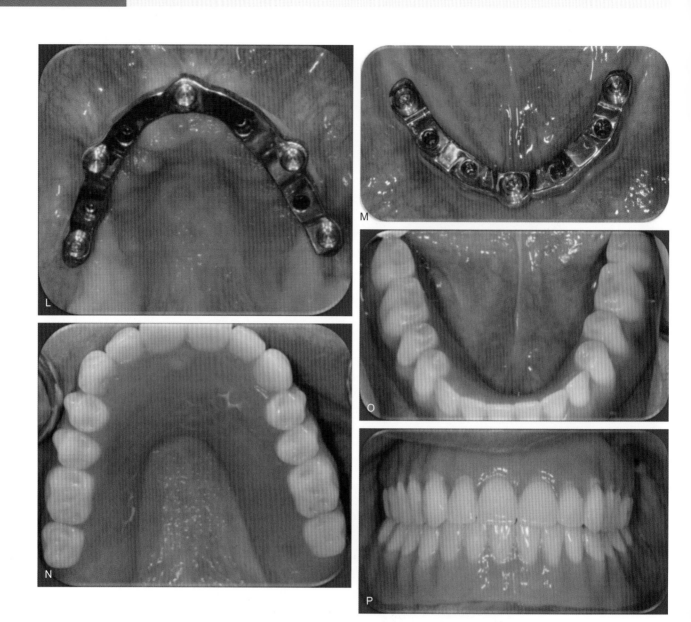

图 15.5（续）（L）上颌种植体支撑的切削钛杆及其附件。（M）下颌种植体支撑的切削钛杆及其附件。（N）上颌金属加固覆盖义齿。（O）下颌金属加固覆盖义齿。（P）最终修复体就位

塑形平整的钛网来制备，也可在术前使用诊断性固定牙模或 CAD/CAM 技术制作。

下颌骨骨增量

　　骨增量移植可增加严重缺损下颌骨的强度，同时，在义齿承载区，骨增量移植可改善种植体植入位点处的下颌骨高度和外形。当下颌骨严重吸收导致高度和外形不足，并出现潜在的骨折风险时，或治疗计划要求将种植体植入在下颌骨高度或宽度不足的部位时，通常会提示使用骨移植物进行下颌骨上缘骨增量手术。位于下颌骨上缘的下牙槽神经分支（译者注：指颏神经，在下颌骨吸收和垂直高度降低的情况下，颏孔移向下颌骨上缘）引起的神经

感觉障碍也可通过下颌骨上缘植骨获得改善。移植物材料的来源包括自体骨、同种异体骨或两者结合，常与 BMP 结合使用（标签外使用）。从历史上看，自体骨是下颌骨骨增量中使用的生物学上最可接受的材料。使用自体骨的缺点包括需要进行供区手术，以及在移植后可能发生大量骨吸收。同种异体骨的使用消除了第二术区，并已被证明可用于增加下颌骨小范围缺损的骨量。同种异体骨移植似乎在增加牙槽骨宽度方面更为有效，而在改善下颌骨高度不足（垂直骨增量）方面效果欠佳。目前下颌骨上缘骨增量技术常涉及块状骨移植，同时辅以同种异体材料，如装在某些类型网状托盘中的冻干骨与 BMP 的混合物（图 15.6）。

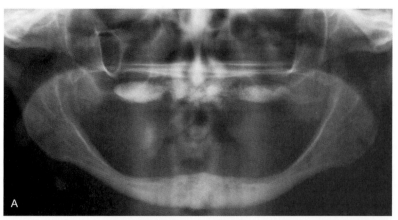
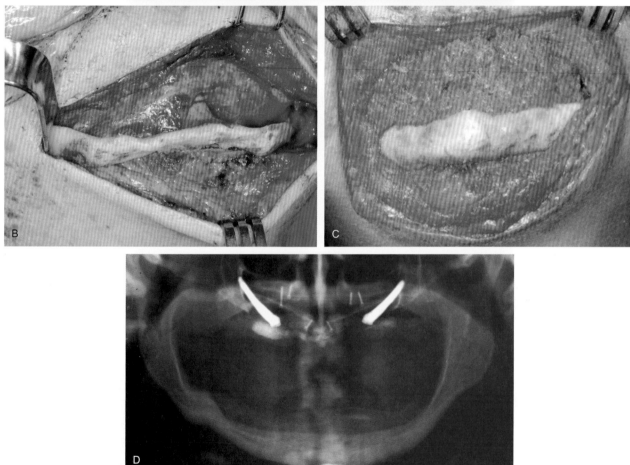

图 15.6 萎缩性下颌无牙颌的骨增量。（A）术前 X 线片。（B）口外入路显露萎缩的下颌骨。（C）骨移植就位。骨移植物是骨形成蛋白、抽吸髂嵴处骨髓收集的干细胞和冻干骨的组合。（D）术后 6 个月的 X 线片（在下颌骨骨移植同期植入上颌骨种植体和颧种植体）。注意骨移植区的密度不及下方的下颌骨。当种植体植入并向移植骨施加应力后，移植骨密度将会增加

上颌骨骨增量

上颌骨牙槽嵴严重吸收给牙列修复重建带来了很大挑战。当发生上颌骨中度到重度吸收，且上颌骨义齿承载区范围较大时，可允许直接修复重建而无须进行骨增量。在某些情况下，颌间距离严重增加、腭穹窿丧失、颧骨支柱干扰及上颌结节缺失可增加义齿修复难度，此时应考虑进行骨增量手术。

外置法植骨（onlay bone grafting）

1984 年，Terry 首次提出用自体肋骨移植重建无牙萎缩性上颌骨。上颌牙槽骨外置法植骨主要用于上颌牙槽骨严重吸收导致的牙槽嵴缺失和腭穹窿形态丧失。上颌骨外置法植骨常使用某种类型的网

状托盘容纳自体骨（皮质－松质骨块或颗粒状骨）、同种异体骨和BMP（标签外使用）来完成（图15.5）。当使用皮质－松质骨块时，可用小螺钉将其固定在上颌骨上，以消除骨块活动及减少骨吸收（图15.7）。骨松质包裹在移植物周围以改善外形。某些情况下，种植体可在植骨同期植入，但是种植体植入时间常会延迟，以利于移植骨的初期愈合。

上颌窦提升术

上颌窦延伸至牙槽嵴常给上颌种植修复重建带来困难。多数情况下，就牙槽嵴高度和宽度而言，上颌骨的实际大小和形态是令人满意的。然而，由于骨支撑不足，上颌窦延伸至牙槽嵴可能会妨碍种植体在上颌后部的植入。上颌窦提升是一种骨增量技术，术中将移植物放置在上颌窦腔内部、上颌窦黏膜外侧，以增加上颌骨牙槽嵴的骨支撑。

当同期植入种植体时，若只需数毫米的骨增量，采用间接上颌窦提升术是有效的，该手术基于上颌骨松质密度不足。初始钻头用于定位计划植入种植体的角度和位置，钻的深度刚好低于窦底；然

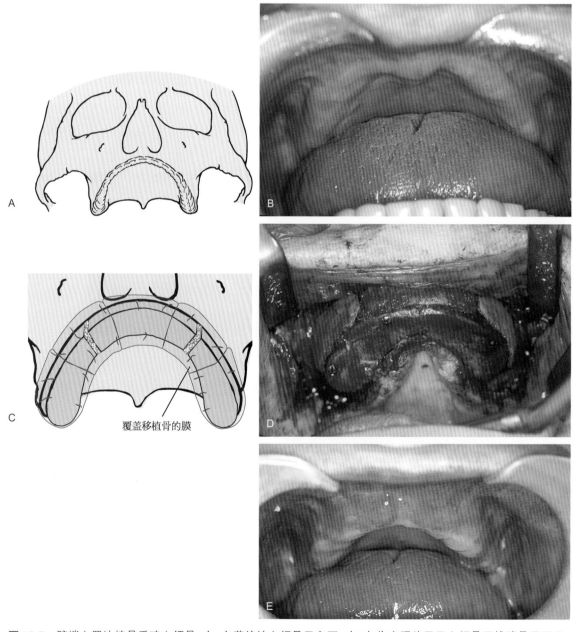

覆盖移植骨的膜

图15.7　髂嵴上置法植骨重建上颌骨。（A）萎缩性上颌骨示意图。（B）临床照片显示上颌骨牙槽嵴骨量不足，难以进行种植修复。（C）将3段骨固定就位。（D）用坚固内固定来固定上置法植骨，小范围缺损由骨松质和骨形成蛋白填充。缝合前，将可吸收膜置于移植物上。（E）术后结果表明牙槽骨高度和外形得到改善

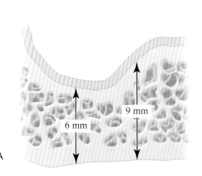 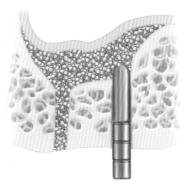 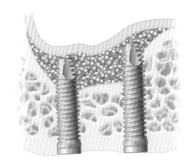

图 15.8　间接上颌窦提升术。（A）上颌窦气化，但有足够的骨质支持初期稳定性。（B）钻完导向孔后，在植入移植材料的同时，使用骨刀扩大截骨范围。（C）移植材料被塞入截骨部位时产生的推挤压力会扩张完整的上颌窦黏膜并抬高窦底，有利于种植体植入

后使用骨刀逐步扩大位点。骨刀末端呈杯状并可挤压截骨部位的骨壁；骨刀还可刮下骨壁四周的骨质，并推动骨质向前，将上颌窦底骨质向上推起；同时翻起上颌窦黏膜，使骨质从截骨侧壁和顶点沉积到上颌窦黏膜下方的窦腔内（图 15.8）。必要时，还可经过种植位点向上颌窦内植入额外的移植材料。

当需要更多的骨增量时，则必要行开放入路的上颌窦提升。行该技术时，在上颌骨外侧劈开一小口，小心地将上颌窦黏膜衬里从窦底骨壁翻起（图 15.9）。上颌窦黏膜被翻起后，移植物材料被放置在上颌窦下份黏膜下方及外侧。同种异体骨、自体骨、异种骨、BMP 或这些材料的组合都可以作为移植源。显露上颌窦底时，可发生上颌窦黏膜穿孔。穿孔处常可用被翻起的多余上颌窦黏膜和可吸收膜材料"补丁"覆盖，这些措施可使植入的移植物材料免受上颌窦直接贯通的影响。如果没有足够骨量来支持种植体的初期稳定性，则要求移植物先期愈合 3 ~ 6 个月，之后可按照第 14 章所述的常规方法行一期种植体植入。如果有足够的骨量来支持种植体的初期稳定性（通常是 4 ~ 5 mm），种植体植入则可与上颌窦移植物植入同期完成。此种手术可在门诊完成。在术后愈合阶段，常可配戴合适的临时可摘修复体。

牙槽嵴牵引成骨术

创伤、先天性缺陷或手术切除颌骨病灶常导致颌骨缺损而造成骨量不足，进而无法行即刻种植。大量的软组织缺损，包括附着龈、角化组织或黏膜的丧失，常伴随骨缺损。牵引成骨已被用于矫正这些牙槽骨缺损。牵引成骨术包括在牙槽嵴上预备

截骨线（图 15.10），然后将牵引器直接固定于截骨段。在 5 ~ 7 天的间歇期后，牵引器被逐渐激活，然后以大约每天 1 mm 的速度牵引截骨段。施加于牵引骨界面上的渐进性张力可引发连续骨生成。此外，包括黏膜和附着龈在内的邻近组织会随之扩张，以适应这种渐进性张力。由于这种适应和组织生成除了涉及骨组织外，还涉及多种组织类型，因此这一概念还应包括牵引组织生成。在牵引组织生成过程中，受牵引的骨段和新生骨（称为再生）有 3 ~ 4 个月的愈合期。然后将牵引器取出，常在取出牵引器时植入牙种植体。牵引成骨后可能仍然需要额外的骨增量手术。在种植体植入后，牙槽骨水平向牵引成骨也已成功用于增加牙槽骨的宽度。

影像诊断学和虚拟治疗规划

CT 和锥形束 CT（CBCT）的日益普及和应用，以及软件技术的显著进步，在种植手术设计和修复体制作的方面，极大地改变了种植修复病例的规划方式。CBCT 及三维重建实现了骨性解剖结构在三维空间上的精细可视化。骨性解剖结构的横断面可用于系统分析所有重要解剖结构，包括牙槽嵴的大小和形状、上颌窦相对于牙槽嵴的位置，以及下牙槽神经及邻近牙根的位置（图 15.11；也请参见图 14.10）。可使用专用软件将预期的最终修复结果与下方的骨性解剖结构结合起来。利用计算机技术实现预期的最终修复结果与下方的骨性解剖结构"虚拟可视化"，可极其精确地规划植骨量及种植体的位置和角度（图 15.12）。可用快速成形技术结合树脂激光聚合来制作手术导板。与手术钻头大小精确

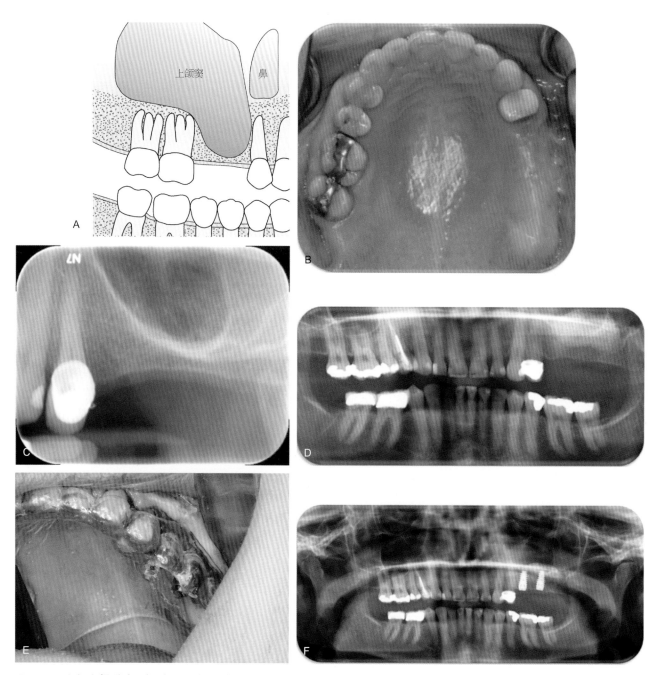

图 15.9　上颌窦提升术。（A）图示气化的上颌窦底接近牙槽嵴，没有足够的骨支撑进行修复重建。（B）#13 和 #14 牙缺失患者的术前 X 线片。（C）右侧上颌窦气化。（D）术后全景片显示使用同种异体移植物和异种移植物提升左侧上颌窦。（E）在完成上颌窦骨增量 5 个月后，使用手术导板，行二期手术，植入种植体。（F）术后全景片显示种植体进入骨增量后的左侧上颌窦

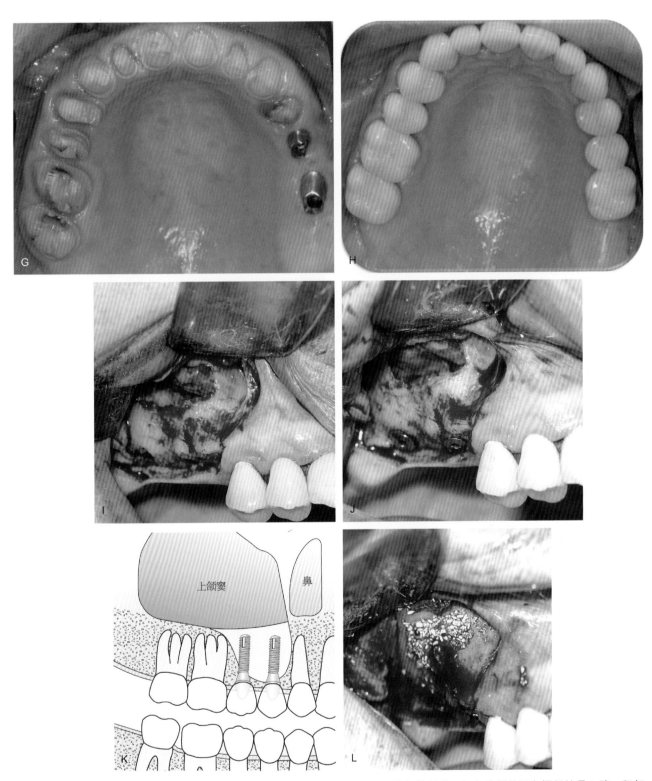

图 15.9（续）（G）备牙后和个性化钛种植体基台的口内照片。（H）最终修复体就位。（I）外侧骨开窗提供植骨入路：翻起上颌窦黏膜，当存在足够的天然牙槽嵴以确保初期稳定性时，可以在上颌窦提升时植入种植体。（J）种植体穿过天然牙槽嵴进入上颌窦内。（K）图示上颌窦黏膜被翻起，种植体植入及位于上颌窦黏膜下方的种植体周围的移植物。（L）移植物（自体骨和同种异体移植物的组合）

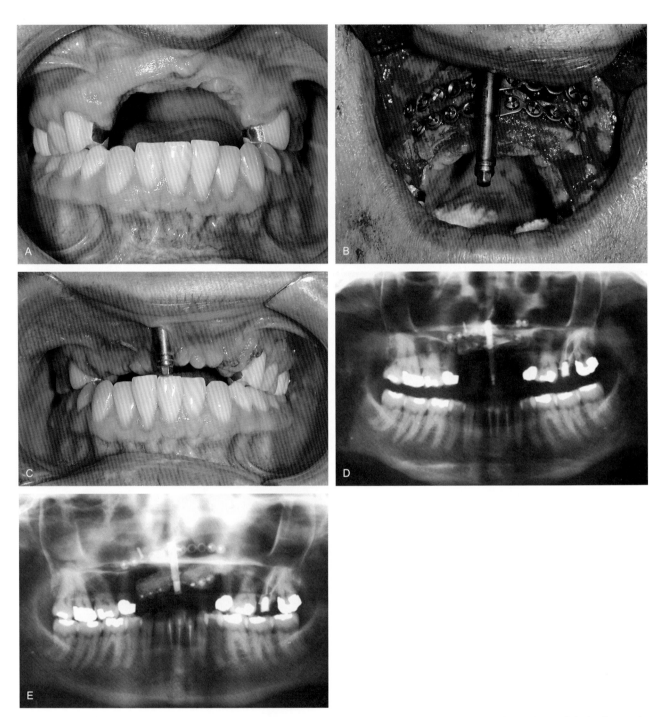

图15.10 牙槽嵴牵引成骨术。（A）上颌骨前份牙槽骨垂直向缺损。（B）牵引器在牙槽骨的位置。（C）骨段牵引2周时，牙槽骨位置改善明显。（D）术前X线片显示垂直向牙槽骨缺损。（E）牵引后X线片显示牙槽骨高度改善

匹配的引导杆可嵌入手术导板中。手术导板被牢靠地固定在上颌骨或下颌骨上，用于指示每个种植体的确切位置、角度和深度。在某些情况下，手术导板可为种植体内部或外部固位配件提供指示，使得临时修复体可在手术前制作完成，并在种植体植入时立即使用。

　　计算机辅助手术治疗规划在医学和口腔科领域已变得十分重要。未来的发展方向显然是计算机辅助手术或手术导航，以确保准确性和效率及可重复的结果。多年来，手术导航已在医院中取得了积极效果。将该技术用于口腔内手术带来了许多新的挑战。主要关注点围绕实施口内导航所需的设备。笨重的涡轮手机及可靠且可重复的校准一直是采用该技术面临的挑战。日新月异的导航种植正在不断发展，并将继续成为种植成功的关键因素。

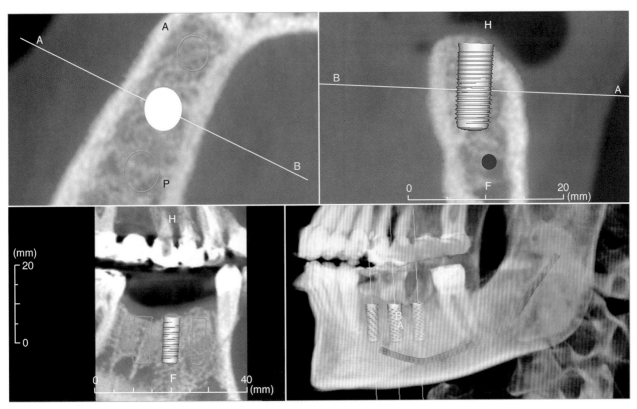

图 15.11　锥形束 CT 图像，显示下颌骨三维重建和横断面，确定了计划好的种植体植入位置及其与下牙槽神经的关系

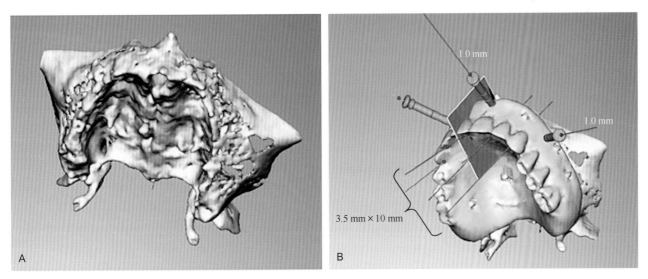

图 15.12　计算机辅助虚拟治疗计划。（A）用锥形束 CT 数据创建的上颌骨三维视图。（B）"虚拟"修复体置于上颌骨解剖结构上。可以利用不同的断面进行评估（译者注：如矢状面、冠状面）

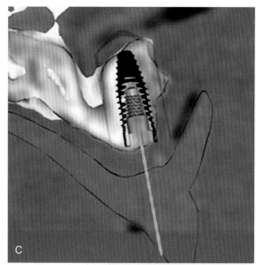

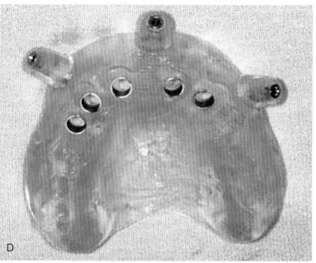

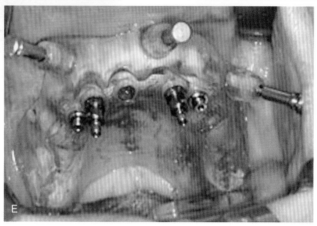

图 15.12（续）（C）前颌骨剖视图，其中放置了虚拟种植体，以查看该部位骨支撑的位置、角度和骨量。
（D）计算机设计的手术导板，规划出种植体植入的确切位置。（E）手术时用锚钉牢固固定的手术导板，以确保
种植体精确植入

特殊种植体

颧种植体

　　本章前面讨论了上颌窦气化的含义及可能的移植需求。在某些情况下，可能无法进行窦底移植物植入。此类情况可能包括健康状况不佳的患者或不愿接受多次手术和延长治疗时间的分期手术患者。在此情况下，可以考虑使用颧种植体。颧种植体最初由 Brånemark 于 20 世纪 90 年代初开发，并进行了多次改进。颧种植体非常长，35~55 mm。颧种植体从口内植入，暴露于牙槽嵴顶，与颧骨体接触，术中可见上颌窦。黏膜被翻起后，颧种植体横穿上颌窦，末端结合在颧骨体，外部六角形固定端暴露于口内上颌第二前磨牙或第一磨牙区（图 15.13）。埋在牙槽嵴或颧骨内的颧种植体与其他种植体类似，需要经历骨整合。后方的颧种植体通常与前

方 4 颗种植体结合在一起，共同支承固定义齿（图15.18）。

口外种植体

　　认识到口腔种植体的成功后，颌面修复科医师和外科医师将钛固定装置的使用范围扩大到口腔外。目前，口腔外种植体用于为先天性疾病、外伤或病理性疾病导致缺陷的患者固定义耳、义眼和义鼻（图 15.14）。

复杂病例

　　复杂种植病例通常需要采用先进的影像、治疗计划及外科和修复治疗技术等要素来协同完成。以下是 5 个示例，这些案例需要若干种治疗方法的组合：

　　•前牙缺失，需要植骨后植入种植体（图 15.15）。

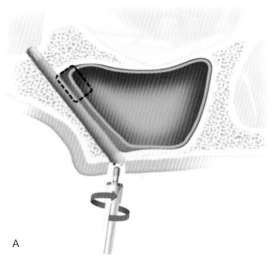
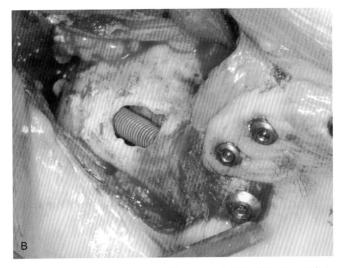

图 15.13　颧种植体。(A) 颧种植体示意图。颧种植体与颧骨体、内侧牙槽嵴和上颌骨外侧结合。(B) 颧种植体植入后临床照片 (图 A 由 Nobel Biocare USA, Yorba Linda, CA 提供)

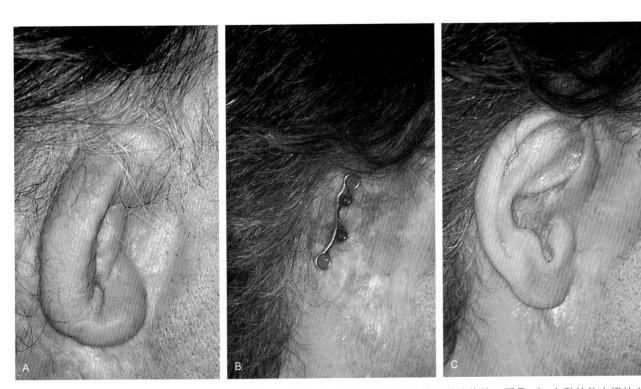

图 15.14　(A) 先天性耳缺失，自体组织重建效果不理想。(B) 将带有支架的骨内种植体植入颞骨。(C) 种植体支撑的义耳 (由 Peter Larsen 博士提供)

• 上、下颌骨的无牙颌间隙，需行自体骨移植增量 (图 15.16)。

• 因中央性巨细胞肉芽肿而被切除部分上颌骨后引起的缺损，需用 BMP、同种异体骨和钛网支架修复重建 (图 15.17)。

• 伴有下颌骨中度萎缩的上、下颌牙列缺失，采用常规上颌义齿和下颌覆盖义齿治疗 (图 15.18)。

• 严重萎缩性无牙下颌骨，采用髂前嵴骨移植治疗 (图 15.19)。

• 采用常规前部种植体和后部颧种植体修复无法修复的上颌牙列 (图 15.20)。

致谢

感谢 Daniel B. Spagnoli 博士的贡献，他提供了一些病例资料。

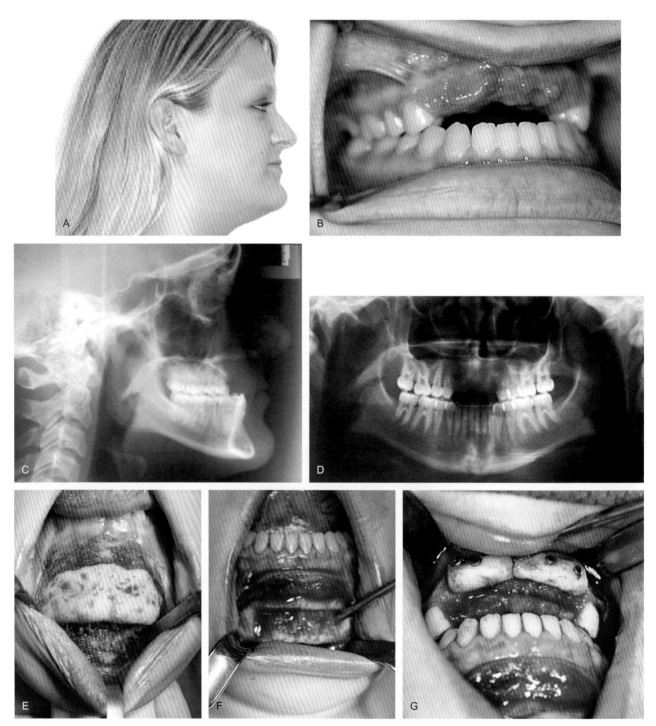

图 15.15   上颌前牙缺失，需要植骨和种植修复。(A) 患者术前资料，注意面中部缺陷。(B) 拔除无法保留牙之后的前颌骨。(C) 头颅侧位 X 线片，注意与下颌骨相比的上颌骨缺损。(D) 全景片。(E) 手术显露下颌骨正中联合部。(F) 从下颌骨正中联合取骨。(G) 将从下颌骨正中联合取的骨块固定在上颌骨前侧壁

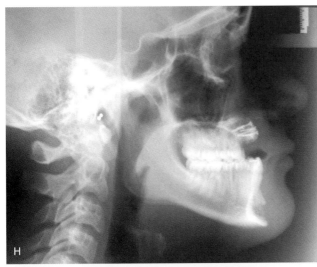

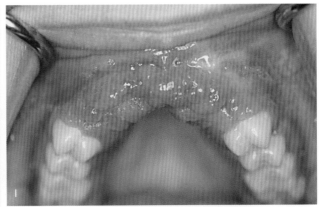

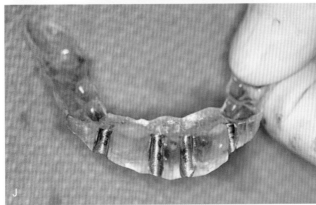

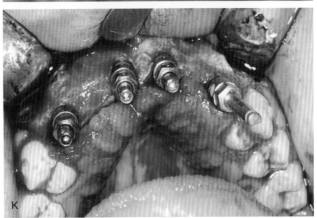

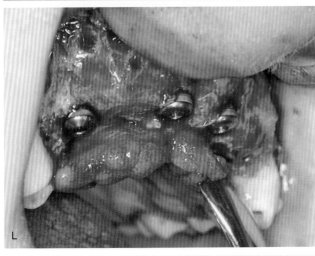

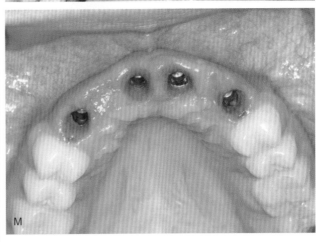

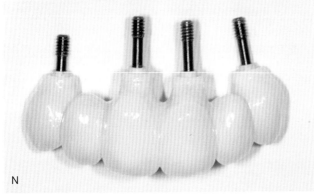

图 15.15（续）（H）头颅 X 线侧位片显示植骨就位。（I）植骨后上颌牙弓的咬合面。（J）种植体植入的手术导板。（K）种植体。（L）放置种植体螺帽，以进行二期修复。（M）种植体植入 6 个月后，去除愈合基台。（N）种植体支撑的全氧化锆螺钉固位固定局部义齿

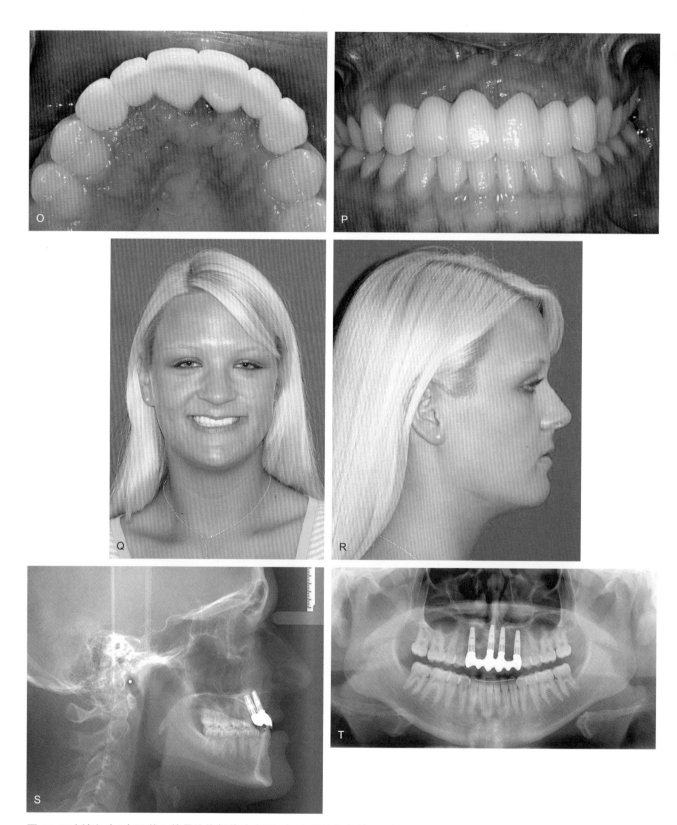

图 15.15（续）（O）已戴入的最终修复体咬合面。（P）最终修复结果。（Q）最终全面部照片。（R）最终侧面照片。（S）最终头颅 X 线侧位片。（T）最终全景 X 线片

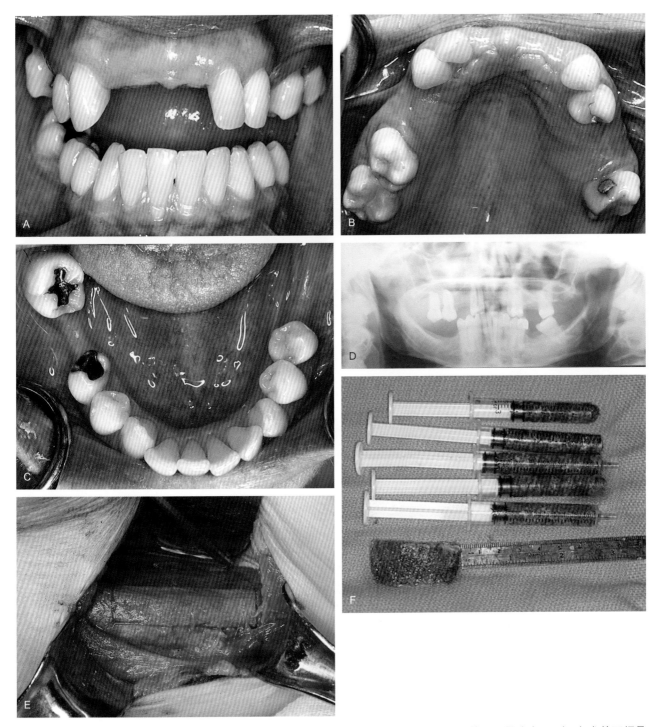

图 15.16 采用自体骨移植进行上、下颌骨的缺牙区骨增量。（A）术前正面照。（B）术前上颌骨咬合面。（C）术前下颌骨咬合面。（D）术前全景片，注意气化的上颌窦和萎缩性上颌骨后部解剖。（E）显露髂嵴及获取骨皮质。（F）从髂嵴获取的骨皮质和骨松质

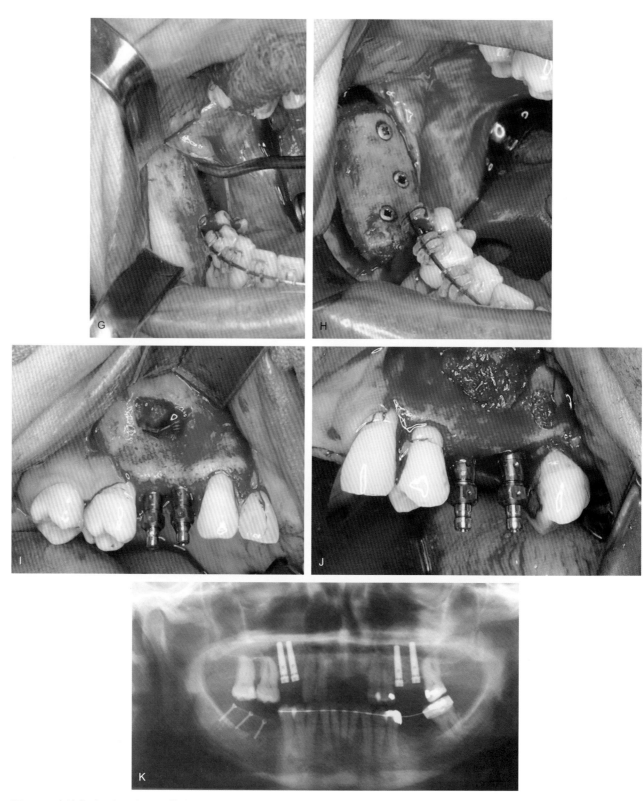

图 15.16（续）（G）手术显露萎缩的下颌骨后部。（H）固定骨皮质移植物。（I）在植骨前，同期行种植体植入和上颌窦提升。（J）完成上颌窦移植物植入。（K）植骨后全景片

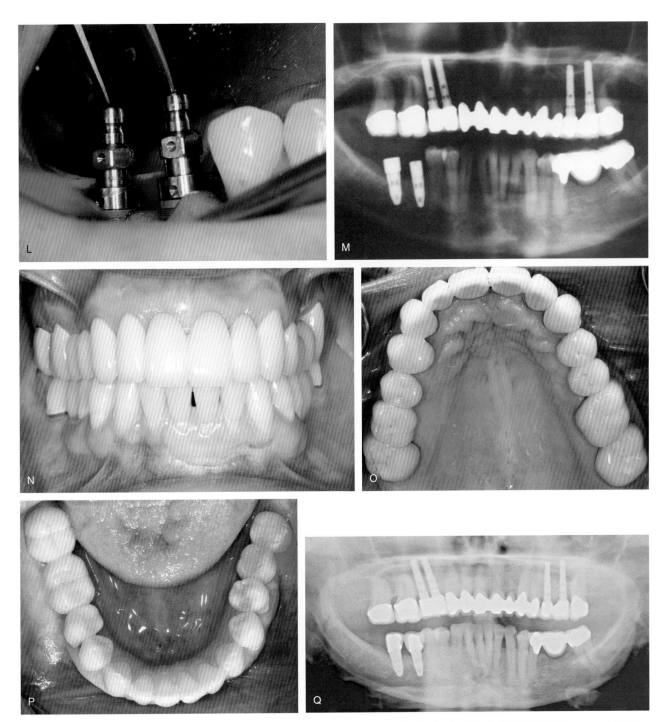

图 15.16（续）（L）下颌骨种植体植入。（M）下颌骨种植体植入后的 X 线片。（N）修复完成后的正面图。（O）上颌修复完成后的咬合面。（P）下颌修复完成后的咬合面。（Q）最终 X 线片

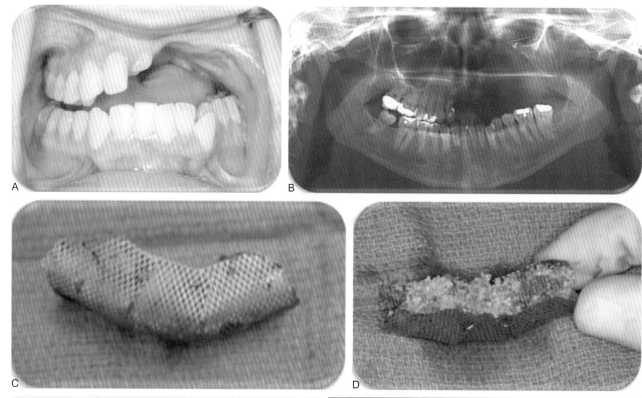

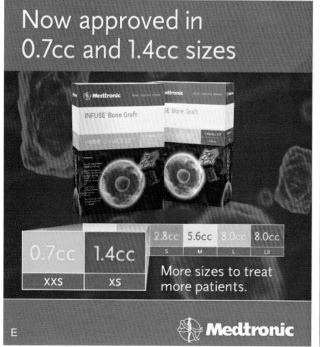

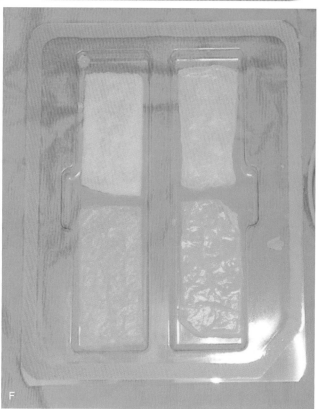

图 15.17　用 BMP、同种异体骨和钛网支架修复重建因中央性巨细胞肉芽肿而被切除部分上颌骨后引起的缺损。（A）中央性巨细胞肉芽肿切除后有明显上颌缺损的患者。（B）手术切除后的全景片。（C）术前准备并消毒的预成钛网支架。（D）以理想的牙槽嵴形状形成的精细钛网，钛网盛托有颗粒骨和填充有 BMP 的可吸收胶原蛋白海绵（absorbable collagen sponges, ACS）的混合物（这种类型的牙槽嵴重建是骨形成蛋白的扩展应用或"标签外"使用）。（F）无菌重组人 BMP-2 浸渍 ACS 的照片。15 分钟后，BMP 黏附在湿润的胶原蛋白海绵上

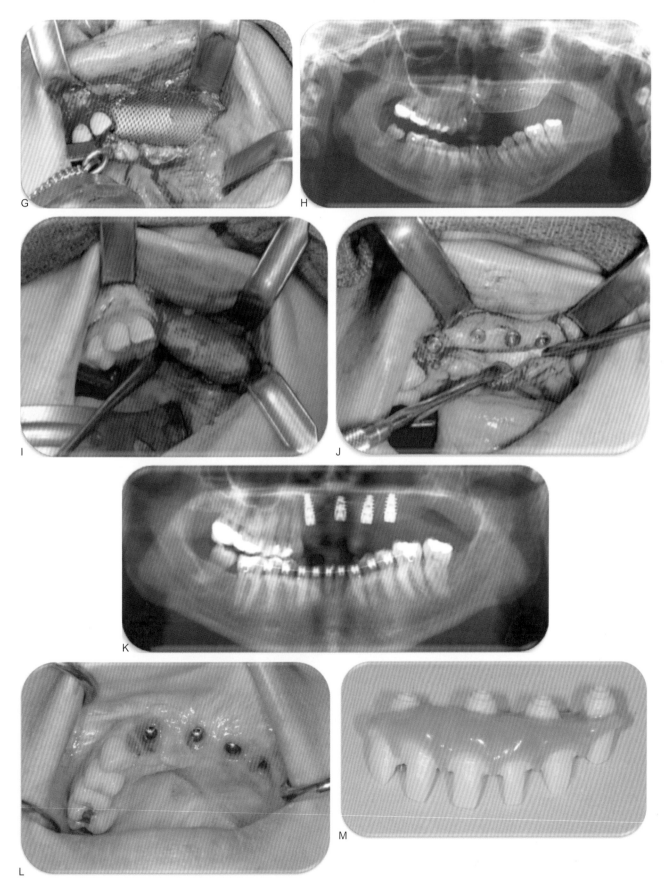

图 15.17（续）（G）用 1.2 mm 自攻螺丝将"钛网支架"固定在天然牙槽嵴上。（H）移植后的全景片，钛网支架及植骨重建正常牙槽嵴高度。（I）移植后 9 个月再手术时的再生牙槽嵴照片。（J）将 4 颗种植体植入再生牙槽嵴。（K）种植体植入后的全景片。（L）临时固定修复体下方的组织愈合。（M）带有粉红色瓷的螺丝固位氧化锆混合支架替代牙龈组织

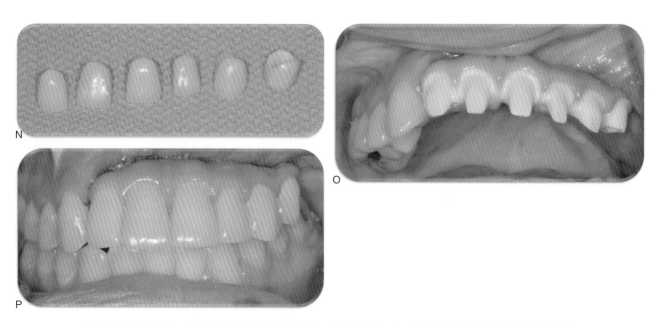

图 15.17（续）（N）黏结剂固位氧化锆冠。（O）支架就位。（P）黏固牙冠后的最终修复体就位

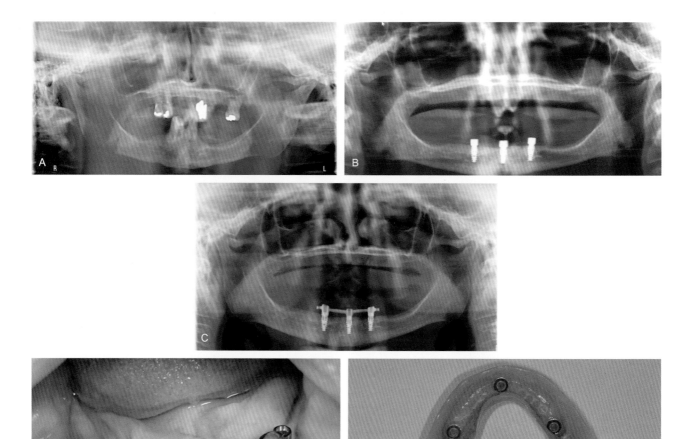

图 15.18　上颌和下颌牙列缺失，经常规上颌义齿和下颌覆盖义齿治疗后的中度萎缩下颌骨。（A）术前全景片。（B）下颌骨植入 3 颗种植体。（C）连接 3 颗种植体的钛杆的全景片。（D）带附件的种植体支撑切削钛杆。（E）带附件的金属加固覆盖义齿凹面观

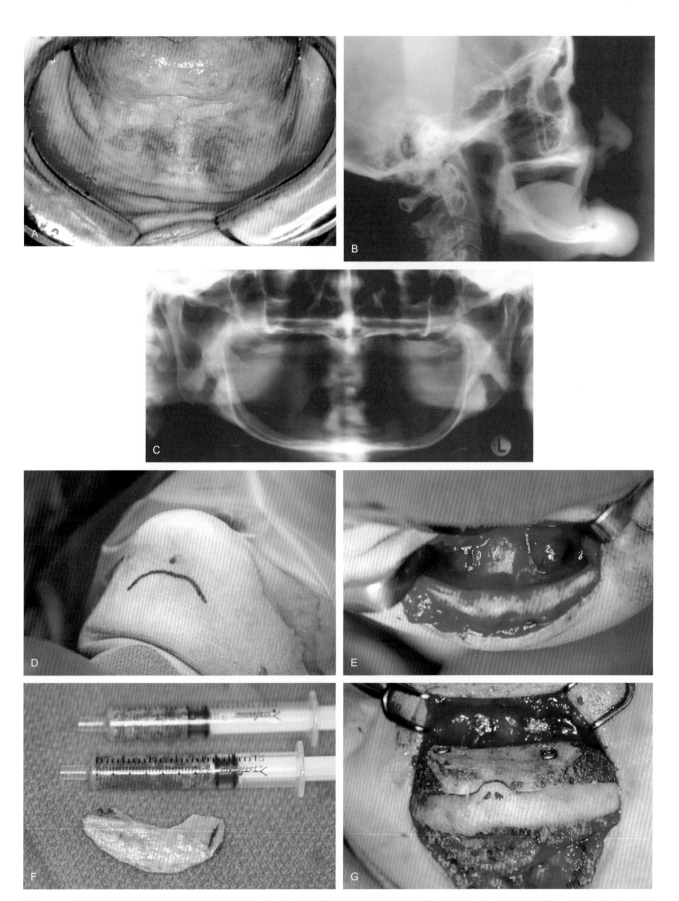

图 15.19　髂嵴移植治疗严重萎缩无牙下颌骨。（A）严重萎缩的下颌骨的初始临床照片。（B）头颅侧位X线片。（C）全景片显示整个下颌骨严重萎缩。（D）口外入路植骨。（E）暴露下颌骨前部。（F）取自髂嵴的自体骨，包括皮质–松质骨块和额外的骨髓。（G）移植骨就位

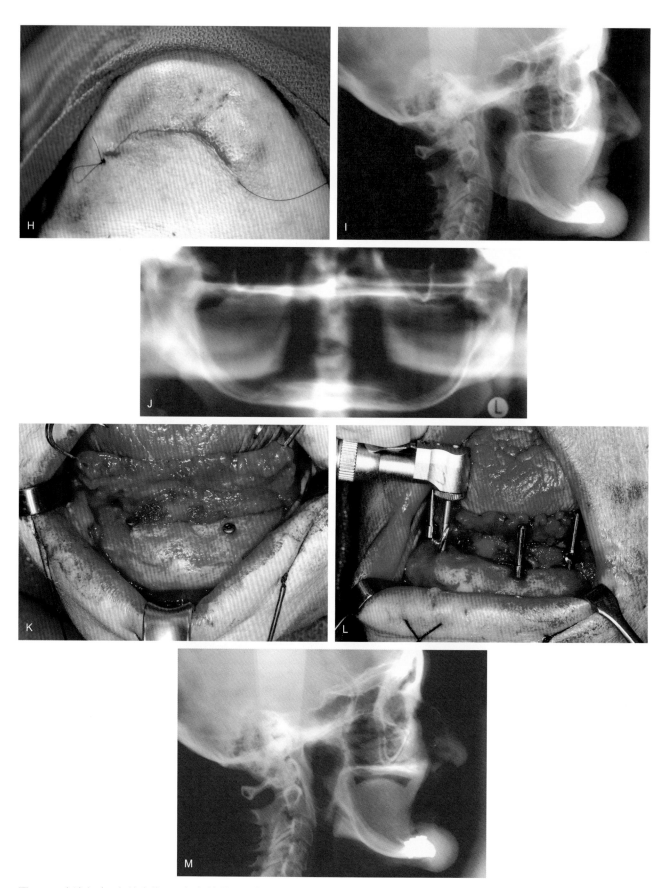

图 15.19（续）（H）缝合伤口。（I）植骨后头颅侧位 X 线片。（J）植骨术后全景片。（K）种植体植入时下颌骨前部的口内显露。（L）种植体就位。（M）种植体植入后头颅侧位 X 线片

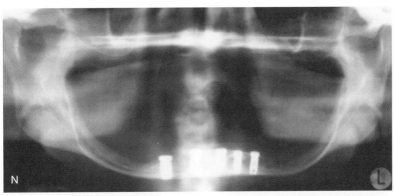

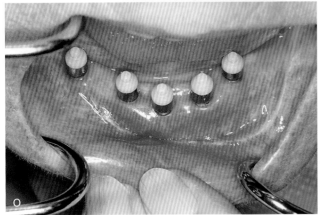

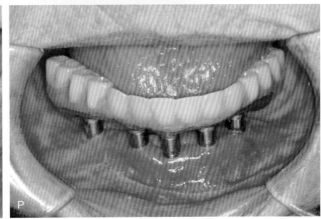

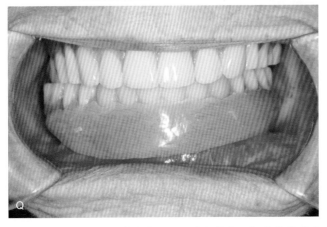

图 15.19（续）（N）种植体植入后的全景片。（O）种植体显露，准备修复。（P）修复体完全由种植体支撑。由于上颌骨和下颌骨萎缩导致上、下牙弓间隙增大，修复体被加高。（Q）修复体覆盖以填充黏膜和修复体间的空隙，并增加对下唇的支持

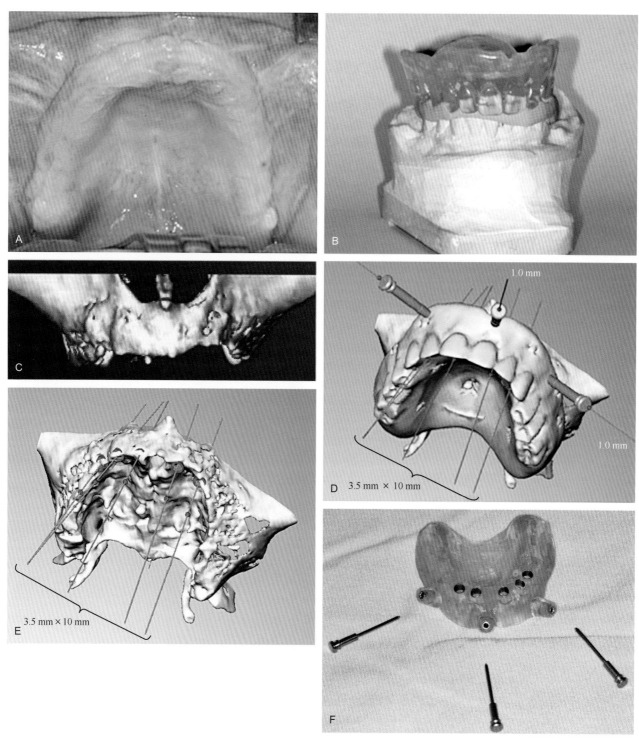

图 15.20　用前部常规种植体和后部颧种植体无法修复的上颌牙列。（A）无牙上颌咬合面观。（B）X 线阻射导板（由经认可的过渡义齿复制）及咬合记录。（C）无牙上颌三维重建。（D）虚拟规划无牙上颌种植体植入，模拟修复体就位。（E）虚拟植入。（F）手术导板和固定钉

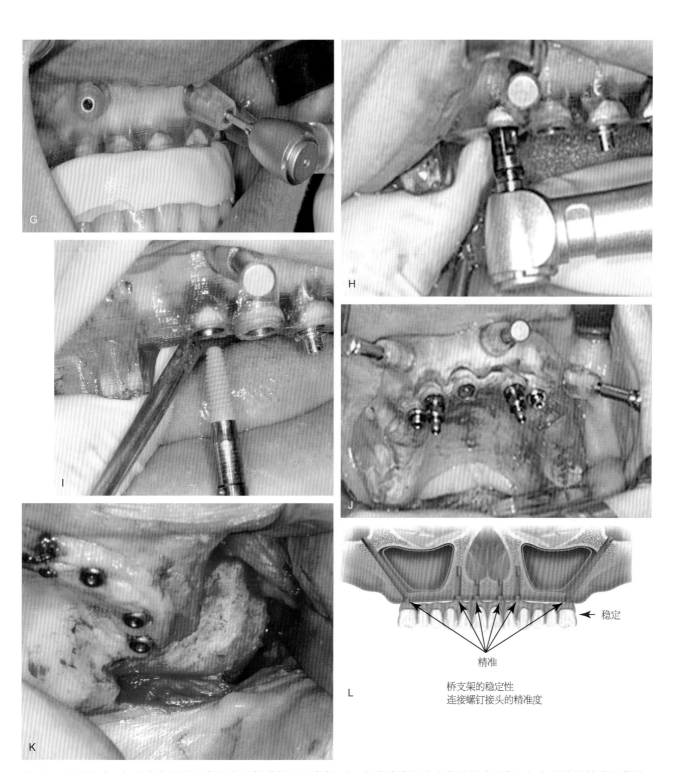

图 15.20（续）（G）用咬合记录固定手术导板并插入固定钉。（H）安放有混合支架的手术导板。（I）用种植钻准备截骨。（J）种植体就位。（K）颧种植体植入的手术暴露。（L）拟手术示意图——颧种植体和骨内种植体联合手术

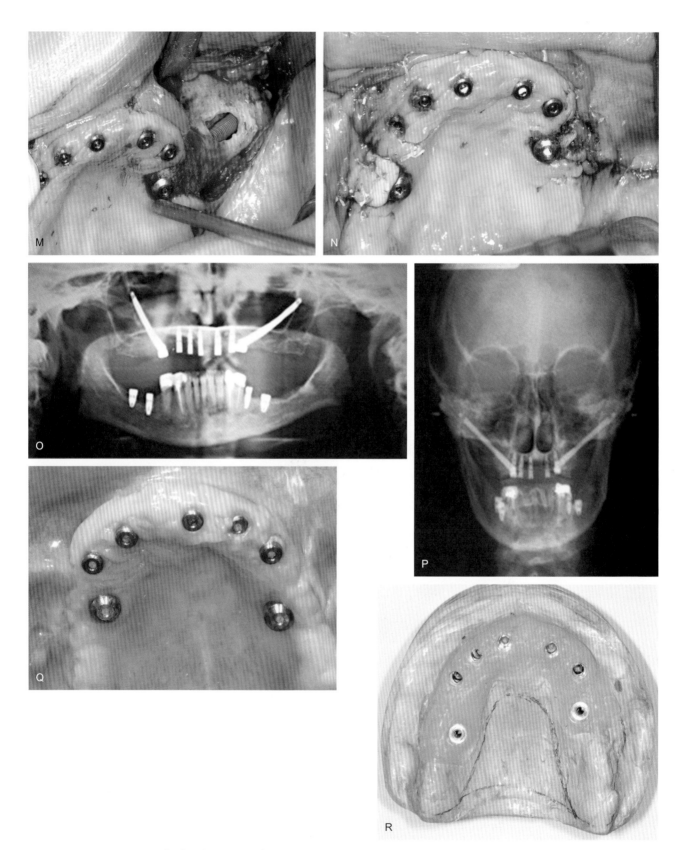

图 15.20（续）（M）植入颧种植体。（N）所有种植体植入后的术后即刻照片。（O，P）种植体就位后的 X 线片。（Q）愈合 6 个月后上颌骨咬合面观。（R）上颌骨技工室石膏模型

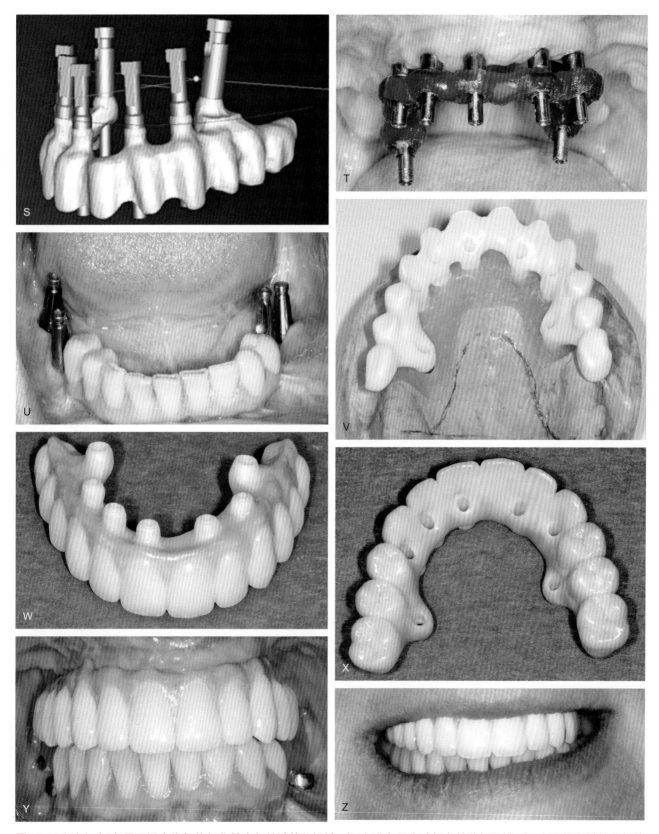

图 15.20（续）（S）用于混合修复体氧化锆支架的计算机设计。（T）准备开窗式托盘转移杆取模。（U）下颌取模转移杆就位。（V）CAD/CAM 制作氧化锆支架。（W，X）完成瓷 – 氧化锆混合修复体。（Y）修复完成后。（Z）患者完成治疗时的微笑（图 L 由 Nobel Biocare USA，Yorba Linda 提供）

（赵泽亮　译）

推荐阅读

Becker W, Becker BE, Polizzi G. Autogenous bone grafting of bone defects adjacent to implants placed into immediate extraction sockets in patients: a prospective study. *Int J Oral Maxillofac Implants.* 1994;9:398.

Becker W, Hujoel P, Becker BE. Effect of barrier membranes and autologous bone grafts on ridge width preservation around implants. *Clin Implant Dent Relat Res.* 2002;4:143–149.

Bell RB, Blakey GH, White RP, et al. Staged reconstruction of the severely atrophic mandible with autogenous bone graft and endosteal implants. *J Oral Maxillofac Surg.* 2002;60:1135–1141.

Boyne PJ. History of maxillary sinus grafting. In: Jensen Ole T, ed. *The Sinus Bone Graft.* 2nd ed. Hanover Park, IL: Quintessence Publishing Co. Inc.; 2006:3–12.

Boyne PJ, Lilly LC, Marx RE, et al. De novo bone induction by recombinant human bone morphogenetic protein-2 (rhBMP-2) in maxillary sinus floor augmentation. *J Oral Maxillofac Surg.* 2005;63:1693–1707.

Chiapasco M. Early and immediate restoration and loading of implants in completely edentulous patients. *Int J Oral Maxillofac Implants.* 2004;19(suppl):76–91.

Chiapasco M, Consolo U, Bianchi A, Ronchi P. Alveolar distraction osteogenesis for the correction of vertically deficient edentulous ridges: a multicenter prospective study on humans. *Int J Oral Maxillofac Implants.* 2004;19:399–407.

Dahlin C, Sennerby L, Lekholm U, et al. Generation of new bone around titanium implants using a membrane technique: an experimental study in rabbits. *Int J Oral Maxillofac Implants.* 1989;4:19.

Fugazzotto PA. GBR using bovine bone matrix and resorbable and nonresorbable membranes. Part 1: histologic results. *Int J Periodontics Restorative Dent.* 2003;23:361–369.

Jensen OT, Cockrell R, Kuhike L, Reed C. Anterior maxillary alveolar distraction osteogenesis: a prospective 5-year clinical study. *Int J Oral Maxillofac Implants.* 2002;17:52–68.

Jensen OT, Greer RO Jr, Johnson L, Kassebaum D. Vertical guided bone-graft augmentation in a new canine mandibular model. *Int J Oral Maxillofac Implants.* 1995;10:335–344.

Jensen OT, Shulman LB, Block MS, Iacono VJ. Report of the Sinus Consensus Conference of 1996. *Int J Oral Maxillofac Implants.* 1998;13(suppl):11–45.

Kahnberg KE, Henry P, Hirsch JM, et al. Clinical evaluation of the zygoma implant: 3 year follow-up at 16 clinics. *J Oral Maxillofac Surg.* 2007;65:2033–2038.

Kan JY, Rungcharassaeng K, Lozada J. Immediate placement and provisionalization of maxillary anterior single implants: 1-year prospective study. *Int J Oral Maxillofac Implants.* 2003;18:31–39.

Lazzara RJ. Immediate implant placement into extraction sites: surgical and restorative advantages. *Int J Periodontics Restorative Dent.* 1989;9:333.

Marx RE, Shellenberger T, Wimsatt J, et al. Severely resorbed mandible: predictable reconstruction with soft tissue matrix expansion (tent pole) grafts. *J Oral Maxillofac Surg.* 2002;60:878–888.

Orentlicher G, Goldsmith D, Horowitz A. Applications of 3-dimensional virtual computerized tomography technology in oral and maxillofacial surgery: current therapy. *J Oral Maxillofac Surg.* 2010;68(8):1933–1959.

Ozan O, Turkyilmaz I, Ersoy AE, et al. Clinical accuracy of 3 different types of computed tomography-derived stereolithographic surgical guides in implant placement. *J Oral Maxillofac Surg.* 2009;67(2):394–401.

Rosen PS, Summers R, Mellado JR, et al. The bone-added osteotome sinus floor elevation technique: multicenter retrospective report of consecutively treated patients. *Int J Oral Maxillofac Implants.* 1999;14:853–858.

Sandberg E, Dahlin C, Linde A. Bone regeneration by the osteopromotion technique using bioabsorbable membranes: an experimental study in rats. *J Oral Maxillofac Surg.* 1993;51:1106–1114.

Sclar AG. Strategies for management of single-tooth extraction sites in aesthetic implant therapy. *J Oral Maxillofac Surg.* 2004;62(9 suppl 2):90–105.

Terry BC. Subperiosteal onlay grafts. In: Stoelinga PJW, ed. *Proceedings Consensus Conference: Eighth International Conference on Oral Surgery.* Chicago, IL: Quintessence International; 1984.

Toffler M. Osteotome-mediated sinus floor elevation: a clinical report. *Int J Oral Maxillofac Implants.* 2004;19:266–273.

Triplett RG, Nevins M, Marx RE, et al. Pivotal, randomized, parallel evaluation of recombinant human bone morphogenetic protein-2/absorbable collagen sponge and autogenous bone graft for maxillary sinus floor augmentation. *J Oral Maxillofac Surg.* 2009;67:1947–1960.

第 4 篇

感染

Part IV　Infections

牙源性感染通常由多种细菌混合引起，往往形成脓肿。此外，牙根提供了感染细菌进入牙周和根尖周深层组织的途径。因此，牙源性感染会导致深部脓肿，而且几乎总是需要某种类型的手术治疗。治疗方法从牙髓治疗和牙龈刮除到拔牙、头颈部深筋膜间隙的切开和引流。抗生素治疗通常仅作为手术的辅助治疗。预防性抗生素治疗可防止由口腔颌面外科手术带来的菌血症所导致的远处感染，并预防某些术后伤口感染。本篇介绍了口腔科患者感染的处理和预防原则。

第 16 章描述了治疗牙源性感染的基本技术，包括手术和抗生素使用。这一章还讨论了预防伤口感染和远处转移性感染如感染性心内膜炎的抗生素预防性使用原则。

第 17 章概述了累及深层筋膜间隙的复杂牙源性感染，患者可能需要住院治疗；还讨论了骨髓炎及其他不常见的感染。

第 18 章介绍了牙髓病手术治疗的适应证、基本原理和技术细节。虽然根尖手术偶尔是成功的牙髓治疗所必需的，但临床医师明智地选择这种治疗方式是必要的。因此，对牙髓手术的适应证和禁忌证进行了广泛讨论，并对技术细节做了很好的展示。

第 19 章介绍了由于放疗或癌症化疗致使宿主防御能力受损而引起的感染风险和其他问题，这些患者容易出现各种问题，本章讨论了这些问题的预防和处理。

第 20 章描述了由牙源性感染引起的上颌窦问题和其他问题。全科医师需要认识这些问题，因为鼻窦疾病的症状通常类似甚至伴随牙源性感染。口腔科医师可能需要做出诊断，才能准确地将这些患者转诊到相应的医护团队，实施确定性治疗。

最后，第 21 章讨论了唾液腺疾病，主要是阻塞性和感染性疾病，提出了用于处理这些问题的主要诊断和治疗方法。

第 16 章

牙源性感染的预防和控制原则

Principles of Management and Prevention of Odontogenic Infections

Michael D. Han , Michael R. Markiewicz , Michael Miloro

牙源性感染是常见的临床问题，如果不及时和妥善处理，可能会有严重的后果。许多临床医师，包括急诊科医师、初级内科医师和职业护士，都可遇到牙源性感染的患者，口腔科医师的角色是至关重要和不可缺少的。不管某位医师的临床水平或专业知识如何，都必须充分了解头颈部感染的发病机制和病变进展，能够识别危险因素，以及进展各阶段的体征和症状，并给予正确的诊断和管理。同样重要的是要明白牙源性感染的处理主要是手术。

本章侧重于两部分。首先讨论牙源性感染的微生物学和病理生理学，以及非手术和手术治疗的基本原则，尤其强调的是普通口腔科医师在处理牙源性感染方面的角色。第二部分着重于牙源性感染的识别和预防，特别是在各种临床情况下可能需要预防性抗生素治疗。

牙源性感染的微生物学

牙源性感染主要由正常口腔细菌引起，包括需氧和厌氧革兰阳性球菌和厌氧革兰阴性菌。牙源性感染几乎都是多种微生物引起的，涉及多种菌群，通过常规细菌培养和敏感性测试，通常无法识别单一细菌。50% ~ 60% 的牙源性感染是由需氧菌和厌氧菌共同造成的。

从牙源性感染中分离出最常见的需氧细菌是草绿色链球菌。这些细菌是兼性生物体，在有氧或无氧情况下均具有生存的能力。这些细菌被认为是引起深层组织感染的起始菌群。从牙源性感染中分离出来的厌氧菌最常见的为拟杆菌，其次是普氏菌和消化链球菌（表 16.1）。

细菌一旦感染了深层软组织，就会穿透筋膜间隙或潜在间隙，通过产生的透明质酸酶扩散。这种酶能裂解透明质酸，使感染通过皮下组织扩散。当感染扩散到更深的组织时，细菌代谢产物产生酸

表 16.1 从牙源性感染中分离出的主要微生物

微生物	发生率
需氧菌	
金黄色葡萄球菌	20%
凝固酶阴性葡萄球菌	10%
草绿色链球菌	45%
棒状杆菌属	5%
铜绿假单胞菌	5%
厌氧菌	
普氏菌属	30%
拟杆菌属	30%
消化链球菌属	20%
卟啉单胞菌属	5%

注：引自 Bahl R, Sandhu S, Gupta M. Odontogenic infections: microbiology and management. *Contemp Clin Dent.* 2014; 5(3):307–311。

性环境，促进厌氧菌的生长。由于厌氧菌占多数，组织进一步遭到破坏、液化坏死及白细胞（white blood cells, WBC）裂解，导致微小脓肿形成，在临床上表现为脓肿。此外，脓肿扩张的压力增加了周围血管的静水压力，阻碍血流循环，导致局部组织缺血，从而进一步增加了脓肿腔内的坏死区域。

牙源性感染的病理生理学

牙源性感染，顾名思义，起源于牙相关的牙髓病或牙周病，其病因可能包括龋坏或牙体折断导致的牙髓坏死、部分阻生牙冠周炎或深牙周袋。不管感染原是何，如果处置不当，感染将通过阻力最小的途径发展和扩散。对于牙髓来源的牙源性感染，

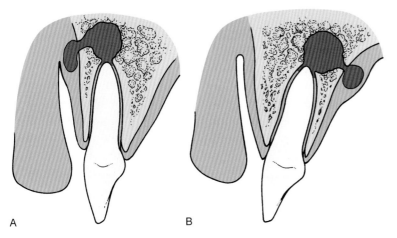

图 16.1 （A）上颌切牙根尖靠近唇侧的根尖周感染，导致唇侧骨皮质破坏和前庭沟脓肿。（B）上颌切牙根尖靠近腭皮质，增加了腭皮质糜烂和腭脓肿的可能性

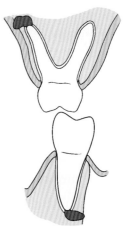

图 16.2　下颌磨牙的根尖部感染，通常在舌侧骨板穿孔（左），上颌磨牙的根尖周感染一般自骨皮质较薄的颊侧骨板穿通（右）

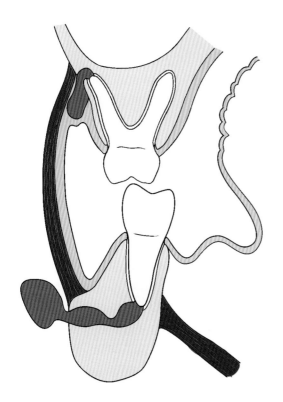

图 16.3　上颌磨牙的根尖炎侵蚀颊侧骨皮质致前庭沟感染。当皮质穿孔位于下颌骨颊肌附着下方时，会累及颊间隙

图 16.4　舌侧穿孔发生于下颌舌骨肌附着上方，会累及舌下间隙（橙色部分）。当皮质穿孔位于下颌舌骨肌附着下方时，会累及下颌下间隙（绿色部分）

根尖周感染将逐渐侵蚀上、下颌骨的颊舌侧骨质。骨质侵蚀的部位主要取决于感染原的颊舌侧分布及骨皮质的厚度（图 16.1）。例如，由下颌磨牙牙髓坏死引起的牙源性感染通常会侵蚀舌侧骨皮质，是因为舌侧牙尖位于下颌骨舌侧，并且下颌骨舌侧骨皮质较颊侧薄（图 16.2）。来自上颌磨牙坏死牙髓

的感染会侵蚀颊侧骨皮质，因为颊侧骨质薄，对侵蚀几乎没有抵抗力，是阻力最小的路径。

感染一旦侵蚀骨组织，就会继续通过潜在间隙沿最小阻力路径扩散。这些间隙，顾名思义，并不是健康组织中实际存在的"间隙"，只有当感染或手术操作时才出现的间隙。所涉及潜在间隙的位置

主要取决于相对于邻近肌肉附着在骨侵蚀的位置。当侵蚀发生在颊肌附着部位上（或颅、冠向）时，感染将波及下颌骨前庭间隙；如果发生皮质穿孔，则会累及上颌骨的颊间隙（图 16.3）。当侵蚀发生在颊肌附着的下方（或尾、尖部）时，感染将累及下颌骨的颊间隙和上颌骨的前庭间隙。当侵蚀发生在舌侧时，就会累及腭间隙（上颌骨）或舌下间隙（下颌骨）。对于下颌骨，舌侧穿孔在下颌舌骨肌上将导致舌下间隙感染；如果在下颌舌骨肌下，将导致下颌下间隙感染（图 16.4）。除非及时妥善处理，否则这种感染将不可避免地蔓延到更深的间隙。牙周源性感染很少涉及严重的骨侵蚀，通常直接通过这些潜在的间隙扩散。

　　软组织发生感染时，通常表现为 4 个阶段：接种（水肿）、蜂窝织炎、脓肿和消退（表 16.2）。接种（水肿）期是指入侵细菌开始在体内定植的阶段，通常发生在症状出现后的第 3 天。这一阶段的特征是弥漫、柔软、红肿，并伴有轻度压痛。蜂窝织炎阶段发生在第 3～5 天，表现为由感染的混合菌群引起的强烈炎症反应。这一阶段的特征是界限不清的弥漫性红肿，触诊时感到剧痛。随着感染的发展和厌氧菌开始占主导地位，组织液化，脓肿形成，这是脓肿阶段的标志。随着脓肿形成，肿胀和发红变得更加明确和局限，从质硬变为波动。当感染被排出时，不管是自发的还是通过手术，宿主的防御机制会破坏相关的细菌并开始愈合，这是消退阶段的标志。

　　临床实践中，最常见的牙源性感染是牙髓起源

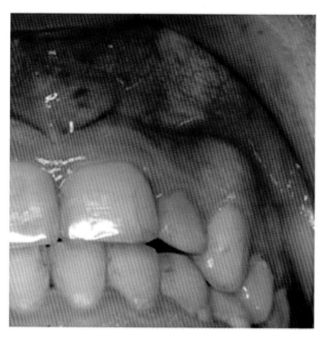

图 16.5　左侧上颌前庭红肿与左侧上颌侧切牙牙髓坏死相关

的前庭间隙脓肿（图 16.5）。这些感染脓腔可能会破裂并自发排出，暂时性引流脓肿，防止扩散到更深的潜在间隙。自发引流（破溃）的感染可持续引流并形成口腔瘘管或皮肤窦道，或重新愈合并导致脓肿的重新形成。

牙源性感染的处理原则

　　处理牙源性感染涉及 3 个因素：①控制感染原。②建立引流。③调动宿主防御系统。医师最主要的处理是最大限度地控制前 2 个因素，由宿主防御系统接管并对抗感染，包括消除感染原、提供引流途径。只要感染原（如有牙髓病或牙周病变的牙）存在，则感染永远不会痊愈。同样，如果有显著的细菌负荷（$>10^5$ 菌落形成单位 /mL）以脓毒或蜂窝织炎的形式存在，宿主的防御系统可能无法克服感染。因此，理解牙源性感染的处理，强调手术是至关重要的。换句话说，对牙源性感染的处理主要是病因的清除和手术切开引流，抗生素不应被视为感染的主要或唯一治疗方式。

　　无论感染的严重程度如何，要考虑到这一点，以下原则普遍应用于牙源性感染的处理。

原则 1：确定感染的严重程度

　　牙源性感染可从常规的局部感染到严重的危及生命的感染。临床医师首先是确定感染的严重程度

表 16.2　接种、蜂窝织炎和脓肿的特点

特点	接种	蜂窝织炎	脓肿
持续	0～3 天	1～5 天	4～10 天
疼痛、边界	温和、弥漫	弥漫	局限
大小	可变	较大	较小
色泽	正常	发红	中央发亮
性状	果冻或面团样	板状	中间发软
进展	渐增的	渐增的	渐减的
脓液	无	无	有
细菌	需氧	兼性	厌氧
严重性	低	较大	较少

并相应地进行干预，使感染得以控制和预防向更深的潜在组织间隙扩散。确定严重程度首先要有完整的病史，然后是体检和任何必要的辅助检查（例如，影像学检查、实验室检查）。

完整病史

病史采集的目的是收集患者尽可能多的相关感染的信息，并尽可能以准确和有效的方式指导临床医师处理患者。病历组成部分及其意义总结见表16.3。

病史采集的第一步是彻底引出患者的主诉。记录患者的主诉很重要，如"我的牙疼""我的下巴疼"和"我的脸都肿了"，且必须进一步探索一些细节，如位置、严重程度、持续时间、疼痛性质和（或）伴有肿胀。某些症状与涉及深部腔隙的严重感染有关，应引起即时关注，并降低及时（如果不是立即）进行专家咨询或启动紧急医疗系统的门槛。这些症状包括发热和不适、呼吸困难、吞咽困难或疼痛、声音变化（发音困难）和开口受限（牙关紧闭）。

下一步是获得一份完整的主诉（现病史），它为临床医师提供了有价值的线索，可以帮助确定感染的起源和病因、累及的解剖间隙，以及感染的进展。

常见的问题包括：

- "在这之前你有过疼痛或其他症状吗？"
- "在这些症状出现之前，你是否接受过口腔科治疗或受过伤？"
- "这些症状有多久了？"
- "疼痛的性质、强度或部位有变化吗？"
- "你对这个问题寻求过什么治疗吗？如果是，怎么治疗？"

对最初症状的了解为临床医师提供了感染来源的线索。例如，如果患者主诉有慢性牙痛史，牙髓坏死或严重的牙周病可能是被怀疑的病因。这将使临床医师在全面体检时关注这个区域，疼痛的特征和位置的改变可提示感染的进展。例如，如果从下颌磨牙引起的疼痛转变为下颌和颈部的疼痛，临床医师应该高度怀疑疼痛扩散到更深的间隙。症状的持续时间可以帮助临床医师确定感染的侵袭性。通常，症状持续稳定一段时间（>30天）表明慢性感染已被宿主防御系统控制。另一方面，快速恶化的急性发作症状通常表明更严重的感染、宿主防御系统的破坏，或两者兼有。既往的治疗史也为临床医师提供了感染进展的重要线索。如果患者在除去感染原和（或）引流后仍出现感染，可能表明是侵袭性感染，需要采取更有效的进一步治疗。

在仔细获得有关症状和病史的信息后，就可以通过以往的方式得到一份完整的既往史和社会史。当医师使用基于问卷的形式来记录健康史时，不仅要回顾患者的回答，而且要与患者和（或）护理人员进一步讨论这些回答，以避免遗漏重要内容或沟通错误。如果患者身体状况比较糟糕，有必要经常联系患者的初级保健（家庭）医师或专家，通过医疗咨询获得完整的病史。

下一步就是系统回顾。在病史采集时进一步引出症状，不仅包括口腔和头颈部，还包括整个身体（如体质症状、胸痛、气短、多尿、多饮和多食）。这一步对于确定相关的阳性和阴性症状是至关重要的，这些症状可以帮助控制或排除严重感染。对于发现可能影响感染愈合和解决的潜在医学问题（并发症）也是至关重要的，而这些问题不是由病史引出的（如未确诊的糖尿病或人体免疫缺陷病毒[HIV]感染或其他免疫缺陷状态）。

体格检查

体格检查必须全面、有组织地进行，临床医师应避免先检查口腔，这很容易忽略对处理有明显而又极其重要的发现。建议临床医师从"大到小"或"先外后内"开始。首先要获得生命体征（体温、

表 16.3　病史采集的组成及意义

组成	意义
主诉（如症状）	• 感染的起源，病原学 • 涉及解剖间隙 • 感染的严重程度
现病史（如发病情况、慢性和持续时间、症状演变、治疗史）	• 感染的起源、病因学 • 涉及解剖间隙 • 感染的侵袭性
药物治疗史	• 可能影响其他疾病的治疗
既往史	• 可能影响治疗的社会因素（例如，药物滥用、口腔科治疗和医疗护理史）
系统回顾	• 涉及解剖间隙 • 严重性 • 其他可能影响处理的共病（病史引发的除外）

血压、心率和呼吸频率）。牙源性感染患者通常心率升高超过 100 次 / 分（心动过速），呼吸频率超过 20 次 / 分（呼吸急促），血压升高（高血压）。虽然疼痛和焦虑可以提高这些生命体征，但这样的发现应该引起医师的关注。温度升高到 101℉（38.3℃）或更高，强烈提示菌血症累及全身，通常需要立即干预，尤其需要由口腔颌面外科医师进行。除了生命体征外，还应通过脉搏血氧仪测定血氧饱和度（SpO_2），以确保组织充分氧合。如果身体其他方面健康的患者氧饱和度低于 95%，则应该考虑气道损害或阻塞的可能性。

　　在获得生命体征后，应检查患者的一般外观。这项检查在患者进入检查室的同时即可完成。如果患者看起来不痛苦，行走和说话没有困难，不太可能有严重感染。另一方面，如果患者表现出疲劳和嗜睡（图 16.6）、呼吸困难、声音改变、无法处理分泌物（流口水），很可能存在严重感染。临床医师还应该注意任何尖锐的呼吸音（喘鸣音）的迹象，可能表明气道的某些部分阻塞。

　　接下来，从对头部和颈部进行集中检查开始。临床医师应仔细检查是否有肿胀或不对称，以及头颈部红肿（发红）。如果出现上述任何一种症状，可能表明侵犯了周围的间隙，特别是当与患者的症状区相一致时。常见的头颈部肿胀区域包括颞部、眶部、鼻唇部、面颊部和下颌角区及沿下颌骨下缘的区域（表 16.4）。任何肿胀部位都必须轻触检查，并据此确定特征，触之可以是软的和正常的、面团样感、坚实的和质硬的（硬化的），或者是波动的。在感染的接种（水肿）阶段，通常会出现面团样感，压痛一般是轻微的和弥漫性的。硬化通常是蜂窝织炎的一个特征，是弥漫性的，触诊时疼痛。波动表明有液体（如脓肿）聚集，这是脓肿阶段的特征。在这个阶段，感染比蜂窝织炎阶段更加局限，并且由于较少的组织压力而减轻了压痛。必须指出，牙源性感染是一个不断发展的阶段。因此，所有这些常见表现可以重叠并且同时出现。

　　下颌开口情况需要评估，这一点尤其重要，原因有三。首先，有限的开口（牙关紧闭）可能表明涉及深部间隙，特别是咀嚼肌间隙（涉及咀嚼肌的间隙）感染，需要口腔颌面外科医师迅速积极治疗，以防止进展到深部间隙和气道损害。牙关紧闭的程度一般与感染的严重程度相对应。还必须注意的是，肿胀不是感染的主要表现（事实上，它可能根本不存在），这进一步强调了开口度的重要性。

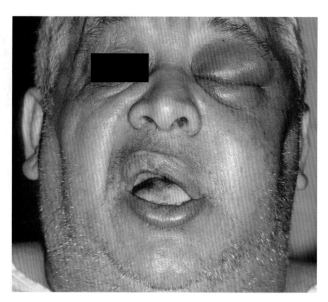

图 16.6　左侧上颌尖牙引起的间隙感染伴眶周间隙受累，全身不适，呈特征性的"毒性外观"，提示宿主防御能力下降（引自 Flynn TR. Surgical management of orofacial infections. *Atlas Oral Maxillofac Surg Clin North Am*. 2000; 8: 79）

表 16.4　牙源性感染口外常见部位

区域	涉及间隙
颞部	颞浅间隙、颞深间隙
眶部	眶周间隙
鼻唇部	尖牙间隙
面颊部	颊间隙
下颌角部	咬肌间隙、咽旁间隙
下颌骨下缘及颈部（侧方）	下颌下间隙
下颌骨下缘及颈部（正中）	颏下间隙

开口度重要的第二个原因是口腔内通道。有限的开口度妨碍彻底的口腔内检查或口腔内手术干预。继发于牙源性感染的严重牙关紧闭症患者，通常需要在医院全麻下进行手术引流和消除感染原。开口度重要的第三个原因是，当患者的口腔张开有限时，在进行全身麻醉时，必须特别考虑和采取措施（气管内导管），以保护气道，通常是通过内镜引导下的光导纤维鼻插管技术。必须注意的是，虽然牙关紧闭可能是由于继发于疼痛或焦虑的自我保护所致，但临床医师在遇到牙关紧闭时仍应保持高度警惕。以 40 mm 切牙间最大开口为标准，医师可以在没有辅助（主动）和有辅助（被动）的情况下测量上颌和下颌切牙之间的距离。理想的情况下，应该

使用尺子来测量切牙间距离，使用指宽（三指宽一般相当于 40 mm）是一种常见和可接受的方法。有限的开口度可能表明侵犯了咀嚼肌间隙，而开口度小于 15 mm 通常表明存在严重的感染。

检查完头颈部后，要注意对口腔进行分流检查，从一般检查逐步过渡到特殊检查。临床医师应避免第一时间检查肿胀或牙列。咽侧壁、腭垂和口底等部位必须检查。感染扩展到这些区域可能会损害气道，必须记录异常情况并进一步检查。此外，应仔细检查软/硬腭、前庭沟和牙龈，并确定其特征。其次，要检查牙列是否有龋齿、牙周病、大型修复体、现有修复体周围的任何缺陷、牙断裂、松动、叩诊和牙髓活力（仅针对涉及的牙）。当一颗严重龋坏或牙周病变的牙紧邻口腔内肿胀时，通常可被认为是感染的来源。然而，当多个牙存在问题或体格检查不明确时，需要相应的辅助检查，如牙髓活力测试和影像学检查。

影像学检查

在口腔全科或口腔颌面外科，常见用于牙源性感染的影像学检查包括根尖 X 线片、全景片和锥形束计算机体层扫描（CBCT）。咬合片检查通常用于常规龋齿和修复的检查，由于其不能照射到根尖周病变而对于评估最常见最重要病原的牙源性感染是没有重要意义的。全景片可以对颌骨、鼻腔、上颌窦和牙列有一个大致的了解，并且具有简单获取的好处，对患者的不适最小（尤其是当存在开口障碍时）。根尖周影像可以对牙及根尖周区域进行更详细的评估，并且可以减少辐射剂量。CBCT 可以对颌面骨和牙进行三维扫描，在根据病史和临床检查不清楚感染来源的情况下（例如，多个相邻龋齿、疑似颌骨骨折或骨髓炎），该扫描是有用的。临床医师必须权衡每种成像方法的风险和好处，以最小的风险为患者提供最全面的评估（ALARA 原则：尽可能低地合理获取）。可以使用一些辅助技术，如通过牙龈脓肿、瘘管、窦道或牙周袋插入一种不透射线的材料（如牙胶尖），定位感染的确切来源。当多个病灶牙靠近感染区域时，此项技术非常有用。深筋膜间隙感染可能会危及气道（如咽旁间隙或咽后间隙），或不易在体格检查中发现（如颞下间隙）的深部筋膜间隙感染，可从医院的计算机体层扫描中获得帮助。必须强调的是，影像学检查不能彻底取代详细的病史和体格检查。

实验室检查

实验室检查可用于辅助评估。然而，对于牙源性感染，这些总是限定于医院使用。这种辅助检查的主要目的是评估宿主对菌血症的系统反应，以及监测治疗后的康复情况。局部感染（如前庭脓肿）通常不会导致明显的体质症状，临床上很少需要进行实验室检查。然而，较深的间隙感染，如颞下、咽旁和咽后间隙脓肿，在临床上很难检查，通常与明显的体质症状如发热和不适有关。在这类感染中，在评估对治疗的反应时，实验室检查也可以作为体格检查的补充。

最常用的实验室检查是全血细胞计数，重点是白细胞（WBC）计数，更具体地说，是白细胞差异计数。这种测试的基本原理是，WBC 升高代表了对感染的一种强烈的免疫反应，其形式是增加 WBC 的产生和进入血液的动员。在急性情况下，白细胞计数可能受到非感染性因素如药物（如皮质类固醇）和压力的影响，并始终在整个临床检查中有相互关系。白细胞计数的差异可以通过关注未成熟的粒细胞（多形核白细胞和中性粒细胞条带细胞，或白细胞计数差异的"左移"）来帮助减轻这些因素的影响，是感染过程中监测的指标。这些未成熟细胞的增加，表明骨髓正在增加产生这些细胞，以对抗全身性感染。随着菌血症和感染的消除，白细胞计数将逐渐恢复到基线水平，这对于监测感染的进展是一项有用的检查。

类似于其他的辅助检查，实验室检查旨在补充病史和体格检查，更重要的是，影响对患者的处理。如果不影响对患者的全面处理，不加区分的放射或实验室检查是不合理的。

全面评估

在获得完整的病史、进行全面的体格检查及必要的辅助检查后，临床医师应该能够确定感染的位置和阶段，以及感染的病因和严重程度。正如前面所讨论的，大部分的评估可以基于完整的病史和体格检查来完成；任何必要的辅助检查，如影像学和实验室检查可以帮助临床医师准确诊断。必要时，可以通过准确的体格检查和影像学检查，确定感染的位置。感染的具体阶段（接种、蜂窝织炎、脓肿、消退阶段）在很大程度上取决于病史和临床表现。一般来说，蜂窝织炎出现在感染的初始阶段，严重程度更大，进展不确定；而脓肿则表明宿主防御系统通过控制有效地定位了感染。感染的病因是通过综合病史、体格检查和影像学检查确定的。值得注意的是，临床医师在鉴别诊断时，应始终考虑非牙源性病因（如肿瘤），而不是假设所有头部、颈部和口腔区域的肿胀或疼痛都是牙源性的。

原则 2：评估患者宿主防御机制

牙源性感染愈合的一个关键是存在完整的宿主防御系统，因为最终是患者的宿主防御系统来对抗手术治疗后的感染。因此，准确评估者的宿主防御并优化其重要性，怎么强调也不为过，也提示获得患者完整病史的重要性。当宿主的防御机制被破坏时，必须通过外科治疗和在大多数情况下的抗生素辅助治疗来积极应对感染。

医学并存病

对宿主防御系统产生不利影响的两大类疾病是控制不良的代谢性疾病和直接影响免疫系统的疾病。

控制不良的糖尿病与愈合受损密切相关。高血糖导致白细胞趋化性和吞噬能力下降，严重损害个体抵抗和对抗感染的能力。严重感染的患者，特别是在医院，需要仔细控制血糖水平，以优化宿主防御系统后，进行适当的外科治疗。严重的酒精中毒常常伴随着营养不良，也会严重损害身体抵御感染的能力。

血液系统肿瘤，如白血病和淋巴瘤，会对白细胞的功能产生不利影响，从而影响白细胞抵御感染的能力。此外，在严重的艾滋病病毒感染中，B 淋巴细胞和 T 淋巴细胞受到影响，使患者特别容易受到感染，治疗效果不佳。然而，单是 HIV 的血清阳性反应并不表明缺乏抵抗牙源性感染的能力，因为牙源性感染主要是由细胞外病原体引起的，而不是细胞内病原体，而 T 淋巴细胞主要对细胞内病原体起作用。

某些药物会抑制免疫系统，增加牙源性感染的风险，尽管处理得当，但治疗效果不佳。恶性肿瘤的化疗药物通常会导致骨髓抑制，从而削弱免疫系统。在一些化疗药物中，这些效应可以持续 1 年或更长时间。用于各种适应证（如自身免疫性疾病和器官移植）的免疫抑制剂和皮质类固醇会损害淋巴细胞的功能，减少免疫球蛋白的产生。

原则 3：确定患者是由口腔全科医师还是口腔颌面外科医师诊治

如果及早发现，绝大多数牙源性感染可由口腔全科医师安全处理；然而，在决定是否由专门医师处理感染时，必须考虑几个因素。应基于解剖部位、严重程度、外科入路和宿主防御状态进行考虑（框 16.1）。无论一名医师的水平如何，必须强调，准确的评估是处理任何感染的先决条件。框 16.2 和图 16.7、图 16.8 展示了 2 个案例。

位置和严重程度

一般情况下，在医院内，严重且涉及深部间隙的牙源性感染需要口腔颌面外科医师及时处理。这些感染通常出现相关的体征和症状，如发热、呼吸和（或）吞咽困难、牙关紧闭、流口水、呼吸困难、吞咽困难。处理口腔分泌物困难提示气道受损，出现此类症状和体征的患者应立即送往当地医院急诊室（最好由口腔颌面外科医师会诊）。

在口腔全科诊所，包括牙槽突和前庭沟在内的局部感染可通过小手术治疗。这些感染往往允许同时消除感染原（如拔牙、根管治疗）。接近重要的解剖结构如颅脑和眶下神经血管束的部位感染，一般应由口腔颌面外科医师处理。

外科入路

外科入路必须有足够的空间，以允许适当的引流和控制感染的病因。牙源性感染患者常表现为牙关紧闭，限制了口腔内入路（提示存在严重感染）。这些患者通常需要在全麻下进行手术，并在医院进行随后的监护和医疗管理。此类患者应立即由口腔

框 16.1　推荐就诊口腔颌面外科的标准

- 呼吸困难。
- 吞咽困难。
- 脱水。
- 中度至重度牙关紧闭（开口度 <25 mm）。
- 肿胀超出牙槽嵴。
- 高温 >101℉（38.3 ℃）。
- 乏力和毒性外观。
- 宿主防御被破坏。
- 需要全身麻醉。
- 前期治疗失败。

框 16.2　轻度及中度牙源性感染举例

病例 1：右侧前庭沟间隙脓肿

主要发现（临床意义）

- 外观良好且无急性窘迫（完整的宿主防御系统）。
- 轻微至轻度口腔外肿胀（早期）。
- 轻度口内肿胀（早期）。

病例 2：左侧颊间隙脓肿

- 轻度痛苦（宿主防御系统轻度受损）。
- 中度口外肿胀（晚期）。
- 左侧颊部发硬和严重压痛（蜂窝织炎改变）。
- 颞下间隙在影像学上的表现（晚期，区域检查困难）。

处理及治疗原则

- 切开引流，清除病原（#30）。
- 2～3 天后对患者进行重新评估。
- 表浅位置的轻度症状提示早期没有证据表明宿主防御被破坏。有足够的入路允许立即进行手术治疗，包括感染原控制（牙髓摘除，随后进行根管治疗或拔牙）和切开引流。

- 立即转诊口腔颌面外科医师或口腔颌面外科覆盖范围的当地医院。
- 需要进一步的影像学检查（CT）（图 16.8B）。
- 因累及深部间隙需全麻下行切开引流。
- 通过临床检查和实验室检查进行住院患者监测。由于不能充分地检查颞下间隙，需要更多地依靠辅助检查，如实验室和影像学检查。
- 最初需要静脉注射抗生素，以辅助深部筋膜间隙脓肿（颞深间隙）外科引流。

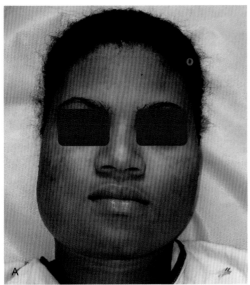

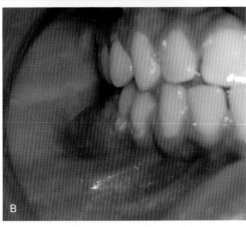

图 16.7　右侧前庭间隙脓肿（框 16.2 病例 1）

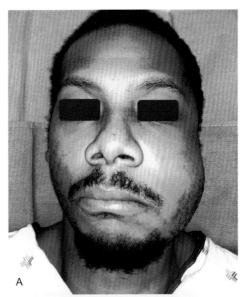

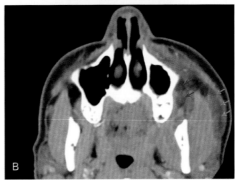

图 16.8　（A）左侧颊间隙脓肿（框 16.2 病例 2）。（B）CT 检查，蓝色箭头表示颊间隙，红色箭头表示颞下间隙

颌面外科医师接管，并行适当的手术和医疗护理，而不能延误。

宿主防御状态

患有影响宿主防御的潜在基础疾病的患者，需要口腔颌面外科医师迅速和积极治疗。许多患者有或没有潜在的条件发生脱水和血糖升高，这可能进一步损害宿主防御系统。通常，宿主防御受损的患者在住院期间可能需要会诊，以消除这一潜在的混淆因素，从而解决感染。

原则 4：感染的手术治疗

对牙源性感染最常见的误解之一是抗生素作为主要治疗方式的作用。牙源性感染是一种通过手术控制的疾病，抗生素只在需要使用时起辅助作用，这一点再强调也不为过。强有力的证据清楚地表明，手术治疗在改善各种临床参数，包括体温、实验室数值和住院时间方面明显优于仅用抗生素治疗。当考虑到根除感染原、建立手术引流通道和动员宿主防御系统这3个因素时，手术治疗的作用就很容易理解了，因为第1个因素只有通过手术才能实现。在这种情况下，手术不仅包括切开、引流和拔除有问题的牙，还包括所有形式的消除感染原的方法，如牙髓摘除（随后进行完善的根管治疗）和牙周治疗。

一旦确诊为牙源性感染（在正确识别病原的情况下），外科治疗首先要消除原因，也称为控制感染原。控制感染原的方法取决于特定的病因（牙髓或牙周）及严重程度。如果感染由牙髓病引起，如龋病引起的牙髓坏死或牙断裂，应控制感染原，包括牙髓摘除及随后的根管治疗。如果认为是牙周病来源的感染，典型的治疗方法是龈上洁治和龈下刮治。在任何一种情况下，如果牙列或牙被认为是不可挽救的，患者不愿意进行最终的修复治疗；或如果感染被确定为侵袭性的，拔牙可以提供最终的感染原控制。只要有可能，就应该立即进行感染原控制。然而，某些情况下应适当地排除感染原。一个典型的例子是严重的牙关紧闭，临床医师不能准确地接触到有问题的牙或只能有限地看到部分牙。在这种情况下，根据感染的严重程度和部位，临床医师开始可能会经验性应用抗生素治疗；或在消除感染原之前先进行切开引流，以改善开口度。当感染被认为严重和有侵袭性时，患者必须在手术室中全麻下立即进行手术处理。

除控制感染原外，手术引流是手术治疗的第2部分。通过切口和引流2种主要机制促进愈合。第1个也是最重要的机制是减少细菌负荷。通过消除感染原和引流来降低细菌负荷，可以使宿主防御系统（处理的第3部分）消除任何残余感染。手术引流的第2个机制是降低感染组织的压力。当手术引流的减压使感染组织的静水压力降低时，局部血供得到改善，使宿主防御系统和辅助抗生素能更好地到达感染区。对于牙源性感染，手术引流可以通过牙或开髓的根管通路、黏膜或皮肤切口通路进行引流。当牙髓源性感染局限于牙槽骨且患者免疫功能良好时，通过标准的根管通路和根尖孔引流感染，通常能提供足够的引流，前提是牙可以保留（否则，拔牙将提供"引流"，除了彻底清除感染原之外）。然而，当根管通路不能提供足够的引流时，感染已扩展到牙槽骨以外的前庭间隙或其他软组织间隙；或当患者被认为免疫功能不全时，则需要手术切开引流。切开引流术并不是脓肿的唯一治疗方法，而是通过同样的机制——减少细菌负荷和降低局部组织压力，促进蜂窝织炎的愈合。我们必须明白，手术引流的目的不仅是"清除脓液"，而且是为软组织减压，并提供一个出口（通道），以防止潜在的感染再次积聚在同一位置。此外，手术引流必须区别于简单的排脓，针吸等术式对牙源性感染的最终处理几乎没有作用。不需要切口和引流的临床情况包括没有肿胀，或早期接种阶段，肿胀是软的、弥漫性的，只是轻微的压痛。但是，如前所述，蜂窝织炎可以考虑手术引流，以改善愈合和全身抗生素渗透所需的血供。然而，大多数其他情况下牙源性感染需要手术引流。以下介绍的切开引流技术系针对前庭脓肿，这是目前最常见的牙源性感染。

外科治疗

手术治疗牙源性感染的第一步是确定手术切口和引流的最佳路径。临床医师必须确定患者有足够的下颌骨活动范围，以允许有足够的通路来切开、探查和引流感染区域。当认为通路不足时，可以使用镇痛和抗焦虑药物，因为前庭间隙感染几乎会因疼痛而导致开口受限。如果这些措施不能改善口腔内通路，患者必须立即转诊给口腔颌面外科医师处理。

手术治疗的下一步是确定是否需要进行微生物分析、培养和敏感性测试。虽然通常没有必要，但

| 框 16.3 | 细菌培养指征和抗生素敏感性测试 |

- 快速进展的感染。
- 多重抗生素治疗史。
- 无反应性感染（>48 小时）。
- 复发性感染。
- 宿主防御系统被破坏。

一些情况值得认真考虑实验室评估（框 16.3）。如果要进行培养试验，临床医师应使用需氧和厌氧无菌培养管。这些标本需要由实验室进行评估，因此临床医师应该有一个途径来及时处理标本，以获得可以指导抗生素适当治疗的结果。

　　针对口腔内切口引流术，用 0.12% 氯己定溶液漱口。消毒手术部位后，下一步是选择镇痛和控制疼痛的方法。对于牙源性前庭感染，可以通过标准的局部麻醉技术达到充分的镇痛。区域神经阻滞麻醉通常比常规麻醉更可取，原因有二：①局部浸润麻醉时，将药物直接注射到感染区域的麻醉效果较差。因为局部酸性（低 pH）环境与局部化脓的集合、组织液和细胞坏死物，使麻醉药物难以进入组织和阻断神经钠通道。②如果穿刺针穿过感染区进入邻近组织，注射麻醉有感染扩散到邻近未感染部位或组织间隙的危险。可替代的方法是阻滞麻醉，然而，必须特别小心避免从未感染部位重复使用针头，并在黏膜下平面注射，以使药液渗入组织。一旦该区域被完全麻醉，此时通常使用小的（通常为 3 mL）无菌注射器连接大口径针头（通常为 18 号针头）进行标本培养的制取。将针头插入肿胀处，将脓性或液体组织吸出。吸出的液体被转移到需氧和无氧（有时是真菌）无菌培养管中，送到实验室进行微生物学分析，其中可能包括革兰染色、培养和敏感性试验。在填写化验单时，医师必须提供临床细节，包括患者的病史、脓液的解剖位置和感染的特征。

　　外科治疗的下一步是手术切口。一般情况下，切口直接放置在肿胀最大的区域，以利于引流。然而，重要的是要避开重要结构，如下颌前磨牙区的颏神经血管束（图 16.9）。此外，对上颌前庭感染，应考虑将切口放置在脓肿下面，以允许最大限度地依赖重力引流（图 16.10）。对于复杂的牙源性感染的口外切口和引流手术，还必须考虑其他因素，包括面部瘢痕和潜在的血管和面神经损伤。切口的长度必须足够，至少 10～15 mm，并且深度必须至

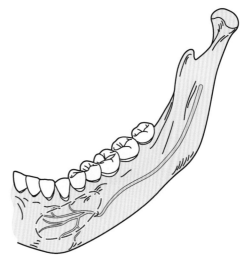

图 16.9　在对下颌前磨牙区前庭感染进行切口时，必须考虑神经血管束的位置

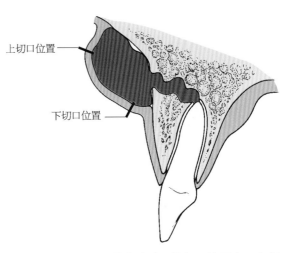

上切口位置

下切口位置

图 16.10　对于上颌前庭脓肿，将切口放置在一个相对较低的位置，可以防止引流不完全，以免脓肿腔的下面淤积脓液

少穿过黏膜和黏膜下组织。一个常见的错误是切口太浅、太短，或两者兼有。表浅筋膜切口不能使皮下脓液或组织液得到适当的引流，而且会阻碍对感染组织的有效减压。短切口不能彻底探查所涉及的间隙，将小腔破坏（脓肿腔内的小脓团）；且在操作过程中可能会导致本已脆弱的组织撕裂，从而无法进行适当的愈合。组织撕裂不仅会导致瘢痕增多，而且还会带来损伤邻近结构的风险，如颏神经血管束。为了避免这些问题，临床医师可能会选择开一个更长的切口（最多 15 mm 而不是 10 mm）。切口的深度可以穿过所有组织层，包括骨膜，到达骨的水平。可以使用骨膜剥离器在骨膜下平面进行分离，以确定是否获得了合适深度。接着，用弯止血钳穿透脓腔内的小腔。将止血钳充分插入脓腔，

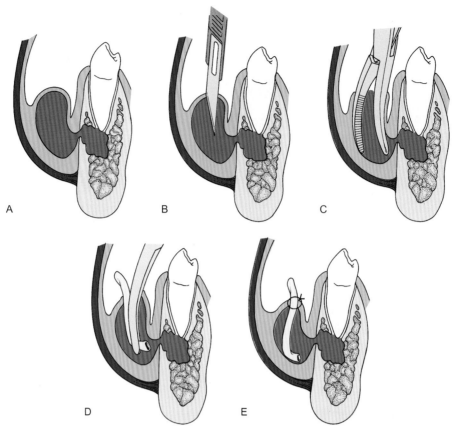

图 16.11 前庭脓肿切开引流术。(A)下颌前磨牙根尖周感染(注意颊肌附着上方的颊部皮质受侵蚀)。(B)切口从波动肿胀处至深部脓腔。(C)弯止血钳用于不同方向的钝性分离,以打破各脓腔。(D)将引流管插入脓腔深处。(E)用单线缝合固定引流管

并从多个方向打开止血钳,即可达到此目的(图16.11)。必须小心避免盲目关闭止血钳,因为这种做法可能会破坏重要的结构(神经、血管)。

在感染彻底引流和减压后,临床医师可以选择使用细针注射器,用无菌生理盐水冲洗脓腔(图16.12)。如果存在脓液再积累的顾虑,可以放置引流管。虽然最常用的引流形式是无菌 Penrose 引流管(图 16.13),但同样有效的替代方法包括一块无菌手套引流条或消毒橡胶条。引流管用不可吸收缝线(图 3.5)缝合到切口附近的组织(或靠近切口边缘的组织)。一般来说,引流管应放置在脓腔的深处,并缝合在看起来比较健康的组织上,以避免在放置时撕裂组织。引流应保持在原位,直到切口上皮化生,或当患者临床症状改善,持续引流应停止,通常在切开引流术后 2～5 天。引流管一旦被拔除,伤口就可以间接愈合。

原则 5:医学支持

系统支持是处理牙源性感染的一个不可缺少的组成部分,因为,正如前面提到的,它是最终对抗

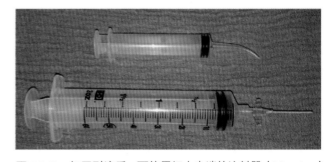

图 16.12 切开引流后,可使用细小尖端的注射器(Monoject)或带有留置针的注射器,用无菌生理盐水彻底冲洗脓腔

感染的宿主防御。一旦感染原消除,感染排除,细菌负荷就会减少。临床医师的作用是优化患者的防御能力,通过支持手段消除残留感染。这些支持措施包括水化、改善营养、疼痛控制、辅助抗生素治疗和血糖控制。大多数出现牙源性感染的患者由于疼痛和不适导致经口腔摄入量不足而脱水和营养不良。完整的外科治疗即应始终以适当的疼痛控制、鼓励口服(或静脉注射)补液和改善营养摄入作为补充。对于绝大多数患者来说,这些措施为宿主防御系统的平稳恢复提供了必要的支持。对于急性脱

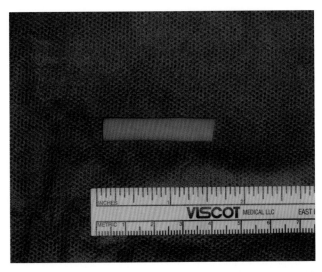

图 16.13　1/4 英寸（1 英寸 ≈2.54 cm）引流管常用于牙源性感染的持续引流和减压

水患者，临床医师可以选择静脉输液，以补充失去的血容量。发热的存在会增加对热量和血容量的需求，这一点必须加以考虑。血糖高的患者经常患有牙源性感染，尤其是那些潜在诊断为糖尿病的患者。高血糖对感染的抵抗力降低和伤口愈合不良有关。对于患有严重感染的糖尿病患者（甚至一些非糖尿病患者），在住院期间控制血糖通常是必要的，这是系统支持过程的一部分。

患者可能会出现其他需要特别注意的系统性疾病，如高血压、心律失常、充血性心力衰竭和免疫抑制治疗的自身免疫性疾病。特别是当存在多种合并症时，经常需要从不同的专家（如内科和传染病专家）那里获得专业咨询。

原则 6：抗生素的选择和合理应用

尽管牙源性感染必须通过手术处理，但某些情况下辅助抗生素治疗是有益的。临床医师不应该总是假设，抗生素对处理牙源性感染是必要的。抗生素的不当使用不仅增加了抗生素耐药性的风险，增加了抗生素不良反应的风险（包括机会感染和更严重的风险，如过敏反应），而且还可能导致手术处理不当。必须清楚地认识到，抗生素应始终被视为外科治疗的辅助手段，而不是替代。这一事实也得到了系统研究的支持，研究表明，当抗生素的选择与外科治疗（感染原控制和切开引流）结合使用时，对治疗效果并无显著影响。

确定是否需要使用抗生素

考虑使用抗生素治疗时，临床医师必须仔细

权衡利弊。合理和不合理使用抗生素的例子见框16.4。在决定是否使用抗生素辅助治疗时，应考虑以下几个主要因素：①感染的严重程度。②能够提供手术治疗。③患者的宿主防御系统。严重感染，特别是深筋膜间隙感染和蜂窝织炎，在彻底控制感染原和积极切开引流后，可通过抗生素治疗。某些深部间隙（如颞下间隙、咽旁间隙、咽后间隙）若不使用 CT 检查就难以发现，故存在较大的风险。与易于检查和手术的口腔前庭感染相比，即使经彻底切开引流后，仍有"不完全"引流。因此，辅助抗生素治疗在累及深部间隙的严重感染中作用更显著。如果急性感染不能直接控制传染源和切开引流，经验性抗生素治疗有时会先于手术治疗，如患者严重冠周炎和开口受限继发疼痛。用经验性抗生素控制急性冠周炎，常常可以改善下颌骨的运动范围，使临床医师能够提供必要的外科治疗来控制感染。最后，如果患者免疫功能低下，可以考虑使用抗生素辅助治疗，弥补宿主防御系统的缺陷。如前所述，在可能的情况下，应在使用抗生素之前进行积极的外科治疗，包括控制感染原和切开引流。目前没有证据支持常规使用抗生素治疗免疫功能低下患者的牙源性感染，因此必须根据临床判断做出决定。

框 16.4　辅助性使用抗生素治疗

合理使用
- 肿胀超出牙槽嵴。
- 蜂窝织炎（伴或不伴脓肿）。
- 牙关紧闭。
- 淋巴结炎。
- 发热 [>101°F（38.3 ℃）]。
- 严重冠周炎。
- 骨髓炎。
- 免疫缺陷患者（手术治疗感染）。

不合理使用
- 患者的需求。
- 剧烈疼痛（非由感染引起）。
- 牙痛。
- 根尖周炎或脓肿。
- 牙槽骨炎（干槽症）。
- 多次拔牙后，免疫功能健康患者的术后管理。
- 轻微冠周炎。
- 脓肿引流局限于牙槽突。

常见的不适当的抗生素使用包括急性牙髓炎引起的牙痛，自发引流的根尖周脓肿，以及牙槽骨炎（干槽症）。急性牙髓炎仅限于牙髓系统，对抗生素治疗无反应，应通过修复治疗或根管治疗加以处理。自发引流的根尖周脓肿是一种慢性局限性疾病，相当于外科引流脓腔。在这种情况下，只要消除感染原（根管治疗或拔牙）就可以了。牙槽骨炎是一种慢性炎症，而不是一种感染，需要局部姑息治疗（疼痛控制、冲洗和药物治疗），抗生素治疗几乎没有作用。

常规经验性使用抗生素治疗

牙源性感染几乎总是由正常的口腔黏膜菌群引起（主要是兼性口腔链球菌、厌氧链球菌、普氏菌和梭杆菌），通常具有可预测的细菌组成。因为病原体已经知道，使得常规的培养和敏感性测试变得不必要和不切实际。如前所述，微生物检测应在特殊情况下进行，如迅速进展的感染、骨髓炎、无反应或复发性感染和宿主防御受损。牙源性感染的病原体的可预测性质，也有利于使用有限数量的抗生素。这些药物包括青霉素、阿莫西林、克林霉素和阿奇霉素，它们对需氧和兼性链球菌及口腔厌氧菌有效。甲硝唑是一种针对专性厌氧菌的硝基咪唑抗生素，很少用于常规感染，偶尔仅与标准抗生素联合使用，用于有显著厌氧菌培养阳性的严重感染。剂量方案也应考虑，因为这直接关系到抗生素治疗的依从性和效果，给药频率与依从性成反比。例如，克林霉素每天口服4次，而阿莫西林克拉维酸（Augmentin）每天口服2次，依从率更高，因此是一种更有效的抗生素治疗形式。临床医师应注重教育患者依从性的重要性，并根据临床指标，应用处方抗生素。

最窄谱抗生素的应用

广谱抗生素可显著改变皮肤和胃肠道等不同器官系统的正常细菌菌落，从而导致正常存在的菌群发生交叉感染或机会性感染等不良反应（例如，真菌感染）。广谱抗生素也会导致细菌耐药性的发展。因此，临床医师必须经常考虑使用窄谱抗生素，作用于链球菌和口腔厌氧菌，而不破坏口腔、皮肤和胃肠道的正常菌群。由美国口腔科医师协会理事会制定的指南支持在处理牙源性感染时合理使用窄谱抗生素。框16.5显示了牙源性感染常用广谱和窄谱抗生素的例子。

框 16.5 窄谱和广谱抗生素

窄谱抗生素用于治疗简单的牙源性感染

- 青霉素。
- 阿莫西林。
- 克林霉素。
- 甲硝唑。

广谱抗生素用于治疗复杂的牙源性感染

- 阿莫西林克拉维酸（用于鼻窦感染）。
- 阿奇霉素。
- 莫西沙星。

使用毒性和副作用发生率最低的抗生素

与任何药物一样，抗生素也有不良反应，可能从轻微到严重不等。临床医师有责任彻底了解常用抗生素的不良反应，以便权衡使用抗生素的风险和效果。老一代抗生素，如青霉素和阿奇霉素，不良反应的发生率往往较低。青霉素最常见的副作用是过敏，常见的表现包括荨麻疹、皮疹和胃肠道不适（腹泻）。过敏反应等严重不良反应罕见。尽管引进了新的抗生素，青霉素（β-内酰胺抗生素）仍然是治疗牙源性感染的主要药物。同样，阿奇霉素的不良反应也相对少见；事实上，阿奇霉素被认为是大环内酯类抗生素中治疗牙源性感染最有效的药物。长期使用克林霉素通常被认为与假膜性结肠炎有关，这是由胃肠道的改变和随后过度生长的梭状芽胞杆菌引起的；然而，这种情况可发生于使用几乎任何抗生素的患者，并且通常发生于严重衰弱的患者。莫西沙星是一种广谱喹诺酮类抗生素，对口腔细菌的疗效比老的同类药物好得多。然而，该药也有明显的不良反应，如自发性肌腱断裂、肝炎、心律失常、周围神经病变和精神疾病。

尽可能使用杀菌抗生素

杀菌抗生素优于抑菌抗生素，因为它们能溶解和杀死细菌，减轻宿主防御系统的负担。另一方面，阿奇霉素和克林霉素等抑菌抗生素（低剂量；高剂量克林霉素是杀菌的），能减缓细菌的繁殖，使宿主的防御系统消灭细菌。虽然2种抗生素对具有完整宿主防御系统、免疫功能良好的患者有效，但抑菌抗生素对免疫系统受损的患者可能效果较差。考虑到抗生素在处理免疫缺陷患者的牙源性感染中发挥更大的作用，在可能的情况下，优先选择杀菌抗生素或抗生素剂量尤为重要。

注意抗生素的成本

另一个重要但经常被忽视的问题是抗生素的成本。不必要的昂贵药物不仅给患者带来了经济负担，也给医保系统带来了经济负担。因此，只有在临床需要时才使用这些药物。例如，莫西沙星，虽然以其效果和方便而闻名，但价格昂贵，常规使用较为困难，特别是用于牙源性感染。此外，选择非专利药物而不是品牌药物，有助于降低整体成本。

原则 7：抗生素的合理使用

抗生素的合理剂量、时机和使用的管理与正确选择抗生素同样重要。其目标是达到足够高的血浆浓度，以杀死或抑制对抗生素敏感的细菌，同时将副作用降到最低。靶峰血浆浓度通常至少为靶菌最低抑菌浓度的 4～5 倍。临床医师应基于适应证并根据药物说明书给出合适的药物剂量。给药时间因患者对外科治疗和抗生素治疗的反应而异，但典型的治疗方案包括 4～5 天疗程。如前所述，牙源性感染的治疗主要是通过手术，抗生素仅作为辅助手段。我们很少需要延长抗生素疗程，事实上，这可能表明不适当的控制感染原、引流，或两者兼而有之。另一方面，无论症状如何，都必须完成抗生素的处方疗程，尽量减少增加抗生素耐药性的风险。如果患者因为任何原因有任何未用完的抗生素，必须丢弃，以避免不当使用，从而危及患者和他或她的社区。

原则 8：经常评估患者

一旦提供了适当的外科治疗（控制感染原和引流），无论是否使用抗生素治疗，必须仔细监测患者的临床反应。在大多数情况下，无复杂的免疫功能缺陷的牙源性感染患者，1 周内即可顺利愈合。典型的随访期为术后 2～3 天，此时，一个有适当反应的患者将会有明显疼痛、口腔内肿胀和整体健康的改善。如果肿胀和硬结已经减轻，并且没有持续引流物，任何手术放置的引流物都应该被去除，使伤口自行愈合。如果患者有持续肿胀、疼痛、引流甚至体质症状不佳，临床医师应该仔细评估临床不良反应的原因。

作为一般规则，不适当的手术治疗（控制感染原、引流，或两者都有）应该被认为是主要原因，特别重要的是确定感染原是否已完全清除。如果 1 颗或多颗牙已被拔除，需要仔细检查拔牙部位，以确保没有残余的牙碎片、骨片或异物（如断针或锉）。影像学检查如根尖 X 线片可用于鉴别这些残留。以前做过牙髓摘除或根面平整作为病原控制的牙，可能需要考虑拔除。此外，感染区域的牙可能需要重新评估，以确定其是否导致持续感染。引流不充分的感染可能需要重复引流，通常需要延长原切口，以便探及整个间隙。

免疫应答缺陷的另一个原因是宿主防御被破坏。如果发现免疫缺陷，就必须控制（如补液、营养、血糖控制）并采取积极的手术措施。当宿主防御被削弱时，通常需要使用辅助抗生素，而且通常持续时间较长。

另一个失败的原因是抗生素的使用问题，可能是由于依从性差或抗生素选择不当造成的。当患者不能按指示服用抗生素时，确定原因是很重要的。很多时候，原因可能是经济或便利方面的，在这种情况下，使用非专利药物、延长给药时间间隔是首选。有些情况下，凭经验开出的抗生素或许不能完全覆盖目标细菌。如果在最初的手术中要求进行培养和敏感性试验，必须根据检查结果使用抗生素，以确保选择合适的抗生素。如果在最初的手术中没有进行微生物检查，在重新评估时进行培养，可能会激活对处方抗生素不敏感的微生物。

口腔全科医师在处理牙源性感染中的角色

在处理牙源性感染方面，口腔全科医师可扮演最重要的角色。有几个原因强调了这一观点。首先，大多数牙源性感染的患者最初就诊于口腔科，因为其最常见的症状是牙痛。第二，口腔全科医师都接受过正确诊断牙源性感染并识别其来源的培训。可以评估感染的严重程度和复杂性，并及时对患者进行适当治疗或转诊。就像修复科医师在复杂的口腔科康复病例中所扮演的角色一样，口腔全科医师的角色往往是对牙源性感染的全面管理的核心。第三，经常被忽视的原因是口腔全科医师对牙源性感染预防的作用。预防是治疗牙源性感染最好的方法。虽然资源配置和公共牙科覆盖等各种因素影响了口腔全科医师接受日常口腔科处理的能力，但可以通过教育与及时提供预防和治疗，对预防工作产生深远的影响。当牙源性感染的危险因素（如骨折或龋齿，严重的牙周病）被及时发现和处理时，可有效地预防牙源性感染。

口腔全科医师的核心角色不应该与其能够治疗所有牙源性感染的期望混淆。口腔全科医师最重要的作用是识别、评估和分类感染。当感染被认为是复杂的或超过口腔全科医师的治疗水平时，患者应立即转诊给口腔颌面外科医师（如果认为有潜在生命危险，应转至配备有口腔颌面外科医师的当地医院急诊科）。当免疫功能良好的患者出现牙源性感染，且被认为定位良好（在牙槽突和前庭间隙内），并适于进行常规切口和引流和控制源头时，口腔科医师可对患者进行后续随访治疗。口腔全科医师不应该在没有手术处理的情况下使用抗生素治疗，这可能会延误适当的治疗或转诊。这种方法不仅无效，而且还能使感染扩散到更深的间隙，这将需要更多的侵入性和昂贵的治疗，如在医院环境下由口腔颌面外科医师进行口外切口和引流。

预防感染的原则

即使在没有患病的情况下也可能发生感染，例如手术部位感染和通过血行播散引起的远端器官感染（远处感染）。

然而，尽管抗生素是有效的辅助手段，但在预防感染方面的应用（如预防性用药）是有争议的，而且缺乏证据支持。本部分内容将讨论术前或预防2 种临床情况下的抗生素使用：预防术后伤口感染和预防远处感染。

预防伤口感染的原则

清洁－污染（如口腔）手术术后感染发生率为6% ~ 9%，污染伤口则高达40%。围手术期使用抗生素可使感染率降低达3.3%，特别是口腔颌面外科可降低70%。然而，临床医师必须谨慎地理解这些数据。

第一，口腔手术术后感染的发生率很低；事实上，这一比例与使用抗生素引起的过敏反应的频率相当。其次，常规口腔手术术后的手术部位感染较轻，抗生素或诸如口腔内切口和引流等小手术对其反应迅速。关于口腔外科手术的临床试验的系统回顾，没有发现任何术后头部和颈部的深部间隙感染。在每次口腔手术前常规开抗生素的好处（减少已经很低的轻度手术部位感染的发生率），并不能证明抗生素不良反应的风险增加、抗生素耐药菌增多的风险及增加对患者和医疗机构的经济负担。因此，术前抗生素仅推荐用于特定的情况，包括长时间的外科手术和宿主防御系统受损的患者。

手术时间延长已被证明会增加手术部位感染的风险，这一点已在多项研究和meta 分析的系统综述中得到证实。这些研究表明，手术时间延长与手术部位感染的发生之间存在一致的联系。虽然大多数口腔外科手术时间很短，但对于费时而复杂的手术（如广泛的牙槽成形术、种植多个种植体和骨移植），可以考虑术前使用抗生素。

抗感染能力低下的患者容易发生手术部位感染。例如，糖尿病等代谢疾病控制不佳的患者、接受化疗或免疫抑制药物治疗的患者及终末期肾病患者，即使是做口腔小手术，也强烈建议这类患者术前（及术后）使用抗生素。

尽管以前认为口腔种植需要术前使用抗生素来预防感染，但meta 分析的系统回顾显示，这种方法并没有获益。在这些研究中，使用抗生素与使用安慰剂或不使用抗生素相比，感染率没有差异。尽管研究表明抗生素可以提高植入成功率，但多种混杂变量，如系统性疾病、吸烟和内分泌功能失调，可能导致医师对结果的误解和不适当地常规使用抗生素。

患者一旦被认为适合术前使用抗生素，就必须选择合适的药物。理想的抗生素应该对正常口腔菌群有效、谱窄、不良反应最小。因此，选择标准与已确立的感染一致。此外，抗生素的使用必须使血浆浓度在手术损伤期间达到峰值，且峰值要高于为治疗目的使用抗生素时的水平。通常相当于一般治疗剂量的2 倍——至少在手术前2 小时（理想情况下为1 小时）口服抗生素。常用的术前抗生素方案列于表16.5。

尽管抗生素可以帮助预防感染，但临床医师必须始终遵守严格的手术规程，包括小心处理组织、无菌操作和避免交叉污染。抗生素不应该用于试图克服不足的手术技术或缺乏适当的无菌原则的情况。值得注意的是，有证据显示，在口腔外科门诊手术中，戴无菌手套与非无菌手套相比，两者在感染率方面无差异。

预防远处感染的原则

远处感染是指发生在远处的感染，与感染的起源部位没有直接联系。远处感染最常通过血行途径发生。因此，在口腔科治疗之前的各种情况下预防性使用抗生素，可最大限度地减少细菌感染，从而降低远处感染的发生率。被认为最易发生远处扩散

表 16.5　预防手术部位和远处感染的药物方案

途径	药物	治疗前 30 ~ 60 分钟	
		成人	儿童[a]
口服	阿莫西林	2 g	50 mg/kg
注射	氨苄西林	2 g IM 或 IV	50 mg/kg IM 或 IV
	头孢唑林 / 头孢曲松钠[b]	1 g IM 或 IV	50 mg/kg IM 或 IV
青霉素过敏（口服）	头孢氨苄	2 g	50 mg/kg
	克林霉素	600 mg	20 mg/kg
	阿奇霉素 / 克拉霉素	500 mg	15 mg/kg
青霉素过敏（注射）	头孢唑林 / 头孢曲松钠[b]	1 g IM 或 IV	50 mg/kg IM 或 IV
	克林霉素	600 mg IM 或 IV	20 mg/kg IM 或 IV

注：[a] 儿童用药剂量不能超过成人。
　　[b] 头孢菌素不应用于对青霉素直接过敏反应的患者。其他的第一代或第二代口服头孢菌素可按同等剂量，用于成人或儿童。
　　IM，肌内注射；IV，静脉注射。

的部位包括心脏瓣膜和人工关节置换。心脏瓣膜感染会导致感染性心内膜炎，而假体关节感染会导致假体失败。

预防感染性心内膜炎

有大量证据质疑患有感染性（亚急性）细菌性心内膜炎（subacute bacterial endocarditis, SBE）的患者接受侵入性口腔科治疗（包括口腔手术）时预防性抗生素治疗的有效性。然而，SBE 预防用药在某些情况下仍然推荐。目前预防性应用抗生素治疗感染性心内膜炎的基本原理是感染性心内膜炎具有很高的发病率和死亡率。与任何干预措施一样，必须仔细权衡利弊。如前所述，在预防感染性心内膜炎的情况下，预防高危者的严重发病和死亡的好处被认为超过了抗生素不良反应的风险。这是与常规抗生素预防伤口感染相反的，对于大多数患者，常规抗生素预防伤口感染的好处，即预防少见的、容易治疗的轻型感染，与抗生素不良反应风险和高成本相比，是不相称的。

有鉴于此，美国心脏协会正式推荐的预防感染性心内膜炎的适应证一直在缩小。最新的推荐在 2017 年，是与美国心脏病学会共同发布的（框 16.6）。每一位口腔科医师都必须了解最新的指标，以及未来基于循证医学的更新。

还必须强调的是，非抗生素预防措施应该在高危者群体中严格执行。保持最佳的口腔卫生应该是预防感染性心内膜炎的主要目标，因为菌血症不仅发生在侵袭性口腔手术中，也发生在日常重复的

框 16.6　预防感染性心内膜炎的建议（2017 年更新）

在口腔科手术操作时预防感染性心内膜炎是合理的，这些手术包括牙龈组织操作、根尖周手术操作、口腔黏膜穿孔及以下患者：

(1) 人工心脏瓣膜，包括经导管植入人工瓣膜和同种移植。

(2) 用于心脏瓣膜修复的假体材料，如环和索瓣膜成形术。

(3) 以前有感染性心内膜炎。

(4) 未修复的青紫型先天性心脏病或修复的先天性心脏病，在假体补片或假体装置部位或邻近部位有残余分流或瓣膜反流。

(5) 瓣膜结构异常，导致瓣膜反流的心脏移植。

引自 Nishimura RA, Otto CM, Bonow RO, et al. AHA/ACC Focused Update of the 2014 AHA/ACC Guideline for the Management of Patients with Valvular Heart Disease: A Report of the American College of Cardiology/American Heart Association Task Force on Clinical Practice Guidelines; 2017.

活动中，如咀嚼、刷牙和用牙线清洁牙。此外，在侵入性口腔操作之前和过程中，应当重视外科无菌技术（如操作前用氯己定葡萄糖酸钠冲洗）和手术操作。

在某些特殊情况下，需要考虑使用抗生素预防感染性心内膜炎。例如，一个危险患者的特殊情况直到开始口腔科手术后才被披露，或者一名危险患者在其他微创口腔科手术中意外出血。在这种情况下，应尽快给予抗生素（不迟于观察到出血后 4 小时），使用与标准预防相同的剂量。

最后，临床医师必须明白，尽管采取了适当的措施并严格遵守美国心脏协会的建议，但感染性心内膜炎仍然可能发生，充分告知高危患者这种可能性是很重要的。

预防假体关节感染

人工关节置换也可能容易受到短暂菌血症的感染。当感染时，假关节预后不良，经常需要切除并随后进行置换。因此，与预防感染性心内膜炎类似，美国骨科医师学会提出的早期建议，包含了一套广泛的预防使用抗生素的适应证——事实上，2009年的建议对所有假关节患者都使用抗生素。然而，随后的修正大大缩小了范围。2016年，美国科学院矫形外科医师和美国口腔科协会出版了矫形植入物预防性适当使用抗生素的标准。对于免疫功能低下或血糖控制不良的患者，建议限制近期植入假体。由于缺乏口腔科或口腔手术操作直接导致假体感染的因果证据，主要是由于非常短暂的菌血症在术后期间即刻发生。相反，其他慢性感染，如泌尿生殖系统、胃肠道、肺部和皮肤部位的感染，可能导致假体关节的远处感染。与之前发布的建议相似，2016年"合适的使用标准"强调继续需要由临床医师进行独立判断，包括与骨科医师和患者的密切沟通。给患者提供他或她认为最好的治疗，最终是口腔科医师的决定（因此也是责任）。

与非感染组织的选择性口腔手术相比，已确定牙源性感染存在可能是一个不同的情况。一旦确诊感染，患者就会长时间暴露在菌血症中。因此，积极处理感染是至关重要的，包括立即控制感染原、切开、引流和辅助抗生素治疗。与没有人工关节的患者的感染相比，培养和敏感性测试更重要，因为如果发生假体感染，应当严格选择抗生素（而不是简单地根据经验）。

预防其他心血管疾病

接受慢性肾透析的患者在进行有创口腔科手术前需要考虑抗生素预防性应用。肾透析通常需要在前臂上建立动静脉分流，而这些分流容易由于湍流引起远处感染。脑积水患者行脑室-心房分流术也是如此，颅内减压形成的分流也容易发生远处感染。当遇到这样的患者时，口腔科医师应该与患者的内科医师（透析患者的肾脏病医师或脑积水患者的神经外科医师）沟通，以确定适合该患者的治疗方案。

一些通常被认为容易发生远处感染的情况并不是预防性使用抗生素的适应证，其中包括经静脉起搏器、冠状动脉血管成形术、同种异体血管移植和其他非瓣膜性心血管装置（包括心脏支架和腔静脉置换术）。然而，当已经发生感染时，应该强烈考虑使用抗生素预防。

致谢

感谢 Dr. Thomas R. Flynn 为我们理解牙源性感染所做的贡献。

（车宗刚 译）

第 17 章
复杂牙源性感染
Complex Odontogenic Infections

Michael R. Markiewicz , Michael D. Han , Michael Miloro

引言

口腔颌面感染是患者出现在口腔科医师或口腔科专家面前的最常见原因，感染主要由龋病引起，合并根尖周病变时，临床上表现为疼痛和肿胀。然而，涉及根尖周病变可能会扩散到上颌骨或下颌骨，甚至扩散到邻近和远处的软组织。通常，通过控制龋齿、根管治疗、龈上洁治和根面平整及拔牙，可以有效地控制牙源性感染。如果感染扩散到牙槽骨和颌骨之外，并进入周围软组织，则最明智的处理方法是及时进行手术切开和引流，预防严重并发症及气道损害。此外，如果感染扩散到前庭沟之外或远端，通常最好由口腔颌面外科医师进行治疗，他们在气道管理和头颈部感染的外科治疗方面接受了广泛培训。感染扩散至颈部深筋膜间隙，可导致严重水肿、发音困难、吞咽困难、无法处理分泌物、全身症状，最严重的情况下，还会危及气道。这些紧急或急救的临床情况需要立即关注和处理。本章目的是回顾头颈部的相关解剖，复杂口腔颌面间隙感染的病因学、临床表现、症状和体征、诊断方法，牙源性感染的手术和非手术治疗，并讨论头颈部的其他感染。

解剖学

头颈部感染的治疗需要临床医师对头颈部解剖结构有良好的基础知识，特别是对头颈部筋膜平面形成的潜在深部间隙的了解，感染通过这些深部间隙可以进一步发展。通常，可根据以下分类对头颈部进行分区：①颈"三角"。②与颈部穿刺伤发生相关的解剖。③头颈部感染。

头颈部的颈筋膜层决定了颈深间隙感染的边界。充分了解这些间隙的解剖学知识，有助于医师

评估口腔颌面感染的临床和影像学诊断。此外，对头颈筋膜间隙及包含在这些间隙中的重要结构的了解，将有助于临床医师提供足够的手术通道和引流，同时避免医源性损伤和进一步潜在的并发症。再次，对上、下颌骨附着的肌肉和软组织清楚的认识，对于理解口腔颌面间隙感染的传播途径至关重要。例如，下颌舌骨肌附着的位置与受感染的下颌牙根尖之间的关系，决定了感染是蔓延到舌下间隙还是下颌下间隙。需要注意的是，在蔓延到颈部深筋膜间隙之前，大多数口腔感染会穿透上颌骨或下颌骨的骨皮质，首先形成前庭间隙脓肿，然后感染进一步扩散。

头颈部深间隙是筋膜内衬的间隙，内含疏松的网状结缔组织，其目的是缓冲和保护穿行其间的神经、肌肉、血管和其他重要结构。这些是"潜在的"间隙，仅当被细菌或其他物质入侵时才存在，导致水肿打开该间隙；随后是蜂窝织炎阶段，然后是脓肿阶段（表 17.1）。

头颈部颈筋膜分为颈浅筋膜层和颈深筋膜层。浅筋膜紧贴皮肤深面，覆盖颈阔肌和面部表情肌，主要有皮下组织和结缔组织组，包含浅筋膜神经和静脉（图 17.1）。颈筋膜深层可分为浅筋膜层、中筋膜层和深筋膜层。颈深筋膜中层可进一步分为肌层和内脏层，深层可分为椎前后层和翼前层（图 17.2 和图 17.3）。颈深筋膜（superficial layer of the deep cervical fascia, SLDF）的浅层起源于颈背嵴，向外侧和前方伸展，并分开包绕斜方肌和胸锁乳突肌，在前方与舌骨相连。其包绕腮腺和下颌下腺，然后与环绕二腹肌和下颌舌骨肌前腹的筋膜融合形成下颌下间隙的下边缘。在下颌骨水平，筋膜分开，内层覆盖翼内肌的表面，向上延伸至颅底。外层向上延伸，覆盖咬肌并插入颧弓。SLDF 向下插入锁骨、胸骨和肩胛骨的肩峰突，形成颈深筋膜间隙感染的外层（浅筋膜）。颈深筋膜的肌层包绕颊

表 17.1　感染分期

发现	水肿（接种）	蜂窝织炎	脓肿
定义	由邻近的静脉破裂或感染引起的间质液堆积	细菌在间隙中播散，并在间隙中积累液性物质	组织分解、液化、坏死，形成脓液
持续时间	0~3 天	3~7 天	>5 天
疼痛	中度	严重，广泛	严重，范围局限
范围	小	大	小到大
局限性	弥漫	弥漫	边界清楚
触诊	软和弥漫硬化	较软	波动感
外观	轻度红肿	红肿	红肿伴中央波动
质地	正常至紧张	紧张	紧张至质硬
皮温	皮温高	皮温高	中央皮温低
功能缺失	正常至较小	中-重度	中-重度
组织液化	水肿	浆液渗出或化脓	局限性脓液
不适程度	轻	中-重度	重
严重程度	轻	中-重度	重
优势菌群	需氧菌	兼性需氧/厌氧菌	厌氧菌

注：改编自 Flynn TR. Anatomy of oral and maxillofacial infections. In：Topazian RG, Goldberg MH, Hupp JR, eds. Oral and Maxillofacial Infections. 4th ed. Philadelphia: WB Saunders; 2002。

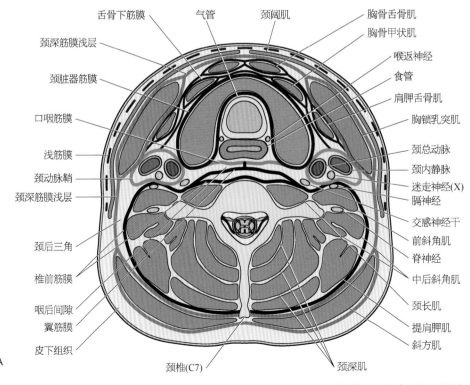

图 17.1　颈浅筋膜紧邻皮肤深层（红色虚线）并覆盖颈阔肌和面部表情肌，由皮下组织和结缔组织构成，含有颈浅神经和静脉（图 A 引自 Norton NS. Netter's Head and Neck Anatomy for Dentistry. Philadelphia: Elsevier; 2012：437-450）

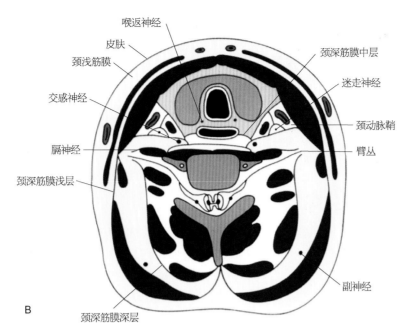

图 17.1（续）（图 B 引自 Som PM, Curtin HD. Head and Neck Imaging. Philadelphia: Elsevier; 2011:2203–2234）

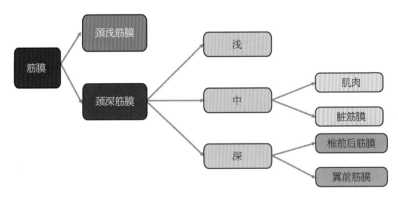

图 17.2　面部和颈部筋膜层的分类和层次

肌、咽缩肌、胸骨甲状肌、胸骨舌骨肌和甲状舌骨肌，插入舌骨和甲状软骨，然后与颈深筋膜的翼部融合，形成咽后间隙的前壁。颈深筋膜中层的脏器层包绕着气管、甲状腺和食管，然后向下方延伸至心包。颈筋膜的深层分为翼前筋膜和椎前后筋膜，从颅底至椎体贴于椎体前方，环绕颈后三角区的颈深肌肉，包裹臂丛和锁骨下血管，有助于防止感染向纵隔扩展。"危险间隙"是指介于翼筋膜和椎前筋膜之间的潜在间隙。

需要注意的是，头颈部的深筋膜间隙只是潜在的间隙，只有当肿瘤、静脉阻塞或感染等占位性肿块侵犯时才会形成。疏松的网状组织边界容易受到宿主的炎性介质如巨噬细胞、淋巴细胞和多形核白细胞的侵袭，从而在其间质内形成水肿。蜂窝织炎的进一步发展，可导致筋膜平面内的液化性坏死，形成由白细胞和组织坏死产物组成的液状结构，以及由于血液静压增加而限制该区域的血供，从而导致脓肿形成。

如前所述，牙源性感染穿透牙槽骨骨皮质并扩散到周围肌肉和筋膜附着时，解剖边界之间的关系对于感染通过最小阻力路径扩散至关重要。通常，根尖在肌肉附着头侧。因此，当感染穿透牙槽骨时，表现为前庭间隙脓肿，在某些情况下还表现为颊间隙感染（图 17.4）。最初，症状表现为下颌体间隙的感染（局限于下颌骨骨膜）。感染也可以扩散到皮下组织，随后到达皮肤，导致口皮瘘（或更恰当地称为窦道），常发生于颊间隙，其边界由上颌骨、咬肌、下颌骨、颊肌、面部表情肌及相关筋膜决定。感染是否扩散到颊间隙而不是局限在上颌骨或下颌骨上，取决于与颊肌附着相关的皮质穿

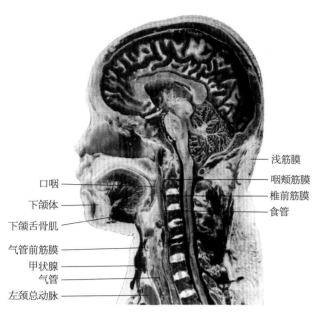

口咽
下颌体
下颌舌骨肌
气管前筋膜
甲状腺
气管
左颈总动脉
浅筋膜
咽颊筋膜
椎前筋膜
食管

图 17.3　颈部深间隙解剖

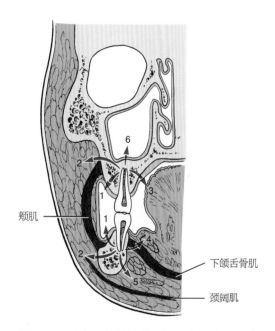

颊肌
下颌舌骨肌
颈阔肌

图 17.4　感染一旦侵蚀骨组织，会沿着不同路径扩散，取决于骨组织厚度，肌肉附着与穿孔部位的关系。可能的 6 个部位：前庭脓肿（1），颊间隙（2），腭部脓肿（3），舌下间隙（4），下颌下间隙（5），上颌窦（6）。颊间隙脓肿通过皮下途径自发引流（通常是经阻力最小途径）（改编自 Flint PW, Haughey BH, Lund VJ, et al, eds. Cummings Otolaryngology: Head and Neck Surgery. 5th ed. Philadelphia: Elsevier; 2010）

孔程度。如果感染位于上颌骨颊肌附着头侧，下颌骨颊肌附着尾侧，则可能扩散到颊间隙。但是，如果根尖和皮质穿破的位置分别在上颌骨和下颌骨颊肌附着的上方和下方，则感染可能表现为前庭间隙

感染。在骨膜下水平，前庭感染可能扩散至尖牙间隙，其次是上颌骨的眶下间隙，从下颌体间隙到下颌下间隙感染，然后有可能迅速扩散到深筋膜间隙（表 17.2）。

正确诊断口腔颌面感染的特定间隙是至关重要的，因为这是决定是否需要紧急外科治疗的关键。例如，颊间隙感染可经口内或经皮排出，特别是当感染位于皮肤表面以下的浅筋膜时（图 17.5）。在口外引流时，切口和引流部位应置于低于自发引流区的位置，而不是直接位于水肿最大、组织坏死区域，这有利于感染引流，以及便于在感染消除后对瘢痕进行最佳美容修复。但是，对于前庭间隙、尖牙间隙或下颌体部感染，如果能够建立引流，则最好通过口内途径进行，因为感染最有可能沿阻力最小的途径扩散（图 17.6）。然后，感染可能会从这些所谓的原发间隙扩散到继发间隙，或颈深筋膜间隙，如翼下颌间隙、咽旁间隙（咽侧和咽后）、颈动脉间隙和气管前间隙（Burns 间隙）。

微生物学和抗生素管理

口腔颌面部和颈深间隙感染大多数由多种微生物造成。只有 5% 的细菌被认为是需氧菌，而 25% 的细菌被认为是厌氧菌。与厌氧菌相关的细菌感染的微生物培养困难，通常难以培养，因为获得的标本通常是在有氧环境下收集。在头颈部感染中发现的最常见的需氧菌种类是链球菌和葡萄球菌，最常见的厌氧菌群是拟杆菌、梭杆菌、消化链球菌属、普氏菌和卟啉单胞菌属。尽管在抗生素治疗方面取得了进展，但治疗口腔颌面部感染的主要抗生素是青霉素（β- 内酰胺抗生素）或克林霉素（如果对青霉素过敏）。另外，头孢菌素抗生素（如头孢西丁）、碳青霉烯类抗生素（如亚胺培南、美罗培南）或大环内酯类抗生素（如阿奇霉素）均可使用。

作为口腔颌面感染和抗生素管理的一个例子，由于上颌窦炎的病因通常是来源于牙源性感染，实质上是来源于上颌牙，因此应立即开始抗生素的最佳管理。上颌窦炎的治疗可能会超出鼻窦界限，通常包括 β- 内酰胺抗生素和 β- 内酰胺酶抑制剂（如氨苄西林 / 舒巴坦），用或不用甲硝唑，其范围包括正常的鼻窦菌群（如肺炎链球菌、嗜血杆菌和卡他莫拉菌）。70% 与牙源性相关的上颌窦炎细菌分离菌株对阿莫西林克拉维酸盐敏感，80% 培养的葡萄球菌能产生 β- 内酰胺酶，这种酶能使 β- 内酰胺

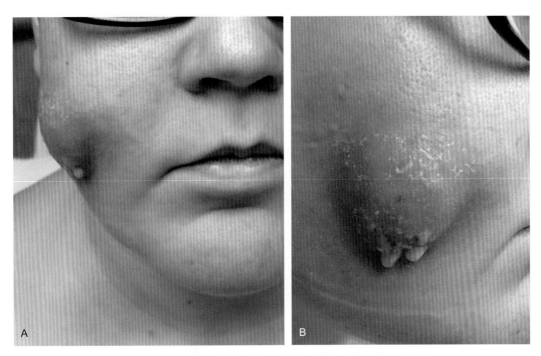

图 17.5 颊间隙脓肿通过颊部皮肤自发引流（阻力最小途径）

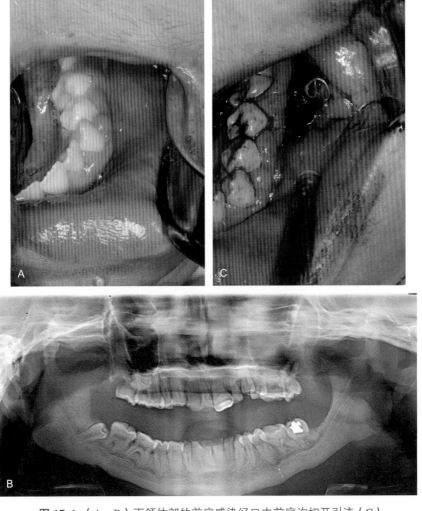

图 17.6 （A，B）下颌体部的前庭感染经口内前庭沟切开引流（C）

表 17.2　头颈部间隙

项目	边界	潜在感染原	包含结构	邻近间隙	手术切开引流途径
原发于上颌间隙					
颊间隙	面部蜗轴 咬肌 上颌骨 下颌骨/皮肤 颊肌 颈深筋膜，面部表情肌	上、下颌前磨牙 上颌磨牙	腮腺导管 面部静脉 颊脂肪垫	眶下间隙 翼下颌间隙 颞下间隙	口内（用于轻度感染） 口外（适用于中度至重度感染）
腭间隙	腭，骨膜，腭皮质	侧切牙，后牙（腭根）	腭大神经血管束，小唾液腺	扁桃体周间隙，颊间隙，前庭间隙	口内
前庭间隙	口腔前庭黏膜，面部表情肌（颊肌）	牙列中所有牙	黏膜下层，结缔组织，颊神经	颊间隙，皮下间隙	口内
继发于上颌间隙					
眶下间隙/尖牙间隙	鼻软骨 颊间隙 上唇方肌 口腔黏膜（尖牙间隙） 提口角肌，上颌骨	上颌尖牙/上颌前磨牙	内眦动脉 眶下神经	颊间隙 尖牙间隙 眶下间隙	口内
眶周间隙	眶壁，眶隔，视神经孔	上颌窦炎，上颌牙	眼球，眼外肌，第 II、III、IV、V、VI 对脑神经	上颌窦，筛窦，颞下窝	口外
原发下颌间隙					
下颌体部	骨膜上附着，骨膜，下颌体，下颌骨下缘	下颌后牙	下颌体部，下牙槽神经动、静脉，牙槽突	咀嚼肌间隙，舌下间隙，下颌下间隙	口内/口外
继发间隙					
咀嚼肌间隙					
咬肌间隙	颊间隙，腮腺，颧弓，下颌骨下缘，下颌支，咬肌	下颌第三磨牙	咬肌血管	颊间隙	口内/口外
翼下颌间隙	颊间隙，腮腺，翼肌，下颌骨下缘，翼内肌，下颌支	下颌第三磨牙	三叉神经第三支	颊间隙	口内/口外
颞浅间隙		上、下颌磨牙	颞脂肪垫，面神经额支	颊间隙/颞深间隙	口内/口外

（续表）

项目	边界	潜在感染原	包含结构	邻近间隙	手术切开引流途径
颞深间隙		上颌磨牙	翼丛，上颌动、静脉，三叉神经第三支	颊间隙，颞浅间隙，岩下窦	口内 / 口外
下颌下间隙	二腹肌前腹，二腹肌后腹下颌骨内、下面，二腹肌肌腱，颈阔肌，下颌舌骨肌	下颌磨牙	下颌下腺，面动、静脉，淋巴结	舌下间隙，颏下间隙，咽旁间隙，颊间隙	口外
舌下间隙	下颌骨舌面，下颌下间隙口腔黏膜，下颌舌骨肌，舌肌，下颌骨舌面	下颌前磨牙和磨牙	舌下腺，导管	下颌下间隙，咽旁间隙	口内 / 口外
颏下间隙	下颌骨下缘，舌骨下颌舌骨肌，包绕筋膜，二腹肌前腹	下颌前牙	颈前静脉，淋巴结	下颌下间隙	口外
腮腺间隙	颈深筋膜浅层，茎突韧带（下颌下腺），皮下组织	腮腺炎	腮腺，腮腺内淋巴结，面神经，下颌后静脉，颈外动脉	咀嚼肌间隙，咽旁间隙，颈动脉鞘	口外
扁桃体周间隙	口咽黏膜，咽上缩肌［脏（颊咽）筋膜］	扁桃体炎	腭扁桃体	咽旁间隙	口内 / 口外（如果侵犯咽旁间隙）

深部间隙

项目	边界	潜在感染原	包含结构	邻近间隙	手术切开引流途径
咽旁间隙	咽上、中缩肌，颈动脉鞘，颅底，舌骨，咽后间隙，翼内肌	下颌第三磨牙，扁桃体炎	颈动脉，颈内静脉，迷走神经，颈交感神经	翼下颌间隙，下颌下间隙，舌下间隙，腮腺间隙，咽后间隙	口外
咽后间隙	咽上、中缩肌翼筋膜，颅底翼筋膜与椎前筋膜融合，颈动脉鞘，咽旁间隙	无直接牙源性感染（通常是咽旁间隙来源）	淋巴结	咽旁间隙，颈动脉鞘	口外
颈动脉鞘间隙	上纵隔，颈静脉孔	咽旁间隙	颈动脉，颈内静脉，迷走神经	咽旁间隙	口外
气管前间隙	颈深筋膜中层，上纵隔，胸骨，甲状肌	咽后间隙延续	胸骨舌骨肌和胸骨甲状肌	咽后间隙，纵隔	口外
内脏间隙	颈深筋膜中层，甲状软骨，纵隔	扁桃体周围间隙，腭间隙	咽喉，气管，食管，甲状腺	扁桃体周围间隙，腭间隙	口外

（续表）

项目	边界	潜在感染原	包含结构	邻近间隙	手术切开引流途径
危险间隙	颅底，膈肌，鼻翼、椎前筋膜融合	咽间隙，内脏间隙	疏松结缔组织	后纵隔	口外
纵隔	第1肋骨和胸骨柄，假想线从第4胸椎底部起	危险间隙	大血管及主要分支胸导管，气管，食管，胸腺，膈神经，淋巴结	危险间隙	口外

注：引自 Flynn TR. Anatomy of oral and maxillofacial infections. In: Topazian RG, Goldberg MH, Hupp JR, eds. Oral and Maxillofacial Infections . 4th ed. Philadelphia: WB Saunders; 2002。

抗生素（青霉素）失效，并增加感染扩散到邻近间隙的可能性。然而，50% 的上颌窦炎病原体发现对克林霉素耐药，导致这种特殊的抗生素不是抗菌治疗的理想选择（参见第 16 章）。虽然牙源性感染本质上是细菌性的，并且经常从抗生素治疗中获益，但重要的是要记住，治疗牙源性感染的主要方法是手术治疗，抗生素只能作为辅助治疗。

合并症

不能低估全身性疾病的作用，因为它增加了任何微生物来源的头颈部感染的易感性。有一种或多种合并症的患者，或免疫功能低下的患者，更有可能受到口腔颌面感染的细菌和真菌的侵袭。嗜中性粒细胞功能受损的患者，如患有人体免疫缺陷病毒病的患者、糖尿病患者、老年人或慢性血液透析患者，其体内的吞噬能力和宿主杀菌机制都存在缺陷。此外，接受全身化疗的患者可能有嗜中性粒细胞减少，因此无法对牙源性感染产生"正常"的宿主免疫反应。这些患者通常不会因为中性粒细胞功能受损或循环中性粒细胞减少（中性粒细胞减少）而出现脓肿。糖尿病患者由于糖化血红蛋白（HbA1c）水平升高、血液供应减少和周围血管疾病，抵抗一般感染的能力下降，特别容易感染。慢性高血糖还会影响宿主免疫系统的其他方面，包括白细胞功能障碍。糖尿病患者更容易发生感染；当这种情况发生时，这些患者可能会出现感染的严重程度增加、相关并发症发生率增高、并发症增加、重症监护时间延长和住院时间延长，并需要更积极的药物和外科治疗。治疗提供者通过药物 [例如，通过检测糖化血红蛋白（HbA1c）的水平，获得最佳的血糖控制] 或手术管理和优化患者至关重要，

以迅速积极地解决这类患者的感染问题。此外，糖尿病患者更容易受到罕见或不寻常的细菌和真菌感染，这可能在选择最合适的抗生素和抗真菌药物时有较多困难。

深筋膜间隙感染

牙源性感染

牙源性感染容易累及间隙，口腔科医师或口腔科专家临床检查最常发现的间隙是前庭、颊和皮下间隙。上颌牙和下颌牙感染几乎总是以前庭间隙脓肿开始，通过最小阻力途径经颊侧或舌侧骨板扩散。其次，这些前庭感染通常扩散到上颌尖牙 / 眶下间隙和下颌体间隙。颊间隙与皮下间隙相邻，常因上颌牙和下颌牙感染受到累及。因此，颊间隙感染最常见通过下颌骨下缘皮肤自发排脓，形成口皮瘘或窦道。如果不治疗，这些相对容易治疗的感染可以扩散到颈部筋膜间隙，显著增加并发症率（图 17.7）。

上颌牙引起的感染

上颌骨与下颌骨的不同之处在于下颌骨的 U 形结构，骨板使上颌牙腭根引起的感染进入腭间隙。腭骨和骨膜之间的间隙，常是上颌牙腭根尖感染的引流点。然而，下颌牙的舌尖通常引流至舌下间隙和下颌下间隙，取决于是在下颌舌骨肌以上（头侧）还是以下（尾侧）。

来源于牙的颊根或根尖更偏向颊侧的牙的感染，通常的扩散途径是到达前庭间隙，然后到达上颌的尖牙间隙及眶下间隙。尖牙间隙或眶下间隙由提上唇肌、提口角、鼻软骨和口腔黏膜构成。

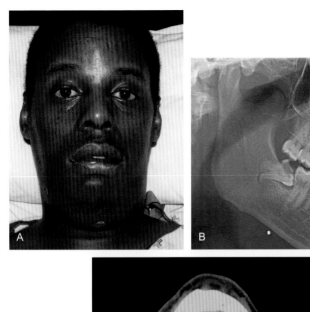
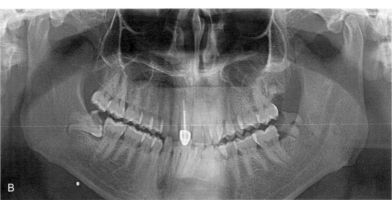
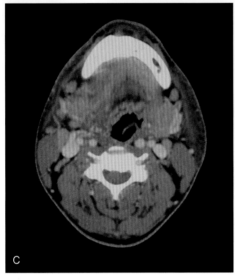
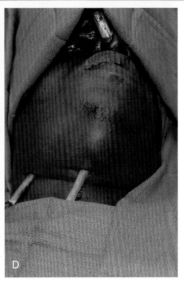

图 17.7 （A ~ C）牙源性感染引起的下颌下间隙感染（右下颌龋齿未行治疗）。感染最初表现为前庭间隙脓肿。
（D）患者需要经颈部入路切开引流

上颌尖牙的牙根特别长，最容易引起感染。当上
颌尖牙根尖感染穿过提口角肌附着处上方、提上
唇肌起点处下方的牙槽骨时，尖牙间隙就会受累。
另一种情况是，这个间隙也可能由邻近的颊部间隙
感染延伸而感染。同样，眶下间隙感染可以直接扩
散到颊部。尖牙间隙以下的间隙（在提口角肌的尾
部）是前庭间隙，脓液通常自发排入口腔。相反，
眶下间隙的脓肿通常在眼睛的内、外眦附近引流，
因为这些区域位于提上唇肌和眶下缘连接的内侧
和外侧，并且该区域是阻力最小的路径。在尖牙间
隙感染的临床检查中，鼻唇沟因其下方的组织水
肿而消失。

颊间隙上界为覆盖的皮肤和皮下组织，深层为
颊肌。上颌磨牙最常并发颊间隙感染，因为感染发
生于其颊根尖，在牙槽突颊肌附着的上方穿入牙槽
骨（图 17.8）。临床上，由于颧弓表面的筋膜层与
颧弓骨紧密结合，表面水肿，因此颧弓上方的皮肤
可能不平整。所以，如果没有扩散到邻近间隙，通
常在临床上发生颊间隙脓肿时，仍可触及颧弓和下
颌骨下缘。

颞下间隙是一个潜在的筋膜间隙，可在上颌牙
源性感染时被累及。这个间隙位于上颌骨的后面，
并且在外侧和上方与颞深间隙相连。因此，其中一
个间隙的感染通常会波及另一个间隙。颞下间隙的
内侧与蝶骨翼板相邻，上方与颅底相邻。其重要结
构包括但不限于上颌内动脉和翼静脉丛分支。翼丛
的独特之处在于提供了通过颅底孔与颅内硬脑膜窦
相连的导静脉。到达翼丛的感染可能会直接到达海
绵窦，因为头颈部的静脉缺少瓣膜来防止细菌的逆
行感染。上颌第三磨牙感染最常扩散到颞下间隙。
由于位置较深，尽管颞部可能饱满，但临床上难以
准确检查颞下间隙感染。

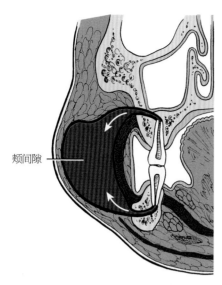

图 17.8 颊间隙位于颊肌、被覆皮肤和浅筋膜之间。这个潜在间隙可能因上、下颌磨牙感染而受累（引自 Flint PW, Haughey BH, Lund VJ, et al, eds. Cummings Otolaryngology: Head and Neck Surgery. 5th ed. Philadelphia: Elsevier; 2010）

上颌牙根尖周感染的扩散可能会侵蚀得更深，并穿透上颌窦底部，引起上颌窦炎，也许还会扩散到邻近的鼻窦。值得注意的是，10%～40% 的上颌窦炎病例和 75% 的单侧上颌窦炎病例由牙源性感染造成。然而，临床上常常低估上颌牙为鼻窦炎的源头。实际上，对于慢性鼻窦炎患者，经常会接受药物和手术治疗，而没有将牙病列为潜在的病因。上颌窦炎的病因包括医源性、种植相关、外伤性、根尖周骨炎、根管异物、修复材料、植骨材料、残留牙或骨碎片。任何对 Schneiderian 膜的侵犯都可能导致上颌窦炎，原因可能是根尖感染的扩散或口腔科植入物的渗透，也可能是由于窦骨膜抬高以植入骨引起的医源性损伤。上颌窦炎最常见的临床表现包括面部疼痛、鼻分泌物和鼻塞。牙源性上颌窦炎最常见的厌氧革兰阴性细菌包括链球菌、消化链球菌和梭杆菌，需氧菌包括链球菌和葡萄球菌，其中 75% 的牙源性鼻窦炎和急性感染病例都有这些微生物。较少见但较难治疗的病原包括曲霉菌属。牙源性急性鼻窦炎可通过筛窦传播，并扩散到眶周间隙。眶前蜂窝织炎——即眶隔前眼睑结构的感染，偶尔会导致眶蜂窝织炎。感染可以从眶下静脉进入眶下间隙或眼下静脉；也可以通过鼻窦自由扩散（因为头颈部静脉没有瓣膜），经眶上裂进入眼总静脉，侵入海绵窦（海绵窦血栓形成）。即使选择最好

的药物和手术治疗，也可能致命。牙源性上颌窦炎的手术治疗包括开放式或功能性内镜辅助鼻窦手术。

下颌牙引起的感染

由下颌牙引起的感染最常见的最初传播途径是前庭间隙，然而，感染也可能最初或随后进入舌下间隙或下颌下间隙（取决于根尖水平与下颌舌骨肌在下颌骨舌侧的附着关系；图 17.9）、咀嚼肌间隙或颊间隙。感染可能由此扩散到继发或颈深筋膜间隙。下颌体间隙是下颌骨骨皮质与骨膜之间的潜在间隙，当感染侵犯骨膜后常常受累，在骨与骨膜之间产生感染。类似于上颌骨的腭间隙，也是在骨和骨膜之间形成的间隙，由于下颌骨的形状，该间隙的感染可变得非常广泛，并扩散到相邻的间隙（舌下、下颌下间隙）。例如，由下颌牙根尖引起的感染位于颊肌附着尾侧（下方），将首先累及下颌体间隙，其次影响颊间隙。

如 Grodinsky 和 Holyoke 所述，下颌骨周围间隙包括下颌下、舌下和颏下间隙。如果没有下颌舌骨肌在下颌骨内侧表面的附着这一关键边界（下颌舌骨肌线；图 17.9），下颌下和舌下间隙将被视为同一间隙。来自前磨牙和磨牙的感染穿过下颌骨的舌侧骨皮质时，下颌骨周围间隙会被累及。如果感染在下颌舌骨肌附着头侧（上方）穿过下颌骨，感染就会进入舌下间隙。如果感染在下颌舌骨肌附着尾侧（下方）穿过舌侧骨皮质，则会进入下颌下间隙。

舌下间隙属于下颌骨周围间隙，通常是下颌

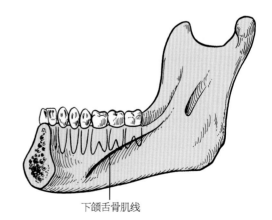

下颌舌骨肌线

图 17.9 下颌舌骨肌线是下颌舌骨肌的附着部位。舌侧骨皮质穿孔由前磨牙和第一磨牙感染引起，导致舌下间隙感染，而第三磨牙感染引起下颌下间隙感染（引自 Flint PW, Haughey BH, Lund VJ, et al, eds. Cummings Otolaryngology: Head and Neck Surgery. 5th ed. Philadelphia: Elsevier; 2010）

骨牙源性感染所累及的第一个深筋膜间隙（图17.10），其边界包括口底黏膜下层和下颌舌骨肌。单纯舌下间隙感染而不伴有下颌下间隙感染的情况是不常见的。这是由于舌下间隙没有后边界，可与下颌下间隙自由连通。但是，与下颌下脓肿不同，在单纯舌下间隙脓肿，根据定义，应该没有明显的口外肿胀，因为感染仅限于下颌舌骨肌头侧（上方）。单纯舌下间隙受累的临床表现包括舌体和口底抬高，讲话或吞咽困难，尤其是在感染后期或双侧舌下间隙感染中表现更加明显。

与舌下间隙相反，下颌下间隙几乎总是表现出明显的口腔外肿胀（图17.11；另见图17.7）。这是

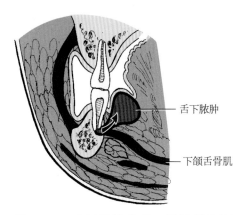

图 17.10 舌下间隙位于口腔黏膜和下颌舌骨肌之间。下颌前磨牙和第一磨牙的感染主要累及此间隙（引自 Flint PW, Haughey BH, Lund VJ, et al, eds. Cummings Otolaryngology: Head and Neck Surgery. 5th ed. Philadelphia: Elsevier; 2010）

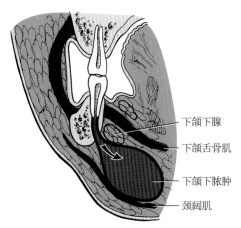

图 17.11 下颌下间隙位于下颌舌骨肌和颈深筋膜前层之间，颈阔肌深面，包括下颌舌骨肌附着下方的下颌骨舌面及下面（引自 Flint PW, Haughey BH, Lund VJ, et al, eds. Cummings Otolaryngology: Head and Neck Surgery. 5th ed. Philadelphia: Elsevier; 2010）

水肿的结果，因为根据定义，下颌下间隙感染发生在下颌舌骨肌尾侧（下方）。因此，SLDF 和颈阔肌是脓肿腔和皮肤之间的唯一阻隔。临床上，在手术切开、引流时，首先进入 SLDF，使脓液释放。与舌下间隙一样，下颌下间隙没有后界，与颈部较深的筋膜间隙（如翼下颌间隙和咽旁间隙）自由交通。因此，下颌下间隙一旦受累，临床表现往往比较明显和严重，导致严重并发症。下颌下间隙呈三角形，由下颌骨下缘和二腹肌前、后腹构成。

颏下间隙常受到来自下颌切牙的感染。然而，通常情况下，颏下间隙感染系下颌间隙感染扩散所致。这是因为，唯一的前屏障二腹肌前腹，并不是下颌下和颏下间隙之间真正的屏障。此外，来自一侧下颌下间隙的感染可能穿过颏下间隙，随之波及对侧下颌下间隙。累及舌下、下颌下和颏下间隙的感染被称为 Ludwig 咽峡炎，但这一术语经常被临床医师不恰当地用于泛指下颌骨周围间隙感染。当其发生时，具有临床意义，因为可能损害气道。当蜂窝织炎或脓肿累及这 3 个间隙（实际上是 5 个间隙：2 个下颌下间隙、2 个舌下间隙和 1 个颏下间隙）时，应首先考虑气道，确保其安全（如气管插管术或气管切开术）。Ludwig 咽峡炎的临床表现包括颏下和下颌下区皮肤硬结，口底和舌体抬高（舌下间隙），双侧下颌骨下缘到舌骨可能有波动性肿胀（脓腔）。由于明显坚硬肿胀，下颌骨下缘通常触不到，其他临床症状包括吞咽困难、发音困难、牙关紧闭、流口水、口底和舌体抬高（导致无法直视和评估口咽后部），颈部僵直，后期则有癔球感（喉咙有肿块感），无法吞咽口水，头前伸行"嗅物"位，说话含混不清。由于上呼吸道阻塞，使得呼吸困难。在 20 世纪早期和中期，Ludwig 咽峡炎的并发症率和死亡率很高。目前意识到，早期手术干预，进行切开、引流，尽早保证气道安全，可显著降低患者的死亡率。

作为颈深间隙感染在头颈部任意扩散的 1 个例子，舌下和下颌下间隙在下颌舌骨肌后份融合，形成颌咽间隙。在间隙的交界处，茎突舌肌和茎突舌骨肌从茎突到舌和舌骨的路径穿过咽上、咽中缩肌。感染一旦从下颌下间隙通过颌咽间隙进入翼下颌间隙，就会向咽旁间隙发展。如不治疗，会迅速向咽后间隙发展。从下颌下间隙向咽旁间隙扩散的第 2 条途径是在二腹肌后腹周围直接向后。颈深筋膜间隙感染会引起更严重的并发症，不仅因为靠近气道，还因为可能与纵隔相通。

下颌下和咀嚼肌间隙是颈深间隙感染最常见的间隙,需要住院治疗。咀嚼肌间隙包括 4 个间隙:咬肌(或咬肌下)间隙、翼下颌间隙、颞浅间隙和颞深间隙(图 17.12)。重要的是,78% 的病例涉及咀嚼肌间隙的翼下颌间隙。在咀嚼间隙感染中,最常见的原因是由下颌第三磨牙引起的冠周炎。感染从下颌第三磨牙最常见的直接传播途径是翼下颌间隙。翼下颌间隙的边界包括颊间隙、腮腺、翼肌、下颌骨下缘、翼内肌和下颌支(表 17.1)。然而,感染可以迅速扩散到咀嚼肌间隙的其他部位,以及咽旁间隙。

咀嚼肌间隙通常受到牙源性感染的影响,该间隙是由颈深筋膜前层分开形成的。颈深筋膜是环绕在所有咀嚼肌周围的一层筋膜,在下颌骨下缘分叉,向外侧穿过咬肌,向内侧穿过翼内肌,在翼板和蝶骨交界处终止。这个部位的外侧是腮腺筋膜,穿过咬肌后,与颧弓骨膜融合。筋膜继续延伸至颧弓上方,形成颞深筋膜,覆盖颞肌,止于颞肌在颞嵴的附丽处。咀嚼肌间隙由 4 个独立的间隙组成,

包括咬肌或咬肌下间隙、翼下颌间隙、颞深间隙和颞浅间隙(图 17.12)。咬肌间隙以咬肌和下颌支为界。翼下颌间隙由翼内肌和下颌支构成,颞浅间隙由颞肌筋膜和颞肌形成,颞深间隙由颞肌和颅骨构成。这 4 个空隙作为咀嚼肌间隙的"子间隙",但一旦一个空隙被破坏,所有空隙都会迅速被累及。咬肌下和颞浅间隙被颧弓分开,翼下颌间隙和颞深间隙被翼外肌隔开。颞下间隙是颞深间隙的下份,位于翼外肌和蝶骨的颞下嵴之间。传统上,当下颌后磨牙(如根尖周感染或冠周炎)为感染原时,首先累及翼下颌和咬肌下间隙。咬肌下间隙感染的另一个常见原因是感染的下颌角骨折。咬肌下间隙感染的放射检查[如计算机体层摄影(CT)、磁共振成像(MRI)]征象可能包括因肿胀而导致咬肌弥漫性肿胀。咀嚼肌间隙受累的主要临床表现是由于咀嚼肌炎症引起的牙关紧闭。

与咬肌下间隙相似,翼下颌间隙感染通常源于感染的下颌第三磨牙或邻近软组织。如仅累及翼下颌间隙,会出现轻度面部肿胀。然而,一个重要的临床特征是由于侵犯翼内肌而导致牙关紧闭。放射检查(如 CT、MRI)可能会发现翼内肌由于炎症和水肿而增大。如形成脓肿,可能在翼内肌和下颌支的内侧面之间出现积液。CT 增强扫描有助于使脓腔可视化,因为造影剂会游离至脓腔周围的血管,呈现为"环形强化"。由于严重的牙关紧闭,口腔内检查通常很难进行,但可以显示扁桃体区前份红肿和水肿,偶尔也可观察到腭垂偏移到健侧,特别是当感染开始扩散到咽旁间隙时。气道可能受到损害,进一步加剧了临床情况的严重性和紧迫性。

由于感染通常以依赖重力的方式扩散,因此只有最严重的感染才会到达颞(浅和深)间隙。临床上会有疼痛和水肿,后期颧弓上方的颞骨表面可及波动。由于颈深筋膜浅层与颧弓紧密相连,通常在颧弓下方(尾部)不常见肿胀。事实上,由于颧弓下方肿胀不明显,咬肌下和颞间隙受累会产生沙漏状水肿外观。

颈深筋膜间隙感染

原发筋膜间隙向继发或颈深筋膜间隙扩散,会产生严重并发症。在某些情况下,由于气道受到严重损害而导致死亡。除了侵犯气道这一颈深筋膜间隙感染最常见的危及生命的并发症外,感染还可能累及颈部的重要结构,如大血管(如颈动脉、颈静脉)。翼下颌、下颌下或舌下间隙感染向后扩散,

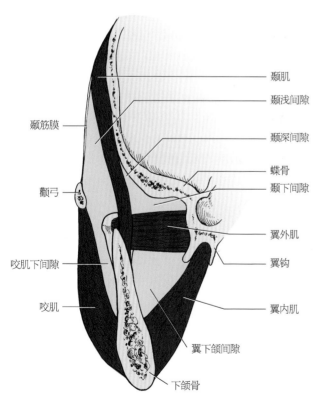

图 17.12 咬肌间隙以覆盖在咬肌、翼内肌、颞肌和颅骨上的筋膜为界。颞肌将颞深间隙和颞浅间隙隔开,翼外肌将翼下颌间隙与颞深间隙的颞下部分隔开,颧弓将咬肌下间隙与颞浅间隙分隔开(引自 Flint PW, Haughey BH, Lund VJ, et al, eds. Cummings Otolaryngology: Head and Neck Surgery. 5th ed. Philadelphia: Elsevier; 2010)

图中标注:
颞肌
颞浅间隙
颞深间隙
颞筋膜
蝶骨
颞下间隙
颧弓
翼外肌
翼钩
咬肌下间隙
翼内肌
咬肌
翼下颌间隙
下颌骨

会累及咽旁间隙（图 17.13；另参见图 17.1）。此间隙呈倒三角形，从颅底（蝶骨）向下延伸至舌骨水平。该间隙外侧为翼内肌，内侧为咽上缩肌，前面为翼下颌缝，后面为咽后间隙。咽旁间隙有 2 个腔隙（compartment），对于确定感染的严重程度很重要。咽旁间隙的前腔隙主要包含疏松结缔组织、茎突及其相关肌肉形成后界。后腔隙前界为茎突，内含颈动脉鞘 [内容物：颈总动脉和颈内动脉（内），颈内静脉（外），迷走神经（后），以及颈深淋巴结]、舌咽神经和舌下神经。临床上，感染扩散到咽旁间隙，可累及翼内肌，导致牙关紧闭，以及颈

外侧蜂窝织炎或波动性肿胀。肿胀局限于下颌骨下缘与胸锁乳突肌之间，故咽旁间隙受累的一个重要表现是不能观察和触诊下颌角。在口内，由咽上缩肌水肿所造成的压力会导致口咽侧壁向中线膨出（咽下垂）。此外，这些患者可能有吞咽困难、发音困难、无法处理唾液分泌物和高热。这通常造成严重不适，由于口咽和下咽直接受累，从而导致气道损害。

咽旁间隙感染极具危险性，因为有可能更迅速地向下方（尾侧）扩散到颈部的其他颈深筋膜间隙，包括咽后间隙（图 17.14）。感染可快速发展，

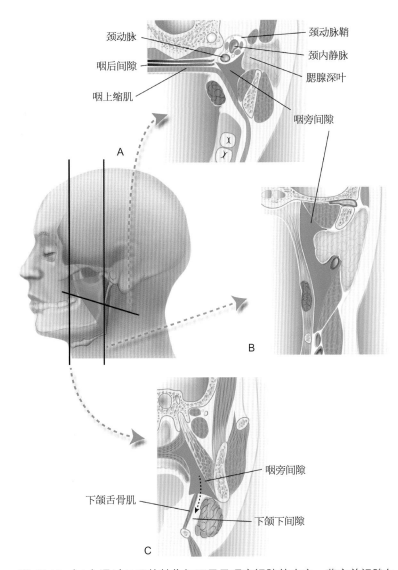

图 17.13 （A）通过口咽的轴位切面显示咽旁间隙的内容。茎突前间隙包含腮腺深叶、脂肪和淋巴结。茎突后间隙包含颈内静脉、颈内动脉，脑神经Ⅸ、Ⅹ、Ⅺ和Ⅻ，交感干和交感上神经节，咽升动脉和淋巴结。注意与扁桃体周和咽后间隙的邻近和连续性。（B）通过口咽的冠状切面显示咽旁间隙的垂直范围。（C）位置更向前的冠状切面显示咽旁和下颌下间隙的连续性 [引自 Blumberg JM, Judson BL. Oper Tech Otolaryngol Head Neck Surg. 2014; 25（3）: 304–309]

令人担心，不仅是由于对气道的影响，而且还会累及这些间隙内的结构，包括颈内静脉血栓形成，颈动脉壁侵蚀和可能侵犯脑神经Ⅸ、Ⅹ和Ⅻ。

　　咽后间隙位于咽后壁的后面（图 17.15）。该间隙的前界由咽上、中、下缩肌和咽后筋膜形成，后界是翼筋膜，上界为颅底，最下（尾侧）界通常位于第 6 颈椎和第 4 胸椎之间的一点，下（尾侧）界是翼筋膜与颊咽筋膜融合处。咽后间隙包含疏松结缔组织和淋巴结，由于与咽旁间隙延续，很容易被感染累及。发生这种情况时，感染可能向下方（尾侧）和后方扩散到危险区域（图 17.16）。危险区的前界是翼筋膜，后界是椎前筋膜，上界是颅底，下

界是纵隔。由于椎前筋膜与椎骨紧密贴附，因此椎前间隙很少受牙源性感染侵犯（图 17.16）。椎前间隙感染的罕见情况是由椎骨骨髓炎引起。

　　纵隔是位于肺之间的大空腔，内有心脏、膈神经、迷走神经、气管、主支气管、食管和大血管（主动脉和上、下腔静脉；图 17.17）。间隙感染可进一步累及纵隔（纵隔炎），临床上由于心脏和肺脏受到压迫，表现出危重症状。由于可能压迫神经，心血管和呼吸系统的神经支配（如迷走神经）可能中断，食管、肺和下气道可能破裂，直接危及生命。尽管及时采取心胸外科干预，纵隔炎的死亡率仍然很高。

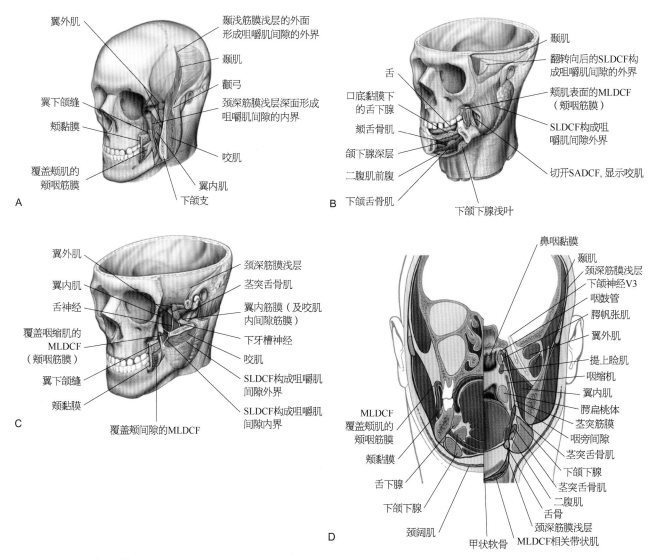

图 17.14　面颈部左斜视图。（A）下颌支冠状位，显示咀嚼肌间隙的深、浅筋膜，以及咀嚼肌间隙与颊咽筋膜的关系。（B）通过颏肌做轴向切口，切除部分下颌骨，露出口底结构。（C）经下颌支做轴向切口。左侧颧骨和大部分颧弓被切除，以显露该区域的深部结构。（D）面部和上颈部冠状线条图。图右侧，冠状切口穿过卵圆孔和腭扁桃体区域。图左侧，切口穿过口底中部。MLDCF，颈深筋膜中层；SLDCF，颈深筋膜浅层（引自 Som PM, Curtin HD. Head and Neck Imaging. Philadelphia: Elsevier; 2011:2203–2234）

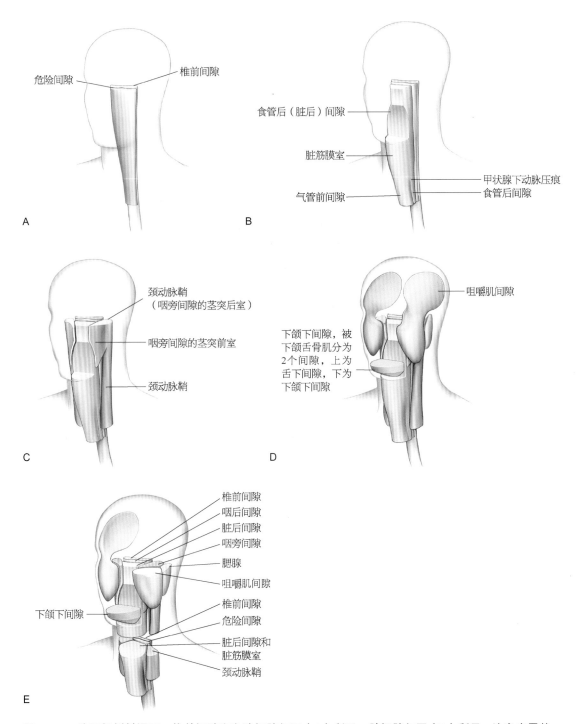

图 17.15　头颈部侧斜视图。椎前间隙和危险间隙如图（A）所示，脏间隙如图（B）所示，注意在甲状腺下动脉插入水平以下有单独的气管前间隙和脏后间隙。（C）显示左侧咽旁间隙及颈动脉鞘。（D）咀嚼肌和下颌下间隙。（E）经咽上和颈正中的轴向切口显示其间的特殊关系（引自 Som PM, Curtin HD. Head and Neck Imaging . Philadelphia: Elsevier; 2011:2203–2234）

筋膜间隙感染的处理

　　头颈部牙源性感染的处理有几个主要目标：①优化医疗。②保护气道（一般行气管插管或气管切开）。③去除感染原。④手术切开引流。⑤辅助性抗生素治疗。⑥经常评估对治疗的反应。使用这些原则可能无法完全消除感染，但可以确定是否需要其他治疗措施。前已讨论了合并症以及辅助性抗生素治疗的作用。重要的是，在进行任何形式的干预后，定期重新评估患者的反应，以根据需要调整治疗。

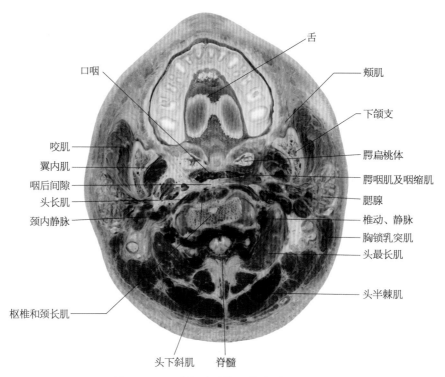

图 17.16　咽旁间隙感染可扩散到咽后间隙

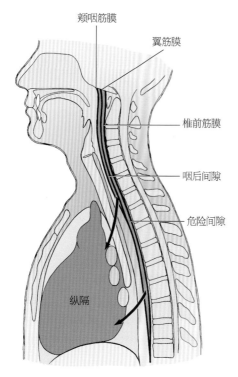

图 17.17　咽后筋膜与翼筋膜在 C6 椎体和 T4 椎体之间的不同水平融合,在咽后间隙下方形成一个囊袋。如果感染通过翼筋膜到达危险间隙,可能很快会累及后上纵隔。危险间隙的下界是横膈膜(位于肺和胃之间的肌肉),它使整个纵隔处于危险中

气道管理

上呼吸道附近的严重感染可导致呼吸道阻塞,呼吸功能不全或呼吸衰竭。如果常规处理(如头侧位、下颌前伸)无法维持上呼吸道通畅,则必须实施手术,立即开放气道并保持通畅,一般通过环甲膜切开术或气管切开术完成。气管切开术的一个主要指征是解除上呼吸道阻塞,这在颈深间隙感染的情况下通常是必需的。在这种情况下,气管切开术可能是急迫或急救性的。因此,要求临床医师能够创建手术气道。术前阶段可能需要创建手术气道,可在轻度镇静和局麻下进行清醒气管切开术。但是,如果尝试建立气道不成功(包括使用光纤内镜气管插管或视频辅助气管插管),则可能需要紧急气管造口术。因此,准备工作至关重要。应准备好所有器械,麻醉团队应参与拟定计划。

手术处理

一旦对气道进行了评估和确认,感染原的外科处理就至关重要。无论是前庭脓肿、与牙源性相关的上颌窦炎,还是颈深筋膜间隙感染,治疗的主要目标都是消除感染原。气道管理、清除感染原及脓肿减压(切开和引流),最适合在手术室全麻环境中进行,尤其是对于复杂的牙源性感染。清除感染原可降低感染的严重程度,缩短住院时

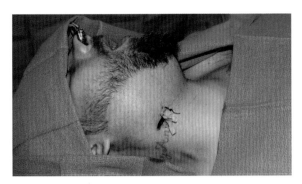

图 17.18　经颈部入路引流咽旁间隙感染，所有受累间隙均应引流

间，结合脓肿的外科治疗，可迅速恢复日常生活。处理颈深筋膜间隙感染的基本手术原则包括创建足以进行所有受累间隙探查的切口，引流感染和放置引流管，以便持续自发引流（重力引流）。手术进入感染部位的目的是使组织暴露于有氧环境（在蜂窝织炎病例，防止厌氧菌感染形成脓肿），在脓肿已确定的情况下，对积液进行完全减压并将厌氧菌暴露于富氧环境。可以通过各种经皮穿刺路径和在所有受累间隙中适当放置 1 个或多个引流管而到达咽旁间隙脓肿（图 17.18）。实际上，

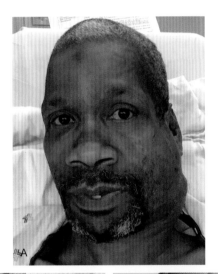

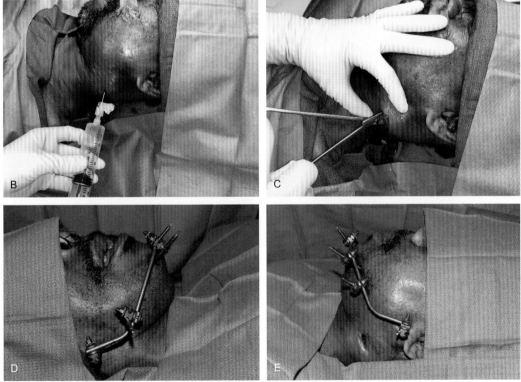

图 17.19　（A）下颌骨多处粉碎性骨折，并发急性和重度慢性深筋膜间隙感染。（B～D）所有受累间隙均行切开引流。（E）消除感染原（使用外置固定器复位下颌骨骨折），术后恢复良好

即使是早期感染（蜂窝织炎阶段），引流管的放置位置也应较低，因为这可防止脓肿形成并加速蜂窝织炎消退。手术暴露和探查所有相关间隙，建立引流和清除感染原（病灶牙、肿瘤、骨折、异物）在处理中至关重要，联合广谱抗菌药物可作为辅助疗法（图 17.19）。必须认识到，许多头颈部感染在起源上可能是非牙源性的，而是其他来源（图 17.20）。

特殊感染

海绵窦血栓形成

上颌牙源性感染最严重的并发症之一是海绵窦血栓形成。海绵窦是颅内腔室，用作颅中窝的双侧静脉引流通道。这些腔（或"窦"）从垂体吸收分泌液，其前界为眶上裂，内有眼静脉（图 17.21）。眼上静脉和眼下静脉负责眶区引流，正是通过这些静脉，眼眶脓肿可能扩散到海绵窦。海绵窦的外界和上界是硬脑膜，由上、下岩窦引流。海绵窦的结构包括脑神经 Ⅱ、Ⅲ、Ⅳ、Ⅵ、脑神经 Ⅴ 的第二支和颈内动脉（图 17.21B）。临床检查中，这些神经支配的任何结构都可能受到影响，而外展神经（CN6）受影响的可能性最大（外直肌麻痹），因为其在海绵窦外侧腔室的暴露最大。海绵窦血栓形成的另一个早期发现是未受累侧眼睛的视网膜静脉充血，可在详细的眼科检查时观察到。

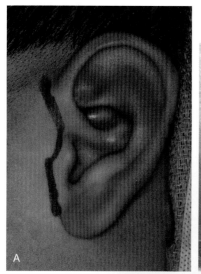

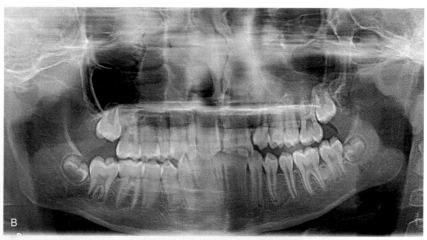

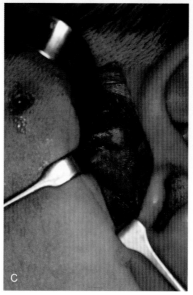

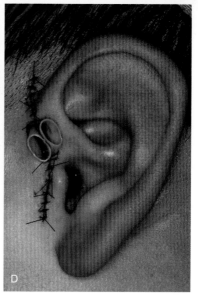

图 17.20 （A，B）11 岁男孩，有慢性中耳炎病史，无牙源性感染。（C）切开颞下颌关节间隙，引流关节上、下腔。（D）放置引流管，患者术后平稳

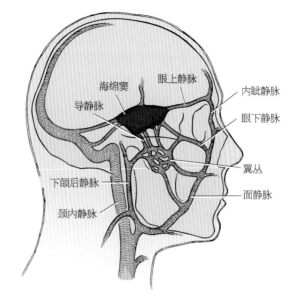

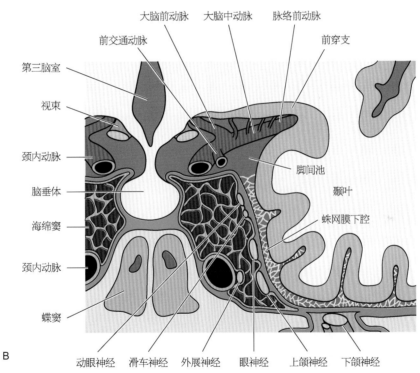

图 17.21 （A）从颌骨到海绵窦的血液播散性感染，在前方经眼上、下静脉或后方经翼丛发生。（B）海绵窦的结构 [引自 Gard G. An investigation into the regulation of intracranial pressure and its influence upon the surrounding cranial bones. J Bodyw Mov Ther . 2009;13（3）:246–254]

坏死性筋膜炎

坏死性筋膜炎由于感染的独特特征，通常被称为食肉性细菌感染，不遵循头颈部筋膜平面的典型结构。颈部坏死性筋膜炎通常由多种微生物感染，具有破坏性，并且通常是致命的，死亡率为 7% ~ 20%。当感染以下行性坏死性纵隔炎方式进展到胸部时，死亡率急剧上升。治疗包括迅速、非常积极的清创术和清除所有感染的软组织（图 17.22）。通常需要创建手术气道和持续的重症监护监测和管理，在这些病例，通常建议经验性静脉注射（IV）广谱杀菌抗生素，因为除非获得特定的培养和敏感性结果来指导特定的抗生素方案，否则所有受累的组织都无法完全被清除。颈部坏死性筋膜炎由 Pearse 于 1938 年首次描述，当时报道的死亡率为 49%，其发展不遵循正常的头颈部筋膜平面，

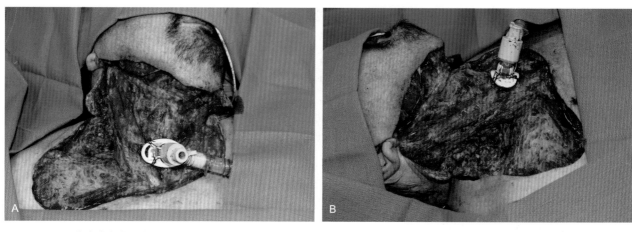

图 17.22   患者有长期的慢性牙病和感染史，突然出现坏死性筋膜炎，接受广泛的受累筋膜、颈阔肌和被覆皮肤切除术

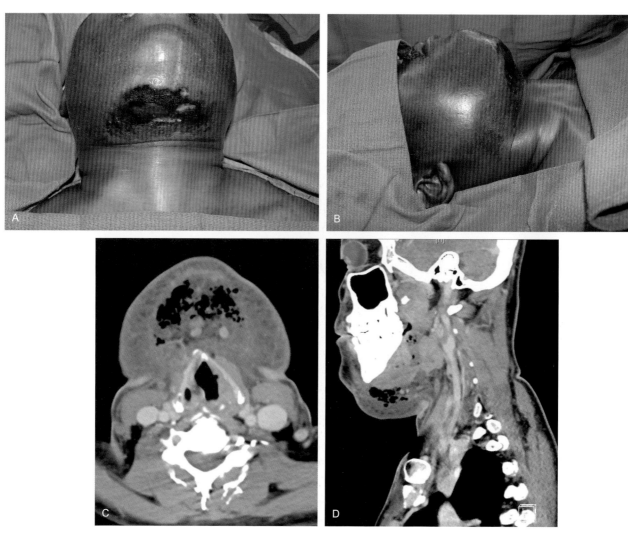

图 17.23   （A，B）患者因双侧慢性根尖周牙源性感染就诊于急诊科，引起弥漫性水肿和颈部被覆皮肤破溃。（C，D）CT 显示颈部正常解剖筋膜平面被破坏

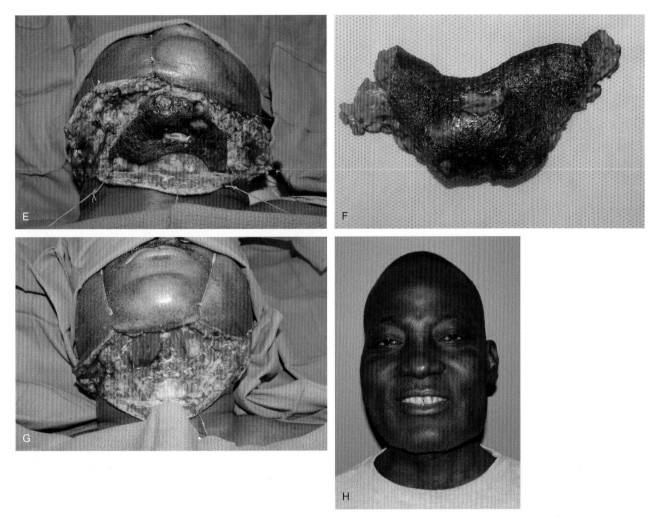

图 17.23（续）（E～G）初次切开引流后，患者接受多次手术清创。（H）患者接受颈部和气管切开术瘢痕修整，伤口已愈合，无感染迹象

这是由于疾病进程具有不寻常的侵袭性。患者通常免疫功能受损，导致临床过程异常和复杂，以及牙源性头颈部感染广泛进展。这种疾病的特点是感染在颈深筋膜前层表面迅速扩散至颈阔肌。临床上由于皮下肌肉和软组织血栓形成，以及皮肤血供不足，颈阔肌和被覆皮肤出现坏死（图 17.23）。必须彻底清除广泛的组织坏死，包括坏死皮肤，以阻止疾病进程的继续蔓延。清除有害感染原，积极手术清创，早期经验性使用广谱抗生素以及患者的医疗优化至关重要。

骨髓炎

骨髓炎的定义为骨质发炎，但临床上，该术语与"骨质感染"同义。骨髓炎有许多分类，颌骨骨髓炎的类型一般包括化脓性骨髓炎、慢性硬化性骨髓炎和骨髓炎伴增生性骨膜炎（Garre 骨髓炎）。骨髓炎通常会从颌骨的骨髓腔起源并扩散。在骨髓腔中接种细菌，通常会引起骨髓水肿，并且由于该间隙受骨皮质壁限制，因此静水压会升高，类似于被感染的牙髓；一旦该压力大于供血动脉血管的压力，通常会发生软组织坏死和疼痛。颌骨骨松质微循环破坏对骨髓炎的发展至关重要，因为愈合所需的氧气和营养物质无法到达骨髓腔。此外，人体的血源性免疫系统抑制了向骨髓腔的运输，导致有害微生物的增殖和扩散。

下颌骨骨髓炎比上颌骨更常见。这是由于上颌骨的血液供应是多灶性且更活跃，与下颌骨主要从下牙槽动脉和骨膜获得血液供应相反。下颌骨皮质比上颌骨厚得多，相比之下，上颌骨的骨膜血供穿过其皮质，更容易灌注其下方的多孔骨。尽管上颌骨和下颌骨的骨髓经常暴露于根尖周病原体，但骨髓炎很少见。这是因为，宿主防御系统通常会将感染局限于根尖周脓肿，并且限制其进展。但在免疫功能受损的个体，例如人类免疫缺陷病毒感染、糖尿病控制不佳、长期使用皮质类固醇、慢性营养不良、长期滥用药物或免疫抑制性疾病患者，可能由于缺乏完整的宿主防御机制而发生骨髓炎。

传统上，葡萄球菌是侵犯人体其他骨骼的主要细菌。但现在已经明确，其他几种微生物也可能参与其中。在下颌骨骨髓炎病例，最常出现的微生物包括链球菌属及厌氧菌，如拟杆菌或消化链球菌。不常见的微生物菌群包括艾肯菌、念珠菌、葡萄球菌、放线菌、拟杆菌、克雷伯菌、梭杆菌、乳酸菌和嗜血杆菌。理想的情况下，基于培养和敏感性测试结果的特异性（非经验性）抗生素治疗，可防止细菌耐药和不良反应的发生。颌骨骨髓炎通常由多种微生物所致，因此，培养和敏感性测试常常不能识别 1 种或多种特定微生物。青霉素仍然是治疗口面部感染的经验性选择，其次是克林霉素和氟罗喹诺酮，需使用到细菌鉴定和培养物敏感性测试完成以后。优选这些抗生素，是因为其有效性和覆盖了大多数常见的牙源性微生物菌群。

急性化脓性骨髓炎

急性化脓性骨髓炎是骨髓质的感染，也伴有脓液产生。该病常见于放射性骨坏死（osteoradionecrosis, ORN）或药物相关性颌骨坏死（medication-related osteonecrosis of the jaws, MRONJ），微生物定植于骨坏死区。这里的关键点是，微生物在进入髓腔前，往往先在骨表面定居，在某些情况下也可能发生坏死。临床表现可能包括水肿、受累区活动受限、红肿和疼痛。大多数患者不会在此过程中出现全身性表现。在急性期，由于骨组织丧失极少，因此没有影像学发现。当有影像学发现时，其特征是受累区骨质破坏，形成透射影。X 线片通常显示虫蚀样外观，易与恶性肿瘤混淆。在射线透射区，可能存在尚未被常规骨代谢机制吸收的不透射线的骨区域。这些不透射线（阻射）区被称为死骨，周围的透射区被称为包壳（involucrum）。在早期阶段，急性化脓性骨髓炎需要手术处理，对受累的坏死骨进行积极的清创，以暴露正常、有血液渗出的骨组织，并使用经验性抗生素辅助治疗。还必须解决感染的病因，通常是龋齿、根管治疗失败或口腔植入物；在 ORN 或 MRONJ 病例，已形成的死骨。通常，如果病变进一步发展，可能在骨坏死区发生下颌骨骨折（病理性骨折）。在可能的情况下，这种病理性骨折应予以复位固定；但由于这些病例的愈合潜力较差，可能需要额外的重建手术

（图 17.24）。

慢性化脓性骨髓炎

长期或慢性化脓性骨髓炎的治疗方法与急性化脓性骨髓炎相似，即去除感染原。此外，如果受累区曾进行植骨或坚固内固定术，则应去除所有坏死组织和固定物。慢性化脓性骨髓炎的标准治疗应包括骨活检标本培养和敏感性测试，坏死骨（可能包括的大段颌骨）彻底清创，以及大剂量静脉注射抗生素。早期可经验性选择和静脉使用大剂量抗生素，一旦确定菌种和敏感性，应选择使用更具针对性的抗生素。抗生素的使用时间（通常门诊静脉注射至少 6 周）比常见的牙源性感染要长，因为抗生素渗入骨质和消除细菌骨内定植更加困难。对于更慢性、无反应型骨髓炎，可能需要长达6 个月或更长时间的静脉抗生素治疗，以防止病情发展。

慢性硬化性骨髓炎

这种罕见的骨髓炎是由放线菌属和侵蚀艾肯菌为病原菌引起的骨髓内感染，2 种微生物共同作用，使髓腔产生硬化和纤维化，其特异性的临床症状为剧烈疼痛。疼痛可能随着下颌骨扩张和软组织水肿的急性加剧而波动，通常是慢性钝痛。一般来说，没有脓液引流，症状可能持续长达 5 年，然后才被识别和确诊。影像学检查，下颌牙槽骨和下缘的骨小梁密度增加。虽然抗生素治疗联合或不联合高压氧治疗可以延缓疾病进展，但手术切除病变骨组织经常是必需的。

骨髓炎合并增生性骨膜炎（Garre 骨髓炎）

骨髓炎伴增生性骨膜炎是一种慢性疾病，通常见于儿童，因为他们的血管丰富和再生能力很强。其最显著的影像学表现是副骨皮质形成（"洋葱皮"样），原因是骨膜反复受到刺激，且往往伴有下颌牙根尖周感染（图 17.25）。临床上可见下颌骨扩张伴疼痛，但无脓液形成、引流或红肿。虽然有些人称之为骨化性骨膜炎，但这一术语并不恰当，因为骨膜并没有骨化。事实是，慢性感染导致炎症介导的新骨沉积，使骨膜从皮质上抬升。在治疗方面，最重要的是去除感染原；当感染原不能被发现时，需要考虑活检，因为恶性肿瘤可能有相似的影像学表现。影像学检查发现皮质外编织骨形成，分层，与皮质平行，由垂直于皮质的骨桥连接。常规治疗

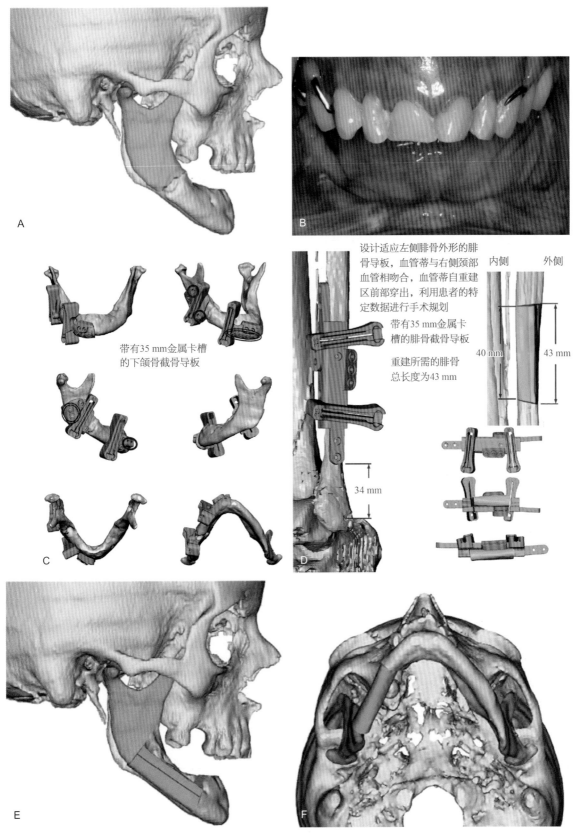

带有35 mm金属卡槽的下颌骨截骨导板

设计适应左侧腓骨外形的腓骨导板，血管蒂与右侧颈部血管相吻合，血管蒂自重建区前部穿出，利用患者的特定数据进行手术规划

带有35 mm金属卡槽的腓骨截骨导板

重建所需的腓骨总长度为43 mm

内侧 外侧

40 mm 43 mm

34 mm

图 17.24 （A，B）因拔牙引起的下颌骨急性化脓性骨髓炎患者，发生病理性骨折。（C ~ I）使用虚拟手术计划切除受累的下颌骨、游离腓骨重建、种植体植入和钛板重建（J ~ N）

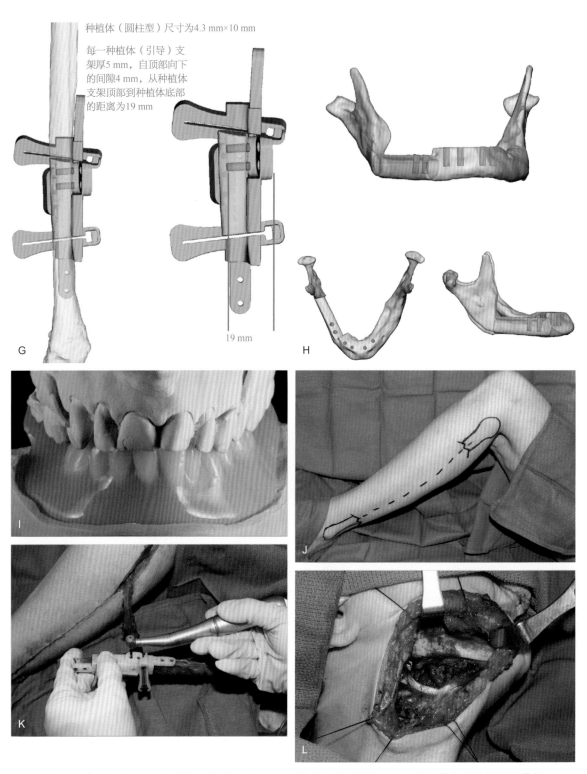

种植体（圆柱型）尺寸为4.3 mm×10 mm

每一种植体（引导）支架厚5 mm，自顶部向下的间隙4 mm，从种植体支架顶部到种植体底部的距离为19 mm

19 mm

图 17.24（续）（G，H）虚拟手术规划。（I ~ K）游离腓骨瓣重建。（L）种植体和重建钢板的放置

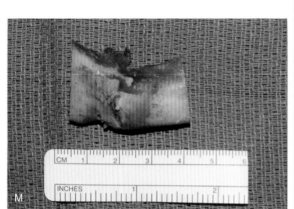

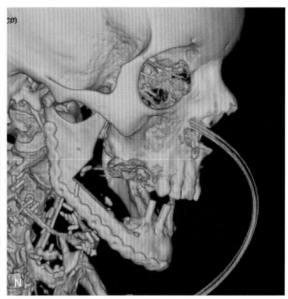

图 17.24（续）（M，N）种植牙和重建钢板的放置

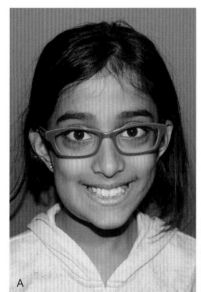

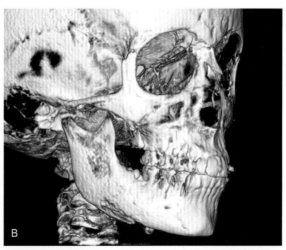

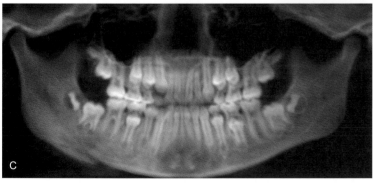

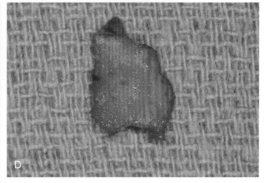

图 17.25 （A）9 岁，女，有 3 个月右侧面下部慢性肿胀病史。（B，C）三维 CBCT 扫描及重建全景片显示下颌角及下颌体的下缘有副骨皮质形成。由于未发现牙源性来源，因此进行了切除活检以排除恶性肿瘤，临床表现为皮质外骨形成（D）

包括去除感染原，如果在急性期，需要进行短期的抗生素治疗（青霉素、四环素或克林霉素），直到骨骼炎症自行消退。长期抗生素治疗不适合用于骨髓炎伴增生性骨膜炎（Garre 骨髓炎）。

放线菌病

放线菌病是一种慢性、相对少见的感染过程，会影响颌面部骨骼。常见的致病菌有布衣放线菌、内氏放线菌、溶齿放线菌、麦氏放线菌和黏性放线菌。放线菌属于口腔内源性厌氧菌，感染通常累及软组织，但也可累及骨骼（放线菌骨髓炎）。面颈部放线菌病的临床表现包括硬结、结节性纤维化及间歇性自发性排脓的瘘管。该病虽然治疗困难，但不常见，具有低度毒性。该病进展缓慢，常导致临床诊断困难。由于放线菌通常不会引起任何病理症状，因此往往定植于一些易感区，如受伤部位、拔牙部位、骨折部位或其他创伤部位，以便于繁殖。面颈部放线菌病最初累及软组织，诊断过程中一个关键发现是其不遵循头颈部的正常解剖平面。感染可形成块状假瘤，皮肤表面形成瘘，有硫磺颗粒流出。由于自发引流，患者通常不会感到剧烈疼痛。急性期首选的抗生素是静脉注射青霉素，以后长期口服青霉素。面颈部放线菌病通常复发或持续存在，因此，建议长期口服青霉素治疗，青霉素过敏患者可使用强力霉素或克林霉素。除抗生素治疗外，患者可能需要手术去除感染原。手术放置引流，也可以消除厌氧环境。

念珠菌病

尽管头颈部存在多种真菌病，但口腔科医师和口腔科专家评估的最常见真菌病是念珠菌病。白色念珠菌是口腔中正常存在的内源性微生物，但在宿主防御系统发生变化时，可能会出现病理性表现。这种真菌感染是机会性的，当全身免疫系统改变时，会在任何黏膜或皮肤表面生长，如免疫功能低下患者 [如获得性免疫缺陷综合征（AIDS）、糖尿病、化疗和白血病或其他血液异常] 或长期使用抗生素（表 17.3）。虽然白色念珠菌是念珠菌病最常见的病因，但其他常见的病原微生物包括克柔念珠菌、热带念珠菌、光滑念珠菌、副念珠菌、伪热带念珠菌和高里念珠菌。念珠菌病的 3 种最常见形式为假膜性念珠菌病、红斑性念珠菌病和口角炎。假膜性念珠菌病表现为明显的白色斑块，可以轻易擦去，露出潜在的红斑性黏膜表面。红斑性念珠菌病

表 17.3　与口腔念珠菌病患者相关的因素

局部	全身
• 长期舔唇 • 长期口服 / 局部使用抗菌药物 • 垂直高度减小，导致上、下唇过度闭合 • 义齿慢性刺激 • 牙颌面严重畸形	• 内分泌失调（糖尿病、甲状旁腺功能减退、肾上腺功能减退） • 需要卧床的慢性病 • 营养不良 • 人体免疫缺陷病毒和（或）获得性免疫缺陷综合征 • 婴儿，老人 • 长期局部或全身使用皮质类固醇 • 全身抗生素治疗 • 全身癌症化疗 • 放射治疗 • 与口干症相关的疾病（干燥综合征）

看似裸露的表面，如舌丝状乳头剥脱所见。口角炎表现为口角的白色溃疡斑片。传统上，念珠菌可通过将皮肤或黏膜擦拭物置于 20% 氢氧化钾涂片上予以诊断。显微镜分析可见菌丝或假菌丝，但这种测试是不可靠的，因为不能典型地显示组织浸润。更可靠的诊断方法是组织活检与定期过碘酸 Schiff 染色，可以显示组织被侵犯程度。

口角炎最常发生在咬合垂直高度存在问题的患者，如没有适当修复的无牙𬌗患者，或垂直高度或"息止颌间隙"不足的义齿患者。口角长期的潮湿环境是念珠菌繁殖的最佳环境。在口腔联合处可能有红斑和白斑，通常是双侧的，表面往往伴发金黄色葡萄球菌感染。也可见于叶酸、铁、核糖核酸、硫胺素和维生素 B_{12} 缺乏症患者。治疗包括消除局部或全身因素，局部治疗可用制霉菌素口服混悬液和克霉唑锭剂。由于克霉唑具有较高的相关毒性，且含有糖，可能导致口腔干燥患者龋病，因此首选制霉菌素悬液或锭剂。

尽管患者症状通常会迅速缓解，但应鼓励他们继续进行抗真菌治疗至少 14 天，因为感染易于复发。在义齿不合适的情况下，应该进行修整和重衬，并每晚放置在防腐剂溶液中，以从这些假体中清除任何定居的微生物。

某些局部治疗效果不佳的患者，可能需要全身抗真菌治疗。常用的抗真菌药包括氟康唑、酮康唑、伊曲康唑或泊沙康唑。当局部用药无效时（免疫功能低下的患者可能会发生），通常需要使用这

些药物。同样，这些口服药物有助于处理白色念珠菌或其他微生物如光滑念珠菌的高抗性菌株。但是，这些药物价格昂贵，并且具有潜在的严重副作用，如肝毒性和肾上腺功能不全。因此，它们仅适用于对局部治疗无效的病例。

致谢

感谢 Robert D. Marciani 和 Thomas R. Flynn 对本章的贡献。

（车宗刚 译）

第 18 章

根管手术的基本原则
Principles of Endodontic Surgery

Stuart E. Lieblich

根管外科是通过手术方法对根尖周疾病进行治疗，通常包括脓肿引流术、根尖周手术、矫形手术、牙再植术和根尖切除术（框 18.1）。

传统的牙髓治疗，也称为正向牙髓治疗，通常是一个成功的过程；然而，10% ~ 15% 的病例症状可以持续存在或出现复发[1]。引流瘘管、咀嚼疼痛或偶然发现透射影增大等现象表明，初始的牙髓治疗存在问题。许多牙髓治疗失败发生在初期根管治疗后 1 年或更长时间，因为此时可能已经进行了最终修复，所以往往使情况变得更加复杂。由于修复牙可能正在支持一个固定局部义齿，因此最终修复给牙赋予了一个更高的"价值"。

传统上，手术是牙髓治疗的重要组成部分。然而，迄今，为改进手术而对适应证和禁忌证、技术、成功和失败（即长期预后）、伤口愈合、材料和设备的研究甚为匮乏。由于这些信息的缺乏，在某些情况下进行手术可能是不合适的，如失败的牙髓治疗、考虑为囊肿的较大病变的消除，或者一次性根管治疗等。是否采取手术治疗或考虑正向（通过牙冠部）根管治疗，取决于不同的临床和解剖情况。其他治疗方案，如拔除患牙进行种植体修复，也是可选的，而且长期成功率较高。然而，一个公认的结论是，牙髓治疗和种植术的成功率是相同的。除此之外，任何牙的附加治疗，无论是正向治疗还是根尖周手术，都可能降低治疗的长期成功率，因为每次治疗都伴随着额外的牙体结构被去除。临床上，在符合适应证的情况下，手术可以保留牙及其覆盖的修复体。图 18.1 是一个用于帮助指导临床决定是否进行根管手术的路径。

本章介绍了根管手术的适应证和禁忌证、诊断、治疗计划及根管外科基本技术。大多数手术都应该由专科医师进行，有时也可以由经过专门训练且经验丰富的全科医师进行。手术入路通常靠近上颌窦（表 18.2）和下牙槽神经等解剖结构，因此必

<table>
<tr><td>框 18.1</td><td>根尖周手术成功与失败的相关因素</td></tr>
</table>

成功

- 密合的垂直充填。
- 健康的牙周状况。
  - 无骨开裂。
  - 合适的冠根比。
- 根尖 1/3 处孤立的 X 线透射性缺损。
- 经治牙。
  - 上颌切牙。
  - 上颌磨牙近中颊根。
- 术后因素。
  - 术后有影像学证据的骨形成。
  - 疼痛和症状缓解。
  - 无窦道。
- 牙活动度降低。

失败

- 临床或影像学证明的牙折。
- 不良充填或欠充。
- 冠或桩的边缘渗漏。
- 术前牙周状况不佳。
- 有影像学证据的术后穿孔。
- 经治牙。
  - 下颌切牙。
- 术后因素。
  - 术后无骨修复。
  - 疼痛未缓解。
  - 瘘管未消失或复发。

引自 Thomas P, Lieblich SE, Ward Booth P. Controversies in office-base surgery. In: Ward-Booth P, Schendel S, Hausamen J-E, eds. Maxillofacial Surgery . 2nd ed. London: Churchill Livingstone; 2007。

须掌握有关这些结构的专业知识。此外，全科口腔科医师必须明确诊断并制订适宜的诊断计划，并且必须能够知晓在特定情况下的治疗措施。将患者转诊给专科医师进行治疗时，全科口腔科医师必须有

根尖手术路径：

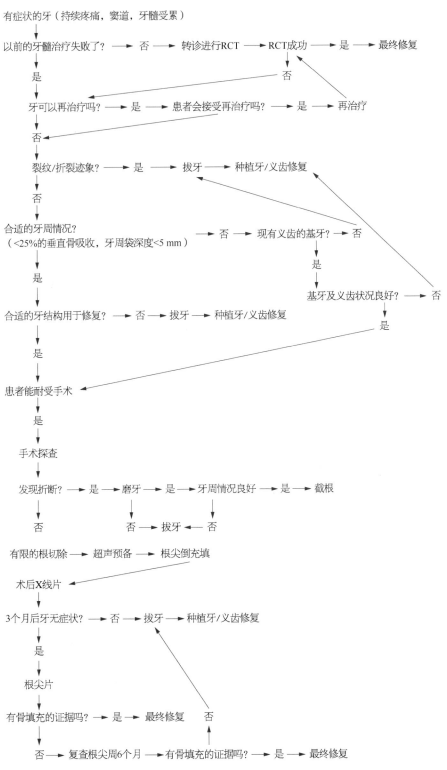

图 18.1 根尖手术路径。RCT，根管治疗

- 脓肿引流术。
- 根尖周手术。
- 牙半切术或截根术。
- 再植术。
- 修补手术。

足够的知识来预判手术成功的概率。研究表明，根尖手术 3 年成功率超过 85%[2]。了解手术成功的概率，有助于转诊口腔科医师向患者介绍手术过程，并为其提供适当的咨询。此外，全科医师应协助随访、护理和对治疗结果的长期评估。最后治疗是否成功（如何时进行最终修复），通常取决于转诊口腔科医师。

脓肿引流术

引流可从液化坏死病灶（即脓肿）释放脓性或血性分泌物和渗出物。脓肿引流可以缓解疼痛，促进血液循环，消除强刺激物。脓肿可能局限于骨内，也可能侵蚀骨和骨膜而侵入软组织。第 16 章和第 17 章回顾了通过切开引流处理口内或口外肿胀。引流感染并不能消除感染病因，所以仍然需要对病灶牙进行彻底治疗。

牙感染引起的骨脓肿可通过 2 种方法排出：① 开放病灶牙的牙冠，通过其牙髓腔和根管进行引流。② 正规的切开引流（incision and drainage, I&D），放置或不放置引流管。如果感染扩散迅速，间隙明显受累及，或者从开放的牙冠不能流出较多的脓液，则提示需要实施 I&D。是否放置引流管，取决于脓腔本身是否需要保持开放。已扩散到多个相邻间隙的感染，通常需要放置引流管。此外，如果没有建立相应的引流通道，则应考虑放置引流管。I&D 可以使口腔科医师在需要时获取脓液样本，进行细菌培养和药敏试验。大多数社区获得性牙髓感染不需要培养和敏感性试验，除非患者在免疫方面有缺陷，或者对抗生素的经验疗程没有反应，或者感染是在医院环境中获得的，其致病菌具有抗药性。

根尖周手术

根尖周（即牙根周围）手术包括以下一系列消除症状的操作。

（1）适当暴露牙根和根尖。
（2）探查根表面是否有折裂或其他病理情况。
（3）刮除根尖组织。
（4）根尖切除。
（5）用超声工作尖逆向预备。
（6）逆向充填材料的放置。
（7）瓣的适当复位以达到愈合并减少牙龈萎缩。

适应证

完成牙髓治疗后，如果出现与牙相关的症状，则建议进行根尖周手术。最常见的是患者有慢性瘘管和持续渗出物，其他体征包括疼痛和前庭间隙的突发感染。在常规放射检查中，偶然发现的 X 线透射区增大也可能决定对根尖周进行手术治疗。

根尖手术成功与否，在很大程度上取决于为什么做手术和做什么样的手术。对于失败的根管治疗，再治疗往往是不可能的，或通过冠部入路无法达到更好的结果。如果无法确定失败的原因，有必要进行手术探查（图 18.2）。有时，根尖周的异常病灶需要手术切除并通过活检明确诊断（图 18.3）。根尖周手术的适应证将在下面的章节中进行讨论（框 18.3）。

在术前告诉患者根管手术是探查性的，这一点很重要。在显露和探查病变部位后，通过临床观察即可以实施精确的手术治疗。例如，发现根折后，需要在手术中决定是切除牙根还是拔牙。如果要拔牙，而且拔牙涉及美观问题，那么必须事先制订临时措施，或者关闭组织瓣并安排以后拔牙。如果术中认为必须拔牙，也必须在拔牙前征得患者同意。

解剖因素

钙化或者其他原因导致的根管阻塞、严重的牙根弯曲，或者狭窄的根管（例如，牙髓钙化）可能会影响根管治疗（例如，影响根管治疗器械的进入

- 妨碍彻底清创或封闭的解剖问题。
- 保留修复体的根尖治疗。
- 根横折伴根尖坏死。
- 不能取出的材料阻止根管治疗或再治疗。
- 治疗过程中的操作错误。
- 根管治疗不能消除的根尖周大范围病变。

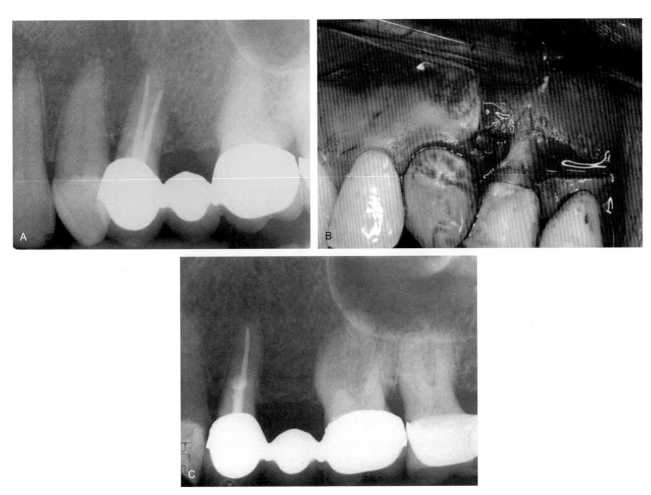

图 18.2 手术探查。（A）在看似成功的牙髓治疗后，患者的根中部持续疼痛。（B）手术探查发现颊根在根管治疗过程中穿孔和牙胶尖超充。（C）手术切除多余的牙胶尖并用 MTA 密封的术后根尖片

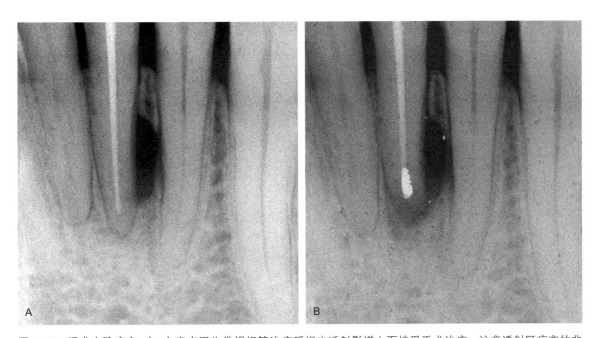

图 18.3 手术去除病变。（A）患者因为常规根管治疗后根尖透射影增大而接受手术治疗。注意透射区病变的非典型性，提示根尖手术时应将组织送检。（B）进行根尖手术治疗，使用汞合金倒充填封闭，相关组织送病理活检。最终的诊断是囊性成釉细胞瘤

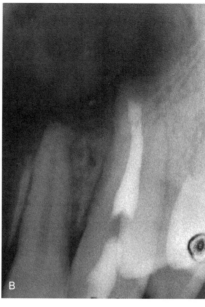
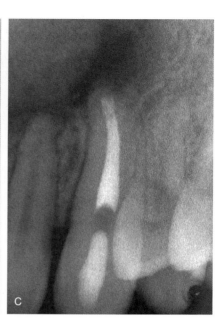

图 18.4 （A）解剖因素中严重的牙根弯曲，符合手术适应证。（B）根尖切除并用 MTA 倒充填密封。（C）术后 4 个月 X 线片显示骨再生

或影响根管封闭，或者两者兼有）（图 18.4）。没有被完全封闭和清理的根管会因为持续的根尖渗漏而导致治疗失败。

尽管治疗的结果可能不确定，但是最好在根尖手术之前尝试常规根管治疗或者再治疗。如果不能做到这一点，则可能需要切除牙根中器械不能通过和不能填充的部分，并进行根尖倒充填。

修复考虑

根管再治疗是有风险的，因为在尝试通过修复体（如下颌切牙的冠修复）的过程中可能会出现问题。开放根管可能影响修复体的保留或者导致根管穿孔。与尝试根管再治疗相比，根尖切除和根尖倒充填或许能成功地消除与牙相关的症状。

桩核冠修复失败是一个常见的手术指征（图18.5）。许多桩很难取出，或者在再治疗中，尝试将桩取出的过程可能会导致牙根折裂。

牙根横折

有时在创伤性根折后，根尖部分的牙髓会发生坏死。因为根尖部位的牙髓坏死不能通过牙冠方的入路进行预防性治疗，所以需要在冠方牙髓完成根管治疗后，再将根尖部分进行手术切除（图 18.6）。

根管内无法取出的材料

有时根管会被折断的器械、修复材料、部分桩或者其他异物堵塞（图 18.7）。如果有证据证明存

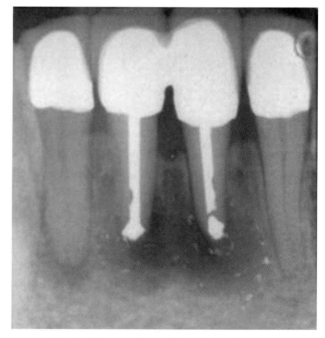

图 18.5 根尖病变和不能取出的桩。根尖切除并用汞合金封闭可能来自冠方渗漏的刺激物

在根尖病变，则可以通过手术去除这些异物，但通常要连同部分牙根一并去除（图 18.8）。如果患牙没有症状且本身不是根尖手术的适应证，也可以将断裂的锉留在根管系统中。

操作错误

器械分离、台阶、超充和穿孔可能导致根管治疗失败（图 18.9 和图 18.10）。虽然超充本身不是去

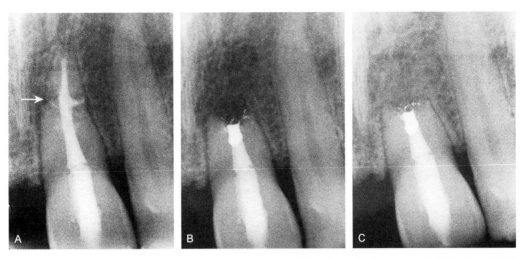

图 18.6 （A）牙根横折（箭头所示），曾尝试两部分同时治疗但失败。（B）手术去除根尖部分并用汞合金倒充填。（C）术后 1 年病损消失

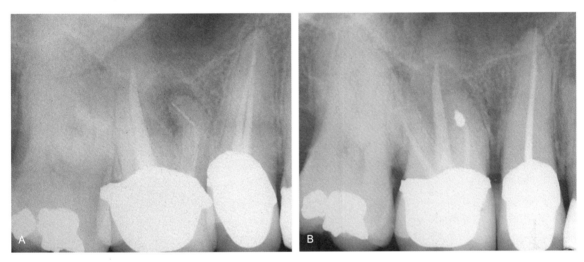

图 18.7 （A）近中颊根不能取出的分离器械。分离的器械只有在牙出现症状时才需要手术干预。（B）分离的器械与部分牙根一并切除并用汞合金封闭

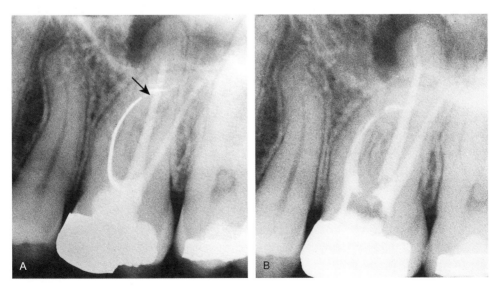

图 18.8 （A）近中根与腭根中有不能取出的材料同时存在根尖病变。（B）根管行再治疗，但以失败告终

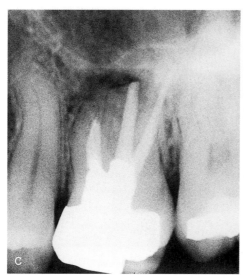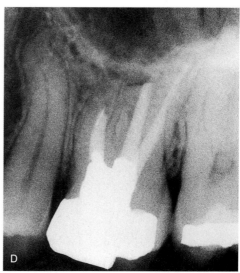

图18.8（续）（C）根尖切除至腭根及近中根牙胶水平。（D）2年后完全愈合

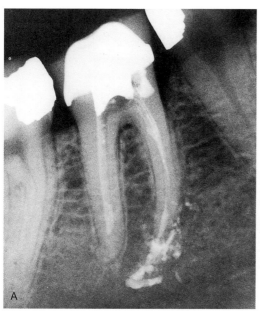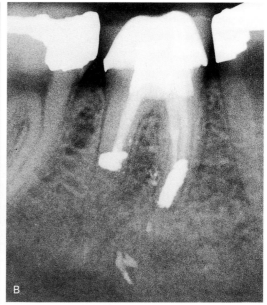

图18.9 （A）注射充填材料超充损伤下牙槽神经，导致疼痛和感觉异常。（B）通过再治疗、根尖切除、刮除和根尖汞合金倒充填进行修复

除材料的指征，但如果牙出现症状，那么手术矫正是有益的。因为在超充的情况下，根管的填充一般是致密的，手术可以取得很好的长期效果。

根管治疗后未消除的大范围病变

有时，范围非常大的根尖周病变可能会在充分的清创和充填后继续扩大。这些病变最好通过开窗减压和局限性刮除解决，以免损伤下颌神经管等周围结构（图18.11）。持续根尖渗漏是这种扩张性病变的病灶所在，根尖切除加根尖封闭通常可以消除病变。

禁忌证（或注意事项）

如果有其他选择，根尖周手术通常不作为首选（框18.4）。

原因不明的治疗失败

不加区分地依靠手术治疗所有失败的根管治疗是不可取的。重要的考虑因素是：①确定失败原因。②设计适当的治疗计划。正向的再治疗通常被认为是适当的且最有可能成功的。如果再治疗失败原因未知，那么再进行手术治疗也通常会失败。没有必

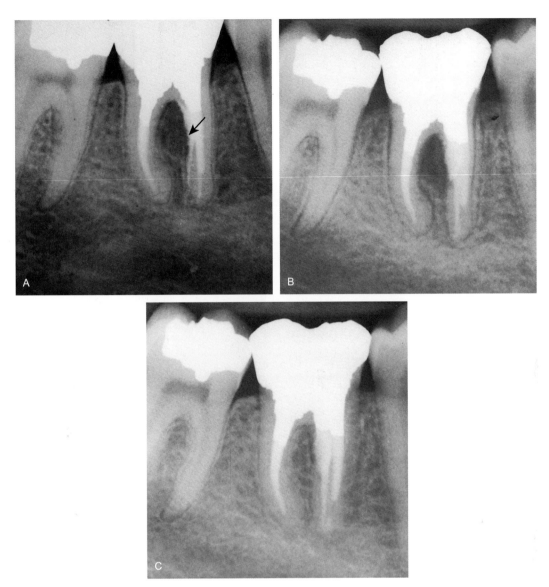

图 18.10　穿孔修复。（A）根分叉穿孔导致材料溢出（箭头）并出现病变。（B）翻瓣后暴露，并用 MTA 修复缺损处。（C）2 年后病变成功治愈（由 Dr. L.Baldassari-Cruz, University of Iowa 提供）

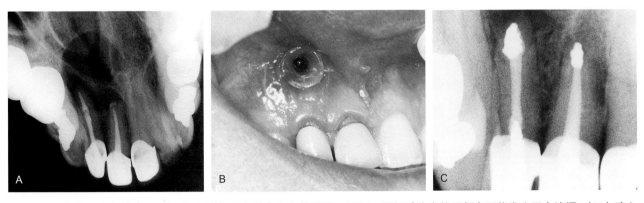

图 18.11　大范围病变的减压。（A）广泛的根尖周病变未能消除。任何一颗经过治疗的牙都有可能发生冠方渗漏。（B）建立通往缺损的外科开口，聚乙烯管通向病变内以促进引流。（C）部分恢复后，进行根尖切除和银汞合金充填

根尖周手术禁忌证（或注意事项）

- 导致根管治疗失败的原因未确定。
- 常规根管治疗可行。
- 冠方入路治疗与根尖手术同时进行。
- 治疗失败后仍可行再治疗。
- 紧邻其他解剖结构（如邻近神经或血管）。
- 有结构阻碍入路和视野。
- 冠根比失调。
- 全身（系统）性疾病（如出血性疾病）。

要通过手术治疗所有的根尖周病变及较大的根尖周损伤，因为它们可通过适当的根管治疗治愈。其中也包括囊性病变，这些病变通常可在根管治疗后愈合。

常规牙髓治疗的时机

在大多数情况下，首选正向常规牙髓治疗（图18.12）。长期以来都存在一个错误的观念，即单次就诊就决定进行手术治疗，尤其是存在根尖周病变的情况下。不能仅仅因为清创与封闭同期进行而选择手术治疗。

根管治疗与根尖手术同步进行

适合同时进行根管治疗和根尖手术的情况很少见，同时包括以上2种治疗的方法通常是没有优势的。首选常规治疗而不进行辅助性根尖手术，因为

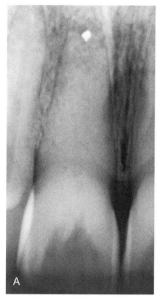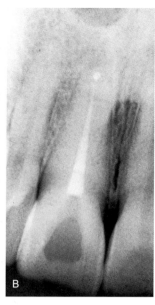

图18.12（A）根尖切除不充分，根管倒充未能封闭根尖。（B）根管治疗很容易完成，成功的可能性很大

手术不一定会改善预后。有些患者常规根管治疗不能有效消除症状，这种情况下即使使用适当的器械治疗和应用抗生素，牙源性脓性渗出物或前庭沟肿胀仍不能消除。正向的封闭联合同期根尖周手术可以刮治根尖周区域并封闭牙，从而改善症状。牙髓充填材料要求致密充填，如果手术会切除部分根尖并行根尖倒充填，则充填材料甚至可以超出根尖孔（适当超充，避免损伤周围解剖结构）（图18.13A ~ C）。

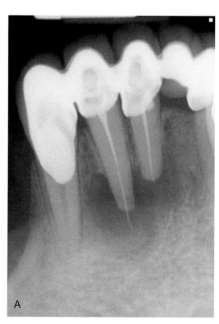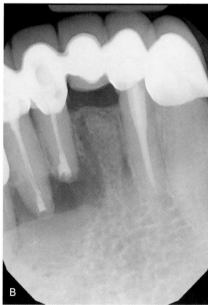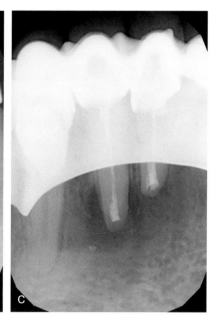

图18.13（A）下颌切牙再治疗后症状仍持续存在。根管充填致密，轻微的超充没有问题，因为患者将在同一天进行根尖手术。（B）放置MTA倒充填后，根尖手术完成。（C）6个月后，没有使用任何移植物，骨缺损几乎完全愈合

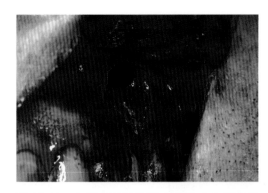

图 18.14　上颌磨牙根尖手术时造成上颌窦穿孔。龈沟内切口的关闭由于距离较远，不太可能造成口腔 – 上颌窦交通

解剖因素

尽管大多数口腔结构不影响手术入路，但也必须予以考虑。在上颌窦或颏神经等区域周围进行手术前，必须具备在这些区域进行手术的专业知识。大多数磨牙根尖手术会暴露上颌窦，是手术本身可预知的情况而不是并发症（图 18.14）。上颌窦开放既不罕见也不危险，但是必须要注意不要使异物进入瘘口，并且要提醒患者在伤口愈合之前（2 周内）不要用力擤鼻涕而施加压力。正确的组织瓣设计对口腔 – 上颌窦交通的愈合是至关重要的。前庭沟瓣使切口远离上颌窦瘘口，从而有利于其自然愈合。

在颏孔周围的手术要注意避免对颏神经的牵拉损伤或直接损伤。笔者认为，相比尝试估计颏神经的位置，直接暴露颏神经更安全。充分的骨面下剥离与松解，有利于术者定位颏孔。一旦确定位置，于颏孔上方或前方保持安全距离，对保护颏神经免受损伤至关重要。需要注意颏神经可能在颏孔前方形成一 2 ~ 4 mm 的回环结构，所以在颏孔前方进行操作时，应考虑到这种情况。

在进行磨牙根尖手术时，要缓慢地从根尖下方去骨，从而确认磨牙的牙根间隔（图 18.15A ~ C）。到达根尖区后小心刮除病变的软组织，以避免对经过磨牙牙根下方的下牙槽神经造成损伤（图 18.15D ~ G）。如前所述，没有必要将根尖周区域的肉芽组织或者囊肿完全去除，因为通过根尖倒充填治疗根尖病变并密封根管，可以使根尖病损愈合。

冠根比失调

牙根非常短的牙缺乏骨支持，不适合手术。在这种情况下，根尖切除会影响牙的稳定性。但如果牙颈部牙周组织健康，则较短的牙根可以支持相对长的牙冠（图 18.6）。

全身（系统性）疾病

患者的一般健康状况至关重要。牙髓手术的禁忌证与其他类型的口腔手术相似。

手术步骤

抗生素

根尖周手术几乎无一例外是在急性和慢性感染混合的区域进行。由于手术本身的性质和感染扩散到邻近间隙的可能性，术前应考虑预防性使用抗生素。因为手术后可能出现预期的一定程度的水肿，因而存在血肿感染的危险。此外，在对磨牙实施手术的过程中，可能会意外开放上颌窦等邻近结构。如文中其他部分所讨论的，抗生素预防的基本原则是术前使用抗生素以产生保护作用。外科医师应考虑术前 1 小时使用青霉素 V 钾（2 g）或克林霉素（600 mg）。术后给药的必要性尚未明确且可能对患者没有益处。其他辅助治疗，如围手术期使用皮质类固醇类激素，可以减轻水肿并加快康复。然而，使用皮质类固醇类激素可能增加感染风险，因此有必要预防性使用抗生素。

瓣的设计

手术入路是在对术区显露和对邻近结构可能的损伤之间进行的权衡，一个设计得当并谨慎翻开的皮瓣可获得良好的显露和愈合。皮瓣设计应遵循基本的原则（参见第 3 章）。虽然存在几种可能，但最常用的 3 种切口是：①半月形切口。②龈缘下切口。③全黏骨膜切口。龈缘下和全黏骨膜切口有三角形或四角形（即矩形）。

半月形切口

半月形切口虽然较为常用，但因其局限性和潜在的并发症，应避免使用。这是一个微曲的半月形水平切口，位于牙槽黏膜上（图 18.16）。虽然该位置可以直接显露并快速入路根周结构，但限制了临床医师对根面进行全面评估。如果发现根折，通过这个切口进行截根术或拔除术是不现实的。切口主要位于牙槽黏膜，与主要位于附着龈或角化组织的组织瓣相比，愈合更慢且裂开的概率更大。此外，这种切口设计将黏膜瓣带到发炎的术区，这种发炎的黏膜很容易破裂。这种切口的其他缺点包括出血过多、延迟愈合和瘢痕形成，因此这种设计是大多数牙髓手术的禁忌。

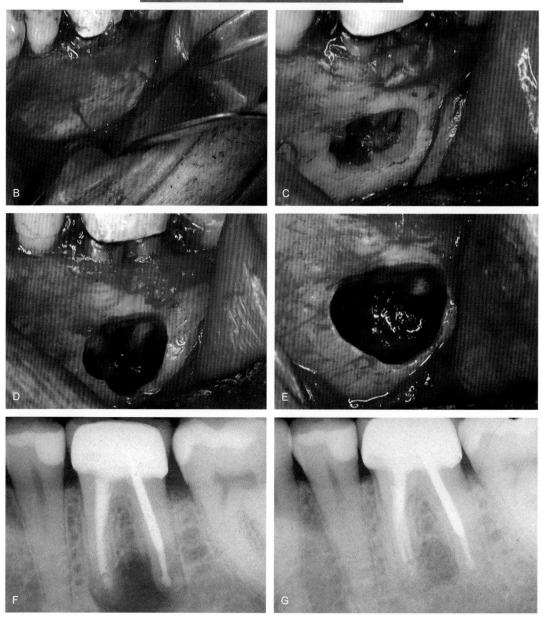

图 18.15 （A）术前 X 线片显示根尖病变情况适合根尖手术。（B）翻开全层黏骨膜瓣，暴露下颌骨外侧缘。和典型情况一样，未见明显的骨穿孔。（C）小心切除厚厚的颊侧骨壁，露出根尖部分。（D）根尖切除前暴露根尖的 1/3。（E）切除 2 个根的根尖，并在超声预备后使用 MTA 封闭。（F）术后即刻拍摄 X 线片，MTA 封闭区清晰可见。（G）术后 5 个月，可见明显的骨质充填

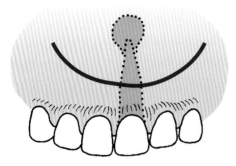

图 18.16　半月形切口，位于牙槽黏膜，主要是水平切口。由于入路受限且愈合较差，此设计是禁忌

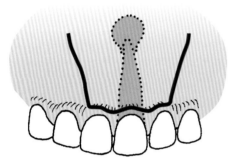

图 18.17　龈缘下切口是在附着龈的一条扇形水平线，与 1 个或 2 个垂直切口组成。这种切口通常局限于上颌前牙区

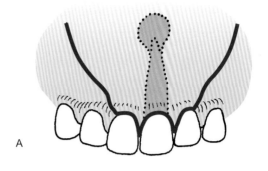

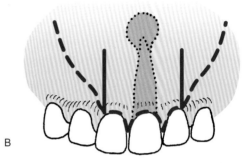

图 18.18　（A）全黏骨膜（即龈沟）切口。水平切口进入龈沟，并附加 1 个（即三角）或 2 个（即四角）垂直切口，代表了经典的基底部比外围边缘宽的梯形瓣。（B）相比之下，通过沿邻牙长轴进行垂直切口，非角化组织中瓣的长度缩短，从而减轻疼痛并加速愈合

龈缘下切口

龈缘下切口的水平部分位于附着龈，并附有 1 个或 2 个垂直切口（图 18.17）。一般来说，切口在水平线上呈扇形，拐角处呈钝角。这种切口多成功应用于上颌前牙区，偶尔也用于带冠的上颌前磨牙。此种设计的前提条件是有至少 4 mm 的附着龈并且牙周健康良好。

这种切口的主要优点是美观，其保留了完整的冠周龈缘，极大地降低了骨吸收、组织退缩和牙冠边缘暴露的可能性。与半月形切口相比，龈缘下切口减少了骨缺损发生的风险，并提供了更好的入路和视野。缺点包括：切口边缘出血进入术区；与黏骨膜切口相比，偶尔会出现瘢痕愈合；如果发现根折或其他需要拔除或切除牙根的情况，切口提供的入路有限。

全黏骨膜切口

全黏骨膜切口切入龈沟，延伸至龈嵴（图18.18），此手术包括牙间乳头、游离龈缘、附着龈和牙槽黏膜的剥离。可以使用 1 个或 2 个垂直的松弛切口，形成三角形或矩形。

黏骨膜切口设计优于其他 2 种技术。这些优点包括最大限度的入路和可视性，不切开病变或骨缺损部位，出血风险更低，牙根完全可见，可以做根面平整术和骨成形术，以及减少愈合时形成瘢痕的可能性。缺点是皮瓣较难复位和缝合；此外，如果皮瓣不能完美地复位愈合，可能发生牙龈萎缩，导致牙冠边缘或牙根的颈部表面（或两者）暴露。

一般来说，瓣应设计为梯形，底部比边缘处宽（图 18.18A）。梯形瓣的设计在非角化组织中占据较长的部分。然而，当垂直松弛切口跨越牙根骨隆突或者肌肉系带时，邻近松弛切口的牙龈乳头的血供可能受到影响，有可能发生退缩。在这种情况下，纵行切口更垂直于龈沟可能会产生相同的瓣松弛量（图 18.18B）。垂直切口应与牙长轴平行，并位于组织最厚且血供最好的 2 颗牙之间。垂直切口是有意义的，因为向牙龈的血供沿牙体长轴纵行流向。

麻醉

对于大多数手术而言，麻醉是常规操作。在大部分下颌骨区域需要进行阻滞麻醉，然后给予局部肾上腺素浸润麻醉以增强止血作用。通常来说，患

者对刮除炎性组织非常敏感，尤其是舌侧。用专门为此设计的器械进行牙周韧带或骨内注射，可部分降低敏感性。放一个浸泡过局麻液的棉球也可减轻这种不适。

下牙槽神经阻滞麻醉推荐使用长效麻醉剂，如布比卡因。0.5% 布比卡因和 1：200 000 肾上腺素可以提供持久的麻醉效果和镇痛作用。长效局麻药如布比卡因，由于其与蛋白质高度结合，不能很好地通过组织扩散，因此限制了在浸润注射中的有效性。

有些患者因为担心手术而要求镇静。如果该区域存在感染，可能无法实现深度局部麻醉，这些患者可能需要静脉镇静或全身麻醉。

切开与翻瓣

切开的过程应该稳固，通过骨膜直达骨面。瓣的全层切开和翻起对减少出血和防止组织撕裂很重要。用一个锐口骨膜剥离器翻瓣，从垂直切口开始，然后掀起水平部分。为了翻开骨膜，当组织被掀起时骨膜剥离器必须与骨紧密接触（图 18.19）。翻瓣要达到根尖水平，以充分显露手术区域，也可以用牵拉器抵在骨面上辅助显露术区。皮瓣必须有足够的宽度和垂直松解量，以防止皮瓣被拉伸，否则会导致撕裂和愈合缓慢。

术后牙龈退缩是一个值得关注的问题，尤其是美学区的牙周围。如果原先有全冠，退缩可能会加剧。2007 年，von Arx 等[3] 回顾了不同类型切口对牙周健康的影响，发现没有翻瓣牙间乳头的龈沟切口和垂直切口（即非梯形）效果最好。

根尖周暴露

通常，覆盖在根尖上的骨皮质被吸收，暴露出软组织病变。如果开口很小，可用较大的球钻扩大骨窗，显露大约一半的牙根并能观察到病变（图 18.20）。对于很有限的骨开口，可以用 X 线片结合牙根和骨的形态来定位根尖。可以在 X 线片上用牙

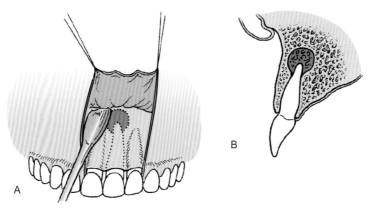

图 18.19 用锐口骨膜剥离器紧贴骨面掀起全厚瓣。掀起足够的组织以建立入路和直视根尖区。（A）正面视图。（B）剖面图

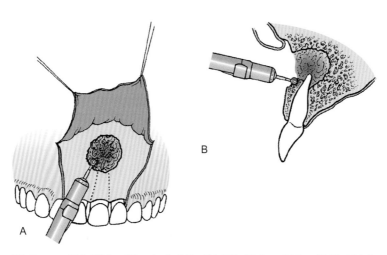

图 18.20 根尖暴露。用一个大球钻"涂画"骨窗。去除足够骨量以获得良好视野，并进入病灶和根尖。（A）正面视图。（B）剖面图

周探针进行测量，然后转移到手术部位以确定根尖位置。

为避免气肿，不得使用可将压缩空气、水和磨料颗粒（或混合物）带入术区的机头。在钻骨和根尖切除术中，最好使用通气式高速机头或电动手术机头。末端密封式空气加压机头将空气导离手术部位，使用氮气的机头也可以防止气肿。无论使用何种机头，都应使用注射器或用无菌盐水通过机头进行充分冲洗。应去除足量的覆盖骨组织，露出根尖周围区域，至少露出根长的一半。良好的入路和可视性很重要，骨开窗必须充分。临床医师不用担心去除骨组织，因为一旦感染消除，就会重新形成。

在切除牙根之前要暴露牙根，避免因分辨不清而将牙根与骨一并去除的风险。这对下颌骨尤其重要，因为下颌骨的骨密度很高。下切牙牙根要小心暴露，因为靠近邻牙可能导致治疗错误的根尖。要密切注意牙根的弯曲，特别是上颌侧切牙，以避免手术意外。

刮除

根尖周围的大部分肉芽肿性炎症组织应切除（图 18.21），以到达和观察根尖，切取活检（如有需要），并减少出血。

如果可能的话，应该用一个大小合适的锋利刮匙将组织剜除，尽管通常不会完全清除病变。干净的骨腔出血最少，视野最好。最初的牙髓治疗过程中，经常有多余的碎屑被推出根尖。清理这些碎屑有可能消除急性或慢性感染的病因。病变组织的清除不应危及邻牙的血供。此外，一些病变区域，如牙根舌侧，可能无法用刮匙刮取。在不影响愈合的情况下，部分炎症组织或上皮可以保留下来，不必要完全切除。如前所述，遗留小部分组织毕竟好于对下牙槽神经的损伤。

如果软组织或硬组织出血过多影响了视野，则可以使用止血剂或其他止血技术，但应在使用后清除这些药物。可以用浸有肾上腺素的局麻液纱布直接压在出血部位上，并尽量减少对出血部位的抽吸来控制出血。

根尖切除

根尖距牙冠最远，是封闭最差的区域，因此手术切除根尖是必要的。同时，由于根尖部副根管数量也有所增加，这些副根管最初可能未被清理预备完善而成为持续感染的来源。

切除前，用锥形裂钻于根尖孔周围制备一个凹槽以暴露和隔离根尖区，并继续用同一车针切除根尖。根据不同位置制备不同角度的舌向斜面（图18.22）。使用超声设备预备根尖时需预备最小斜面，尤其是在上前牙。通过减小斜面长度，使暴露牙本质小管减少，从而减少向冠方的渗漏。

根尖切除量取决于切除原因，需切除足够的根尖，以提供更大的表面来暴露更多的根管。一般来说，切除量为 2 ~ 3 mm；必要时，如顶端进入或器械被放置在顶端区域时，则可切除更多；若切除过多，会进一步损害已经很短的根的稳定性，则可切除更少。

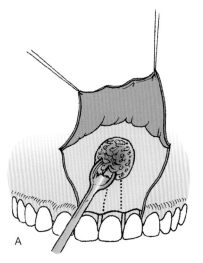
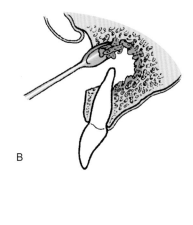

图 18.21　刮治。大部分可以触及的病变都可以用大的刮匙刮除。一般说来，有组织残留不是问题。（A）正面视图。（B）剖面图

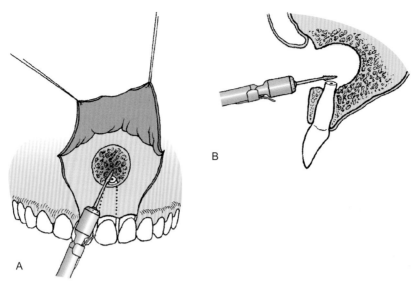

图 18.22 根尖切除。用锥形车针将根尖约 1/3 切除。切除量和斜面角度因情况而异。（A）正面观。（B）横截面

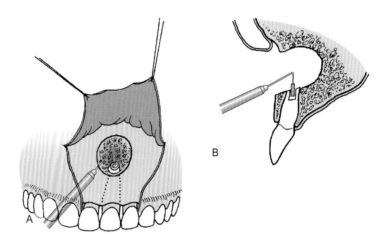

图 18.23 根尖预备和倒填充材料（三氧化矿物骨料）放置。（A）压电单元，尖端长 3 mm，用于根尖预备。（B）输送三氧化矿物骨料倒填充材料的专用器械

根尖预备和充填

除非有技术方面的限制，否则都要进行倒充填。用充填材料封闭根管系统，防止进一步渗漏。预备深度需比斜面长度深至少 1 mm，以充分封闭。过去根尖预备使用特别设计的慢速微型机头完成（图 18.23），但该器械难以完全按根管走行进入，偶尔会造成预备方向偏斜。现代根尖预备多使用超声器械（图 18.24）。

超声器械具有易于控制和使用的优点；某些情况下，也可用来少量切除根尖（图 18.25）。另一优点是能形成更清洁、形态更佳的预备面，特别是有金刚砂涂层者。有证据表明，超声预备可显著提高成功率。超声尖可以预备上颌第一磨牙近中颊根 2 个根管之间的峡部，这是上颌第一磨牙常规根管治疗失败的重要原因。超声预备时，需要盐水持续冲洗，以避免过热造成超声尖断裂。各种设计和形状的超声尖适用于进入口腔中每颗牙的根尖部根管内。因其操作方便，角度特殊，超声预备可使去骨量和根尖部切除量更少，并可完成更深、更密实的充填。

根尖充填材料

在髓腔中置入根尖填充材料（图 18.26）。此种材料应具有密封良好、组织相容性好、易于插入、受湿气影响最小、能在 X 线片上显影等特点。最重要的是，根尖充填材料必须稳定且不可吸收。

汞合金（最好不含锌）、临时修复材料和超乙

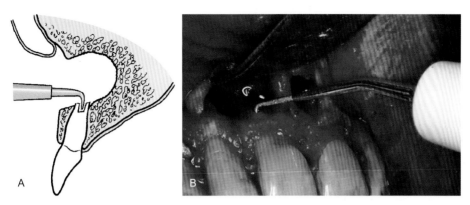

图18.24 （A）超声尖是根端预备的良好选择。（B）这些超声尖更利于控制并需要更少的根尖预备量和更小的斜面，使牙本质小管暴露更少

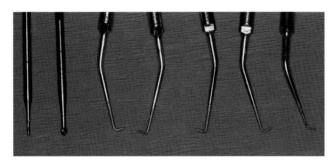

图18.25 与传统使用的旋转锉的直径相比，不同形状的超声波预备尖端可用于进入口腔内的不同牙

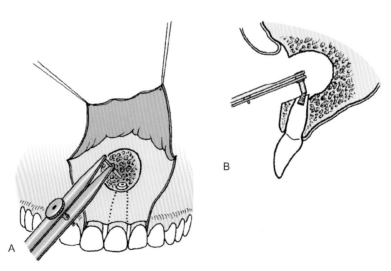

图18.26 使用小冷凝器包装的特殊小载体放置材料。其他水门汀类材料用调刀和充填器递送和压实。（A）正面观。（B）横断面

氧基苯甲酸水门汀是常用的材料，也可使用古塔胶、复合树脂、玻璃离子水门汀、临时修复材料、卡维特和不同的黏固剂，但鲜有这些材料应用成功的临床文献。三氧化物聚合物（mineral trioxide aggregate，MTA）具有良好的生物和物理性质，易于处理，已成为一种广泛使用的材料。MTA已被证明有利于根尖区的骨生长。MTA是一种亲水材料，

类似于硅酸盐水门汀。MTA的工作时间约为10分钟，但需要2~3小时才能到达最终状态，因为根尖不是承重区域，因此影响不大，至少在骨缺损充填之前影响不大。外科医师需注意在MTA放置后不能再行冲洗，因此在放置充填物之前要进行冲洗，多余的部分用刚刚打湿的棉球擦拭。

基于MTA的特性，MTA可置于出血区域，

血液不会对其最终状态产生不利影响。Von Arx 在 2010 年发表的一项 meta 分析显示，与其他材料相比，使用 MTA 作为充填材料的成功率更高（91.4%）。

不同根尖充填材料的混合和充填方法各异，临床医师在术前应对每一种进行练习。为 MTA 设计的特殊输送工具可以很好地递送材料。使用带有一次性塑料套的金属载体输送材料到术区时具有防水作用。

冲洗

用大量无菌盐水冲洗术区，以清除软、硬组织碎片，血液，血凝块和多余的根尖充填材料。如前所述，在放置 MTA 前进行冲洗，可以避免将材料从根尖预备处冲出。

影像学检查

缝合前需拍 X 线片查看手术效果是否满意。如需完善，则在缝合前进行。

瓣的复位与缝合

关闭创口前，轻刮暴露的牙颈部以刮除碎片、先前存在的结石和肉芽组织。这种简单的干预可以加速再附着，并大大降低牙龈退缩的可能性。瓣复

回原位，覆湿纱布并用手指施加适力轻压。此步骤能使瓣下积血渗出，便于更准确对位和缝合。必要时可应用可吸收单丝缝线，此缝线易脱落并可减少细菌黏附与定植。悬吊缝合在美学区是避免牙龈退缩的理想选择（图 18.27）。缝合后，瓣应再次用湿纱布轻压数分钟，以使更多积血渗出，减轻术后肿胀，加速愈合。

术后指导

用简单明了的语言提供口头和书面注意事项。应通过促进愈合和舒适的方式，最大限度减少正常术后后遗症引起的焦虑。注意事项中告知患者预期发生的情况（如肿胀、不适、可能的变色和少量渗血）及预防和（或）处理这些后遗症的方法。勿刺激手术部位，术区应加以适当压力（睡前术区放置冷敷包有所帮助）。除术区外的口腔卫生维护应正常进行，术后 24 小时可开始仔细刷牙。适当的营养和液体摄入很重要，但勿损伤术区。

用氯己定冲洗，每天 2 次，可减少术区细菌数量，减轻炎症反应并促进软组织愈合。

建议使用止痛剂。疼痛通常比较轻微，一般不需要强力镇痛剂。无首选的止痛药类，其选择取决于临床医师和患者。用于中度疼痛的止痛剂通常是足够的，术前或至少在麻醉剂代谢完之前

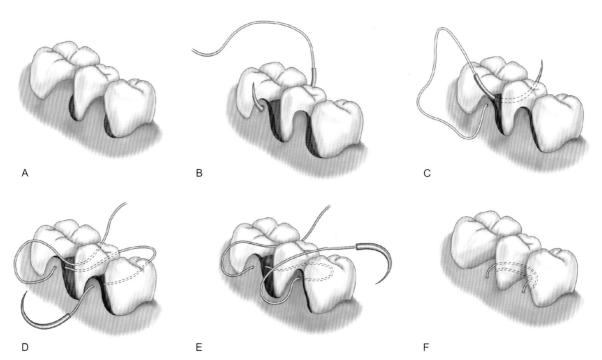

A   B   C

D   E   F

图 18.27 （A ~ F）悬吊缝合示意图。用于重塑龈沟。此种缝合方式有助于防止牙和现有牙冠周围凹陷（引自 Cohen ES. Sutures and suturing. In: Atlas of Cosmetic Reconstructive Periodontal Surgery. 2nd ed. Philadelphia: Lea & Febiger; 1994）

给药效果最好。一项效果良好的方案是，患者一回家就开始每 4 小时服用 400 mg 布洛芬，持续 48 小时。

告知患者若感到过度肿胀或疼痛时及时联系。术后并发症主要是机体对手术损伤的反应，手术后感染很少见。然而，如出现问题，应亲自对患者进行评估。偶尔会出现缝线被撕开、异物（如棉球）遗留在瓣内，或软组织反应过度等。需要重申的是，抗生素不是必要的，姑息治疗或修补手术通常就足够了。

拆线和评估

若术后 5 ~ 7 天时缝线仍在位且未吸收，通常需拆除，尽快拆线更利于伤口愈合。3 天后，肿胀和不适会减轻。此外，原发伤口应闭合，创口两侧应对位。偶有缝线松散或撕裂，可致组织愈合不佳。只有在上颌前牙美学区出现此种情况时，才会将边缘重新对位缝合。

修补手术

修补手术是对由生物反应（即吸收）或医源性错误（即操作性）引起的缺损的处理。这些缺陷可能存在于牙根从颈缘至根尖的任何部位。有些缺陷可以修补，另一些则难以修补。通常根部多出现损伤或缺陷。损伤后可能会即刻或后期出现炎症性损伤反应。此时修补手术是必要的。一般来说，手术步骤包括暴露、预备和封闭，通常包括去除刺激物和根面重建（框 18.5）。

适应证

操作错误

操作错误指操作者造成的根面侧穿，通常发生在根管清理、根管器械进入或预备之后（图 18.28）。

框 18.5　修补手术

适应证
- 操作错误（如穿孔）。
- 吸收性缺损。

禁忌证
- 解剖缺陷。
- 难以接近的缺损。
- 修补会导致牙周破坏。

其后果是穿孔，这是一个有难度的外科挑战，比修复根端损伤更困难。穿孔通常需要修复治疗和牙髓治疗，常与手术一并进行。穿孔的位置影响治疗效果，有些几乎不能修复。若缺损位于根间、根分叉、近邻牙或舌侧，可能无法做到完美的修复或者修复效果有限。过于靠后的缺损（尤其是远端或舌侧）可能难以到达。应该用斜位片确定穿孔的性质和位置，然后决定是手术修复、切除受累牙根还是拔除患牙。

吸收性穿孔

吸收性穿孔可能起源于牙根内或牙根外（图 18.29），导致牙髓和牙周组织之间穿通。更严重的病变是穿孔累及牙颈部进而与口腔相通。

吸收的发生有若干原因，但大多数情况下包括外伤后遗症、根管内漂白治疗、正畸牙移动、修复治疗或其他导致牙髓或神经周围炎症的因素。吸收偶尔是自发性的，没有明确原因。

关于吸收性穿孔的治疗和手术方法方面的考虑，与操作错误部分类似。

禁忌证

解剖因素

必须考虑解剖结构性障碍对手术入路的影响。真正妨碍手术的情况较少，大多数障碍是可以处置与避免的。此类结构性障碍包括各部位神经血管束及一些骨性结构，如外斜嵴。

穿孔部位

如前所述，缺损部位应具有手术可及性。这意味着临床医师必须能够定位且容易获得良好的手术视野。

可及性

通常，缺损修补需要使用牙科手机或者超声波仪器。因此，器械必须能够在没有阻碍与视野遮挡的情况下到达缺损部位。

注意事项

手术入路

修复过程存在一系列特殊问题。缺损范围可能涉及近中面至舌侧面，不仅阻碍视野，也对手术入路、止血以及材料放置造成困难。共识认为实际缺损比 X 线片中显示的情况要更大、更复杂。

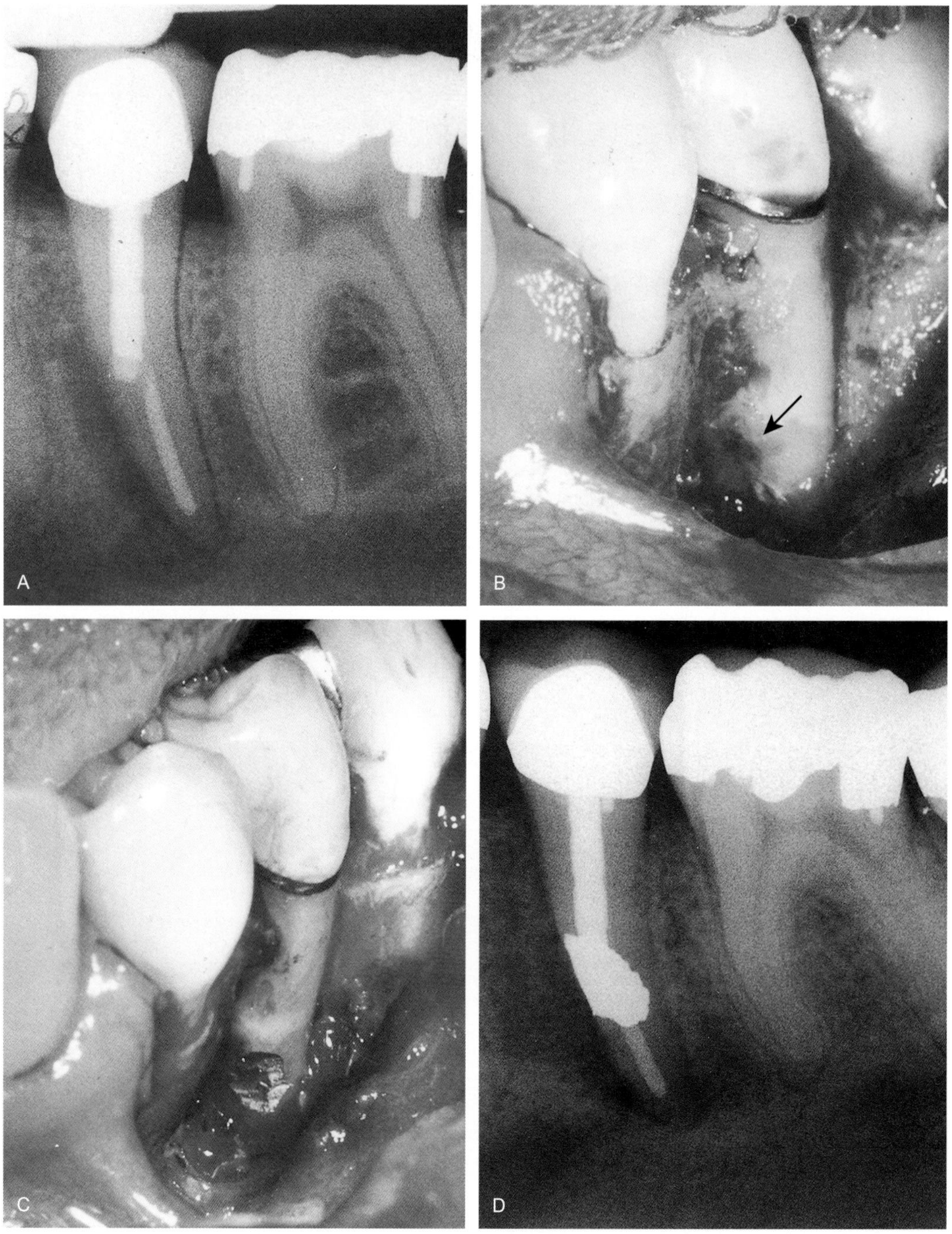

图 18.28 穿孔后修复。（A）在偏离根中心位置外侧的病变提示穿孔。（B）翻瓣后暴露穿孔（箭头）部位。（C）复位桩于根内。（D）髓腔内充满汞合金

通常，缺损必须加以扩展以提供良好的腔隙表面边缘，避免刀状边缘的出现。有时，缺损修复是从内部（根管内）实施的，将材料挤压入缺损区域，使用钻针或者尖锐器械去除多余材料并加以塑形，目的是通过修复材料实现缺损封闭并保持稳定。如果桩或者其他材料穿透根部，必须使用钻针将其限制在牙根结构内并制备相应洞型。之后，缺损通过前述材料进行修复。

修复材料

通过缺损外部实现修复的方式需要选用合适材料，如 MTA 或超乙氧基苯甲酸。其中 MTA 表现出良好的生物性能，白色的材料在覆盖缺损的组织较薄时与周围组织颜色相近。

预后

牙颈部 1/3，尤其是根分叉处的缺损修复预后最差。通常，最终形成与结合上皮的交通，导致牙

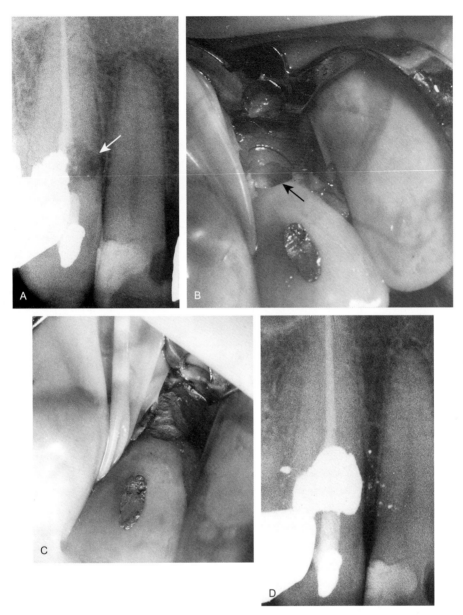

图 18.29　外吸收修复。（A）近中角 X 线片显示缺损（箭头）位于舌侧。（B）翻瓣后去骨、树脂隔湿，预备缺损（箭头）。边缘需为正常牙体结构。（C）腔内汞合金充填，瓣根向复位。（D）需行长期影像学和临床评估，再吸收会偶尔发生。

周结构破坏、附着丧失及牙周袋形成。这种情况需要在缺损修复时联合牙周手术（如牙冠延长术）。

　　根中及根尖 1/3 缺损经过合理修复及封闭，将会获得良好的长期预后效果。

手术步骤

　　通过根尖周手术完成基本治疗后，下一步骤是实施修复手术。翻瓣设计与之前相似，但是更为局限。切口设计通常包括龈缘切口及至少一侧的垂直切口，从而形成三角瓣。翻起全层黏骨膜瓣，去除部分骨质以暴露缺损（图 18.30）。骨质去除需充分，从而最大限度地提供可视性与操作空间。在允

许的情况下，手术应保留环形牙颈部骨质，为黏骨膜瓣提供支撑，并增强可能的再附着。但是，这在牙颈部缺损的治疗中通常难以实现。

　　颊面或舌面缺损的制备类似于 I 类洞（图 18.31）。邻面缺损制备类似于 II 类洞，具有颊舌方向的开口并包括邻面壁，并在可能的情况下保留舌壁。

　　颊面或舌面的腔洞使用材料进行直接充填，材料经过修整与腔洞边缘齐平。黏骨膜瓣的复位、缝合与加压已在前文描述。拆线时间为 3～6 天，术后指导与根尖周手术相似。

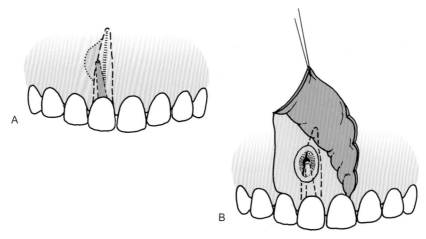

图 18.30 （A）桩的方向错误并向远中穿出。（B）全层黏骨膜（即龈缘切口）三角形瓣被翻起，骨质已去除以暴露缺损

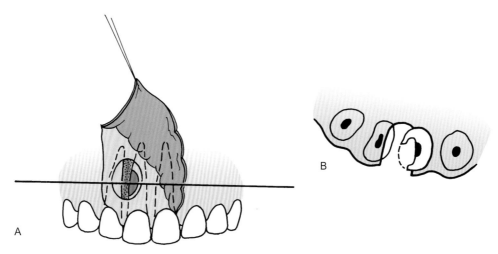

图 18.31 （A）将桩体缩减至根内并制备腔洞。（B）在经过缺损的剖面上可以清楚观察到制备的舌壁

牙折

在进行手术前，对高度怀疑为牙根纵裂的情况应进行术前 X 线片及仔细的临床检查。下颌磨牙与上颌前磨牙是最好发隐性牙根纵裂的牙位。虽然通过手术探查可以明确此类牙折的存在（图 18.32），外科医师尚可以通过细微影像学表现警惕牙折的存在，从而预知手术成功的可能性较小[4]。Tamse 等将上颌前磨牙的影像学表现与术中情况相比较，发现极少数（1/15）孤立、周围骨质良好、无根尖周病变的患牙存在牙根纵裂。相反，光晕形透光度改变的患牙大多与牙根纵裂相关（图 18.33）。这种类型的透光度改变也被称为"J"形，其中增厚的牙周膜间隙与根尖周病变相连构成"J"形。

在与患者谈话中，强调手术的探索性质是极其重要的，本章节的作者常规用其描述手术计划。根折患者在手术中需要决定切除牙根或拔除患牙，后者存在牙根折断。手术前需获得患者知情同意，并确定拔牙位置的处理方案（是否有临时可摘局部义齿）。

愈合

根管手术后的愈合速度快，因为大多数组织是健康的且具有良好的血供，同时组织更新可以使修复按照最初目的进行。该过程中涉及的组织包括软组织（如骨膜、牙龈、牙槽嵴黏膜和牙周膜）与硬组织（如牙本质、牙骨质和骨组织）。愈合时间及方式各不相同但均包含相似的过程。软组织与硬组织在短期愈合中的具体细节在第 4 章中讨论。

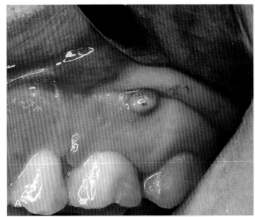
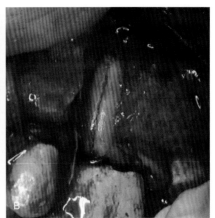
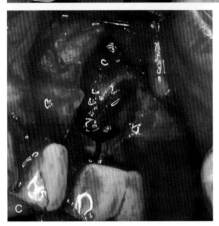

图 18.32 （A）颊中部可见磨牙近中颊根附近的瘘管。（B）沿龈缘切开，翻起全层黏骨膜瓣后显示牙根纵裂。（C）龈缘切口而非半月形切口，使近中颊根切除得以完成

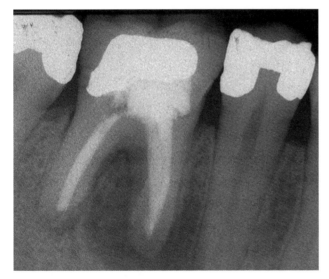

图 18.33 包含全部根长的光晕形透光度改变，通常是牙根纵裂的病理表现

随访

对长期预后的随访评价是重要的。部分手术后失败的病例仅能从影像学表现得到证实。1 年随访的结果通常是一个良好的指标，如果 1 年后，影像学结果显示病损未减小或病损增长，通常表明治疗失败以及持续性炎症存在。病损范围减小（表明硬组织生成）可能达到完全愈合，需要在 6 ~ 12 个月时进行评估。同样，许多持续性症状，如疼痛、肿胀（或两者）、窦道形成、深部探及缺损及其他不良表现，也表明治疗失败。通过术后瘢痕组织生成的愈合方式主要发生在上颌前牙区（图 18.34），这种特殊的愈合方式有着独特的影像学表现，即不规则的清晰边界，往往与根端相分离。瘢痕组织生成愈合方式被认为是成功的治疗结果。

通常，根端结构不会再生到正常水平。有时，结缔组织或骨组织再生会遗留轻微"增宽"的牙周膜间隙。此种情况应具有相对清晰的骨质边界而非弥漫性表现（表明炎症存在及治疗失败）。

是否做活检

对于是否所有的根尖周病变手术都需要切除软组织并提交组织学检查，临床上一直存在争议。Walton 对将所有的软组织都提交组织学检查所提出的质疑引起了广泛讨论[5]。一些组织如美国牙髓病学会的标准中规定，从根尖手术中获得的软组织必须提交病理检查。

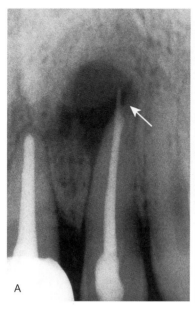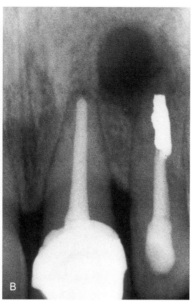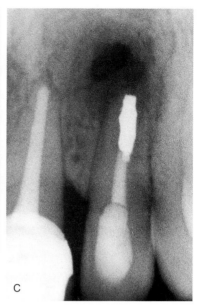

图 18.34　瘢痕组织生成的愈合方式。（A）材料移出和穿孔导致治疗失败，遗留部分根管（箭头所示）未连通及充填。（B）根尖切除、刮除及根尖充填。（C）2 年后，影像学显示的低密度区域表示瘢痕组织，边界清晰，与根尖分离

通过粗略的分析即可确定该病例是否有不寻常之处，而不必让外科医师进行组织学检查。Walton 提出了一个令人信服的观点，反对所有组织标本的提交，因为未经手术治疗的类似放射学透射影无法取得组织进行病理鉴定[5]。公认的是，根尖周肉芽肿或根尖周囊肿的鉴别与临床结果没有直接关系，因此不能作为组织提交的合理化依据。

如果一个罕见的病变出现在根尖周病变的背景下，而又没有进行活检，这种困境则落到了外科医师身上，外科医师可能面临潜在的医疗事故诉讼。许多外科医师在他们的职业生涯中曾遇到一两个病例，其最终的病理结果让人"吃惊"。然而，仔细回顾这些病例，仍能找到其临床情况与典型的根尖周感染不相符之处。

比较理性的方法是建立指南以明确不需要提交组织检查，这些指导标准列于框 18.6。建议外科医师记录每一个具体病例中选择不提交组织的理由。在美国口腔颌面外科医师协会的最近一次会议上，只有 8% 参加牙髓外科专题讨论会的人报道说，他们"总是"提交组织标本进行组织学检查。

框 18.6　决定根尖周病变活检的依据

- 是否有牙髓坏死的证据？
- 放射性特征是"典型的"吗？
- 患者会回来做后续的放射学检查吗？

如果所有标准都符合，外科医师可能决定不常规提交根尖周组织。

辅助设备

新的设备和材料增强了手术技术，并且在某些情况下，改进了手术技术，包括照明和放大设备，以及引导组织再生技术。

照明和放大设备

手术显微镜

显微镜经过改进后应用到手术领域，同样也可用于牙髓病的诊断和治疗（图 18.35）。显微镜的优点包括放大和在线照明。显微镜还可以用于录像，并将图像传输到电视监视器上直接观看或记录。这些改进增强了手术视野，有助于识别以前未被认识的结构，并便于手术操作。尽管一些临床医师支持并热衷于使用这些显微镜，但长期的对照研究尚未证明有明显临床益处。但是，一些证据表明，显微镜的使用提高了手术技能和短期疗效[6]。

光纤

现已有一种称为内镜检查的新系统，该系统使用非常细小、柔性的光纤束，其中包含照明系统和光学系统。这些光学元件连接到监视器上，以便可视化手术部位的精确细节。该系统可使临床医师通过录像记录手术过程。

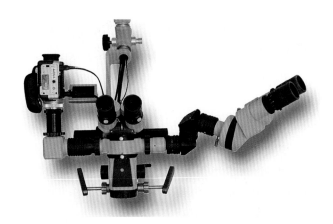

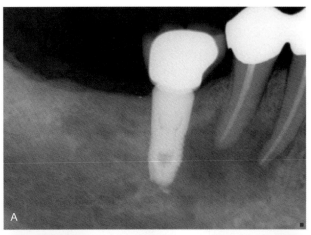

图 18.35　手术显微镜已经被用于牙髓治疗，包括手术。放大倍数和在线照明增强了诊断和治疗的可视化。加装的助手用双目镜是有很实用的辅助设备（引自 Johnson WT. Color Atlas of Endodontics. Philadelphia: WB Saunders; 2002）

引导组织再生术

引导组织再生术最初用于牙周手术，现已应用于牙髓外科。此技术中使用的膜适用于缺损已延伸至颈边缘或被骨包围的较大缺损覆盖的情况。这些膜，尤其是可吸收膜，在某些情况下可能有用。然而，表明其在牙髓手术中的长期有效性的证据还不完全，而且研究也没有证明使用膜可增加骨密度。膜的使用是否会产生长期、实质性益处尚未得到证实。本章作者的观点是，消除感染原可使连接上皮再生并愈合，而无须使用膜。

骨增量

为了加速骨愈合，已将各种物质放置在根尖周手术腔中。由于手术腔的位置，并且由于大部分外围都包裹在骨或骨膜中，因此可以预测自发骨再生。这种促进材料几乎没有益处，因此不需要放置。因为这些材料被放置在一个感染活跃的部位，这些附加物就可能成为感染灶。一些研究表明，伴随植骨，尤其是较大的病变（>10 mm）[7]，在影像学方面提高了成功率。其他研究未能证明移植的好处[8]。根据作者的经验，如前所述，通过根尖手术去除慢性感染即可形成骨修复（图 18.36），即使是大的缺损也无须植骨。

转诊时机

尽管本章中描述的许多程序看起来相当简单，但牙髓手术通常很复杂且难以执行。临床医师在进行此类手术之前应仔细考虑这些问题。

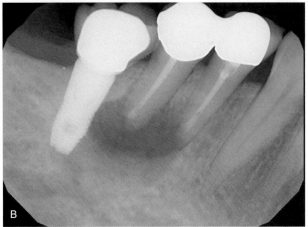

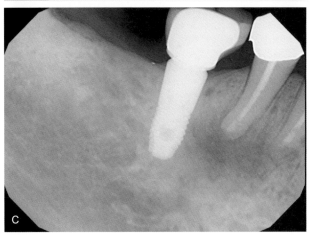

图 18.36　（A）与种植体相邻的 #27 和 #28 牙位处大范围根尖周病变。（B）采用三氧化矿物凝聚体作为密封材料进行根尖手术，缺损处未植骨，未使用膜。（C）3 个月后可见骨填充

培训与经验

大多数全科医师没有接受手术所需的高级培训，包括教学和临床经验。这是一门独特的学科，需要特殊的诊断、治疗计划和管理技能；还需要特殊的医疗设备。具备进行长期疗效的评估和避免手

术失败或其他并发症的技能也很重要。随着对医护标准和诉讼问题的日益重视，再加上有经验的专科医师，一般口腔科医师在遇到复杂案例时应该审视自己专业知识的局限性，这往往是保留牙的最后希望。缺乏培训可能导致手术不足或不当，丢失特定牙及可能损害其他结构。研究表明，经验越丰富的外科医师，其手术成功率越高[9]。

确定根管治疗失败的原因

2 个步骤是成功的关键，特别是在考虑手术的情况下：①确定失败原因。②设计治疗计划。通常，手术不是最好的选择，但必要时，必须适当地进行。专科医师能够更好地确定这些原因并找到解决方案。如果无法确定失败原因，则必须考虑转诊。

手术难点

在许多情况下，手术的作用是有限的，甚至是有风险的。例如，下颌后牙和上颌腭根尖附近的神经血管束可能产生感觉异常、过度出血或两者兼有。覆盖整个下颌骨和腭部的骨、系带和其他肌肉附着物、骨皮质开窗和窦腔，这些复杂结构需要小心处理，适当地使用手术器械和手术技巧。

综上所述，本章中讨论的大多数技术需要比本科口腔科教育更多的培训和经验。如果临床医师没有进一步的毕业后培训和经验，应该考虑转诊。

（刘少华　译）

参考文献

[1] Ng YI, Mann V, Rhabaran S, et al. Outcome of primary root canal treatment: systematic review of the literature. *Int Endod J.* 2007;41(1):6–31.

[2] Raedel M, Hartmann A, Bohm S, et al. Three-year outcomes of apicetomy: mining an insurance data base. *J Dent.* 2015;43(10):1218–1222.

[3] Von Arx T, Vinzens-Majaniemi T, Burgin W, et al. Changes of periodontal parameters following apical surgery: a prospective clinical study of three incision techniques. *Int Endod J.* 2007; 40(12):959–969.

[4] Tamse A, Fuss Z, Lustig J, et al. Radiographic features of vertically fractured, endodontically treated maxillary premolars. *Oral Surg Oral Med Oral Pathol Oral Radiol Endod.* 1999;88:348–352.

[5] Walton RE. Routine histopathologic examination of endodontic periradicular surgical specimens: is it warranted? *Oral Surg Oral Med Oral Pathol Oral Radiol Endod.* 1998;86(5):505.

[6] Pecora G, Kim S, Celleti R. The guided tissue regeneration principle in endodontic surgery: one year postoperative results of large periapical lesions. *Int Endod J.* 1995;28:41–46.

[7] Tascheri S, Del Fabbro M, Testori T. Efficacy of xenogenic grafting with guided tissue regeneration in the management of bone defects after endodontic surgery. *J Oral Maxillofac Surg.* 2007;65:1121–1127.

[8] Slaton CC, Loushine RJ, Weller RN, et al. Identification of resected root-end dentinal cracks: a comparative study of visual magnification. *J Endod.* 2003;29:519–522.

[9] Lustmann J, Friedman S, Shaharabany V. Relation of pre- and intraoperative factors to prognosis of posterior apical surgery. *J Endod.* 1991;17:239–241.

推荐阅读

Andreassen J, Rud J. Correlation between histology and radiography in the assessment of healing after endodontic surgery in 70 cases. *Int J Oral Surg.* 1972;1:161.

Danin J, Linder LE, Lundqvist G, et al. Outcomes of periradicular surgery in cases with apical pathosis and untreated canals. *Oral Surg Oral Med Oral Pathol Oral Radiol Endod.* 1999;87:227.

El Deeb ME, Tabibi A, Jensen MR Jr. An evaluation of the use of amalgam, Cavit and calcium hydroxide in the repair of furcation perforations. *J Endod.* 1982;8:459.

El-Swiah JM, Walker RT. Reasons for apicectomies: a retrospective study. *Endod Dent Traumatol.* 1996;12:185.

Forbes G. Apical microsurgery for failed endodontics. *Atlas Oral Maxillofac Surg Clin North Am.* 2000;8:1.

Garrett KK, Kerr MM, Hartwell G. The effect of a bioresorbable matrix barrier in endodontic surgery on the rate of periapical healing: an in vivo study. *J Endod.* 2002;28:503–506.

Gray G, Hatton JF, Holtzmann DJ, et al. Quality of root-end preparations using ultrasonic and rotary instrumentation in cadavers. *J Endod.* 2000;26:281.

Gutmann JL, Dumsha TC, Lovdahl PE. *Problem Solving in Endodontics: Prevention, Identification, and Management.* 4th ed. St Louis, MO: Mosby; 2006.

Gutmann JL, Harrison JW. Posterior endodontic surgery: anatomical consideration and clinical techniques. *Int Endod J.* 1985;18:8.

Gutmann JL, Harrison JW. *Surgical Endodontics.* Boston, MA: Blackwell Scientific; 1994.

Harrison JW, Jurosky KA. Wound healing in the periodontium following endodontic surgery. 1. The incisional wound. *J Endod.* 1991;17: 425.

Harrison JW, Jurosky KA. Wound healing in the periodontium following endodontic surgery. 2. The dissectional wound. *J Endod.* 1991;17: 544.

Harrison JW, Jurosky KA. Wound healing in the periodontium following endodontic surgery. 3. The osseous excisional wound. *J Endod.* 1992;18:76.

Iqblal M, Kim S. For teeth requiring endodontic treatment, what are the differences in outcomes of restored endodontically treated teeth compared to implant supported restorations? *Int J Oral Maxillofac Implants.* 2007;22(suppl):96–116.

Lieblich SE. Periapical surgery: clinical decision making. *Oral Maxillofac Surg Clin North Am.* 2002;14:179–186.

Lieblich SE, McGivenin WE. Ultrasonic retrograde preparation. *Oral Maxillofac Surg Clin North Am.* 2002;14:167–172.

Lubow RM, Wayman BE, Cooley RL. Endodontic flap design: analysis and recommendation for current usage. *Oral Surg Oral Med Oral Pathol.* 1984;58:207.

McDonald N, Torabinejad M. Surgical endodontics. In: Walton R, Torabinejad M, eds. *Principles and Practice of Endodontics.* 3rd ed. Philadelphia, PA: WB Saunders; 2002.

Morgan LA, Marshall JG. A scanning electron microscopic study of in vivo ultrasonic root-end preparations. *J Endod.* 1999;25: 567.

Pantschev A, Carlsson AP, Andersson L. Retrograde root filling with EBA cement or amalgam: a comparative clinical study. *Oral Surg Oral Med Oral Pathol.* 1994;78:101.

Sauveur G, Roth F, Sobel M, et al. The control of haemorrhage at the operative site during periradicular surgery. *Int Endod J.* 1999;32: 225.

Shabahang S. State of the art and science of endodontics. *J Am Dent Assoc.* 2005;136:41.

Skoner JR, Wallace JA, Fochtman F, et al. Blood mercury levels with amalgam retroseals: a longitudinal study. *J Endod.* 1996;22:140.

Stromberg T, Hasselgren G, Bergstedt H. Endodontic treatment of traumatic root perforations in man: a clinical and roentgenological follow-up study. *Sven Tandlak Tidskr.* 1972;65:457.

Tamse A, Fuss Z, Lustig J, et al. Radiographic features of vertically fractured, endodontically treated maxillary premolars. *Oral Surg Oral Med Oral Pathol Oral Radiol Endod.* 1999;88:348–352.

Torabinejad M, Chivian N. Clinical applications of mineral trioxide aggregate. *J Endod.* 1999;25:197.

von Arx T. Failed root canals: the case for apicoectomy (periradicular surgery). *J Oral Maxillofac Surg.* 2005;63:832.

von Arx T, Penaroccha M, Jensen S. Prognostic factors in apical surgery with root end filling: a meta-analysis. *J Endod.* 2010;36:957–973.

von Arx T, Walker WA III. Microsurgical instruments for root-end cavity preparation following apicoectomy: a literature review. *Endod Dent Traumatol.* 2000;16:47.

Walton RE. Routine histopathologic examination of endodontic periradicular surgical specimens: is it warranted? *Oral Surg Oral Med Oral Pathol Oral Radiol Endod.* 1998;86(5):505.

Witherspoon D, Gutmann J. Haemostasis in periradicular surgery. *Int Endod J.* 1996;29:135.

Zuolo ML, Ferreira MOF, Gutmann JL. Prognosis in periradicular surgery: a clinical prospective study. *Int Endod J.* 2000;33:91.

第 19 章
放化疗患者的管理
Management of the Patient Undergoing Radiotherapy or Chemotherapy

Edward Ellis III

头颈部放疗患者的口腔管理

放射治疗（即放射线治疗和 X 线治疗）是头颈部恶性肿瘤的常用治疗方法。在美国，每年大约有 30 000 例头颈癌发生。使用放疗来治疗这种癌症，理想的前提是辐射能在不影响正常细胞的同时摧毁肿瘤细胞。然而，在实践中，这是远远达不到的，正常组织会受到一些不良影响。事实上，只要给肿瘤细胞足够的放疗剂量，任何肿瘤都可以被辐射破坏，但限制因素是周围组织所能耐受的辐射量。

放射治疗通过干扰与细胞更新或（和）细胞维持相关的核分子来破坏肿瘤细胞（包括正常细胞）。细胞更新越快，组织就越容易受到辐射损害，通常增殖更快的肿瘤细胞会更容易被破坏。在实践中，一些增殖率较高的正常组织也会受到一定影响。因此放疗开始后不久，造血细胞、上皮细胞和内皮细胞就会受到影响。

放射治疗的早期，口腔黏膜即呈现出放疗带来的改变。其中最值得注意的是，血管系统破坏导致的口腔内及其周围改变。虽然唾液腺和骨具有较强的抗辐射性，但由于放疗能对血管造成强烈损害，因此从长远来看，这些组织易遭受较大的损伤。

辐射对口腔黏膜的影响

放疗对口腔黏膜的初始影响表现为在最初的 1 ~ 2 周内可见红斑，随后发展为严重的或可伴溃疡的黏膜炎。另外，可伴有严重疼痛和吞咽困难，导致难以摄入足够的营养。放疗结束后，这些黏膜反应开始消退。同样，由上皮细胞组成的味蕾也表现出类似反应。味觉丧失是治疗早期的一个突出症状，但会逐渐恢复，这取决于治疗后唾液的分泌量和质量。

这些黏膜炎的缓解是难以预测的。含有两性霉素、妥布霉素和新霉素的抗生素含片可能有一定疗效[1]。当症状严重时，使用利多卡因多黏性溶液可能起到一定积极的疗效。

放疗对口腔黏膜的长期影响的特点是容易破溃和延迟愈合，即使是在轻微损伤之后。病理表现为上皮较薄，角化程度较低，黏膜下层血管较少，组织外观苍白。放疗会引起黏膜炎症，使口腔黏膜的柔韧性和弹性降低。另外，轻微创伤可能会造成溃疡，需要数周或数月才能痊愈。这些溃疡通常很难与复发性恶性疾病区分开来。

辐射对下颌骨活动性的影响

放射后，翼咬肌韧带和关节周围结缔组织发生炎症。放射后肌肉开始挛缩，关节面退化[2]。这些因素预示着牙关紧闭症的发生。张口能力下降可能是隐性的，通常发生在放疗后的第 1 年内，而且是无痛的。当咬合间隙减小到 20 mm 时，进食变得困难。此外，由于开口度过小，使其难以进行口腔科手术和全身麻醉。

辐射对唾液腺的影响

唾液腺上皮的增殖率慢，因此，唾液腺可能具有抗辐射性。然而，由于辐射对唾液腺血管的破坏，唾液腺表现出较大的损伤，从而导致萎缩、纤维化和退化。临床表现为口干症（唾液分泌减少）并引起口干。口干症的严重程度取决于放疗范围内的唾液腺的受损程度。因此，口干可能是患者就诊的主诉。

唾液腺功能丧失会导致大量的不良后遗症，包括：味觉减退、咀嚼和吞咽困难；睡眠困难；食管功能障碍，包括慢性食管炎；营养不良；对药物更不耐受；舌炎、念珠菌病、口角炎、口臭和细菌性唾液腺炎的发病率增加。此外，牙结构对磨耗、磨损和侵蚀的抵抗力可能会降低；丧失咀嚼能力、黏膜损伤的易感性增加；无法配戴义齿，易患猖獗龋。

口干症对口腔的影响是破坏性的。因为唾液是口腔组织的主要保护者，所以唾液缺失可以导致严重并发症。唾液蛋白如过氧化物酶、溶菌酶和乳铁蛋白具有抗菌性，可限制致龋菌的生长。唾液黏蛋白在牙和黏膜表面形成的薄膜被认为具有使这些口腔结构免受磨损的作用。其中，富组蛋白作为一种唾液蛋白家族有强大的抗真菌特性，能限制口腔酵母菌的生长。这些唾液成分与黏膜组织一起，构成了天然免疫系统的一部分，持续保护人体不受感染。口腔也受到由唾液腺内的 B 细胞局部产生的分泌性免疫球蛋白 IgA 和 IgM 的保护，这些抗体包括针对口腔致龋菌的特异性抗体。因此，当唾液量显著减少时，患者有发生严重口腔并发症的风险。

口干症患者因为吞咽困难而难以正常饮食，从而导致患者可能采用致龋性更高的饮食。放疗导致的猖獗龋会迅速破坏剩余的牙列，并使患者容易遭受严重的颌骨感染（图 19.1）。受影响的牙在整个牙颈部周围都表现出龋坏（图 19.2）。此外，牙周炎在没有唾液的情况下可以加速进展。口干症也可引起味觉障碍、发音困难和吞咽困难。唾液分泌量少的另一个后遗症是口腔感染发生率增加，如念珠菌病。

口腔干燥的治疗

放射治疗后，患者常抱怨口干舌燥。目前，对于如何防止这些变化还没有一致的共识。遗憾的是，在许多情况下，口干症状从未得到实质性改善，因此外源性唾液替换是必要的。最简单的替代方式就是喝水。吃饭时喝水有助于咀嚼、吞咽和味觉。此外，几种唾液替代品无须处方即可获得。这些替代品含有唾液中的几种离子和其他成分（如甘油）来模拟唾液的润滑作用。建议患者不要使用含有酒精或刺激性强的产品，因为可能刺激黏膜。易患龋齿的患者应该避免使用含糖产品，也应该避免咖啡因和非处方的抗组胺剂和减充血剂，因为这些药物会进一步减少唾液产生，加重症状。在美国可获得的许多唾液替代品含有羧甲基纤维素，但研究表明，在其他国家可获得的动物来源黏蛋白产品，

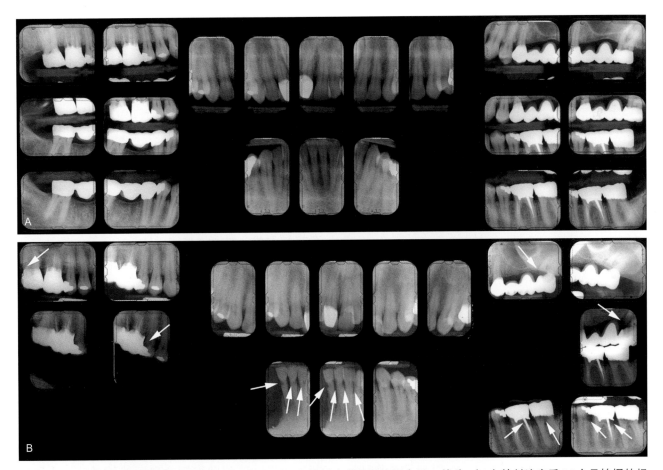

图 19.1　X 线片显示受照射患者龋齿的迅速发生。（A）放射治疗前摄的根尖周 X 线片。（B）放射治疗后 16 个月拍摄的根尖周片。注意龋齿的流行程度和严重程度，龋齿已经发生在整个牙列（箭头处）

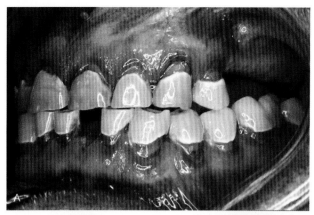

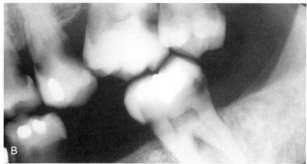

图 19.2 （A）放射性龋的典型临床表现。（B）放射性龋的典型影像学表现。注意牙颈部周围的侵蚀

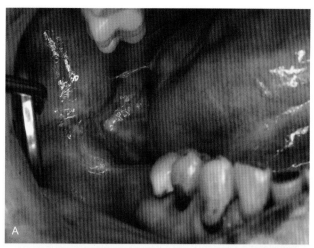

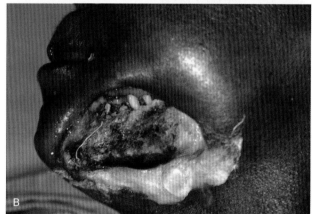

图 19.3 下颌骨骨坏死 2 例。（A）拔牙后 3 周发生骨暴露。（B）严重的下颌骨骨坏死，面部软组织裂开，暴露出坏死骨

更能减轻口干症相关症状的严重程度 [3,4]。

遗憾的是，市场上出售的不同类型的人造唾液不具有唾液中存在的保护蛋白。因此，患者仍然容易出现口干症引起的问题。然而，为了寻求舒适，许多患者似乎找到了像人工唾液一样令人满意的白开水，并随时保留少量的水供其饮用。

提高患者残余唾液分泌能力的努力取得了一些成功。只要有唾液分泌，无糖口香糖能刺激更多的唾液产生 [5]。美国食品药品管理局已经批准使用 2 种药物来刺激唾液分泌：匹罗卡品盐酸盐和盐酸塞维明林，两者都被证明可以缓解口干症症状 [6]。2 种药物都是拟副交感神经药物，主要作为毒蕈碱激动剂，刺激引起外分泌。即使患者的唾液腺已暴露于辐射，药物刺激也会增加唾液分泌。口服 5 mg 匹罗卡品（每天 4 次）或 30 mg 头孢维胺（每天 3 次）已被证明可以改善许多口干症状，没有明显的药物相关副作用 [7-12]。这些药物的使用，可能被证明对一些放疗后口干症患者有益。

放疗对骨的影响

头颈部肿瘤患者的放射治疗最严重和最复杂的后遗症之一是骨坏死（图 19.3），原因是杀伤肿瘤剂量的辐射使骨骼失去活力。由于动脉内膜炎，放射野内的骨实质几乎失去活力，从而导致骨内细小血管消失。残余的活骨的更新率被降低到无法进行自我修复的程度。正常情况下，骨的持续重塑过程不会发生，即使经过相当长的时间，牙槽嵴上的尖锐区域也不会平滑（图 19.4）。与上颌骨相比，下颌骨的骨密度更大，血液供应也更差。因此，下颌骨多见不愈合的溃疡和放射性骨坏死等颌骨最常受累的表现。

其他辐射影响

接受放疗的患者可能会有正常口腔菌群改变，并伴有厌氧菌和真菌的过度生长。大多数研究者认为，口腔黏膜上的菌落在黏膜炎的严重程度和随后的愈合过程中起着重要作用 [13,14]。白色念珠菌通常在接受放疗患者的口腔中生长。目前尚不清楚菌群改变是由辐射本身引起，还是辐射导致的口干症引起。患者经常需要应用局部抗真菌药物，如制霉菌素，以帮助控制念珠菌的数量。另一种常用的口腔漱口水是 0.12% 氯己定（例如 Peridex 和

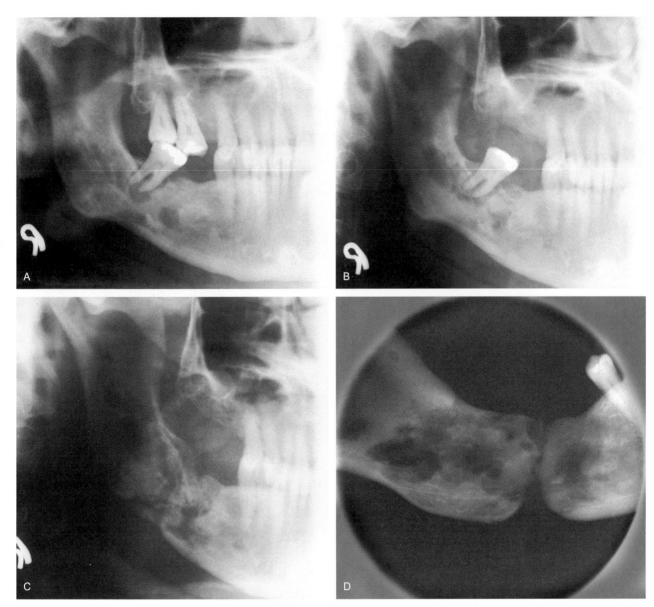

图 19.4 骨坏死进展过程。(A) X 线片显示右下颌骨和磨牙根尖周围有透射影。(B) 6 个月后,其间使用了抗生素和局部冲洗,透射影逐步向下颌支扩展。此时磨牙已被拔除。(C) 拔牙后 5 个月,拔牙创未愈合,破坏过程扩散,导致下颌骨病理性骨折。(D) X 线片显示切除死骨后整个病变的范围 (由 Dr. Richard Scott, Ann Arbor, MI 提供)

Periogard)。该制剂已被证明在体外具有强大的抗细菌和抗真菌作用。在整个放射治疗过程中,至少有一项研究表明,它可以大大降低与辐射引起的黏膜炎相关的发病率和症状[15]。但是其他关于氯己定使用的研究结论尚不清楚[13,16]。

放疗前牙列的评估

放射治疗最大的副作用是骨坏死。大多数有这种并发症的患者在整个放射治疗过程中都有残留牙。临床医师可能会想知道在放疗前如何处理这些牙。它们应该被拔除吗?这个问题没有确切的答案;然而,下列几个因素必须考虑[17-20]。

剩余牙列的状况

所有有问题或不良预后的牙应在放射治疗前拔除。牙周情况越严重,患龋和牙周炎的可能性越大。虽然这可能不符合一般的口腔科原则,建议是"如果有怀疑则拔除"。在这种情况下,拔牙可以使患者免于数月或数年的骨坏死之苦。

患者对牙重视程度

牙列和牙周组织的健康程度是他们过去接受治疗的一个很好的线索。对于口腔卫生和口腔健康状况良好的患者,应尽可能多地保留牙。然而,如果患者多年来忽视其口腔健康,他们很可能会继续保持这种习惯，特别是面对严重的口干症和口腔疼痛时，将使他们的口腔卫生更加不稳定。放射治疗前的患者准备类似于正畸手术前的患者准备。如果患者在使用牙套前不能或不愿意护理自己的口腔，那么在未来遇到问题时，就更不可能护理好自己的口腔。

放疗的即时性

如果医师认为必须立即进行放射治疗，则可能没有足够的时间来进行必要的拔牙和使拔牙窝初步愈合。在这种情况下，口腔科医师可选择保留牙；但是口腔科医师必须在整个放射治疗过程中与患者密切合作，以尽可能地保持患者的口腔健康。

放射位置

在放射治疗过程中，牵涉的唾液腺和骨越多，所造成的口干症和血管损伤就越严重。口腔科医师应与放射治疗医师讨论照射的位置，并估计可能的口干和骨改变的严重程度。如果骨一直保持健康而使牙列可以维持，口干症本身可能不会导致严重问题。口干症和受辐射的骨这两者结合通常会引起问题。对于放疗到大唾液腺和部分下颌骨的患者，医师应考虑放疗前拔牙。通常情况下，如果口腔科医师认为有需要 1 ~ 2 周的时间让拔牙部位愈合，主诊医师会同意将放射治疗时间推迟 1 ~ 2 周。

放射剂量

放射剂量越高，对正常组织的损伤越严重。放射治疗医师应与口腔医师讨论计划对患者进行的放射剂量。通常剂量减少，组织损伤可以减轻，这使得口腔医师在照射前准备时更加保守。

口腔鳞状细胞癌约占使用放射治疗的恶性肿瘤的 90%。遗憾的是，这种癌症需要大剂量辐射 [>6 000 rad（60 Gy）] 才能产生效果。其他恶性肿瘤，如淋巴瘤，只需要更少的放射治疗，因此口腔受到的影响更小。当总剂量低于 5 000 rad（50 Gy）时，口干症和骨坏死等长期副作用显著降低。

放疗前牙列处理和放疗后口腔卫生维护

需要保留的牙都必须仔细检查其病理状态，并将其恢复到可获得的最佳健康状态。放射治疗前应进行彻底的预防和局部应用氟化物。应示范和加强口腔卫生措施和指导。锐利的牙尖应磨圆，以防止机械刺激。为了制作在治疗期间和治疗后使用的定制氟化物托盘，应该制取口腔铸型的印模。由于吸烟和饮酒可刺激黏膜，应鼓励患者在开始放射治疗前停止这些行为习惯。

在放射治疗期间，患者每天至少要用盐水漱口 10 次。患者每天应使用氯己定漱口 2 次，以帮助减少口腔内细菌和真菌水平。在放射治疗期间，口腔科医师应每周复查患者，进行观察和口腔卫生评估。霉菌素或克霉唑外用可较快地控制白色念珠菌的过度生长。在放射治疗的整个过程中，应密切监测患者的张口能力。因为放疗会导致咀嚼肌的进行性纤维化，使患者无法充分张口。此外，医师应指导患者进行物理治疗练习，以保持放疗前原有的咬合间隙。所有患者必须每周称体重，以确定他们是否保持了合理的营养状态。黏膜炎和口干症的发生，使口腔摄入食物极为不舒服。然而，营养不良又可通过延迟口腔组织的愈合和给患者一种疾病的整体感觉，而导致进一步的病变。在严重的情况下，患者可能需要通过鼻饲管喂养，以保持合理的营养状况。

放射治疗后，口腔科医师应每 3 ~ 4 个月复查 1 次患者。在放射治疗后进行预防，并应用局部氟化物。患者应使用定制托盘进行局部涂抹。同时，应指导患者使用托盘和日常自我进行局部氟化物应用。每天使用含 1% 氟化物的漱口水 5 分钟，可减少放射性龋的发生[21]。目前可使用的非处方氟化物冲洗，无须定制的夹板，这些做法已经被证明是成功的，似乎更能被患者所接受。

所有患者也应该被关注可能出现的牙关紧闭症，预防牙关紧闭比治疗牙关紧闭更容易。如患者出现切牙间隙减少，应进行开口练习。对于已经确诊的病例，医师可以指导患者进行下颌训练（如 Therabite 锻炼）。

进行放疗前拔牙的方法

如果在放疗前决定拔除部分或全部牙，问题就变成如何拔牙？一般来说，医师可以运用非创伤性拔牙原则。然而，骨保存的概念会被忽略，通过去除大量牙槽嵴和牙以实现初期软组织闭合。放疗开始后，正常的重构过程受到抑制；如果牙槽骨出现尖锐部位，就会产生溃疡。通常以手术方法拔牙，需要翻瓣和大量的骨切除。

非创伤性地处理黏骨膜瓣是必要的，以确保快速软组织愈合。由于放疗后组织的重塑能力大大降低，因此应在大量冲洗下去除毛刺状骨和使用锉刀以平滑边缘。在这种情况下应预防性使用抗生素。

值得注意的是，口腔科医师正在和时间赛跑。如果伤口不能愈合，放疗就会延迟。如果在伤口愈合之前进行放射治疗，愈合将需要几个月甚至几年的时间。

放疗前拔牙与放疗开始之间的间隔时间

开始放射治疗与拔牙的时间间隔应该多长，目前没有明确的答案。显然放射治疗越早开始，对治疗恶性肿瘤就越有利。软组织愈合良好时，可进行放射治疗。传统的建议是拔牙和放射治疗间隔 7 ~ 14 天 [17,22,23]。但大多数人的建议是基于在这一时期发生了再上皮化的临床印象提出的。然而如果情况允许的话，放射治疗应在拔牙后 3 周后进行，有助于确保良好的软组织愈合。如果局部创面裂开，放射治疗应进一步推迟。在这种情况下，必须每天进行局部伤口冲洗和术后使用抗生素，直到软组织愈合。

放疗前拔除阻生智牙

如果患者有智牙萌出或部分萌出，拔除智牙可能是一个不错的选择，以防止冠周感染。然而，一般来说，让一颗完全嵌在下颌骨内的牙留在原处比拔除后等其痊愈更快。

放疗后龋齿的处理方法

牙出现放射性龋后，需要立刻进行处理和维护，以防止感染进一步蔓延。复合材料和汞合金是修复龋病所引起的牙体缺损的首选材料。而全冠修复则不建议使用，因为牙在全冠修复下继发龋难以被发现。任何出现放射性龋的放疗患者必须采取口腔卫生措施，包括氟化物的应用。

如果牙发生牙髓坏死，可以进行根管治疗并进行抗生素治疗，牙可以磨除部分以降低咬合并保持。放疗后通常根管治疗是困难的，因为受过辐射的牙髓腔可发生一个进行性硬化过程。在这种情况下，可以仅仅将牙龈以上的牙切除，牙根留在原处。

放疗后拔牙

放射治疗后是否可以拔牙？如果可以，如何拔除？这些可能是最难回答的问题。每名口腔科医师对此都有自己的看法，文献中也有相互矛盾的报道。放射后拔牙也是口腔科医师最不希望做的手术，因为结果总是不确定。

对于放射治疗后是否可以拔牙的问题，答案是肯定的。更重要的问题是如何去拔？如果要拔牙，口腔科医师可以进行常规拔牙而不需要初期软组织闭合；或者采取牙槽骨成形术和初期闭合的手术拔牙。这两种技术都产生了相似的结果，但伴随一定的骨坏死发生率。建议使用全身抗生素。

在拔牙前后使用高压氧（hyperbaric oxygen, HBO）是一种被证明有效的辅助技术。高压氧治疗是在压力下给氧，增加局部组织氧合作用和促进缺氧组织血管生成 [24,25]。通常的治疗方案是在拔牙前进行 20 ~ 30 次高压氧治疗，拔牙后立即进行 10 次以上的高压氧治疗。并不是所有社区都有 HBO 舱；如果有的话，通常位于特定的医院。一个在高压氧医学方面有经验的医生可负责将患者转诊到具有这些设施的医院。患者通常每天进行 1 次 HBO 治疗。在此之前，手术前需要 4 ~ 6 周进行 20 ~ 30 次 HBO 治疗，而手术后需要 2 周进行 HBO 治疗。在一项前瞻性临床试验中，Marx 等将该方案与拔牙前预防性使用抗生素进行比较，发现骨放射坏死的发生率显著下降（30% → 5.4%）[26]。而另一些人则对在放射治疗前后进行 HBO 治疗的必要性提出了质疑，并在不使用 HBO 的情况下进行了手术 [27,28]。

由于对接受放疗的患者进行拔牙存在相当大的争议，很少有高压氧室可供使用，严重并发症的发生率较高，因此建议，口腔颌面外科医师负责对接受过放疗并需要拔牙的患者进行治疗。

放射治疗后无牙颌患者的义齿配戴

放射线治疗前，无牙颌患者可使用构造良好的义齿。然而，在放射治疗前或后，无牙颌患者可表现出更多的黏膜溃疡和随后的骨坏死问题。在正常的牙槽骨重建过程中，即使是拔牙后留下的最微小的不规则形状也不能被清除。戴义齿时，这些细小的不规则会引起黏膜溃疡。

软义齿衬垫似乎是接受放疗患者的一个理想的解决方案。然而，由于一些原因，硅胶软衬垫并不是特别有用。目前，患者用得最多的是普通义齿。

无牙颌患者在严重的辐射反应消退后可继续使用义齿。对于在放射治疗前或后进行拔牙的患者，谨慎的做法是在使用义齿后经常进行检查，以便在出现痛点、造成黏膜破坏和骨暴露之前进行调整。

当设计义齿时，口腔科医师必须确定义齿基托和咬合面的设计，使力均匀分布在整个牙槽嵴，并消除对义齿的侧向力。

对颌骨接受放疗的患者而言，最理想的治疗方法是使用由口腔种植体支持的义齿，以避免义齿与黏膜接触，因为黏膜溃疡可导致骨坏死。

放疗患者种植体的使用

对接受放射治疗的无牙颌患者，牙重建是修复科医师面临的最大挑战之一。许多接受过恶性肿瘤切除手术的患者，都没有正常的解剖结构，无法配戴义齿，没有口腔前庭来容纳义齿翼缘。

通常情况下，舌的一部分可能被切除，同时患者可能伴有硬组织和软组织缺损。当重建时，骨对组织义齿可能不足以产生良好的支持作用。这类患者常常有厚的、不柔韧的软组织黏膜瓣，这些黏膜瓣是从远处移植的，不能附着在下方的骨上。所有这些结合起来，对传统的义齿修复是一个巨大挑战。在这种情况下，从功能角度来说，植入性假体的使用是首选。

然而，多年来，有放疗史一直是种植牙的相对禁忌证[29,30]。放疗对骨骼和软组织的影响，给植入金属装置的使用提出了巨大挑战。经过 4 050 rad 的放射后，初期愈合期间，兔胫骨上可以显示柱状钛等离子体喷射种植体的骨 – 种植体接触面积减少了近 19%[31]。不出所料，许多临床研究评估了接受放射的口腔骨内种植体植入的成功率，无论是否有高压氧辅助治疗，与未接受放疗的患者相比，成功率可从轻微降低到明显降低[32-43]。

但是，为这类患者提供功能性和美观的重建牙所带来的益处是显著的。这样的患者经历了许多艰难困苦，他们失去了部分解剖结构，常常伴有畸形，并遭受放疗带来的不适，如口干症、吞咽困难和味觉障碍。他们希望能够用功能义齿咀嚼固体食物。在这些不同的情况下，植入式义齿可以帮助实现这一目标。然而，在接受放射治疗的患者中，软、硬组织不可预测性的反应和手术治疗的创伤结合在一起，更需要口腔科医师谨慎地处理这类病例。

口腔种植体植入放射后的骨时，必须评估许多变量，包括放射类型、放射剂量、放射位置、放疗后经过的时间、治疗期间颌骨的保护方式、患者自身的生理反应（本身受到患者年龄、性别、遗传、吸烟和全身健康的影响）。其他的关键因素包括种植体是否会被植入在受辐射的宿主下颌骨、受辐射的骨移植物或在放射治疗后移植的骨中。最后，如果使用微血管吻合重建下颌骨，因其中的血液供应来自远处，同时没有改变之前的放射治疗，植入口

腔种植体后应该不会产生不良的组织反应。

当口腔种植体被植入到受放射宿主或移植骨中时，口腔医师必须小心处理。建议咨询放射治疗医师，以确定将被植入的颌骨的辐射量。部分研究为种植体在受辐射骨中的应用提供了一些见解和方法。分别是：

（1）放射治疗次数越多，骨内种植的失败率越高[28,33,42]。

（2）放射治疗与植入间隔时间越长，失败率越高[39]。

（3）当放疗患者的种植体失败时，通常在义齿重建之前就失败了，表明骨结合失败[39]。

（4）放疗和化疗结合，对骨结合的结果有更加负面的影响[39,42]。

（5）在接受放射治疗的患者中，上颌骨的种植体存活率往往高于下颌骨[38-44]。

（6）较短的种植体预后较差[39]。

（7）高压氧治疗可能降低或不降低种植失败率[38,45]。

已经证明种植体保留的成功率与骨接受的辐射量呈正相关[33,39]。如果放射剂量小于 4 500 rad（45 Gy），可谨慎植入种植体。当放射量超过这个量时，应考虑术前（20 ~ 30 Gy）和术后（10 Gy）进行 HBO 治疗[39,46]。一些研究表明 HBO 治疗是有益的；然而，一项随机对照研究发现高压氧没有任何益处[45]。有些人使用 HBO 的原则是，起码不会造成伤害，也许会有所帮助。

由于骨代谢活性较低，受放射患者骨结合所需的时间将延长，因此种植体植入后至少 6 个月不应负重。口腔科医师必须特别注意这类患者的口腔卫生，因为他们的组织不像未接受放疗的患者那样抵抗细菌侵袭。因此，义齿设计应尽可能简洁，并尽量采用覆盖义齿。义齿基托不与口腔软组织接触，有助于防止溃疡。无论采用何种类型的义齿，这些患者都需要更仔细的随访和卫生措施。

尽管人们担心将种植体植入受放射的骨中会导致骨坏死，但这种情况在文献中很少报道（图19.5）[47,48]。然而，对于报道中接受过放射治疗的患者，种植体修复的时间跨度并不足够，故不足以预测种植义齿的长期效果。

放射性骨坏死患者的处理

黏膜破溃和随后发生的骨坏死大多发生在下颌骨（图 19.4）。这种情况通常发生在接受辐射量超过

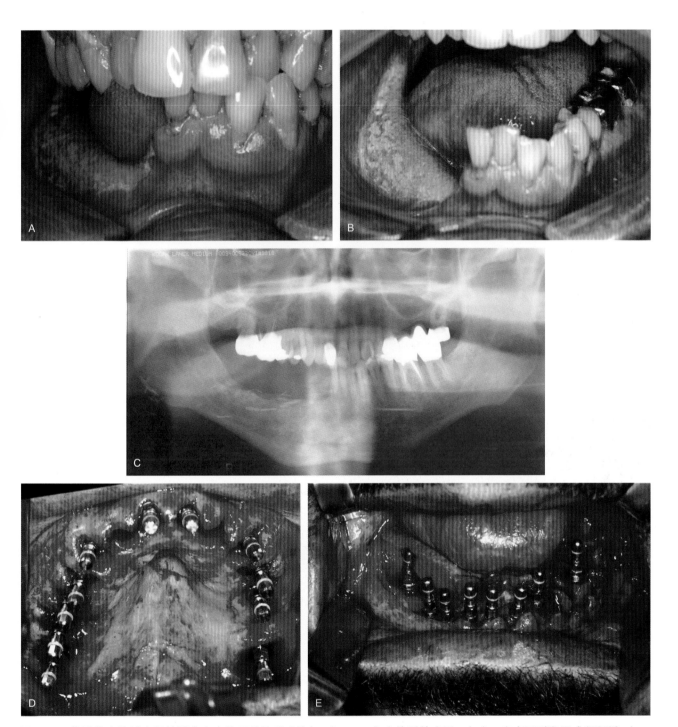

图 19.5　接受整个放射疗程的鳞癌患者的牙种植重建修复。（A ~ C）在接受放疗后 1 年内，患者牙列发展成猖獗龋。（D，E）高压氧治疗后，患者经过拔牙和植入种植体。经过 6 个月的等待后，医师进行了固定义齿修复（冠和桥）

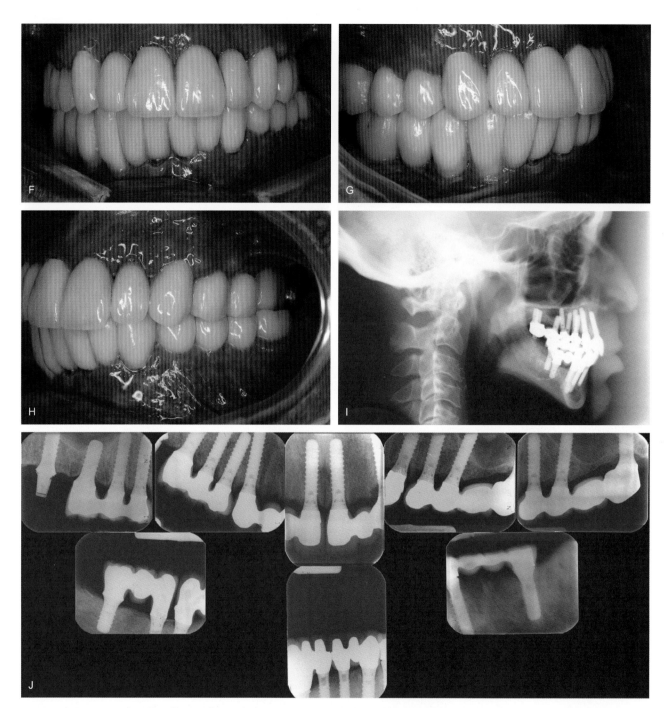

图 19.5（续） 义齿配戴 1 年后，进行义齿（F ~ H）和头颅侧位 X 线片（I）检查。（J）所有种植体周围骨的保持水平

6 500 rad（65 Gy）的下颌骨，而不经常发生在接受辐射剂量小于 4 800 rad（48 Gy）的下颌骨[49-51]。严重的疼痛可由骨坏死引起。患者应停止配戴任何义齿，尽量保持良好的口腔健康状态。应进行冲洗以清除坏死碎片。仅在少数情况下全身使用抗生素是必要的，因为骨坏死不是骨感染，而是无法愈合的缺氧伤口[24]。由于组织的血管供应减少，全身使用抗生素不能轻易进入该区域发挥应有的作用。然而，在急性继发感染中，抗生素可能有助于防止感染传播。去除任何松动的骨片，但不要尝试初期关闭暴露骨组织上面的软组织。大多数小于 1 cm 的伤口最终会愈合，可能需要几周到几个月的时间。

对于未愈合的伤口或大面积骨坏死，手术干预可能是必要的。在这种情况下，可以尝试切除受辐射骨和未受辐射骨的边缘，并尝试进行初期软组织关闭（图 19.6）。许多病例的治疗是成功的。近年来，高压氧治疗与外科干预的联合应用对放射性坏死取得了一定的改善[24]。

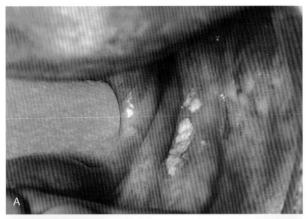

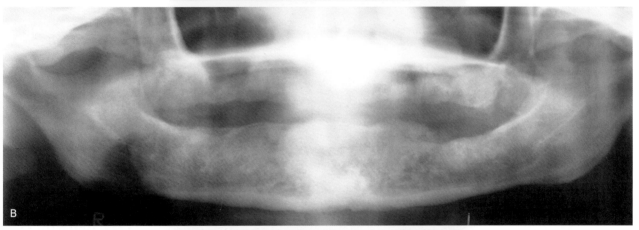

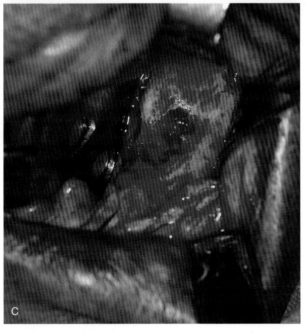

图 19.6　左侧下颌骨骨坏死。鳞癌患者接受了一个完整疗程的肿瘤放射治疗。在切除肿瘤的同时拔除牙齿。患者在术前和术后接受高压氧治疗。(A) 可见暴露的死骨位于左侧下颌骨牙槽嵴。(B) 全景 X 线片显示牙槽嵴缺乏良好的骨皮质，呈弥漫性不规则影。(C) 手术暴露的区域显示死骨边缘，中央凹陷，缺乏骨质。可见左侧下颌骨放射性骨坏死

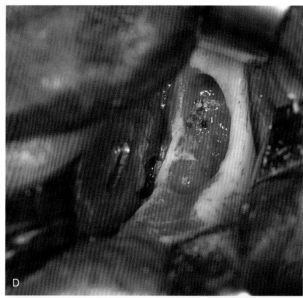

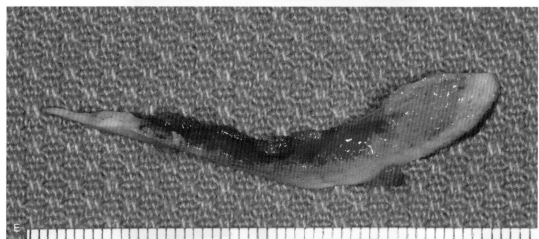

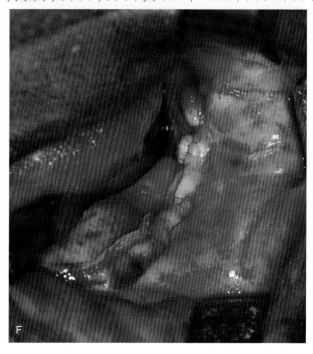

图 19.6（续）（D）切除牙槽嵴，用磨头将剩余的骨磨平，直到可见骨中血液流出。中央凹坑也需磨除。（E）切除的牙槽嵴标本，可见明显的左侧下颌骨骨坏死。（F）软组织关闭

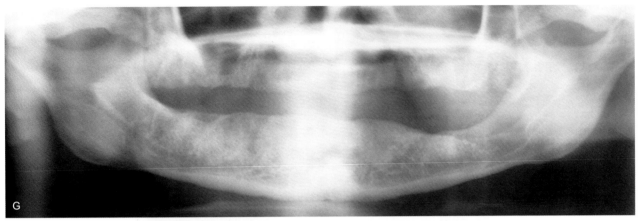

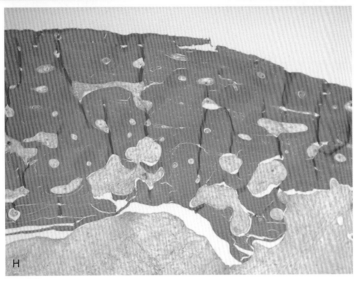

图 19.6（续）（G）术后 8 个月的全景 X 线片，显示有骨的轻度改建和愈合。（H）切除标本的组织学检查，显示哈弗系统的骨髓区有放射性骨坏死和纤维化现象

骨移植重建修复连续性缺损成功地应用于许多接受过放疗的患者，游离微血管吻合技术在恢复放疗后患者的连续性缺损方面正变得越来越普遍。这些骨移植物通过血管的重新连接获得了自身的血液供应，因此摆脱了对局部组织的愈合依赖。

接受全身化疗的恶性肿瘤患者的口腔管理

化疗药物破坏恶性细胞已被证明是一种有效治疗多种恶性肿瘤的方法。与放射治疗一样，癌症化疗药物的抗肿瘤作用是基于其摧毁快速增殖细胞（如肿瘤细胞）或延缓其分裂的能力。遗憾的是，有丝分裂指数高的正常宿主细胞也受到不利影响。受影响最多的正常细胞是胃肠道（包括口腔）的上皮细胞和骨髓细胞。最常见的口腔副作用是味觉改变、口干和黏膜炎[52]。

对口腔黏膜的影响

许多化疗药物降低了口腔上皮的正常增殖率，导致口腔黏膜萎缩变薄，临床上表现为口腔疼痛、红斑和黏膜表面溃疡。其影响主要表现在被覆黏膜上，很少见于牙龈表面。这些变化在抗肿瘤药物开始使用后的 1 周内即可见。其作用通常有自限性，通常在停止用药后的 2 ~ 3 周内会自行愈合。

对造血系统的影响

骨髓抑制表现为白细胞减少、中性粒细胞减少、血小板减少和贫血，是几种癌症化疗的常见后遗症。在化疗开始的 2 周内，白细胞计数下降到一个极低水平。在口腔中，骨髓抑制的主要影响是牙龈炎。轻微感染可能会发生，常见牙龈出血。如果严重和长期的嗜中性白细胞减少，可能发展成严重感染。参与这些感染的微生物可能是通常口腔菌落的过度生长，特别是真菌；然而，其他微生物也可能是致病的。红细胞减少可能是严重的，并可能发生自发性出血，这在实施口腔卫生措施后尤其常见。通常在停止化疗 3 周后可出现骨髓抑制的恢复。

确定患者接受治疗的肿瘤类型是很重要的。肿瘤的类型决定了化疗药物的类型。许多血液肿瘤（如白血病）用化疗药物治疗，导致骨髓成分的功能和数量发生显著改变。相比之下，一些实体瘤的化疗可能不像在血液肿瘤患者中发现的严重的骨髓再生障碍。

对口腔微生物的影响

由于其免疫抑制的副作用，化疗药物能引起口腔菌群的显著变化。例如，口腔固有微生物的过度生长、革兰阴性杆菌的重复感染和机会性感染是常见的后遗症，并导致机体不适和疾病。在接受骨髓抑制性的癌症化疗患者中，约 70% 的死亡是由全身感染造成的[53,54]。口腔微生物已被证明是这些患者菌血症的常见来源[51]。大多数接受化疗的患者都同时使用全身抗菌药物。然而，尽管有这些方案，患者经常可出现微生物过度生长，最常见的是念珠菌类感染[55-57]。

常规口腔管理

一般来说，已经或将要接受放疗的患者的口腔管理原则，同样适用于已经或将要接受化疗的患者[58,59]。然而，由于化疗在许多情况下是间断性的，对脉管系统的影响最小，而且在化疗期间个体的状态几乎正常，口腔管理较为容易。此外，化疗的影响大多是暂时的；随着时间推移，系统健康水平可恢复到最佳水平，可以进行常规口腔管理。

口腔科医师最应该关注的是骨髓抑制的严重程度和持续时间。口腔科医师必须知道化疗的日期和患者的血液状况之前，开始进行口腔护理。如果患者正在接受血液肿瘤（如白血病）治疗，疾病和化疗都会导致血液功能成分下降。因此，这些患者在疾病过程中的任何时候都可能面临很大的感染和出血风险。在这种情况下，必须向患者的家庭医师咨询。在大多数非血液肿瘤病例中，患者只有在化疗过程中才有感染和出血危险，在化疗后血液成分可恢复。

治疗前拔牙的决定取决于残根残冠的状况、患者过去的口腔卫生习惯、是否需要化疗及恶性肿瘤的整体预后。

化疗前的口腔措施一般是常规进行彻底的预防、氟化物治疗，以及任何必要的牙周基础治疗。不能修复的牙应在化疗开始前拔除。

已经开始化疗的患者，必须保持严格的口腔卫生，但这对于经常发生黏膜炎和溃疡的患者来说是困难的。任何接受化疗的患者，在白细胞和血小板状态不明的情况下，都不应进行口腔科手术。一般来说，白细胞计数大于或等于 2 000/mm³，且至少有 20% 的多形核白细胞和血小板计数大于或等于 50 000/mm³ 的患者，可以接受常规治疗。如果患者在口腔科治疗后 3 周内进行过化疗，应预防性使用抗生素。如果白细胞计数和血小板水平低于特定水平，应实行最低限度的口腔护理，因为感染、严重出血或两者都可能发生。在此期间，患者甚至可能需要避免使用牙线，并使用非常柔软的牙刷。任何自动的口腔科装置都不应使用，以防止脆弱的黏膜出现溃疡。

口腔念珠菌病的治疗

念珠菌病的初期治疗是局部应用抗真菌药物[55]。外用药物的优点是全身副作用最小。同样，对于持续感染患者，除了应用全身药物外，持续使用局部药物也可取得较好的疗效。这种联合用药可以减少应用全身抗真菌药物的剂量和时间，也可以减少潜在的副作用。

外用制剂包括漱口液、口服片剂和乳膏。一般来说，漱口液接触药物的时间较短，因此效果较差。口服片剂是最被接受的局部治疗念珠菌病的方式之一，因为可以在口腔中缓慢溶解，增加了药物与口腔菌群的接触时间。外用含抗真菌药物的乳膏有助于治疗口腔黏膜念珠菌病或应用于与义齿接触的口腔表面，以延长药物作用时间。

治疗口咽念珠菌感染最常用的 2 种外用药物是克霉唑和制霉菌素，它们有多种形式，每天应使用 4 次。临床症状和体征消失后，应继续治疗 2 周。克霉唑片剂也是可用的，每天在口腔中含片 4 ~ 5 次。

对于较顽固的病例，可选用酮康唑或氟康唑（即全身使用抗真菌药物）。然而，口腔科医师必须小心使用这些全身抗真菌药物，因为它们有毒副作用，这些副作用因药物种类的不同而差异很大。

另一种广泛使用的治疗口腔念珠菌病的药物是氯己定漱口水。氯己定已被证明在体外具有强大的抗细菌和抗真菌性能。氯己定的体内效应还没有得到很好的证明，尤其是在免疫抑制的个体中用于对抗念珠菌[13,60]。然而，氯己定在大多数这类患者中使用是基于它可能没有危害，而且可能是有益的。

药物相关性颌骨骨坏死患者的口腔管理

最近发现了一种新的癌症和骨质疏松症治疗相关口腔并发症，类似于骨坏死，可见颌骨上死骨区域暴露。然而，此并发症并未见于没有接受任何放射治疗的患者，而且用于骨坏死的治疗方法似乎对这些病变的治疗无效。这种口腔病变被称为药物相关，或者更恰当地说，是药物诱发的颌骨骨坏死（medication-induced, osteonecrosis of the jaws, MRONJ）[61]。因为患有这些病变的患者的共同之处在于，他们正在服用一种抗骨吸收药物，通常作为恶性肿瘤化疗的辅助药物[62]。

MRONJ 是一种慢性骨坏死暴露的疾病，通常伴有疼痛，原发或继发感染。骨暴露可以是自发性的或更常见的是经过侵入性口腔科治疗后发生[63]。患者主诉一般为口臭、饮食和讲话困难。

临床上，病变表现为口腔黏膜溃疡，骨暴露，经常引起剧烈疼痛。病变是持续性的，对常规治疗方式如清创、抗生素治疗或高压氧治疗没有反应。

以下列出可引起 MRONJ 的 3 种主要药物。

双膦酸盐

双膦酸盐是一类用于治疗骨质疏松症和恶性骨转移的药物。双膦酸盐通过抑制破骨细胞的募集和活性来抑制骨吸收，从而缩短破骨细胞的寿命。数百万绝经后妇女正在服用双膦酸盐以稳定骨质疏松症引起的骨质流失，从而降低她们发生病理性骨折的风险[64]。除骨质疏松症外，双膦酸盐被用于治疗佩吉特骨病和恶性肿瘤高钙血症。双膦酸盐用于癌症患者，以帮助控制转移性骨病变导致的骨丢失[65,66]。双膦酸盐的作用机制是与骨矿物质结合，随着时间推移，不断集中和积累。双膦酸盐是破骨细胞活性的有效抑制剂，这就是临床医师经常使用的原因[63]。根据治疗的持续时间和所开的特殊双膦酸盐，药物可在体内存留数年[66]。在接受双膦酸盐治疗的患者中，生理骨沉积和骨重塑严重受损[67,68]。双膦酸盐还具有抗血管生成特性，并可能直接杀伤肿瘤，这使它们成为癌症治疗的重要药物[69,70]。

许多双膦酸盐药物是可用的，一些为静脉注射（帕米膦酸、唑来膦酸、氯膦酸），另一些为口服（阿仑膦酸、依替膦酸、利塞膦酸、替鲁膦酸、伊班膦酸；表19.1）。这些选择因所治疗的疾病类型和所需药物的效力而不同。例如，口服双膦酸盐常用于骨质疏松症患者，而注射用双膦酸盐用于原发性骨损害或骨转移的癌症患者。

RANK 配体抑制剂

RANK 配体抑制剂（地诺单抗，狄诺赛麦）是一种抗 RANK 配体（RANK/L）的人源化抗体，可抑制破骨细胞功能和相关的骨吸收。与双膦酸盐相比，RANKL 抑制剂不与骨结合，在停止治疗后的6个月内，其对骨改建的影响可大大减少。

抗血管生成药物

血管生成抑制剂通过与干扰血管生成信号级联的各种信号分子结合，干扰新血管的形成。这些新药在各种肿瘤的治疗中已显示出了良好疗效。

抗吸收药物的作用机制

在 3 种可诱发 MRONJ 的药物中，双膦酸盐显然是最常用的。因此，大多数病例都由这种药物引起。双膦酸盐和其他抗吸收药物如地诺单抗，能抑制破骨细胞分化和功能，促进细胞凋亡，导致骨吸收和骨改建减少[61]。双膦酸盐与骨结合并在骨基质中形成。在骨改建过程中，这类药物被破骨细胞吸收并在细胞质中内化，抑制破骨细胞功能，诱导细胞凋亡[71]。双膦酸盐也可抑制成骨细胞介导的破骨细胞吸收，并具有抗血管生成特性[65,72,73]。结果，骨代谢受到严重抑制，随着时间推移，骨几乎没有生理性改建[68,74]。骨变得脆弱，无法修复日常活动中发生在人体骨骼中的生理性微骨折[75,76]。当上颌骨或下颌骨感染和拔牙时，修复和重建的需求会大大增加。因此 MRONJ 是由骨代谢、局部创伤、骨修复需求增加、感染和血管供应不足等复杂的相互作用引起的。

静脉注射双膦酸盐的患者比口服药物的患者更容易引起 MRONJ。在为预防或治疗骨质疏松症而口服双膦酸盐的患者中，MRONJ 并不常见；然而，从 2006 年开始，在文献中开始报道相关病例，到现在已经有几百例。其他可能参与 MRONJ 发展的代谢因素包括糖尿病和使用类固醇、抗癌化疗药物和吸烟。

表 19.1　美国可用的抗吸收药物

通用名称	商品名称	药物类型	生产商	给药途径
阿仑膦酸盐	福美加	双膦酸盐	Merck	口服
氯膦酸盐	骨膦	双膦酸盐	Schering AG	静脉注射
依替膦酸盐	Didronel	双膦酸盐	Procter 和 Gamble	口服
伊班膦酸盐	邦罗力	双膦酸盐	GlaxoSmith Kline	口服
帕米膦酸盐	阿可达	双膦酸盐	Novartis Pharmaceuticals	静脉注射
利塞膦酸盐	Actonel	双膦酸盐	Procter 和 Gamble	口服
替鲁膦酸盐	Skelid	双膦酸盐	Sanofi-Synthe Lab	口服
唑来膦酸盐	择泰	双膦酸盐	Novartis Pharmaceuticals	静脉注射
地诺单抗	地诺单抗	RANK 配体抑制剂	Amgen	皮下注射
舒尼替尼	索坦	抗血管生成类	Pfizer	口服
索拉非尼	多吉美	抗血管生成类	Bayer	口服
贝伐单抗	阿瓦斯汀	抗血管生成类	Genentech	静脉注射
西罗莫司	雷帕霉素	抗血管生成类	Pfizer	口服

药物性颌骨骨坏死的临床症状和体征

显然，MRONJ 只对颌骨有影响 [77]。与 MRONJ 相关的最常见临床表现是拔牙患者的骨暴露性溃疡（图 19.7）[62,63,78-81]。不良修复体引起的溃疡也可参与病变的发生。然而，在许多病例中，自发性骨暴露与任何损伤或感染无关 [81]。与骨放射坏死相似，口腔 MRONJ 早期没有影像学表现。患者可无症状，但在死骨暴露于口腔环境并继发感染后，可出现剧烈疼痛。骨坏死通常呈进行性，可能导致广泛的骨暴露和开裂（图 19.8）。

在静脉注射双膦酸盐的癌症患者中，从开始治疗到发生颌骨骨坏死的中位时间被报道为 25 个月，尽管许多病例发生得更早 [82]。然而，任何静脉注射双膦酸盐超过 12 个月的患者，都有严重风险 [61,83]。此外，老年人（>65 岁）也可能风险增加 [84,85]。据报道，这些患者最常见的口腔疾病是临床和放射影像上明显的牙周炎 [81]。其他与 MRONJ 相关的局部因素有牙感染、脓肿、既往的根管治疗史和骨疣。

在自发性 MRONJ 患者中，最常见的主诉是突然出现口腔内不适和骨暴露的粗糙感，可能发展为对坏死骨周围的口腔软组织创伤。

通常，脓性分泌物和局部肿胀可发生在邻近的

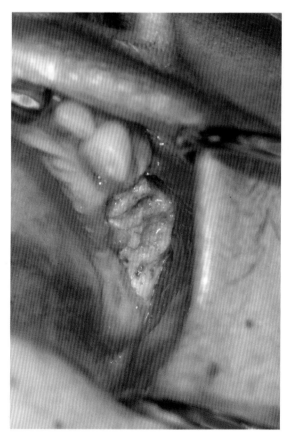

图 19.7　双磷酸盐相关的上颌骨骨坏死。该区域的骨暴露出现在拔牙后 2 周。尖锐的部位已被清除，但伤口几个月后仍未愈合

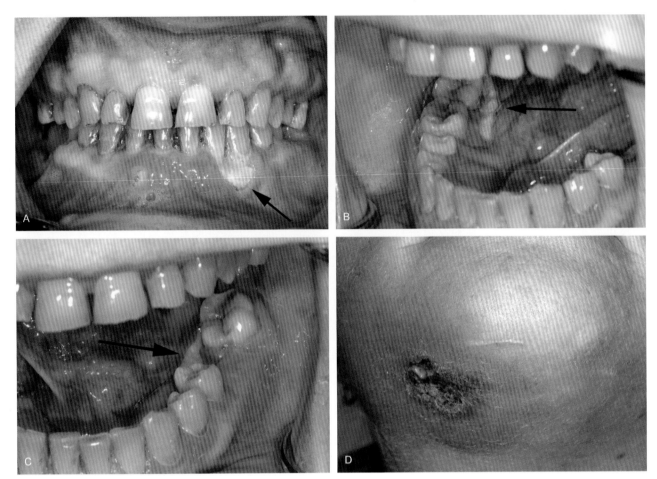

图 19.8 进行性双膦酸盐相关下颌骨骨坏死病例。一开始，沿前牙（A）和双侧下颌舌骨嵴（B，C）出现骨暴露区。进行轻微清创，但出现右侧下颌骨感染，并自发出现颏下区皮肤破裂（D）

软组织，并伴有牙关紧闭和局部淋巴结肿大。口腔医师必须学会鉴别 MRONJ，从较简单的短暂黏膜溃疡病例（患者没有服用双膦酸盐药物史）到与不良义齿、拔牙创伤引起，或自发发生在被覆黏膜较薄且容易磨损的区域（如下颌舌骨嵴和骨疣）的骨暴露病例。一旦消除刺激，这些区域会自行愈合，但 MRONJ 的病变一般不具有自愈性。

准备服用抗吸收药物的患者的口腔护理

由于 MRONJ 是一种新报道的口腔并发症，一直没有找到有效的治疗措施。虽然一些关于这种药物相关并发症的报道已经相继发表，但是对于 MRONJ 有效的治疗康复方案还没有达成一致。因此，给患者和临床医师都带来了一定的困难和挑战。不能处理 MRONJ 的病变，使患者的医疗状况恶化，因为患者变得越来越缺乏营养。因此，预防这种情况对这些患者来说至关重要，这样他们就可以接受所需的抗癌治疗。

对于即将接受放射治疗的患者，口腔科医师应该在开展抗吸收药物治疗前了解患者的所有情况。此时的重点应是尽量减少 MRONJ 发生的风险。大多数 MRONJ 病例发生在患者服用抗吸收药物 6 个月或更长时间后，因此应在治疗早期提供口腔护理，且不会因口腔治疗而增加发生 MRONJ 的风险[62,81]。虽然接受这些药物治疗的患者中，有一小部分会发生 MRONJ，但大多数患者在接受常规牙槽手术（如拔牙、牙种植或根尖手术）后都会出现这种并发症。预后不良的前牙应在使用抗吸收药物前或治疗后尽早拔除。如果可能，抗吸收药物治疗应在侵入性手术（如拔牙）后 4 ~ 6 周开展，以使骨有机会恢复[81]。

口腔预防、龋齿控制和保守的口腔修复对保全功能健全的牙极其关键，这是一种必须保持的口腔护理水平。应对配戴全口或局部义齿的患者检查黏膜损伤区域，特别是沿舌缘区域部分。至关重要的是，要告知患者口腔卫生的重要性，定期进行口腔卫生评估，并专门指导患者报告任何出现的疼痛、肿胀或暴露骨，以预测或鉴别 MRONJ。

服用抗吸收药物的患者的口腔护理

接受口服或静脉注射抗吸收药物的患者的治疗主要是预防。口腔科医师应该联系患者的主诊医师，了解患者服用双膦酸盐的原因、服用的双膦酸盐的种类，以及预计的治疗时间。建议口腔科医师按照现有的口腔会诊指南，以预防癌症治疗（化疗、放疗）的口腔并发症。消除所有潜在的感染部位必须是会诊的主要目标。应进行口腔修复，以消除龋齿和牙体缺损。冠修复和更大面积的固定修复治疗可能不适合一些患者。应对义齿进行合适度、稳定性和咬合评估，并做出必要的调整。尽可能避免拔牙。治疗的目标应该是达到良好的口腔健康状态，以防止将来需要侵入性口腔科手术。应进行预防并给予口腔卫生指导。患者还应给予 MRONJ 信息，并了解这种疾病发展的早期症状。当有效的口腔治疗结束后，应安排定期随访，以巩固患者维持口腔卫生的重要性，并进行新一轮口腔检查。

口服阿仑膦酸盐的作用

目前尚不清楚患者服用阿仑膦酸盐和患有 MRONJ 是否存在其他全身性或局部共病因素[62,63,80,81]。因为大量患者服用阿仑膦酸盐（福善美）治疗骨质疏松症（约 2 200 万），一个经常被问到的问题是，这些患者是否可以安全地进行侵入性手术，如拔牙和种植牙[86]。口服双膦酸盐（如阿仑膦酸盐）的患者在拔牙、牙种植、牙周和其他手术过程后发生 MRONJ 的风险尚不清楚，这些药物的生理作用持续时间是多变的。有证据表明，长期阿仑膦酸盐治疗可能会严重抑制骨改建，在患者服药期间骨吸收和形成可能保持抑制[67,68,74]。目前看来，在口服阿仑膦酸盐治疗骨质疏松症的患者中，MRONJ 的发生率为 1 : 10 000 ~ 1 : 25 000[87-90]。然而，患者服用这种药物的时间越长，MRONJ 的风险就越高。

在考虑对口服双膦酸盐的患者进行侵入性手术治疗时，可以做的一件事是将药物停用一段时间。这种情况可以与患者的家庭医师讨论，因为有可能使用替代药物。研究表明，停止口服双膦酸盐 6 ~ 12 个月后，侵入性手术后 MRONJ 的发生可减少[91]。

药物性颌骨骨坏死患者的口腔护理

对于已确诊 MRONJ 病变的患者，医师的目标是让患者感到舒适，因为很可能患者将不得不在骨暴露的情况下生活。治疗应针对消除或控制疼痛和防止骨外露的发展。如果暴露的骨有尖锐的边缘，刺激邻近的软组织，可以用金刚砂磨钻消除骨的尖锐边缘，涉及下颌弓后部的舌侧时尤为重要。但是，表面清创只能作为最后的手段。试图用皮瓣覆盖暴露的骨可能会导致更多的骨暴露和症状恶化，并有发生病理性骨折的风险。文献报道了 MRONJ 的几种治疗方式，包括局麻下的小清创、大手术隔离、下颌边缘和节段切除、部分和全部上颌骨切除及高压氧治疗。但是，这些治疗方法都没有被常规证明是成功的。尽管在手术边缘出现带血管蒂的骨，但由于整个骨部分都受到影响，因此不可能恢复正常骨[63,85]。许多病例尽管进行了治疗，但结果很差，进展为广泛的骨裂和骨暴露[63,81,85]。

应对患者密切随访，以重新评估感染区域，确保没有化脓。如果暴露的骨周围出现疼痛的红斑、化脓和（或）窦道，患者应该使用抗生素，直到这些区域愈合。建议每天使用氯己定漱口水 3 ~ 4 次，以减少细菌数量和定植。

口腔科医师应与肿瘤科医师讨论患者的护理。由于双膦酸盐的半衰期非常长（可达数年），因此停止用药以促进愈合是不合理的。此外，服用双膦酸盐治疗转移性癌症的患者，需要长期药物治疗。然而，如果继续使用双膦酸盐而没有癌症相关的适应证存在，或者最初的适应证已经消失，尽管药物会在患者的骨骼中存在很长一段时间，但停止用药可能是合理的[91]。MRONJ 患者停止口服双膦酸盐治疗与临床疾病的逐步改善有关。停止口服双膦酸盐 6 ~ 12 个月，可导致骨的自发性游离或清创术后愈合。

口腔科医师可为 MRONJ 患者提供常规的恢复性护理，必要时可使用局麻药。洁治和预防应尽可能非创伤性地进行，并对软组织轻柔处理。如果牙因为龋齿而无法修复，除非牙非常松动，否则根管治疗和截冠可能比拔牙更好。尽可能避免拔牙；如有必要，应尽可能无损伤地进行拔牙。在术后数日和之后的每个月，应该密切随访患者，直到骨陷窝完全关闭和愈合。如果存在抗生素使用的适应证，青霉素 V、阿莫西林或克林霉素可能有助于减少局部感染发生。

任何现有配戴的义齿修复体都应重新评估，以确保它们能很好地贴合和使用。建议用软衬材料重衬义齿，以使义齿更好贴合，并尽量减少软组织损伤和压力点。

牙源性感染应积极使用全身抗生素治疗。虽然青霉素是口腔的首选抗生素，但阿莫西林、克林霉素，或两者联用能提供更好的骨穿透和更广泛的覆盖面。如果需要清创、切除或两者都需要，这些患者最好转诊到口腔颌面外科医师。

（孙志军 译）

参考文献

[1] Okuno SH, Foote RL, Loprinzi CL, et al. A randomized trial of a nonabsorbable antibiotic lozenge given to alleviate radiation-induced mucositis. *Cancer.* 1997;79:2193–2199.

[2] Sciubba JJ, Goldenberg D. Oral complications of radiotherapy. *Oncology.* 2006;7:175–183.

[3] Sweeney MP, Bagg J, Baxter WP, et al. Clinical trial of a mucin-containing oral spray for treatment of xerostomia in hospice patients. *Palliat Med.* 1997;11:225–232.

[4] Davies AN. A comparison of artificial saliva and chewing gum in the management of xerostomia in patients with advanced cancer. *Palliat Med.* 2000;14:197–203.

[5] Risheim H, Amegerg P. Salivary stimulation by chewing gum and lozenges in rheumatic patients with xerostomia. *Scand J Dent Res.* 1993;101:40–43.

[6] Grisius M. Salivary gland dysfunction: a review of systemic therapies. *Oral Surg Oral Med Oral Pathol.* 2001;92:156.

[7] Greenspan D, Daniels TE. Effectiveness of pilocarpine in postradiation xerostomia. *Cancer.* 1987;59:1123–1125.

[8] Johnson JT, Ferretti GA, Nethery WJ, et al. Oral pilocarpine for postirradiation xerostomia in patients with head and neck cancer. *N Engl J Med.* 1993;329:390–395.

[9] LeVeque FG, Montgomery M, Potter D, et al. A multicenter, randomized, double-blind, placebo-controlled, dose-titration study of oral pilocarpine for treatment of radiation-induced xerostomia in head and neck cancer patients. *J Clin Oncol.* 1993;11:1124–1131.

[10] Khan Z, Jacobsen CS. Oral pilocarpine HCl for post-irradiation xerostomia in head and neck cancer patients. In Proceedings of the First International Congress on Maxillofacial Prosthetics, New York, 1995, Memorial Sloan-Kettering Cancer Center.

[11] Atkinson JC, Baum BJ. Salivary enhancers. *J Dent Educ.* 2001; 65:1096–1101.

[12] Leek H, Albertsson M. Pilocarpine treatment of xerostomia in head and neck patients. *Micron.* 2002;33:153–155.

[13] Spijkervet FK. *Irradiation Mucositis.* Copenhagen, Denmark: Munksgaard; 1991.

[14] Spijkervet FK, Van Saene HK, Van Saene JJ, et al. Effect of selective elimination of the oral flora on mucositis in irradiated head and neck cancer patients. *J Surg Oncol.* 1991;46:167.

[15] Matheis MJ, Esposito SJ, Sherman T. Evaluation of oral mucositis in patients receiving radiation therapy for head and neck cancer: a pilot study of 0.12% chlorhexidine gluconate oral rinse. In Proceedings of the First International Congress on Maxillofacial Prosthetics, New York, 1995, Memorial Sloan-Kettering Cancer Center.

[16] Ferretti GA, Raybould TP, Brown AT, et al. Chlorhexidine prophylaxis for chemotherapy- and radiation-induced stomatitis: a randomized double-blind trial. *Oral Surg Oral Med Oral Pathol.* 1990;70:331.

[17] Beumer J, Brady F. Dental management of the irradiated patient. *Int J Oral Surg.* 1978;7:208.

[18] Beumer J, Curtis T, Harrison RE. Radiation therapy of the oral cavity. I. Sequelae and management. *Head Neck Surg.* 1979;1:301.

[19] Beumer J, Curtis T, Harrison RE. Radiation therapy of the oral cavity. II. Sequelae and management. *Head Neck Surg.* 1979;1:392.

[20] Beumer J, Curtis TA, Morrish RB. Radiation complications in edentulous patients. *J Prosthet Dent.* 1976;36:193.

[21] Dreizen S, Brown LR, Daly TE, et al. Prevention of xerostomia-related dental caries in irradiated cancer patients. *J Dent Res.* 1977;56:99.

[22] Bedwinek JM, Shukovsky LJ, Fletcher GH, et al. Osteonecrosis in patients treated with definitive radiotherapy for squamous cell carcinomas of the oral cavity and naso- and oropharynx. *Radiology.* 1976;119:665.

[23] Starcke EN, Shannon IL. How critical is the interval between extractions and irradiation in patients with head and neck malignancy? *Oral Surg Oral Med Oral Pathol.* 1977;43:333.

[24] Marx RE. A new concept in the treatment of osteoradionecrosis. *J Oral Maxillofac Surg.* 1983;41:351.

[25] Marx RE. Osteoradionecrosis: a new concept in its pathophysiology. *J Oral Maxillofac Surg.* 1983;41:283.

[26] Marx RE, Johnson RP, Kline SN. Prevention of osteoradionecrosis: a randomized prospective clinical trial of hyperbaric oxygen versus penicillin. *J Am Dent Assoc.* 1985;111:49.

[27] Clayman L. Clinical controversies in oral and maxillofacial surgery. Part two. Management of dental extractions in irradiated jaws without hyperbaric oxygen therapy. *J Oral Maxillofac Surg.* 1997;55:275–281.

[28] Sulaiman F, Huryn JM, Zlotolow IM. Dental extractions in the irradiated head and neck patient: a retrospective analysis of Memorial Sloan-Kettering Cancer Center protocols, criteria and end results. *J Oral Maxillofac Surg.* 2003;61:1123–1131.

[29] Hobo S, Ichida E, Garcia LT. *Osseointegration and Occlusal Rehabilitation.* Tokyo, Japan: Quintessence; 1989.

[30] Fischer-Brandies E. Risks with endosseous implantation following radiation. *Quintessenz.* 1990;41:873–877.

[31] Hum S, Larsen P. The effect of radiation at the titanium-bone interface. In: Laney W, Tolman D, eds. *Tissue Integration in Oral, Orthopedic and Maxillofacial Reconstruction.* Chicago, IL: Quintessence; 1990.

[32] Granström G, Tjellstrom A, Branemark PI, et al. Bone-anchored reconstruction of the irradiated head and neck cancer patient. *Otolaryngol Head Neck Surg.* 1993;108:334.

[33] Visch LL, Levendag PC, Denissen HW. Five-year results of 227 HA-coated implants in irradiated tissues. In Proceedings of the First International Congress on Maxillofacial Prosthetics, New York, 1995, Memorial Sloan-Kettering Cancer Center.

[34] Esser E, Wagner W. Dental implants following radical oral cancer surgery and adjuvant radiotherapy. *Int J Oral Maxillofac Implants.* 1997;12:552–557.

[35] Franzen L, Rosenquist JB, Rosenquist KI, et al. Oral implant rehabilitation of patients with oral malignancies treated with radiotherapy and surgery without adjunctive hyperbaric oxygen. *Int J Oral Maxillofac Implants.* 1995;10:183–187.

[36] Watzinger F, Ewers R, Henninger A, et al. Endosteal implants in the irradiated lower jaw. *J Craniomaxillofac Surg.* 1996;24:237–244.

[37] Keller E, Tolman DE, Zuck SL, et al. Mandibular endosseous

implants and autogenous bone grafting in irradiated tissue: a ten-year retrospective study. *Int J Oral Maxillofac Implants.* 1997; 12:800–813.

[38] Nimi A, Ueda M, Keller EE, et al. Experience with osseointegrated implants placed in irradiated tissues in Japan and the United States. *Int J Oral Maxillofac Implants.* 1998;13:407–411.

[39] Granstrom G. Osseointegration in irradiated cancer patients: an analysis with respect to implant failures. *J Oral Maxillofac Surg.* 2005;63:579–585.

[40] Moy PK, Medina D, Shetty V, et al. Dental implant failure rates and associated risk factors. *Int J Oral Maxillofac Implants.* 2005;20:569–577.

[41] Nooh N. Dental implant survival in irradiated oral cancer patients: a systematic review of the literature. *Int J Oral Maxillofac Implants.* 2013;28:1233–1242.

[42] Chrcanovic BR, Albrektsson T, Wennerberg A. Dental implants in irradiated versus nonirradiated patients: a meta-analysis. *Head Neck.* 2016;38:448–481.

[43] Nimi A, Fujimoto T, Nosaka Y, et al. A Japanese multicenter study of osseointegrated implants placed in irradiated tissues: a preliminary report. *Int J Oral Maxillofac Implants.* 1997;12:259.

[44] Weischer T, Mohr C. Ten-year experience in oral implant rehabilitation of cancer patients: treatment concept and proposed criteria for success. *Int J Oral Maxillofac Implants.* 1999;14:521.

[45] Schoen PJ, Raghoebar GM, Bouma J, et al. Rehabilitation of oral function in head and neck cancer patients after radiotherapy with implant-retained dentures: effects of hyperbaric oxygen therapy. *Oral Oncol.* 2007;43:379–388.

[46] Granström G, Jacobsson M, Tjellström A. Titanium implants in the irradiated tissue: benefits from hyperbaric oxygen. *Int J Oral Maxillofac Implants.* 1992;7:15.

[47] Albrektsson T. A multicenter report on osseointegrated oral implants. *J Prosthet Dent.* 1988;60:75.

[48] Taylor TD, Worthington P. Osseointegrated implant rehabilitation of the previously irradiated mandible: results of a limited trial at 3 to 7 years. *J Prosthet Dent.* 1993;69:60.

[49] Murray CG, Herson J, Daly TE, Zimmerman S. Radiation necrosis of the mandible: a 10-year study. I. Factors influencing the onset of necrosis. *Int J Radiat Oncol Biol Phys.* 1980;6:543.

[50] Murray CG, Herson J, Daly TE, Zimmerman S. Radiation necrosis of the mandible: a 10-year study. II. Dental factors: onset, duration, and management of necrosis. *Int J Radiat Oncol Biol Phys.* 1980; 6:549.

[51] Beumer J 3rd, Harrison R, Sanders B, et al. Postradiation dental extractions: a review of the literature and a report of 72 episodes. *Head Neck Surg.* 1983;6:581.

[52] Wilson J, Rees JS. The dental treatment needs and oral side effects of patients undergoing outpatient cancer chemotherapy. *Eur J Prosthodont Restor Dent.* 2005;13:129–134.

[53] Greenberg MS, Cohen SG, McKitrick JC, et al. The oral flora as a source of septicemia in patients with acute leukemia. *Oral Surg Oral Med Oral Pathol.* 1982;53:32.

[54] McElroy TH. Infection in the patient receiving chemotherapy: oral considerations. *J Am Dent Assoc.* 1984;109:454.

[55] Epstein JB. Antifungal therapy in oropharyngeal mycotic infections. *Oral Surg Oral Med Oral Pathol.* 1990;69:32.

[56] Heimdahl A, Nord CE. Oral yeast infections in immunocompromised and seriously diseased patients. *Acta Odontol Scand.* 1990;48:77.

[57] Odds FC, Kibbler CC, Walker E, et al. Carriage of *Candida* species and *C. albicans* biotypes in patients undergoing chemotherapy or bone marrow transplantation for haematological disease. *J Clin Pathol.* 1989;42:1259.

[58] DePaola LG, Peterson DE, Overholser CD Jr, et al. Dental care for patients receiving chemotherapy. *J Am Dent Assoc.* 1986;112:198.

[59] Wright WE, Haller JM, Harlow SA, et al. An oral disease prevention program for patients receiving radiation and chemotherapy. *J Am Dent Assoc.* 1985;110:43.

[60] Thurmond JM, Brown AT, Sims RE, et al. Oral *Candida albicans* in bone marrow transplant patients given chlorhexidine rinses: occurrence and susceptibilities to the agent. *Oral Surg Oral Med Oral Pathol.* 1991;72:291.

[61] Ruggiero SL, Dodson TB, Fantasia J, et al. American Association of Oral and Maxillofacial Surgeon position paper on medication-related osteonecrosis of the jaw—2014 update. *J Oral Maxillofac Surg.* 2014;72:1938–1956.

[62] Migliorati CA, Casiglia J, Epstein J, et al. Managing the care of patients with bisphosphonate-induced osteonecrosis: an American Academy of Oral Medicine position paper. *J Am Dent Assoc.* 1658;136:2005.

[63] Ruggiero SL, Mehrotra B, Rosenberg TJ, et al. Osteonecrosis of the jaws associated with the use of bisphosphonates: a review of 63 cases. *J Oral Maxillofac Surg.* 2004;62:527–534.

[64] Watts NB. Treatment of osteoporosis with bisphosphonates. *Endocrinol Metab Clin North Am.* 1998;27:419–439.

[65] Rogers MJ, Watts DJ, Russell RG. Overview of bisphosphonates. *Cancer.* 1997;80(suppl 8):1652–1660.

[66] Licata AA. Discovery, clinical development, and therapeutic uses of bisphosphonates. *Ann Pharmacother.* 2005;39:668–677.

[67] Ensrud KE, Barrett-Connor EL, Schwartz A, et al. Randomized trial of effect of alendronate continuation versus discontinuation in women with low BMD: results from the Fracture Intervention Trial long-term extension. *J Bone Miner Res.* 2004;19:1259–1269.

[68] Odvina CV, Zerwekh JE, Rao DS, et al. Severely suppressed bone turnover: a potential complication of alendronate therapy. *J Clin Endocrinol Metab.* 2005;90:1294–1301.

[69] Wood J, Bonjean K, Ruetz S, et al. Novel antiangiogenic effects of the bisphosphonate compound zoledronic acid. *J Pharmacol Exp Ther.* 2002;302(3):1055–1061.

[70] Fournier P, Boissier S, Filleur S, et al. Bisphosphonates inhibit angiogenesis in vitro and testosterone-stimulated vascular regrowth in the ventral prostate in castrated rats. *Cancer Res.* 2002; 62:6538–6544.

[71] Russell RG, Rogers MJ, Frith JC, et al. The pharmacology of bisphosphonates and new insights into their mechanisms of action. *J Bone Miner Res.* 1999;14(suppl 2):53–65.

[72] Fleisch H. Development of bisphosphonates. *Breast Cancer Res.* 2002;4(1):30–34.

[73] Sietsema WK, Ebetino FH, Salvagno AM, et al. Antiresorptive dose-dependent relationship across three generations of bisphosphonates. *Drugs Exp Clin Res.* 1989;15:389–396.

[74] Ott SM. Long-term safety of bisphosphonates. *J Clin Endocrinol Metab.* 2005;90:1897–1899.

[75] Whyte MP, Wenkert D, Clements KL, et al. Bisphosphonate-induced osteopetrosis. *N Engl J Med.* 2003;349:457–463.

[76] Marini JC. Do bisphosphonates make children's bones better or brittle? *N Engl J Med.* 2003;349:423–426.

[77] Ruggiero SL, Fantasia J, Carlson E. Bisphosphonate-related osteonecrosis of the jaw: background and guidelines for diagnosis, staging and management. *Oral Surg Oral Med Oral Pathol Oral Radiol Endod.* 2006;102:433–441.

[78] Marx RE. Pamidronate (Aredia) and zoledronate (Zometa) induced avascular necrosis of the jaws: a growing epidemic. *J Oral Maxillofac Surg.* 2003;61:1115–1157.

[79] Melo MD, Obeid G. Osteonecrosis of the jaws in patients with a history of receiving bisphosphonate therapy: strategies for prevention and early recognition. *J Am Dent Assoc.* 2005; 136:1675–1681.

[80] Migliorati CA, Schubert MM, Peterson DE, et al. Bisphosphonate-associated osteonecrosis of mandibular and maxillary bone: an emerging oral complication of supportive cancer therapy. *Cancer.* 2005;104:83–93.

[81] Marx RE, Sawatari Y, Fortin M, et al. Bisphosphonate-induced exposed bone (osteonecrosis/osteopetrosis) of the jaws: risk factors, recognition, prevention and treatment. *J Oral Maxillofac Surg.* 2005;63:1567–1575.

[82] Bagan JV, Murillo J, Jimenez Y, et al. Avascular jaw osteonecrosis in association with cancer chemotherapy: series of 10 cases. *J Oral Pathol Med.* 2005;34:120–123.

[83] Takagi Y, Sumi Y, Harada A. Osteonecrosis associated with short-term oral administration of bisphosphonate. *J Prosthet Dent.* 2009;101:289–292.

[84] Markiewicz MR, Margarone JE, Campbell JH, et al. Bisphosphonate-associated osteonecrosis of the jaws: a review of current knowledge. *J Am Dent Assoc.* 2005;136:1669–1674.

[85] Bagan JV, Jimenez Y, Murillo J, et al. Jaw osteonecrosis associated with bisphosphonates: multiple exposed areas and its relationship to teeth extractions: study of 20 cases. *Oral Oncol.* 2006;42:327–329.

[86] Sachs HC. One year post exclusivity adverse event review: Alendronate. Center for Drug Evaluation and Research, Food and Drug Administration. Available at http://www.fda.gov/ohrms/dockets/ac/04/slides/2004-4067s1_07_Sachs%202%20Final.pdf. Accessed August 25, 2006.

[87] Jeffcoat MK. Safety of oral bisphosphonates: controlled studies on alveolar bone. *Int J Oral Maxillofac Implants.* 2006;21:349–353.

[88] Ault A. Jaw necrosis affects 1 in 1,700 on oral bisphosphonates. *Intern Med News.* 2008;41:23.

[89] Lo JC, O'Ryan FS, Gordon NP, et al. Predicting Risk of Osteonecrosis of the Jaw with Oral Bisphosphonate Exposure (PROBE) Investigators: prevalence of osteonecrosis of the jaw in patients with oral bisphosphonate exposure. *J Oral Maxillofac Surg.* 2010; 68(2):243–253.

[90] Malden N, Lopes V. An epidemiological study of alendronate-related osteonecrosis of the jaws. A case series from the south-east of Scotland with attention given to case definition and prevalence. *J Bone Miner Metab.* 2012;30:171.

[91] Marx RE, Cillo JE, Ulloa JJ. Oral bisphosphonates induced osteonecrosis: risk factors, prediction of risk using serum CTX testing, prevention, and treatment. *J Oral Maxillofac Surg.* 2007; 65:2397.

第 20 章

上颌窦牙源性疾病
Odontogenic Diseases of the Maxillary Sinus

Myron R. Tucker, Richard E. Bauer

胚胎学和解剖学

上颌窦是占据上颌骨两侧的含气腔窦，是鼻旁窦（如上颌窦、筛窦、额窦和蝶窦）中首先胚胎发育的鼻窦。从胎儿发育的第 3 个月开始，表现为筛漏斗黏膜内陷或袋形成。上颌窦的初始发育，也叫原始气腔形成，随着内凹扩展到软骨性鼻囊[1]。继发气腔形成开始于胎儿发育的第 5 个月，因为最初的内凹扩展到发育中的上颌骨。

出生后，上颌窦通过形成气腔向发育中的牙槽突扩张，并从颅底向前、向下延伸，与上颌骨的生长速度和牙列的发育密切匹配。随着牙列的发展，作为上颌骨牙槽突起的一部分，牙列由于牙的萌出而为上颌骨腾出了一片空间，可促进上颌窦腔的形成[2]。到儿童 12 或 13 岁时，鼻窦会扩张到底部，和鼻腔底部在同一水平面上。在成人，牙的根尖部可能会延伸至窦腔，并可通过解剖标本或 CT 成像鉴别[3]。正常情况下，恒牙萌出后，上颌窦会停止扩张；但有时，在拔出 1 颗或多颗后上颌牙后，上颌窦会进一步扩大，以占据剩余的牙槽突。在许多病例中，上颌窦常延伸至无牙嵴的嵴顶。成年后，上颌无牙颌患者的上颌窦明显大于后牙完整的患者[4]。

上颌窦是最大的鼻旁窦，也被称为海默尔窦。"窦"这个词来源于希腊语，意思是洞穴。17 世纪的英国医师纳撒尼尔·海默尔（Nathaniel Highmore）描述了一种与上颌牙有关的窦性感染，因此他的名字一直以来都与窦的命名在一起。

上颌窦被描述为四边金字塔形态，其基底垂直地位于内侧面，形成鼻外侧壁。窦尖向外延伸到上颌骨颧突。窦的上壁（窦顶），也是眶的底部。后壁延伸至上颌骨，并向下延伸至上颌骨粗隆。在前面和侧面，窦延伸到第一前磨牙或尖牙区域。窦底形成牙槽突的基底（图 20.1 和图 20.2）。成人上颌窦平均前后径 34 mm，高 33 mm，宽 23 mm。窦的

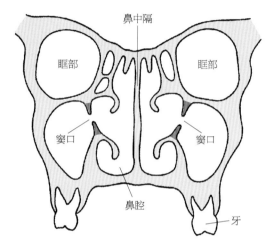

图 20.1 面中份正面观示意图，显示上颌窦口或开口进入鼻腔的中鼻道。窦口位于窦腔的上 1/3

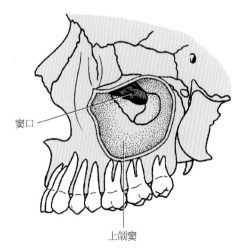

图 20.2 切除颧骨后左侧上颌窦侧面图。在窦的深面可见窦内壁（即鼻外壁），以及上颌窦口。上颌窦呈锥体状，其顶端直达颧骨基底部

体积为 15 ~ 20 mL。

上颌窦主要由呼吸道上皮排列组成，这是一种能分泌黏液的假复层纤毛柱状上皮。纤毛和黏液对于鼻窦的引流通畅是必要的，因为鼻窦开口不是在

从属的（下方）位置，而是位于内侧壁上 2/3 的距离并流入鼻腔（图 20.1 和图 20.2）。上颌窦开口于半月裂孔的后端或下端，半月裂孔位于鼻腔的下鼻甲和中鼻甲之间。纤毛的摆动将由内衬上皮细胞产生的黏液和窦内的任何异物移向上颌窦口，从上颌窦口流入鼻腔。纤毛的摆动速度可达每分钟 1 000 次，可将黏液移动 6 mm/min[5]。鼻窦内的环境是一层不断移动的薄薄的黏液，沿着窦壁通过窦口进入鼻咽。

上颌窦的临床检查

对疑似上颌窦炎患者的临床评估应该从检查患者的面部和口腔前庭是否发红、肿胀开始。在最初的评估中，可有明显的流涕。对疑似上颌窦疾病的患者的检查，还应包括对颧突上方的窦外壁轻叩，以及对尖牙窝和颧骨壁之间的上颌骨外表面进行口腔内触诊。感染的鼻窦在轻叩或触诊时可能会有疼痛。在某些情况下，窦侧壁（上颌骨侧壁）可能被侵蚀并有可触及的缺损。上颌窦炎患者常以牙痛为主诉，而当出现上颌后牙叩痛时，往往预示着急性窦性感染。

同时，还应包括对上颌窦的透照以做进一步检查。在暗室中，将明亮的光导纤维光照射在鼻窦的腭部或面部表面的黏膜上，观察光通过鼻窦的透射情况（图 20.3）。在单侧疾病中，上颌窦可与另一侧的上颌窦相比较。受累鼻窦由于液体、碎片或脓液的积累和窦黏膜的增厚而表现出光透射下降。这些简单的检查可以帮助鉴别可能引起上颌牙疼痛的窦性疾病与前磨牙及磨牙引起的牙源性的疼痛和脓肿。鼻和鼻窦内镜检查可以获得更多的信息，了解可能导致鼻窦疾病的解剖因素及黏膜的整体健康状况。

上颌窦的影像学检查

上颌窦的 X 线检查可以通过口腔诊所或放射科的各种影像检查来完成。评估上颌窦的标准口腔 X 线片包括根尖周片、咬合片和全景片。根尖周 X 线片局限于只能看到一小部分鼻窦的下侧面；在某些情况下，可以看到上颌后牙的根尖突入窦底（图 20.4）。全景 X 线片可提供上颌窦的冠状图（图 20.5），是大多数口腔诊所能获得的最好的 X 线片，能提供两侧上颌窦的影像以供比较。由于全景 X 线

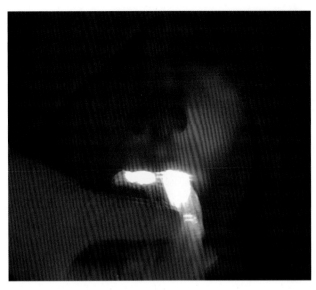

图 20.3　纤维光源对上颌窦的透照。在上颌纤维光源照射下，左侧上颌窦正常。右侧上颌窦因感染可见渗出液或脓液，透照性降低

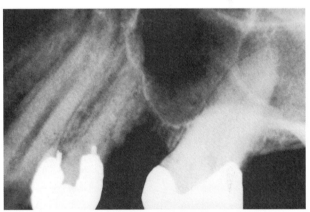

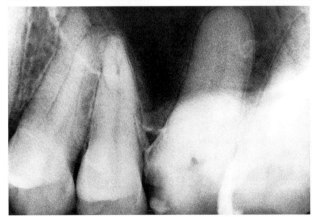

图 20.4　根尖周 X 线片显示上颌窦窦腔的下半部。磨牙牙根似乎突出到上颌窦，在牙根周围可见上颌窦腔

片提供的是有限焦点内的聚焦图像，因此该区域以外的结构可能无法清晰地显示。

根尖周片、咬合片和全景 X 线片对于定位和取出窦内的异物，特别是因外伤或拔牙过程中移位

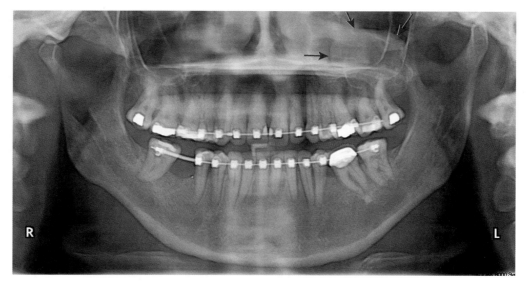

图 20.5　全景 X 线片显示右侧上颌窦底部存在黏液潴留现象（箭头）

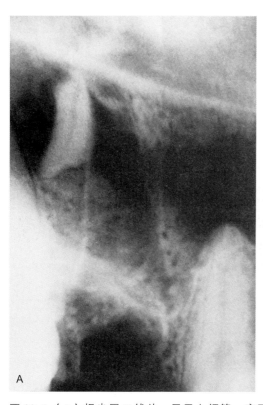

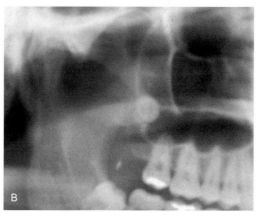

图 20.6　（A）根尖周 X 线片，显示上颌第一磨牙腭根的根尖 1/3，在拔牙过程中移位至上颌窦。（B）全景 X 线片特写图，显示右侧上颌第三磨牙向上移位，紧贴上颌窦后壁

的牙、根尖或骨性碎片具有价值（图 20.6）。这些 X 线片也可用于指导外科拔除邻近上颌窦牙的治疗计划。

如果需要额外的影像学检查，通常使用华特位片和侧位平片[6]。华特位片是由头部与中央光束成 37° 斜照形成（图 20.7）。此投影将上颌窦区域置于颞骨岩部上方，比标准的颅骨后前位片更清楚地看到鼻窦。侧位片可使用标准头颅测量机获取，患者头部略微向卡盘倾斜（图 20.8）。患者头部倾斜，避免了窦壁重叠。

计算机体层扫描是一种对上颌窦和其他面部骨结构进行有效成像的技术[7]。较低的成本和较好的可及性，加上清晰、容易显示的图像，使得计算机体层扫描在评估颜面骨的各种病理状况包括上颌窦异常方面日益流行（图 20.9）。

上颌窦的 X 线片描述并不复杂。在正常上颌窦

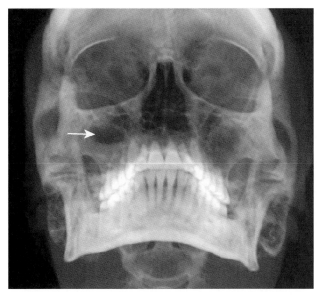

图 20.7 华特位片显示右侧上颌窦气－液平面（箭头），左侧上颌窦气－液平面混浊，黏膜增厚或两者兼有

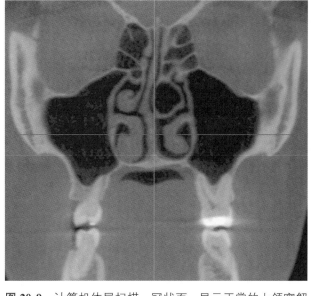

图 20.9 计算机体层扫描，冠状面，显示正常的上颌窦解剖，骨壁薄，无黏膜增厚、肿块或液体

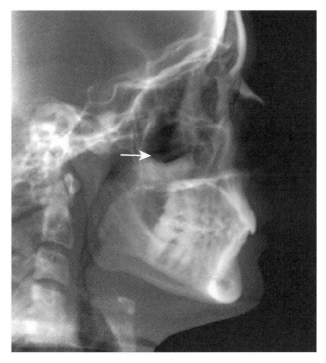

图 20.8 侧位 X 线片显示上颌窦内的气－液平面（箭头）

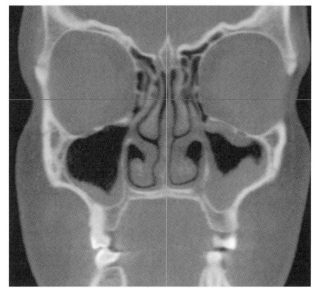

图 20.10 计算机体层扫描显示右侧上颌窦的下半部黏膜增厚。患者左侧上颌窦整个窦壁有明显的黏膜增厚

中，我们看到一个相当大的空腔，周围环绕着骨和牙结构。上颌窦主体部分呈透射影，周围所有区域都可由界限清晰的骨皮质层勾画出来。双侧对比有助于 X 线检查。骨壁上增厚的黏膜、气－液平面（由黏液、脓液或血液的积累引起）或游离的异物不应出现。上颌窦部分或完全混浊可能是由于鼻窦炎的黏膜肥大和积液，创伤后的血流或肿瘤引起。急性上颌窦炎的影像学改变是可以预料的。感染引起的黏膜增厚可能会阻塞窦口，使黏液积聚，从而

感染并产生脓液。特征性的影像学改变包括窦内气－液平面（图 20.7）、窦壁部分或全部黏膜增厚（图 20.10）或窦腔完全不透明。慢性上颌窦炎的影像学改变包括黏膜增厚、鼻窦混浊和鼻或鼻窦息肉。鼻窦内的气－液平面是急性鼻窦炎的特征，但在慢性鼻窦炎的急性加重期也可以看到。

皮质轮廓破坏可能是由于创伤或肿瘤形成，伴有脓肿和瘘管形成的感染性过程（图 20.11），或侵犯窦壁的外科手术导致。骨壁扩张也很明显（图 20.12）。在口腔病理状态下，如囊肿或肉芽肿，可产生延伸至窦腔的呈透射影的病变。通过它们与牙

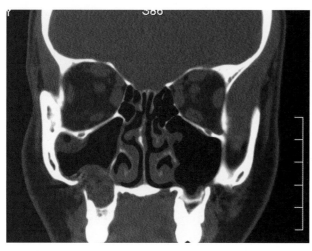

图 20.11　磨牙相关的牙源性感染导致右侧上颌窦侧壁穿孔。脓肿已扩展到窦底并侵蚀窦侧壁

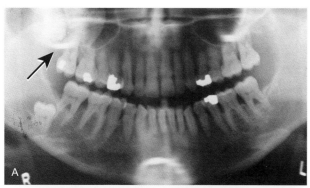

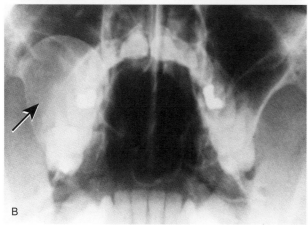

图 20.12　（A）全景 X 线片显示一个大的牙源性角化囊肿，并伴有右侧上颌第三磨牙阻生（箭头）。随着囊肿扩大，已侵犯到右侧上颌窦。窦腔几乎完全被病变所阻塞。另一个牙源性角化囊肿与阻生右侧下颌第三磨牙有关。（B）华特位片显示牙源性角化囊肿（A），还可见右侧上颌窦侧壁扩张（箭头）

尖的关系，临床症状与口腔检查的关系，这些病理情况可与正常的上颌窦解剖区分，而且在 X 线片上存在皮质骨缘（线），这通常将有问题的区域与上颌窦本身分开。

上颌窦的非牙源性感染

过去基本认为上颌窦通常不被任何细菌占据，基本上是无菌的[8]。最近，采用最新技术的研究表明，一些细菌可以从健康的鼻窦中培养出来[9]。尽管在正常的鼻窦中可能存在一些微生物，但微生物的数量似乎很少，而且鼻窦的动态特性包括活跃的上皮细胞和不断移动的黏液层阻止了任何显著的细菌定植。

鼻窦黏膜容易发生感染、过敏和肿瘤等疾病。鼻窦的炎症性疾病，如感染或过敏反应，可引起黏膜增生和肥大，并可引起鼻窦口阻塞。如果窦口阻塞，长时间内由分泌细胞分泌的黏液就会长期聚集。细菌过度生长可能会导致感染，从而引起鼻窦炎的症状和体征，以及在这些情况下所看到的影像学改变。

当炎症发生在鼻窦时，无论是由感染或过敏引起，这种情况称为鼻窦炎。同时，发生在大部分或全部鼻窦的炎症称为全鼻窦炎，通常是由感染引起的。个别鼻窦的炎症称为上颌窦炎或额窦炎等。

急性上颌窦炎可在任何年龄发生。起病时，患者通常描述为在患病鼻窦附近迅速发展的压迫感、疼痛感、充盈感或所有这些感觉。不适的强度迅速增加，并可能伴有面部肿胀和红斑、不适、发热和恶臭的黏液脓性物质进入鼻腔和鼻咽。

慢性上颌窦炎通常是由细菌或真菌感染的结果，是低级别、周期性和阻塞性鼻疾病或过敏性疾病。慢性上颌窦炎的特征是鼻窦疾病的发作最初治疗有反应，但仍会复发，或即使治疗仍有症状。

需氧、厌氧或混合细菌可引起上颌窦感染。通常与非牙源性上颌窦炎相关的微生物包括那些通常在鼻腔内发现的微生物。发生在窦内的黏液凝固，使这些微生物得以定植。致病细菌主要是需氧菌，少数是厌氧菌。主要的需氧菌是肺炎链球菌、流感嗜血杆菌和卡他莫拉菌。厌氧菌包括绿色链球菌、金黄色葡萄球菌、肠杆菌科、卟啉单胞菌、普氏菌、消化链球菌、韦荣球菌、丙酸杆菌、真杆菌和梭杆菌。

上颌窦的牙源性感染

上颌窦炎部分是由于牙源性感染造成，因为牙和上颌窦在解剖学上存在部分重叠（图 20.13）。牙源性来源约占所有上颌窦炎病例的 10%～12%[10]。

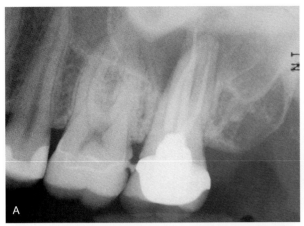

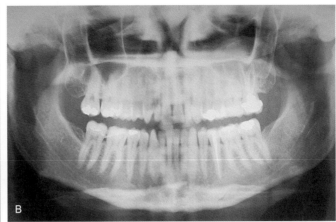

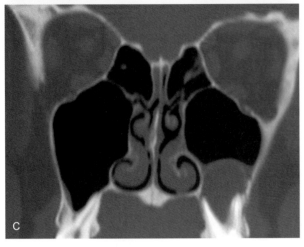

图 20.13　（A）根尖 X 线片显示经牙髓治疗的磨牙。牙上有影响上颌窦的根尖周脓肿，在牙片上看不清楚，但在全景 X 线片和计算机体层扫描上更明显。（B）全景 X 线片显示左侧上颌窦下半部有明显暗影。（C）计算机体层扫描清晰显示第二磨牙根处有一个充满液体的肿块

如果不及时治疗或治疗不当，炎症可能很快扩散到其他鼻窦。在少数情况下，这些感染会危及生命，包括眶蜂窝织炎、海绵窦血栓形成、脑膜炎、骨髓炎、颅内脓肿，甚至死亡。

涉及上颌窦的牙源性感染的来源包括急性和慢性根尖周疾病和牙周疾病。感染和鼻窦炎也可能是由于牙列创伤或上颌骨手术后造成的，手术包括拔牙、牙槽骨切除术、上颌结节成形术、鼻窦提升植骨和植入物，或其他在口腔和上颌窦之间建立交通区域的手术。

上颌窦的牙源性感染更可能是由厌氧菌引起的，这是常见的牙源性感染。流感嗜血杆菌或金黄色葡萄球菌很少引起牙源性鼻窦炎。主要的微生物有需氧和厌氧的链球菌和厌氧拟杆菌、肠杆菌科、胃球菌、胃链球菌、卟啉单胞菌、普氏菌和真菌。

上颌窦炎的治疗

上颌窦炎的早期治疗包括雾化吸入空气，以放松和帮助去除鼻道和窦口的干燥分泌物。全身给药的减充血剂［如假麻黄碱（速达菲）］和含血管收缩剂（如 2% 麻黄碱或 0.25% 苯肾上腺素）药物可减轻鼻腔和鼻窦充血，有助于促进正常引流。鼻窦感染患者通常经历中度到重度疼痛，因此可以适当使用处方非甾体或麻醉性镇痛药[11]。

许多鼻窦炎病例是由过敏引起的，导致充血和改变自然引流的鼻窦。过敏性鼻窦炎通常对前面叙述的措施产生反应。然而，对感染引起的鼻窦炎，应使用抗生素。了解鼻窦炎中最可能分离到的细菌是选择抗生素的重要因素。在非牙源性鼻窦炎病例中，最有可能的微生物是流行性感冒菌、金黄色葡萄球菌、肺炎链球菌和各种厌氧链球菌。非牙源性上颌窦炎的抗生素选择包括阿莫西林、磺胺甲噁唑、阿莫西林克拉维酸、阿奇霉素和头孢呋辛。

牙源性鼻窦炎通常涉及与常见牙源性感染有关的微生物，包括需氧和厌氧链球菌及拟杆菌和肠杆菌科等厌氧菌。因此，青霉素、克林霉素、甲硝唑等抗生素对牙源性感染通常有效，对牙源性鼻窦炎也有效。

由于上颌窦感染的微生物种类繁多，因此在可能的情况下，获取化脓性物质进行培养和敏感性测试是很重要的。如果从鼻窦中培养出耐药菌，且感

染对适当的初始治疗没有反应，敏感性测试可能提示更换另一种抗生素。

如果患者在 72 小时内对最初的治疗方案没有反应，有必要重新评估治疗和抗生素。如果问题的原因没有被发现和消除，就必须仔细地重新评估。培养和敏感性试验的结果应加以评估，如果有必要，应做出改变。从急性鼻窦感染中培养出的微生物中，有多达 25% 分泌 β- 内酰胺酶，而且许多可能是厌氧的，特别是如果感染是牙源性的[11]。如果引起感染的微生物分泌 β- 内酰胺酶，另一种抗生素，如复方抗生素三甲基磺胺甲噁唑（复方苏诺明，磺胺甲噁唑甲氧苄啶）可能有效。头孢克洛或阿莫西林联合克拉维酸钾（安灭菌）也被证明是有效的。

急性上颌窦炎是一种剧烈的、潜在的严重情况，需要立即注意和积极的药物及外科治疗。怀疑有上颌窦炎的患者应转诊给口腔颌面外科医师或其他专家，如耳鼻咽喉科医师。转诊的临床医师应将 X 线片、临床操作结果、脓液培养和药敏试验结果及其他相关诊断信息通知外科医师。

慢性上颌窦炎的诊断和治疗是困难的，包括过敏测试、鼻或鼻中隔手术，以及鼻窦清创术。鼻窦手术的目的是清除鼻窦腔内的异常组织，恢复正常的鼻窦口引流。传统上，这是通过一种称为柯－陆手术的开放性鼻窦入路完成的（图 20.14）[12]。在这项技术中，通过前庭入路进入尖牙窝区域，进入窦前壁。打开鼻窦，切除异常组织或异物。评估并打开鼻口部区域，或者在靠近窦底的部位建立一个新的开口，以使更多引流物进入鼻腔（称为"窦口造口术"）。较新的技术允许使用侵入性较小的内镜入路，对鼻窦进行探查和手术治疗（图 20.15）[12,13]。

鼻窦提升术主要作为修复前手术，用于改善上颌牙槽嵴后部，以便二次或同时进行骨内种植体放置，偶尔也会导致鼻窦感染。在大多数情况下，小心抬高施耐德膜（Schneiderian 膜，即窦膜），可以在其中放置自体骨、异体骨、异体材料或这些材料的组合移植微粒。但如果手术做得很仔细，由上颌窦提升手术引起的并发症会大大减少。并发症在至少 2 种情况下变得更加频繁：当窦膜严重撕裂或撕脱，或当窦膜过度突出时。

鼻窦膜的破坏使移植物暴露于开放的鼻窦，并可能受到鼻腔细菌的污染。鼻窦膜的破坏还可导致来自窦移植物或植入物的颗粒物质成为窦内的游离

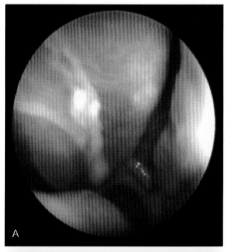

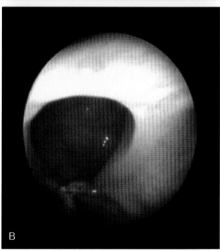

图 20.15 （A）鼻内镜下见上颌窦口及周围炎症黏膜。（B）上颌窦口和周围健康黏膜（引自 Costa F, Emanuelli E, Robiony M, et al. Endoscopic surgical treatment of chronic maxillary sinusitis of dental origin. J Oral Maxillofac Surg. 2007;65:225–226）

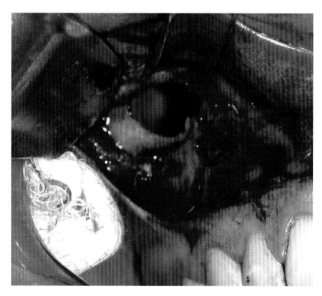

图 20.14 通过前庭切口和在上颌窦前壁创建的骨窗进行的柯－陆手术，暴露上颌窦

异物，可能引起窦黏膜的异物排斥反应或直接感染。撕裂的鼻窦膜也可能干扰正常的鼻上皮纤毛运动，从而阻碍生理性鼻窦引流。最后，窦黏膜碎片或移植材料可能会阻塞窦口，进一步阻止正常的窦腔引流。

当出现这些情况时，治疗包括控制感染和去除污染或失活的移植材料。这种治疗还包括去除游离异物和缩小过度伸展的移植物。这些手术通常通过柯－陆外侧窦壁手术或鼻内镜鼻窦手术来完成。单独的抗生素治疗可能暂时改善急性问题，但最终的治疗将需要鼻窦探查和清创。

上颌窦假性囊肿

假性囊肿、黏液囊肿和潴留性囊肿是在鼻窦上皮下或周围形成的良性积液。黏液囊肿一词常用于描述任何类型的局部液体积聚，但这是不准确的[14]。虽然每一个病灶在鼻窦内都表现为圆形、微弱的透射影，但其病因和组织学不同。

在 2% ~ 10% 的全景 X 线片上可以看到窦性假性囊肿。这种假性囊肿是血清（不是窦黏液）在窦黏膜下积聚的结果。这些累积的原因尚不清楚，但可能与窦内的炎症有关。这些病变没有临床症状，不需要治疗，往往随时间消失。

窦性黏液囊肿实际上是囊性病变，因为由上皮细胞构成。真正的黏液囊肿最常见的原因之一是鼻窦手术，导致部分鼻窦内层与鼻窦的主要部分分离。然后这一区域被黏液所充满并且包绕，形成一个单独的囊性病变。这些病变称为外科纤毛囊肿或术后上颌囊肿。它们可以扩张，可能扩大或侵蚀鼻窦壁，必须通过切除和活检，与更有侵袭性甚至是恶性的鼻窦病变进行鉴别。

上颌窦内的潴留性囊肿是由于窦内黏液分泌腺内的导管被阻塞所致。黏液蛋白的积累被上皮细胞包围，形成一个真正的囊性病变。病灶通常很小，在影像学上看不出来。

涉及上颌窦的口腔手术并发症

在口腔手术过程中，涉及上颌窦的最常见的口腔并发症，包括牙移位、牙根或器械碎片进入上颌窦，或在上颌骨后部手术中建立口腔和窦之间的交通。取出牙、断根碎片或损坏的器械有几种方法。在许多情况下，在初始移位过程中形成的开口可以

稍微扩大，使牙或其他物体可以被看到，并用小钳子或使用吸引器将其取出。冲洗或灌洗鼻窦，然后抽吸，通常可以达到恢复或可以在开口处放置引流条，以便容易恢复。然而，在某些情况下，必须通过柯－陆手术入路打开鼻窦，才能取出目标物。

上颌窦穿孔是由于拔牙引起的，最常见的情况是，当缺牙间隙邻近的上颌磨牙根分叉较大，需要拔牙时。在这种情况下，上颌窦很可能已经气化并进入牙周围的缺牙区牙槽突，这削弱了整个牙槽骨，并使根尖与窦腔的关系更加密切。穿孔到上颌窦的其他原因包括异常长的根，破坏部分窦底的根尖周病变，器械使用不当导致的窦底和窦膜穿孔，拔牙时牙根或牙移位，以及切除侵犯鼻窦的大囊性病变。

在许多病例中，穿孔开口很小，通过适当的愈合可以很容易地实现初次闭合。在某些情况下，当较大的穿孔或口窦交通明显时，常规关闭不可能或不足以覆盖开口。

当穿孔形成后，治疗需立即完成，否则可出现如长期瘘管或初次缝合失败等问题。

口腔－上颌窦穿孔：紧急处理

对潜在的上颌窦暴露最好的治疗方法是通过仔细观察和治疗计划而予以避免。术前对高质量的 X 线片进行评估，通常可以发现是否存在上颌窦窦腔过大和牙根分叉大或弯根牙的情况，这些可能与上颌窦较紧密，或在切除过程中导致上颌骨底骨折。如果出现这种情况，可以改变手术计划，将牙切开，一次取出 1 个牙根（参见第 8 章）。

当发生鼻窦暴露和穿孔时，最初的建议是进行最小的侵入性治疗。如果通向鼻窦的开口很小而且鼻窦没有疾病，就应该在摘除部位形成血凝块并将其保存在适当的位置。不需要翻起额外的软组织瓣。缝线缝合以复位软组织，纱布放置在手术部位 1 ~ 2 小时。指导患者使用 10 ~ 14 天的鼻腔预防措施，包括在打喷嚏时张口，不要吸吸管或香烟，避免擤鼻和其他可能在鼻腔和口腔之间产生压力变化的情况。患者服用抗生素（通常是青霉素）、抗组胺剂和全身减充血剂 7 ~ 10 天，以防止感染、收缩黏膜和减少鼻和鼻窦分泌物。术后患者每隔 48 ~ 72 小时复诊 1 次，如果有明显的漏气或液体进入鼻腔，或出现上颌窦炎症状，就指示患者复诊。

大多数患者在没有鼻窦疾病症状的情况下，以

这种方式治疗可平稳地愈合。如果出现较大的穿孔，可能需要用某种类型的黏膜瓣上移来覆盖拔牙部位，以试图覆盖窦口。最常用的黏膜瓣手术包括将颊黏膜瓣翻起，游离骨膜，并将黏膜瓣推进以覆盖拔牙部位（图20.16）。黏膜瓣上移闭合的最重要的方面包括：将合适宽度的黏膜瓣翻起，使黏膜瓣的边缘覆盖在骨上，而不是直接覆盖缺损或连接区域。黏膜瓣必须没有任何张力，通常必须切开骨膜并充分游离。在关闭缺口后，嘱咐患者遵循前面描述的上颌窦预防措施。

口腔-上颌窦交通：延期治疗

成功的治疗和关闭口腔-上颌窦瘘口需要更广泛的药物和外科治疗。在关闭瘘口前，必须清除窦内的任何急性或慢性感染。这可能需要经常冲洗瘘管和上颌窦，并使用抗生素和减充血剂。制作一个临时装置来覆盖瘘管，防止食物和其他口腔污染物进入鼻窦也可能是有帮助的。如果鼻窦疾病持续存在，可能需要使用柯-陆手术，通过残余牙的根尖上方的上颌骨外侧壁，将病变组织从鼻窦切除。

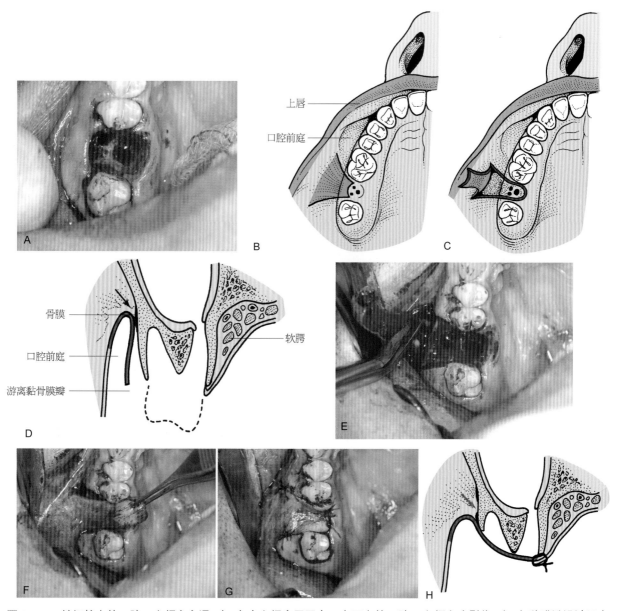

图20.16　关闭较大的口腔-上颌窦交通。（A）右上颌磨牙区有一个巨大的口腔-上颌窦瘘影像。（B）黏膜瓣设计示意图。（C）黏膜瓣升至前庭沟深度的图示。（D）黏膜瓣翻起的横断面视图。骨膜需切开至口腔前庭沟（箭头所指），游离该区域的黏膜瓣附着，使组织瓣在无张力情况下在拔牙窝就位。（E）临床图像显示突起和黏膜瓣。用剪刀切开骨膜至口腔前庭沟。（F）黏膜瓣在拔牙窝被动复位。（G）黏膜瓣缝合到位。值得注意的是，黏膜瓣的边缘远远超过了拔牙窝和穿通缺损。（H）穿通处关闭的横断面视图。在某些情况下，可能需要在面部进行少量的骨切除以促进黏膜瓣闭合

另外，必须仔细评估邻牙是否可能受累。如果瘘管扩大到接近邻牙的牙根，关闭瘘口就更加复杂；要想获得良好的治疗效果，可能需要拔除相应的牙。

关闭口腔－鼻窦瘘口的方法包括颊黏膜瓣向前推进（图 20.17）、腭黏膜瓣向前推进（图 20.18）、腭瓣和面部组织瓣向前推进，覆盖异体膜材料（图 20.19）。颊黏膜瓣的手术方式与前面描述的、用于立即关闭口腔－鼻窦交通的颊推进术相似[15]。然而，在慢性瘘管病例中，瘘管的内衬上皮需从瘘管的骨壁切除或翻起，尽可能缝合在一起，然后置入窦腔内（图 20.17）。这种情况应该在翻起颊黏膜瓣之前完成，这样才能检查骨缺损的实际大小，并设计合适的黏膜瓣，使黏膜瓣覆盖整个缺损，边缘覆盖在骨上。将黏膜瓣翻起，游离骨膜，然后将黏膜瓣延伸到缺损处并仔细缝合。在类似的技术中，将较大的颊黏膜瓣翻起，然后用带蒂的部分颊脂垫直接覆盖缺损，并关闭部分黏骨膜瓣[16]。无论使用何种技术，必须记住，瘘管周围的骨缺损总是比临床上明显的软组织畸形大得多[17]。手术计划的关闭技术必须相应调整。

旋转腭瓣常被用来关闭口腔－鼻窦瘘口[18]。使用全腭瓣的优点是：①有大量的组织可用于翻起且有来自腭部的足够血液供应。②腭组织的厚度和角化比更薄、更少角化的口腔前庭组织更像是牙槽嵴顶组织。这种黏膜瓣的缺点是由于黏膜瓣翻起而导致大面积骨外露。黏膜瓣的大小必须允许被动旋转黏膜瓣覆盖整个缺损，使黏膜瓣边缘延伸至缺损骨边缘。一旦瘘管切除，黏膜瓣翻起、旋转移位、缝合到位，腭部缺损最终会愈合，形成肉芽和继发上皮化（图 20.18）。在某些情况下，可以用一些软组织调节衬垫的临时填塞器覆盖缺损；然而，重要的是不要在黏膜瓣上施加压力，因为这样会减少血液供应，导致组织坏死。

关闭瘘管的另一种方法是切除瘘管，在缺损的颊部和腭部翻起黏膜瓣，用某种同种异体材料覆盖缺损，并尽可能接近同种异体骨。金属箔如金箔或薄钛已用于这一方法，但必须紧密适应骨表面轮廓[19]。在某些病例，上颌窦的内衬上皮和牙槽嵴可在金属表面上愈合。在某些情况下，金属箔会永久地保留下来，但更常见的情况是，一小部分金属最终会暴露出来，材料会逐渐脱落。另外，可以使用胶原膜等最终会被吸收的材料，用同样的封闭技术进行治疗[20,21]。

联合口内入路和内镜方法可以增加长期成功率。口腔－上颌窦瘘口的成功治疗通常需要治疗上颌窦内的感染和口腔－上颌窦的交通。功能性内镜鼻窦手术是一种微创方法，允许经鼻治疗慢性鼻窦炎和优化上颌窦引流。可用于中鼻甲脱位、钩突切除术及上颌窦造口术。

在罕见的情况下，较大的缺损，特别是由于手术切除病变而造成的缺损，可能需要较大的组织瓣关闭缺损，并可能使用包括来自舌或颞肌的带蒂皮瓣。口腔－上颌窦瘘的治疗有多种治疗方法，了解患者解剖上缺损部位的大小和特殊需求及处理伴随的鼻窦疾病是关键因素（图 20.20）。

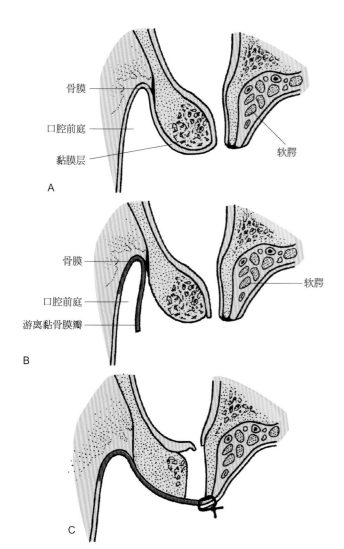

图 20.17　颊黏膜瓣关闭口腔－上颌窦瘘。（A）磨牙区口腔－上颌窦瘘的横断面视图。（B）翻起颊黏膜瓣。（C）切除瘘管内壁的上皮细胞，游离骨膜至前庭沟高度，并在缺损处缝合无张力黏膜瓣，黏膜瓣的边缘位于骨上

骨膜

口腔前庭

黏膜层

软腭

A

骨膜

口腔前庭

游离黏骨膜瓣

软腭

B

C

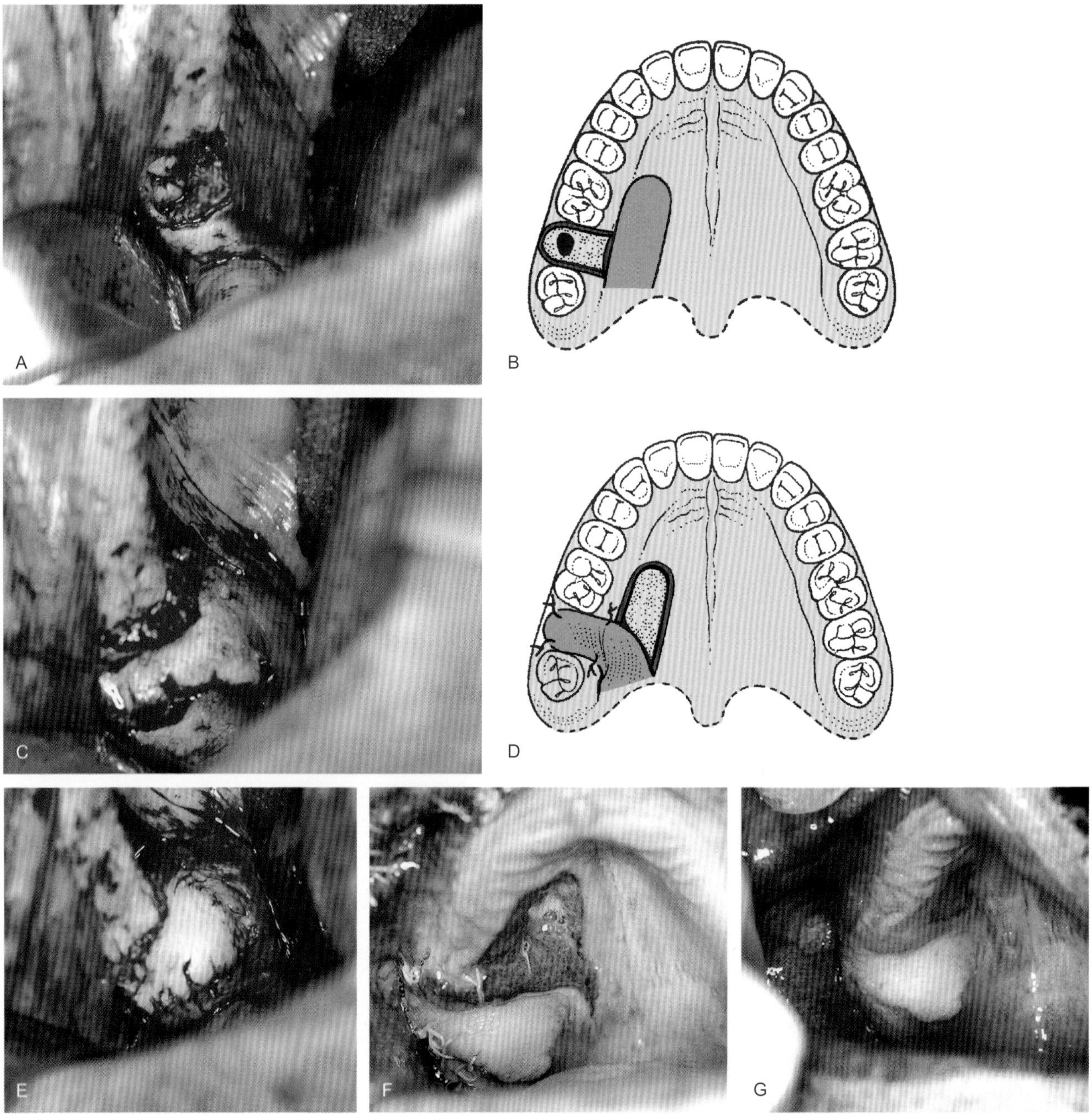

图 20.18 用腭瓣关闭口腔 – 上颌窦瘘口。（A）瘘管的临床影像，来自拔除一颗接近上颌窦窦腔的上颌后牙导致的病例。（B）切除瘘口周围的软组织，暴露出骨缺损周围的牙槽骨。设计全层腭瓣、切开，并由前向后翻起。黏膜瓣的厚度应与黏骨膜相当，后基底较宽，且包括腭动脉。黏膜瓣的宽度应足以覆盖鼻窦口周围的整个缺损，长度应足以使黏膜瓣旋转并重新定位于缺损处，而不会对黏膜瓣造成过度张力。（C）旋转黏膜瓣，以确保黏膜瓣在覆盖骨缺损时没有张力。（D）黏膜瓣旋转和创口关合。（E）瘘口关闭的临床照片。（F）术后 1 周愈合。（G）术后 3 周

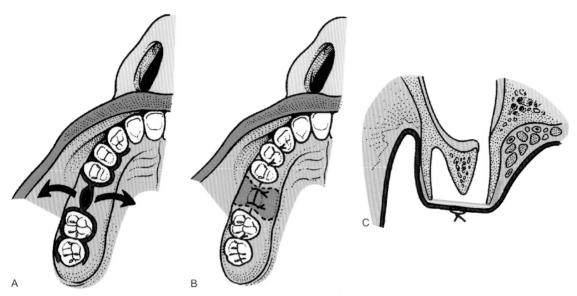

图 20.19 膜辅助关闭口腔－上颌窦交通。（A）右上颌第一磨牙牙槽突缺失区出现口腔－上颌窦瘘，需在骨膜下置入同种异体材料（如金、钛箔或可吸收胶原膜）封闭。形成颊部和腭黏骨膜瓣。沿牙龈沟（前后 1、2 颗牙）延伸黏膜瓣，可以拉伸黏膜瓣以帮助关闭缺损。切除瘘管。骨边缘必须 360° 暴露在骨缺损周围，以便将骨膜放置在黏骨膜瓣的下方。黏膜瓣由下面的骨支撑。（B）关闭瘘口的示意图。理想情况下，黏膜瓣可以近似地覆盖缺损处。在某些情况下，黏膜瓣之间的一个小间隙会在其他作用下在膜上愈合。即使口腔内黏膜没有一期愈合，窦壁通常愈合和关闭，然后膜脱落或再吸收，黏膜创面逐渐愈合。（C）膜封闭技术横断面视图。翻起颊、腭黏骨膜瓣，暴露骨缺损和与口腔交通的周围大面积牙槽骨。这层膜覆盖着所有的缺损边缘，颊部和腭部黏膜瓣缝合在这层膜上

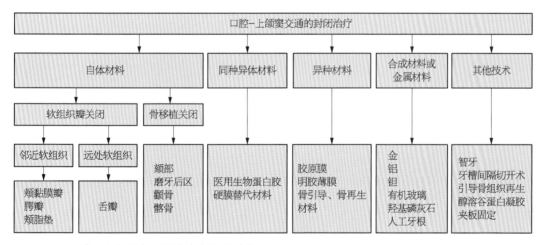

图 20.20 口腔－上颌窦交通的治疗方法（引自 Visscher SH, van Minnen B, Bos RR. Closure of oroantral communications: a review of the literature. J Oral Maxillofac Surg. 2010;68[6]:1384–1391）

（孙志军 译）

参考文献

[1] Moss-Salentijn L. Anatomy and embryology. In: Blitzer A, Lawson W, Friedman WH, eds. *Surgery of the Paranasal Sinuses.* Philadelphia, PA: WB Saunders; 1991.

[2] Anon JB, Rontal M, Zinreich SJ. Maxillary sinus anatomy. In: Anon JG, Rontal MK, Zinreich SJ, eds. *Anatomy of the Paranasal Sinuses.* New York: Thieme; 1996.

[3] Eberhardt JA, Torabinejad M, Christiansen EL. A computed

tomographic study of the distances between the maxillary sinus floor and the apices of the maxillary posterior teeth. *Oral Surg Oral Med Oral Pathol Oral Radiol Endod.* 1992;73:345.

[4] Harorh A, Bacutoglu O. The comparison of vertical height and width of maxillary sinus by means of Waters' view radiograms taken from dentate and edentulous cases. *Ann Dent.* 1995;54:47.

[5] McCafferey TF, Kern EB. Clinical evaluation of nasal obstruction.

Arch Otolaryngol Head Neck Surg. 1979;105:542.

[6] Som PM, Brandwein M. Anatomy, physiology, and plain film normal anatomy. In: Som P, Curtin HD, eds. *Head and Neck Imaging.* 3rd ed. St. Louis, MO: Mosby; 1996.

[7] Zinreich SJ, Benson JL, Oliverio PJ. Sinonasal cavities: CT normal anatomy, imaging of the osteomeatal complex and functional endoscopic surgery. In: Som P, Curtin HD, eds. *Head and Neck Imaging.* 3rd ed. St. Louis, MO: Mosby; 1996.

[8] Gwaltney JM Jr. Acute community-acquired sinusitis. *Clin Infect Dis.* 1996;23:1209–1225.

[9] Weymouth LA. Microbiology of the maxillary sinus. *Oral Maxillofac Surg Clin North Am.* 1999;11:21–33.

[10] Brook I. Sinusitis of odontogenic origin. *Otolaryngol Head Neck Surg.* 2006;135:349–355.

[11] Okeson J, Falace D. Nonodontogenic toothache. *Dent Clin North Am.* 1997;41:367.

[12] Nariki-Makela M, Qvarnberg Y. Endoscopic sinus surgery or Caldwell-Luc operation in the treatment of chronic and recurrent maxillary sinusitis. *Acta Otolaryngol.* 1997;529:177.

[13] Costa F, Emanuelli E, Robiony M, et al. Endoscopic surgical treatment of chronic maxillary sinusitis of dental origin. *J Oral Maxillofac Surg.* 2007;65:223–228.

[14] Gardner DG, Gullane PJ. Mucoceles of the maxillary sinus. *Oral Surg Oral Med Oral Pathol Oral Radiol Endod.* 1986;62:538–543.

[15] Killey H, Kay LW. An analysis of 250 cases of oroantral fistula treated by the buccal flap operation. *J Oral Surg.* 1967;24:726.

[16] Hanazawa Y, Itoh K, Mabashi T, et al. Closure of oroantral communications using a pedicled buccal fat pad graft. *J Oral Maxillofac Surg.* 1995;53:771.

[17] Juselius H, Katollio K. Closure of antroalveolar fistulae. *J Laryngol Otol.* 1991;85:387.

[18] Awang MN. Closure of oroantral fistula. *Int J Oral Maxillofac Surg.* 1988;17:110.

[19] Mainous EG, Hammer DD. Surgical closure of oroantral fistula using the gold foil technique. *J Oral Surg.* 1974;32:528.

[20] Mitchell R, Lamb J. Immediate closure of oroantral communications with a collagen implant: a preliminary report. *Br Dent J.* 1983; 154:171.

[21] Van Minnen B, Stegenga B, van Leeuwen MBM, et al. Nonsurgical closure of oroantral communications with a biodegradable polyurethane foam: a pilot study in rabbits. *J Oral Maxillofac Surg.* 2007; 65:218.

第 21 章

唾液腺疾病的诊断与治疗
Diagnosis and Management of Salivary Gland Disorders

Michael Miloro, Antonia Kolokythas

作为口腔颌面领域的专家，执业牙医和口腔科专家可能需要对各种唾液腺疾病进行必要的评估、诊断和治疗，涉及范围从轻微的、自限性疾病到更严重的大、小唾液腺疾病。因此，充分掌握有关发病率、人口统计学、胚胎学、解剖学和病理生理学的实用知识是以最适当的方式处理这些患者所必需的。本章回顾了唾液腺的解剖和生理学及各种唾液腺疾病的病因、诊断方法、现代影像学评估及内科和外科治疗，包括涎石病和阻塞现象（如黏液囊肿和舌下腺囊肿）、急性和慢性唾液腺感染、外伤性唾液腺疾病、sjögre 综合征（舍格伦综合征）、坏死性唾液腺化生及良性和恶性唾液腺肿瘤。

胚胎学、解剖学和生理学

唾液腺分为 2 组：大唾液腺和小唾液腺。所有的唾液腺都是作为上皮芽从胚胎口腔发育而来，并延伸到其下方的间充质组织中。这些上皮内生或原基，妊娠第 8 周时在解剖学上已经很明显（图21.1），然后进一步分支，形成一个原始的导管系统，最终形成管道，为唾液的产生和排出提供基本的唾液腺单位（图 21.2）。这个单位由腺泡（或分泌单位）组成，它是一组细胞，包括肌上皮细胞和腺泡（分泌）细胞，分泌颗粒结合成集合管，包括闰管，其次是纹管，最后是排泄管；每个导管单位由其独特的腺泡细胞和分支导管组成。小的唾液腺在子宫内第 40 天左右开始发育，而较大的唾液腺则稍早一些，在宫内第 35 天左右开始发育。在子宫内的第 7 或第 8 个月左右，一种称为腺泡的分泌细胞在导管系统周围开始发育。唾液腺的腺泡细胞可分为浆液性细胞和黏液性细胞，前者可产生稀薄呈水样的浆液性分泌物，后者则产生更浓、更黏稠的黏液性分泌物。小唾液腺在新生儿时期已经发育良好并具有完善的功能。小唾液腺腺泡主要

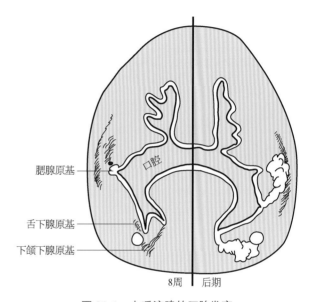

图 21.1　大唾液腺的胚胎发育

腮腺原基

舌下腺原基

下颌下腺原基

口腔

8 周　后期

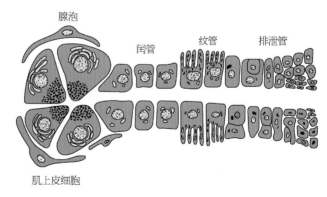

腺泡

闰管　　纹管　　排泄管

肌上皮细胞

图 21.2　基本唾液腺单位

产生黏液性分泌物，尽管有些也由浆液性细胞组成，因此这些小腺体在分类方面属于混合性腺体。腮腺不同区域的小导管在腮腺的上前方汇合形成腮腺导管（Stensen 管），这是腮腺的主要导管。有800 ~ 1 000 个小唾液腺遍布口腔内黏膜覆盖的部位，只有少数部位例外，如硬腭的前 1/3、附着牙龈和舌背的前 1/3。小唾液腺比较固定的分布位置有唇腺、颊腺、腭腺、扁桃体腺（Weber 腺）、磨牙

表 21.1   唾液腺胚胎学与解剖学

项目	小唾液腺	大唾液腺
子宫内发育	第 40 天	第 35 天
腺体数量	800 ~ 1 000 个小腺体	6（3 对腺体）
腺体类型	唇腺 颊腺 腭腺 扁桃体腺（Weber 腺） 磨牙后腺（Carmalt 腺） 舌腺 （1）舌前腺（Blandin-Nuhn 腺） （2）味腺（Ebner 腺） （3）舌后润滑腺	腮腺 下颌下腺 舌下腺

后腺（Carmalt 腺）和舌腺。舌腺可分为 3 组：舌前腺（Blandin-Nuhn 腺）、味腺（Ebner 腺）和舌后润滑腺（表 21.1）。

大唾液腺是成对的结构，包括腮腺、下颌下腺和舌下腺。腮腺主要含有浆液性腺泡和少量黏液细胞。浆液性细胞是含有嗜酸性分泌颗粒的立方细胞，能够产生稀薄的低黏度（1.5 Pa·s）水样分泌物。相反，舌下腺大部分由黏液性细胞组成，这些黏液性细胞是透明的低柱状细胞，其细胞核极化，远离腺泡腔，产生高度黏稠的分泌物（13.4 Pa·s）。下颌下腺是混合腺，由数量大致相等的浆液性腺泡和黏液性腺泡组成，因此产生中等黏度为 3.4 Pa·s 的分泌物。

腮腺是最大的唾液腺，位于咬肌后部和下颌支的表面，在颧弓下方呈倒三角形。腮腺的边缘部分可沿胸锁乳突肌前部延伸至乳突，并绕下颌骨后缘抵达翼下颌间隙（图 21.3）。第 7 对脑神经（面神经，Ⅶ）的主要分支将腮腺大致分为浅叶和深叶，该神经出茎乳孔后向前延伸，支配面部表情肌。由于腮腺包含面神经的终末分支，这也许可以解释为什么下颌局部阻滞麻醉时，如果麻醉药注入沿下颌骨后缘延伸至翼下颌间隙的腮腺内，可以引起暂时性面瘫。腮腺不同区域的小导管在腮腺的上前方汇合，形成腮腺导管（Stensen 管），这是腮腺的主要导管。腮腺导管直径为 1 ~ 3 mm，长度约为 6 cm。有时会出现正常解剖结构的变异，即副腮腺导管可协助腮腺导管，引流唾液分泌物。此外，副腮腺可以出现在腮腺导管路径上的任何部位。腮腺导管从腮腺门向前并在咬肌表面走行，在咬肌前缘处，导

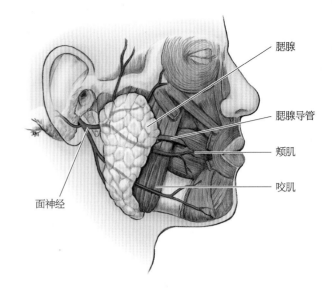

图 21.3   腮腺解剖。面神经分支将腺体分为深叶和浅叶。腮腺导管在咬肌表面前行，然后急剧弯曲，穿过颊肌进入口腔

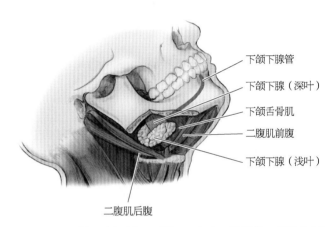

图 21.4   下颌下腺解剖。下颌下三角由二腹肌前、后腹和下颌骨下缘组成。腺体的一部分可以延伸到下颌舌骨肌上方。下颌下腺管向前上延伸至口底前部

管向内侧急剧转向，穿过颊肌纤维。腮腺导管穿过颊黏膜后，开口于上颌前庭后份，通常毗邻于上颌第一或第二磨牙。第 9 对脑神经（舌咽神经）经由耳神经节交换神经元，再通过耳颞神经，支配腮腺的分泌（图 21.7）。

下颌下腺位于颈部的"下颌下三角"，该三角是由二腹肌前腹、二腹肌后腹和下颌骨下缘组成的三角形区域（图 21.4）。下颌下腺的后上部分向上弯曲，在下颌舌骨肌后缘的上方于腺门处形成下颌下腺主导管，即 Wharton 管。该导管沿着舌下间隙的下颌舌骨肌表面向前延伸，行程中与舌神经相邻。这个区域的解剖关系为舌神经位于下颌下腺管的下方，在口腔后底部从外向内走行；然后舌神

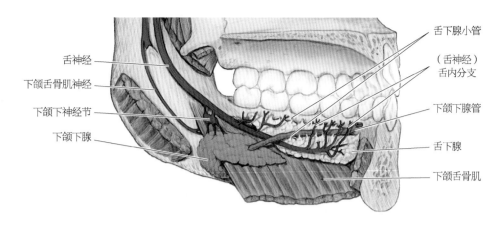

图 21.5　舌下腺解剖。注意下颌下腺导管与舌神经的关系

经分支支配双侧舌前 2/3 的感觉。舌咽神经为双侧舌后 1/3 提供感觉，面神经的鼓索支为舌前 2/3 提供味觉。下颌下腺主导管沿直线继续向前延伸，舌神经从外侧（从下牙槽神经分离后的翼下颌间隙开始）绕过导管下方向内侧走行。在第三磨牙拔除术中，下颌下腺管由于位于下颌骨后表面内斜线附近，容易受到损伤。如前所述，舌神经然后转向内侧，呈分支状广泛分布于双侧舌肌。下颌下腺主导管长约为 5 cm，管腔直径为 2 ~ 4 mm。下颌下腺主导管通过舌系带和口底交界处最前端靠近下颌切牙附近的肌肉凹陷处开口于口底。该处是导管狭窄的部分，其作用是限制含有细菌的唾液逆行进入导管系统。这一点尤其重要，因为该狭窄处限制了那些倾向于定居于导管口周围的细菌的逆行进入，如金黄色葡萄球菌和链球菌属。

　　舌下腺位于舌下间隙，在下颌舌骨肌上方，在口底前份被一薄层口腔黏膜分为左、右 2 个（图 21.5）。舌下腺的主要腺泡管为 Bartholin 管，在多数情况下汇合形成 8 ~ 20 条 Rivinus 管。Rivinus 管短而细，单独开口，直接在口底前部舌下皱襞黏膜处进入口腔；或部分汇入下颌下腺管，通过下颌下腺主导管进入口腔。舌下腺和下颌下腺由面神经（Ⅶ）的鼓索支经下颌下神经节支配（图 21.8）。

　　唾液的功能是为言语和咀嚼功能提供润滑作用，产生消化食物的酶和具有抗菌作用的化合物（表 21.2）。唾液腺每天产生 1 000 ~ 1 500 mL 唾液，其中用餐时唾液流速最高。不同的唾液腺对每天产生唾液总量的贡献不同，其中下颌下腺占 70%，腮腺占 25%，舌下腺占 3% ~ 4%，小唾液腺只提供微量唾液（表 21.3）。唾液的电解质组成在各大唾液腺之间也有所不同，一般腮腺的电解质浓度高于下颌下腺，但下颌下腺的钙浓度例外，约为

表 21.2　正常成人唾液成分

项目	腮腺	颌下腺
氨基酸	1.5 mg/dL	< 1 mg/dL
氨	0.3 mg/dL	0.2 mg/dL
碳酸氢盐	20 mEq/L	18 mEq/L
钙	2 mEq/L	3.6 mEq/L
氯化物	23 mEq/L	20 mEq/L
胆固醇	< 1 mg/dL	< 1 mg/dL
脂肪酸	1 mg/dL	< 1 mg/dL
葡萄糖	< 1 mg/dL	< 1 mg/dL
镁	0.2 mEq/L	0.3 mEq/L
磷酸盐	6 mEq/L	4.5 mEq/L
钾	20 mEq/L	17 mEq/L
蛋白质	250 mg/dL	< 150 mg/dL
钠	23 mEq/L	21 mEq/L
尿素	15 mg/dL	7 mg/dL
尿酸	3 mg/dL	2 mg/dL

腮腺的 2 倍。唾液的相对黏度因唾液腺的不同而有所不同，并与腺体中黏液细胞和浆液细胞的相对百分比相对应。因此，唾液黏度最高的腺体是主要由黏液细胞构成的舌下腺，其次是下颌下腺（混合黏液细胞和浆液细胞），最后，主要由浆液细胞构成的腮腺分泌的唾液黏度最低（图 21.6）。值得注意的是，在 20 岁之后，由于实质纤维化增多和神经分泌刺激减少，每天的唾液生成量会逐渐减少。

　　唾液的分泌受交感和副交感神经支配。交感神

表 21.3　唾液腺每天唾液分泌量

腺体	分泌量
下颌下腺	70%
腮腺	25%
舌下腺	3% ~ 4%
小唾液腺	微量

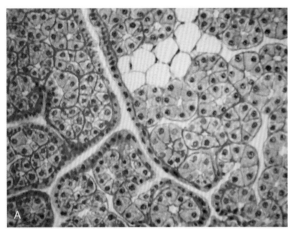

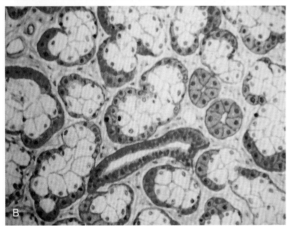

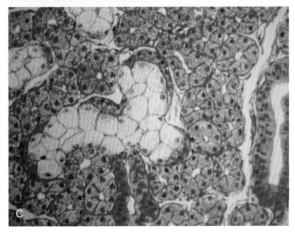

图 21.6 （A）腮腺组织学（浆液细胞）。（B）舌下腺（黏液细胞）。（C）下颌下腺（混合浆液和黏液细胞）。注意一些黏液细胞（浅色）周围有新月样黏液环绕（深色）

经支配来源于颈上神经节，经面部庞大的动脉血管丛支配唾液腺。副交感神经对各个大唾液腺的支配有所不同。支配腮腺的副交感神经来源于舌咽神经（Ⅸ）的鼓室支，经岩小神经到达耳神经节，节后副交感神经纤维经耳颞神经到达腮腺（图 21.7）。支配下颌下腺和舌下腺的副交感神经起源于上涎核，通过面神经（鼓索支）到达下颌下神经节；节后副交感神经直接到达下颌下腺或与伴随舌神经到达舌下腺（图 21.8）。

诊断方式

病史和临床检查

与其他疾病一样，唾液腺疾病的诊断最重要的是病史和临床检查。多数情况下，通过与患者主诉相关的既有症状即可做出诊断。但需要特别关注主诉的特征，如进食时症状是否加重可以判断是否存在导管阻塞，唾液流量减少是否和机体缺水有关，是否患有与腺体主诉相关的身体疾患（如自身免疫性疾病），既往是否有外伤史（如唇咬伤可能导致黏液囊肿）。灵慧的临床医师能够进行全面的临床评估，并且在许多情况下，无须进一步的诊断性检查即可做出诊断。临床检查应包括对唾液腺进行视诊和双手触诊，以确定唾液流量是否正常。通过挤压腺体，刺激唾液分泌，可以检测唾液的流量和性质。有时需要使用泪道探针，从导管口插入（通常用于腮腺导管和下颌下腺导管），以清除黏液栓、胶冻样分泌物或小结石，从而恢复导管系统的通畅和正常的唾液流动。更重要的是，临床医师应能够进行鉴别诊断，将唾液腺疾患归为反应性、阻塞性、炎症性、感染性、代谢性、瘤样病变、发育性或创伤性疾病，并在此分类基础上进一步选择适当的诊断性检查方法。临床医师有时需要应用以下检查手段，包括血清或唾液电解质检测、唾液影像学检查、唾液功能检测、唾液腺内镜检查及唾液腺活检，从而辅助对唾液腺疾病做出正确诊断。

唾液腺影像学检查

X 线平片

平片或二维影像学检查应用于评估唾液腺疾病最初的目的是识别导管结石，这些结石中只有80% ~ 85% 能够阻挡射线，因而可在 X 线平片中显影。各腺体中可显影结石的发生率不尽相同，腮

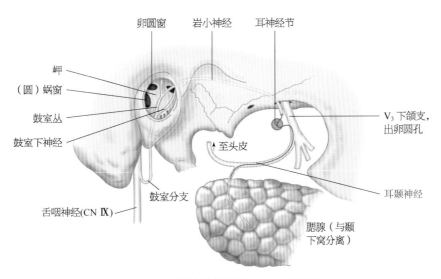

图 21.7　腮腺神经支配。CN，脑神经

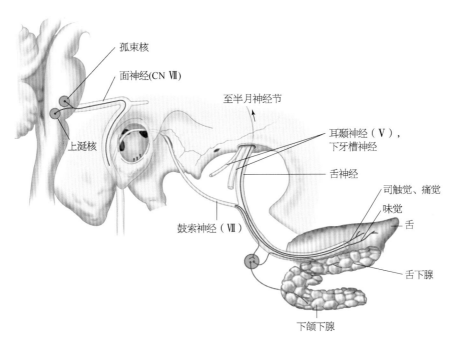

图 21.8　下颌下腺和舌下腺神经支配。CN，脑神经

腺中可显影结石的发生率低于下颌下腺（表 21.4）。下颌横断片最常用于检测口底前部的舌下腺和下颌下腺导管结石（图 21.9），但其在检测不显影结石

表 21.4　射线阻射（相对于透射）结石的发生率

部位	发生率
下颌下腺	80%
腮腺	40%
舌下腺	20%
小唾液腺	罕见

和阻塞导管的黏液栓时也确实存在较高的假阴性率。此外，下颌横断片可能发现不了口底后份的结石。通过调整胶片放置的位置，根尖片也可用于显示唾液腺腺体和导管（包括小唾液腺）中的结石。大多数情况下，对于 X 线平片能够显示的结石，放射显影中结石的大小和形状与其实际的大小和形状是相符合的。口腔全景片可以显示腮腺内的结石，还可以发现下颌支后部的结石（图 21.10）。

唾液腺造影

唾液腺造影是诊断唾液腺疾病的金标准，但由于掌握唾液腺造影必要的专业知识的放射科医

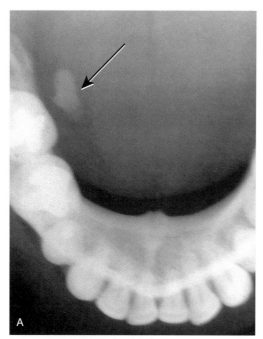

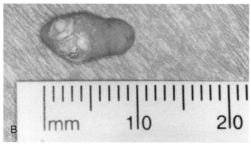

图 21.9 （A）下颌横断片显示射线阻射的结石（箭头所示）。（B）从口内取出的下颌下腺结石（1 cm）

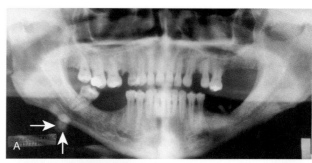

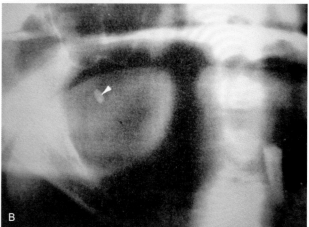

图 21.10 （A）口腔全景片所示的右侧下颌下腺结石（箭头所示）。（B）口腔全景片所示的右侧腮腺导管内结石（箭头所示）

师较少，如今这项检查的普及率较低。唾液腺造影可作为辅助手段检测可显影结石和不显影结石（15% ~ 20%），因其能够识别导管的阻塞情况，因而也可用于检测导管内的黏液栓。此外，唾液腺造影还可分别或者同时用于评估因阻塞、炎症、创伤和瘤样病变所导致的涎腺导管和腺实质的破坏程度。由于在进行唾液腺造影时，导管系统发生扩张，导管中的小黏液栓或坏死脱落上皮在注入造影剂时得到清除，因而唾液腺造影也是一种治疗手段。

唾液腺造影术可较容易地在局麻下进行，具体步骤如下：①将塑料或金属导管（图 21.11）插入唾液腺导管（Stensen 管或 Wharton 管）中。②将造影剂注入导管及腺体。③在此过程的不同时间点摄取 X 线片。将 0.5 ~ 1 mL 造影剂注入导管和腺体后，患者会因导管扩张和腺实质的逆行充盈而感到疼痛。可用于唾液腺造影的造影剂有 2 种，包括水剂造影剂和油剂造影剂。2 种造影剂均含有较高浓度（25% ~ 40%）的碘。大多数临床医师更喜欢使用水剂造影剂，因其更易与唾液混溶，更易于注射，可注入导管系统的细小分支中；并且检查完成后，更易于经导管排出，或经腺实质吸收后由肾脏排出。与水剂造影剂相比，油剂造影剂更黏稠，需要更高的注射压力才能使细小导管显影。因此，油剂造影剂在注射过程中患者感觉更为不适。此外，油剂造影剂难以从导管系统中清除，因此可能在造影检查后引起长时间的医源性导管阻塞。还有，腺体实质中残留的油剂造影剂很难吸收，可引起严重的异物反应和腺体坏死。另外，当患者因慢性炎症导致导管破损时，油剂造影剂比水剂造影剂更容易向腺体周围渗出，严重损伤周围软组织。

唾液腺造影可显示导管系统的形态，如果存在阻塞，则可以进行定位，从而为治疗提供依据。通过唾液腺造影可获得结石的大小、数量、位置和活动度，以及远端导管的直径和导管系统内是否存在狭窄等重要信息。根据注入造影剂后摄取 X 线片的时间，完整的唾液腺造影检查由 3 个不同的阶段组成，包括：

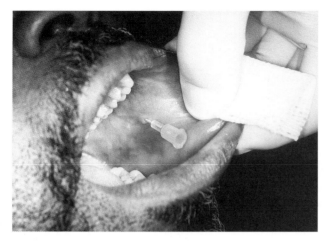

图 21.11　将塑料导管置入腮腺导管，并通过牵拉颊部，将该区域弯曲的导管拉直

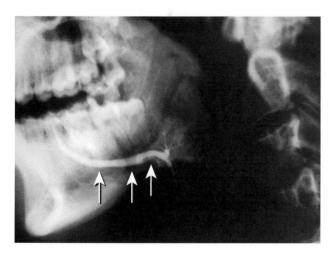

图 21.12　下颌下腺造影的导管期，造影剂仅充盈主导管（箭头所示）

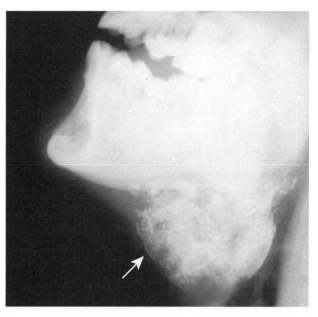

图 21.13　下颌下腺造影的腺泡期，正常腺体的整个导管系统呈树枝样显影（箭头所示）

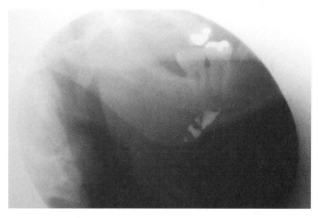

图 21.14　下颌下腺造影的排泄期，5 分钟后发现导管内造影剂异常残留

（1）导管期（图 21.12），在注入造影剂后立即出现，此期可看到主导管显影。

（2）腺泡期（图 21.13），在造影剂完全充盈导管系统几分钟后发生，腺泡逐渐被造影剂充盈。

（3）排泄期（图 21.14），在造影剂完全充盈导管系统和腺体实质 5 分钟后，根据造影剂在导管和腺体中的残留情况，该期用于评估腺体的分泌和清除功能。

唾液腺数字减影造影可为导管系统提供优质的影像，尤其能够显示导管系统中被骨组织或牙列所覆盖区域的图像。正常唾液腺造影的导管期图像表现为较大的主导管逐渐地、平滑地分支为次级导管和末梢导管，类似于树干的分枝。在腺泡期，造影剂在整个腺体实质中均匀分布，显示腺体和腺小叶的图像。当结石或黏液栓阻塞导管时，腺体持续分泌唾液会引起阻塞近端的导管扩张（在唾液腺造影的导管期可见），并最终导致腺实质的压迫性萎缩

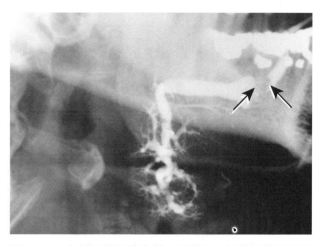

图 21.15　右侧下颌下腺造影。导管被一射线可透性结石（箭头所示）阻塞后，导致近心端导管炎性膨大（导管炎），并失去正常的腺体结构（唾液腺炎）

（在腺泡期可见；图 21.15）。在唾液腺造影的排泄期，造影剂在腺体或导管中存留超过 5 分钟属于异常情况，在排尽造影剂后摄取的 X 线片中，腺体和导管中不应残留造影剂。

唾液腺导管炎是由于反复炎症或感染，导致上皮萎缩引起的导管扩张，伴有因为修复性纤维化所造成的导管不规则变窄（即"腊肠样"改变；图 21.16）。唾液腺炎是指主要累及腺体实质的炎症。唾

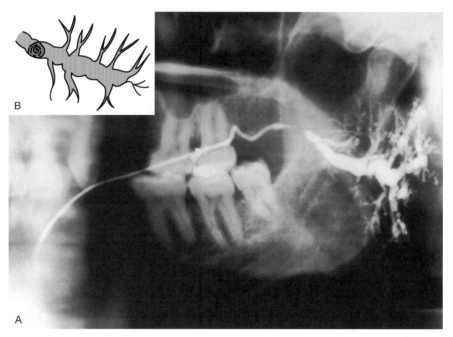

图 21.16　（A）左侧腮腺造影。特征性的"腊肠样"改变表明存在阻塞性疾病造成导管损伤，修复性纤维化导致导管不规则狭窄（导管炎）。（B）插图显示导管系统在阻塞处的近心端出现膨大

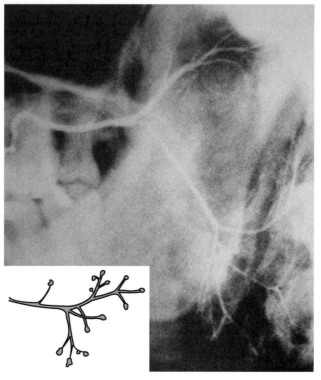

图 21.17　慢性腮腺炎症导致腺泡破坏。插图展示腺泡破坏后末梢导管点状扩张，如同修剪过的树枝

液腺炎患者因腺泡萎缩和感染，导致腺泡球状扩张，唾液腺造影图像中可见末梢导管扩张呈点状，正常的树枝状的小导管系统像被修剪了一样（图 21.17）。当病变或肿瘤发生腺体内占位或者挤压腺体表面时，将使正常的导管解剖结构发生变形。在唾液腺造影图像上，病灶旁的导管被压迫弯曲并包绕肿块，从而形成特征性的"抱球状"外观（图 21.18）。

唾液腺造影检查尽管较之前有所减少，但它是由口腔颌面外科医师或某些经过该项技术培训的介入放射科医师从事的专业性影像学检查。对唾液腺造影没有实践经验或知之甚少的医师，不应轻易尝试该项检查。唾液腺造影检查的 3 项禁忌证是：①急性唾液腺感染，因为导管上皮破损可能使造影剂渗入周围软组织，并引起严重疼痛和可能的异物反应。②有碘过敏史的患者，尤其是既往应用造影剂进行影像学检查后出现严重过敏反应的患者。③需要进行甲状腺检查的患者，因为唾液腺或导管系统中残留的碘，可能干扰甲状腺扫描结果。

计算机体层摄影、磁共振成像、超声检查和正电子发射体层扫描

计算机体层摄影（computed tomography, CT）普遍用于对唾液腺包块的评估。虽然 CT 检查使患者发生辐射暴露，但与唾液腺造影相比，CT 检查创伤小，检查过程中不需要造影剂，也不要求操作者具有唾液腺造影的经验。此外，CT 图像可以显示唾液腺结石，尤其是位于下颌下腺导管后份、腺门或腺体内的结石（图 21.19）。三维 CT 能以无创的方式，更好地分辨和描述结石和导管系统（图 21.20）。与超声检查相比，基于诊室的锥形束计算机体层扫描（CBCT）技术对大唾液腺结石诊断具有更高的敏感性和特异性。虽然牙的伪影和患者移动会降低 CBCT 图像质量，使其应用受限，但与医学级 CT 相比，CBCT 具有实用性强、费用低、辐射剂量小等特征，为无创诊断唾液结石提供了一种有价值的选择。

磁共振成像（MRI）在显示唾液腺软组织病变的细节方面要优于 CT，对患者无辐射且不需要使用造影剂。三维 MRI 重建和 MRI 虚拟内镜检查在多种异常情况下导管系统的可视化方面取得了很好效果，包括 Sjögren 综合征、涎石症、囊肿、肿瘤和炎症等。MRI 的这些进展，极大促进了对导管系统与周围组织的关系及导管管腔内状况的评估和认识。

超声技术的发展，使其在唾液腺疾病的诊断中极具价值。在腮腺和下颌下腺的检查中，超声检查

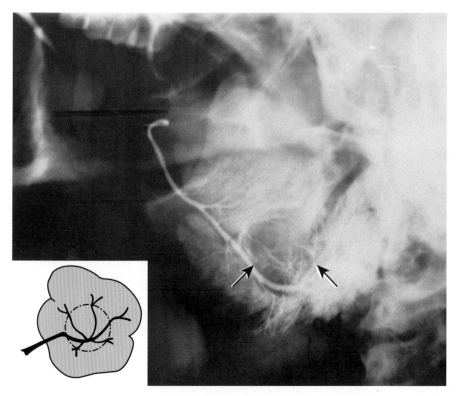

图 21.18　左侧腮腺造影图像呈"抱球样"改变（箭头所示）。充盈缺损表明肿瘤占据周围正常导管的位置。插图展示肿瘤占据正常腺体后呈现的"抱球"现象

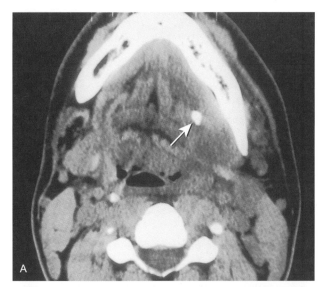

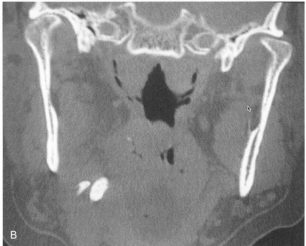

图 21.19 （A）下颌骨和口底 CT 横断位片显示下颌下腺导管后份的结石（箭头所示）。（B）插图显示导管系统在阻塞处的近心端出现膨大。CT 冠状位片显示下颌下腺导管内近腺门处的 2 块结石

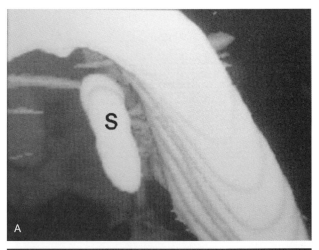

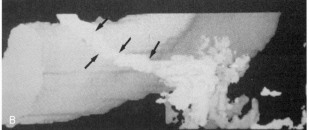

图 21.20 （A）CT 扫描 3D 成像显示下颌下腺结石（S）。（B）CT 扫描 3D 成像显示下颌下腺导管因慢性炎症造成狭窄和破坏（箭头所示）

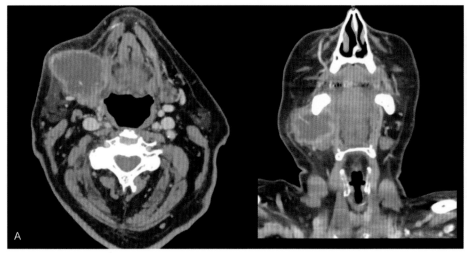
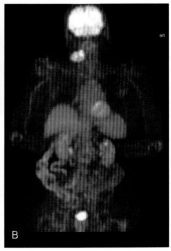

图 21.21 （A）右侧下颌下腺恶性肿瘤 CT 扫描。（B）同一右侧下颌下腺恶性肿瘤患者的 PET-CT 成像

具有图像分辨率高、无创、费用低、易于操作等优点。在唾液腺肿瘤的检查中，彩色多普勒超声检查可获得有关血管形成的重要信息，对分辨肿瘤的良、恶性具有重要意义。超声检查是结节性病变最常用的检查方法，尤其适用于引导病变活检（如细针穿吸活检），特别是那些因体积小或位置特殊而影响临床检查的病变。并且，当辅以导管内注射造影剂时，超声可作为检查阻塞性唾液腺疾病的另一选择。除了检查腺体的导管系统外，超声技术还可用于对腺体实质进行评估。

氟脱氧葡萄糖正电子发射体层摄影（FDG-PET）可用于唾液腺恶性肿瘤的诊断和治疗方案设计。最初的报道发现，FDG-PET 在区分良性和恶性病变及唾液腺恶性肿瘤的治疗方面价值不大。但最新的研究表明，FDG-PET 在预测肿瘤的恶性程度和高级别肿瘤的淋巴结转移方面，准确性优于传统 CT。此外，FDG-PET 在早期肿瘤的临床分期和颈部淋巴结转移水平的准确评估及治疗后复发的评估和监测中，都具有重要的临床应用价值（图 21.21）。

唾液腺闪烁显像术（放射性核素扫描）

以放射性核素扫描（唾液腺闪烁显像术）形式进行核成像，可以全面评估唾液腺实质是否存在肿块及腺体本身的功能。该项检查通常使用放射性核素 ^{99m}Tc，经静脉注射后，核素可分布于全身，并优先被生物活性高的组织（包括唾液腺）所摄取。除辐射暴露外，这项检查的主要局限性在于所获得图像的分辨率较低。唾液腺放射性核素扫描中，急性炎症期的腺体对放射性核素的吸收增加，慢性炎症期的腺体、腺体内的肿物（无论良性还是恶性）对放射性核素的吸收减少。唾液腺放射性核素扫描最有价值的应用可能是对 Sjögren 综合征患者的诊断、制订治疗策略和随访。美国 - 欧洲共识小组于 2002 年建立了放射性核素扫描计分系统（0 ~ 12 分），基于该计分系统，建立了对异常的放射性核素扫描成像作为 Sjögren 综合征诊断的既定标准。

唾液腺内镜检查

微创手段近来已用于诊断与治疗与大唾液腺相关的一些疾病。唾液腺内镜是一种特殊的方法，使用一个在柔性套管末端带有光源的小型摄像机（内镜），在扩张导管口后将其插入导管中。内镜不仅用于诊断，还可以用于治疗。唾液腺内镜通过其视频监视器可以间接地看到导管系统的狭窄和扭结，以及黏液栓和结石。内镜可用于扩张唾液腺导管系统内小的狭窄和冲洗黏液栓子。另外，对于腺门部的结石，常规经口手术入路难以达到，但使用柔性内镜和网篮可摘除结石，从而避免切除腺体，这对于大多数位于导管后份或腺门内结石的治疗是必要的。自内镜应用以来，微型内镜（直径 =1.1 mm）的研发取得了很大进展，它带有多个端口，用于导管系统可视化、冲洗和测量。诸如小球囊导管（类似于用于冠状动脉血管成形术的导管）之类的专用设备可用于扩张导管狭窄的部位；小的金属网篮或微型镊子或抓钳，可插入导管中，直接取出结石（图 21.22）。另外，通过内镜辅以小型激光或碎石装置，可将大结石碎裂成较小的结石，从而便于通过网篮取出，或通过唾液冲刷而自然排出。

唾液化学检测

对大唾液腺所分泌唾液的电解质成分（表 21.2）进行检测，可以提示多种唾液腺异常和系统性疾病。唾液化学检测（唾液化学）的重要性得到了越来越广泛的认可，其中包括内分泌功能评估、药物浓度监测、抗原 - 抗体检测和动力学诊断测试。钠和钾的浓度原则上需要进行检测，它随唾液流速的变化而变化。这些电解质浓度的某些改变，可见于特定的唾液腺疾病。例如，钠离子（Na^+）浓度升高和钾离子（K^+）浓度降低可能提示唾液腺炎症。最近，在头颈肿瘤领域，通过唾液蛋白质组学筛选分子标记，以辅助检测和诊断口腔鳞状细胞癌成为研究热点，并取得了重大进展。

细针穿吸活检

细针穿吸（fine-needle aspiration，FNA）活检在唾液腺肿瘤诊断中的应用已有很多文献报道。这项检查对鉴别头颈区域浅表部位的良性病变和恶性病变具有很高的准确率。FNA 活检使用的是带 20 号或更小针头的注射器。实施局部麻醉后，将针头插入肿块，后拉针栓在注射器中形成真空，并在肿块中来回抽插针头，保持针管内的负压（图 21.23）。然后释放针栓，拔出针头，将细胞物质和液体排出到载玻片上，用于组织学检查的准备和固定。FNA 检查为精准的组织诊断提供了可能，尤其在口腔颌面外科医师和口腔颌面病理科医师在该过程中保持极好的沟通，并具备丰富的操作和阐释结果的经验的情况下更应如此。

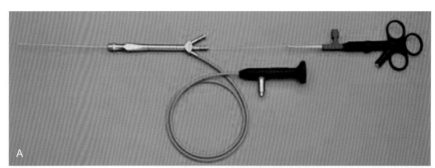

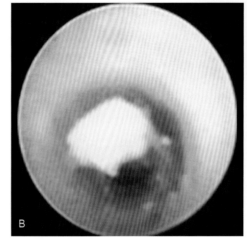

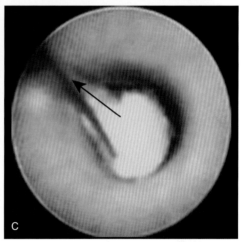

图 21.22 （A）涎腺镜，包括连接摄像头、冲洗管和器械的端口。（B）导管中结石在涎腺镜下成像。（C）涎腺镜下通过微型抓钳取出结石（箭头所示）

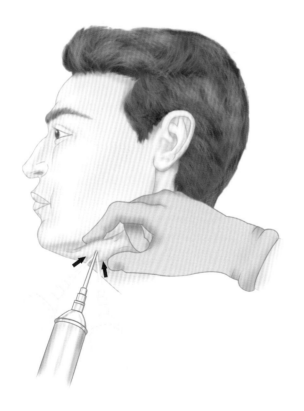

图 21.23　下颌下腺肿物的细针穿吸活检，针头在肿物中多方向来回抽插

唾液腺活检

　　唾液腺活检，包括切取或切除活检，可用于诊断大唾液腺或小唾液腺疾病，但更常用于 Sjögren 综合征的辅助诊断。已证明 Sjögren 综合征患者下唇的唇腺活检中，某些组织病理学变化特征与大唾液腺相同，因而避免了为明确诊断而对腮腺进行开放性活检所造成的伤害。唇腺活检在局部麻醉下进行，使用卵圆形唇夹有助于显露术区和有效止血。切取 5 ~ 10 个小腺泡进行组织学检查，并用可吸收线缝合黏膜（图 21.24）。然后对唇腺腺泡进行组织学检查，并根据浸润灶进行诊断。高倍镜下每 4 mm^2 唾液腺组织中有不少于 50 个淋巴细胞、组织细胞和浆细胞聚集称为一个浸润灶（图 21.25）。如果唇腺组织切片中浸润灶数大于 1，表明在小唾液腺组织中存在 1 个或多个病灶，即可支持 Sjögren 综合征的诊断。

阻塞性唾液腺疾病：唾液腺结石病

　　结石可以发生在全身各处，包括胆囊、胆道系统、泌尿道和唾液腺。男性唾液腺结石病（涎石

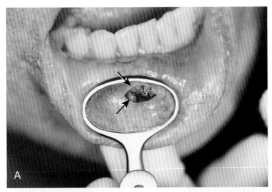

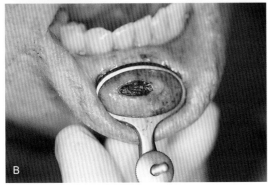

图 21.24（A）唇腺活检。使用唇夹外翻下唇，切开黏膜，暴露小唾液腺腺泡（箭头所示）。（B）摘取小腺泡（5 ~ 10 个）送检，注意保护口轮匝肌

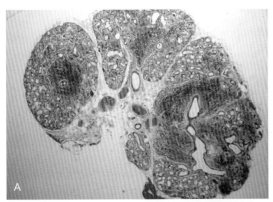

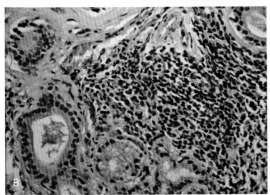

图 21.25（A）1 例 Sjögren 综合征患者的唇腺活检切片（注意低倍镜下可见 3 个腺小叶中的 3 个淋巴细胞浸润灶）。（B）高倍镜下的 1 个浸润灶（> 50 个淋巴细胞）和相邻的腺泡组织

病）的发病率是女性的 2 倍，30 ~ 50 岁为高发年龄。约 25% 的唾液腺结石患者为多发性。与结石形成相关的传统病因包括导管堵塞、唾液流速降低、脱水、与口咽败血症相关的唾液 pH 改变，以及机体无机盐新陈代谢紊乱。生理状态下，黏液栓的过饱和溶液或者过剩分泌的囊泡中的膜磷脂经沉淀后，即可以检测到微石（小结石）。这些微石可能出现症状，并可能成为一个积聚灶；唾液中的有机和无机物质在其上持续沉积，形成更大的结石，最终阻塞导管。最近有人提出一种关于结石形成的逆行理论，该理论认为口腔内的食物、细菌及异物等小颗粒能够逆行进入导管系统。这些小颗粒作为病灶，引起结石形成，导管乳头的扩约作用维持着这些小颗粒在导管内的滞留，阻碍了腺体正常的自我冲洗作用，在结石形成过程起到了促进作用。

在不同的腺体内，结石的发生率有所不同（表21.5）。下颌下腺结石占 85%，比其他任何腺体更常见。多种因素导致了下颌下腺结石的高发病率。唾液腺分泌液中含有水、电解质、尿素、氨、葡萄糖、脂肪、蛋白质及其他物质。虽然腮腺分泌液中这些物质的浓度普遍较其他腺体高，但钙浓度是主要的例外，其在下颌下腺分泌液是腮腺中的 2 倍（表 21.2）。此外，下颌下腺分泌液碱性的 pH 也有助于结石形成。除唾液成分外，下颌下腺及其导管的解剖形态也是结石形成的重要因素。Wharton 管是最长的唾液腺导管，下颌下腺分泌液在释放入口腔之前，需要流经更长的路程。另外，下颌下腺导管在其路径上有 2 个大的弯曲：一个在舌骨肌后缘，近腺门处；另一个接近口底前部导管开口处。最后，下颌下腺导管口比腮腺导管细小，唾液从 Wharton 管排出的速度较慢。以上特征减缓了唾液的流速，使唾液滞留或者阻塞成为可能，但这在腮腺或者舌下腺中并不常见。尤其由于下颌下腺导管口细小并且位于导管的最高部位，唾液自腺体至导管开口流动的整个行程中均需抵抗重力，因而使得沉淀

表 21.5　涎石病发病率（腺体）

部位	发生率
下颌下腺	85%
腮腺	10%
舌下腺	5%
小唾液腺	罕见

物、黏液和细胞碎片容易滞留在弯曲而细长的导管中。随后沉淀物成为黏液栓和结石（透光与否取决于钙浓度和结石形成的程度）的聚积灶，后者逐渐变大，最终部分或完全阻塞了唾液自腺体向口腔的流动。

进食使唾液大量分泌并刺激其在导管内流动，此时发生的急性导管阻塞使下颌下腺结石的临床表现更加明显。进食所诱发的肿胀发病突然，通常伴有剧痛（框21.1；图21.26）。随后腺体水肿逐渐减轻，但每当唾液的流动在某一部位受阻时，肿胀会反复发作。这个过程持续存在，直到腺体发生完全阻塞或感染，或两者合并出现。无论是否伴有感染，导管阻塞会导致受累腺体的分泌细胞发生萎缩。腺体感染表现为口底肿胀、发红及相应的颈部淋巴结病。自口外下颌下三角及口内后口底之间进行双手触诊，像"挤牛奶"一样刺激唾液流动，可发现下颌下腺完全没有唾液流出或自导管口流出脓性分泌物。

儿童唾液腺结石罕见，只有3%的病例报告发生于儿童。男孩比女孩更易患病，左侧下颌下腺最易累及。如前所述，可通过临床表现做出诊断，并可通过平片、超声、CT或CBCT、唾液腺造影及唾液腺内镜辅助诊断。

下颌下腺结石的治疗方式取决于症状持续的时间、反复发作的次数和结石的大小，最重要的是结石的位置。下颌下腺结石根据其与双侧第一磨牙连线的关系分为前部结石和后部结石。发生于该连线前部的结石在下颌横断片显示良好，可以从口内取出。小的前部结石可以通过扩张导管口，开放导管而取出（图21.27）。偶尔有必要在口底做切口显露导管和结石，进而取出结石（涎腺导管成形术；图21.28A）。操作时需要在结石靠近腺体端环绕导管穿一缝线，以防止结石向腺门方向移动。可以用泪道探针固定导管口同时估测导管在口底的走行方向。显露 Wharton 管后，在触及含结石的部位直接在导管上方沿长轴切开，取出结石，并将导管内壁与口底黏膜缝合（图21.28B）。导管不要做直接缝合，因为这样可能导致在愈合过程中形成瘢痕，造成管腔狭窄，再次发生阻塞。将导管切缘缝合到口底黏膜后，唾液将从改道的管口流出，不再从前部原来的管口流出。这一术式称作涎腺导管成形术，该术式通过以下几个方面消除了结石的形成因素：缩短导管长度，增大导管开口，去除原导管狭窄处，同时减少因重力作用所致的唾液淤积。有时

框 21.1　涎石症普通口腔科医师须知

体征和症状

- 进餐时下颌下腺疼痛及肿胀。
- 下颌下腺触痛。
- 颈部淋巴结症状。
- 全身症状（如发热、不适）。
- 下颌下腺导管分泌唾液减少或有脓性分泌物。
- 下颌下腺或腮腺导管开口处可触及结石。
- 咬合片、曲面体层片或 CBCT 可显示结石。

治疗

- 下颌下腺导管前段结石。
    - 双合诊挤压腺体，触及结石。
    - 用泪道探针扩张下颌下腺导管。
    - 勿将结石推向后方。
    - 如果成功取出结石，给予药物，刺激唾液分泌。
- 下颌下腺导管后段结石或不显影结石。
- 推荐给口腔颌面外科医师。

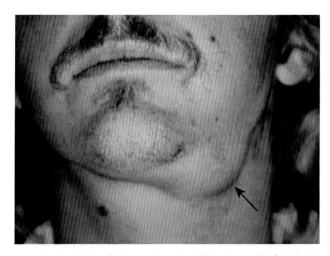

图21.26　下颌下腺结石阻塞导致左侧下颌下区水肿（箭头）

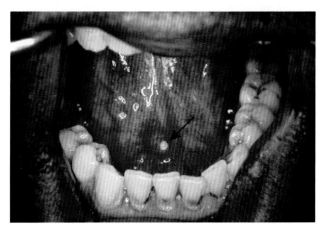

图21.27　下颌下腺导管开口处的结石可经口内取出（箭头）

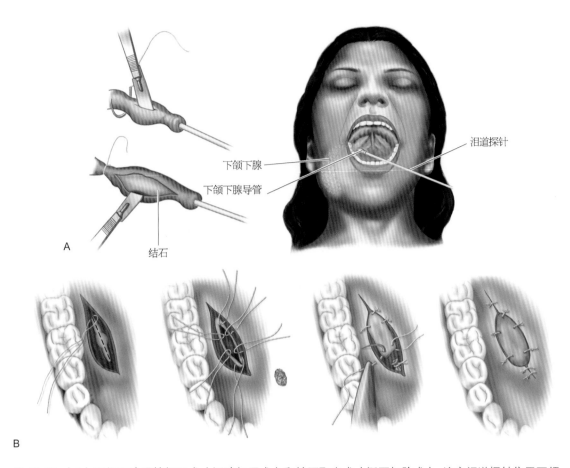

图 21.28 （A）下颌下腺导管切开术（涎腺切开术）和结石取出术（涎石切除术）。注意泪道探针位于下颌下腺导管开口处，缝线穿过结石近端，以防止结石移位。（B）通过将导管与口腔黏膜缝合，进行导管改道（涎腺导管成形术），并将导管远端结扎

为了防止发生导管瘢痕及狭窄，也可在新的开口处放置一根套管。无论使用何种特定的治疗方法，都要鼓励患者在术后几周内通过柑橘类水果、重味糖果或甘油拭子等促唾剂来维持唾液的流动。后部结石的发生率高达 50%，可位于腺门或腺体内，由于入路受限，因此经口内取石困难。由于结石位置靠后，常规下颌横断片难以显示，因此有必要通过全景 X 线片、CT 或 CBCT 定位结石（图 21.29）。在从口内不能触诊到后部结石，以及具有典型症状和体征的慢性下颌下腺结石反复发作的情况下，可能需要通过口外途径切除腺体（涎腺切除术）和结石（图 21.30）。不过，这一观点近来受到了挑战，因为通过闪烁显像法发现，78% 的病例在摘除结石后腺体功能仍可以恢复；同时，切除的腺体经组织病理学检查，发现其中 50% 是正常的。冲击波碎石术有可能为治疗涎石症提供一种更好的方法，尤其在微创腺体手术的时代。碎石术可采用压电或电磁技术进行体外碎石，也可采用电液、气动或激光内镜

设备进行体内碎石。在临床试验中，体外碎石术已证实具有良好的治疗效果。特别是体外冲击波碎石术，在具备专业技术和经验的情况下，是治疗所有腮腺结石和最大径小于 7 mm 的下颌下腺腺门周围或腺实质内结石的首选。尽管在泌尿外科文献中有成功的报道，但体外研究发现其风险很高，因此很多体外碎石技术在头颈部尚未进入临床应用。

唾液腺结石很少发生于腮腺。腮腺检查包括视诊和从口外对覆盖下颌支周围的腺体进行触诊。在口腔内邻近上颌第一或第二磨牙的颊黏膜处，可对 Stensen 管及其开口进行检查。触诊腺体同时观察导管，可以观察到唾液流动情况及有无其他物质如脓液等从导管口溢出。当结石位于狭窄导管远端 1/3 时，可经口触及，通过扩张导管开口即可移除结石。如果结石位置更靠近腺体端，则可能需要通过手术途径显露结石。极少数情况下，位于腺门处或腮腺内的结石可能需要经口外途径切除，并切除腮腺浅叶（腮腺浅叶切除术）。

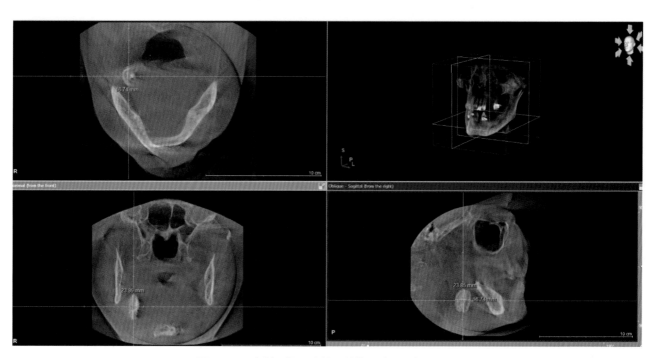

图 21.29   右侧下颌下腺结石的锥形束 CT（CBCT）

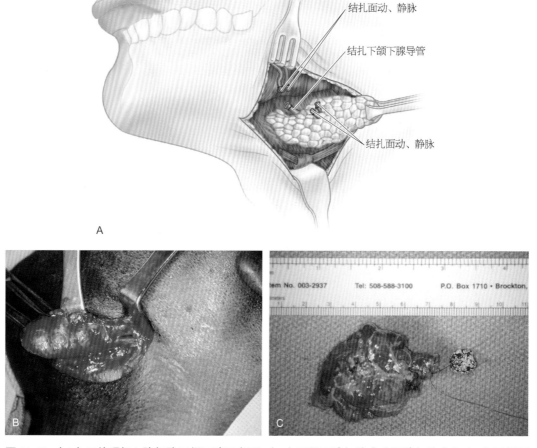

图 21.30   （A）口外颈部入路切除下颌下腺示意图。（B）下颌下腺切除术（涎腺切除术）。（C）下颌下腺及相关结石标本

发生在舌下腺的结石阻塞并不常见，通常是口腔内同侧下颌下腺导管阻塞所致，因为 Rivinus 管和 Wharton 管的关系极为密切，这已在前面讨论过。尽管舌下腺与小唾液腺结石罕见，但治疗方法是简单地切除舌下腺（涎腺切除术）和相关的结石（涎石切除术）。舌下腺检查是视诊和自口外颌下区及口内口底前 1/3 之间进行双合诊。

潴留性黏液囊肿及外渗性黏液囊肿

黏液囊肿

唾液腺导管，特别是小唾液腺导管偶尔会受到损伤，常因咬唇动作造成黏膜下腺体导管断裂，随后腺体的分泌液可能溢出到黏膜下的软组织中。久之，随着分泌物在黏膜下的聚积，可能形成含有黏稠唾液的假性囊肿（没有真正上皮衬里的囊肿）。该病变最常见于下唇黏膜，称为黏液囊肿。颊黏膜是

黏液囊肿的第二好发部位。黏液囊肿表面被覆黏膜隆起、变薄，表现为半透明、浅蓝色的囊泡。患者常有患处液体充盈、溃破，再充盈的病史。部分黏液囊肿无须手术即可自行消退，但反复的创伤常可导致纤维瘤形成。对于持续性或复发性病变，首选的治疗方法包括切除黏液囊肿及其周围有可能导致囊肿形成的小唾液腺，以防止在同一部位囊肿复发（图 21.32）。对于下唇黏液囊肿，选择颏神经阻滞麻醉，切开黏膜，仔细剥离囊肿及周围相连的腺体，将其一并切除。但在许多情况下，菲薄的囊壁在囊肿切除前即已破裂，囊肿出现皱缩。与囊肿相连的小唾液腺也需要切除并送组织病理学检查。黏液囊肿手术切除后复发率可高达 15% ~ 30%，可能由于手术未彻底切除或者残余小腺体的反复创伤所致。

舌下腺囊肿

舌下腺囊肿是舌下腺最常见的病变，通常认为是舌下腺腺体的黏液囊肿。炎症和创伤可造成导管

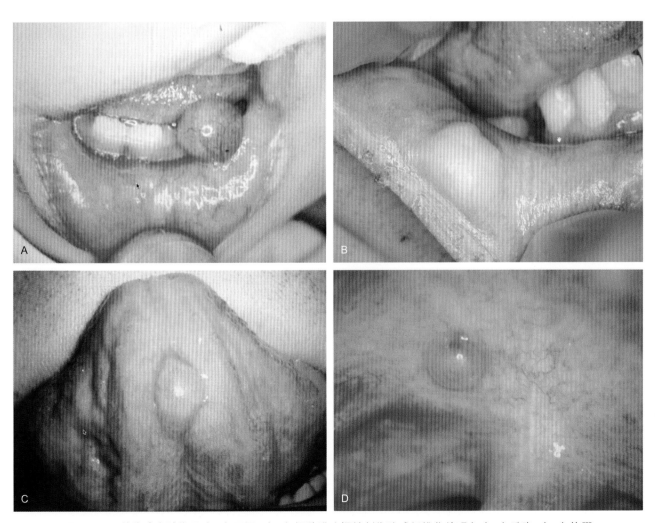

图 21.31　黏液腺囊肿位于:（A）下唇。（B）颊黏膜（慢性创伤造成纤维化外观）。（C）舌腹。（D）软腭

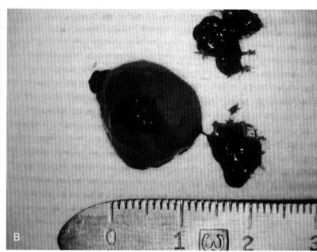

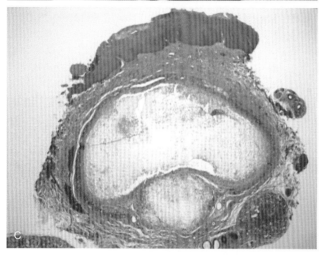

图 21.32（A）在睑板腺囊肿夹辅助下切除右侧下唇黏液囊肿。（B）完整切除的黏液囊肿和周围相关小腺体。（C）包含黏膜上皮（12 点钟位置）及周围小唾液腺（2 点钟位置和 5 点钟位置）的黏液囊肿的组织学切片

破裂，继而引起舌下腺导管系统的黏液潴留和黏液外溢，导致舌下腺囊肿形成。病变有 2 种类型，分别是单纯型舌下腺囊肿和潜突型舌下腺囊肿。单纯型舌下腺囊肿局限在舌下间隙的舌下腺区域，位于下颌舌骨肌上方（图 21.33）。当单纯型舌下腺囊肿突破下颌舌骨肌进入下颌下间隙时，就成为潜突型舌下腺囊肿（图 21.34）。舌下腺囊肿由于其被覆黏膜比黏液囊肿厚，所以舌下腺囊肿形成后在体积上可以很大；并且因为发生于前口底的损伤较少，所以舌下腺囊肿比黏液囊肿少见得多。最终后果是，潜突型舌下腺囊肿具有穿过下颌舌骨肌到颈部并压迫呼吸道的潜在风险，届时需要急症处理。

口底肿胀的鉴别诊断包括舌下腺囊肿、淋巴上皮囊肿、皮样或表皮样囊肿、唾液腺肿瘤（如黏液表皮样癌）和间充质肿瘤（如脂肪瘤、神经纤维瘤或血管瘤）。颈部正中包块的鉴别诊断包括甲状腺肿大（即甲状腺肿或甲状腺肿瘤）、甲状舌管囊肿、皮样囊肿和潜突型舌下腺囊肿。颈侧部包块的鉴别诊断包括淋巴结肿大、表皮样囊肿、脂肪瘤、传染

性单核细胞增多症、转移癌、淋巴瘤、唾液腺肿瘤（如下颌下腺肿瘤或位于腮腺尾部的肿瘤）、下颌下腺涎腺炎、淋巴上皮囊肿、结节病、肺结核、猫抓病、囊性湿疹、颈动脉体瘤或潜突型舌下腺囊肿。

舌下腺囊肿的治疗常用袋形缝合术，将部分口底黏膜及舌下腺囊肿顶端囊壁一并切除（图 21.35），继而将剩余的囊壁缝合到口底黏膜上，通过瘢痕形成达到愈合，以期减少复发的可能性。对于持久的或者复发的舌下腺囊肿，首选经口内入路，在前口底做切口，切除舌下腺及囊肿（图 21.36）。最近的一些研究表明，造袋术后囊肿复发率仍然较高，尤其不被儿童患者所接受。因此，舌下腺及囊肿摘除术可能是舌下腺囊肿初次发病时较好的治疗方法。

唾液腺感染

大唾液腺尤其是下颌下腺感染可以急性或慢性，通常，但并非总是和导管阻塞性疾病相关（"阻塞引

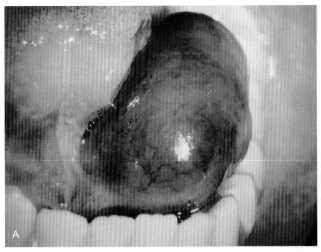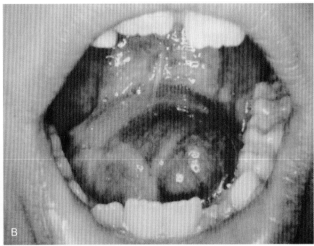

图 21.33　（A）左侧口底舌下腺囊肿。（B）双侧口底舌下腺囊肿。注意因含有高黏稠液体（黏蛋白），造成囊肿的蓝色外观

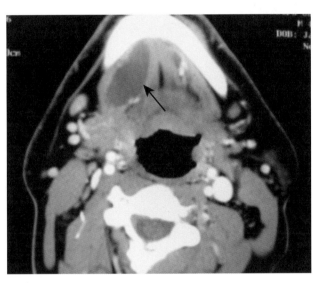

图 21.34　右侧潜突型舌下腺囊肿穿过下颌舌骨肌的 CT 表现（箭头）

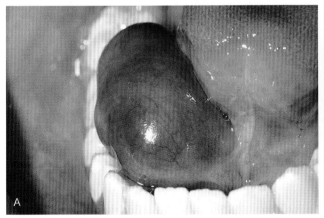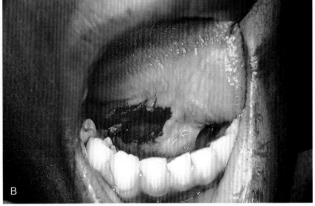

图 21.35　（A）位于右侧口底的舌下腺囊肿，由涎腺导管断裂导致舌下腺唾液在软组织内积聚而引起。（B）椭圆形袋形缝合术切口设计

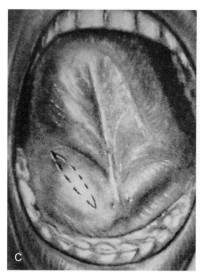

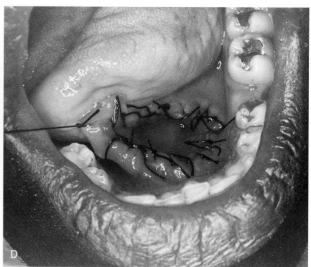

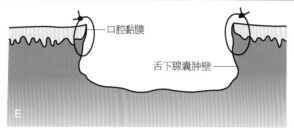

图 21.35（续）（C）舌下腺囊肿袋形缝合术，一并切除舌下腺囊肿上壁及口腔黏膜。（D）完成左侧口底舌下腺囊肿袋形缝合术，口腔黏膜切除后行环形缝合。（E）将舌下腺囊肿衬里和口底黏膜缝合，完成袋形缝合术

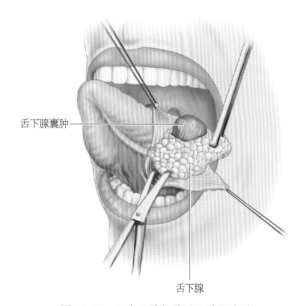

图 21.36 口内入路切除舌下腺及囊肿

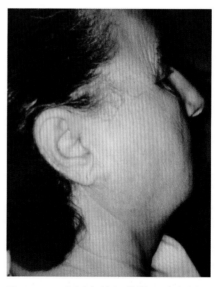

图 21.37 右侧急性细菌性腮腺炎侧面观，伴有明显水肿和红斑

起感染"）。腮腺急性化脓性涎腺炎的诱因通常与体液平衡的改变有关，好发于老年患者及身体虚弱、营养不良或脱水的患者，或者有慢性疾病或严重并发症的患者。在这些病例中，大部分的腮腺感染发生于双侧。唾液腺感染的患者平均年龄为 60 岁，男性略偏多。唾液腺感染可以由多种病原微生物引起，包括需氧和厌氧菌、病毒、真菌和分枝杆菌。对大多数病例来说，涎腺炎、炎症反应和涎腺感染是由

混合菌落引起的。唾液腺感染最常见的单一致病微生物为金黄色葡萄球菌，因为此菌常定居于导管口周围。另外，在唾液流速降低（如阻塞或脱水）时，金黄色葡萄球菌逆行进入导管系统和腺体，可以引起感染。

急性细菌性唾液腺感染的临床表现包括耳前区（腮腺）或下颌下区的突发性肿胀，同时伴有皮肤红斑和疼痛（图 21.37）。对受累腺体触诊时，可见

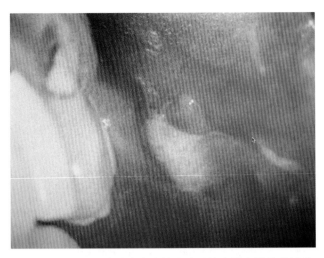

图 21.38　左侧腮腺感染患者的腮腺导管内排出脓性分泌物

导管口无唾液流出，或者可见黏稠的脓性分泌物溢出（这种情况即为"感染导致阻塞"；图 21.38）。

细菌性唾液腺感染可采取对症和支持治疗，包括静脉补液、抗生素和止痛药物。最初经验性使用抗生素应针对最可能的致病菌即金黄色葡萄球菌，包括头孢菌素（一代）或半合成青霉素（苯唑西林或双氯西林）。每名患者的所有脓性物都应做细菌培养及药敏试验，以帮助选择最合适的抗生素。

绝大多数患者需要住院进行静脉补液，控制疼痛和营养支持，并给予大剂量抗生素治疗。大多数情况下，唾液腺感染需行手术治疗，包括切开和引流。未经处理的感染可进展迅速，导致呼吸道梗阻、败血症，甚至死亡。有些复发性唾液腺感染，反复损伤可造成不可逆的腺体功能损害。在这种情况下，可能需要腺体切除（唾液腺切除术）。

病毒性腮腺炎，又称流行性腮腺炎，是一种急性非化脓性传染性疾病。在对疾病进行常规疫苗接种（如麻疹、流行性腮腺炎和风疹疫苗）之前，病毒性腮腺炎常在冬季和春季流行。病毒性和细菌性唾液腺感染的临床鉴别非常重要，因为病毒性感染并非阻塞性疾病导致，需要进行不同的处理，不包括使用抗生素。流行性腮腺炎的特征是：在接触病毒 2 ~ 3 周后（潜伏期），单侧或双侧腮腺出现疼痛和不伴有红斑的肿胀。此病最常发生于 6 ~ 8 岁的儿童，其临床症状包括：耳前区疼痛和肿胀、发热、寒战和头痛。病毒性腮腺炎通常在发病 5 ~ 12 天后痊愈，其治疗包括应用退热药、止痛药和补液，对发热、头痛和身体不适等症状进行支持疗法。常见的并发症有脑膜炎、胰腺炎、肾炎、睾丸炎和睾丸萎缩，年轻男性患者中 20% 可出现不育。

坏死性涎腺化生

坏死性涎腺化生是一种反应性、非肿瘤性炎症过程，通常累及腭部小唾液腺。不过，也可发生于任何部位的小唾液腺。坏死性涎腺化生的起因尚不明确，通常认为是唾液腺小叶的血管栓塞所致。引起病变区血流量减少的潜在原因有外伤、局麻注射、吸烟、糖尿病、脉管疾病和修复体压迫。此病的好发年龄通常在 23 ~ 66 岁。发病时腭部中线一侧近软、硬腭交界处可见 1 ~ 4 cm 范围的深溃疡面，可伴或不伴疼痛（图 21.39A）。病变一般位于单侧，亦可累及双侧。有些患者在溃疡开始形成前，有类似流感的前驱症状。

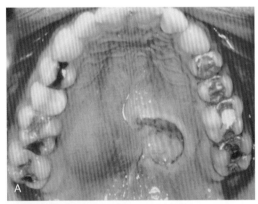

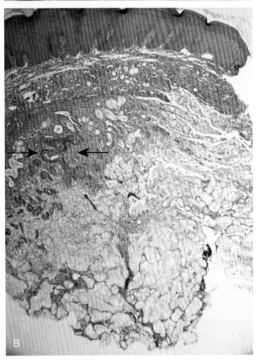

图 21.39　（A）硬腭后缘坏死性涎腺化生伴溃疡。（B）坏死性涎腺化生的组织病理学检查显示上皮瘤样增生（箭头处），与癌从上皮向皮下结缔组织中浸润相似

坏死性涎腺化生需要给予足够的重视，因为无论其临床表现还是组织学表现（图 21.39B）都类似恶性肿瘤（鳞状细胞癌或黏液表皮样癌）。正确诊断和治疗依赖于口腔颌面外科医师和口腔颌面病理科医师对该病所做的评估，对这种良性自限性疾病的误诊，其后果是不必要的扩大手术切除。其组织病理学表现是假上皮瘤样增生，即深面组织出现上皮浸润，从而呈现出类癌样表现。鉴别坏死性涎腺化生和恶性肿瘤比较实用的组织学标准包括：细胞无多形性改变，所有唾液腺小叶形态良好，鳞状上皮岛或鳞状上皮巢通常无异形性，上皮细胞巢内可见残余导管腔。坏死性涎腺化生形成的溃疡，通常在发病后 6 ~ 10 周自发愈合，无须手术治疗。

Sjögren 综合征

Sjögren 综合征是一种有不同临床表现的多系统疾病。Sjögren 综合征分 2 种类型：①原发性 Sjögren 综合征，又称干燥综合征，其特点为口腔干燥（口干）和干燥性角结膜炎（眼干；图 21.40）。

②继发性 Sjögren 综合征，由原发性 Sjögren 综合征和相关结缔组织病组成，类风湿关节炎最常见。Sjögren 综合征的病因尚不明确，可能与亢进的自身免疫反应相关。此病的男女比例为 1∶9，女性患者超过 80%，平均年龄为 50 岁。

总体来说，首先出现的症状为关节不适，随后出现眼睛症状；疾病发展到最后，出现唾液腺症状。正常腺体成分被淋巴细胞替代，造成唾液腺和泪腺的功能损害。口干是大唾液腺和小唾液腺功能减退所导致的，其中腮腺最容易受到累及。Sjögren 综合征的诊断需结合患者主诉和一系列实验室免疫学检查来建立。Sjögren 综合征的口腔损害可用唾液流量检查和唾液腺造影加以确定，后者能显示典型的腺泡破坏。前面提及的唇部小唾液腺活检在诊断 Sjögren 综合征方面具有很高的准确性，因为小唾液腺的组织病理学表现和大唾液腺（如腮腺）相似。干燥性角结膜炎可通过患者主诉和 Schirmer 试验做出诊断。Schirmer 试验可用来量化泪液减少的程度（图 21.41），其结果可分为以下等级：①正常，5 分钟后纸条湿润 ≥ 15 mm。②轻度，5 分钟后纸条湿润 14 ~ 9 mm。③中度，5 分钟后纸条湿润 8 ~ 4 mm。④重度，5 分钟后纸条湿润 <4 mm。具有干燥性角结膜炎的 Sjögren 综合征患者，通常处于较严重的疾病分级，其 5 分钟后纸条湿润小于 4 mm。

Sjögren 综合征的治疗是对症处理，包括人工泪液用于治疗眼干症状，以及唾液替代物用于治疗口干症状。此外，胆碱能药物，如匹鲁卡品（毛果芸香碱）或者生物制剂，对于刺激有少许功能的腺体的唾液分泌可能有一定作用。

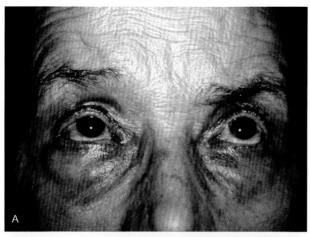

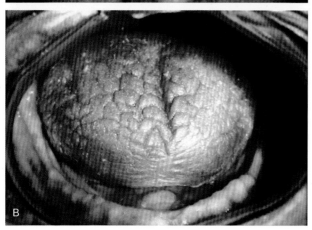

图 21.40　Sjögren 综合征患者（A）眼干（干燥性角结膜炎）。（B）口干（口腔干燥症）

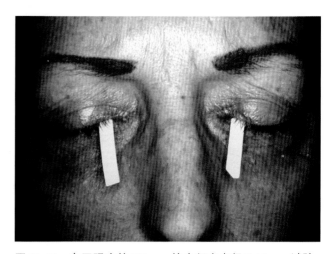

图 21.41　有干眼症的 Sjögren 综合征患者行 Schirmer 试验。将滤纸放入眼穹窿并观察湿润情况（5 分钟内 15 mm 为正常；5 分钟内小于 5 mm 为重度，提示有 Sjögren 综合征）

外伤性唾液腺损伤

外伤性损伤，尤其是累及唾液腺及其导管的裂伤，可能伴随包括面部骨折在内的多种面部损伤。对于发生在大唾液腺或唾液腺导管附近的损伤，在进行头颈部检查时，需要仔细评估是否伴有唾液腺或其导管损伤。

面部裂伤不仅累及唾液腺及其导管系统，还可累及面神经分支和主要血管分支。为了做出正确的诊断和必要时进行及时修复，需要对这些结构进行仔细评估。通常来说，位于从外眦到颏孔垂直连线前方的面神经裂伤不适合进行手术修复，因为这些部位的神经纤维直径过小，而且其功能可通过周围未受伤神经纤维的代偿而自行修复（图 21.42）。Stensen 管修复包括直接导管吻合术，通过分离导管近、远端，放置塑料或金属导管作为支架，并在支架上进行缝合（图 21.43）。作为支架的导管从口内 Stensen 管开口处插入，向内移动，并于撕裂处显露出来。分离、暴露腮腺导管近端残端，通过导管支架连接腮腺导管远端残端并行断端缝合。导管支架通常原位保留 10 ~ 14 天，以便连接处腮腺导管发生上皮化。此外，无论是否需要神经移植，面神经裂伤通常进行直接神经吻合，即在外科显微镜下重新对位神经断端，并使用不可吸收缝线，缝合神经外膜。在软组织清创术清除视野内残留的玻璃、

表 21.6　唾液腺肿瘤分布

肿瘤位置	发生率
大唾液腺	80% ~ 85%
腮腺	85% ~ 90%
下颌下腺	5% ~ 10%
舌下腺	罕见
小唾液腺	15% ~ 20%
腭	55%
唇	20%
其他	罕见

污垢或其他碎屑等微粒后，分层缝合面部裂伤软组织，关闭导管及神经修复部位的创面。对于累及大唾液腺的创伤，其潜在后遗症包括感染、面瘫、面部瘘管、唾液腺囊肿形成和瘢痕引起的导管阻塞，最终导致腺体萎缩和功能减退。受累及的无功能腺体最终可能需要通过腮腺浅叶切除术（唾液腺切除术）进行切除。

唾液腺肿瘤

虽然对唾液腺肿瘤的全面讨论超出了本章范围，且可以从其他渠道获取这些信息，但对常见病变的几个重要方面进行简要回顾还是必要的。唾液腺肿瘤好发于大唾液腺，占 80% ~ 85%，而小腺体仅占 15% ~ 20%（表 21.6）。发生于大唾液腺的肿瘤有 75% ~ 80% 为良性肿瘤，而发生于小唾液腺的肿瘤有 50% ~ 55% 为良性。绝大多数唾液腺肿瘤发生在腮腺，且大多数为良性肿瘤（多形性腺瘤最常见）。

唾液腺良性肿瘤

多形性腺瘤，又称为良性混合瘤，是最常见的唾液腺肿瘤。平均发病年龄为 45 岁，男女比例为 3:2。在大唾液腺中，80% 以上的病例累及腮腺；在小唾液腺中，口腔内最常见的发病部位是腭部（图 21.44）。多形性腺瘤通常表现为缓慢生长的无痛性肿块。病理组织学检查可见由 2 种细胞组成：①导管上皮细胞。②肌上皮细胞。其中肌上皮细胞可多向分化（多形性，即指"多种细胞形态"）。多形性腺瘤周围有结缔组织包膜，包膜可不完整。其

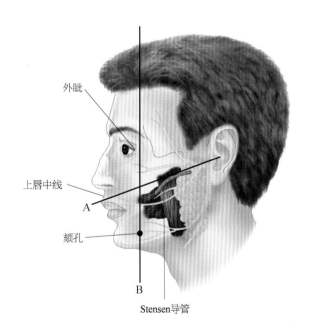

外眦
上唇中线
A
颏孔
B
Stensen导管

图 21.42　示意图显示 Stensen 导管的位置，沿着连接耳屏到上唇中点的连线 A 走行。位于 B 线（外眦到颏孔连线）前方的面神经细小终末分支的损伤不需要手术修复

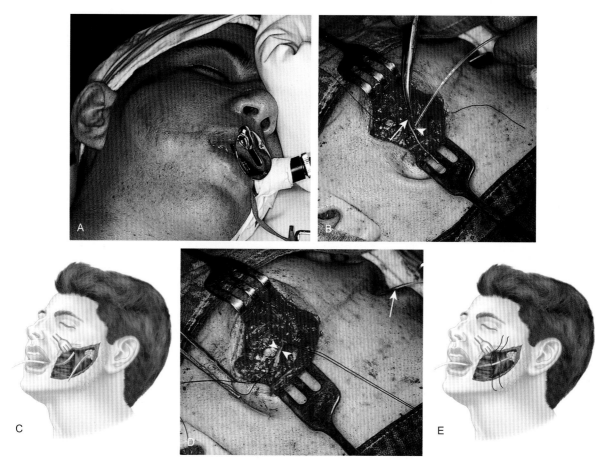

图 21.43　（A）颊部外伤因未处理断裂的 Stensen 管而修复失败，患者随后发生涎瘘（唾液发生局部积聚）。（B）手术修复断裂的 Stensen 管，用一金属探针从口内的导管乳头插入 Stensen 管内（长箭头），将一塑料导管置于断裂处的近端导管内（短箭头）。（C）近端和远端均放置支架导管。近端支架导管即将去除，近端腮腺导管即将通过支架与远端的导管相缝合。（D）在从口内穿入的支架导管（长箭头）上进行缝合，修复断裂的 Stensen 管（短箭头）。（E）在支架导管上修复完毕

治疗可以在周围正常组织内进行手术扩大切除，因为病变可能伴有不规则突起。位于腮腺的病变应切除肿瘤累及的腺叶[浅叶和（或）深叶]。少数病例可能出现复发，在长期的病变中，有 5% 的风险发生恶变，成为恶性多形性腺瘤。

　　Warthin 瘤，又称为乳头状淋巴囊腺瘤，几乎全部发生于腮腺，尤其是腮腺尾部（图 21.45）。高发年龄段是 60 ~ 70 岁，男女比例为 7：1，且发病与吸烟有关。Warthin 瘤表现为生长缓慢、柔软的无痛性肿块，被认为是由发育中的淋巴结内残留的唾液腺上皮引起的。病理组织学检查可见其由乳头状上皮成分和带有生发中心的淋巴组织成分构成。治疗方法为单纯手术切除，复发率低。

　　单形性腺瘤是一种少见的单一性病变，由一种细胞类型构成，主要累及上唇小唾液腺（小管状腺瘤；图 21.46）和腮腺（基底细胞腺瘤）。平均发病年龄为 61 岁，通常表现为无症状、可活动的肿块。

病理组织学检查示肿瘤为带包膜的、由一种类型（单形性）的唾液腺导管上皮细胞组成的病变。腺瘤的治疗是单纯手术切除。

唾液腺恶性肿瘤

　　黏液表皮样癌是最常见的唾液腺恶性肿瘤，约占大唾液腺肿瘤的 10%（大部分发生于腮腺）和小唾液腺肿瘤的 20%（大部分发生于腭部；图 21.47）。可能发生在任何年龄段，但平均年龄为 45 岁，男女比例为 3：2。临床表现为黏膜下肿块，可伴有疼痛或溃疡。由于病灶内含有黏液成分，肿块表面可能呈淡蓝色。发生于骨内的黏液表皮样癌可表现为下颌骨后部多房性低密度影，磨牙后垫呈淡蓝色隆起肿物（图 21.48）。组织病理学检查显示 3 种细胞类型：黏液细胞、表皮样细胞和中间（透明）细胞。根据每种细胞类型的比例的不同，将黏液表皮样癌分为高、中、低度级别。级别越高，表

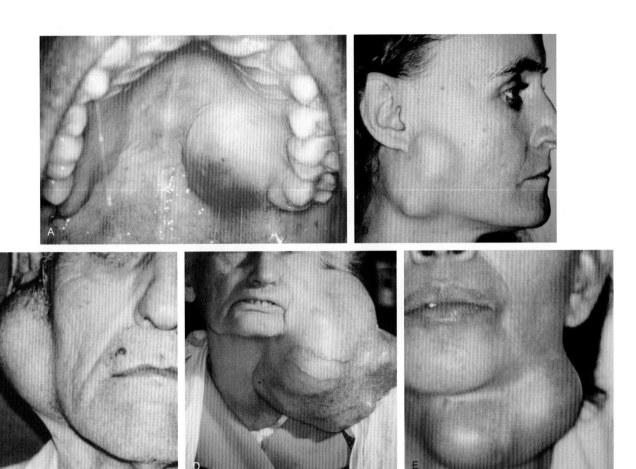

图 21.44　多形性腺瘤位于:(A)腭部。(B～D)腮腺。(E)下颌下腺

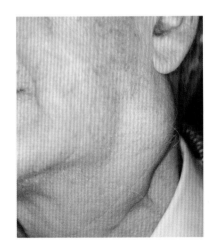

图 21.45　腮腺尾部的 Warthin 瘤

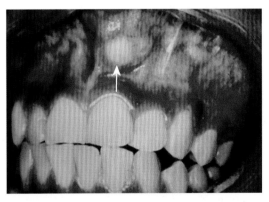

图 21.46　发生于左侧上唇或前庭的单形性(小管状)腺瘤(箭头)

皮样细胞成分占比越大,细胞多形性程度越高,肿瘤缺乏黏液细胞和囊性区域,整体上更具侵袭性。低级别的治疗方法是在正常组织内扩大切除;高级别病变,则需要更积极的切除手术,并配合局部放疗。低级别病变的 5 年生存率为 95%,而高级别的 5 年生存率低于 40%。

多形性低度恶性腺癌是第二位常见的唾液腺恶性肿瘤。该病最早于 1983 年被描述,在认识该病

之前,许多病例可能被误诊为腺样囊性癌。该病最常见的发病部位是硬腭和软腭交界处(图 21.49)。男女比例为 3∶1,平均年龄 56 岁。肿瘤表现为生长缓慢、无症状的肿块,可伴有溃疡。病理组织学检查可见细胞呈多种形态和排列(多形性),组织学表现为导管上皮细胞单排浸润性增生。这种病变具有侵袭神经的倾向,会侵犯周围神经并沿周围神经扩散,临床上可导致受累神经分布区域感觉异常。治疗方法为手术扩大切除,具有较高的复发

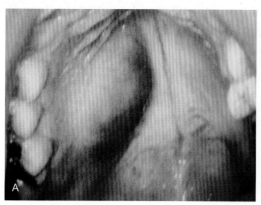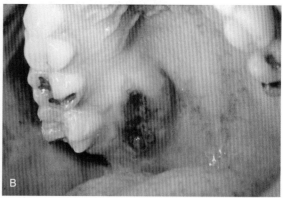

图 21.47 （A）腭部黏液表皮样癌。注意黏液内容物所透出的淡蓝色。（B）腭部黏液表皮样癌伴溃疡形成

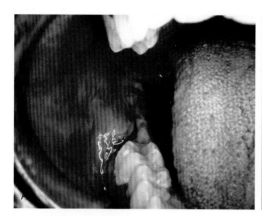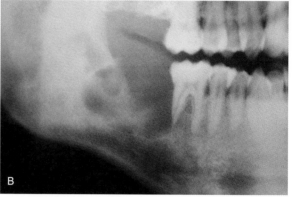

图 21.48 （A）右侧磨牙后垫小唾液腺的中央性黏液表皮样癌（注意淡蓝色外观）。（B）全景片可见其下方呈现多房 X 线透射

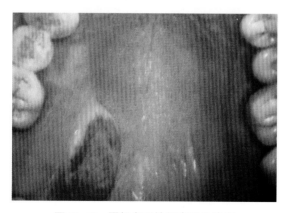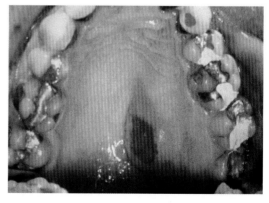

图 21.49 腭部多形性低度恶性腺癌

图 21.50 腭部腺样囊性癌（注意其外观与多形性低度恶性腺癌相似）

率，约为 14%。

　　腺样囊性癌是第三位常见的唾液腺恶性肿瘤，平均发病年龄为 53 岁，男女比例为 3∶2。大约 50% 发生于腮腺，而另外 50% 发生在腭部的小唾液腺（图 21.50）。肿瘤表现为生长缓慢、无溃疡的肿块，伴有慢性隐痛。由于具有和多形性低度恶性腺癌相似的神经侵袭倾向性，位于腮腺的病变有时可累及面神经，导致面瘫。组织病理学检查示嗜碱性粒细胞呈筛板状（瑞士奶酪状）浸润性增生。与在多形性低度恶性腺癌中观察到的相似，该肿瘤可向周围神经侵袭和扩散，如沿三叉神经第二支从腭部扩散到圆孔。治疗方法是手术扩大切除，术后有些病例需追加放疗。尽管进行积极的治疗，但该肿瘤预后很差。

（刘少华　译）

第 5 篇

口腔病理性损害的处理
Part V　Management of Oral Pathologic Lesions

口腔和邻近区域常发生病理性生长和损害。与其他医务人员相比，口腔全科医师更频繁和重复地接触患者的口腔组织和邻近结构。尽管这些病变大多数是良性的，不会威胁患者健康，但口腔科医师有专业责任去维护患者的口腔和周围结构的整体健康。无论是转诊到其他医疗机构，还是直接负责软、硬组织病理性损害的外科处理，口腔科医师都是"把门人"。他们首先识别任何异常病变，协调最佳治疗，确保充分的患者随访，并提供任何所需的口腔科修复。

作为口腔健康专家，口腔全科医师的独特角色要求他们在日常诊疗中，对头颈部骨和软组织的任何异常时刻保持警惕。全科口腔科医师应该观察敏锐、诊断准确，掌握常见口腔颌面部疾病的临床表现和变化规律。早期诊断和治疗是这些病理性损害的最佳处理方法。

第 22 章和第 23 章描述了全科口腔科医师在全面处理患者病理性损害中的作用。最重要的方面是从进行彻底的口腔、头颈部体格检查开始，提出合理的初步诊断，并根据需要提供必要的治疗或适当的转诊。第 22 章在这些方面做了详细介绍，强调了口腔全科医师的重要性。第 23 章介绍了口腔及邻近结构更复杂的病理性损害和外科处理，详细介绍了口腔全科医师能够掌握的简单病变的外科处理技术，强调了口腔全科医师在口腔颌面部更复杂、更困难的病变，囊肿和肿瘤处理及专科转诊中的支持作用。

鉴别诊断和活检的基本原则
Principles of Differential Diagnosis and Biopsy

Edward Ellis Ⅲ , Michaell A. Huber

检查和诊断方法

口腔及周围区域的病变只有首先被识别和正确诊断，才能采用正确的方法进行治疗。当发现组织异常生长时，应采取一系列重要而有序的步骤来识别和确定其特性（图 22.1）。这些步骤包括系统的健康史、病变发展史、临床和 X 线检查，以及必要的相关实验室检查。这些步骤将确定后续需要密切观察的时间、是否需要转诊、是否需要手术以获取标本进行组织学检查（活检），进而做出正确的治疗决定。

当口腔科医师发现或确诊病变后，应该以一种慎重的方式与患者沟通相关信息，在不惊吓患者的情况下，传达高度重视病情的重要性。对许多患者来说，像"病损""肿瘤""生长"和"活检"这类词汇可能带有令人恐惧的暗示。有同理心的口腔科医师通过采用谨慎的措辞与患者讨论病情，并提示患者头颈部大多数病损属于良性，所采取的进一步措施多为预防性，从而避免患者过度焦虑和情感创伤。

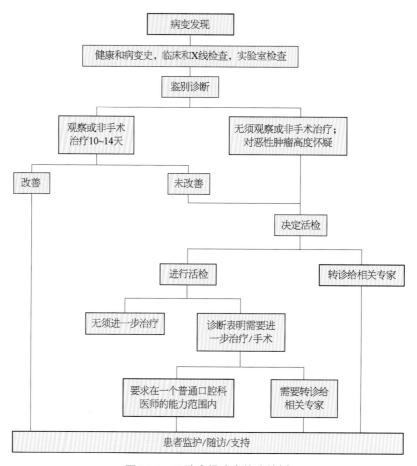

图 22.1　口腔病损治疗的决策树

健康史

了解患者的整体健康状况对口腔病损的诊断很重要。最新研究使人们越来越认识到，患者的全身状况和口腔健康之间存在着密切联系，口腔病变可能是全身系统性疾病的反映或促进因素。因此，从以下两方面考虑，详细的、注释的健康史档案和全面的临床评估（必要的临床会诊）是至关重要的。

（1）患者既往存在的全身疾病可能影响口腔科治疗或者被口腔科治疗影响。如第 1、2 章所述，患有某些疾病（如高血压或某些心脏病、服用可能相互影响的药物、服用抗凝药物、有骨科或心血管植入物）的患者，进行创伤性口腔科手术时可能需要一些特殊的预防处理措施。此外，对于身体虚弱或全身疾病未控制的患者，如糖尿病或免疫功能低下患者，手术介入可能会打乱健康和疾病之间的微妙平衡。

（2）口腔科病变可能是一种全身疾病在口腔中的表现。例如，某些疾病（如粒细胞缺乏症、白血病、克罗恩病）常伴有口腔病损。慢性吸烟者出现黏膜表面溃疡，口腔科医师应警惕口腔癌和咽癌的可能性。许多全身疾病在发病过程中可以有口腔科病变表现，因此，口腔科医师应时刻意识到全身疾病与口腔病损的这种相关性。

专科病史

医学上有句俗语："如果你倾听患者的时间足够长，他或她通常会引导你做出诊断。"在现代医学中，历史的艺术有时在为匆忙地去看下一个患者而被遗忘。医学上一个普遍接受的公理是，许多系统性疾病（高达 85%～90%）可以通过收集详细的、注释的病史予以诊断。当口腔科医师熟悉常见疾病的自然变化规律时，同样可基于病史对大多数口腔病损做出诊断。对有口腔病理性损害的患者的问诊应包括以下内容：

（1）病损持续了多长时间？病损的持续时间可为了解其特性提供有价值的信息。例如，一个已经存在多年的病损可能是先天性的，更可能是良性的，而快速发展的病损则可能是不详的。虽然病变持续时间可以提供有价值的信息，但必须与病史中的其他因素结合起来考虑，因为病变可能在患者发现之前已经存在了很长一段时间。

（2）病损的大小是否发生改变？病损在 X 线检查和（或）临床检查上的大小变化是一个重要的信息。侵袭、范围增大的病损更可能是恶性的，而生长缓慢的病损则可能是良性的。通过结合生长速度和持续时间的信息，可以更准确地评估病损性质。

（3）病损的特性是否发生改变（例如，肿块出现溃疡或溃疡起源于小疱）？注意病损物理特征的变化通常有助于诊断。例如，如果溃疡起源于一个小疱，提示可能为局部或全身性水疱和大疱性疾病或病毒性疾病。

（4）病损相关症状有哪些（如疼痛、功能变化、麻木或感觉异常、味觉或嗅觉异常、吞咽困难或颈部淋巴结触痛）？若发生疼痛，疼痛是急性还是慢性的？持续性还是间断性？什么因素会加重或减轻疼痛？炎性病变最常与疼痛有关。癌症，被许多人错误地认为是伴有疼痛的，但实际上通常是无痛的，除非继发感染。除非有其他确切的原因，神经感觉的变化，如麻木或刺痛感常为恶性或炎性疾病的伴随症状。吞咽困难可提示口底或咽旁组织病变。肿胀常由口腔病变引发或伴随口腔病变发生，包括炎症、感染、囊肿或肿瘤等多种原因。在医师通过临床检查发现肿胀之前，患者可能已有肿胀的主诉。疼痛淋巴结通常提示炎症或感染，但也可能是恶性肿瘤的表现。

（5）病变波及哪些解剖部位？某些病损好发于特定的解剖区域或组织。应注意病变是局限于角化组织还是非角化组织，是否与唾液腺有关，是否与神经血管解剖区域有关，这些信息有时可提供诊断线索。

（6）是否伴有其他相关的全身症状（如发热、恶心或不适）？患者是否注意到在身体其他部位同时发现过类似改变，口腔或口周组织过去曾有过类似的病损？口腔科医师应该尽可能探寻与系统性疾病的关系或系统性疾病在口腔中的临床表现。例如，许多系统性病毒疾病（如麻疹、流行性腮腺炎、单核细胞增多症、疱疹、获得性免疫缺陷综合征）可在全身受累的同时引起口腔症状。自身免疫性疾病也可表现为口腔病损。许多口腔溃疡性疾病也可在身体的其他部位出现病损（如天疱疮、扁平苔藓、多形性红斑、性传播疾病）。其他因素可能包括药物滥用或家庭暴力造成的伤害。

（7）是否有与病损发生相关的病史（例如，创伤、近期治疗、接触毒素或过敏原、出国旅游）？当发现病损时，口腔科医师首先应根据患者的既往史、口腔科治疗史、家庭史或社交史寻找可能的解释。通常，口腔和口周病变是由不良习惯、进食硬的或热的食物、非局部药物的应用、近期创伤、牙疾病（如龋病、牙周病、牙折）或已明确的诱发事件或暴露因素引起。

临床检查

当发现病变时，必须进行仔细的临床检查和 X 线检查，以及区域淋巴结触诊。检查完成后，应将所有客观和主观发现详细描述、记录在患者的病历中。病历中对病变的部位、方向、大体形状和直径的绘图或示意图是有帮助的。使用标准化插图可以简化病历书写（图 22.2）。此外，如果口腔科医师有合适的相机和配件，高质量的数码照片对病历记录也有帮助。详细的检查、描述和绘图有助于口腔科医师或随后转诊的专科医师评估病变的整个进程，并确定病变是否扩大、特征性质是否改变，或在身体不同的解剖部位是否有新的病损出现。

常规临床检查通常是一个包括视诊、触诊、叩诊和听诊的过程。在头颈部区域，视诊和触诊是更常用的诊断方式，并且视诊总是在触诊之前。早期视诊有助于在触摸前对病变进行描述，因为有些病变非常脆弱，任何操作都可能导致出血、囊性病变破裂、表面松散附着组织丢失，这些均会影响后续检查。叩诊用于检查牙列。听诊并不常用，但在检查可疑的血管病变时很重要。以下是病损检查中应考虑的要点。

（1）病损的解剖位置。病理性损害可发生于口腔内的任何组织，包括上皮、皮下和黏膜下结缔组织、肌肉、肌腱、神经、骨骼、血管、淋巴管或唾液腺。口腔科医师应根据病损的解剖位置，尽可能确定是哪些组织发生病变。例如，肿块出现在舌背，口腔科医师会推断出可能是上皮、结缔组织、淋巴管、血管、腺体、神经或肌肉组织起源。同样，下唇内侧的肿块会使口腔科医师在鉴别诊断中考虑到小唾液腺来源、结缔组织来源和其他可能性。某些病变可能具有独特的解剖特征，如带状疱疹有沿神经走向呈线性扩展的趋势。可能的创伤因素常被视为病损的可能原因（不良修复体，不良习惯如咬颊、牙或修复体锐利的边缘，以及家庭或其他类型暴力造成的创伤）。最后，牙髓、根尖周和牙周的病理或炎症性变化，也会引起部分口腔病损。

（2）病损的一般特征。在病历中，应使用合适的医学术语来描述临床发现，泛泛而不专业的术语既不特异又易引起误解。不同的检查医师对术语"溃疡"或"结节"可能有不同的解读。高质量的数码照片也可以打印出来并附在活检标本中，也可以单独通过电子邮件发送给病理专家。照片有助于显示病变的临床特征。框 22.1 列出一些口腔颌面部常见病损的常规特征描述，通常采用框 22.1 中所列的术语来描述这些病损特征。像"肿胀"和"疼痛"这样泛泛的术语通常是没有帮助的，还可能产生误解。

（3）单个或多个病变。多发性病损是一个重要特征。当口腔内发现多个溃疡时，口腔科医师在鉴别诊断时应考虑特异性疾病的可能性。口腔中多发或双侧肿瘤是罕见的，而水疱性、细菌性和病毒性疾病常表现为多发性。同样，在感染过程中，也可表现为向外扩散，因为会波及邻近组织。

（4）病损大小、形状和生长方式。如前所述，应记录病损的大小和形状。手边有一把由可反复消毒材料（如金属或塑料）制成的小米尺，对于测量临床可见病变的直径是有价值的，测量结果可以通过绘图录入病历记录中。另外，还应注意病变的生长方式：病变是平齐还是稍高于黏膜表面，是内生性（向内生长）还是外生性（从黏膜上皮表面向外生长），是无蒂（基底宽）还是有蒂（有柄）。

（5）病损的表面观。病损的表面可呈光滑、分叶状（疣状）或不规则形状。若发生溃疡，应记录溃疡的基底部和边缘特征。溃疡边缘可呈平坦、内卷、隆起或外翻。溃疡的底部可呈光滑、颗粒状、覆盖有纤维膜或坏死组织、出血性外壳（痂），或一些恶性肿瘤的特征性真菌样生长外观。

（6）病损颜色。病变的表面颜色可以反映病变的各种特征，甚至反映许多病变的起源。在压力下发白的深蓝色隆起提示血管病变，而不发白的浅蓝色病变提示黏液囊肿。黏膜内的色素病变可能提示修复材料导致的"创伤性纹身"或更不祥的黑色素瘤。角质化的白色病变可能是对反复局部组织损伤的反应或代表潜在的恶性隐患。红斑性病变（或红白混合性病变）比白斑性病变的预后更差。在机械性创伤或溃疡区域，炎症的叠加可导致在不同的检查中出现不同的表现。

（7）病损的边缘和活动性。对于肿块，口腔科医师应确定肿块是否与周围深部组织相连、能否自由活动。对于表面病变，确定边界有助于确定肿物是否固定于邻近骨上，是来源于骨而延伸至邻近软组织，还是仅仅侵及软组织。

（8）病损触诊的质地。可以描述为软或可压缩

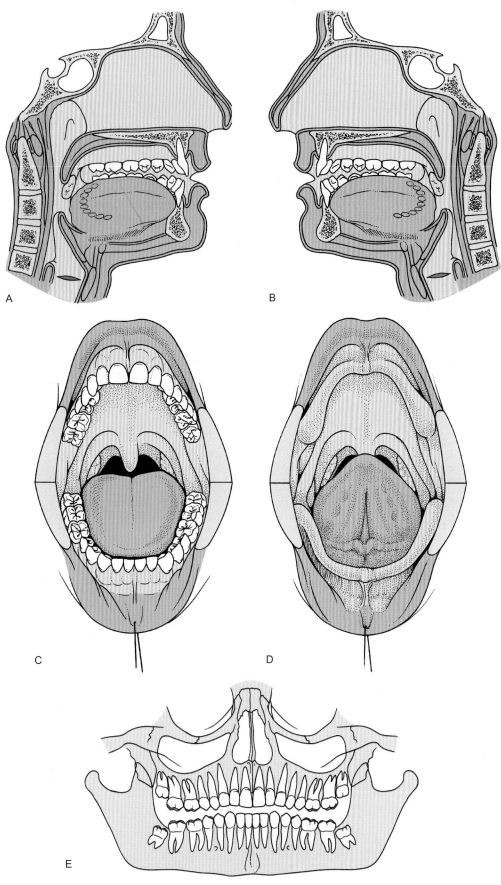

图 22.2　口腔和口腔周围区域示意图，有助于标记口腔病变的大小和位置

框 22.1　描述性病理学术语

- 大疱：一种水疱，皮肤或黏膜上突起、有边界、含液体的病变。
- 结痂：皮肤或黏膜表面上干枯或凝结的血清。
- 异常增生：组织中细胞大小、形状或组织的任何异常。
- 糜烂：一种浅的、表层溃疡。
- 过度角化：指上皮角化层过度生长。
- 增生：正常细胞数量增加。
- 肥大：由细胞大小而不是细胞数量增加引起的体积增大。
- 角化病：上皮角化层过度生长和增厚。
- 白斑：黏膜上一种缓慢发展的变化，以紧密附着的增厚白斑为特征。
- 斑疹：一种局限、非凸起、与邻近组织相比颜色改变的区域。
- 恶性肿瘤：未分化、具有潜在侵袭性和转移特性的癌。
- 结节：一种皮肤或黏膜上大的、凸起、有边界的实性肿块。
- 丘疹：一种皮肤或黏膜上小的、凸起、边界清楚的实性肿块。
- 斑块：一种扁平、稍隆起的病损。
- 脓疱：皮肤或黏膜上一种小的、混浊、凸起、局限、含脓的小疱。
- 鳞屑：一种薄的、扁平表层角化上皮碎片。
- 口炎：发生在口腔黏膜的广义炎症性疾患。
- 溃疡：由上皮细胞坏死引起的火山口样局限性表面病损。
- 水疱：黏膜或皮肤上一小块含浆液的局限性隆起。

的（如脂肪瘤或脓肿）、实性或硬结样的（如纤维瘤或肿瘤）、坚硬的（如骨隆凸或外生骨疣）。波动感是一个术语，用来描述双指触诊非刚性壁内含有液体的病变时所感受到的波浪状运动。这一价值的信号可以通过用2个或更多的手指有节奏地触摸来感受。当一个手指施加压力时，另一个手指感受到通过充满液体的腔体传递来的冲动。

（9）搏动的存在。肿块触诊显示节律性搏动，提示有重要的血管成分。这种感觉很精妙，特别涉及骨内病变时尤为明显。搏动可以伴随一种可触及的振动，称为震颤。若触及震颤，用听诊器听诊可听及该区域的杂音。应避免对有震颤、杂音，或两者同时出现的病灶进行侵入性治疗，并将患者转至专科医师治疗。否则，如果试图进行手术（活检），

会导致危及生命的出血。

（10）区域淋巴结检查。没有对区域淋巴结进行全面的检查，就不能对口腔病变进行完整评估。区域淋巴结检查应在活检前完成。有时，淋巴结炎发生在局部淋巴结的外科操作（如活检）后，这对随后的诊断造成一定困难。因为很难区分是手术后遗症的反应性淋巴结炎、偶发性局部感染或炎症，还是肿瘤转移性扩散。图22.3显示了面颈部重要的原发性淋巴结。

标准的淋巴结检查仅需简单视诊和触诊。常采用中间三指轻度触诊、两侧对称性比较的方法。触诊时动作应缓慢而轻柔，手指应在每个区域进行垂直、水平方向轻柔移动及旋转运动。在成人，正常的淋巴结除非因肿瘤或炎症而增大，否则是触摸不到的，但12岁及以下的儿童经常可触到直径在1 cm以下的颈部淋巴结，一般不被认为是异常。淋巴结检查常规记录应包括以下5个特征：①部位。②大小（最好以cm为单位，记录直径）。③有无疼痛或压痛。④活动度（不活动、半固定、活动）。⑤质地（柔软、实性或坚硬）。当多个淋巴结轻微增大但几乎触摸不到时，就会有碰触到鸟枪子弹的感觉，称为"弹丸状淋巴结"。

淋巴结检查应该按照一定的顺序进行，包括以下淋巴结组：①枕部。②耳前和耳后。③下颌、下颌下和颏下。④颈深前链淋巴结。⑤颈浅淋巴结（沿胸锁乳突肌）。⑥颈后深链淋巴结。⑦锁骨上淋巴结。颊淋巴结常规可能触及或触摸不到。

辅助诊断技术

目前已有多种辅助诊断技术被推广到执业医师早期检测和识别口咽癌（oral and pharyngeal cancers, OPC）和口腔癌前病损（表22.1和表22.2）[1-15]。这些都仅作为临床医师的辅助诊断手段，是传统头颈临床检查完成后的补充，而不是替代。这些辅助技术经常作为先进的"必备品"推广。市场上，一些辅助技术作为"病变发现"或"病变筛选"的增强手段，而另一些作为可视性病损识别的评估工具。这些产品在临床专业上的使用仍然存在一定争议。因为目前尚缺乏足够的证据来得出确切的结论，临床医师在选择使用此类设备时应谨慎，并认识其局限性。

细胞学辅助检查

1999年上市的专门面向口腔科专业人士的口

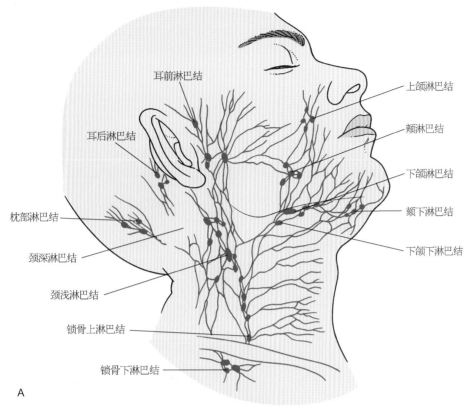

耳前淋巴结

上颌淋巴结

耳后淋巴结

颊淋巴结

下颌淋巴结

额下淋巴结

枕部淋巴结

下颌下淋巴结

颈深淋巴结

颈浅淋巴结

锁骨上淋巴结

锁骨下淋巴结

A

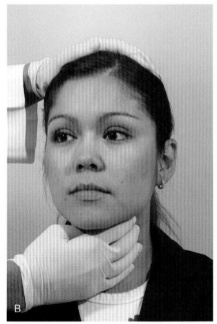 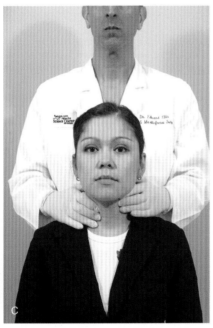 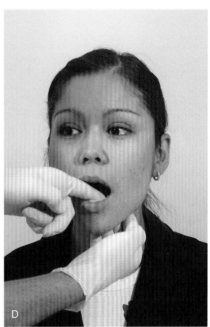

图 22.3 （A）颈面部淋巴结的解剖定位。（B）颈前部淋巴结检查。沿着胸锁乳突肌全长轻轻用手指做圆周运动。（C）颈后部淋巴结检查。患者左右移动头部和向前低头，可使淋巴结更明显。（D）口底及下颌下淋巴结的双手合诊

腔 CDx BrushTest 辅助检查，用以"检测口腔中不时出现的常见斑点（细微的红色或白色斑点）"[16]，是一种病损评估辅助检查。这种技术系在妇科巴氏涂片技术基础上改进而来，使用一个特殊取样刷，获取完整的上皮标本，转运到中央实验室进行评估。对于 CDx BrushTest 合适的 CDT 代码是

D7288，即"刷拭活检－上皮样本采集"[17]。在实验室，通过一种复杂的计算机程序，帮助病理学专家得出最终的病理结果。这项技术的其他延伸应用是针对胃肠科医师和耳鼻喉科医师使用的 WATS 3D、EndoCDx TNE－经食管镜检查和 EndoCDx LP－经喉镜检查[18]。

表 22.1 以细胞学、活体染色和光学为基础的辅助诊断技术[1-12]

项目	产品	公司
细胞学为基础的技术	OralCDx Brush Test CytID	CDx Diagnostics Forward Science
活体染色为基础的技术	Toluidine chloride stain（成分是 ViziLite Plus 和 TBlue） OraBlu	Forward Science AdDent, Inc.
光学为基础的技术	ViziLite TBlue Microlux DL VELscope Vx Sapphire Plus Identafi Bio/Screen DOE SE Kit OralID ViziLite PRO	Den-Mat Holdings AdDent, Inc. LED Dental Den-Mat Holdings DentalEZ AdDent, Inc. DentLight Inc. Forward Science Den-Mat Holdings, LLC

表 22.2 诊断口腔癌前病变、口咽癌的分子辅助工具[12-15]

产品	公司	检测的生物标志物
OraRisk HPV Complete Genotype	OralDNA Labs	HPV 2a, 6, 11, 16, 18, 26, 30 ~ 35, 39 ~ 45, 49, 51 ~ 62, 64, 66 ~ 77, 80 ~ 84, 89 亚型
OraRisk HPV 16/18/HR	OralDNA Labs	HPV 16, 18, 31, 33, 35, 39, 45, 51, 52, 56, 58, 59, 66, 68 亚型
MOP	PCG Molecular	HPV，细胞学，细胞变化
SaliMark OSCC	PeriRx, LLC	DUSP1, SAT 和 OAZ1

注：HPV，人乳头瘤病毒。

CytID 病损评估辅助检查采用液体细胞学取样技术，与前述的 CDx Brush Test 技术相似，推荐用于活检未授权或无法进行时[19]。对于 CytID 合适的 CDT 代码是 D7287，即"口腔细胞学刷"[17]。与口腔 CDx BrushTest 检查相比，液体细胞学检查声称可提供更准确的取样[20,21]。当病变被 CytID 判断为"恶性"或"非典型增生"时，仍然必须进行手术活检以明确诊断。

使用细胞学检查评估可疑病损的临床价值仍有争议，许多人认为细胞学检查是不必要的中间程序[22-28]。细胞学检查不能最终诊断，所有检测的"阳性"或"非典型"结果必须通过手术活检，以获得到可靠的诊断。此外，结果为"阴性"但临床上高度怀疑的病损，通常仍需要进行活检确诊。最近一项研究采用 Brush Test 方法评估 41 例小的癌变组织（原位癌和直径 ≤ 2 cm 的癌），发现刷拭法的检测灵敏度为 74.5%[29]。提示这项技术临床上被

应用于"测试常见口腔斑点"时，有漏诊口咽癌（oral and pharyngeal cancer, OPC）的可能性。

活体染色辅助检查

几十年来，甲苯胺蓝活体染色被提倡作为一种较好的评估可疑黏膜病损的方法[23,30,31]。在局部应用一种异染性染料，这种染料对细胞活性高的组织（如异常增生、肿瘤、炎症、再生）具有亲和性。染色阳性的组织在临床上呈深蓝色。"假阳性"结果常见于炎性病损和愈合中的溃疡，因为这些病损也具有较高的细胞代谢率[22,32]。因此，操作者的经验对结果的合理解释是必要的。

甲苯胺蓝目前还没有被美国食品药品管理局（FDA）批准作为一种单独的辅助筛查检查试剂，而是作为 ViziLiteT Blue、Bio/Screen 和 MicroLux DL 等光学辅助检查技术（见后文）的辅助方法而销售的，通过增强这些光学辅助检查技术所识别区

域的可视性，进一步评估病损[2,9]。对于甲苯胺蓝的合适 CDT 编码为 D0431，即"辅助诊断前检查，辅助检测包括癌前病变和恶变的黏膜异常，但不包括细胞学检查或活检[17]。"

光学辅助检查

从 FDA 的观点来看，全部的光学辅助检查工具都被批准作为照明设备进行销售[33]，这些技术都是为了帮助医师发现新的或可能被忽视的异常黏膜。有些还可用于帮助外科医师确定合适的切除边缘[23,34]，这些产品可根据照射组织的特定光谱类型分为两大类。

ViziLiteT Blue 和 Microlux DL 使用蓝－白光（光谱波长 430 nm 和 580 nm）来评估组织。ViziLiteT Blue 的蓝－白光是通过化学发光产生的，而 Microlux DL 的蓝－白光是使用电池供电的发光二极管产生的。2 种技术首先用 1% 醋酸溶液预浸泡 60 秒，去除表面糖蛋白层，提高可视性[22,35]。这种检查是在昏暗的房间里进行的，或者使用特殊的眼镜来消除周围环境光的影响。正常细胞吸收蓝－白光，而核异常和高核质比的异常增生细胞将蓝－白色光反射为"醋酸白"给检查者[35-37]。

VELscope Vx、Sapphire Plus、Identafi、BioScreen、DOE 口腔检测系统、OralID 和 ViziLite PRO 产品使用 390 ～ 460 nm 的光谱来评估黏膜组织的自身荧光特性。窄谱滤过（借助仪器取景器或特定眼镜）可进一步突出病损的自身荧光特征。异常增生或癌变组织自然荧光浓度降低，光吸收和散射增加[35]。正常或健康组织利用自身荧光呈现浅绿色，而可疑组织呈现深色（丧失荧光）[38]。Identafi 产品包括一种额外的绿色琥珀光（545 nm）选项，可以更好地显示与癌相关的血管生成[39,40]。

虽然光学辅助检查可从不同的角度为临床医师对特定病损的评估提供信息（如评估效用），但是作为筛选辅助检查的价值和作用尚未得到证实[35,38,41]。在最近关于 VELscope、ViziLite 和 Microlux DL 几种光学辅助检查技术有效性的 14 项研究中，研究者得出各种技术的敏感度和特异度，但各种光学辅助检查技术的敏感度和特异度表现出很大差异，且不能有效区分高风险和低风险病损[35]。

临床医师在选择使用何种可视化光学辅助工具检查患者时，都应该了解其局限性，并确保对可疑病变患者进行适当的转诊和（或）活检。光学辅助检查的合适 CDT 编码为 D0431，即"辅助诊断前检查，辅助检测包括癌前病变和恶变的黏膜异常，但不包括细胞学检查或活检[17]。"

分子辅助检查

目前人们对唾液潜在的肿瘤生物标志物（例如，非有机化合物，蛋白质和多肽，DNA、mRNA 和 miRNA，碳水化合物，其他代谢物）识别和评估正在进行广泛研究[42-44]。发现与口咽癌（OPC）相关的潜在生物标志物已超过 800 个，但识别 OPC 独特的分子特征仍是一个巨大挑战[45]。目前已有 4 种公认的以分子学为基础的辅助检查（表 22.2）用以评估 OPC 或 OPC 风险。

OraRisk HPV 完全基因型和 OraRisk HPV16/18/HR 是两款针对唾液的聚合酶链反应（PCR）检测方法，可用于检测是否存在 HPV 感染[12,13]。因为通过检测唾液中当前或持续存在的 HPV 感染状态，预测 OPC 风险尚不确定，且目前有效的治疗能够解决慢性 HPV 感染。因此，临床上常规使用这些检测方法的价值仍然未知[46,48]。最近的一项研究中，作者估算出至少需要检测 10 500 例患者才可能发现 1 例 OPC[48]。使用这类检测方法，可能会对高危型 HPV 筛查阳性的人带来很大焦虑[49]。

基于 PCG 分子的 MOP 筛查方法宣称通过评估 HPV、细胞学变化和 DNA 损伤[50]，比传统检测方法更早地检测口腔癌风险。但这些信息似乎仅限于其宣传网站上，并没有同行评议的文献说明产品的整体临床价值。

SaliMark 口腔鳞状细胞癌辅助检查是一种商业化评估工具，旨在帮助医师对临床发现的口腔病损进行恶性风险分层，该检查方法可评估肿瘤标志物 DUSP1、SAT 和 OAZ1 的水平。该公司宣称，SaliMark 检测口腔鳞状细胞癌的敏感度和特异度分别为 91.7% 和 59.0%[51]。然而，该产品在评估常规临床实践中遇到的各种非恶性口腔病变的效果仍是未知的。与细胞学辅助检查类似，该辅助检查是作为阴性预测工具销售。对检测结果为中度或高度风险的患者，应转诊做进一步评估和（或）活检。对结果为低风险的患者，仍应跟踪随访。然而，因为对于低风险的病变确诊，活检通常仍是必要的，这就使 SaliMark 往往成为不必要的中间程序。

X 线检查

在病史和临床检查后，X 线检查有助于辅助诊断，特别对于骨内或邻近骨的病损。当软组织病损邻近骨时，X 线检查可提示病损是否引起骨反应、是否侵蚀骨、病变是否起源于骨内。根据病损的解剖位置，可以使用各种影像学技术。常规平片（如根尖片、咬合片或全景片）可以充分观察到上、下颌骨的大多数病理性损害，但偶尔也需要特殊的成像技术，包括计算机体层扫描（CT、CBCT）或磁共振成像（MRI）图像，以全面描述骨内病变的确切性质和位置。

　　X 线表现通常可以提供病损诊断的线索。例如，囊肿通常表现为边缘锐利的透射影（图 22.4A，B），而边缘毛糙或不规则的透射影则可能表明是恶性或更侵袭性的病损（图 22.4C，D）。X 线检查中，如骨内区域显示非正常结构或外观，口腔科医师必须确定这种改变是病理性改变还是仅仅是正常解剖结构的不典型表现，这在观察上、下颌骨的某些凸起时尤其重要。上、下颌骨复杂的邻近解剖结构可导致连续结构的重叠，如鼻旁窦。

　　在一些特殊诊断中，阻射线的染料或标记物可用于常规 X 线检查或特殊 X 线检查。例如，唾液腺造影是在腺体导管中注射阻射的染料，以产生腺体结构的间接影像，显示腺体内的病理性损害。在囊肿内注射阻射染料或标记物，可帮助确定其解剖

边界的真实范围。阻放射线的标记物如针或金属球可用于定位异物或病理性损害。

实验室检查

　　在某些情况下，增加实验室检查可以帮助鉴别诊断。某些口腔病损可能是全身性疾病的表现，如甲状旁腺功能亢进、多发性骨髓瘤、白血病和某些淋巴瘤。举一个实验室检查发挥重要作用的例子，如果患者有多个溶解性病变和硬骨板丧失，实验室检查可能提示甲状旁腺功能亢进。临床上可通过口腔科医师提出的血清钙、磷和碱性磷酸酶的检查而获得明确诊断。在主流的口腔颌面病理学教科书和其他文献中，可以找到要求进行此类实验室检查的指导。

　　在大多数情况下，筛查性实验室检查被认为是不必要的，因为相对于实施这类检查所用的费用，通常的诊断率较低。然而，一旦手术活检提供了明确诊断，实验室检查可为随后的病变处理提供有用信息。

可能的临床鉴别诊断

　　在完成最初的口腔科病史、医学健康史、病损发展史的问诊，以及临床检查、X 线检查和实验室

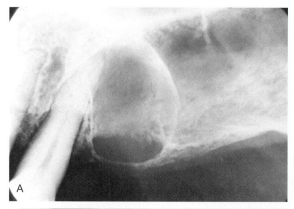
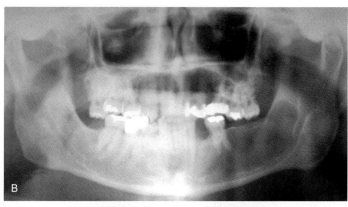
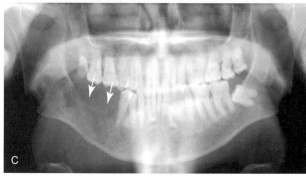
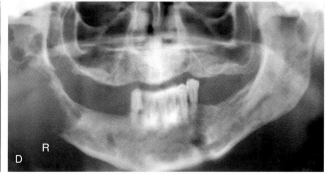

图 22.4 （A，B）囊肿的 X 线表现。（A）注意透射影中央周围的致密骨白线。（B）左侧下颌骨边界清楚的大的单房透射影。（C，D）恶性肿瘤引起骨破坏的 X 线表现。（C）鳞状细胞癌已侵蚀至右侧下颌骨，注意毛糙表现和骨皮质丧失（箭头）。（D）骨内恶性肿瘤完全破坏右侧下颌支的正常结构，导致病理性骨折

检查（如提示的那样）之后，口腔科医师接下来应该罗列出一份包含不同鉴别诊断的列表。将临床医师的初步印象传递给病理专家，让病理专家清楚口腔科医师在全面评估的基础上认为病变最有可能的诊断是什么。这些诊断可能最终与组织学诊断一致，也可能不一致，但仍然很重要，有助于病理专家排除可能有相似临床和病理表现的其他病变。

活检前处理

口腔组织中任何无法确诊或可疑的病变，当无法用局部创伤（及创伤因素已去除）或其他因素解释时，无论是否进行局部治疗，都应在 7 ~ 14 天内随访。如果病变变大或范围扩大，或病变外观改变，或对局部治疗没有预期的反应，通常提示需要活检。白斑（一个临床而非病理学术语）的区域可能存在问题，因为高达 15% ~ 20% 的这些区域（及 100% 的红斑病变）可以表现出组织学上的异常增生或已恶变[52]。口腔的高危区域包括口底、舌侧缘和舌腹，以及颊和下唇黏膜。白斑区域内的红斑或小结节状病变尤其令人烦恼。病变活检通常可从 1 个或多个这样的可疑区域切取组织。

在随后的检查中，患者的病历应详细记录病变是否有改善，口腔科医师随后的处理计划（如继续观察时间表、继续局部治疗、活组织检查和转诊）。

随访和转诊的基本原则

对于患者可能存在的病理改变未能及时诊断和转诊，已成为医疗行业被诉讼的主要原因之一。多年来，许多文章和教科书章节中提供了如何获得病变活检和制定不同鉴别诊断的指导意见（指南）。关于"可疑"病变的适当随访方案和不同医师之间适当转诊的指导原则很少。有一篇文章试图提供这一方面必要的指导，但并不能作为法律标准的解释先例[53]。

口腔科医师不应将检查患者病理状态的工作交给口腔科保健员等辅助人员。虽然大多数保健员都受过良好训练，可以观察口腔软组织变化，但发现病理改变（包括口腔癌筛查）的最终责任在口腔科医师。即使不是全部，但在大多数州，法律都不允许授权这项责任。如果口腔科医师没有对保健员发现的异常组织进行随访，患者的病历应该说明做出这一决定的理由。

如果口腔科医师为第 2 个选择或专科治疗而决定转诊患者时，最好在患者离开诊所前安排转诊预约。如果让患者自己去预约，许多患者可能会因为害怕、拒绝或拖延而不去预约。安排好的预约应予以跟进，一般口腔科医师应该向专科医师发送信函、传真或电子邮件，概述病例的细节、关注点和要求的程序。这些信件的副本应该放在患者的病历中。专家的发现、建议、检查程序和活检结果也应记录在患者病历中。病历资料的这些正式的相互交换，可提供准确的患者档案资料，以防止诊所之间信息交换中发生误解，并可能在以后被提起诉讼时提供一定保护。针对病理专家返回的报告应立即采取行动，患者应该被告知病理检查结果。当结果是意料之外或阳性、需要进一步治疗时，口腔科医师应该给患者本人提供病情咨询。

活检或转诊

临床医师的手术兴趣、培训和技能各不相同。一些口腔科医师可能乐意自己对患者进行活检，而另一些口腔科医师可能会建议患者转诊到其他专科医师。这是个人的选择，但应该考虑以下几点。

（1）患者全身健康状况。美国患者群体的年龄越来越大，越来越多的老年患者在口腔科诊所寻求治疗。其中许多患者有系统性疾病、多种药物治疗史或身体损害病史，这些病史增加了手术风险或潜在危险。第 1 章和第 2 章对这些情况进行了概述和讨论，这些情况可能会使包括活检在内的手术复杂化。然而，在大多数情况下，这些情况的存在并不会明显推迟活检或转诊。患者可以转诊给接受过针对特殊医疗需求患者训练的专科医师，以便尽可能安全进行手术。

（2）手术难度。如果第 3 章中所述的任何基本手术原则（如入路、照明、麻醉、组织稳定和器械）对口腔科医师有困难，应考虑转诊。同样，当病变范围增大或其位于重要解剖结构，发生重大并发症（如出血和神经损伤）的可能性增加时，也应转诊。每名口腔科医师必须判断活检是否在他 / 她的手术能力之内，或患者是否需要由一个训练有素的专科医师处理。

（3）恶变潜能。当口腔科医师怀疑病变是恶性时，有 2 个选择：①完善全面的术前检查诊断后，进行手术活检。②在活检前，将患者转诊给专科医师。如果病变是恶性，专科医师可为患者提供最佳治疗。如果转诊能立刻和及时执行，后一种选择通常可为患者提供更好的服务。在这种情况下，最好由转诊的专科医师在任何手术干预损害其临床特征之前对病变进行评估。活检也可以产生可能与原病变无关的反应性淋巴结肿大。允许转诊的专科医师在活检前对患者进行评估，有助于获得更准确的诊断，简化合适治疗计划的制订。

知情同意和风险

一些临床医师认为，所有的病变都应切除，都应做活检，或者都做。然而，在某些临床情况下，患者和他们的口腔科医师可能共同选择定期观察低风险患者（例如，非吸烟者）的低风险区域出现的看似无害的病变。然而，在组织病理学检查中显示的任何异常增生性病变都应全部切除。必须铭记，长期观察可使风险不断累积。许多危及生命的疾病最初可以伪装成无害的病变，而且许多不同的病变可以呈现相似的临床表现。口腔科医师应该谨慎行事，在决定不切除病变之前，必须确保患者对可能的风险、原因和替代方案充分知情。患者必须明白，他或她要为自己的决定分担责任，而得出决定所基于的讨论内容应被详细记录在病历中。如果口腔科医师建议切除而患者拒绝，讨论和决定同样应被详细记录下来，表明患者对该决定可能带来的负面后果的理解。

活检后处理

当切取活检后的病理诊断是阳性报告（提示异常增生或恶性肿瘤）时，通常要求根据组织病理学诊断对病变和邻近组织进行适当的手术切除，这需要转诊给口腔颌面外科医师或其他有治疗头颈部恶性肿瘤经验的专科医师。然而，一个阴性的活检报告，绝不能只看表面意义，而应结合病变的临床和病史发现，综合分析、解释。如果怀疑为阳性，可能需要第2次活检。至少，应该制订一个在适当时间间隔继续进行密切观察的合理的时间表。一般来说，谨慎的做法是在1个月内重新检查患者，然后在第1年的第3个月、第6个月和第12个月复查。之后，如果临床和X线检查病变无变化，随访间隔可适当延长至6个月，然后延长至12个月。如果患者在2次就诊之间出现任何临床变化或新症状，应该建议他们立即联系口腔科医师就诊咨询。

活检的基本原则

活检是指从活体中切取组织进行显微诊断的检查方法，是所有组织学诊断中最准确的方法。当微创诊断方法无法获得明确诊断时，应当进行活检。许多不同的病损具有相似的临床表现或X线影像学特征，因此活检的主要目的是明确诊断，以提供恰当的治疗。实际上，大多数口腔和牙源性病变是良性的，活检更多是排除癌症而不是确诊癌症。然而，术语"活检"会让许多患者认为口腔科医师是怀疑其为恶性肿瘤。因此，在与患者讨论病情时要措辞谨慎，以免引起患者过度焦虑和恐惧。

框22.2总结了活检的指征，框22.3罗列出提示口腔科医师高度怀疑恶变的典型病损特点，图22.5为可疑病变举例。口腔内和口周常见的4类活检方法，包括细胞学活检、切取活检、切除活检和吸取活检。

框 22.2　活检指征

- 任何持续存在、无法进行临床诊断的病变。
  - 没有明确病因，即使行局部治疗仍超过 10～14 天的病变。
  - 表现范围扩大的颌骨内病变。
  - 临床上正常黏膜下可视或可触及的肿胀。
- 任何具有恶变或癌前病损特征的病变（具体见框 22.3）。
- 任何无明显诱因迅速生长的病变。
- 病因不明或诊断不明确的红色、白色或色素性黏膜病变。
- 任何与相邻解剖结构粘连或固定的病变。
- 任何位于癌症高风险区域的未知病变（如口底与舌）。
- 用于确诊临床疑似诊断。
- 10～14 天常规处置（如去除局部刺激物）没有任何反应的病变。
  - 长期存在的炎症症状。
- 任何引起患者（恐癌症患者）过度关注的病变。

框 22.3　怀疑恶变的病变特征

- 出血：轻触即出血的病变。
- 持续时间：病变超过 2 周。
- 红斑：表现为红色或有红白色斑点的病变。
- 固定：与相邻组织结构紧密粘连。
- 生长速度：病变快速生长。
- 硬结：病变及周围组织触诊质硬。
- 溃疡：病变出现溃烂或表现为溃疡。

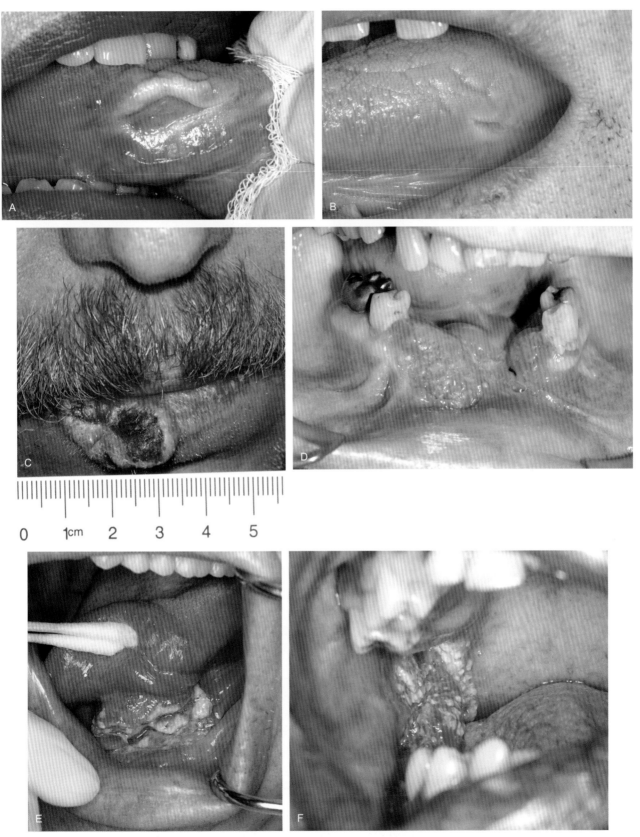

图 22.5 应当考虑活检的病变举例。（A）舌侧缘溃疡，由咬伤造成的创伤性溃疡。（B）舌侧缘溃疡，由折裂牙尖的锋利边缘造成。（C）下唇的大溃疡，常见于吸烟患者，诊断为鳞状细胞癌。（D）牙槽嵴鳞状细胞癌的典型表现。（E）口底鳞状细胞癌的典型表现。（F）磨牙后区鳞状细胞癌的典型表现

切取活检

切取活检指切取病变的一小部分组织进行检查。如果病变区域较大或在不同的部位表现出不同的特征，则可能需要在 1 个以上的病变区域切取标本。当病变区域较大（直径 >1 cm），或病变位于危险区域，或复杂的切除手术或其他治疗方案规划之前需要组织病理学明确诊断（例如，对于疑似恶性肿瘤）时，可采用切取活检。

活检通常切取包括正常和异常组织的楔形组织块（图 22.6 和图 22.7）。大的病变组织的中心区域常常坏死，几乎没有病理诊断价值，而在病变组织的边缘细胞生长活跃，因此病变组织与正常组织的交界处可以显示许多重要的细胞改变。需要强调的是，切取要有足够的深度，以能显示病变底部的细胞特征。一般来讲，窄而深的组织标本比宽而浅的组织标本更好。需注意不要损伤邻近的神经和血管等重要解剖结构，除非它们与病变的起源或病理过程有关。

切除活检

切除活检指切除全部病损组织及边缘 2～3 mm 的正常组织。切除的正常组织的宽度取决于术前诊断的范围。对于疑似恶性肿瘤的病变，可能需要增加 2～3 mm 的宽度，如一些色素沉着的病损和已经被诊断为具有异常增生或恶变的病损。完全切除也是对病变组织的一种治疗方法，尤其适用于较小的病变组织（直径 <1 cm）。在不过度损害患者口腔功能的情况下，可以整体切除的病变必须切除，以消除对患者健康的威胁。

吸取活检

吸取活检指用针头和注射器穿透可疑病变，抽吸其肿块内容物进行活检。临床上吸取活检主要用于 2 种情况：①用于探查病变内是否包含液体成分。②抽吸其中的细胞进行病理诊断。后者又被称为细针吸取活检，通常由接受专业技术培训的病理科医师进行操作。当皮肤或黏膜下出现软组织包块，患

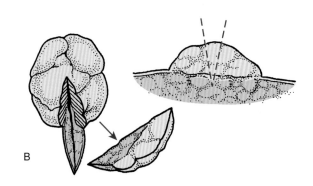

图 22.6 （A）切取活检要求获得窄而深而不是宽而浅的标本。如果癌细胞仅存在于病变的基底部，宽而浅的标本中可能不包含这些具有诊断价值的细胞。（B）要求在软组织病变边缘进行切取活检。与切取病变中心相比，切取病变与正常组织的交界处常可为病理医师提供更多具有诊断价值的信息，在对溃疡区域进行活检时尤其重要

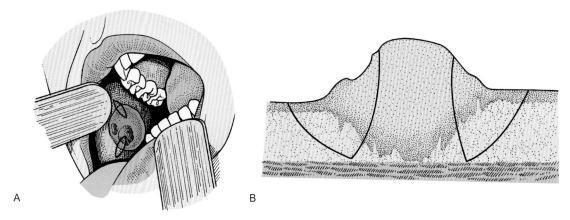

图 22.7　如果同一病变在不同区域的特征不同，则需要在多个区域切取活检。（A）病变的一个区域常会与另一个区域在组织学上表现不同。（B）颊黏膜或唇黏膜进行活检时，通常需要深达肌层

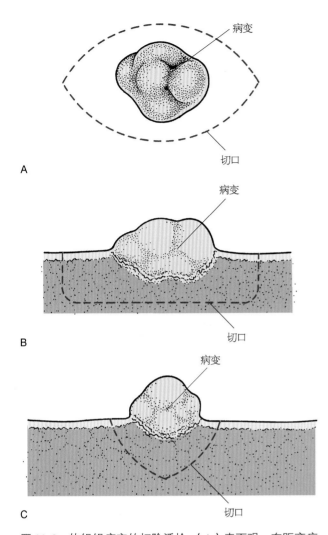

图 22.8　软组织病变的切除活检。（A）表面观。在距离病变外至少 3 mm 做一椭圆形切口。（B）长轴向侧面观。切口要足够深，以完全切除全部病变。（C）短轴向侧面观。如图所示，切口向深部聚合，利于伤口缝合

者希望不留瘢痕或邻近的解剖结构存在风险时，可采用细针吸取活检。细针吸取活检是一种特别有效的颈部包块诊断方法，因为很难通过手术从颈部包块中切取组织进行活检。在进入骨缺损之前，对射线可透性病变进行吸取活检，可排除血管源性病变的可能，并确定病变是囊性还是实性。相关详细信息请阅读本章后面的内容。除黏液囊肿外，可对任何包含液体的病变组织进行穿刺吸取活检。穿刺通常使用 16 ~ 18 号针头的注射器，为找到合适的含有液体的空腔，针尖可能需反复定位。

软组织活检技术和手术原则

口腔软组织活检手术是每一位口腔全科医师应当掌握的技术。大多数活检是简单的手术，只需使

- 局部麻醉注射用器械和物资。
- 带 15 号刀片的手术刀。
- 合适的软组织牵拉器械（如 Seldin 20 深部拉钩、Minnesota 颊拉钩、霰粒肿眼科拉钩，其他）。
- 小而尖的手术剪刀 [如弧形虹膜（Iris）剪、Metzenbaum 剪或其他]。
- 细尖的软组织镊（如 Adson 镊）。
- 小弯止血钳（如蚊式止血钳）。
- 吸引器头和软管。
- 2 英寸 ×2 英寸、3 英寸 ×3 英寸或 4 英寸 ×4 英寸无菌纱布。
- 持针器，缝线（带缝针或反向缝针）。
- 3-0 或 4-0 黑色缝线。
- 4-0 可吸收缝线（聚乙醇酸或聚乳酸 910 缝线）。
- 线剪。
- 冲洗注射器和无菌冲洗液（0.9%氯化钠溶液）。
- 带有标签、瓶盖、内含 10%福尔马林的活检标本瓶。
- 活检标本信息录入单。

骨内活检所需额外器械
- 软组织刮匙（有角度）。
- 骨膜剥离器（如 Molt 9 号或 Molt 4 号刮匙）。
- 咬骨钳（如 Blumenthal 咬骨钳）。
- 外科手机头（钻针周围无气体排出），8 号圆形钻针。
- 带 18 号 Luer-Lok 针头的 5 ~ 10 mL 一次性注射器。

用局部麻醉和较少的器械（框 22.4）即可在口腔诊室内完成。仅有的变量是活检手术可能涉及的解剖风险区域及病变的大小和类型带来的限制。第 3 章所介绍的手术原则同样适用于活检，也同样适用于在口腔内进行的其他手术。下列各部分将简述这些基本的手术原则。

麻醉

尽可能采用局部阻滞麻醉而不是浸润麻醉，以避免麻醉药物进入标本。局麻药注入组织会导致细胞结构变形，从而增加病理诊断的难度。局部浸润麻醉加入血管收缩剂可减少伤口出血，使术野清晰。含血管收缩剂的局麻药需要在距离病变周围至少 1 cm 外进行注射，以防止组织结构变形。

组织固定

口腔和口周软组织活检通常会涉及活动的表面和组织结构（如唇、颊部、软腭和舌）。在这些活

动组织上，要更容易、准确地做好手术切口，首要的是固定涉及的组织。可通过多种方法来实现。助手可用手指捏住活检部位两侧的唇部，从而使唇部收紧并固定不动（图 22.9 A ~ E）。这也能压迫局部血管及其分支，减少出血。外科医师需小心避免对助手固定组织的手指造成医源性手术刀伤（图 22.9B）。多种牵拉器械也具有相同的固定组织功能。巾钳、Adson（细尖）镊、Chalazion（霰粒肿）眼科镊，或减张缝合也可用于固定和牵拉某些活动的软组织（图 22.10 和图 22.9F，G）。当使用减张缝合牵拉组织时，进针应在计划切除活检组织外深

入组织中，以使其发挥牵拉作用而不撕裂和损坏组织。

止血

手术过程中，应尽量少使用吸引器来保持手术区域无血，尤其是现代口腔科诊室里所使用的大容量吸引装置。助手可随时使用纱布海绵擦拭手术部位以止血。术中使用吸引设备不仅会增加出血，而且还会增加组织标本被意外吸入吸管的风险。如果术中需要吸引，可将纱布垫在吸管的尖端，以起到过滤作用。

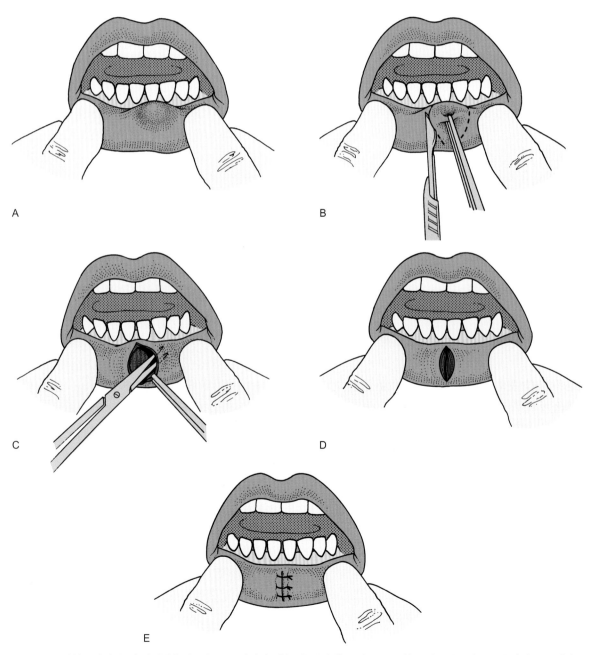

A

B

C

D

E

图 22.9   活检固定组织方法举例。（A）下唇黏液囊肿切除活检前，助手用手指固定组织。（B）在病变周围做椭圆形切口。（C）外科医师切除黏膜下相关的小唾液腺。（D，E）黏膜下和黏膜层缝合

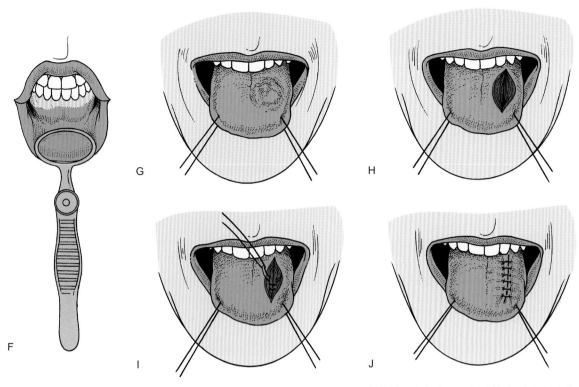

图 22.9（续）（F）采用霰粒肿（Chalazion）镊固定组织。（G）用缝线牵拉固定组织，2 根缝线穿透整个舌体（包括黏膜和肌肉），从而在切除活检时固定舌并防止撕裂组织。（H）在病变周围做椭圆形切口，切除病变组织。（I）用可吸收缝线拉拢、缝合肌层。（J）缝合口腔黏膜层

切口

通常使用带有 15 号刀片的手术刀来切开组织。表面观呈 2 个橄榄球形切口，两者形成一定角度在底部聚合，这样可得到最佳的标本，并有利于伤口愈合（图 22.9 和图 22.11）。激光和外科电刀设备不适用于活检切口，因为可破坏邻近组织，使标本的组织结构发生变形，使具有诊断价值的微观结构被破坏。如有必要（如止血），可使用聚焦良好的超脉冲模式 CO_2 激光，但外科医师应明白激光可导致标本边缘出现狭窄的坏死区。椭圆形切口的大小和向底部的会聚程度，取决于病变对正常组织的侵犯深度。触诊可为病变在黏膜下部分的深度和宽度提供线索。切除活检时，医师还必须确保病变下方，到达正常组织的边界。如前所述，在大多数情况下，窄而深的标本比宽而浅的标本更好（图 22.6）。为使损伤最小化，切口应尽可能与神经、血管走向平行；同样，切口也应与肌肉张力线（即笑线和面部皮纹）的走向保持一致，以最大限度地减少对面部美观的继发性损害。如前所述，切除活检的标本边缘应当包括 2 ~ 3 mm 的正常组织。如果病变表现出恶变、色素沉着、血管样特征，或向边

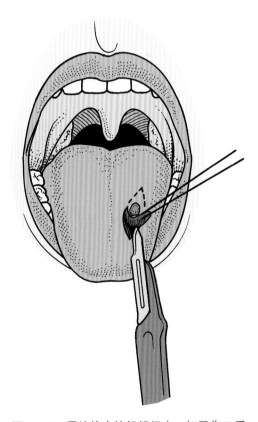

图 22.10　用缝线牵拉组织标本。切开伤口后，用缝线将标本从创面提起。然后将缝线打结并留在原处，以标明标本边缘

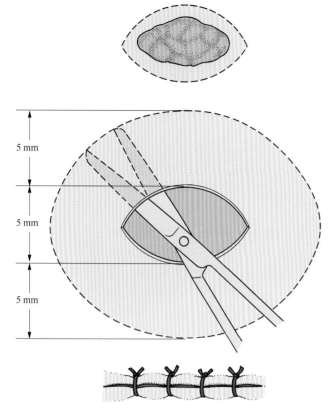

图 22.11　缝合椭圆形活检伤口的原理。应该用剪刀将黏膜钝性分离，使其在各个方向上都达到原来椭圆形切口的宽度，使伤口的边缘近似无张力

缘扩散的特征，则应额外切除 2 ~ 3 mm 正常的周围组织。

　　对于表面特征不一的较大病变，需要对病变的不同区域分别进行切取活检，以获得多个标本（图 22.7）。

缝合

　　切除组织标本后，伤口一期缝合是必要的通常也是可行的。如果伤口较深，包含不同的组织层，则应使用可吸收缝线（如聚乙醇酸或铬肠线）分层进行深层缝合（图 22.9I）。在病变切除并缝合深层组织后，应使用小剪刀（如虹膜或 Metzenbaum 剪刀）尖端行黏膜（或皮肤）下潜行分离，分离黏膜层与黏膜下层（图 22.11）。黏膜下层主要是疏松的结缔组织，不需要做锐利的切口或剪断，就很容易与上方的黏膜层分离。这样可以将黏膜作为单独的一层进行缝合，而不必考虑深层组织的缝合。潜行分离的程度取决于伤口大小和伤口所在的解剖位置。在唇、颊、口底和软腭，通常需要在伤口边缘各个方向进行一定程度的分离，分离程度至少应为缝合前表面缺损的宽度。分离可达到组织边缘

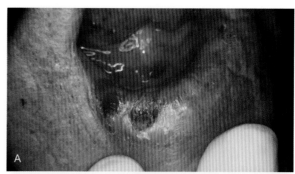
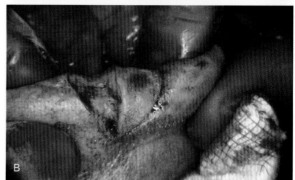
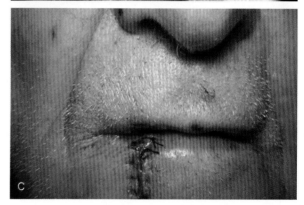

图 22.12　（A）下唇溃疡切除活检。（B）带有 2 ~ 3 mm 正常组织边缘的 V 形切口。（C）分层缝合后外观

几乎无张力。缝线常选择黑丝线或非反应性、可缓慢吸收的缝线，如聚乙醇酸（Dexon）或聚乳酸 910（Vicryl）缝线。附着的黏膜表面（如牙龈和硬腭）上的伤口通常不需缝合，但可通过其他干预措施促进愈合。牙周保护塞治剂或真空成形、带组织安抚内衬的丙烯酸夹板，可用于保护伤口，增加患者舒适度，促进伤口愈合。如有必要，可使用环行细钢丝或减张缝线，将这些定制的术后夹板固定到相邻的牙上，以辅助固位。术后夹板通常需要放置 7 ~ 10 天。舌背或舌侧缘上的活检伤口需要紧密间断深层缝合，以消除肌肉运动的影响，并保持伤口闭合（图 22.9I）。使用可吸收缝线，但不建议使用肠线，因为其线结安全性较差（可导致缝线松脱），并迅速发生酶促降解。唇和舌的活检举例如图 22.12 和图 22.13 所示。

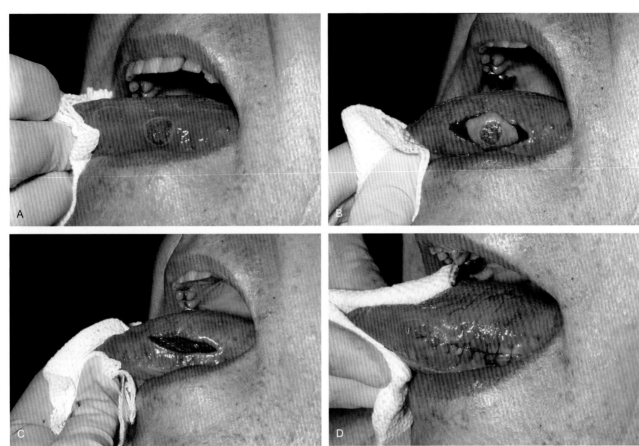

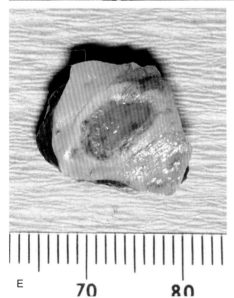

图 22.13　（A）舌溃疡切除活检。（B）在病变边缘 2 ~ 3 mm 正常组织内做椭圆形切口。（C）标本切除并缝合肌层后的外观。注意深层缝合应尽可能使黏膜呈线性关闭。（D）黏膜缝合后外观。（E）标本

组织处理；标本保存

任何组织标本都必须保存在保持细胞组织学和结构稳定的最佳环境中。被挤压、冷冻、干燥、烧灼或以其他方式受损的标本，口腔颌面病理科医师可能无法进行显微镜下诊断，而需要再次进行活检（可能可行或不可行）。取出标本时应格外小心，避免在操作过程中器械损坏标本。取出的标本不应用纱布（湿或干）包裹，因为这样可能不慎将其随纱布扔掉。即使快要完成手术，标本也不应放置在纸或亚麻布上，使其变得干燥。相反，应立即将标本置于含 10% 福尔马林（4% 甲醛）溶液的有盖的玻璃瓶或塑料容器中，固定液的体积至少为样品本身体积的 20 倍（图 22.14）。标本应完全浸入防腐溶液中，即使在运输过程中容器可能发生倾斜，也能保证完全浸入。在缝合伤口前，医师还应确保标本

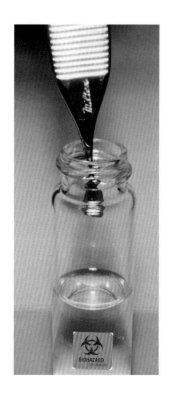

图 22.14 将标本放入装有福尔马林的活检瓶中

没有黏附在福尔马林液平面上的容器壁上。如果需要，将标本邮寄给病理科医师，则必须贴上经美国职业安全与健康管理局批准的生物危害标签。如果标本在本院会诊，则不要求粘贴此类标签。

缝线标记；边缘识别

当怀疑不典型增生或恶性肿瘤时，医师若用松散打结的缝线来"标记"标本的某处边缘以定位标本的解剖学边界，这样对病理科医师进行诊断很有帮助。这可使病理科医师准确地报告哪些边缘或区域需要更为广泛或更为深层的切除。在口腔颌面病理活检申请单（图 22.15）中，应当说明和记录缝线的方向和位置。

缝线标记还可用于区分一个病变中的多个标本，并同时附上示意图，描绘每个标本来源于病变的哪个区域，每个标本的位置在哪里（图 22.16）。第 1 个标本带 1 根缝线，第 2 个标本带 2 根缝线，以此类推。但是每个标本都应当存放在单独的容器中。

标本提交

每个口腔科诊所都应当预先与当地或附近的口腔颌面病理检查服务机构取得联系，以提交标本。通常情况下，最好尽可能将牙源性组织提交给口腔颌面病理科医师。即使是很有能力的病理科医师，也可能不熟悉牙源性囊肿和牙源性肿瘤之间的微妙差别，这偶尔可能会导致错误的诊断和治疗。如果

口腔科诊所所在的城市没有这样的服务机构，大多数大城市的牙学院和口腔颌面病理学会可提供邮递会诊服务；并根据需求，给口腔科诊所提供标本提交邮寄的工具包。标本邮寄工具包应当包含填有详细信息的申请单，带盖的贴有生物危害标签的容器（通常为玻璃或塑料），容器内含适量的福尔马林，并粘贴有病理服务机构的地址。在标本瓶的标签上，还应有患者姓名和提交申请口腔科医师的姓名，以防在运输过程中邮寄容器损坏，造成标本瓶丢失（图 22.17）。

活检申请单

每个病理实验室都有专用、使用方便的申请单，用于标本提交和检查（图 22.15）。如前所述，标本容器本身需要标注患者的人口统计学信息及口腔科医师的姓名和地址，以防标本容器与申请单和运输容器分离时无法辨别。大多数申请单的格式是收集患者的信息和数据，通常包括以下内容：患者的人口统计学信息；口腔科医师的姓名和联系方式；患者的医疗、家庭和社会史及病史；病变、标本或两者的临床描述；可能的临床鉴别诊断。当诊断骨内病变时，附上一张有诊断价值的 X 线片，将有助于病理医师诊断。对于软组织病变，尤其是在怀疑异常增生或恶性肿瘤时，在组织标本附上一张高质量的病变数码彩色打印照片，可能有助于诊断。口腔科医师必须在提交申请单时多花时间，以提供尽可能多的信息，帮助病理科医师进行诊断。不充足的信息、不完整的数据或遗漏重要病史，常常导致病理诊断耗费时间和诊断不准确。

大多数病理实验室会在收到标本后的 7 ~ 14 天内，将书面的显微检查报告返回给递交申请的口腔科医师。口腔科医师应尽可能预约患者 1 周左右复诊，拆除缝线，并向患者提供活检报告的咨询。如果尚未收到活检结果，口腔科医师应电话与居家的患者联系（如果报告结果不是恶性肿瘤，应在病历中记录这次电话联系），或者让患者术后 2 周复诊（如果报告结果是恶性肿瘤），亲自与患者讨论病理诊断结果并及时安排转诊预约。如前所述，与需告知不良诊断（如癌症）的患者进行交流时要更加谨慎，以消除病理诊断可能给患者带来的焦虑或抑郁。同时，必须强调早期治疗和密切随访的重要性。治疗开始时间推迟（拖延症）可能导致许多病变的预后恶化，因此，将此类患者及时安排转诊给有能力处置的专科医师是十分重要的。

当地口腔病理实验室

1234 街

城镇，州邮编

日期： 01/02/200X　　　　　　　　　**病理号：** _____

患者姓名： Perry Osteum　　　　　　**性别：** 男　　　　　**年龄：** 32 岁

种族： 高加索人

地址： 5678 第二街道 #401　　　　　**城市 / 州 / 邮编：** Anytown, State Zip

家庭电话： (777) 888-9999　　　　　**工作电话：** (777) 888-0000

职业： 建筑工人

送检医师： Matt Tikulus

通讯地址： 8910 街道，城镇，州，邮编

办公室电话： (777) 888-6666　　　　**电子邮箱：** mtikdds@server.net

现病史： 患者自述 2 个月前首次发现左侧舌缘无症状白色斑块，但斑块实际持续时间不详。在 2 年前的最后一次口腔科就诊中没有记录。我们连续观察病变 2 周，病变的大小、外观没有变化。患者否认吸烟、酗酒、不良咀嚼习惯，无 HIV 检测记录。无疼痛。没有发现局部创伤因素（如锋利的修复体边缘等）。无特殊既往病史，否认过敏史、用药史。否认身体其他部位出现类似病变。

活检类型： 切除活检　　　　切取活检 ✓　　　　其他

临床描述 / 部位： 3 cm × 5 cm 白色、表面粗糙的斑块，位于左舌侧缘，并延伸至舌背中分（如图所示）。质地为皮革样，无溃疡。整个病变厚度均匀。没有同侧或对侧淋巴结肿大。在 1 cm 临床边缘切除。单根缝线标注为前界，2 根缝线标注为上界

初步临床诊断： 上皮发育异常，原位癌，鳞状细胞癌？（您对病变的最佳猜测）

是否拍 X 线片？ 是　　否 ✓　　　　　**已附上 X 线片** 是　　否 ✓

是否拍照？ 是　　否 ✓

是否附上照片？ 是　　否 ✓

A　**备注：**

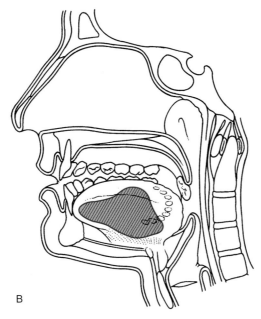

B

图 22.15 （A）标本活检申请单。申请单在不同实验室有所差异，此申请单所提供的信息描述了图 22.16 中所示的病变。（B）与申请单一起送检的标本示意图

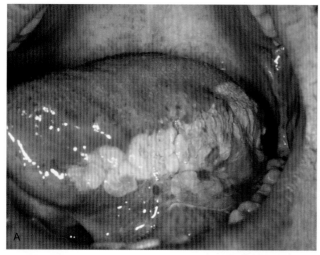

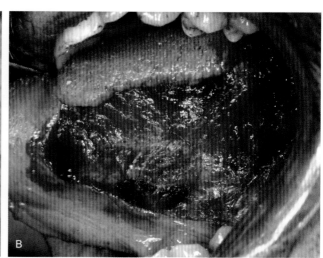

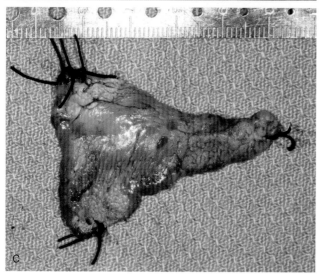

图 22.16 （A）图 22.15 所描述的病变。（B）病灶手术切除后的创面。（C）切除的标本。注意用缝线标记边缘，以便病理科医师定位

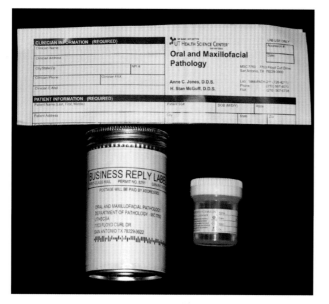

图 22.17 许多病理实验室常用的活检试剂盒。试剂盒中包含 1 个装有福尔马林液的标本瓶，一份详细记录患者和标本信息的活检申请单，以及将标本寄回实验室的包装盒

阴性（良性）结果的病理报告绝不应作为最终结论，当收到此类报告时，口腔科医师不应放松警惕，以至于产生一种错误的安全感。有经验的医师这样认为："对待患者不是文书工作"，如果病变的临床表现提示不是良性，则应考虑对该病变区域进行二次活检。因为活检的区域有可能是病变的非诊断性或非代表性区域，而病理性细胞变化区域可能并没有被取到。这样在进行显微镜镜下诊断时，就可能出错，特别在不熟悉口腔和牙源性病变细微差别的全科病理科医师进行牙源性组织病理诊断时。在这种情况下，考虑进行切除和毁容性手术前，让口腔颌面病理科医师会诊是一个合适的选择。提交活检申请的口腔全科医师，还必须熟知报告中所使用的术语，以充分理解显微病理诊断的含义、疾病合适的治疗或随访流程。如果口腔科医师对报告的内容存在任何疑问，应向病理科医师进行咨询，以获得清晰的解释。

骨内（硬组织）活检技术和原则

颌面骨表面或骨内的任何病变都需要口腔科医师进行仔细检查，直到获得明确诊断。病因通常是牙源性的，一旦牙相关病因去除，病变便会得到解决。如果病变与牙无关或对推定的牙源性疾病治疗无反应，则应切除病变，以明确诊断。

口腔科医师最常遇到的骨内病变是根尖肉芽肿和牙源性囊肿。因为这些病变通常是无症状且带有特征性的影像学表现，所以得出初步推测性诊断常常是可能的。其治疗常采用手术切除活检（摘除术）。当病变较大、突破骨面进入周围软组织时，或基于病史和 X 线影像特征怀疑恶变时，提示应行切取活检，以明确诊断。

在进行骨内组织活检前，口腔科医师应仔细触诊颌骨病变区域，并与对侧比较。当触及颌骨轮廓正常、质地坚硬而光滑时，提示病变尚未扩展或侵蚀骨皮质。然而，用手指挤压颌骨伴有海绵样感，则提示骨皮质受到侵蚀或变薄，预示着肿瘤的侵袭性更强。硬组织内的活检流程和原则与软组织活检无明显差别，但以下一些额外的方面需要考虑。

黏骨膜瓣

由于病变邻近颌骨或位于骨内，大多数活检都要求一个通过黏骨膜瓣的入路。黏骨膜瓣有多种形式，其选择主要依据切除病变的大小和位置。不管是拔除患牙还是骨组织活检，其黏骨膜瓣的基本设计原则和第 8 章列出的设计原则相同。病变的位置通常决定了在何处切开黏骨膜瓣，必要时可延长切缘，以获得最佳进入路径。要尽可能避开重要的神经血管结构，并且黏骨膜瓣的切口缝合处应位于正常骨上面，即黏骨膜瓣的边缘应超过手术骨缺损边缘 4 ~ 5 mm（图 22.18）。对于可能破坏了骨皮质的任何骨内病变，瓣的切口应该位于病变边缘外的正常骨质上。这样可以形成一个合适的组织平面，用于翻起黏骨膜瓣，并将覆盖的软组织与病变组织分离。在骨内或骨面上进行活检时所做的黏骨膜瓣，都应当是切开黏膜、黏膜下层和骨膜的全厚瓣。

预警性穿刺检查

在手术进入骨内缺损前，应对所有的骨内病变进行常规穿刺检查，以确定是否包含血液等液体。

术区局部麻醉后，使用 16 号或 18 号针头的 5 mL 或 10 mL 注射器穿刺。如果无法通过用力旋转将针头经黏骨膜穿透骨皮质时，应翻起黏骨膜瓣，在持续冷却水喷洒下，使用大号球钻，小心穿透骨皮质层，接着将针头顺着钻针孔刺入。如果初次未能抽吸到液体，可能要重新调整针尖刺入方向，以核实针所处位置是否正确。

如果无法抽出液体或空气，则提示骨内包块可能是实性肿瘤。如果抽出淡黄色液体，口腔科医师很可能诊断为囊肿，然后将其摘除（图 22.19）。如果抽出脓液，则提示病变可能存在炎症或感染；如没有抽出任何液体，只抽出空气，则提示创伤性骨腔。如果抽出血液，则多种诊断需要考虑，其中最重要的是颌骨内搏动性血管病变（如血管瘤或动静脉畸形）。通过侵袭性手术进入这种病变，会导致突发、危及生命的出血，口腔全科医师不应当进行这类操作。其他血管样骨内病变，包括动脉瘤样骨囊肿和中央性巨细胞病变，可能会因为注射器抽吸而发生被动（即非搏动）出血。对病变内抽出的内容物也可进行化学分析、微生物培养，以及显微镜检查。如果未能抽出内容物，则应对骨内的软组织包块进行切取活检，获得明确的镜下诊断，规划进一步手术。

骨窗

颌骨骨内病变的入路通常需要在骨皮质开窗。如果骨皮质完整，则可在持续冷却水条件下，使用外科球钻在病变部位上方骨皮质开窗（图 22.18B）。如果病变已经扩展、侵蚀骨皮质，并在翻起黏骨膜瓣时发现已有骨缺损，则可用咬骨钳或球钻扩大病理性骨缺损，以形成骨窗。骨窗的大小取决于病变大小和病变与重要解剖结构（如牙根和神经血管）的距离。骨窗形成后，可根据需要，使用咬骨钳逐渐扩大。如果病变是实体瘤，则应将开窗所去除的骨皮质与切取的标本一起送检。

标本获取

标本获取的方法取决于计划使用切取活检还是切除活检，以及病变组织的一致性。有结缔组织囊壁的大多数小病变（如囊肿）可完整摘除。使用口腔科刮匙将病变与周围的骨和牙列逐渐剥离，剥离时器械应持续与骨腔的骨面相接触（图 22.18C、D）。病变完全剥离后，应将其立即放入福尔马林保存液中。如果发现病变不能完全摘除，并且病变不

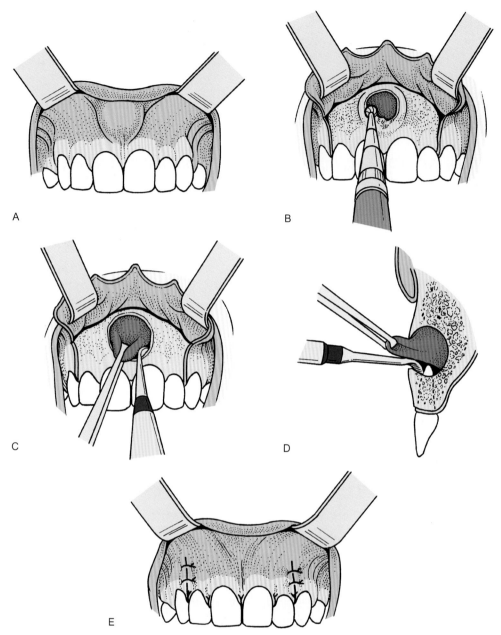

图 22.18   囊肿摘除术。（A）根尖周囊肿区域轻微肿胀。（B）从牙颈部翻起黏骨膜瓣，用钻针去除覆盖在囊肿上变薄的骨皮质。在此步骤和后续步骤中，要小心防止囊内容物破裂。（C，D）用勺形刮匙将囊肿与骨面剥离，刮匙的凹面与骨面保持接触，凸面是器械的工作端。（E）缝合

易与骨面分离，则应在活检申请单上注明并描述病变附着的确切位置。然后对骨腔进行冲洗、吸引，检查是否残留软组织。如果发现，则将其刮除干净并确保骨腔内没有任何残留的病变组织。最后再次冲洗，将黏骨膜瓣复位缝合。

对于易与周围骨质分离、较小的实性软组织病变，口腔科医师可采用与囊肿相同的方式将其刮除和摘除，标本送病理检查。如果在摘除过程中发现难以摘除，在去除病变组织块后，可根据需

要去除数毫米的相邻骨组织，并仔细搔刮骨腔内牙根的表面。如果需要进行切取活检，则切除部分组织，在得出病理诊断前，剩余的病变组织不做任何处理。

诊断性 X 线片尽可能随标本一起寄送或以数字图像方式传输到病理实验室。如前所述，在填写随附的活检申请单时，应向病理科医师提供尽可能多的临床信息；同时要注意标本是否包含硬（骨）组织和（或）软组织。如果在镜下检查之前需要将骨

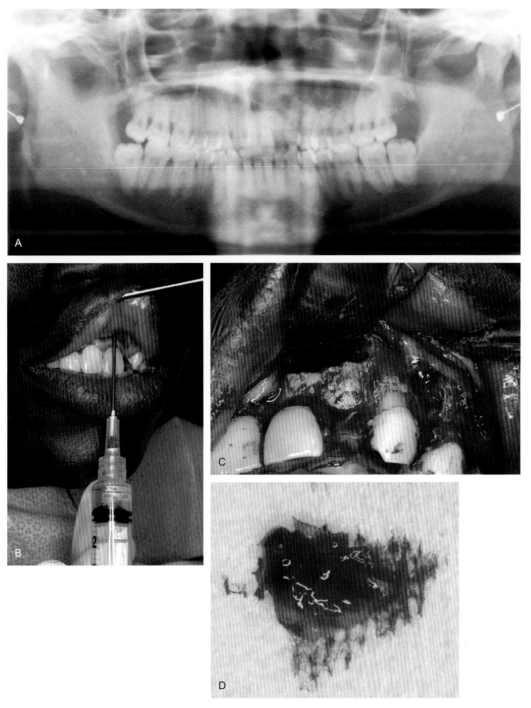

图 22.19　骨内病变切取活检。（A）全景片显示左侧上颌骨较大的透射影。（B）通过黏膜和病变部位的薄层骨质对病灶进行穿刺检查，抽出淡黄色液体。（C）翻开软组织瓣并去除病变区域的骨质。（D）取出标本，进行病理检查

组织脱钙，则病理报告可能需要 2 周或更长时间才能完成。

活检后随访

　　如果病变被认为是良性的，则应常规随访，定期拍摄 X 线片，监测骨的愈合情况。如果进行了切取活检，则应在镜下诊断后对患者病情进行重新评估，制订相应治疗方案，包括进一步治疗，转诊做另外的治疗，或两者都需要。

（梁新华　译）

参考文献

[1] CDx Diagnositics. OralCDx. Available at: http://cdxdiagnostics.com/OralCDx.html.

[2] FDA website. Premarket notification K033033. Available at: http://www.accessdata.fda.gov/cdrh_docs/pdf3/K033033.pdf.

[3] FDA website. Premarket notification K041614. Available at: http://www.accessdata.fda.gov/cdrh_docs/pdf4/K041614.pdf.

[4] FDA website. Premarket notification K073483. Available at: https://www.accessdata.fda.gov/cdrh_docs/pdf7/K073483.pdf.

[5] FDA website. Premarket notification K082668. Available at: https://www.accessdata.fda.gov/cdrh_docs/pdf8/K082668.pdf.

[6] FDA website. Premarket notification K090135. Available at: https://www.accessdata.fda.gov/cdrh_docs/pdf9/K090135.pdf.

[7] FDA website. Premarket notification K101140. Available at: https://www.accessdata.fda.gov/cdrh_docs/pdf10/K101140.pdf.

[8] FDA website. Premarket notification K102083. Available at: https://www.accessdata.fda.gov/cdrh_docs/pdf10/K102083.pdf.

[9] FDA website. Premarket notification K121282. Available at: https://www.accessdata.fda.gov/cdrh_docs/pdf12/K121282.pdf.

[10] FDA website. Premarket notification K123169. Available at: https://www.accessdata.fda.gov/cdrh_docs/pdf12/K123169.pdf.

[11] Forward Science. CytID. Available at: http://www.forwardscience.com/cytid.

[12] OralDNA Labs. OraRisk HPV 16/18/HR Testing from OralDNA Labs. Available at: https://www.oraldna.com/hpv-testing.html.

[13] OralDNA Labs. OraRisk HPV, Complete Genotyping Testing From OralDNA Labs. Available at: https://www.oraldna.com/oral-hpv-testing.html.

[14] Pcgmolecular. What does MO screen for? Available at: http://pcgmolecular.com/mop-test/.

[15] PeriRx. SaliMark OSCC. Available at: http://perirx.com/products/.

[16] OralCDx. What is the OralCDx Brush Test? Available at: https://thebrushtest.com/what-is-the-brushtest/.

[17] American Dental Association. *CDT 2017 dental procedure codes.* Chicago: 2016.

[18] CDx Diagnostics. CDx Technology. Available at: http://cdxdiagnostics.com/CDx_technology.html.

[19] Forward Science. CytID. Available at: http://www.forwardscience.com/cytid.

[20] Hayama FH, Motta AC, Silva Ade P, Migliari DA. Liquid-based preparations versus conventional cytology: specimen adequacy and diagnostic agreement in oral lesions. *Med Oral Patol Oral Cir Bucal.* 2005;10:115–122.

[21] Navone R, Burlo P, Pich A, et al. The impact of liquid-based oral cytology on the diagnosis of oral squamous dysplasia and carcinoma. *Cytopathology.* 2007;18:356–360.

[22] Lingen MW, Kalmar JR, Karrison T, Speight PM. Critical evaluation of diagnostic aids for the detection of oral cancer. *Oral Oncol.* 2008;44:10–22.

[23] Chhabra N, Chhabra S, Sapra N. Diagnostic modalities for squamous cell carcinoma: an extensive review of literature-considering toluidine blue as a useful adjunct. *J Maxillofac Oral Surg.* 2015; 14:188–200.

[24] Eisen D, Frist S. The relevance of the high positive predictive value of the oral brush biopsy. *Oral Oncol.* 2005;41:753–755.

[25] Mehrotra R, Mishra S, Singh M, Singh M. The efficacy of oral brush biopsy with computer-assisted analysis in identifying precancerous and cancerous lesions. *Head Neck Oncol.* 2011;3:39.

[26] Scheifele C, Schmidt-Westhausen AM, Dietrich T, Reichart A. The sensitivity and specificity of the oral CDx technique: evaluation of 103 cases. *Oral Oncol.* 2004;40:824–828.

[27] Bhoopathi V, Kabani S, Mascarenhas AK. Low positive predictive value of the oral brush biopsy in detecting dysplastic oral lesions. *Cancer.* 2009;115:1036–1040.

[28] Fedele S. Diagnostic aids in the screening of oral cancer. *Head Neck Oncol.* 2009;1:5.

[29] Koch FP, Kunkel M, Biesterfeld S, Wagner W. Diagnostic efficiency of differentiating small cancerous and precancerous lesions using mucosal brush smears of the oral cavity–a prospective and blinded study. *Clin Oral Investig.* 2011;15:763–769.

[30] Mashberg A. Final evaluation of tolonium chloride rinse for screening of high-risk patients with asymptomatic squamous carcinoma. *J Am Dent Assoc.* 1983;106:319–323.

[31] Silverman S Jr, Migliorati C, Barbosa J. Toluidine blue staining in the detection of oral precancerous and malignant lesions. *Oral Surg Oral Med Oral Pathol.* 1984;57:379–382.

[32] Richards D. Does toluidine blue detect more oral cancer? *Evid Based Dent.* 2010;11:104–105.

[33] Huber MA, Epstein JB. Marketing versus science: a call for evidence-based advertising in dentistry. *Oral Surg Oral Med Oral Pathol Oral Radiol.* 2015;120:541–543.

[34] Poh CF, Zhang L, Anderson DW, et al. Fluorescence visualization detection of field alterations in tumor margins of oral cancer patients. *Clin Cancer Res.* 2006;12:6716–6722.

[35] Rashid A, Warnakulasuriya S. The use of light-based (optical) detection systems as adjuncts in the detection of oral cancer and oral potentially malignant disorders: a systematic review. *J Oral Pathol Med.* 2015;44:307–328.

[36] Cheng YS, Rees T, Wright J. Updates regarding diagnostic adjuncts for oral squamous cell carcinoma. *Tex Dent J.* 2015;132:538–549.

[37] Huber MA, Bsoul SA, Terezhalmy GT. Acetic acid wash and chemiluminescent illumination as an adjunct to conventional oral soft tissue examination for the detection of dysplasia: a pilot study. *Quintessence Int.* 2004;35:378–384.

[38] McNamara KK, Martin BD, Evans EW, Kalmar JR. The role of direct visual fluorescent examination (VELscope) in routine screening for potentially malignant oral mucosal lesions. *Oral Surg Oral Med Oral Pathol Oral Radiol.* 2012;114:636–643.

[39] Lane P, Follen M, MacAulay C. Has fluorescence spectroscopy come of age? A case series of oral precancers and cancers using white light, fluorescent light at 405 nm, and reflected light at 545 nm using the Trimira Identafi 3000. *Gend Med.* 2012;9(1 suppl):S25–S35.

[40] Messadi DV, Younai FS, Liu HH, Guo G, Wang CY. The clinical effectiveness of reflectance optical spectroscopy for the in vivo diagnosis of oral lesions. *Int J Oral Sci.* 2014;6:162–167.

[41] Rethman MP, Carpenter W, Cohen EE, et al. American Dental Association Council on Scientific Affairs Expert Panel on Screening for Oral Squamous Cell Carcinomas. Evidence-based clinical recommendations regarding screening for oral squamous cell carcinomas. *J Am Dent Assoc.* 2010;141:509–520.

[42] Cheng YS, Rees T, Wright J. A review of research on salivary biomarkers for oral cancer detection. *Clin Transl Med.* 2014;3:3.

[43] Liu J, Duan Y. Saliva: a potential media for disease diagnostics and monitoring. *Oral Oncol.* 2012;48:569–577.

[44] Malik UU, Zarina S, Pennington SR. Oral squamous cell carcinoma: key clinical questions, biomarker discovery, and the role of proteomics. *Arch Oral Biol.* 2016;63:53–65.

[45] Sivadasan P, Gupta MK, Sathe GJ, et al. Human salivary proteome–a resource of potential biomarkers for oral cancer. *J Proteomics.* 2015;127(Pt A):89–95.

[46] Castle PE. Teaching moment: why promising biomarkers do not always translate into clinically useful tests. *J Clin Oncol.* 2014; 32:359–361.

[47] Chai RC, Lambie D, Verma M, Punyadeera C. Current trends in the etiology and diagnosis of HPV-related head and neck cancers. *Cancer Med.* 2015;4:596–607.

[48] Gillison ML, Chaturvedi AK, Anderson WF, Fakhry C. Epidemiology of human papillomavirus-positive head and neck squamous cell carcinoma. *J Clin Oncol.* 2015;33:3235–3242.

[49] Rettig E, Kiess AP, Fakhry C. The role of sexual behavior in head and neck cancer: implications for prevention and therapy. *Expert Rev Anticancer Ther.* 2015;15:35–49.

[50] PCG Molecular. What does MOP screen for? Available at: http://www.pcgmolecular.com/mop-test/.

[51] Martin JL, Gottehrer N, Zalesin H, et al. Evaluation of salivary transcriptome markers for the early detection of oral squamous cell cancer in a prospective blinded trial. *Compend Contin Educ Dent.* 2015;36:365–373.

[52] Wright JM. A review and update of oral precancerous lesions. *Tex Dent J.* 1998;115:15–19.

[53] Slater LJ. Oral brush biopsy: false positives redux. *Oral Surg Oral Med Oral Pathol Oral Radiol Endod.* 2004;97:419.

第 23 章

口腔病理性损害的手术治疗
Surgical Management of Oral Pathologic Lesions

Edward Ellis III

治疗口腔病理损害的特定外科技术像其他任何用于治疗的外科技术一样多种多样。每一位临床医师都会根据他们以往所受的培训、偏好、经验、个人技能、直觉和才智对患者施行外科治疗。本章的目的不是描述治疗个别口腔病理损害的外科技术细节，而是呈现可应用于各种技术的基本原则，以令人满意地治疗患者。由于许多不同的病变可以用几乎相同的方式来治疗，使该主题的讨论变得更加容易。

手术基本目标

根除病变

所有外科手术的治疗目标都是完整切除病变，并且不遗留任何可能增殖并引起病变复发的细胞。实现这一目标的方法通常差异很大，取决于病理损害的性质。为了彻底清除病变，口腔癌需要选择牺牲邻近组织的扩大切除方法，但是应用这种方法治疗简单的囊肿则是一种灾难。因此，在进行任何重大手术切除前，必须通过活检来确定病变的组织学特征。只有这样，才能选择合适的手术方案，在尽可能减少破坏邻近正常组织的同时根除病变。

患者的功能康复

如前所述，外科手术的主要目标是完全根除病变。尽管根除病变是治疗最重要的目标，但就其本身而言，在对患者的综合治疗考量方面往往有不足之处。用于根除病变的任何治疗方法的次要目标是考虑患者的功能康复。当根除病变的主要目标完成后，最重要的是考虑处理手术切除后造成的遗留缺损。这些缺损可以是切除了某一区域的牙龈瘤而导致的轻度唇沟消失，或在切除良性牙源性肿瘤后造成的牙槽骨缺损，也可以是因癌症切除而导致的半侧下颌骨缺损。在切除病灶之前，就要考虑好后续的修复手术，往往可获得最好的结果。手术前必须就植骨方法、固定原则、软组织缺损、牙重建修复和患者准备等进行全面评估和充分的术前处理。

颌骨囊肿及囊性病变的手术治疗

口腔病理病变的手术治疗可以通过将病理病变大致分为以下几类来讨论：①颌骨囊肿和囊性病变。②颌骨良性肿瘤。③恶性肿瘤。④口腔软组织良性病变。

囊肿通常被定义为充满液体或柔软物质的内衬上皮细胞的囊腔。颌骨囊肿的发生可能与牙形成过程中丰富的上皮组织有关，这些上皮在骨内增生且沿着胚胎期颌突融合表面。颌骨囊肿可分为2类：①牙源性上皮引起的囊肿（如牙源性囊肿）。②胚胎发生过程中残留在颌突融合之间的口腔上皮引起的囊肿（如面裂囊肿）。导致休眠状态的上皮细胞增殖到周围结缔组织的刺激因素尚未确定，炎症似乎在感染性牙髓肉芽肿引起的囊肿中起主要作用。

残留的囊壁碎片容易导致囊肿复发，因此需要在手术时完全切除囊肿的上皮衬里。部分囊肿（如角化囊肿）表现出更具侵袭性的破坏性特征及更高的复发率。众所周知，囊肿会破坏颌骨的大部分并将牙推向颌骨的远处（如下颌骨髁突、下颌角和冠突；图23.1）。囊肿增大是由其逐渐膨胀引起的，绝大多数在常规口腔科 X 线检查时被发现。除非有继发感染，囊肿一般无自觉症状。上覆黏膜的颜色和均一性正常，也未发现因神经侵犯而造成的感觉障碍。

如果囊肿没有扩张或未引起骨皮质变薄，则可见正常的颌骨外形和坚硬度。用力按压可触及膨隆颌骨的表面并感受到其回弹特征。如果囊肿已侵蚀至骨皮质，可扪及波动感。

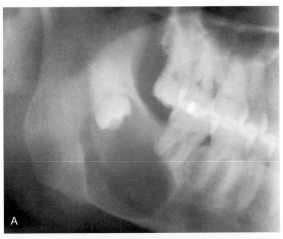

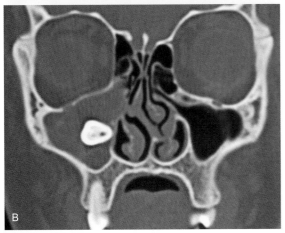

图 23.1　含牙囊肿伴牙移位图例。（A）下颌第三磨牙因囊肿移位至下颌支。（B）上颌磨牙被充满整个腔的囊肿移位至上颌窦。囊肿的典型影像学表现，透射影周围常可见骨质反应线（致密性骨炎）

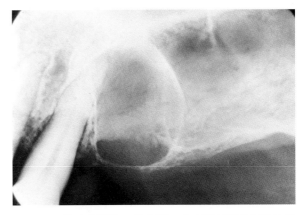

图 23.2　典型的囊肿 X 线表现。中央透射区被周围的骨膜反应区包绕（致密性骨炎）

囊肿的 X 线特征是典型的，表现为中央透射、外周明显的致密骨反应线（如致密性骨炎）（图 23.2）。多数囊肿为单房性，但在部分角化囊肿和囊性成釉细胞瘤中，经常见到多房形式（图 23.3）。囊肿通常不会引起牙根吸收，因此，当观察到吸收时，临床医师应该怀疑肿瘤。囊肿的上皮衬里在极少情况下会发生成釉细胞瘤变或恶变。因此，所有切除的囊性组织都必须进行病理检查。

尽管囊肿被大致分为牙源性囊肿和裂隙囊肿，但这种分类与讨论的囊肿切除的手术方法无关。除了需要特殊考虑的病变类型外，在讨论囊肿的手术治疗时，不考虑囊肿的类型。囊肿的手术治疗原则对于处理更良性的牙源性肿瘤和其他口腔病变也同样重要。

颌骨囊肿的治疗可应用以下 4 种基本方法的一种：①摘除术。②开窗减压术。③ 2 种技术的阶段性结合。④摘除术结合刮治术。

摘除术

摘除术是将整个囊性病变完全去除的过程。从概念上来讲，意味着将囊肿完整从病变中剥离出来而不致破裂。囊肿因其上皮成分（位于囊肿内侧）和囊腔的骨壁之间有一层纤维结缔组织而适合用摘除术，这层组织为从骨腔中剥离囊肿提供了一个卵形界面，使摘除术类似于从骨壁上剥离骨膜。

囊肿摘除应小心进行，尽力在囊肿不破碎的情况下将其完整地整块摘除。整块摘除能够增加完全切除的可能性并减少复发机会。然而在实际操作中，维持囊壁结构的完整性几乎是不可能的，操作过程中可能会发生囊肿成分的破裂。

适应证

摘除术可作为能够安全切除且不过度牺牲相邻结构的任何颌骨囊肿的治疗选择。

优点

摘除术的主要优点是可以对整个囊肿进行病理检查。另一个优点是，在初始切除活检（摘除术）时，也同时合理地治疗了病变。患者无须像处理袋腔那样需要持续冲洗。一旦黏骨膜瓣愈合，患者就不再被囊腔所困扰。

缺点

如果存在开窗减压术的任何指征，摘除术可能是不利的。例如，可能损伤正常组织、发生颌骨骨折、导致牙失活，或临床医师希望保留的阻生牙被拔除。因此，每个囊肿需要给予个性化处理，临床医师必须权衡摘除术与开窗减压术的利弊（是否选择摘除术，参见"开窗减压后摘除术"）。

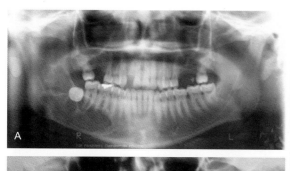
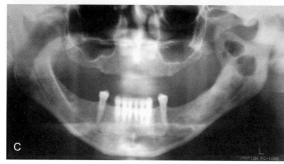
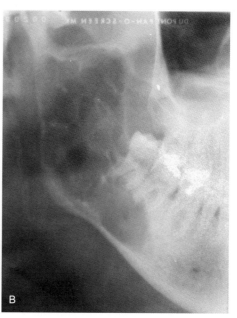

图23.3　多房性囊肿。（A）右侧下颌骨囊肿与阻生牙有关。（B）右侧下颌骨囊肿与阻生牙无关。（C）左侧下颌支部囊肿与牙无关。所有这些病变在组织学上被诊断为牙源性角化囊肿

技术

第21章介绍了囊肿摘除术的技术，然而，临床医师还必须处理一些特殊情况。除非囊肿很大或者患者的健康状况证明有必要这样做（参见第1章和第2章），否则术后无须使用抗生素。

根尖周囊肿（或根端囊肿）是颌骨最常见的囊性病变，其原因是牙髓发炎或坏死。由于无法确定根尖周透射影是囊肿还是肉芽肿，建议拔牙时去除。然而，如果牙是可修复的，牙髓治疗后定期进行影像学随访可以评估骨填充情况。如果填充没有发生或根尖周透射影扩大，病变很可能是囊肿，应通过根尖周手术切除。当拔除有根尖透射影的牙时，若囊肿较小，使用刮匙经牙槽窝可容易地完成摘除术（图23.4）。对于根尖部靠近重要解剖结构（如下牙槽神经血管束或上颌窦）的牙应小心，因为病灶到顶端的骨质可能非常薄或不存在。对于较大的囊肿，可翻起黏骨膜瓣，通过唇侧骨板进入囊肿，这样可使牙槽嵴保持完整，以确保愈合后有足够的骨高度（图23.5）。

一旦备好进入囊肿的骨窗，口腔科医师就应该开始摘除囊肿。薄刃刮匙是分开结缔组织层，将囊壁从骨腔中去除的合适工具。应使用适合于囊肿大小和进路的最大刮匙，刮匙的凹面应始终保持面向骨腔，用凸面的边缘剥离囊肿。必须格外小心，避免囊肿撕裂和囊内容物漏出，因为囊壁完整时更容易确定囊肿边缘。此外，当保持囊内压力时，囊肿更容易从骨腔中剥离。

在大的囊肿或靠近神经血管结构的囊肿，神经和血管通常被缓慢扩张的囊肿推向囊腔一侧，应尽量避免波及或以创伤性尽可能小的方式处理。一旦囊肿被去除，应检查骨腔内是否有残余病变。冲洗囊腔并用纱布拭干，以便观察整个骨腔。用刮匙清除残余组织。在关闭伤口前，应使用锉刀将缺损的骨质边缘修整平缓。

牙根周围或在颌骨难以触及区域的囊肿需要行高强度刮除术，这对于清除难以与大部分囊壁一起剥离的囊壁衬里碎片是必要的。如果在囊肿切除术中出现明显的牙髓失活，在不久的将来进行根管治疗是必要的，这可能有助于预防牙髓坏死引起的囊腔牙源性感染。

摘除术后，应进行定位合理、严密的一期缝合。骨腔内充满血凝块，随着时间推移会逐渐机化。X线检查证实骨腔充满需要6~12个月。因囊肿而膨隆的颌骨会改建，并逐渐恢复正常外形。

如果一期缝合失败且伤口裂开，应打开骨腔，考虑创腔二期愈合。用无菌生理盐水冲洗伤口，将合适长度的浸有抗生素药膏的纱布条轻轻塞入骨腔。每2~3天重复1次，逐渐减少纱条量，直到不再需要填塞。3~4天内可以在骨壁上看到肉芽组织，慢慢使囊腔减小直至不再需要填塞。接着，口腔上皮在创口表面生长，逐渐关闭，并开始骨性愈合。

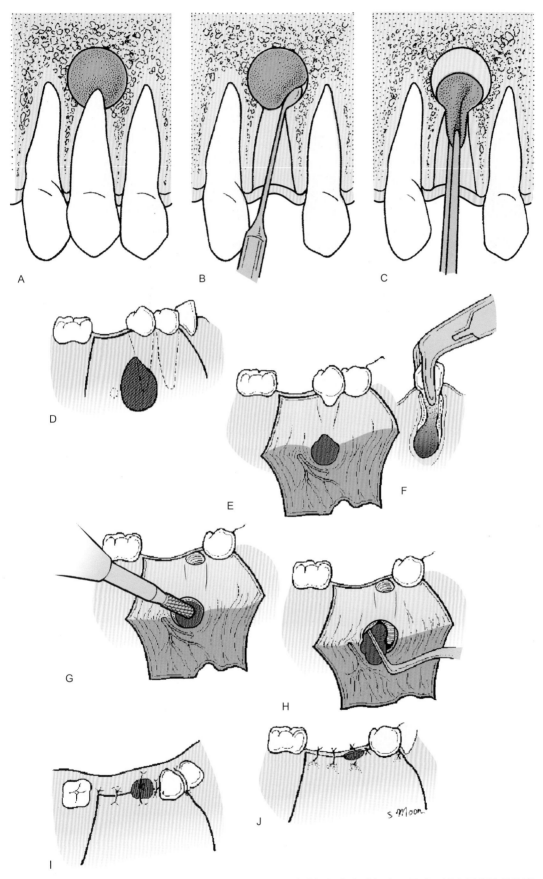

图 23.4　拔牙时进行根尖囊肿切除术。(A ～ C) 拔牙时进行根尖囊肿切除。通过牙槽窝用刮匙摘除囊肿，可在直视下进行。根尖囊肿切除时必须小心，因为根尖顶端与其他结构如上颌窦和下牙槽神经很近。(D ～ J) 拔牙时通过翻瓣和打开骨窗，切除根尖囊肿

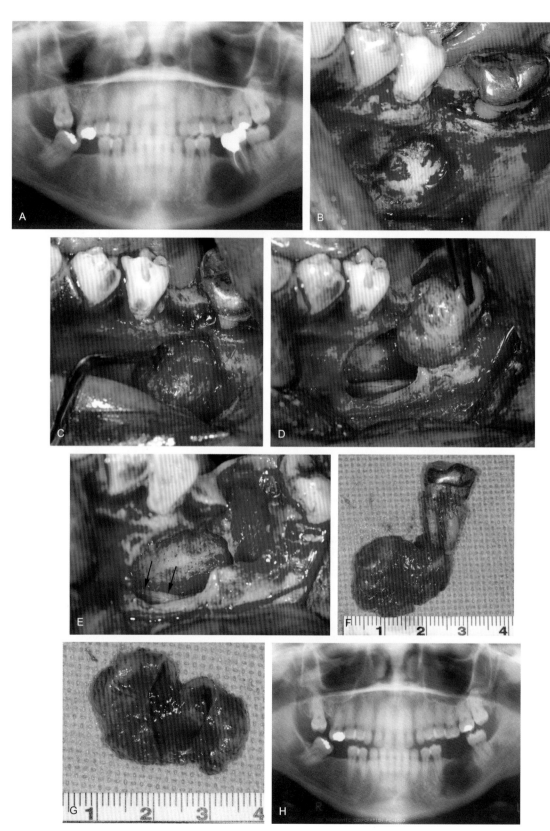

图 23.5　拔牙时进行根尖囊肿切除的临床病例。（A）曲面体层片显示 18 和 20 根尖有大的透射性病变。（B）切口设计时，确保在囊肿切除术后切口位于完整的骨质上方。（C）颊瓣掀起后的病变外观，注意病变已经侵蚀到骨质。（D）常用刮匙从骨壁上清除病变。（E）摘除囊肿。（F）注意下牙槽神经血管束沿着骨腔的下外侧走行。（G）手术标本。（H）打开后，标本显示为囊性。患者应定期进行 X 线检查，以确保骨填充且病变无复发

开窗减压术

开窗减压术或减压术及 Partsch 手术是指在囊壁上开一个窗，其作用是排出囊肿的内容物并维持囊肿与口腔、上颌窦或鼻腔之间的连续性（图 23.6）。囊肿中唯一被去除的部分是开窗处的一小块，剩余的囊壁留在原位。这一过程降低了囊内压力，促进囊肿收缩和骨填充。开窗减压术可作为囊肿的单独治疗方法，或作为后期进行摘除术的初期治疗手段。

适应证

在决定是否应用开窗减压术消除囊肿之前，应考虑以下因素：

（1）组织损伤量。邻近重要结构的囊肿应用开窗减压术，可以避免不必要的组织牺牲。例如，如果囊肿摘除术会造成口鼻瘘或口腔–上颌窦瘘，或对主要神经血管组织（如下牙槽神经）造成损伤，或使健康牙失去活力，则应考虑开窗减压术。

（2）手术进路。如果手术进路难以达到囊肿的所有部分，可能会残留部分囊壁且导致复发，则应考虑开窗减压术。

（3）帮助牙萌出。如果牙弓上所需要的未萌出牙与囊肿（如含牙囊肿）有关，则开窗减压术有助于让其继续在口腔中萌出（图 23.7）。

（4）手术范围。对于身体状况不佳或虚弱的患者，囊肿减压成形术是摘除术的合理替代方法，因

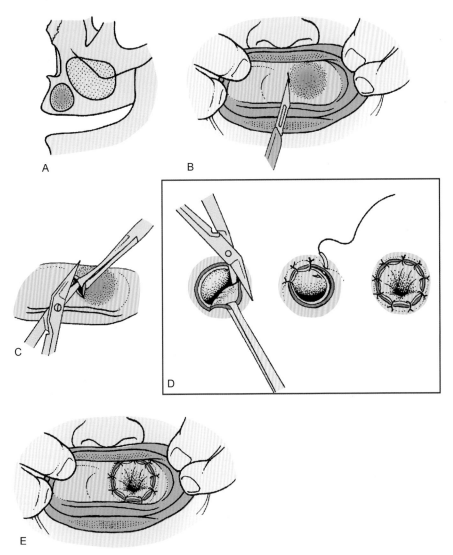

图 23.6　开窗减压术。（A）上颌骨囊肿。黏膜触诊可扪及压缩性包块，提示骨质已被侵蚀，口腔黏膜的深面和囊肿（纤维）包膜的表面相融合。（B）切开口腔黏膜和囊壁，进入囊肿中心。（C）用剪刀完全去除骨窗区的黏膜和囊壁，标本送病理检查。（D）环绕开口外围，将口腔黏膜和囊壁黏膜缝合，这样可以有效给囊肿"减压"，囊肿会随着新骨填充囊腔而逐步缩小

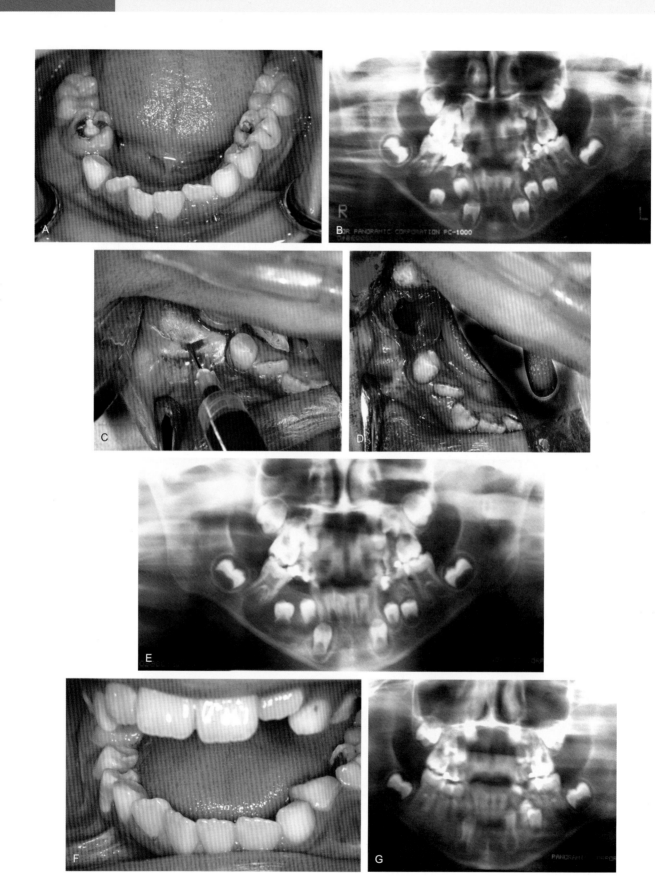

图 23.7　伴有未萌牙的右侧下颌骨囊肿开窗减压术。(A) 右侧第二乳磨牙周围肿胀。(B) 开窗减压术前的影像学表现。注意较大的透射影和右侧第二前磨牙向下移位(与对侧相比)。囊肿切除术可能会导致损伤或拔除前磨牙,因此,改为囊肿开窗减压术。(C) 穿刺检查判断病变是否充满液体(囊性)。(D) 拔除右侧下颌第二乳磨牙,通过牙槽窝开放囊肿(减压)。(E) 手术后 5 个月拍摄的全景 X 线片显示骨填充和前磨牙萌出。(F) 手术后 1 年的临床影像,2 颗前磨牙都萌出。(G) 手术后 1 年拍摄的全景 X 线片,显示骨缺损完全充满,前磨牙萌出

为简单且能减轻患者压力。

（5）囊肿的大小。在非常大的囊肿，摘除术存在颌骨骨折风险。最好是对囊肿先行开窗减压术，将摘除术推迟到有相当程度的骨填充之后。

优点

开窗减压术的主要优点是操作简单。与立即尝试摘除术相比，开窗减压术可以避免重要结构损伤。

缺点

开窗减压术的主要缺点是病变组织留在原位，没有进行彻底的组织学检查。尽管从开窗处取出的组织可以送病检，但残留组织中可能存在更具侵袭性的病变。另一个缺点是患者在几个方面感到不便。因为经常会积聚食物残渣，囊腔内必须保持干净以预防感染。这意味着患者在大多数情况下，必须每天用注射器多次冲洗囊腔。这种情况可能会持续数月，取决于囊腔的大小和骨填充率。

技术

虽然在患者健康状况需要的前提下应该使用抗生素（参见第 1 章和第 2 章），但是开窗减压术围手术期通常不需要全身使用抗生素。局部麻醉后，按第 21 章中所述抽吸囊腔内容物。如果根据抽吸物能确定囊肿的诊断，就可以进行开窗减压术（图23.8）。初始切口通常为圆形或椭圆形，之后在骨壁上开一个大的窗（1 cm 或更大）。如果骨质已经因囊肿膨隆、变薄，初始切口可直接从骨壁进入囊腔。这种情况下，开窗处组织可进行病理检查。如果囊肿表面骨质很厚，则用钻或咬骨钳小心进行骨开窗。然后切除骨窗下的一块囊壁送病理检查。接

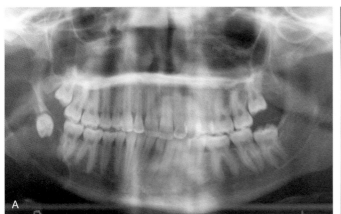
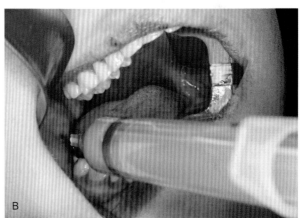
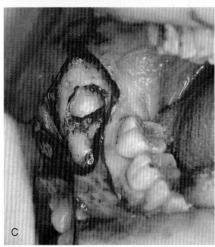
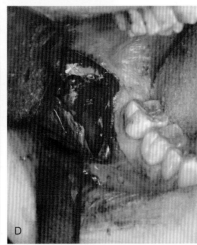
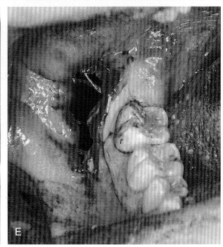

图 23.8 伴有阻生第三磨牙的右侧下颌骨牙源性角化囊肿行开窗减压术。（A）全景片显示与32 相关的大的多房性透射病变。（B）病灶穿刺显示奶油色液体（角蛋白）。（C）暴露并去除第二磨牙远中骨质，显露阻生第三磨牙牙冠。（D）去除阻生牙及额外的骨质，提供一个大的窗口以利于进入病变。切除部分（囊壁）衬里并送病理检查。通过窗口检查囊腔，以确保没有疑似肿瘤的实性病变。（E）在骨窗的周围钻孔，缝线穿过口腔黏膜、骨孔及囊肿衬里，为从口腔到囊肿提供了一个稳定的开口

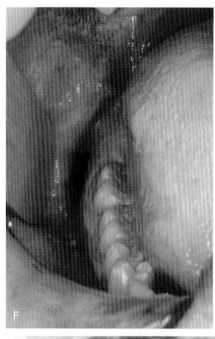
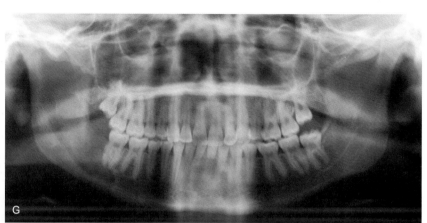
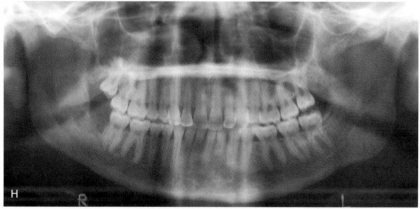
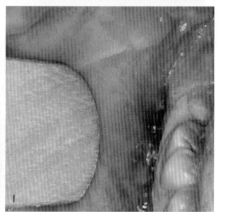

图 23.8（续）（F）术后 1 个月可见明显的囊腔开口。（G）术后 5 个月全景片显示骨质长入。（H）术后 10 个月。（I）10 个月时，进入囊肿的开口完全关闭

着将囊内容物清空，如果可能的话，对囊肿的残余衬里进行目视检查。冲洗囊腔，清除所有残留碎片。囊壁溃疡或增厚提示临床医师警惕病变有不典型增生或肿瘤性变的可能。在这种情况下，应该考虑行囊肿整体摘除或在可疑区域切取活检。如果囊壁足够厚且可以进入，将窗口周围的囊壁与口腔黏膜缝合。

　　其他情况下，应用浸有安息香酊或抗生素软膏的纱条填塞囊腔。填充物应放置 10 ～ 14 天，以防止窗口上方的口腔黏膜愈合。2 周后，囊肿的内壁应该能与窗口周围的口腔黏膜愈合。有必要仔细指导患者如何进行口腔卫生清洁。

　　对于上颌骨囊肿的开窗减压术，临床医师有 2 个方法将囊肿暴露到外面：①像上文所述，将囊肿开窗至口腔。②可以开窗到上颌窦或鼻腔。在囊肿已经破坏上颌骨大部分并侵犯上颌窦或鼻腔的情况下，可以像上文所述，从牙槽骨颊侧开窗，进入囊腔。一旦完成开窗，可以在邻近的上颌窦或鼻腔进行二次去顶手术（如果能进路允许，可以摘除整个囊肿，然后使囊腔被从邻近的上颌窦或鼻腔迁移来的呼吸上皮覆盖）。口腔内伤口则关闭并愈合。因此，囊腔的内壁就会和鼻腔或上颌窦内壁连续。

　　开窗减压术很少被单独用于治疗囊肿。在大多数情况下，开窗减压术后都会再进行囊肿摘除术。然而，对于含牙囊肿来讲，一旦牙萌出，就不会有残留的囊肿需要移除。此外，如果由于伴随的医学问题使进一步的手术存在禁忌，则只需行开窗减压术而不需要做囊肿摘除。随着时间推移，囊腔可能消失或不消失。如果保持口腔清洁，囊腔的存在也不会成为问题。

开窗减压术后囊肿摘除术

开窗减压术后（后期）常常需要进一步行囊肿摘除术。减压术后初期愈合是迅速的，但是囊腔大小在过了某一时间点后可能不会明显缩小。此时减压术的主要目标已经完成，随后的囊肿摘除术可在不损伤邻近结构的情况下进行。两者相结合的治疗，可以降低并发症率并加速缺损的完全愈合。

适应证

联合手术方案的适应证与开窗减压术相同。这些适应证是基于对摘除术可能造成的损伤、摘除术进路的难易程度、与囊肿相关的阻生牙萌出是否受益于开窗减压术、患者的身体状况及病变大小的全面评估。不管怎样，如果囊肿在开窗减压术后没有完全消失，则应考虑摘除术。开窗减压术后囊肿摘除的另一个适应证是囊腔难以清洁。临床医师可能还希望从组织学上检查整个病变组织。

优点

开窗减压术和囊肿摘除术联合使用的优点如前所述。在开窗减压术阶段，优点是手术过程简单，不损害邻近的重要结构。在囊肿摘除阶段，整个病变组织都可用于病理学检查。另一个优点是囊肿内壁增厚，使得二次摘除手术更容易。

缺点

这种手术方案的缺点与开窗减压术相同。初次手术时囊肿未被完整摘除并进行病理检查，然而，后期的摘除术可以发现任何隐匿的病理情况。

技术

首先进行开窗减压术，骨愈合得以进展。一旦囊肿缩小到可以手术完整切除的程度，就可以进行根治性摘除术。进行摘除术的合适时机是当骨质覆盖了相邻的重要结构，预防其在摘除术时损伤，而且足够的骨填充能够为颌骨提供足够的力量，以防止摘除过程中发生骨折。

然而，囊肿摘除术的切口与前期未行开窗减压术的切口是不同的。开窗减压术后囊腔与口腔有共同的上皮衬里。最初的开窗口含有囊腔和口腔之间的上皮桥，这层上皮必须与囊壁一起完全去除，需要做一个完全环绕开窗口且直达骨质的椭圆形切口。然后，临床医师才能将囊肿从开窗口剥离到囊腔。这种方法容易建立分离面，并且比较容易可摘除囊肿。

一旦囊肿被摘除，必须关闭缺损上方的口腔软组织。可能的话，需要制备能够推进或活动的软组织瓣，且能够在骨窗上方严密缝合。如果不能完全封闭伤口，也可以用浸透抗生素药膏的纱布条填塞囊腔。填充物必须反复更换并清洗囊腔，直到肉芽组织消除开口，伤口上的上皮已经愈合。

摘除术联合刮除术

摘除术联合刮除术是指在摘除术后用刮匙或磨头去除整个囊腔外周 1 ~ 2 mm 骨质，这样做的目的是为了清除可能存在于囊壁外周或骨腔内的残余上皮细胞，这些细胞可增殖并导致囊肿复发。

适应证

临床医师应在 2 种情况下施行摘除术联合刮除术。第 1 种是牙源性角化囊肿的切除。在这种情况下，由于牙源性角化囊肿表现出侵袭性的临床行为和相当高的复发率，应该使用更大范围的联合手术[1]。文献报道的复发率在 20% ~ 60%[2]。牙源性角化囊肿有局部侵袭行为的原因，是其有丝分裂和上皮细胞活性增加。在可能没有切除干净的主囊壁外周发现的子囊或卫星囊，是复发率增加的因素[3-5]。囊壁通常很薄且容易破碎，导致彻底摘除囊肿变得困难。因此，当临床上怀疑是牙源性角化囊肿时，最保守的治疗也应该是仔细地摘除加上大范围的骨腔刮治。通过刮除小心摘除病变。复发病变的治疗必须基于以下因素：如果可以进入病变区，则可以再次尝试行摘除术；如果难以到达，应考虑病变边缘外 1 cm 的骨切除。无论采用何种治疗方法，都必须密切跟踪患者，观察有无复发，因为牙源性角化囊肿易在治疗数年后又复发。

第 2 种应用联合手术的适应证是任何被认为已彻底摘除而又复发的囊肿。这种情况下，应用刮除术的原因与前述原因相同。

优点

如果囊肿摘除术后有上皮残留，刮除术可以将其去除，从而降低复发的可能性。

缺点

刮除术对邻近的骨和其他组织破坏性更大。在根尖附近进行刮除术时，牙髓的神经血管供应可能会被破坏，相邻的神经血管束也会受到类似损伤。施行刮除术时，必须非常小心，以避免这些危害。

技术

囊肿被摘除后，检查骨腔是否接近邻近重要结构。可以用锋利的刮匙或带无菌冲洗的磨头去除整个囊腔外周 1 ~ 2 mm 的骨质。在重要解剖结构附近进行此操作时应特别小心。最后，清洗囊腔并关闭伤口。

颌骨肿瘤的外科治疗原则

基于许多生物学行为类似的肿瘤可以用类似的方式治疗这样一个事实，对颌骨肿瘤外科治疗的讨论变得更加容易。颌骨肿瘤手术切除的 3 种主要方式是：①摘除术（包括或不包括刮除术）。②边缘（即节段性）或部分切除。③复合切除（框 23.1）。许多良性肿瘤表现为无侵袭性，因此可采用保守的摘除术、刮除术或两者相结合的治疗（表 23.1）。

另一类良性肿瘤表现出更强的侵袭性，要求切除边缘达到病变未波及的组织内，以减少复发机会，边缘（即节段性）或部分切除可用于消除这些病变（图 23.9）。最后一类是各种各样的恶性肿瘤。这些肿瘤需要更积极的干预，切除未受波及组织的边缘更宽。手术可能需要包括邻近软组织切除及淋巴结清扫，可能的治疗方案包括放射治疗、化学治疗或两者均用，单独放/化疗或联合手术切除。

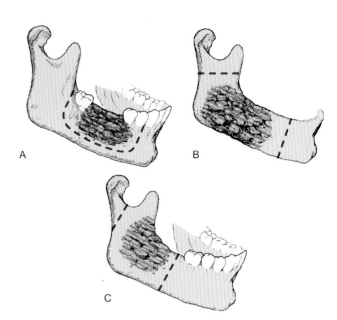

图 23.9　常用的下颌骨切除术。（A）不破坏下颌骨连续性的边缘或节段性切除术。（B，C）破坏下颌连续性的下颌骨部分切除术。图例示保留下颌骨髁突以利重建

除了囊肿之外，口腔科医师遇到的最常见的颌骨病变是炎症或良性肿瘤。绝大多数囊肿可以通过简单的切除活检术去除，但是偶尔会遇到更具侵袭性的病变，决定最合适的治疗方法必须考虑几个因素。这些因素中，最重要的是病变的侵袭性。其他手术前必须评估的因素有病变的解剖位置、在骨内的部位、病变的持续时间及手术后重建的可能方法。

病变的侵袭性

口腔病损的手术治疗方式从摘除或者刮除到联合手术。组织学诊断可以确定病变，从而指导治疗。由于口腔病变宽泛的生物学行为，而组织学诊断比其他任何单一因素都更能提示病变的生物学行为，因此，病变的预后与组织学诊断有更多的相关性。

病变的解剖部位

病变位于口腔内或者口腔外周可能会使得手术切除更加复杂化，从而影响预后。例如，一个非侵袭性良性病变如果位于难以进入的解剖区域（如翼上颌裂），则会出现明显的手术问题。相反，一个位于容易进入和切除区域（如前下颌骨）的病变，即使病变侵袭性更强，却往往能获得更好的预后。

上颌骨与下颌骨

对于某些口腔病变（如更具侵袭性的牙源性肿

框 23.1　用于切除颌骨肿瘤的手术类型

摘除术和（或）刮除术

器械直接贴着病灶切除肿瘤，用于各种良性病变。

切除术

在肿瘤外周病变未波及的组织内切除肿瘤，手术过程不直接接触肿瘤（也被称为整体切除）。

- 边缘（节段性）切除术：切除肿瘤而不破坏骨的连续性。
- 部分切除术：通过切除部分下颌骨全层以切除肿瘤，切除范围可以从小范围骨连续性缺损到半侧下颌骨切除（下颌骨连续性中断）。
- 全切除术：通过整体切除受累的颌骨而切除肿瘤（如上颌骨切除术和下颌骨切除术）。
- 联合切除术：切除肿瘤、颌骨、邻近软组织及淋巴结通道（一种最常用于恶性肿瘤的切除方法）。

表 23.1　颌骨肿瘤的类型和基本治疗方式

摘除术和（或）刮除术	边缘或部分切除术	复合切除术 [a]
牙源性肿瘤		
牙瘤	成釉细胞瘤	恶性成釉细胞瘤
成釉细胞纤维瘤	牙源性钙化上皮瘤	成釉细胞纤维肉瘤
成釉细胞纤维 – 牙瘤		成釉细胞牙肉瘤
牙源性腺样瘤	黏液瘤	原发性颌骨内癌
牙源性钙化囊肿	成釉细胞牙瘤	
成牙骨质细胞瘤	牙源性鳞状细胞瘤（癌）	
中央牙骨质化纤维瘤		
纤维 – 骨性病变		
中央性骨化纤维瘤	良性软骨母细胞瘤	纤维肉瘤
骨纤维结构不良（如有必要）		骨肉瘤
巨颌症（如有必要）		软骨肉瘤
中央性巨细胞肉芽肿		尤文肉瘤
动脉瘤样骨囊肿		
骨瘤		
骨样骨瘤		
骨母细胞瘤		
其他病变		
血管瘤	血管瘤	淋巴瘤
嗜酸性粒细胞肉芽肿		骨内唾液腺恶性肿瘤
神经鞘瘤		神经纤维肉瘤
神经纤维瘤		侵犯下颌骨的癌
色素神经外胚叶肿瘤		

注：这些都是概述。治疗对每名患者和每个病变来讲是个体化的。[a] 这些恶性肿瘤的治疗方法可能会多种多样。若病变完全发生在颌骨内，可行部分切除，不切除邻近软组织及淋巴结。放疗和化疗也可能在整体治疗中发挥作用。

瘤和癌），另一个重要的考虑因素是病变位于上颌骨还是下颌骨内。邻近上颌窦和鼻咽部的上颌骨肿瘤，可以无症状地生长到较大的体积，因此上颌骨肿瘤的预后比下颌骨差。

邻近重要结构接近程度

良性病变与邻近的神经血管结构和牙的接近程度等应进行充分考虑，并设法保存这些结构。手术过程中，邻近牙根的根尖往往被完全暴露，牙髓会

失去血液供应。对于这些牙，应考虑行牙髓治疗，以预防牙源性感染。牙源性感染会使得愈合变得困难，并危及邻近区域植骨成功。

肿瘤大小

对于更具侵袭性的肿瘤，病变对某一特定区域，如下颌骨体部的累及程度会影响获得治愈所需要的手术类型。如果可能，应尽量保留下颌骨下缘，以保持其连续性。可通过边缘切除术实现受累

及区域的切除，但当肿瘤侵及颌骨整个厚度时，必须进行颌骨部分切除术。

位于骨内与骨外

局限在颌骨内且未穿破骨皮质的侵袭性口腔病变，比侵犯周围软组织的病变有更好的预后。侵犯周围软组织意味着肿瘤的侵袭性更强，由于肿瘤在软组织内，使得其更难以被完全切除并且会牺牲更多正常组织。对于后一种情况，应切除骨皮质穿孔区局部的软组织。如果骨皮质仅仅是变薄至蛋壳状，而没有明显穿孔，则应该行颌骨骨膜外切除。

病程长短

一些口腔肿瘤生长缓慢并可能呈静止状态。例如，牙瘤可能在患者 10 ~ 20 岁时被发现，其大小可能在很多年内保持不变。生长缓慢的肿瘤一般会伴随更良性的进程，应针对每个病例制订个体化治疗方案。

重建工作

如前所述，任何病理性损害的手术切除目标不仅是根除病变，而且要促进患者的功能健康。因此，在进行初次手术之前，应该预先计划重建方案。通常，重建目标所要求的外科技术与其他技术在疾病的切除方面一样有效，但对促进未来重建工作更为理想。

摘除术、刮除术或两者联合治疗颌骨肿瘤

对于大多数复发率低的颌骨肿瘤，可通过摘除术或刮治术进行治疗。例如大多数牙源性肿瘤，包括牙瘤、成釉细胞纤维瘤、成釉细胞纤维牙瘤、牙源性钙化囊肿、牙源性角化囊肿、牙源性腺样瘤、成牙骨质细胞瘤，以及中央性牙骨质化（即骨化）纤维瘤。表 23.1 列出了以这种方式治疗的其他肿瘤。

技术

颌骨肿瘤的摘除或刮治技术与其在囊肿中的应用相同。但是可能需要额外的操作，例如，在切除牙瘤及牙骨质瘤时，往往需要用磨头去除大的钙化团块。在这些情况下，可以采用第 9 章中叙述的阻生牙拔除原则。

边缘或部分切除治疗颌骨肿瘤

当通过组织病理学或临床行为确定病变是侵袭性，或者确认病变难以通过摘除术、刮治术或两者彻底切除时，病变加上充分的边缘骨质切除可能会更有利于治疗。可用该方法治疗的牙源性病变包括：成釉细胞瘤、牙源性黏液瘤（即纤维黏液瘤）、牙源性钙化上皮瘤（即 Pindborg 瘤）、牙源性鳞状细胞瘤（癌）和成釉细胞牙瘤。表 23.1 列举了用该方法治疗的其他病变。

技术

作为一般原则，切除的标本应包括病变和病变放射学影像边界外周 1 cm 的骨质。如果可以通过保留下颌骨下缘实现此目的，则首选边缘切除术。随后的重建仅限于替换失去的骨结构，包括牙槽骨（图 23.10）。如果病变接近下颌骨下缘，切除的标本应包括颌骨的整个厚度，下颌骨的连续性被破坏（图 23.11）。在这种情况下，重建要困难得多，因为必须要将剩余的颌骨以恰当的关系进行固定，以恢复特有的功能和对称性。

边缘（即节段性）切除术的手术方法简单易行。首先制备一个全厚黏骨膜瓣，将其从需要切除的骨上剥离。然后使用气动手术锯或磨头在计划的位置截开并将骨块切除。不论是边缘性切除还是部分切除，手术时都应确定肿瘤是否已经穿通骨皮质并侵犯邻近软组织，在这种情况下，必须牺牲掉一层软组织以根除肿瘤，同时行受累骨的骨膜上剥离切除。即刻重建更加困难，因为可能没有足够的剩余软组织覆盖并关闭骨移植物。

如果临床医师担心手术后病变边缘软组织是否切除足够，可同期将标本及边缘组织送检。这个程序大约需要 20 分钟，将组织冷冻在液态 CO_2 或氮气中，然后切片、染色并立即检查。冷冻切片检查用于检测手术切缘是否足够是准确的。然而，当其被用于病变的首次组织病理学诊断时，则不太准确。

口腔恶性肿瘤

口腔恶性肿瘤可能来源于唾液腺、肌肉和血管等多种组织，甚至可能表现为远处转移。然而最常见的是口腔黏膜表皮样癌（鳞状细胞癌），这种癌是口腔科医师在进行全面口腔检查时首次发现。口腔恶性肿瘤的严重程度可以从需要一个简单的切除活检到颌骨的复合切除联合同期颈淋巴结清扫术（即去除颈部的淋巴结及淋巴引流通道周围的组织）予以治疗。由于临床表现的差异，临床分期通常在制订治疗计划之前进行。

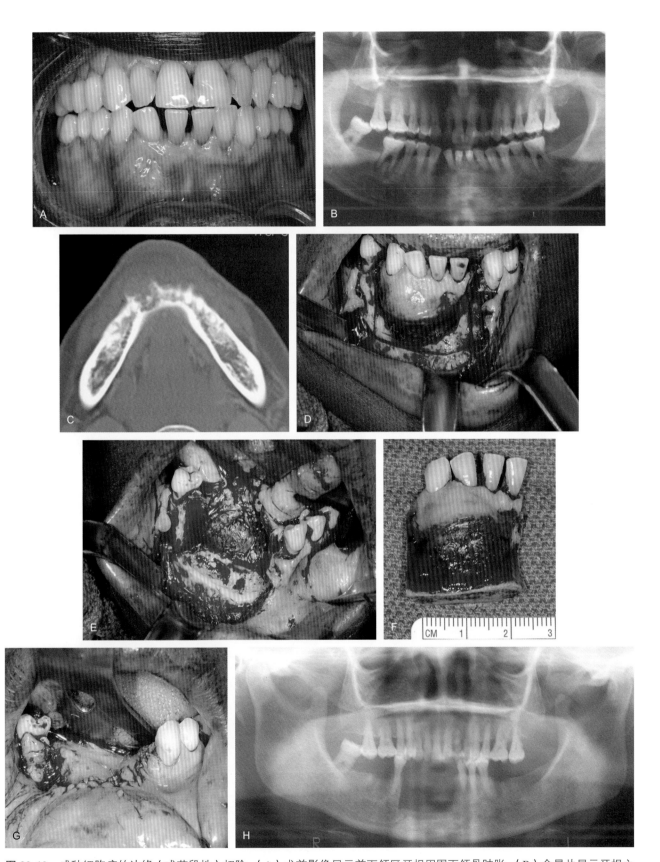

图 23.10　成釉细胞瘤的边缘（或节段性）切除。（A）术前影像显示前下颌区牙根周围下颌骨肿胀。（B）全景片显示牙根之间界限不清的透光影。（C）计算机体层扫描显示似乎来源于颌骨的外生性病变。（D）在口内显露下颌骨并于病变周围行骨切开，保留下颌骨下缘。（E）去除病变后的口腔内缺损，下颌骨下缘的高度足以维持下颌骨的连续性，牙槽突重建推迟到后期进行。（F）手术标本。（G）软组织关闭后的缺损外观。（H）术后全景片

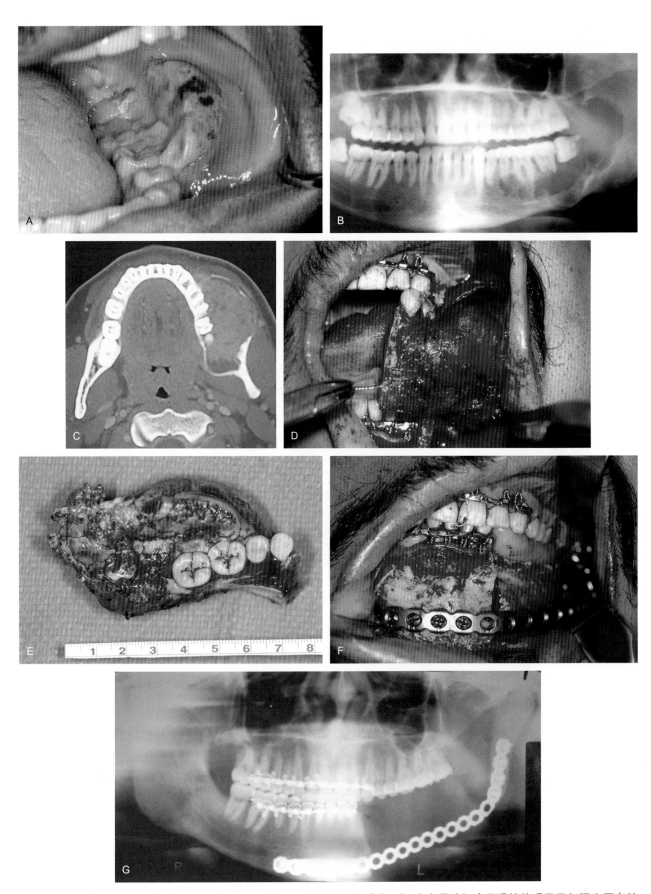

图 23.11　成釉细胞瘤下颌骨的部分切除。（A）位于左下颌磨牙区的病变。（B）全景片初次呈现的外观显示与阻生牙有关的多房透光影。切取活检证实病变为成釉细胞瘤。（C）计算机断层扫描显示病变的范围。（D）口内切除肿瘤。（E）手术标本。（F）用大的接骨板重建下颌骨。（G）手术后的全景片，显示切除边缘和重建接骨板

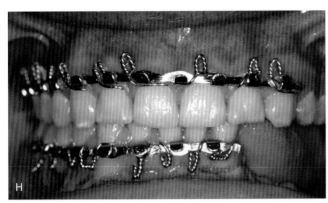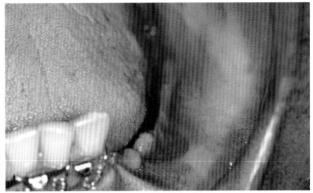

图 23.11（续）（H）患者术后 6 周咬合情况。（I）术后 6 周口内外观。后期行骨重建

临床分期是指在接受治疗之前评估疾病的程度，其目的有 2 个：①选择最佳治疗方式。②对不同来源的最终结果进行有意义的比较。临床分期可用于多种口腔恶性肿瘤，包括表皮样癌（鳞状细胞癌）和口腔淋巴瘤。不同类型的恶性肿瘤，其分期是不同的，可能涉及广泛的诊断检查，如影像学检查、血液检查，甚至身体其他部位的手术探查，以评估肿瘤可能转移的程度。一旦肿瘤分期确定，就可制定治疗计划。为了更加仔细地研究治疗方案的有效性，外科医师及肿瘤专家对几种不同类型的恶性肿瘤设计了明确的治疗规范。

恶性肿瘤的治疗方法

口腔恶性肿瘤可以通过手术、放射治疗、化学治疗或者这些方式的组合来进行治疗。对任何特定病例的治疗都取决于几个因素，包括组织病理学诊断、肿瘤部位、转移及转移程度，肿瘤的放疗敏感性及化疗敏感性，患者的年龄和总体身体情况，治疗医师的经验及患者的期望。一般来说，如果病变可以被完全切除而对患者不造成伤害，手术为首选的治疗方式。如果怀疑病变转移至区域淋巴结，可在手术前或手术后应用放射治疗，以帮助消除邻近区域恶性肿瘤细胞的微小病灶。如果发现广泛的全身转移，或者肿瘤如对化学治疗特别敏感的淋巴瘤，则可进行化学治疗或化学治疗联合手术和放射治疗。

目前，恶性肿瘤通常是在由多个专家评估每一例患者并讨论治疗方案的机构治疗。这个"肿瘤团队"至少要包括外科医师、化疗科医师和放疗科医师。大多数头颈肿瘤团队还包括全科口腔科医师、颌面修复科医师、营养专家、语言病理专家及社会学专家或者精神科医师。

放射治疗

恶性肿瘤的放射治疗方法是基于生长活跃期的肿瘤细胞比成体组织对电离辐射有更高的敏感性。细胞增殖速度越快，分化程度越低，放射治疗可能越有效。放射治疗通过干扰细胞核物质来阻止细胞增殖。正常宿主细胞也会受到放疗影响，在治疗过程中必须尽可能保护。

放射治疗能够以多种方式给予患者，包括将放射性物质植入肿瘤。但是最常见的还是通过大型 X 线发生器从外部发射。放射剂量不能超过人体正常情况下可承受的剂量，对于邻近的未被侵及的区域，则通过屏蔽装置来进行保护。2 种辐照机制即分割法和多角度照射法，可保护宿主肿瘤邻近区域的机体组织。

分割放疗意味着在数周内每次给予较小的放射剂量（即分割），而不是一次性给予人可承受的最大放射剂量，这种方法能够使健康的正常组织在放疗间隙有时间恢复，而肿瘤细胞在 2 次放疗之间的恢复能力较差。另一种放疗方法是使用多个端口进行辐照。使用多束光，而不是一束光（即端口）投射整个剂量。所有光束都聚焦于肿瘤上，但角度不同。因此，肿瘤受到全部剂量的辐射。然而，由于使用了不同角度的射线，X 线照射路径上的正常组织不会受到最大的辐射，而只受到肿瘤剂量的一小部分。

化学治疗

化学药品通过作用于快速增长的肿瘤细胞而被用于治疗多种恶性肿瘤。像放疗一样，这些化疗药物并非完全具有选择性，在一定程度上也会影响正常细胞。绝大多数药物通过静脉途径给药，然而，最近也有报道通过肿瘤滋养动脉注射给药。

因为是全身用药，也会对全身多个系统产生不利影响。最值得注意的是造血系统，其细胞更新速度很快，所以受到很大影响。因此在接受化疗的患者中，杀死肿瘤细胞的效果与贫血、中性粒细胞减少和血小板减少症的发生之间存在微妙平衡（参见第19章）。因此，感染和出血是这些患者常见的并发症。

为了减少大剂量单一药物的毒性，经常采用多种药物的联合治疗。许多患者同时被给予3～5种药物，每种药物在肿瘤细胞生命周期的不同时间点起作用，从而提高疗效，减小对宿主的毒性。

手术治疗

口腔恶性肿瘤的手术切除方式因肿瘤的类型和范围而异，位于易于到达部位（如下唇）的小范围上皮来源癌，如果没有明显的淋巴结转移，可直接手术切除（图23.12）。大范围病变伴有明显的淋巴结或者位于扁桃体弓的类似病变，则需要行扩大切除术，将病灶与局部转移淋巴结一并切除。

口腔恶性肿瘤如怀疑或证实淋巴结受累，可进行复合切除，切除范围包括病变、周围组织和颈部淋巴结。这种方式可能会造成大范围颌骨缺损以及软组织缺失，使得功能和美学康复成为一个漫长而复杂的过程。

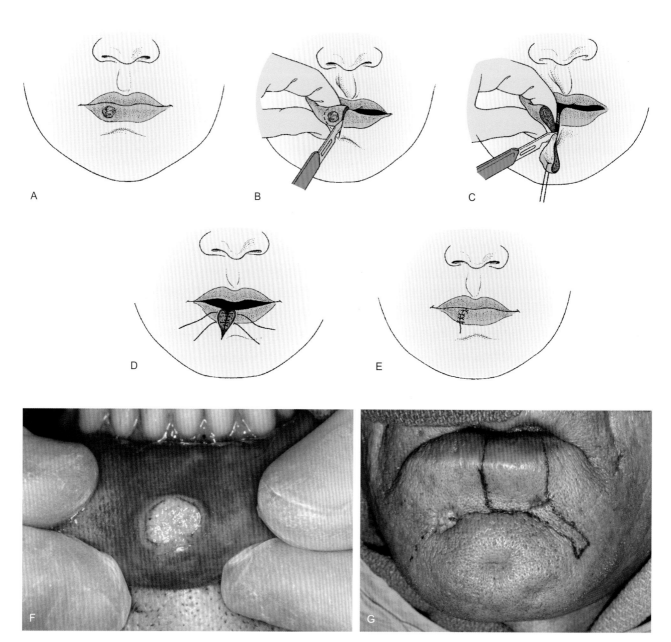

图 23.12　唇癌的局部切除。（A～E）唇的全厚 V 形切除，系唇癌的局部切除。（F）下唇癌。（G）手术切口

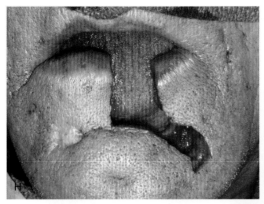
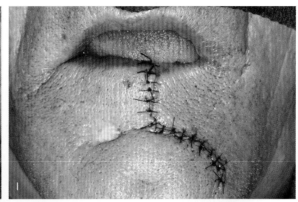
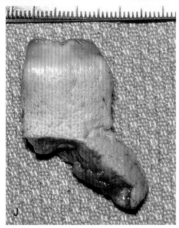
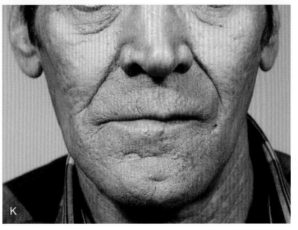

图 23.12（续）（H）病变切除后的唇部。（I）伤口关闭。（J）标本。（K）愈合后外观

口腔软组织良性病变的手术治疗

浅表的口腔黏膜软组织病变往往是良性的，大多数情况下可以用活检技术进行手术切除（参见第 22 章）。这些病变包括纤维瘤、化脓性肉芽肿、乳头瘤、外周性巨细胞肉芽肿、寻常疣、黏液囊肿（即黏液外渗现象）和缝龈瘤。所有这些病变都是口腔黏膜或黏膜下层正常组织学成分的过度增生。切除原则与上述相同，包括应用椭圆形、楔形切口切除。与牙列有关的病变（如化脓性肉芽肿），应彻底清除任何可能在病变发生发展过程中起作用的斑块、结石或异物，如果不去除，可能会引起复发。

口腔肿瘤切除后的颌骨重建

口腔肿瘤切除后可能会出现骨缺损。缺损大小可能从牙槽突缺失到颌骨的大部分缺失，可能引起患者对功能和美观方面的担心。口腔病理损害的治疗应该始终包括在手术切除病变之前已经制订、为患者提供最佳重建效果的即刻或未来的重建方案。

全科口腔科医师通过为手术切除的牙提供口腔科替代品，在患者的功能和美容康复中起着重要作用。但是，必要时，应该在口腔科修复前先行下颌骨重建。手术切除病变时，经常会切除一部分牙槽骨，这给口腔科医师带来一个明显的问题：任何横过该区域的修复桥或者任何部分或全口义齿都没有需要支撑的骨质基础。在这些情况下，义齿修复前施行牙槽嵴增高术，能够为患者提供更好的服务。牙槽嵴增量手术可以应用骨移植、人工骨移植或这些材料的组合移植等，然后就可以完成最佳的口腔科修复。

切除手术引起的下颌骨缺损或部分缺损重建可以即刻（即在切除手术同期）进行，或者推迟到后期进行。

一些外科医师推迟了因良性肿瘤切除导致的缺损重建。他们建议同时存在口内及口外缺损，通常是肿瘤切除的决定因素，禁忌立即行下颌骨重建。取而代之的是，在切除时放置一个空间保持装置，数周到几个月后再进行二次重建[6,7]。

当决定延迟重建时，应考虑通过颌间固定、穿针外固定术、夹板固定、内固定或者这些方式的组合，保持残余下颌骨的正常解剖关系。这些技术可以预防瘢痕增生、肌肉变形及颌骨骨块移位，而且简化了二次重建工作。

临床结果显示，即刻重建是一种可行的选择，其优点是只需一次手术，可以在对面部美观影响最小的情况下尽早恢复功能[6]。一个可能的缺点是由于感染而导致骨移植物丧失。当移植物经口内放置，或伤口在口外但在切除手术中被口腔污染时，感染的风险可能会更高。由于一些肿瘤的复发率很高，在进行重建前，谨慎的计划和细致的手术是必须的。这些措施将由于复发而导致的失败风险降到最低。有 3 种可能进行即刻重建的选择：

（1）整个手术过程是在口腔内进行的，首先切除肿瘤，然后进行缺损移植修复。

（2）肿瘤通过口内、口外联合路径切除。口腔不透水缝合后，立即通过口外伤口进行缺损移植修复。

（3）当肿瘤没有破坏牙槽嵴，且没有向口腔软组织扩散时，受累的牙应当拔除。牙龈组织的愈合需要等待 6 ~ 8 周时间。然后切除肿瘤，并通过口外切口进行缺损移植修复。应小心避免口腔软组织穿孔，这是唯一可以避免口腔污染的即刻重建类型。

（杨耀武　译）

参考文献

[1] Eversole LR, Sabes WR, Rovin S. Aggressive growth and neoplastic potential of odontogenic cysts with special reference to central epidermoid and mucoepidermoid carcinomas. *Cancer.* 1975;35:270.

[2] Shafer WG, Hine MK, Levy BM. *A textbook of Oral Pathology.* 4th ed. Philadelphia, PA: WB Saunders; 1983.

[3] Main DMG. Epithelial jaw cysts: A clinicopathological reappraisal. *Br J Oral Surg.* 1970;8:114.

[4] Toller PA. Autoradiography of explants from odontogenic cysts. *Br Dent J.* 1971;131:57.

[5] Wysocki GP, Sapp JP. Scanning and transmission electron microscopy of odontogenic keratocysts. *Oral Surg Oral Med Oral Pathol.* 1975; 40:494.

[6] Adekeye EO. Reconstruction of mandibular defect by autogenous bone grafts: A review of 37 cases. *J Oral Surg.* 1978;36:125.

[7] Kluft O, Van Dop F. Mandibular ameloblastoma (resection with primary reconstruction): A case report with concise review of the literature. *Arch Chir Neerl.* 1976;28:289.

第 6 篇

口腔颌面创伤

Part Ⅵ Oral and Maxillofacial Trauma

诊治口腔颌面部创伤患者是口腔科及颌面外科临床实践中最迫切也是最有意义的一个领域。患者突然受伤可能会引起强烈的情绪困扰，即便只有轻伤也会如此。患者或家属对伤害的感知以及他们对创伤的反应似乎与伤害程度不成比例。患者及其家属可能会感到焦虑和恐惧，他们严重依赖临床医师进行准确的诊断，向他们传达诊断信息，为成功治疗带来希望，并进行必要的治疗以修复损伤并恢复功能和美观。因此，临床医师必须有效地处理患者的身体伤害及情绪状态。

临床实践中，很少有情况需要这样的同情心、能力和对细节的关注。每当发生颌面部外伤时，患者就会从正常状态突然变为组织损伤状态。患者通常期望治疗创伤后，使其恢复受伤前的外观和功能。遗憾的是，这通常很难实现。临床医师能做的，最多的就是为患者提供最有利的物理环境以达到最佳愈合。临床医师通过清洁、清创和将组织替换到原位来实现这一点。因此，最终的外观取决于创伤部位、类型和程度，临床医师进行组织修复的能力，以及患者的组织愈合能力。

口腔科医师处理患者伤情的方法应是充满希望的，但也应该是现实的。接下来的 2 章将讨论颌面部损伤的诊断和处理。第 24 章详细讨论了口腔科医师经常遇到的外伤，包括牙、牙槽突和周围软组织损伤。第 25 章介绍了更严重的颌面部创伤的处理要点，并讨论各种治疗方法。

软组织及牙槽外伤
Soft Tissue and Dentoalveolar Injuries

Edward Ellis III

软组织外伤

口腔科医师在实际工作中所见到的软组织损伤类型千变万化。然而，除非伤者当时无法获得相关临床医疗救助，否则口腔科医师可能不会参与到严重面部及周围软组织外伤的处理。这些较为常见的软组织外伤往往合并牙槽外伤，或由口腔科医师在临床操作中意外造成。

在学习以下所述的口腔科医师可能遇见的各类伤口和临床处理时，必须时刻记住患者可能合并多发伤。因此，治疗可能会更加复杂。

擦伤

擦伤是由物体和软组织表面之间的摩擦引起的。这种伤口通常在皮肤表面，使上皮裸露，偶尔涉及更深的层次。因为擦伤会损伤许多神经纤维末梢，所以疼痛明显。但是由于擦伤只伤及毛细血管，因此出血通常较少，稍加按压即可止血。

最常见的擦伤类型是儿童在激烈玩耍中肘部和膝盖所受的擦伤。如果不是特别深，上皮再形成之后不会留下瘢痕。当擦伤深达真皮层时，随着深层组织瘢痕愈合的形成，可以预见会遗留一定的永久性畸形。

口腔科医师可能会看到牙槽嵴创伤的患者伴有鼻尖、唇、颊和颏部的擦伤（图 24.1）。擦伤处应该彻底清创，以清除异物，外科洗手液和大量盐水冲洗有利于清创。若组织内留有异物颗粒，将会产生难以消除的永久性"文身"。在灰尘或其他异物污染的深度擦伤处，可能需要局部麻醉，并使用外科毛刷类器械彻底清创。

清除异物后，可对症给予局部应用抗生素软膏。如果擦伤很深，可以使用宽松的绷带，但是对于表皮擦伤则无须使用，通常不需要全身用抗生素。伤后 1 周，痂皮下可发生表皮细胞再生，随后

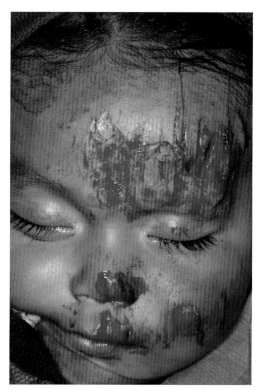

图 24.1 鼻尖、颊和前额擦伤的患者。有些擦伤表浅；有些擦伤较深伴上皮剥脱

痂皮会脱落。痂皮是一种在软组织损伤（即结痂）后血液和血清干燥后形成的硬壳。

如果在清创时发现皮肤表面有深度擦伤，则需要转诊到口腔颌面外科医师处，因为可能需要植皮来防止过多的瘢痕形成。

此外，口腔科医师的操作可能会对患者造成医源性擦伤，例如，当高速手机车针旋转时接触口腔黏膜，或者当纱布块及其他织物（如吸水性三角垫）从口腔中取出时擦伤黏膜。幸运的是，口腔上皮再生迅速，除了常规保持口腔卫生外，无须其他治疗。

挫伤

挫伤常被称为淤青，指患处发生了一定程度的

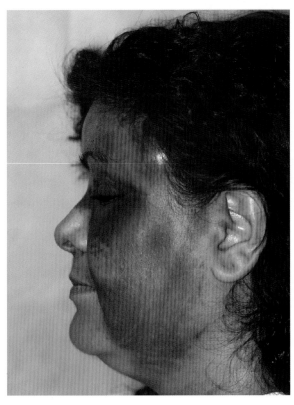

图 24.2　钝器所致的软组织挫伤，无深在的面部骨折

组织破裂，导致皮下或黏膜下出血，而表面软组织没有破裂（图 24.2）。

挫伤通常由钝器造成，常伴有牙槽骨损伤或面部骨折。在这种情况下，骨折的断裂效应通常会对较深组织（如口底或口腔前庭）造成损伤。诊断挫伤的重要性在于明确挫伤是否伴有骨折。

挫伤通常不需要手术治疗。一旦软组织内渗透压与血管（通常是毛细血管）内的渗透压持平，出血就会停止。如果早期发现挫伤，使用冰块或加压包扎可帮助收缩血管，从而减少血肿形成。如果挫伤没有停止扩张，患处的动脉可能会出血。严重的血肿可能需要手术探查和结扎血管。

因为软组织表面没有破溃，随着时间推移，机体会吸收挫伤中形成的血肿，并重建正常轮廓。然而，在接下来的几天，患者可能会出现瘀斑（即由于血液外渗到皮肤或黏膜中而导致的紫色变，"黑色和蓝色印记"），并在褪色之前出现各种颜色变化（如蓝色、绿色、黄色）。这些区域可能延伸到锁骨下方并引起患者警惕，但常无大碍。

挫伤处的软组织表面没有破溃，不太可能感染，因此无须全身使用抗生素。然而，如果挫伤是由牙槽骨损伤引起的，则口腔和黏膜下血肿间可能存在交通。在这种情况下，全身使用抗生素

是有必要的，因为凝固的血液是一种理想的细菌培养基。

撕裂伤

撕裂伤是上皮和上皮下组织的撕裂。撕裂伤可能是最常见的软组织损伤类型，多为锋利的物体如刀或玻璃片引起。如果物体不锋利，产生的撕裂伤可能是锯齿状，因为组织实际上是受冲击力而撕裂（图 24.3）。与擦伤一样，撕裂伤的深度也各不相同。一些撕裂伤仅累及外表面，而另一些撕裂伤深入组织内，破坏神经、血管、肌肉和其他主要解剖腔隙和结构。

口腔科医师经常遇到的撕裂伤位于唇、口底、舌、唇黏膜、口腔前庭和牙龈。应该仔细检查口腔，以确定是否有隐匿伤口。如前庭沟内的撕裂伤经常被忽略，只有牵拉唇时才会发现撕裂伤口。唇撕裂伤通常发生在牙及牙槽外伤中，在多数伤情下，牙未受伤是因为软组织吸收了冲击力。

与牙及牙槽相关的软组织创伤通常在处理硬组织损伤后进行治疗。先行软组织缝合是一种时间上的浪费，因为脱位牙再植或牙槽骨骨折复位等口内操作过程必然会产生过大的张力而拉脱先行软组织缝合的缝线。此外，缝线一旦被拉出组织，再次关闭创口将更加困难。

经适当麻醉后，撕裂伤的外科治疗包括 4 个主要步骤：①清洗。②清创。③止血。④关创。这些步骤适用于身体任何部位的撕裂伤，包括口腔和口周区域。

清洗伤口

机械清洗伤口是必要的，以防止任何残留的碎片。清洗可使用外科肥皂，可能需要使用刷子。通常需要注射麻药，然后用大量的盐水灌洗，以去除所有的水溶性物质，并冲刷出颗粒物。脉冲灌洗已被证明在清除碎片方面比恒定灌洗更有效。

清创

清创是指从伤口中去除挫伤和失去活力的组织，以及去除表面组织的锯齿状碎片，以实现线性闭合。在颌面部血供丰富的区域，应尽量减少清创量，只去除那些明显失去活力的组织。对于口腔科医师遇到的大多数撕裂伤，除了小唾液腺组织（稍后讨论）外，没有必要进行清创。

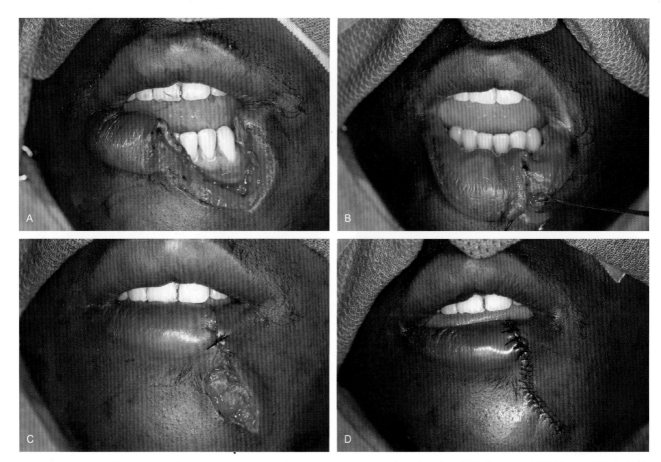

图 24.3　下唇全层撕裂伤的修复。(A)组织已清理并止血。(B)用 3-0 铬合羊肠线间断缝合肌肉，缝合线主要将组织拉拢到一起，缝合线应在无张力下关闭皮肤创口。(C)皮肤黏膜交界处以 4-0 丝线缝合：此处缝合至关重要，因为此处缝合决定唇红缘是否对齐。如果处理不当，愈合后会因唇红缘未对齐而遗留一个明显的台阶或缺口。(D)皮肤和黏膜缝合：用丝线缝合唇红，用尼龙线缝合皮肤表面

伤口止血

创口在关闭之前，必须完成止血。持续出血可能会在组织内形成血肿，使组织在缝合后裂开，从而影响修复。如果发现有出血的血管，应该钳夹并结扎或者用电凝装置烧灼。口腔科医师遇到的最大的血管可能是唇动脉，在唇黏膜下方横穿唇部。由于唇动脉的位置关系，唇部垂直撕裂伤常伤及唇动脉。此动脉直径约 1 mm，常可用钳夹、结扎或烧灼止血。

伤口关闭

创口一旦完成清洗、清创和止血，撕裂伤就可以缝合了。然而并不是所有的口腔撕裂伤都必须缝合。例如，腭黏膜小撕裂伤就不需要缝合。同样，在摔倒时嵌于上、下牙间的唇内侧或舌部软组织的小裂伤也不需要缝合。这些小伤口可任其自行愈合，会恢复良好。

恰当关闭撕裂伤，其目标是所有组织层次的正确对位。缝合的方式完全取决于裂伤的位置和深度。

牙龈和牙槽黏膜（或口底）的撕裂伤单层缝合即可。如果患者的舌或唇有涉及肌肉的撕裂伤，应以可吸收缝线关闭肌层，然后缝合黏膜。突出在伤口中的小唾液腺组织应加以修剪，以便于伤口关闭。

对于贯穿整个唇的撕裂伤，需要三层缝合关闭（图 24.4）。如果裂伤累及唇红缘，第 1 针应缝合在皮肤黏膜交界处。皮肤与黏膜交界处必须精确对齐，否则会遗留明显畸形。完成第 1 针缝合后，可将伤口由内向外层层缝合。首先用丝线或可吸收缝线缝合口腔黏膜，然后用可吸收缝线间断缝合口轮匝肌。最后，唇部皮肤用 5-0 或 6-0 尼龙线缝合。伤口缝合后应呈现良好外形，如果组织层次对位不佳，应考虑拆除缝线，以更好的缝合方式重缝，然后在皮肤表面涂抹抗生素药膏。

撕裂伤一旦缝合，临床医师必须考虑以适当的

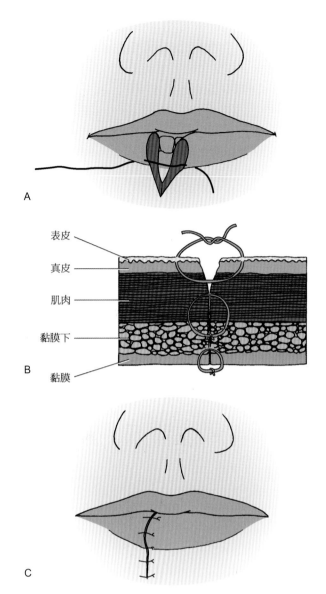

图 24.4 唇撕裂伤和伤口关闭。（A）皮肤黏膜交界处缝合至关重要。皮肤黏膜交界处的对位是美学缝合的关键，否则会留下明显的畸形。（B，C）唇部分三层缝合：①口腔黏膜。②肌肉。③皮肤。口腔黏膜和皮肤缝合所用缝线选择因外科医师不同而异，但是肌层缝合应使用可吸收线缝合

支持性治疗以获得顺利愈合。当裂口贯穿全唇时，应考虑全身使用抗生素（如青霉素）。浅表的伤口，不宜使用抗生素。应查明患者有无罹患破伤风的可能，如果有怀疑，应将患者转给其全科医师（译者注：一般是患者的签约医师）。还应指导患者术后饮食和伤口护理。

一般来说，面部皮肤缝线应在术后 4 ～ 6 天拆除。拆线时，剪断缝线后应将线从不造成伤口裂开的方向拉出。可在拆线后粘贴创可贴，为创口愈合提供外部支持。

牙－牙槽外伤

多种致伤因子可以引起牙、牙槽和口腔周围软组织损伤，最常见的原因是跌倒、机动车交通事故、运动性损伤、斗殴、虐待儿童和体育运动事故。跌倒会造成许多损伤，从婴儿刚开始走路时就开始，发生率在学龄前达到高峰[1]。儿童摔倒时，口内还在流血，焦急的父母很可能会打电话给口腔科医师。口腔科医师必须熟悉牙及牙槽骨损伤，以便在遇到类似病例时做出有效处理。

作用于牙上的直接或间接外力，最有可能是通过其被覆软组织（如唇）传导而导致牙及牙槽骨损伤。牙槽周围软组织损伤几乎总是伴随牙槽骨损伤。例如，牙龈组织可能会被撕脱，下唇可能夹在上、下牙之间造成全层裂伤，口底撕裂。口腔科医师必须掌握牙槽骨和软组织损伤的处理技术，以便有效地治疗这些损伤。

牙－牙槽骨损伤的处理

牙和牙槽突损伤十分常见，应视为急诊，因为理想的结果取决于对损伤的及时关注。只有在准确诊断后才能给予适当的治疗，所以诊断过程应该在伤后立即开始。

病史采集

任何诊断过程的第一步都应是获得准确的病史资料。应从患者那里获得全面的外伤史，整合伤者个人信息、受伤的时间和地点及受伤的方式等信息。口腔科医师必须向患者、父母或可靠的信息提供者询问以下问题：

（1）患者是谁？答案中应包括患者姓名、年龄、地址、电话号码和其他相关的人口统计数据。必须迅速获得这些数据，不能浪费时间。

（2）什么时候受伤的？这是最重要的问题之一。研究表明，脱位牙越早复位，预后越好[2]。同样，对于冠折和牙槽骨骨折的牙（露髓或不露髓），延迟治疗会影响预后[1,3]。

（3）在哪里受伤的？这个问题可能也很重要，以此为依据可以了解到细菌或者化学污染的可能性和程度。举例说明：一个孩子在操场上摔倒，伤口会有污垢，应认真建立破伤风预防记录。然而，如果是清洁物体造成的口内损伤，则预计不会受到外界细菌的严重污染。

（4）怎样受伤的？创伤的性质提供有价值的认

知，有利于了解发生了什么样的组织损伤。例如，不系安全带的乘客如果撞到了仪表盘上损伤了几颗牙，那么也可能对颈部造成隐匿性伤害。受伤的方式是有价值的信息，能够使临床医师调查进一步受伤的可能性。从该问题中获得的其他信息可能与受伤原因有关。如果患者忘记发生了什么，可能是先前的健康状况如癫痫病发作造成的伤害。由于他人的疏忽造成的伤害可以提起诉讼。鉴于上述情况，临床医师应仔细记录检查所见，与患者进行的任何讨论都要注意措辞。临床医师必须牢记的另一个因素是，当检查到的伤害与父母的描述不太吻合时，则可能是虐待儿童。

不幸的是，近年来虐童事件越来越普遍，高度怀疑可能是医护人员发现虐童事件的唯一方法。

（5）自受伤以来接受过什么治疗（如果有的话）？这个问题可以引出有关受伤时最初状况的重要信息。患者或父母是否将部分脱出的牙复位？在看口腔科医师之前，已脱位的牙是怎么保存的？等等。

（6）是否有人在事故地点注意到牙或牙碎片？在准确的诊断和制定治疗计划之前，必须明确患者在事故前的口腔拥牙数。如果在临床检查时发现牙或牙冠缺失，并且没有病史表明在事故现场丢失了牙或牙冠，则需要对口周软组织、胸部和腹部区域进行影像学检查，以排除缺失的牙落入口腔软组织或其他体腔内的可能性（图24.5）。

（7）患者平时一般身体健康状况如何？简明的病史至关重要。在口腔科医师急于复位已脱位的牙

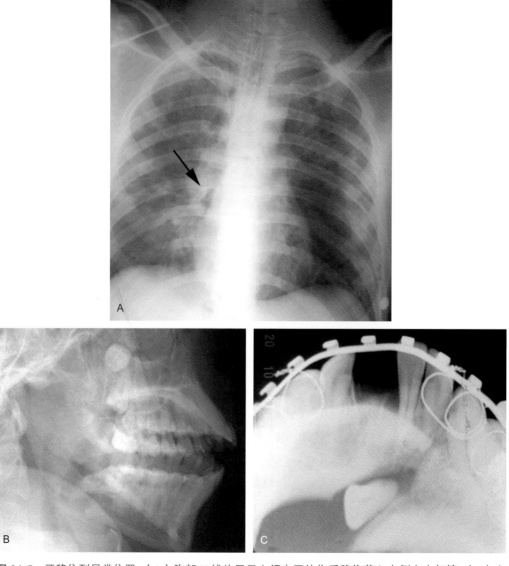

图24.5   牙移位到异常位置。（A）胸部X线片显示上颌尖牙外伤后移位落入右侧主支气管。（B）上颌骨骨折导致磨牙移位至上颌窦。（C）在骨折线上的切牙阻碍解剖复位

时，病史记录不容忽视。但是可以记录与治疗同时进行，或者治疗后立即进行病史补录。要考虑到药物过敏史、心脏病史、输血史、其他系统疾病，以及当前服用的药物等，这些因素的存在将会影响口腔科医师的治疗方案。

(8) 事故发生后患者有没有恶心、呕吐、神志不清、失忆、头痛、视力障碍或者意识模糊? 对上述任一问题的肯定回答都可能表明患者有颅内损伤，并指导口腔科医师在完成口腔科处置后立即请求会诊。如果患者具有上述任何一个症状，自觉或看上去状态不佳，应立即转诊。不要仅仅为了挽救脱位牙而危及患者生命。

(9) 咬合是否有干扰? 肯定回答即提示患者的牙可能有脱位或有牙槽骨或颌骨骨折。

临床检查

临床检查可能是最重要的诊断过程。对于牙槽损伤患者的检查要全面，不能只是局限在对牙槽结构的检查。也可能会有伴随损伤的存在，病史会引导口腔科医师去检查患者其他部位是否有受伤的体征。应测量脉搏、血压和呼吸等生命体征，此类检查通常可在病史采集期间进行。在整个病史采集中及在临床检查过程中，通过观察患者对待检查的反应和对提问的应答来评估患者的精神状态。在进行临床检查时，应常规检查以下部位:

(1) 口外软组织伤口。应注意皮肤裂伤、挫伤、擦伤常伴随牙槽损伤。如果有裂伤，应确定其深度，裂伤是否贯穿唇部或者颊部全层? 腮腺导管或面神经等重要结构是否穿经裂口? 口腔颌面外科医师擅长处理此类严重裂伤。

(2) 口内伤口。口腔软组织损伤通常与牙槽损伤有关，在全面检查之前，有必要去除血凝块，用无菌生理盐水冲洗该区域并清洁口腔。出血区域通常用纱布或海绵加压止血有效。检查软组织损伤时应注意确认是否有异物如牙冠、牙体残留在唇、口底、颊或其他区域的组织内。口腔科医师还应该注意: 大片软组织缺损区域，组织块可能会丧失血供。

(3) 颌骨骨折或牙槽突骨折。颌骨骨折容易通过触诊发现。然而，可能因为伤后疼痛严重，妨碍触诊检查。血液流入口底或者前庭沟提示可能有骨折存在。通过视诊和触诊，可以很容易检查出骨折的牙槽突骨段。

(4) 检查牙冠是否有折裂或露髓。为了进行充分的检查，应清除牙上的血液，任何部位的折裂都应该被注意到。折裂的深度是关注的重点，如冠折是否会延伸到牙本质或牙髓?

(5) 牙的脱位。牙可以向任何方向脱位，最常见的是颊舌向脱位，但也可能是嵌入式脱位或浮出脱位。最严重的脱位类型是离体牙脱位，也就是牙完全脱出了牙槽骨。观察牙的咬合状态，可能有助于确认轻微的牙脱位。

(6) 牙的松动度。应检查所有牙在水平方向和垂直方向上的松动度。似乎没有脱位但是松动度大的牙可能存在根折。如果若干邻近牙一起移动，则提示有牙槽骨骨折 (一段牙槽骨连同牙与其余部分颌骨的分离)。

(7) 牙叩诊。当牙看上去并没有发生移位，但局部感觉疼痛时，叩诊可确定牙周韧带是否有损伤。

(8) 牙髓测试。虽然很少用于急性损伤，一旦伤愈，活力测试 (引起牙反应) 可以指导牙的治疗方式。测试后可能会出现假阴性结果，因此几周后和根管治疗前还应复测。

X 线检查

有许多影像学技术可用来评估牙－牙槽骨损伤。大多数影像检查技术都可以在口腔科诊室内完成，最常见的是联合使用咬合片和根尖片。放射线检查可提供以下信息[4]:

(1) 牙根折。

(2) 牙嵌入或浮出的程度。

(3) 先前存在的根尖周疾病。

(4) 牙根发育程度。

(5) 牙髓腔和根管大小。

(6) 颌骨骨折。

(7) 位于软组织内的牙碎片及异物。

一张 X 线片可能不足以充分显示牙根折。X 线片要显示折根，射线装置的中心光束必须平行于折裂线，否则可能无法清楚显示折裂线 (图 24.6)。有必要变换中心光束，以垂直和水平角度投照的多视角 X 线片才能充分显示牙折。

脱位牙可能表现为牙周膜变宽或硬骨板错位。冠向浮出脱位的牙表现为锥形根尖周围透射区 (图 24.7)。根向嵌入性脱位的牙，因为硬骨板与根面连续的紧密依存关系，一般很少发现异常。然而，通常情况下，嵌入性脱位的牙表现为牙周膜间隙缺如。

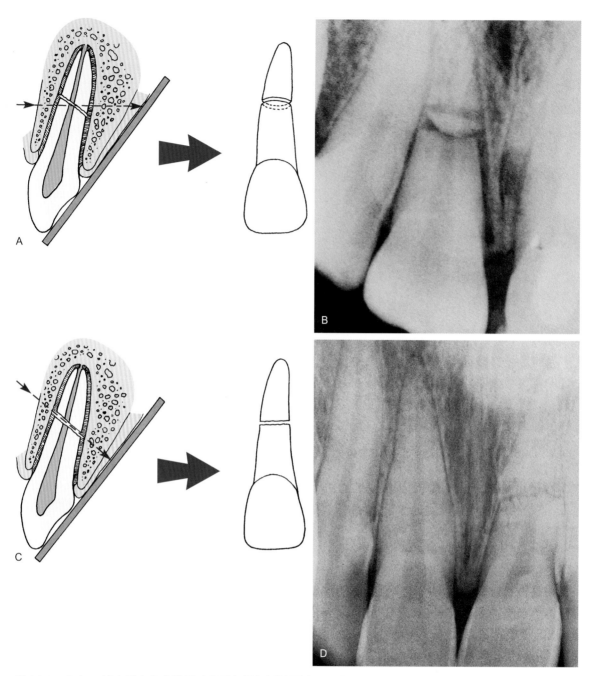

图 24.6　中心 X 线束垂直角度投照对水平根折探测的影响。当中心射线与牙折线不平行时（A），显示双牙折线（B）或根本不显示牙折线。当中心 X 线束与牙折线平行时（C），X 线显示的牙折线（D）

唇或颊软组织内异物的放射学评估，是将胶片放置在要检查的软组织内部，唇与牙槽骨之间（图 24.8A），拍摄时用更短的曝光时间（大约是正常时间的 1/3）。可以用短时曝光的横断咬合片观察口底异物（图 24.8B）。

牙和支撑结构创伤的分类

许多系统被用于描述牙槽损伤，各有优点和缺点。Sanders 等提出了相对简单但有用的分类（框 24.1）[4]。其方法完全基于对创伤期间损伤的描述，包括受伤的牙结构、移位类型、冠折或根折的方向。

牙槽骨损伤的治疗 [a]

在做了详尽的病史采集、临床及放射学检查后，口腔科医师应针对患者伤害类型的治疗计划是否在其专业范围内进行评估。只有在几种轻微损伤情况下，才能由口腔科医师单独处置。口腔科医师

---

[a]　有关此主题的综合网站，请访问：http://dentaltraumaguide.com。

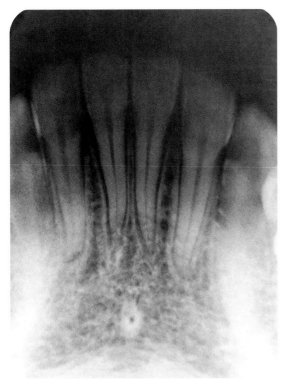

图 24.7　X 线片显示几颗冠向脱位牙周围的牙周膜间隙增宽

经常遇到的问题是患者不合作，最常见的是儿童。创伤本身加之儿童对口腔科医师的恐惧，可能会导致一个简单的手术在没有全麻下无法完成。另一个难题是伴有多种基础疾病的患者。当感觉到手术难度、麻醉设施、伴随基础疾病或其他原因而无法有效处置时，应该立即寻求口腔颌面外科医师会诊和帮助。

　　牙槽骨损伤的治疗目标是重建咀嚼器官的正常形态和功能。当牙髓受累时，其治疗与牙髓没有受累的治疗有所不同。在牙体修复和根管治疗的训练中，口腔科医师具备处理牙折病例的知识、仪器和常规可用的药物。这些损伤的治疗方案仅在此做简要概述。更多严重的外伤如牙移位、离体牙脱位或牙槽骨骨折是口腔科医师受训较少的领域，这些领域将做更详细的介绍。

　　受伤乳牙的治疗方式通常与恒牙的治疗方式相似。然而在许多情况下，受伤儿童的不合作使得治疗无法进行，常导致受损牙被拔除。必要时，口腔科医师应该考虑近期一段时间用间缺隙保持器保持缺牙间隙。

牙冠裂纹伤

由于裂纹仅限于牙釉质（即牙釉质裂），裂纹

牙冠隐裂或裂纹（如牙釉质损伤；图 24.9）
- 牙釉质裂纹或不完全断裂，但没有牙结构缺失。

水平或垂直冠折（图 24.10）
- 局限于牙釉质。
- 累及牙釉质和牙本质。
- 累及牙釉质和牙本质并露髓。
- 水平或垂直折裂。
- 斜折（累及近中或远中切角）。

冠 – 根折（图 24.12）
- 累及牙髓。

牙根横折（图 24.13）
- 累及根尖 1/3。
- 累及根中 1/3。
- 累及颈 1/3。
- 水平向或垂直向折裂。

牙敏感（如牙震荡）
- 牙支持结构损伤，导致对触诊或叩诊敏感，但无牙松动或脱位。

牙松动（半脱位或松动）
- 牙支持结构损伤，导致牙松动但无脱位。

牙脱位（图 24.14）
- 嵌入脱位（牙向牙槽窝内嵌入——通常伴牙槽骨压缩骨折）。
- 脱出脱位（牙部分移位出牙槽窝——可能不伴牙槽骨骨折）。
- 唇侧脱位（可能伴牙槽骨骨壁骨折）。
- 舌侧脱位（可能伴牙槽骨骨壁骨折）。
- 侧向脱位（牙向近中或远中脱出，通常脱入缺牙间隙，可能有牙槽骨骨壁骨折）。

离体脱出
- 牙完全从牙槽窝中脱出（可能伴牙槽骨骨壁骨折）。

牙槽突骨折
- 牙槽骨骨折——骨折段上有牙或无牙。

引自 Sanders B, Brady FA, Johnson R. Injuries. In: Sanders B, ed. Pediatric Oral and Maxillofacial Surgery . St Louis: Mosby; 1979。

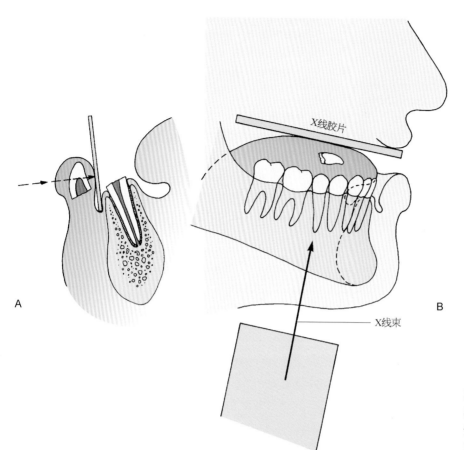

X线胶片

A   B

X线束

图 24.8 探查唇（A）和舌（B）内异物的放射学技术。临床医师应使用软组织 X 线片正常曝光量的 1/2 ~ 1/3

通常在到达釉－牙本质界前终止，因此一般不需要治疗。然而，有必要定期随访检查，因为对牙的任何作用力都可能导致牙髓和牙周组织损伤（图 24.9）。多处裂纹伤可用非充填树脂密封，以防止裂纹沾染污渍。

冠折

牙组织受累的深度决定了牙冠折裂的治疗方法[5]。对于仅穿经牙釉质的裂隙或牙本质受累少的裂隙，除了磨平尖锐边缘外，无须进行任何大动干戈的治疗。如果调磨牙留下明显的缺损畸形，建议使用酸蚀复合树脂技术补充缺失的釉质。处理越及时预后越好，这样牙髓炎症性充血的风险会降低。有必要定期随访，监测牙髓和牙周健康情况（图 24.10）。

如果大量牙本质暴露，必须做牙髓保护治疗。可采取封闭牙本质小管和促进邻近牙髓区的继发性牙本质沉积措施和策略。在用合适的修复方法（通常为酸蚀或非酸蚀树脂）修复之前，氢氧化钙一直是用于覆盖暴露的牙本质的传统材料。目前建议涂布牙本质黏合剂或玻璃离子黏固剂，覆盖在暴露的牙本质上，然后进行复合树脂修复[6]。玻璃离子水

门汀与牙本质化学结合，有利于充填和修复。定期随访时，牙髓的活力状态决定最终采用的治疗计划。如果牙髓和牙周健康状况令人满意，若非出于审美原因，一般无须更多干预。

如果牙髓暴露，治疗的目的是使其保持有活力的健康状态。存在以下 5 种情况时，通常可以通过盖髓来实现：①露髓点小。②患者受伤后就诊及时。③患者无根折。④牙未脱位。⑤没有大而深的充填体，这些充填体的存在可能意味着牙髓内有慢性炎症。盖髓术常用于冠折引起的单个髓角暴露。

根尖发育越不成熟，口腔科医师可预期的盖髓效果越好。任何牙体修复操作过程中，都建议使用橡皮障隔湿。在暴露的牙髓上以氢氧化钙盖髓后，然后在暴露的牙本质上充填玻璃离子水门汀，最后以防水酸蚀复合修复体充填（图 24.11）。

牙髓切断术包括无菌去除受损和感染的牙髓组织，使牙髓达到临床健康状态，然后用氢氧化钙覆盖。牙髓切断术常见适应证是露髓孔较大且根尖未闭合的牙。此时牙髓切断术应仅作为维持根髓活力的临时措施，直至根尖闭合，然后实行牙髓治疗。

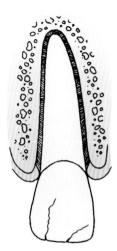
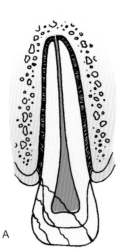
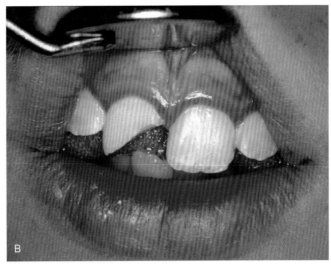

图 24.9　牙冠裂纹。这些损伤通常局限在牙釉质内

图 24.10　（A）累及釉质、牙本质和牙髓的冠折。（B）累及牙釉质和牙本质的冠折

任何牙髓手术后，必须进行定期随访检查，最终的修复选择则基于牙髓的健康状态。出于对其预后的保留和审慎，一旦发生牙髓退行性变，则可能需要进行牙髓治疗。

另一种可以用来修复牙的技术是使用酸蚀技术或用新的釉质和牙本质黏合剂，将断裂的牙碎片复位黏合[7]，这种技术对于治疗大片段牙折特别有用。

冠根折

冠根折的治疗取决于折裂的位置和局部解剖变异状况。如果折裂的冠部片段仍然在位，则必须去除断片以评估折裂到达的深度。如果折裂近冠方而远离根方（因此牙可恢复形态），且牙髓未暴露，则按上述方法实施冠折治疗。

冠折达龈下时，可能有必要进行牙周手术，以便牙体修复操作可以到达折裂线向根方延伸的最深部；或者可以使用正畸方法将牙根牵出，以便进行修复操作。如果累及牙髓且牙可修复，则实施牙髓治疗；如果牙无法修复，则考虑拔除。如果发现伴有牙槽骨骨折，可延迟拔牙数周，以使骨折愈合，从而防止拔牙时牙槽骨过度丢失（图 24.12）。

根横折

当发生根折时，决定预后的主要因素是横折或斜折，决定治疗方案的因素是折裂线与颈缘的相对位置关系。如果折裂位于颈缘之上或接近于颈缘，应该去除冠部折裂部分，进行根管治疗后，可通过桩核冠保留。根中 1/3 至根尖 1/3 折断，可因

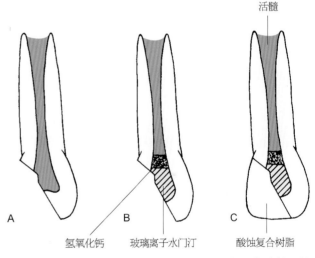

活髓

氢氧化钙　玻璃离子水门汀　酸蚀复合树脂

图 24.11　牙髓切断术。（A）冠折累及根尖未发育成熟牙的牙髓。（B）无菌状态下去除牙髓后，将氢氧化钙覆盖于暴露的牙髓断面。（C）然后以玻璃离子黏固剂充填冠髓切除后遗留的髓室腔，临时或永久（复合材料）充填

牙髓存活和断片彼此愈合而预后良好，这类牙折应复位治疗（如果探及松动）并固定 2 ~ 3 个月（具体技术将在后文叙述）。此间，牙折断面通常会发生钙化，使得断面发生桥接，牙活力得以保存（图 24.13 和图 24.6）。

牙外伤性敏感

牙外伤性敏感（即牙震荡）无须大动干戈的治疗操作，只需缓解症状即可，如解除咬合接触，很容易从对颌牙的接触点进行磨改而解除接触。处理后进行随访，监测牙周和牙髓健康。

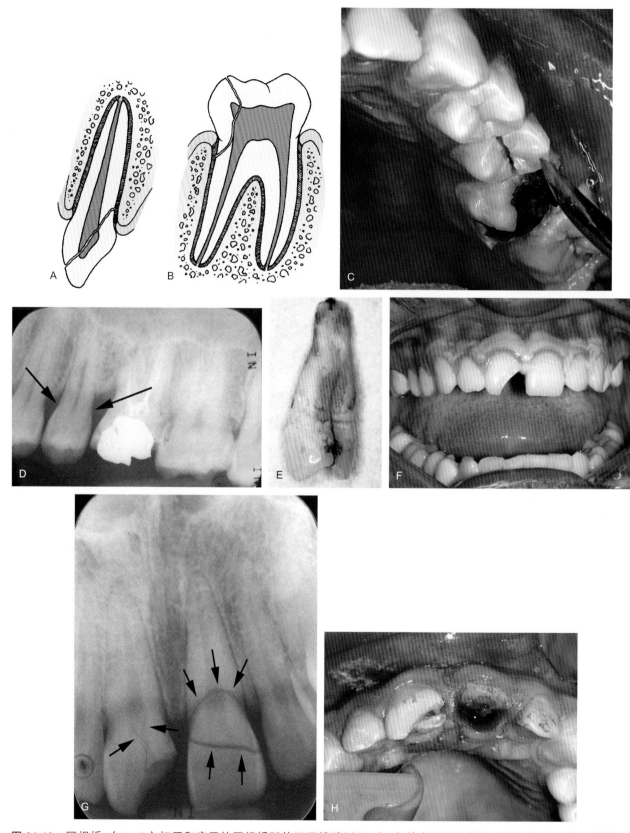

图 24.12 冠根折。(A，B) 切牙和磨牙的冠根折延伸至牙槽嵴以下。(C) 前磨牙冠根折的表现。这是最常见的折裂方式，尤其是当修复体在咬合面近远中范围延伸时。(D) 这颗前磨牙的 X 线片显示没有明显折裂，因为折裂线是近远中向。(E) 拔牙后显示折裂线向根方扩展。(F) 2 个切牙冠根折表现，8 号牙只有牙冠断裂。(G) X 线片显示冠折线延伸到牙根。同样，临床检查并未显示 9 号牙折的深度，但是 X 线片显示牙折延伸到釉 – 牙骨质界根方。(H) 松动的牙冠部分移除后，发现冠折累及牙髓，并延伸到釉 – 牙骨质界以上。2 颗牙都被拔除，行种植牙修复

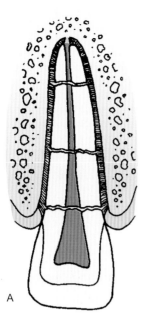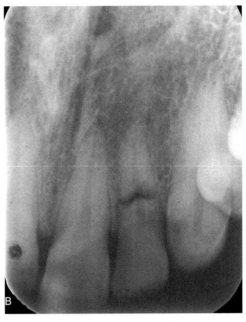

图 24.13（A）位于根尖、根中和根颈部的牙折（高位、中位、低位）。（B）X 线片显示冠 1/3 和中 1/3 交界处根折，这种折断牙非常松动，故拔除后做即刻种植。图 24.6B 显示根尖 1/3 与根中 1/3 交界处根折，这类牙松动度轻，经固定后愈合

外伤性松动

如果牙只是轻微松动，解除咬合接触是最有效的治疗，大多数松动牙随时间推移都会趋于稳固。如果牙非常松动，建议使用夹板将松牙固定在邻牙上（稍后介绍）。治疗后定期观察是必要的。

嵌入性脱位

嵌入性牙脱位表明牙槽窝承受压缩骨折，使得牙获得新的位置。敲击时，牙会发出类似固连牙的金属音，有别于部分萌出或未萌出的牙。嵌入可能非常严重，以至于牙在临床检查时似乎看不见。创伤性嵌入性牙脱位比侧向脱位少见，通常见于上颌牙。这种非离体的牙脱位预后最差（图 24.14）。

对嵌入牙的治疗尚有争议。一些临床医师支持手法复位和夹板固定，但是这种治疗会导致更严重的牙周和牙髓后遗症。另一些观点认为，如果不做处理的话，很多嵌入脱位牙会再萌。也有学者使用正畸力来辅助嵌入脱位牙再萌（图 24.15）。

当使用正畸辅助萌出时，应缓慢牵引，疗程为 3 ～ 4 周。一旦牙排入牙弓内，应用夹板固定 2 ～ 3 个月。最近的证据表明，伤后有必要立即应用正畸力来防止固着愈合[8]。是否进行牙髓治疗，基于每个病例的随访结果而定。

但是，如果嵌入性脱位发生在根尖发育成熟的牙，牙髓有可能发生退变，如下文所述应进行根管治疗。

如果乳牙被嵌入深达其继承恒牙的牙囊，乳牙应尽可能无创拔除。如果嵌入乳牙未抵近继承恒牙，经过一段时间观察常常可以再萌。如果口腔科医师怀疑乳牙的位置过于抵近恒压胚，拔除乳牙是一种合理的预防性措施，有助于确保继承恒牙的健康状况。

冠向浮出脱位

外伤性冠向浮出脱位的牙刚刚发生时，常可手法复位到牙槽窝。复位后，常需夹板固定 1 ～ 3 周，根管治疗也是必需的（稍后讨论；图 24.16 和图 24.14B）。

侧向脱移

如果牙的脱位幅度很小，则伴随的牙槽壁骨折移位就不明显。在这种情况下，应以手法复位和夹板固定数周。当牙发生严重脱位时，牙槽骨移位骨折也会持续存在（图 24.14C，D）。此类牙脱位常常伴有牙龈裂伤。牙和牙槽骨必须手动复位，夹板固定，软组织加以缝合（图 24.17）。

术后随访检查将确认牙髓和牙周损伤状态。

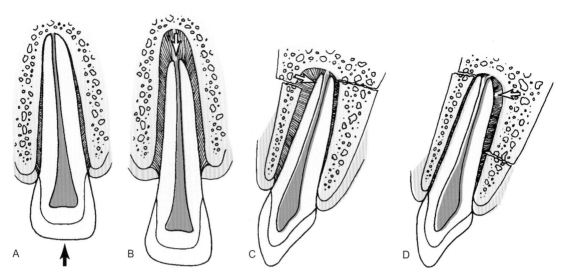

图 24.14　牙脱位。（A）嵌入式脱位，显示根尖周牙周间隙缺如。（B）牙从牙槽窝向冠方浮出脱位。（C，D）切牙冠分别向唇侧和舌侧脱位，常伴相关的牙槽骨壁骨折

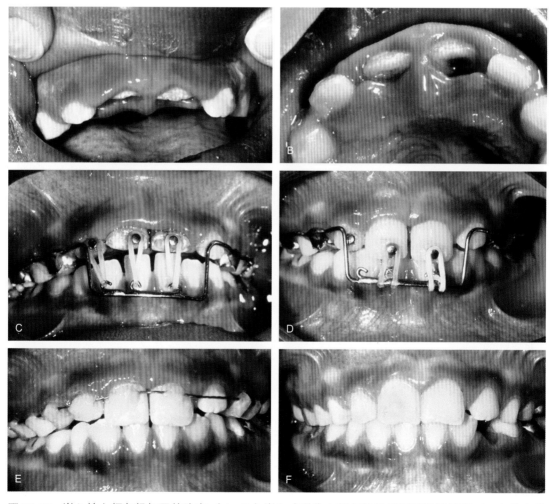

图 24.15　嵌入性上颌年轻切牙的治疗。（A，B）嵌入式脱位上颌年轻切牙唇侧及腭侧观。（C）发生外伤后，正畸牵引、拉伸嵌入脱位牙数周。（D）牵引 6 周。（E）正畸牵引再萌后，使用酸蚀技术固定 11周。（F）治疗 1 年后。正畸牵引期间，患者行牙髓摘除术及氢氧化钙根尖诱导成形术，随后进行根管治疗（引自 Spalding PM, Fields HW Jr, Torney D, et al. The changing role of endodontics and orthodontics in the management of traumatically intruded permanent incisors. Pediatr Dent.1985;7:104）

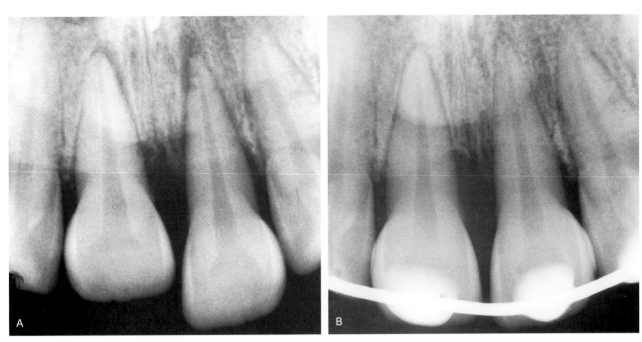

图 24.16　牙脱位以酸蚀树脂弓丝复位固定前（A）和固定后的 X 线表现（B）

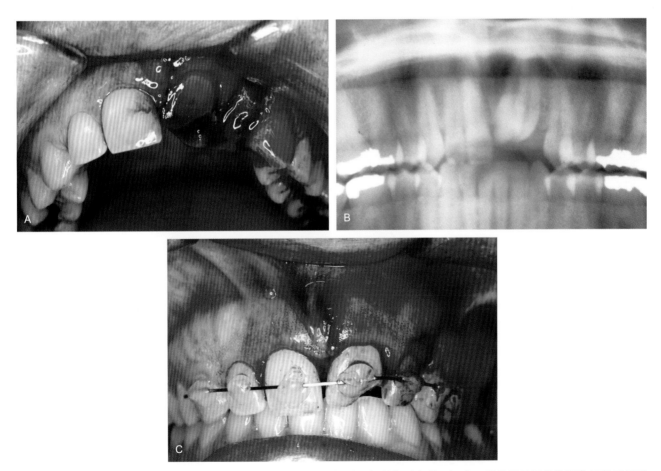

图 24.17　根尖发育成熟牙（中切牙和侧切牙）舌侧脱位的治疗。（A）脱位时表现。（B）X 线片显示牙的位置和牙根无折裂线。（C）手法复位后，用复合树脂将牙弓丝黏固于牙上、进行固定后牙的位置

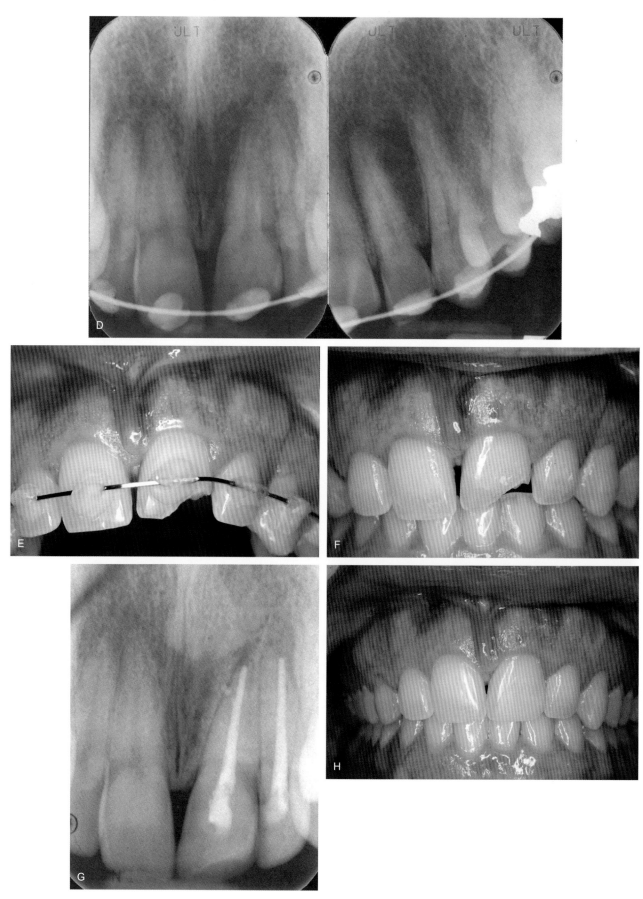

图 24.17（续）（D）复位后即刻 X 线片显示牙被回植到牙槽窝内。（E）第 3 周结扎丝拆除前的临床表现。（F）结扎弓丝拆除后 1 周的临床表现。（G）患者转牙体牙髓科行牙髓治疗。（H）复合树脂修复缺损的部分

牙离体脱位

牙从牙槽窝完全撕脱，对牙髓和牙周组织的健康状况危害最为严重。决定治疗措施成功与否的最重要因素是牙脱离牙槽窝时间的长短、牙和牙周的状态及再植之前牙是如何保存的。牙再植越早，预后越好[2]。

因此，当口腔科医师接到患者、家长、老师或其他相关责任人的电话，诉说离体牙脱位时，口腔科医师应嘱其立即用患者唾液、自来水或生理盐水冲洗牙，并将牙回植到牙槽窝。患者应该握持牙的牙冠，尽量不要碰到牙根，然后将牙归位并以手指暂时扶持固定，立即去看口腔科医师。如果患者无法再植牙，应将其放入适当的溶液介质中，直到去看口腔科医师。有许多可供选择的储存脱位离体牙的介质，包括水、口腔前庭、生理盐水、牛奶，以及在专门容器中的细胞培养基。最不理想的是水，因为水为低渗溶液，可导致细胞裂解。唾液可保持牙湿润，但因渗透压和 pH 不相容及细菌的存在，也并不理想。最理想的存储介质是 Hanks 平衡液，是可以商用的离体牙保存系统（Phoenix-Lazerus 公司的 Save-A-Tooth）的一部分。许多学校、体育场馆和救护车都备有这些工具包，以备牙离体时使用。如果无法获得这种保存溶液，牛奶被认为是最好的替代存储介质，因为牛奶在事故现场或事故现场附近容易获得，具有与活细胞相容的 pH 和渗透压，并且相对无细菌。牛奶已被证明能有效维持牙周膜细胞的活力[9]。

当患者到达口腔科诊所时，口腔科医师必须决定牙是否可挽回。如果牙已经被重新回植，并且看起来位置很好，应该进行 X 线检查，然后用夹板固定 7 ~ 10 天。如果牙被带入诊室时离体不足 20 分钟，应立即在盐水中冲洗，并由口腔科医师重新回植到牙槽窝。无须清除牙槽窝内的所有血块，小心吸引和用无菌盐水温和冲洗，将会清除血凝块。在再植操作前，忌对牙根表面和牙槽窝搔刮、"消毒"和有关操作，以免破坏有活力的牙周组织。

如果牙已离体超过 20 分钟，应先将其放入 Hanks 平衡液中 30 分钟，再放入多西环素（1 mg/20 mL 生理盐水）中 5 分钟，才可实施回植并以夹板固定。用 Hanks 溶液浸泡牙似乎可改善牙根上牙周细胞的存活，进而减少吸收的发生率，该溶液还有助于清除根部碎片和稀释细菌。多西环素有助于抑制牙髓腔内的细菌，从而降低血运重建的主要障碍。即使

是在牛奶或盐水中保存的离体牙，再植前也应该采取这类处理。

离体脱位牙可使用如金属丝、牙弓夹板和殆板来固定。但是，有几个因素必须考虑：如果可能，固定装置尽可能便于保持卫生，安放位置应远离牙龈及牙根。在愈合反应期间，炎症必须控制在最低水平，否则可发生炎症性牙根吸收，这是牙间钢丝固定及冷固化丙烯酸夹板固定的缺点之一。金属丝或夹板覆盖的牙，患者刷牙困难。此外，金属丝可在牙颈部向根方滑动，从而造成牙骨质损伤。牙固定无须绝对刚性，因为刚性固定可能会导致固着和牙根外吸收。有人认为，牙的生理运动促进牙根纤维（即理想的状态）附着而非骨性附着（即趋向于骨性固着愈合）。固定装置应易于安放并备有拆除器械。

酸蚀复合系统被很好地用于固定离体脱位牙（图 24.18 和图 24.17），将刚度中等但仍具有一定柔韧性的金属丝（如编织型矫正金属丝）黏合于脱位牙两侧的 1 ~ 2 个牙面。如果使用较少的邻牙来固定脱位牙，则再植牙在愈合期间可以获得更多的生理运动。如果无法获得编织型正畸弓丝，则任何金属丝（甚至是回形针）都可以代替。将脱位牙和相邻牙的表面酸蚀，然后用复合材料将金属丝黏合到牙上。由于该技术将正畸弓丝黏结在远离牙龈的牙面上，便于刷牙和口腔清洁。这种正畸弓丝很容易拆除，且大多数口腔科医师都有必备的可供使用的器械来实施拆除。

固定的持续时间（表 24.1）应尽可能短，通常为 7 ~ 10 天，以便牙再附着。研究表明，刚性越强，固位时间越长，牙根再吸收就越明显[1,10]。

拆除固定装置后，牙仍可松动。因此，关键是在拆除固定装置时要小心，并嘱患者避免用患牙咀嚼。如果根尖孔未闭，牙髓活力可能得到保存并重建血运。为了提高保存活髓的概率，通常将根尖孔

表 24.1　牙 - 牙槽骨损伤固定时间

受伤类型	固定持续时间
松动牙	7 ~ 10 天
脱位牙	2 ~ 3 周
根折	2 ~ 4 个月
再植牙（发育完成）	7 ~ 10 天
再植牙（发育未完成）	3 ~ 4 周

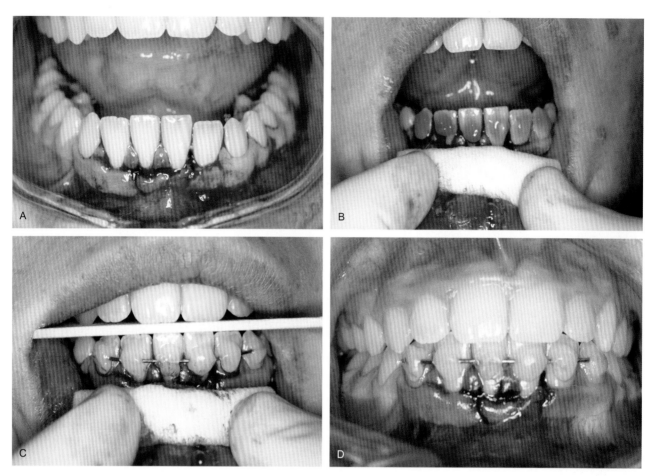

图 24.18 脱位牙酸蚀复合树脂固定技术。（A）下颌切牙舌向脱位。（B）手法复位脱位牙，经隔湿和干燥后，将酸蚀复合树脂涂布到脱位切牙和邻牙唇面。（C）安放金属丝并涂布复合材料。（D）固定后检查咬合关系

未封闭牙固定 3 ~ 4 周，而不是像根尖发育完成牙那样采用短时间固定。

对无法准确回忆起过去 5 ~ 10 年是否注射破伤风抗毒素的患者，应转诊至全科医师进行注射。抗生素（如青霉素）以使用 7 ~ 10 天为宜。

应将牙再植后可能出现的几种结果告知患者。预期的最佳结果是牙相对正常，可以行使正常功能，在大多数情况下需要牙髓治疗（稍后描述）。但可能发生不同程度的牙根吸收和骨性愈合。这些体征的发展变化决定了牙的预后。尽管很少发生急性牙感染，但感染可能导致再植牙脱落。这类患者在再植后的一段时间内应定期仔细随访。Andreasen 和 Hjorting Hansen 列出了再植脱位牙之前考虑的 5 个因素[3]：

（1）脱位牙应无严重的牙周病。

（2）牙槽窝应完好无损，为离体脱位牙提供回植空间。

（3）不应有正畸禁忌证，如明显的牙拥挤等。

（4）应考虑牙脱出牙槽窝之外的时长：超过 2

小时通常会导致不良后果。如果在最初的 30 分钟内重新回植，则可以取得出色的预期效果。

（5）牙根发育阶段应进行评估。对于牙根未完全发育的牙，如果在受伤后 2 小时内完成牙再植，则牙髓可以存活。

对于经由上述因素评估后不适合再植的离体脱位牙，则应告知患者实施再植预后会更差。在诸多不利因素存在的情况下，如患有牙周病、大的修复体、牙槽骨破坏和离体时间过长，应考虑选择种植牙作为替代方案。现今种植牙的使用已经成为离体牙脱位患者的一种选择，这在过去是无法实现的。在没有办法的情况下，可以选择推迟种植体植入时间，即在牙槽骨愈合后延期种植。

牙槽突骨折

如前所述，牙槽突发生的微小骨折经常伴随牙损伤。然而，牙槽突损伤通常是单独发生的，并且处理棘手。在大多数情况下，骨断段包含至少 1 颗牙，但更常见的是几颗牙。

可以伴发冠折、根折和软组织损伤等多发伤，这些损伤最好由口腔颌面外科医师处理，因为可能涉及开放性手术来复位骨段。

与任何其他骨折一样，此类损伤治疗首先是将骨折段复位到正确的位置、固定直到骨愈合。在进行适当麻醉后可用简单的手法复位操作（图24.19）。携带牙的骨块移位分离使得复位困难，可能需要开放手术复位。

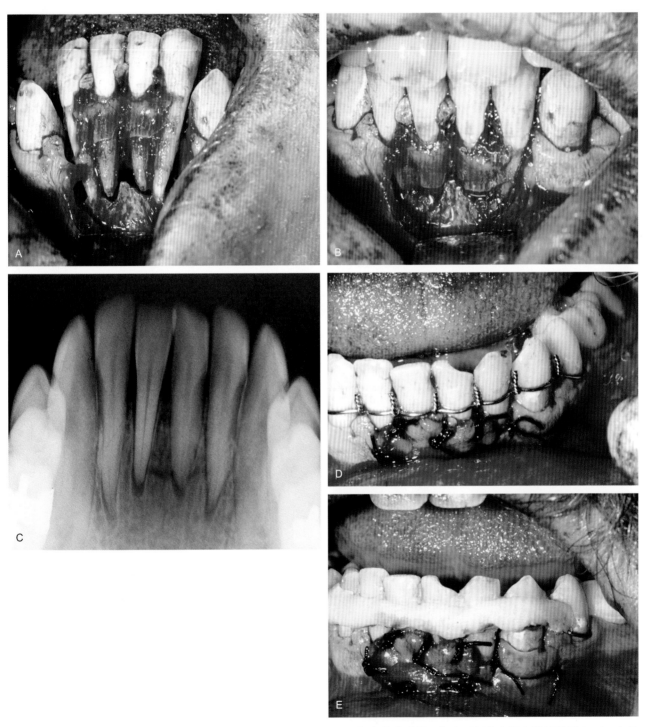

图 24.19 牙槽嵴骨折的治疗。（A）4 颗下前牙牙槽嵴骨折。这些牙根尖发育成熟，根尖周侧方和根尖附近骨量少。（B）骨折手法复位后的临床表现。在固定这些牙之前验证咬合关系。（C）手法复位后牙的影像学表现。（D）应用 Essig 丝固定及黏膜缝合后外观。（E）用冷固化丙烯酸增加刚性（注：宜用图 24.18 所示的酸蚀复合树脂技术，将固定弓丝黏结到牙上更为可取）。由于根尖发育完全，应在外伤后 1 ~ 2 周内对这些牙进行根管治疗（B 由 University of Michigan, Ann Arbor, MI Stephen Feinberg 提供）

对位于牙槽骨段中根尖裸露的牙，应在 1～2 周内进行根管治疗，以防止炎症性牙根吸收和感染。携带牙的牙槽骨段必须固定 4 周，以使骨愈合。有几种可行的方法用来固定牙槽骨折段，最简单的方法是跨越断裂牙槽骨段，在其近远中正常牙上结扎 1 根弓丝，同时将牙槽骨段上的牙结扎在弓丝上。紧邻骨折线的牙不宜结扎在弓丝上，以便进行口腔清洁卫生。不结扎紧邻骨折线的牙有助于防止这些牙在弓丝外力作用下松脱。如上所述，经酸蚀后树脂黏结弓丝固定牙也是可行的。冷固化丙烯酸夹板可在牙原位制作，也可在骨折段复位取印模后灌注的模型上制作，夹板可以连接固定到邻牙和骨折段内的牙上。

牙髓治疗

在上述的任何牙损伤中，牙髓都可能受累，导致牙髓直接暴露、近髓区炎症反应、震荡效应，或牙髓营养动脉破裂。在牙的任何损伤中，牙髓退变都是真实存在的，因此迫切需要早期发现。如果牙髓发生退变，产生反应，则导致牙体吸收和牙变脆（图 24.20）。因此，对于所有牙损伤，必须确定牙髓的活力状态。由于很难在牙受伤后立即确定牙髓的健康状态，口腔科医师必须清楚：发育成熟牙的根尖部向任何方向移动超过 1 mm，就会发生牙髓退变。

在牙复位或再植的当时不应进行根管治疗，一方面进行根管治疗所需要的额外时间不能保证，另一方面根管治疗更可能使牙受到损伤。然而，对于所有根尖孔已经闭合的牙，应在大约 2 周后进行根管治疗。这种治疗可通过消除牙髓中的失活组织，减少炎症性牙根吸收，然后进行根管系统的标准生物力学预备。临床医师使用类似根尖诱导成形技术治疗根管，而不是用牙胶充填根管，即在根管内充填 1∶1 的氢氧化钙和硫酸钡 6～12 个月。由于氢氧化钙在置入根管内后会慢慢吸收，所以使用硫酸钡可对氢氧化钙的含量进行放射学评估，即定期进行放射检查，如果发现氢氧化钙在根管系统中缺失，应每 3 个月更换 1 次。常规根管治疗可在连续 X 线片显示没有进一步的牙根吸收时进行，而不是在生物力学预备后立即做永久性根管充填，因为这样可以最大限度地减少炎症性牙根吸收。

对于根尖孔开放的牙，根管治疗可能需要延迟数周进行，经仔细的后续检查包括牙髓活力测试，再决定是否需要进行根管治疗。当根尖孔开放时，很可能会发生根管系统的血运重建。如果有必要进行根管治疗，在用永久性根管充填材料进行根管系统充填前，可使用氢氧化钙进行根尖诱导形成术。根尖诱导形成术如图 24.21 所示。

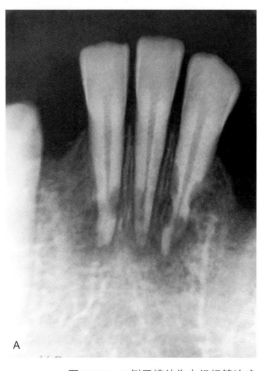
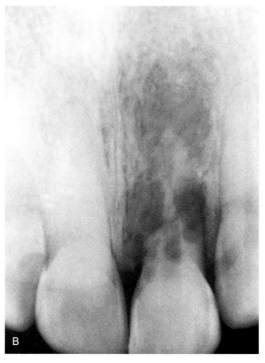

图 24.20　2 例牙槽外伤未经根管治疗，几个月后发生炎症性牙根吸收的病例

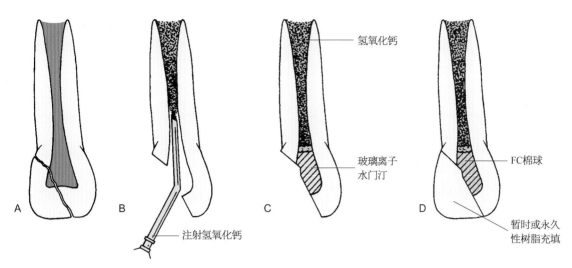

图 24.21 根尖诱导成形术。（A）根尖发育未完成的年轻恒牙冠折，累及牙髓。（B）摘除全部牙髓，充填氢氧化钙。氢氧化钙可用注射器或螺旋输送器充填。（C）放置 1 个干棉球或甲醛甲酚棉球，再用玻璃离子充填冠部髓室。（D）以临时冠或永久性复合材料修复牙冠。根管内氢氧化钙每隔 3 个月更换 1 次，直至根尖完全闭合

（陈传俊　项先旺　译）

参考文献

[1] Andreasen JO. The effect of splinting upon periodontal healing after replantation of permanent incisors in monkeys. *Acta Odontol Scand.* 1975;33:313.

[2] Andreasen JO, Andreasen FM. *Textbook and color atlas of traumatic injuries to the teeth.* ed 3. Copenhagen: Denmark: Munksgaard; 1994.

[3] Andreasen JO, Hjorting-Hansen E. Replantation of teeth. I. Radiographic and clinical study of 110 human teeth replanted after accidental loss. *Acta Odontol Scand.* 1966;24:263.

[4] Sanders B, Brady FA, Johnson R. Injuries. In: Sanders B, ed. *Pediatric oral and maxillofacial surgery.* St Louis, MO: Mosby; 1979.

[5] Donley KJ. Management of sports-related crown fractures. *Dent Clin North Am.* 2000;44:85.

[6] Rauschenberger CR, Hovland EJ. Clinical management of crown fractures. *Dent Clin North Am.* 1995;39:25.

[7] Pagliarini A, Rubini R, Rea M, et al. Crown fractures: effectiveness of current enamel-dentin adhesives in reattachment of fractured fragments. *Quintessence Int.* 2000;31:133.

[8] Turley PK, Joiner MW, Hellstrom S. The effect of orthodontic extrusion on traumatically intruded teeth. *Am J Orthod.* 1984;85:47.

[9] Trope M. Clinical management of the avulsed tooth. *Dent Clin North Am.* 1995;39:93.

[10] Andreasen JO. Etiology and pathogenesis of traumatic dental injuries. *Scand J Dent Res.* 1970;78:339.

第 25 章
面部骨折的处理
Management of Facial Fractures

Mark W. Ochs, Myron R. Tucker, Richard E. Bauer

面部区域的创伤经常累及面部软组织、牙和面部主要骨，包括下颌骨、上颌骨、颧骨、鼻眶筛（naso-orbital-ethmoid, NOE）复合体和眶上结构。此外，这些损伤经常与全身其他部位的损伤联合发生[1]。参与面部创伤患者的治疗和康复，需要全面了解面部创伤的类型、原理、评估和手术治疗。本章概述了治疗面部创伤患者的基本原则。

面部创伤患者的评估

即刻评估

在完成详细的病史记录和面部体格检查评估前，必须先解决可能危及生命的重伤。评估创伤患者的第一步是通过确保患者气道开放和肺充分通气，以评估患者的心肺功能稳定性，应记录生命体征，包括呼吸、脉搏和血压。在此初期评估（即首诊）期间，还应解决其他可能威胁生命的问题，如失血过多，应立即加压包扎、压迫和迅速钳夹出血的血管。其次应完成对患者神经系统和颈椎状况的评估。引起面部骨折的力通常会传导至颈椎，所以在排除颈部受伤前，应暂时固定颈部。仔细触诊颈部，以评估可能的压痛区域，并尽快完成颈椎影像学检查。

一般应待对患者全面评估和患者稳定后再行头颈部损伤的治疗，但是，通常需要一些初始治疗来稳定患者。气道管理至关重要，面部骨折时常严重损害（降低）患者维持气道通畅的能力，尤其是在患者失去知觉或完全仰卧时。下颌骨严重骨折，尤其是双侧或粉碎性骨折，可能导致下颌骨和舌向后移位，从而导致上呼吸道阻塞（图 25.1）。

握住下颌骨并将其向前复位后固定，可以减轻这种阻塞。经鼻咽或口咽插入通气导管，也可以暂时维持呼吸道通畅。在某些情况下，可能需要进行气管插管。任何义齿、脱位牙、完全游离的骨折段或碎骨片也可能导致气道阻塞，必须立即清除。快速检查所有出血区域并通过包扎、压迫或钳夹来处理。从咽部充分吸走多余的唾液和血液，以避免误吸和喉痉挛。

面部区域的损伤可能不仅涉及面部骨骼，而且还涉及软组织如舌或颈上区，还可能与喉骨折等损伤有关[2]。在某些情况下，可能需要紧急气管切开术以开放气道。在上呼吸道完全阻塞的创伤患者中，环甲膜切开（穿刺）术是开放气道最快的方法（图 25.2）。

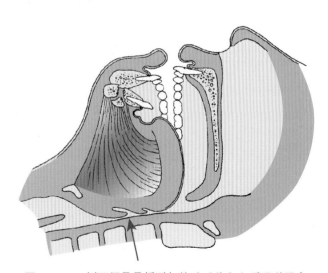

图 25.1 双侧下颌骨骨折引起的舌后移和上呼吸道阻塞

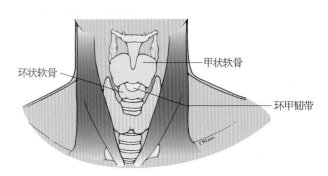

图 25.2 紧急开放气道手术中，气管切开术和环甲膜切开（穿刺）术的标志部位

病史和体格检查

在患者初步稳定后，应尽可能获得完整的病史。病史应当从患者那里获得，但是由于患者意识丧失或神经系统状态受损，通常需从目击者或随行的家庭成员处获得。应考虑以下 5 个重要问题：

（1）事故是怎么发生的？

（2）事故在何时发生？

（3）伤害的具体内容，包括接触的物体类型、接触的方向及类似符合逻辑的考虑？

（4）是否出现过意识丧失？

（5）患者现在正在经历哪些症状，包括疼痛、感觉改变、视觉改变和错𬌗畸形？

应该获得完整的系统性评估，包括过敏史、药物史和破伤风免疫接种史，医疗状况及手术史。

对面部结构的评估应仅在针对心肺和神经系统功能及其他潜在创伤区域（包括胸部、腹部和骨盆）进行全身检查评估之后完成。由于患有多处严重损伤的患者经常需要多位专家的评估和治疗，因此创伤团队已成为大型医院急诊室的标准配置。这些团队通常包括普通外科医师和心胸外科、血管外科、整形外科、神经外科和麻醉科的专科医师，这些专家可随时为急诊患者提供治疗。其他创伤团队包括口腔颌面外科医师、眼科医师、耳鼻咽喉科医师、整形外科医师和泌尿外科医师。通常需要这些专科医师的共同努力，以正确评估和治疗患者的损伤。

面部区域的评估应有序进行。应仔细检查面部和颅骨是否有创伤迹象，包括撕裂伤、擦伤、挫伤、水肿或血肿形成区域及可能的塌陷，瘀斑区域也应仔细评估。

眶周瘀斑尤其合并结膜下出血，通常提示眶缘或颧骨复合体骨折（图 25.3）；Battle 征（颅底骨折时球结膜及耳后有瘀斑）提示颅底骨折；口底瘀斑通常表明下颌骨前部骨折。

面部神经系统检查应包括评估所有脑神经。应仔细评估眼外肌运动和瞳孔对光反射，视力或瞳孔改变可能提示颅内［脑神经（cranial nerve，CN）Ⅱ 或 Ⅲ 功能障碍］或直接的眼眶创伤。嗜睡患者的瞳孔不对称（瞳孔不等大）提示颅内出血（硬膜下或硬膜外血肿或脑室内出血）或损伤。不对称或不规则（非圆形）的瞳孔很可能由眼球穿孔引起。眼球运动异常可能提示中枢神经系统问题（CN Ⅲ、Ⅳ 或 Ⅵ）或眼眶复合体骨折所致的眼眶运动受限

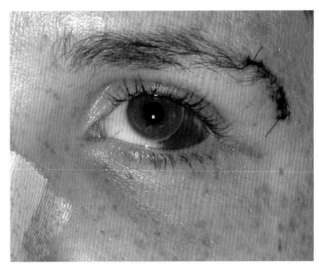

图 25.3　颧骨复合体骨折伴发的眶周瘀斑和外侧结膜下出血

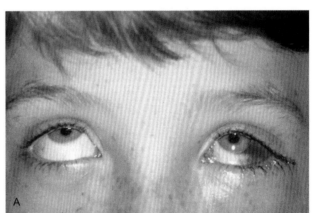

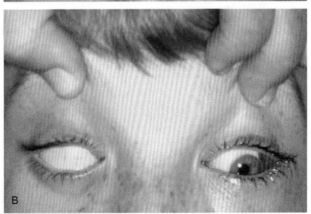

图 25.4　（A）14 岁患者，左侧眶底骨折，向上凝视。（B）线性眶底骨折区域撞击后会导致下直肌嵌压，向下凝视时，患者无法使左眼向下旋转，而右眼则完全向下旋转

（图 25.4）。应评估面部运动肌肉（CN Ⅶ）和咀嚼肌（CN Ⅴ）的功能及面部感觉（CN Ⅴ）。任何撕裂伤均应仔细清创，并评估主要神经或导管（如面神经或腮腺导管）是否被截断。

通过口外触诊下颌骨下缘和外缘的所有区域及颞下颌关节，仔细评估下颌骨，特别要注意压痛点

区域。检查咬合，并评估沿咬合平面的台阶畸形和牙龈区域的撕裂（图 25.5）。双手触诊可疑骨折区域时，应在下颌骨前、后方各施加向骨折区域的压力，了解有无动度，随后重新检查咬合情况。还应注意可能发生骨折的区域，牙是否移位。

对于面中部的评估始于上颌骨作为单独个体或与颧骨或鼻骨连接的活动度。一只手在额部施加压力，稳定患者头部；用另一只手的拇指和示指握住上颌骨，用一定的压力检查上颌骨是否活动（图 25.6）。

在面上部和面中部区域，应触摸额、眶缘或鼻骨、颧骨是否有台阶畸形。在这些区域使用固定数字压力精确评估骨轮廓，但当这些区域严重水肿时，可能会很困难。在检查颧骨复合体或颧弓骨折时，将示指插入磨牙附近的上颌前庭区触摸，并向上外侧施加压力。骨摩擦音（当骨折断端相互摩擦时感觉到的振动）或明显的压痛需要进一步检查。鼻和鼻旁组织的检查包括测量左、右内眦间的最大距离。通常，NOE 会导致鼻骨散开和内眦韧带移位，从而导致外伤性眦距过远（内眦间距离变宽；图 25.7）。正常情况下，内眦间距离应等于鼻翼基部宽度。还应评估鼻的对称性，通过触诊检查鼻的骨性结构。鼻内镜用于直视检查鼻的内部，定位出

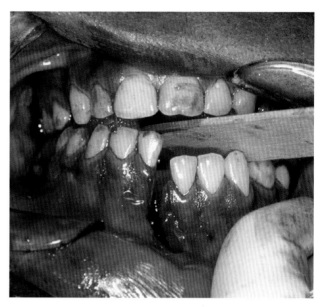

图 25.5　下颌中切牙之间牙龈和黏膜撕裂和咬合平面不齐，提示可能该区域的下颌骨骨折

血过多或血肿形成，特别是在鼻中隔区域。

口内检查应包括颊侧前庭区或腭的黏膜撕裂或瘀斑、咬合及松动牙或缺失牙。这些区域应在处理下颌骨和面中部之前、之中和之后分别进行评估。单侧咬合早接触伴对侧开𬌗，应怀疑某种类型的颌骨骨折。

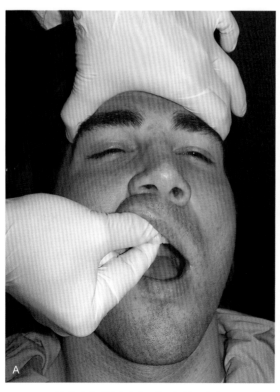 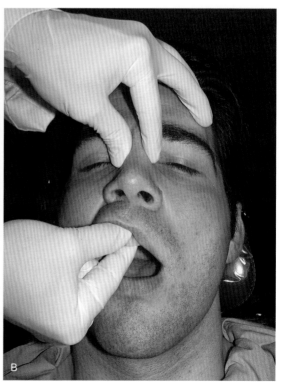

图 25.6　检查上颌骨活动度。（A）按压额部，稳定患者头部，在上颌骨上施加压力，检查是否活动。（B）用于稳定的手还可以检查鼻骨区域的活动度

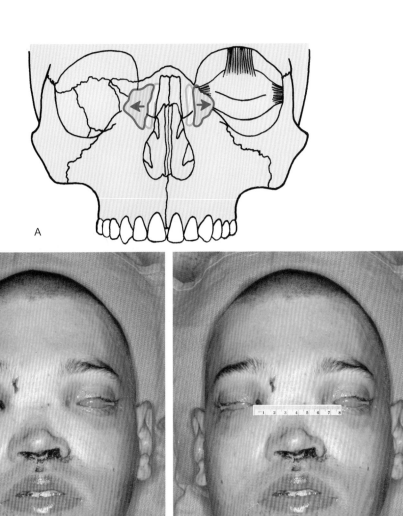

图 25.7 鼻眶筛复合体损伤导致内眦韧带移位和内眦间距加宽（即外伤性眦距过宽）。（A）骨折和内眦韧带移位示意图。（B）外伤性眦距过宽的临床照片。（C）用尺子显示外伤性眦距过宽的宽度，以 mm 为单位

影像学评估

在对面部进行仔细的临床检查后，应拍摄放射片，以提供面部损伤的其他信息，防止发生严重的面部创伤[3]。在进行任何颈部操作之前，应先全面检查排除颈椎损伤（即侧位、齿状突和斜位片）。面部放射线检查在某种程度上取决于临床表现和可疑的损伤。通常不要求进行危险性或过度的放射线检查。对于面部外伤患者，X 线检查的目的应该是确认可疑的临床诊断，获得临床检查可能不清楚的信息，并更准确地确定损伤程度。放射线检查还应从不同角度或视角记录骨折。

下颌骨的放射线检查需要以下 4 个体位中的 2 个或多个：①全景片。②开口位。③后前位。④侧斜位（图 25.8）。有时甚至这些 X 线片也无法提供足够的信息。因此，补充拍摄 X 线片，包括咬合片或根尖片，可能会有所帮助。无造影剂增强的轴位计算机体层扫描（CT）可以获得常规平片无法提供的一些信息；因颈椎预防措施及其他损伤导致无法实施常规面部摄片时，CT 的优势更加明显。CT 扫描可用于排除许多面部创伤患者伴随的神经系统损伤，并可用于补充放射线片检查不能提供的信息。现在更常见的是，CT 图像作为面部骨折患者的主要影像学分析，从而完全放弃了平片检查。此外，

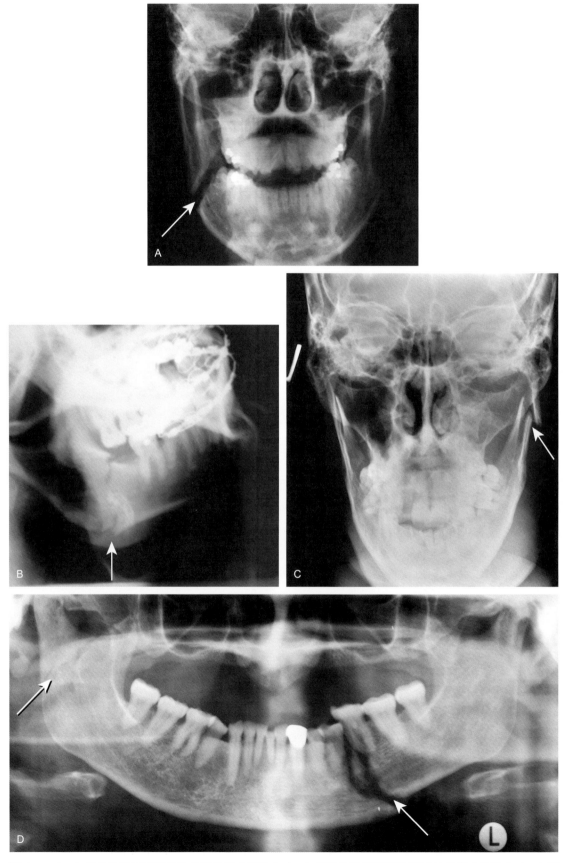

图25.8 （A）后前位显示下颌骨的角部骨折（箭头）。（B）侧斜位显示下颌角区域的骨折（箭头）。（C）开口位显示髁突骨折移位（箭头）。（D）全景片显示左侧下颌骨体部骨折移位和右侧髁突下骨折（箭头）

在医院门诊锥形束 CT（CBCT）的广泛使用，已经允许在相对较低的辐射剂量下进行三维分析，因此替代了多种平片分析。

对面中部骨折的检查虽已得到常规 X 线片的补充，包括华特位、侧位、后前位和颏顶位（图 25.9），但是由于面中部的平片难以操作，目前使用了更为精确的技术。CT 是评估面中部创伤最常用的放射线摄影技术。通过三维重建来实现整个颅骨、面中部和下颌骨的可视化，从而评估骨折的多个平面，为诊断和治疗复杂的面部创伤提供了宝贵的信息（图 25.10）[4]。

面部骨折的病因和分类

面部骨折的病因

面部骨折的主要原因包括交通事故和肢体冲突。受伤的其他原因包括摔倒、与体育运动有关的意外和与工作有关的事故[5, 6]。交通事故引起的面部骨折更频繁发生于交通事故发生时没有系好安全带者。

下颌骨骨折

根据损伤类型及损伤的方向和作用力，下颌骨骨折通常发生在几个部位。一种分类是按解剖部位描述下颌骨骨折，包括髁突、下颌支、下颌角、下颌体、正中联合和牙槽骨，以及极少发生的冠突区域。图 25.11 展示了不同类型下颌骨骨折的部位和发生频率[7]。

下颌骨骨折的另一种分类系统是将骨折类型分为青枝骨折、简单骨折、粉碎性骨折和复合性骨折（图 25.12）。这种分类描述了骨折部位的骨碎片状况及与外部环境的可能联系。青枝骨折是指那些具有柔性骨的不完全骨折。触诊时通常表现出很小的活动度，并且骨折不完全。简单骨折是骨的完整横断，骨折部位的碎片极小。在粉碎性骨折中，骨折的骨片留在多个片段中。枪伤、贯通伤及其他对颌骨的高压伤经常导致粉碎性骨折。复合性骨折导致骨折段的边缘与外部环境相通。在颌面骨折中，可能由于黏膜撕裂、贯穿龈沟和牙周膜，与瘘道衬里相通，表面皮肤撕脱而导致口内外环境交通。根据定义，在含牙段内的任何颌骨骨折都是开放性骨折或复合性骨折。

下颌骨骨折可能是有利的，也可能是不利的，具体取决于骨折的角度及肌肉牵拉骨折块向近端和远端的力。在有利型骨折中，骨折线和肌肉拉力会阻止骨折移位（图 25.13）。在不利型骨折中，肌肉拉力导致骨折段移位。

面中部骨折

面中部骨折包括累及上颌骨、颧骨和 NOE 复合体的骨折。面中部骨折可分为 Le Fort Ⅰ型、Ⅱ型、Ⅲ型骨折，颧上颌复合骨折，颧弓骨折和 NOE 骨折。这些损伤可能是孤立的，也可能是同时发生的[8]。

Le Fort Ⅰ型骨折通常是由于上颌骨受到水平向的力而导致的，骨折穿过上颌窦并沿鼻底延伸，使上颌骨与翼板、鼻和颧骨结构分离（图 25.14A）。这种类型的外伤可能会使上颌骨整块与其他结构分开，导致腭裂或使上颌骨碎裂。向更高位方向施加的力通常导致 Le Fort Ⅱ型骨折，这是上颌骨和附着的鼻腔复合体从眼眶和颧骨结构中分离的原因（图 25.14B）。当施加水平力至足以将 NOE 复合体、颧骨、上颌骨与颅底分开时，会导致 Le Fort Ⅲ型骨折，导致颅面分离（图 25.14C）。面中部骨折始终是前述损伤的 2 种或以上的组合。

在手术室中治疗的最常见的面中部骨折类型是颧骨复合体骨折（图 25.15A）。当拳头或棒球等物体撞击颊部侧面时，会导致这种类型的骨折。类似的创伤也可能导致鼻骨、眶缘或眶底区域的孤立骨折。眼部钝伤可能导致眼球受压，进而导致眶底裂开（图 25.16）。颧弓可能单独或与其他损伤同时出现（图 25.15 B，C）。

面部骨折的治疗

当面部结构受伤时，治疗应朝着为患者提供最大限度的康复而努力。对于面部骨折，治疗目标包括快速骨愈合，恢复正常咬合、咀嚼和鼻功能，恢复讲话，以及可接受的面部和牙美学效果。在治疗和愈合阶段，最大限度地减少对患者营养状况的不良影响，以尽可能少的不适和不便来达到治疗目标也很重要。

为了实现这些目标，以下基本手术原则应作为面部骨折治疗的指南：骨折复位（即将骨折段恢复到适当的解剖位置）和将骨折部位的骨折段固定。此外，术前必须恢复咬合，并消除或预防骨折区域的任何感染。

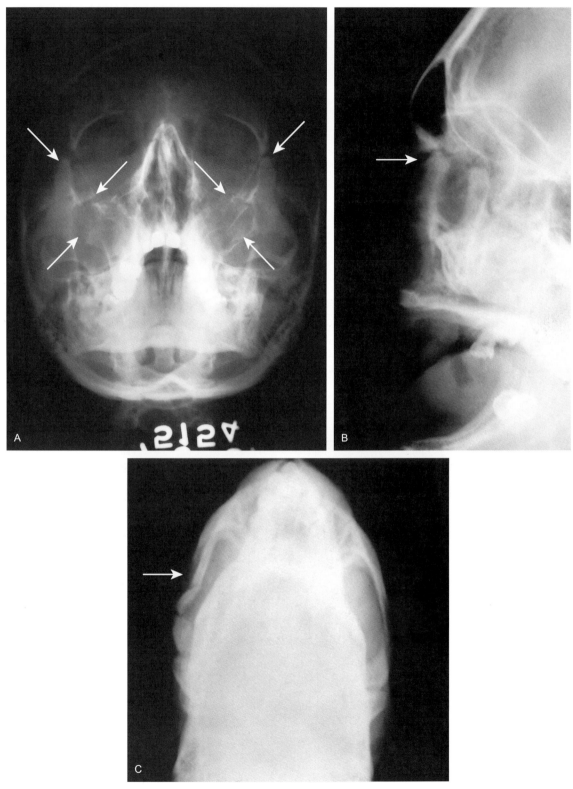

图 25.9 （A）华特位显示眶缘区域骨折（箭头）。（B）侧位片显示 Le Fort Ⅲ型骨折或颅面分离。骨折线（箭头）将颅骨和面中部分开。（C）颏顶位显示颧弓骨折（箭头）

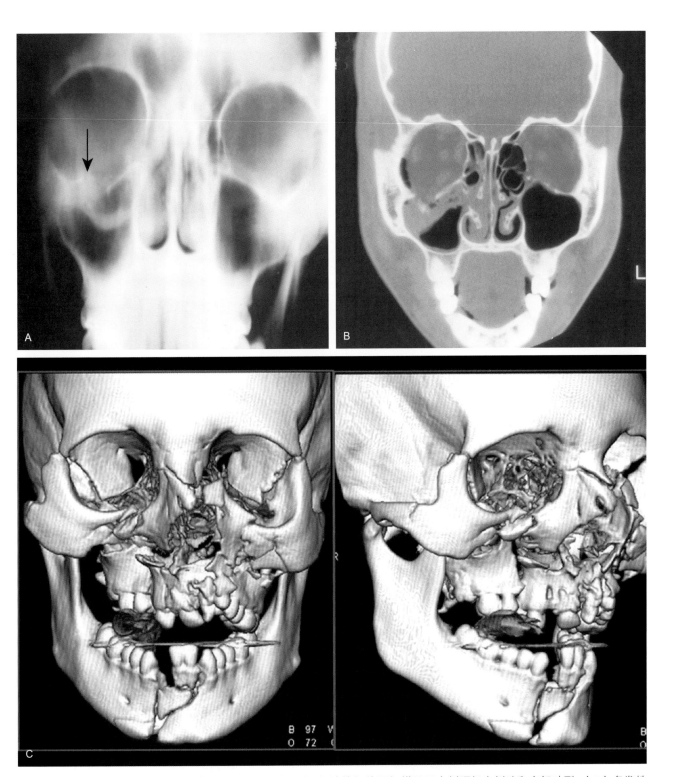

图 25.10　（A）X 线体层扫描图显示眶底断裂（箭头）。（B）计算机体层扫描显示右侧眶部内侧壁和底部破裂。（C）多发性面部骨折患者的三维重建（图 C 由 R. Bryan Bell 博士提供）

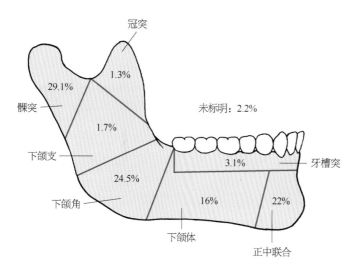

图 25.11 下颌骨骨折的解剖分布（引自 Olson RA, Fonseca RJ, Zeitler DL，Osbon DB. Fractures of the mandible: a review of 580 cases. J Oral Maxillofac Surg.1982;40:23）

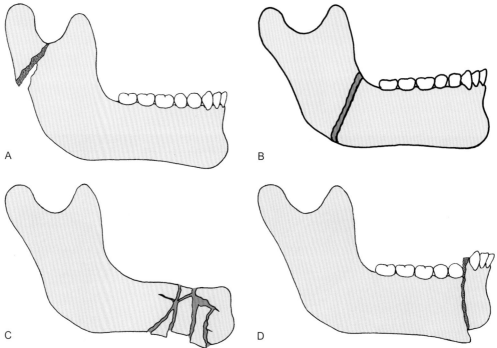

图 25.12 下颌骨骨折的类型，根据骨折部位的损伤程度进行分类。（A）青枝骨折。（B）简单骨折。（C）粉碎性骨折。（D）复合性骨折。骨在牙附近的黏膜面暴露

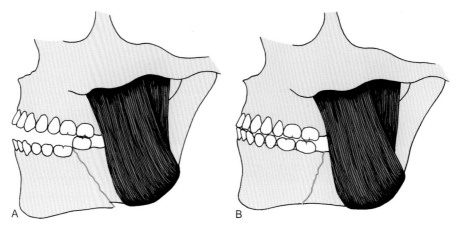

图 25.13 有利型和不利型下颌骨骨折。（A）不利型骨折导致咬肌牵拉，引起骨折段移位。（B）有利型骨折中，肌肉拉力的角度阻止骨折移位

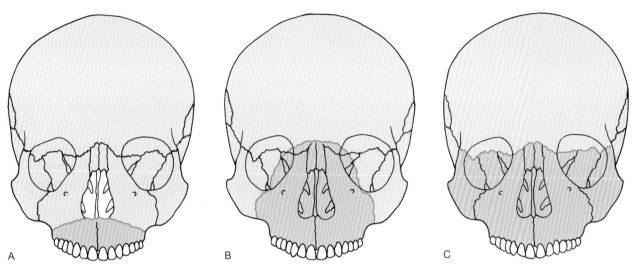

图 25.14　Le Fort 面中部骨折。（A）Le Fort Ⅰ型骨折以水平方式将上颌骨下部分开，骨折线从鼻的梨状孔延伸到上颌翼突缝。（B）Le Fort Ⅱ型骨折，将上颌骨和鼻腔与颅复合体、颧骨眶缘和上颌翼突缝分离。（C）Le Fort Ⅲ型骨折（即颅面分离），是在面中部鼻－眶－筛骨复合体和颧额缝水平完全分离。骨折也通过眼眶向两侧延伸

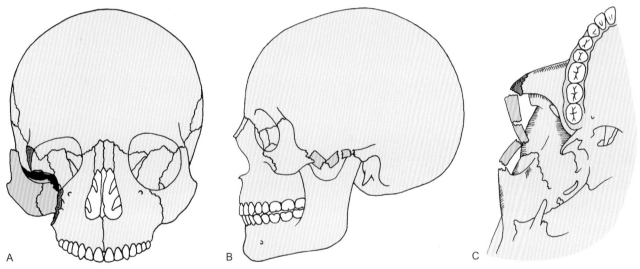

图 25.15　（A）颧骨复合体骨折。（B）侧面图。 孤立的颧弓骨折。（C）颏顶位显示在不同视图中的颧弓骨折（图 A 和图 C 改编自 Kruger E, Schilli W. Oral and Maxillofacial Traumatology, Vol 2. Chicago: Quintessence; 1986）

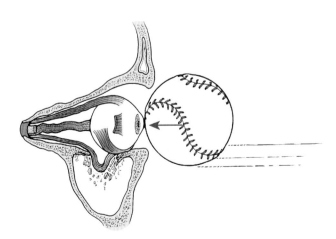

图 25.16　棒球造成的钝伤，导致眶底裂开，碎片骨和眶内容物下垂至上颌窦

面部骨折的治疗时机取决于许多因素，通常最好应尽快处理损伤。有证据表明，开放或复合伤口未经治疗的时间越长，感染和骨折错位愈合的发生率就越高。另外，延迟几天或几周，骨折的理想解剖复位即使有可能也变得很困难。受伤后 2～3 天水肿逐渐加重，经常使骨折治疗更加困难。

然而，一些原因导致面部骨折的治疗常常被推迟。在许多情况下，患者还有其他更急需治疗的损伤。严重颅脑外伤等损伤影响患者的术前稳定并增加麻醉和手术风险，显然在面部骨折之前应先处理这类损伤。在某些情况下，延迟 1 或 2 天会导致组织水肿，待 3～4 天水肿消除后能更容易进行骨折治疗。尽管上颌骨和下颌骨骨折的治疗常常有很多

共同点，但本章将分别讨论这些类型的骨折。传统上，大多数面部骨折的治疗计划都是从下颌骨骨折复位开始再到面中部，因为下颌骨最容易稳定，并且咬合和面部其余骨可以参照下颌骨复位。但是，随着刚性固定（金属板和螺钉）技术的出现和改进，面部骨折治疗的启动可以从最容易稳定的骨折区域延续到最不稳定的区域。

在处理面部骨折时，外科医师基于以下概念尝试重建面部：面部的某些骨结构在垂直和前后方向上提供了主要支撑。两侧存在 3 个支撑，主要垂直支撑：①鼻上颌支柱。②颧上颌支柱。③翼上颌支柱（图 25.17）[9]。前后方向包括额骨、颧弓和颧骨复合体、上颌牙槽嵴和腭板及下颌骨的近颅段[10]。不论哪种面部骨折类型或所采用的手术方法，最先应将牙复位在适当的咬合位置，然后逐步复位骨折。骨修复应先于软组织修复。

下颌骨骨折

手术矫正的第一个也是最重要的方面是合理的骨折复位，或将骨折的各个部分重建正确的关系。为了合理复位带有牙的骨折段，将牙置于损伤前的咬合关系是最重要的。仅在骨折部位将碎骨片拼齐而没有建立合适的咬合关系，几乎无法导致满意的术后功能性咬合。

通过将牙连接在一起，建立适当的咬合关系，称为双颌固定（maxillomand; bular fixation，MMF）或颌间固定。MMF 有几种技术（图 25.18），最常用的技术包括将成品带钩牙弓夹板用金属丝或酸蚀黏结固定在牙体上；上颌牙弓夹板用金属丝结扎到下颌牙弓夹板，从而恢复牙的正常咬合关系。这可以通过传统的 Erich 型牙弓夹板或骨锚式牙弓板（如 Stryker Hybrid MMF；图 25.18A）来实现。其他结扎技术，如 Ivy 环或连续小环颌间结扎，也有相同作用。如果延迟几天未进行骨折治疗或骨折严重移位，则可能难以立即将骨折段进行复位和颌间固定。强弹性牵引力可在数小时或几天内将骨折段逐渐拉至正确位置（图 25.19）。仅使用 MMF 进行骨折治疗称为闭合性复位，因为不涉及直接打开、暴露和操作骨折区域。

无牙颌患者发生骨折时，可通过环绕下颌骨结扎术，将下颌义齿固定在下颌骨上，并使用结扎技术或骨螺钉将上颌义齿固定在上颌骨，然后将上、下颌义齿结扎在一起，从而形成 MMF。在许多情况下，无牙颌骨折患者会进行切开复位和内固定，达到解剖复位（图 25.20）。在适当的愈合期（至少 4 ～ 6 周）后，可以制作新的义齿。

有牙患者使用的夹板技术涉及使用舌板或咬合板（图 25.21）。该技术在治疗很难放置牙弓夹板和接骨板的儿童下颌骨骨折中非常有效，因为他（她）们乳牙的结构和正在发育的恒牙的特殊性，以及难以获得患儿的理解和合作。在完成临床和影像检查后，应识别并分类所有骨折和软组织损伤，然后在患儿和患儿家属的帮助下，制订有关手术方法和顺序的治疗计划，进而讨论决定关于闭合或开放复位、不同时期的 MMF 及预期的后果，并获得手术知情同意。

在完成下颌骨闭合复位并将牙体或牙槽突放置到与上颌骨的相应位置后，必须确定是否需要进行

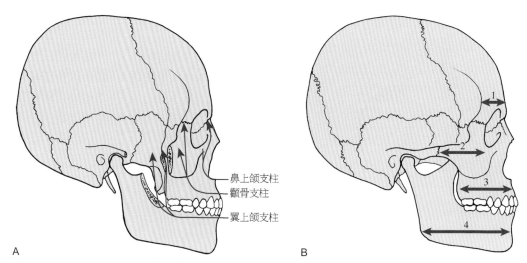

图 25.17 （A）面部垂直支柱：鼻上颌支柱、颧上颌支柱、翼上颌支柱。（B）前后向支柱：额骨（1），颧骨（2），上颌骨（3）和下颌骨（4）

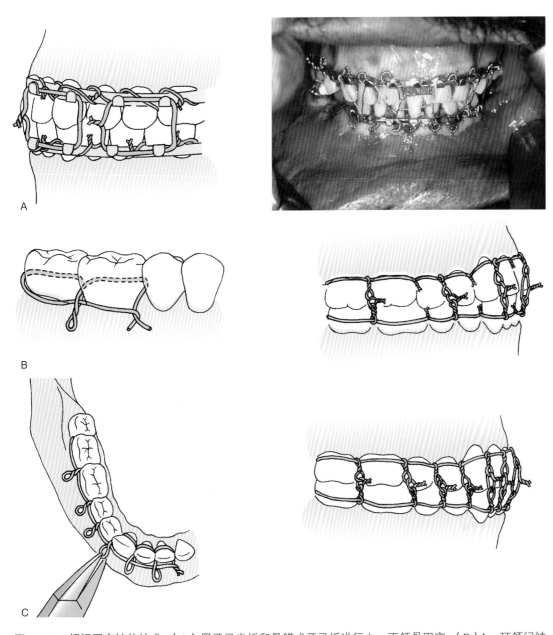

图 25.18 颌间固定结扎技术。(A)用牙弓夹板和骨锚式牙弓板进行上、下颌骨固定。(B)Ivy 环颌间结扎技术。(C)连续小环颌间结扎技术(改编自 Kruger E, Schilli W. Oral and Maxillofacial Traumatology. Vol 1. Chicago: Quintessence; 1982)

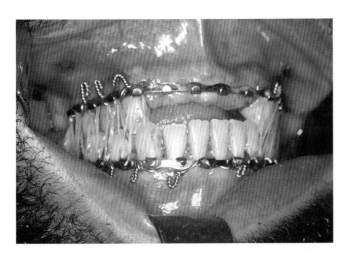

图 25.19 牙弓夹板与弹性牵引结合使用,牵拉颌骨复位并恢复受伤前咬合关系。一旦闭合复位完成,上、下颌间钢丝固定取代弹性牵引并维持 6 周

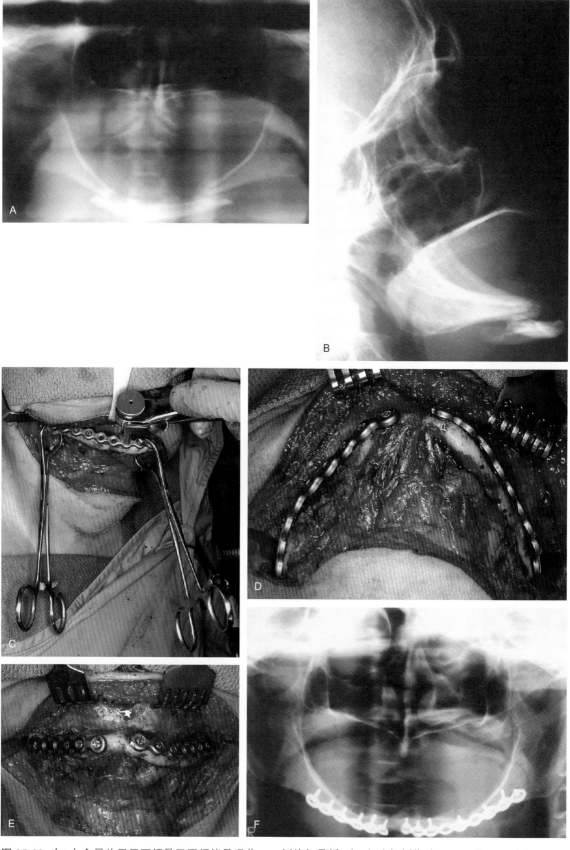

图 25.20 （A）全景片显示下颌骨无牙颌伴骨吸收，双侧体部骨折。（B）头颅侧位片显示舌骨上肌群牵拉，导致下颌骨折段前段下移。（C）经下颌下切口暴露右侧下颌体部骨折，术中观。自固定骨夹用于固定钛板与颌骨，而钻导用于确保在钛板孔内中心位置钻孔。（D）双侧下颌体骨折单独用钛板固定的术中颏下观。（E）正面观。（F）术后全景片

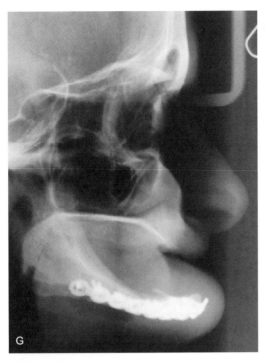

图 25.20（续）（G）恢复解剖对位的头颅侧位片

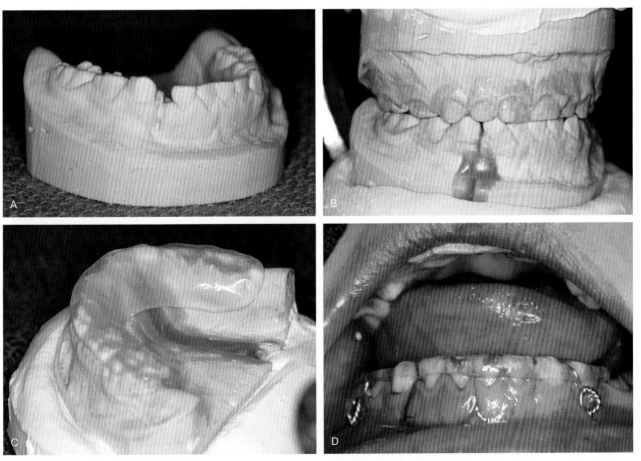

图 25.21　5 岁儿童，右侧联合骨折，双侧髁突囊内骨折。（A）下颌牙列模型显示右侧联合骨折移位程度。（B）在骨折部位切割下颌石膏模型，通过与上颌石膏模型的咬合关系，将其重新定位到合适的位置。（C）在下颌石膏模型上制作咬合面－舌侧夹板。（D）咬合板与下颌钢丝固定，减少骨折端移动并稳定下颌骨骨折。颌骨中的悬架钢丝用于髁突骨折的封闭式处理（2 周）

开放复位（即通过手术切口直接暴露和复位骨折）。如果骨折复位足够，MMF 可在大约 6 周的骨愈合初始阶段提供足够的稳定性。切开复位的适应证包括骨段的持续移位或不利型骨折，如成角骨折（图25.13）。在成角骨折，咬肌和翼内肌牵拉导致下颌骨近心段移位。有了坚固内固定技术，患者可以不进行 MMF 或缩短 MMF 的时间而痊愈，这可能是决定切开复位的一个重要因素。在大多数情况下，患者选择接受切开复位和内固定术，这样可以在不使用 MMF 的情况下更早地恢复正常功能。在某些情况下，骨折部位没有必要达到理想的解剖复位，髁突骨折尤其如此。对于髁突小或中度移位，术后功能和咬合通常良好（但这种情况只发生在骨折部位愈合期间建立了合适的咬合关系）。在这些病例中，成人使用 MMF 最多 2 ~ 3 周，儿童使用 MMF 最多 10 ~ 14 天，随后是一段积极的功能康复期。长时间的 MMF 可导致骨强直或纤维化和严重开口受限。在髁突解剖移位明显的情况下，开放性复位和坚固内固定可提高治疗效果[11]。

当进行切开复位时，必须通过切口直接进入骨折区域。根据下颌骨骨折区域的不同，可采取多种手术路径。可采用口内和口外入路。一般情况下，经口内切口可以很容易暴露下颌骨正中联合和前区（图 25.22），而经口外入路处理下颌角后部、下颌支和髁突骨折更容易（图 25.23）。在某些情况下，可采用口内切口结合经皮肤插入小套管针和套管的联合入路，治疗下颌体后部和下颌角骨折，以利于骨折复位和固定（图 25.24）。但在任何情况下，手术都应该避开神经、唾液腺导管和血管等重要结构，并尽可能减少瘢痕。

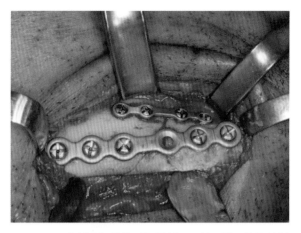

图 25.23　右侧下颌骨体后部骨折，口外显露及放置钛板

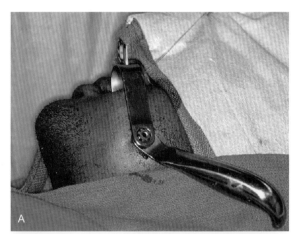

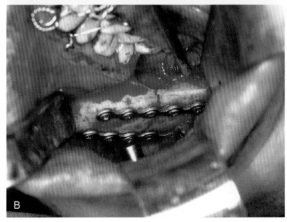

图 25.24　采用口内切口联合经皮插管进入下颌角区。（A）左颊观可见置有保护的套管和把手。（B）左侧下颌角骨折，口内观可见钛板被经皮穿刺和垂直于骨面的螺钉固定。注：位于骨折线上的阻生第三磨牙已拔除

传统并且仍然可以接受的切开复位后骨固定方法是直接骨内结扎与持续 3 ~ 8 周的 MMF。这种固定方法可以通过多种金属丝技术（如金属丝骨间固定）来实现，通常足以在愈合期间将骨段保持在适当的位置（图 25.25）。如果使用金属丝骨间固定用于骨折部位的固定和维持稳定，则需要使用

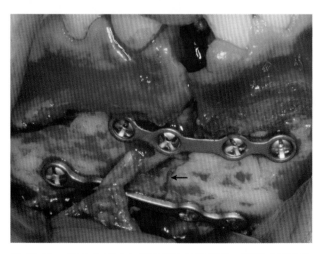

图 25.22　从口内显示右前下颌体骨折复位、固定（箭头示骨折线），颏神经被保存

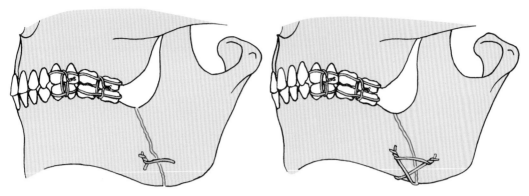

图 25.25　用于下颌骨骨折复位和维持稳定的手术用钢丝（骨折部位使用钢丝骨间固定，患者在愈合期间必须保持颌间固定）

MMF 持续固定（通常 4 ~ 6 周），直到骨折区域完全愈合。

目前，坚固内固定技术已广泛应用于骨折的治疗 [12]。这些方法使用钢板、螺钉或两者同时使用，以使骨折固定更坚固并稳定骨段（图 25.26 和图 25.27）。即使是坚固内固定，在骨段复位和固定前也必须建立正确的咬合关系。坚固内固定技术用于治疗下颌骨骨折的优点包括减少患者的不适和不便，因为不需或缩短 MMF，改善了术后营养和术后口腔卫生，对癫痫患者有更大的安全性，对多发损伤患者的术后管理也更好。

面中部骨折

面中部骨折的治疗可以分为影响咬合关系的骨折，例如 Le Fort Ⅰ 型、Ⅱ 型、Ⅲ 型骨折，不一定影响咬合的骨折，如单纯颧骨骨折、颧弓骨折，或者鼻眶筛复合体骨折。

对于颧骨骨折、单纯颧弓骨折和鼻眶筛骨折，治疗的主要目标是恢复正常的眼、鼻形态、咀嚼功能和面部美观。在单纯颧骨骨折（最常见的面中部损伤）中，切开复位通常通过口内、眉弓外侧或眶下入路联合进行。使用一种器械将颧骨抬高到适当位置。如果通过简单的手法复位无法实现达到的稳定，则可能需要对颧上颌柱、颧额区和眶下缘区进行钛板固定（图 25.28）。

在颧弓骨折，可以采用口外入路或口内入路抬高颧弓，使其恢复正常外形。除恢复面部外形外，这种方法消除了对下颌骨冠突的影响和随之而来的开口受限。颧弓抬高和复位应在受伤后几天内进行。长期拖延使颧弓保持在一个稳定的支撑结构中很困难，而且容易塌陷或移动到其他部位。

鼻眶筛骨折的治疗目标是恢复正常鼻泪管和眼功能，同时将鼻骨和内眦韧带复位到合适的位置，以保证术后美观。通常需要鼻眶筛区域的切开复位，可通过多种手术途径广泛暴露眶上缘、鼻、内眦和眶下缘区域。目前最流行的方法是冠状皮瓣，通过一个简单的切口暴露整个面上部和鼻筛复合体，且手术切口很容易地隐藏在发际线内（图 25.29）[13]。在这类损伤中，小钛板直接经鼻固定在稳定和维持骨段方面最为有效。

在包括咬合部分的面中部骨折中，如在下颌骨骨折，通过将上、下颌间形成合适的咬合来重建正确的咬合关系很重要。完成这一步的方法与用于治疗下颌骨骨折的各种类型的颌间固定相同。然而，与下颌骨骨折一样，重建咬合关系不能保证所有区域的骨折复位完全。除了解剖复位，骨折部位通常还需要额外固定。

施行 MMF 后骨折端复位足够，但是骨折部位仍然不稳定时，直接钢丝固定、悬浮钢丝技术或小钛板可用于稳定骨折，例如 Le Fort Ⅰ、Ⅱ、Ⅲ 型面中部骨折而下颌骨完好。通过 MMF，下颌运动有牵拉移动面中部骨的倾向。直接接骨技术（如金属丝骨间固定）或接骨板（如坚固内固定）试图直接对单个骨折进行固定。

金属线悬吊有时被用于辅助金属丝骨间固定或接骨板。金属丝悬吊的目的是通过将骨折段悬吊在更稳定的骨上，以稳定骨折 [14]。悬吊金属丝技术包括将金属丝连接到梨状孔区、眶下缘、颧弓或额骨（图 25.30）。悬吊金属丝可以直接连接上颌弓丝，也可以用中间金属丝连接到颌间夹板或下颌骨。这些悬吊线可防止尝试张口时下颌骨牵拉上颌骨，导致其移位。在许多情况下，使用直接和悬吊钢丝固定确实有很大的限制作用。金属丝有限的刚性可能使其难以重建和保持适当的解剖轮廓，尤其是在凹

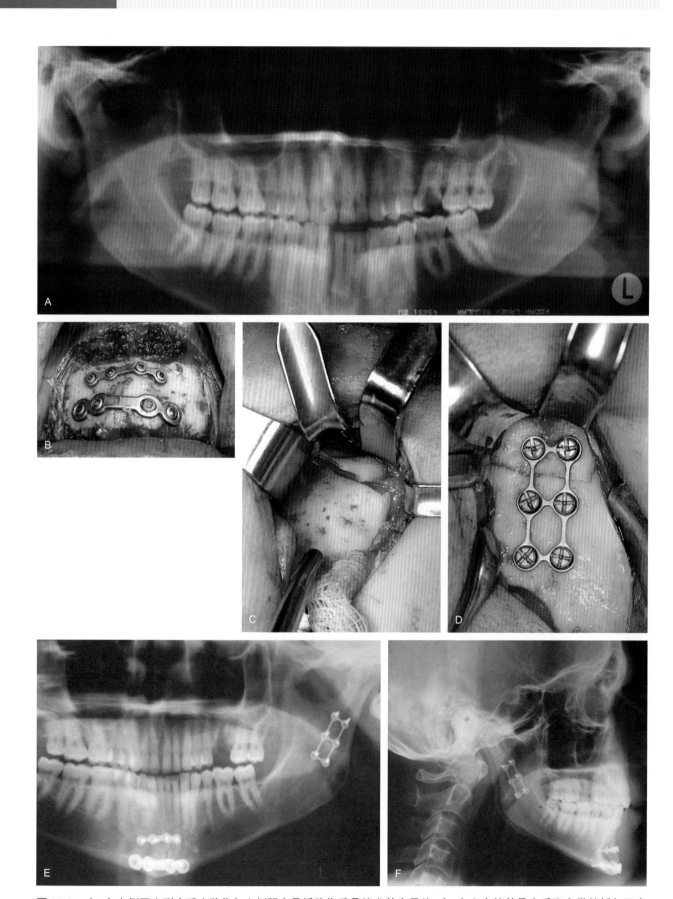

图 25.26 （A）右侧正中联合垂直移位与左侧髁突骨折移位重叠的术前全景片。（B）上方的单骨皮质张力带钛板与下方的单骨皮质层钛板治疗右侧正中联合骨折。（C）左侧髁突骨折突经口外入路手术，发现移位的骨段。（D）用单皮质钛板复位和固定髁突骨折。（E）术后 X 线片显示骨折固定和无法修复的左侧上颌第一磨牙已被拔除。（F）术后头颅侧位片显示合适的垂直高度和咬合重建

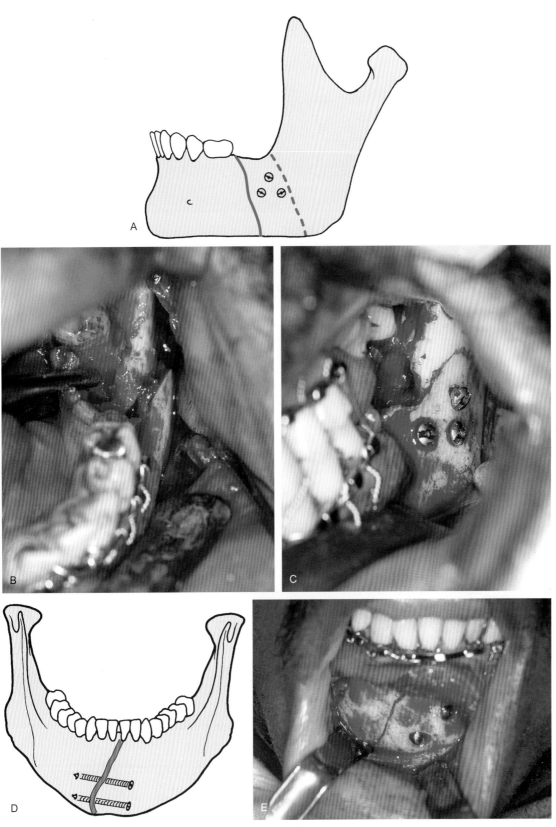

图 25.27　（A）下颌骨斜形骨折用 3 枚拉力螺钉固定。（B）斜形骨折的临床表现。（C）骨折固定的临床图片。（D）在正中联合处横向放置 2 枚螺钉，通过骨折处两侧骨皮质固定，以稳定下颌骨前部，并使用拉力螺钉对骨折处进行加压。（E）螺钉固定的临床图片

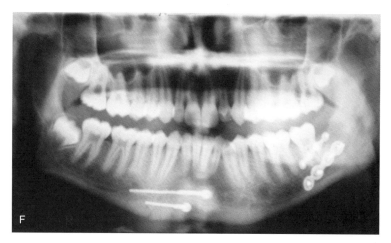

图 25.27（续）（F）X 线片

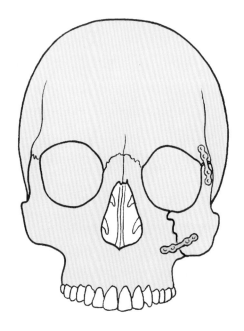

图 25.28　颧骨复合体骨折钛板固定术。用钛板稳定颧骨支撑处和颧额缝合处的骨折

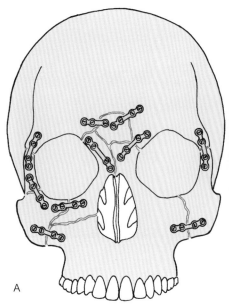

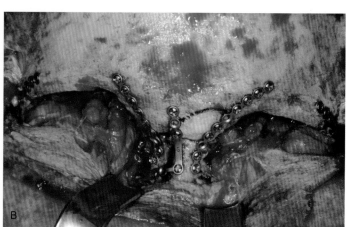

图 25.29　用钛板固定严重面中部骨折。（A）示意图。（B）鼻眶筛和眶上区骨折，小钛板固定骨折段后

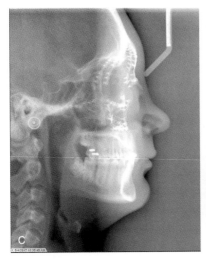

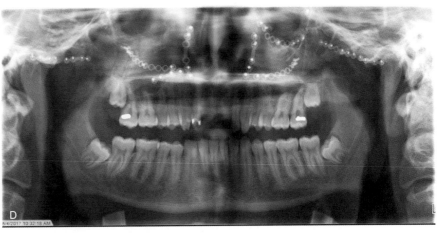

图 25.29（续）（C）术后头颅侧位片。（D）术后全景片

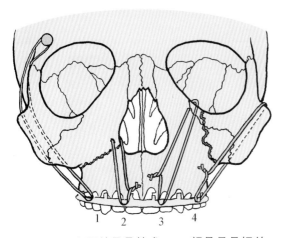

图 25.30　金属丝悬吊技术。1，额骨悬吊钢丝；2，梨状孔边缘悬吊钢丝；3，环颧骨悬吊钢丝；4，环颧骨悬吊钢丝

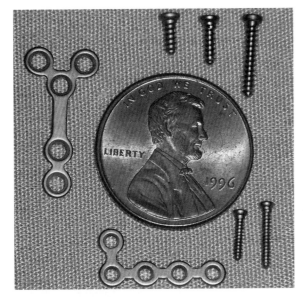

图 25.31　微型板和微孔螺钉，与邻近硬币（美分）的尺寸比较

凸不平的区域，如在眶周或颧骨等部位。在整个愈合期间，钢丝可能不足以抵抗肌肉力量，最终导致一些骨折移位。使用钛板的坚固内固定系统在大多数情况下，避免了对悬吊线的需求。

小钛板和微型钛板系统的发展和改进，极大地提高了面中部骨折的治疗效果。这些钛合金板的厚度为 0.6 ~ 1.5 mm，由外螺纹直径 0.7 ~ 2.0 mm 的螺钉固定（图 25.31）。对下颌骨骨折进行坚固内固定的优点也适用于面中部骨折。除了这些优点外，小的接骨板还大大提高了手术时获得适当骨轮廓的能力。当金属丝直接悬吊或悬挂技术受到限制时，重建骨解剖的曲线几乎是不可能的，特别是在有严重粉碎性骨片的部位。对于严重粉碎、不稳定的面中部骨折，现在常规通过广泛暴露所有骨折段并使用骨板重建面部支柱、形成适当的轮廓并稳定尽可能多的骨片（图 25.32）。这些钛板和螺钉具有生物相容性，不需要二次手术取出，除非被触摸到、感染或干扰二次重建手术（如骨移植或植入植体）。

各种聚乙醇酸和聚乳酸聚合物已被开发用于可吸收板和螺钉系统（图 25.33）[15,16]。可吸收接骨板系统考虑了生长和 CT 成像，可能更适合儿童和颅骨外伤。然而，由于目前的设计水平、机械强度、需要攻丝及成本问题的限制，这些系统未被常规使用。接骨板和螺钉的使用，也促进了即刻植骨的应用，以便在手术时替换粉碎或缺失的骨段，并改善粉碎骨段的稳定性。

最近发展的复杂面部创伤的治疗包括使用先进技术、虚拟重建、立体光刻建模和术中导航，从而更准确地定位和稳定复杂骨折[17,18]。一种治疗复杂

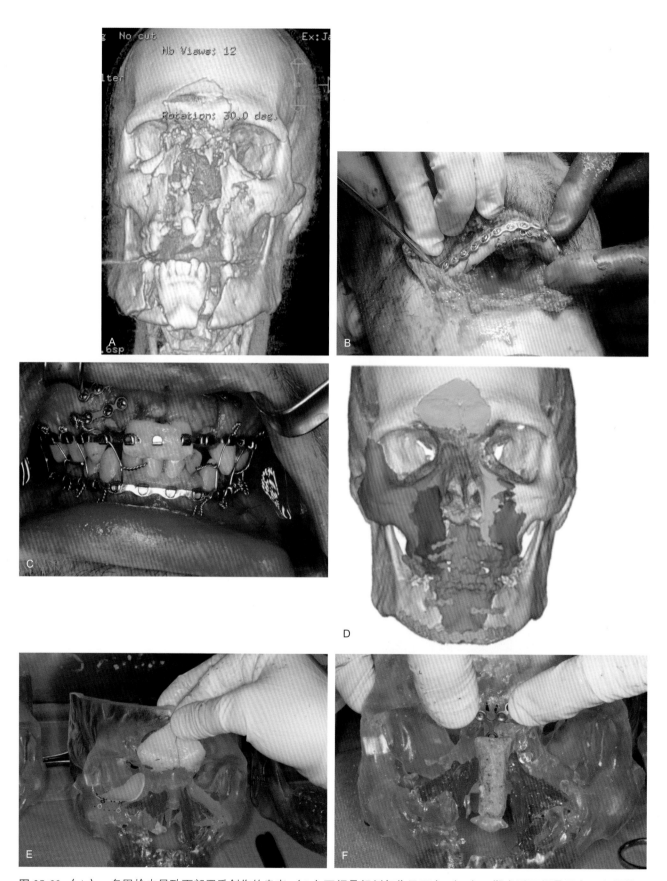

图 25.32 （A）一名因枪击导致面部严重创伤的患者。（B）下颌骨解剖复位及固定。（C）一期术后下颌骨固定、上颌骨固定、前颌骨外固定的临床所见。由于严重的腭部撕脱伤和血液供应受损，使用微型钛板时没有剥离骨膜。（D）二期手术的虚拟规划，实际上是对骨折段的虚拟复位。（E）利用立体光刻模型设计缺损部位和解剖性眶内植入物的大小。（F）利用立体光刻模型预弯钛板，以颅顶支柱支持移植物

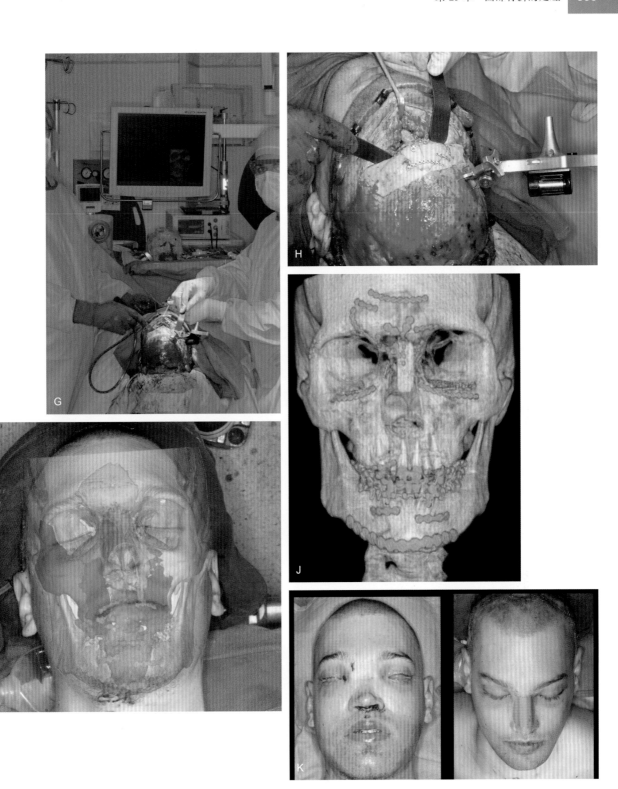

图 25.32（续）（G）术中导航系统使用情况。（H）术中导航以验证复位的骨段和眶内植入物。（I）虚拟手术计划与术后临床所见的重叠。（J）术后计算机体层扫描三维重建。（K）术前、术后临床表现

骨折的方法是利用 CT 数据创建一个精确复制骨折的立体成像模型。立体光刻模型可以从虚拟操作的骨折段到一个"完善的"模型，以辅助固定、预弯钛板和选择合适直径的眶内种植体。在单侧眼眶或颧骨创伤，对侧可作为参照，指导手术，使用骨移植、异体植入物或解剖性钛强化植入物重建受损区域。CT 数据也可以用于创建一个虚拟的立体光刻重建模型，通过镜像未受损伤的一侧，制作一个反转或镜像模型来治疗骨折侧。术中使用导航系统来重现骨折侧的位置。通过使用类似于全球定位系统

的设备，包括定位器、探针和面部注册等，可以对颌骨上的点进行定位、复位、稳定，并通过复位骨折段创建的虚拟模型进行验证（图 25.34 和图 25.32）。

撕裂伤

第 24 章概述了处理面部撕裂伤的一般原则。通常，面骨骨折与严重的面部撕裂有关。无论伤口大小，撕裂伤修复的原则是一样的。

清理撕裂伤并检查有无重要结构破坏是很重要的。可能的损伤包括腮腺导管、面神经或大血管撕裂。在这些病例，必须尝试再吻合，识别并对切断的神经进行初次修复，或处理所有相关出血（图 25.35）。在注射局麻或全麻诱导前，检查这些损伤很重要，因为麻醉后可能无法评估结构的完整性和功能（如面部运动和唾液流量）。

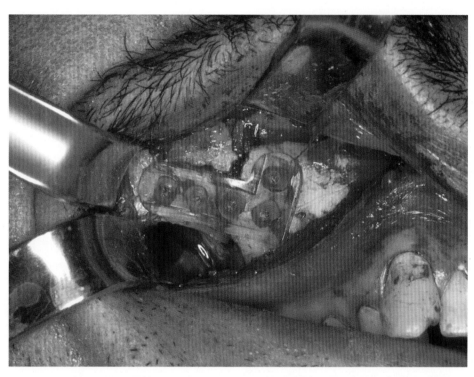

图 25.33 L 形可吸收接骨板（非金属且几乎半透明）和螺钉，用于固定右侧颧上颌缝骨折

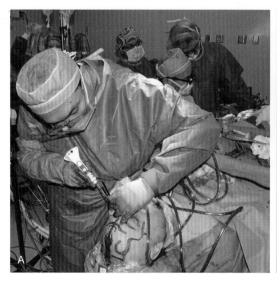
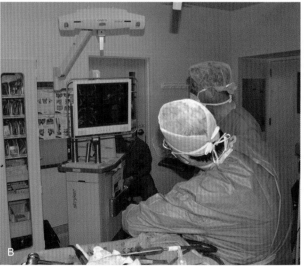

图 25.34 导航技术在面部骨折治疗中的应用。这项技术类似于汽车的全球定位系统导航。（A）面部创口胶黏剂或数字参考框架包含发光二极管和手术探针。（B）定位器（类似于卫星）与外科探针和计算体断层扫描数据（路径图）相结合，用于确定移位骨的适当校正位置，并可在探针移动时在屏幕上显示出来

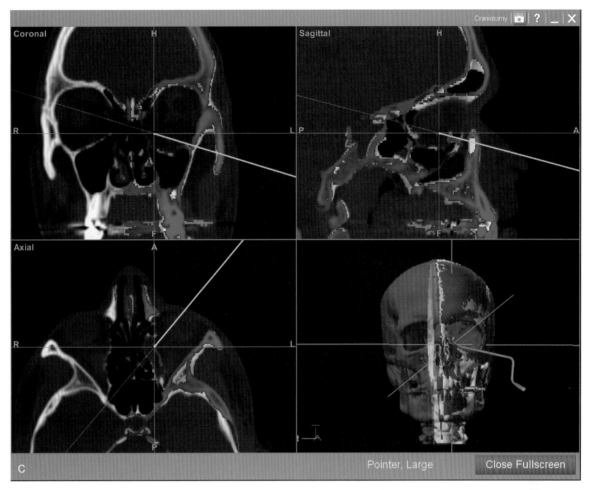

图 25.34（续）（C）导航图像，校正后的骨位置（红色）覆盖了最佳骨位置（白色）（由 R Bryan Bell 博士提供）

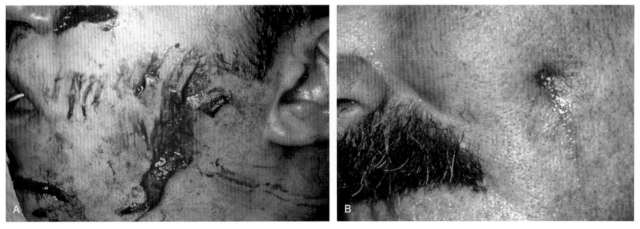

图 25.35 （A）面神经和腮腺导管处的深穿透裂伤。为了确定和修复这些结构，可能需要进行探查。（B）术后伤口边缘因未被发现的腮腺导管损伤引起的持久涎瘘而裂开

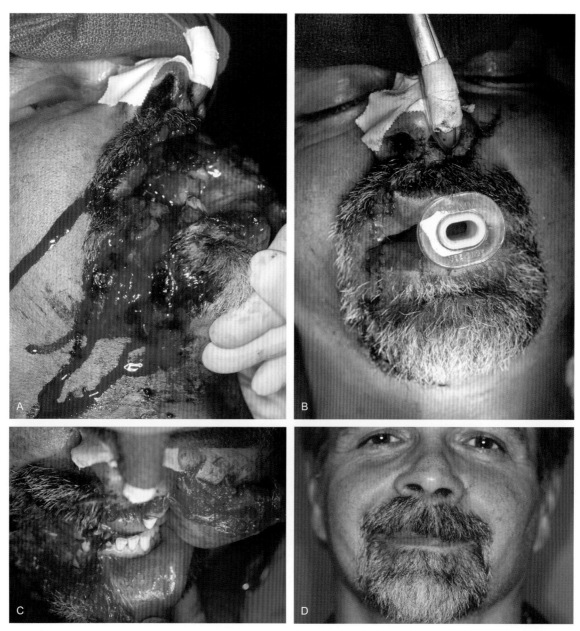

图 25.36 （A）被链锯锯伤唇、颌骨和颏部，导致牙和骨部分缺失。（B）止血完成、伤口清理和修整后（俯视）。注意左侧有蒂的近似撕脱的上唇。（C）修复后的撕裂伤口，患者经鼻腔插管，置口咽通气道。（D）术后3个月面部外观

切口应由内而外封闭，即从口腔黏膜到肌肉再到皮下组织和皮肤。所有封闭应分层完成，以正确对位组织，消除伤口内的无效腔，防止血肿形成。容易识别的体表标志如唇红缘、鼻翼，或可以很容易地识别并正确地重新对位的创口，应该优先缝合（图 25.36）。之后，外科医师应该关闭伤口边缘对位不清的部分。所有伤口都应定期用过氧化氢清洗。一些外科医师提倡在伤口护理中使用抗生素药膏。然而，使用干燥的封闭敷料、免缝胶带也同样有效。面部伤口的缝线通常在 5 ~ 7 天内拆除，取决于伤口的位置和张力大小。

（王磊　译）

参考文献

[1] Batters. Alvi A, Doherty T, Lewen G. Facial fractures and concomitant injuries in trauma patients. *Laryngoscope.* 2003; 113: 102.

[2] Verschueren DS, Bell RB, Gagheri SC, et al. Management of laryngotracheal injuries associated with craniomaxillofacial trauma. *J Oral Maxillofac Surg.* 2006; 64: 203.

[3] Gerlock AJ, Sinn DP, McBride KL. *Clinical and radiographic interpretation of facial fractures.* Boston, MA: Little, Brown; 1981.

[4] Saigal K, Winokur RS, Finden S, et al. Use of three-dimensional computerized tomography reconstruction in complex facial trauma. *Facial Plast Surg.* 2005; 21: 214.

[5] Afzelius L, Rosen C. Facial fractures: A review of 368 cases. *Int J Oral Surg.* 1980; 9: 25.

[6] Ellis E, El-Attar A, Moos K. An analysis of 2067 cases of zygomatical orbital fractures. *J Oral Maxillofac Surg.* 1985; 43: 417.

[7] Olson RA, Fonseca RJ, Zeitler DL, et al. Fractures of the mandible: A review of 580 cases. *J Oral Maxillofac Surg.* 1982; 40: 23.

[8] Bagheri SC, Holmgren E, Kademani D, et al. Comparison of the severity of bilateral LeFort injuries in isolated midface trauma. *J Oral Maxillofac Surg.* 2005; 63: 1123.

[9] Manson PM, Hoopes JE, Su CT. Structural pillars of the facial skeleton: An approach to the management of Le Fort fractures. *Plast Reconstr Surg.* 1980; 60: 54.

[10] Markowitz BL, Manson PM. Panfacial fracture: Organization of treatment. *Clin Plast Surg.* 1989; 16: 105.

[11] Villarreal PM, Monie R, Junquera LM, et al. Mandibular condyle fractures: Determinants of treatment and outcome. *J Oral Maxillofac Surg.* 2004; 62: 155.

[12] Ochs MW, Tucker MR. Current concepts in management of facial trauma. *J Oral Maxillofac Surg.* 1993; 51: 42 .

[13] Van. Sickels JE, White RP Jr, et al. Rigid fixation for maxillofacial surgery. In: Tucker MR, White RP Jr, Terry BC, eds. *Rigid fixation for maxillofacial surgery.* Philadelphia, PA: JB Lippincott; 1991 .

[14] Bowerman JE. Fractures of the middle third of the facial skeleton. In: Rowe NL, Williams JI, eds. *Maxillofacial injuries.* Vol. 1. New York: Churchill Livingstone; 1984.

[15] Eppley BL, Prevel CD. Nonmetallic fixation in traumatic midfacial fractures. *J Craniofac Surg.* 1997; 8: 103.

[16] Bell RB, Kindsfater CS. The use of biodegradable plates and screws to stabilize facial fractures. *J Oral Maxillofac Surg.* 1576; 63: 2005.

[17] Bell RB, Markiewicz MR. Computer assisted planning, stereolithographic modeling, and intraoperative navigation for complex orbital reconstruction: A pilot study. *J Oral Maxillofac Surg.* 2009; 67: 2559–2570.

[18] Markiewicz MR, Dierks EJ, Potter BE, et al. Reliability of intraoperative navigation in restoring normal orbital dimensions. *J Oral Maxillofac Surg.* 2011; 69: 2833–2840.

第 7 篇

牙颌面畸形
Part VII Dentofacial Deformities

先天性或后天性面部骨和软组织畸形患者通常需要多位外科和口腔科医师的协同诊治，以获取最大限度的康复。由面部骨骼异常生长而导致的错𬌗畸形和面部畸形患者，通常需要口腔全科、口腔修复科、牙周病科、正畸科和口腔颌面外科医师的协同诊治。第 26 章着重阐述了牙面畸形患者的评估及各类正颌手术在创造咬合和面部协调方面的应用。

旨在提高面部和全身美观度的手术越来越受欢迎。所有年龄段的患者都对改善不正常或不美观面部特征的手术感兴趣，如鼻子不匀称、颏部短小和耳突出。老年患者对面部年轻化手术很感兴趣。口腔颌面外科医师进行面部美容手术，并帮助协调口腔科美容治疗的各个方面，以提供最佳的美学效果。第 27 章将讨论这些专题。

对唇腭裂患者的护理涉及大多数口腔科医师、儿科医师、整形外科医师、耳鼻咽喉科医师、言语和听力治疗师及心理学专家。

第 28 章概述了适合这些患者的治疗方法、治疗顺序及全科口腔科医师和专科口腔科医师各自的作用。面部创伤和病理性改变（如头颈癌）通常会导致颌骨和相关结构的大部分丧失。重建颌骨及相关的面部软、硬组织缺损，通常需要进行综合且多次手术治疗，以恢复患者健康。第 29 章将讨论颌面重建的原理，包括组织移植物和皮瓣的使用。

第 26 章

牙颌面畸形矫正
Correction of Dentofacial Deformities

Myron R. Tucker, Brian B. Farrell, Richard E. Bauer

牙颌面畸形的患病率

流行病学调查显示，明显错𬌗畸形患者在美国人口中占很大比例[1-3]。鲜有数据能给出严重骨性错𬌗畸形的确切患病率，但可以通过已发表的评估严重错𬌗畸形的文献推测出患病率。从 1989 年到 1994 年进行的第三次全国健康与营养调查中，收集了 14 000 个个体样本，年龄为 8 ~ 50 岁，这大致代表美国的总人口。在调查中，收集了覆盖、反覆盖、垂直向覆𬌗（深覆𬌗、开𬌗）及后牙锁𬌗的数据[1]。可以假设，在这些类别中，每一个数值极端的患者都有潜在的面部畸形（表 26.1）。因为许多患者存在牙代偿骨骼畸形的现象（本章稍后有描述），但这项研究很可能低估了骨骼异常的严重程度。这些数据，结合其他明确定义严重错𬌗畸形的标准（如覆盖和拥挤），可以更准确地估计颌骨异常的患病率，而手术矫正是这些患者错𬌗畸形治疗中不可缺少的一部分[2]。

数据显示，美国人中约有 2% 的人存在下颌骨发育不足、上颌骨垂直向发育过度，或两者兼有，严重到足以被认为是残疾[3]。其他种类的颌骨畸形和患病率：下颌骨过度发育、上颌骨发育不足，或两者兼有，其概率为 0.3%；开𬌗，0.3%；面部不对称，0.1%。所以，这样看来，美国人口中约 2.7% 的人患有牙颌面畸形引起的错𬌗，并且需要手术矫正。

既往对错𬌗畸形，以及伴有牙颌面畸形的患者的治疗，其目标为矫正牙异常，极少关注颌骨畸形。过去 60 年间手术技术发展迅速，可以将整个面中部复合体、下颌骨，或牙槽骨段定位到任何所需的位置。正颌正畸联合治疗已成为矫正错𬌗畸形和颌骨异常的综合治疗手段。

牙颌面畸形的病因

多种因素导致了错𬌗畸形和相关面部骨骼的异常，包括遗传倾向、产前问题、生长发育过程中的系统性疾病、外伤和环境影响。尽管在本书范围之内对面部发育不做详细讨论，但与牙颌面畸形发生相关的基本原理必须了解，应该回顾 Enlow 和 Han 的《面部生长要素》，这本书全面地阐述了面部生长的原理[4]。

面部生长的一般原则

正常的颅面形状和功能发育是一个复杂的过程，并且受多种因素影响。在颅面复合体上，一些区域有自身内在的生长潜能，包括碟骨、蝶筛软骨结合和鼻中隔。此外，面部骨的大部分生长受邻近软组织和底层骨骼的功能需求影响，这些软组织影响包括鼻、口腔和下咽气道，面部肌肉和咀嚼肌[5]。

正常面部生长的总体方向是向下、向前和向侧面的扩展。上颌骨和下颌骨通过骨重建或骨沉积和吸收而生长，产生三维方向上的变化。Enlow 和 Hans 将这种现象描述为"区域重定位"，并将上、下颌骨复合体在向下、向前方向上的生长称为"扩展的金字塔"（图 26.1）[4]。生长的方向和程度塑造出个体生长型[6]。生长模式和生长速率一旦发生变化，便可能导致颌骨畸形和继发的错𬌗畸形。

遗传和环境的影响

遗传因素对牙颌面畸形的形成有一定影响。牙颌面畸形患者，经常可以发现遗传因素，例如，有家族倾向的下颌骨发育过度或发育不足。但是，面部发育受多种因素的影响，因此无法预测特定面部异常的遗传模式。

表 26.1　美国人口中严重或极严重错𬌗畸形人群的百分比

错𬌗畸形的类型	所有年龄段（年龄组总和）			所有种族/民族（种族/民族总和）		
	8～11	12～17	18～50	白种人	黑种人	墨西哥裔美国人
安氏 II 类：覆盖						
>10 mm（极重）	0.2	0.2	0.4	0.3	0.4	0.4
7～10 mm（严重）	3.4	3.5	3.9	3.8	4.3	2.2
安氏 III 类：反覆盖						
>-4 mm（极重）	0.0	0.0	0.1	0.1	0.1	0.3
-3～-4 mm（严重）	0.0	0.6	0.2	0.2	0.4	0.4
开𬌗						
>-4 mm（极重）	0.3	0.2	0.1	0.1	0.7	0.0
-3～-4 mm（严重）	0.6	0.5	0.5	0.4	1.3	0.0

注：引自 Proffit WR. Malocclusion and dentofacial deformity in contemporary society. In: Proffit WR, Fields HW Jr, Sarver DM, eds. Contemporary Orthodontics. 4th ed. St Louis: Mosby; 2007。

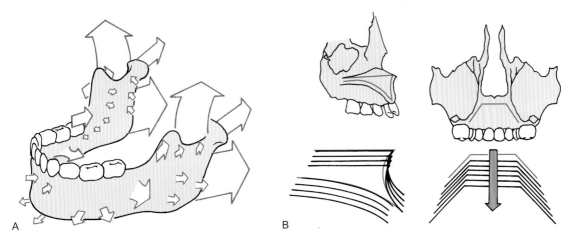

图 26.1　（A）下颌骨的生长来自骨沉积和骨吸收的共同作用。骨沉积的主要区域包括牙槽突的上面及下颌支的后面和上面。（B）鼻骨复合体和上颌骨以 "V 字形扩展" 向前和向下生长。腭骨上表面的重吸收和腭骨下表面及牙槽突的骨沉积是同时进行的。此外，上颌骨后部的生长促进了上颌骨向下、向前的扩展（图 A 引自 Enlow OH, Harris DB. A study of the postnatal growth of the human mandible. Am J Orthod. 1964;50[1]:25-50。图 B 改编自 Enlow DH. The Human Face. New York: Harper & Row; 1968）

　　面部生长异常和相关的错𬌗有时与先天异常和综合征有关。某些综合征，如半侧颜面短小畸形和下颌面部发育不全（Teacher Collins 综合征），与胚胎时期的神经嵴细胞异常有关。其他影响下颌骨发育的先天性异常包括唇腭裂和颅缝早闭（颅面骨缝的过早闭合）。面部生长异常可能与母体的系统影响有关，如胎儿酒精综合征，可能导致面中部发育

不全。

　　环境因素在牙颌面畸形的发展中也起了一定作用。早在产前阶段，发育中的胎儿头部受到宫内环境的影响，可能会产生严重的下颌骨发育不足。出生后的异常功能也可能导致面部发育异常，因为软组织和肌肉功能可以影响牙的位置和颌骨的生长。舌的位置和大小异常会影响上、下颌骨的位置和生

长（图26.2）。呼吸困难、口呼吸、舌及唇姿势异常对面部的生长不利[7]。颌骨创伤会导致面部骨骼和咬合的严重畸形。除了创伤即刻造成的畸形外，还会对颌骨发育造成长期的影响。发育中的儿童若

有颞下颌关节创伤，可能会导致瘢痕、骨化或纤维化的关节强直，进而限制下颌骨的功能。继发的下颌骨生长受限可导致下颌骨发育不足或不对称畸形（图26.3）。

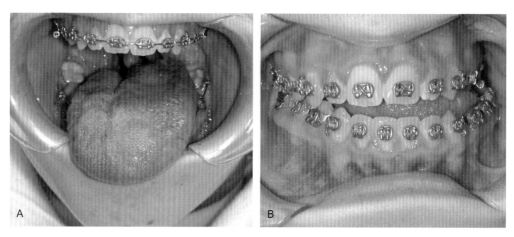

图26.2 （A）舌不对称伴半侧肥大。（B）导致半侧开𬌗

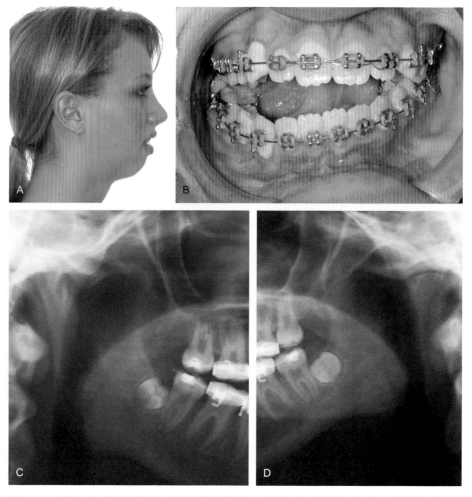

图26.3 幼年时，髁突创伤导致下颌骨功能性运动受限和随后的下颌骨生长发育受损及不对称。（A）侧貌。（B）由于左侧下颌支区发育受限，导致右侧前牙开𬌗。（C）右侧髁突和下颌支的X线影像（正常）。（D）左侧髁突和下颌支发育不足

牙颌面畸形患者的评估

在过去，牙颌面畸形患者经常由单个医师治疗。一些患者仅接受正畸治疗，得到一个尚可接受的咬合关系，但却牺牲了面部的美学。一些患者在没有矫正牙的情况下进行了手术，尝试去矫正颌面畸形，这样虽能改善面部美学，但是咬合差强人意。这些患者除了有正畸和手术的需求外，往往还有其他方面的问题，像牙周、牙体牙髓、复杂性修复和牙修复的考虑。

除了正畸和手术外，口腔治疗也必须综合考虑，去解决牙颌面畸形患者的复杂问题。在患者病情评估，术前、术后阶段采取综合治疗手段，可以为患者提供最好的治疗效果[8]。

在患者治疗中，最重要的是评估存在的问题和制订治疗目标。在首次就诊时，应与患者进行系统的面谈，讨论患者对存在问题的看法和可行的治疗方案的结果；同时也讨论患者现阶段的健康状况，任何可能影响治疗的医学或心理问题。

正畸和口腔颌面外科医师应该对患者面部做全面的检查，并充分评估正面和侧面的美学。

从正面对面部进行美学评估，应该观察面部对称性和整体的协调性。这一评估应该包括前额、眼球、眶下缘的位置、颧骨突度、鼻的结构，包括鼻翼基部的宽度、鼻旁区域、口唇形态，唇至切牙的关系，以及面部在垂直向和水平向整体的比例关系。图 26.4 展示了正常的面部比例关系。面部评估应包括所有面部结构的矢状向和垂直向关系，同时

也要评估喉部软组织。保存患者治疗前的照片文档是治疗标准流程的一部分。最近 10 年，视频和数字化计算机图像作为评估面部形态的辅助手段逐渐被保存。

完整的口腔科检查，应该包括评估牙弓形态、对称性，牙排列，以及横向、前后向、垂直向上的咬合异常；还应该评估咀嚼肌和颞下颌关节的功能。应通过一个包括探诊的筛查性牙周检查，评估患者的口腔卫生和现阶段牙周健康状况。需要取印模和咬合记录，以便进行咬合重建。

侧位片和全景曲面体层片是患者评估的最常用手段，并且是初始评估的重要内容，两者都是由传统的射线照射技术完成的。目前，锥形束计算机体层扫描（CBCT）已成为最先进的放射检查方法，用于计划正颌手术的颌骨检查，然后通过 CBCT 数据重建侧位片和曲面体层影像。除了这些影像外，后前位片、颞下颌关节片和面部骨骼结构详细的局部或整体的 3D 影像均可以用于患者评估。侧位片可以通过多种技术去评估，以明确颌骨异常的性质（图 26.5；表 26.2）[9,10]。需要注意的是，侧位片只是评估过程的一部分，只是评估患者的颌骨和咬合的辅助诊断工具。在困难复杂的案例中，对于面部结构的细节 3D 图像对诊断病情有帮助（图 26.6A）。通过 CT 数据构建的立体 3D 模型，可为手术方案提供有用的信息（图 26.6B）。计算机数字技术将头影测量数据和面部的数字化图像结合，以对面部骨骼及表面的软组织间的关系做出更好评估。在完成详细的临床检查和诊断记录评估后，应列出存在

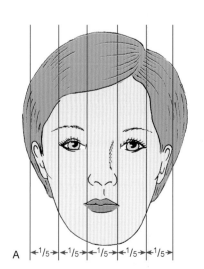
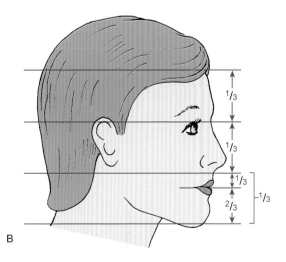

图 26.4 正常的面部比例关系。（A）全面正面比例关系图，展示内眦距离、鼻翼基部宽度和唇比例与其余面部结构的关系。（B）正常的侧貌比例，展示面部上、中、下三部分及面下 1/3 的唇及颏形态的比例关系

表 26.2   头颅侧位片分析

项目	正常值（男性）	正常值（女性）
水平向（颅面）		
N-A-Pg（角度）	3.9°	2.6°
N-A（与水平面垂线的角度）	0°	2.0°
N-B（与水平面垂线的角度）	−5.3°	−6.9°
N-Pg（与水平面垂线的角度）	−4.3°	−6.5°
垂直向（颅面，牙）		
N-ANS（水平面）	54.7 mm	50.0 mm
ANS-Gn（水平面）	68.6 mm	61.3 mm
PNS-N（水平面）	53.9 mm	50.6 mm
MP-HP（角度）	23°	24.2°
1-NF（鼻底）	30.5 mm	27.5 mm
1-MP（下颌平面）	45.0 mm	40.8 mm
6-NF（鼻底）	26.2 mm	23.0 mm
6-MP（下颌平面）	35.8 mm	32.1 mm
上颌骨、下颌骨		
PNS-ANS（与水平面的距离）	57.7 mm	52.6 mm
Ar-GO（线距）	52.0 mm	46.8 mm
GO-Pg（线距）	83.7 mm	74.3 mm
Ar-GO-Gn（角度）	119.1°	122°
牙		
上牙列𬌗平面与水平面的角度	6.2°	7.1°
下牙列𬌗平面与水平面的角度	—	—
A-B（与𬌗平面的距离）	−1.1 mm	−0.4 mm
1-NF（角度）	111.0°	112.5°
1-MP（角度）	95.9°	95.9°

注：A，上牙槽座点，前鼻棘与上牙槽缘点之间的骨部最凹点；ANS，前鼻棘点，前鼻棘之尖；B，下牙槽座点，下牙槽之最前下点；Gn，颏顶点，Pog 与 Me 之中点；GO，下颌角点；HP，水平面；MP，下颌平面；N，鼻根点，鼻额缝之最前点；NF，鼻底；OP，咬合平面；Pg，颏前点，颏部之最突点；PNS，后鼻棘点，硬腭后部骨棘之尖（改编自 Burstone CJ, James RB, Legan H, Murphy GA, Norton LA. Cephalometrics for orthognathic surgery. J Oral Surg. 1978;36:269）。

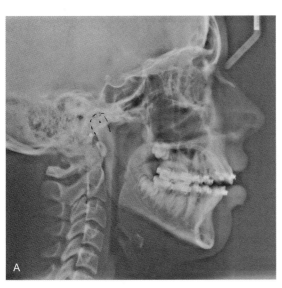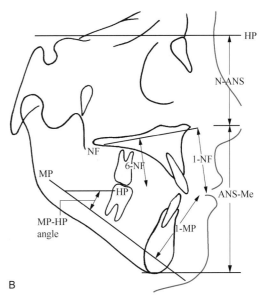

图 26.5（A）头颅侧位片。（B）头影测量描记图，通过使用一套可识别的头颅测量的标记点来评估面部、骨骼和牙的畸形，为正颌手术做准备（表 26.2）。1，上切牙；6，上颌第一磨牙；ANS，前鼻棘；HP，水平面；Me，颏下点；MP，下颌平面；N，鼻根点，NF，鼻底（图 B 改编自 Burstone CJ, James RB, Legan H, et al. Cephalometrics for orthognathic surgery. J Oral Surg. 1978;36:269）

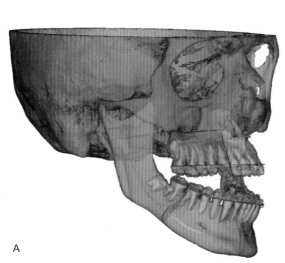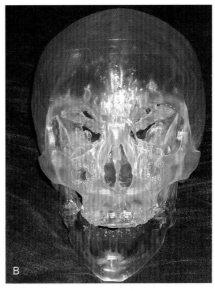

图 26.6（A）锥形束计算机体层扫描清楚显示了三维方向上的骨骼畸形，以及骨骼、牙根和下牙槽神经的位置。（B）立体光刻模型

问题和治疗计划；同时也应列出参与患者治疗的所有医师的观点，包括正畸科医师、口腔颌面外科医师、牙周科医师和修复科医师。

术前治疗阶段

牙周方面的考虑

作为治疗的第一步，必须控制好牙龈炎症，并且确保患者可以良好合作。对戴入正畸矫治器前不愿意或做不到正确清洁牙的患者，戴入矫治器会让口腔卫生情况更加恶化。

牙周治疗包括口腔卫生指导、刮治和根面平整。为了保证牙周组织健康，在某些情况下应采取翻瓣手术进行根面平整。在条件允许的情况下，只有当患者有良好的依从性并且炎症得到控制时，才能开始全面治疗，否则就应推迟。

在牙周检查、正畸治疗和手术方案确定后，需

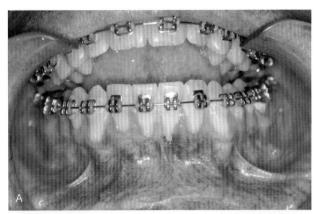

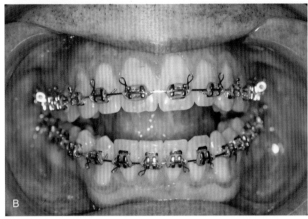

图 26.7 （A）术前下颌前牙区唇侧牙龈外观，可见足够的附着龈。（B）牙龈移植后，唇侧牙龈组织附着和角化显著增加

要在最初的治疗阶段做膜龈手术，提供足够的附着角化龈，以此来承受之后的正畸和手术创伤。软组织移植适用于无角化龈的区域；或仅有薄层角化组织，其下很少或没有骨的附着，而后续治疗很可能会引起组织创伤（图 26.7）。组织创伤可来自牙的唇向正畸移动或手术，如下颌骨下缘截骨术或牙间区域的分段截骨术。

修复方面的考虑

在术前修复阶段，应检查患者的龋损和不良修复体；还应评估牙髓、牙周修复能力。并且，任何没有修复价值的牙在术前都应拔除。在术前治疗阶段，所有的龋损都应尽早修补。而已有的修复体需要在正畸和手术治疗阶段中行使功能 18 ~ 24 个月，这就要求使用更耐用的材料（即银汞合金和复合树脂），即便这些修复体在术后治疗阶段可能被替换掉。明智的做法是延迟修复治疗，直到达到适当的骨骼关系并完成正畸治疗。

对于无牙颌或牙列缺损患者，特别要注意剩余的义齿承载区牙槽嵴的形态和轮廓。要确保上颌结

节，下颌磨牙后区和下颌支之间有足够的空间，可容纳局部或全口义齿。可摘局部义齿的基牙应该评估是否有潜在的固位倒凹。如果轻微的正畸移动可以增加倒凹，应该告知正畸科医师。

术前正畸考虑

显然，并不是所有的错𬌗畸形都需要手术治疗。轻度颌骨畸形，正畸代偿治疗可改善牙和面部美学，且正畸治疗结束后稳定性较好的患者，单纯的正畸治疗是较好的选择。但是，在一些颌骨畸形较为严重的病例，单纯正畸治疗无法取得良好的咬合关系；或者说，虽然取得了良好的咬合关系，但牺牲了面部或牙的美学，或者长期稳定性较差。那么，这些患者应该考虑使用正颌 - 正畸联合治疗。

治疗时机

成年人的发育畸形已经稳定，随时可以开始治疗。但经常出现的问题是，如何能最好地解决生长期儿童不断发展的牙颌面畸形。如果面部的形态良好且仍有显著生长潜力，则采用功能矫治或头套等技术进行生长改良。而对于那些生长型不良，或有严重颌骨畸形，或不愿意尝试生长改良方法的患者，手术通常是首选的治疗方案。总体原则是，颌骨生长过度的患者应该推迟到生长发育完全停止后再进行正颌手术，而对于生长不足的患者，可以考虑早期手术。

正畸治疗的目标

发育中的牙颌面畸形，前牙会发生代偿反应，出现不理想的倾斜角度。例如，对于上颌骨发育不足或下颌骨发育过度，或者两者都有的患者，会由于骨骼发育异常发生牙性代偿，出现过度唇倾的上切牙或过度舌倾的下切牙（图 26.8A ~ C）。牙性代偿可以通过术前正畸在基骨上重新排齐牙列，并不用考虑与对颌牙弓的咬合关系。术前正畸治疗会使患者的畸形更严重，但这是必要的。当骨块在颌中被移动到正确的位置后，便可以取得正常的咬合关系（图 26.8D ~ F）。手术治疗可使颌骨和牙处于一个理想的位置（图 26.8G ~ I）。上颌骨前伸或下颌骨发育不足可能发生相反方向的牙性代偿（图26.9），去代偿的目的是为了改善牙与基骨的角度。

术前正畸的必要程序是分别排齐上、下牙列，匹配牙弓或局部牙弓区段，并且确立切牙正确的前后向和垂直向位置关系。术前矫治的疗程因人而

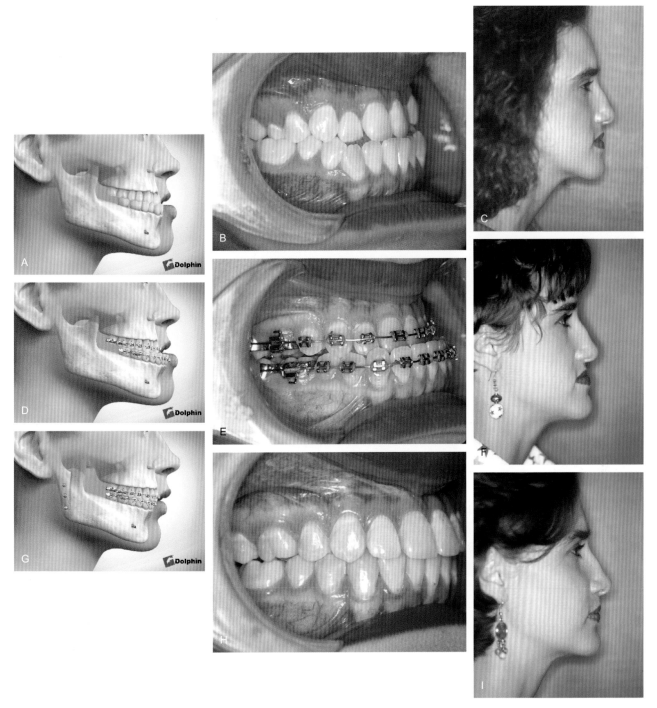

图 26.8 （A）骨性 Ⅲ 类错殆畸形伴上颌骨发育不足和下颌骨发育过度。（B）牙性代偿包括舌倾的下切牙和唇倾的上切牙。（C）面部侧貌。（D）术前正畸治疗后。（E）牙的去代偿即为唇倾下颌前牙和内倾上颌前牙，明显增加了错殆和面部畸形的严重程度。（F）此阶段的面部侧貌。（G）手术矫正后，下颌骨后退，上颌骨前伸。（H）理想的咬合关系。（I）治疗后的面部轮廓

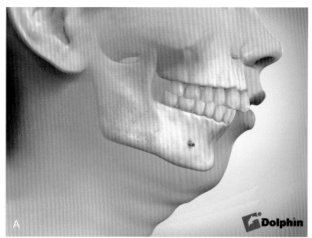

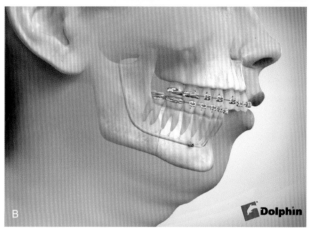

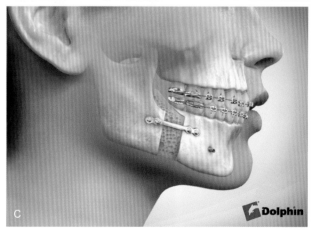

图 26.9 （A）Ⅱ类错𬌗畸形代偿：前倾的下颌切牙和直立的上颌切牙。（B）正畸去代偿后。（C）手术矫正使下颌骨前移后

异，一些患者只需要牙的微量移动，但对于那些有严重拥挤和切牙错位问题的患者，则大约需要配戴12 ~ 18 个月。

当患者即将结束为准备手术而进行的正畸治疗时，取印模，评估牙弓匹配程度。通过调节弓丝，去除术中存在的微小干扰，可显著提高术后的咬合稳定性。在完成术前正畸后，应使用大尺寸不锈钢方丝，以提供必要的力量去抵抗颌间固定（inter-maxillary fixation, IMF）和手术操作。

最终的治疗计划

在完成了术前牙周、口腔科修复和正畸治疗后，患者回到口腔颌面外科医师那里做最后的术前治疗计划。再次进行在初次检查时的评估。同时，还要再次检查患者面部结构和错𬌗。在准备制订最终手术方案时，应完善所有检查，包括术前的数字照片、常规 X 线片或 CT 扫描，以及牙列的印模或扫描。

治疗计划和图像预测

当使用传统的模型外科预测技术时，需要制备术前模型，记录正中关系咬合，完成面弓转移。在一系列可重复的术前牙模上做模型手术是为了术中准确的移动，以实现期望的术后咬合关系（图26.10）。

利用计算机技术，通过将患者的数字化面部照片叠加在头颅侧位片上的骨标志点上，可以显示面部的变化。移动骨块可模拟手术对颌骨的操作。

然后，电脑可以根据面部骨骼变化，制作出预测面部美学的数字化图像（图 26.11）。这种技术的优点在于可以更加准确地预测由特定手术矫正导致的面部变化。患者也可以直观地看到术后图像，评估预测的结果，并且对最后的手术治疗方案提供建议。但这种技术的不足之处为只能显示侧面的二维图像，另一不足之处是不能准确预测每一名患者每一种手术变化[11]。例如，不同的肌张力、皮肤厚度及软组织会对骨的变化有不同反应，因此，计算机不能精确预测每个个体的变化。

三维计算机化的手术设计

近年来，随着成像技术和 3D 计算机设计技术的进步，复杂牙颌面畸形手术矫正的准确性获得了显著提高[12,13]。将传统的 CT 或 CBCT 数据和对牙列的激光、光学或 CT 扫描相结合，可制作颌骨和咬合的计算机化模型；然后设计截骨方案，模拟手术移动，将骨和咬合部分重新定位到正确的位置（图 26.12）。这种手术计划可以帮助医师更好地了解手术中骨骼的移动。可能的骨块干扰、植骨手术，以及面部对称所需的轮廓修整手术都可以清楚地可视化；还可以利用三维计算机技术，即通过电脑辅助设计和电脑辅助制造（CAD-CAM）快速成形技术完成𬌗板结构的设计。

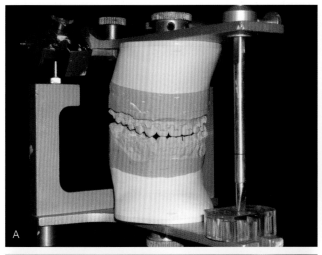

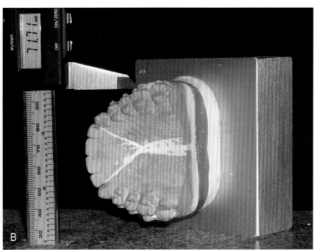

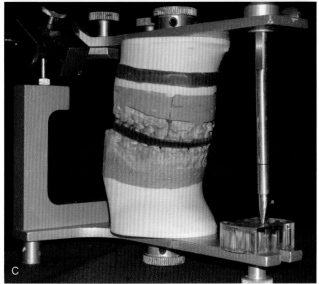

图 26.10　模型外科被使用于确定手术方向和手术移动的距离，对取得理想的术后咬合关系和面部美学很重要。（A）石膏模型安装在半可调𬌗架上。（B）使用精密仪器重新定位上颌骨模型。模型手术移动的距离应兼顾理想的面部美学和理想的术后咬合关系。（C）在完成并验证精准的移动后，上颌石膏将重新安装在半可调𬌗架上。在最终的咬合关系上制作口内𬌗板，用于手术时将截骨段和牙段对齐到术后的理想位置上

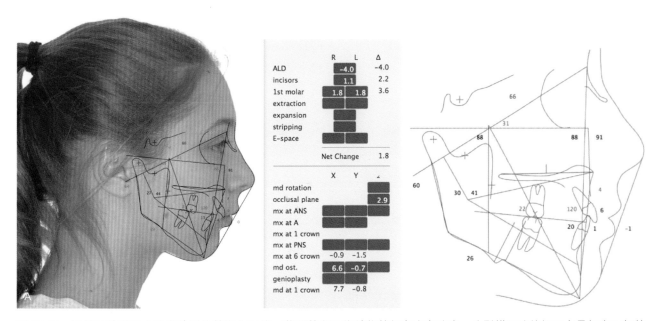

图 26.11　牙颌面畸形手术治疗计划的数字化图像。获取数字图像并将其保存在电脑中，头影描记法的标记点叠加在面部的数字图像上。（A）可以移动头影描记图的一部分，来模拟预期的手术中的移动。然后用计算机操纵图像，描绘软组织的变化。用电脑显示的数字化图像预测面形变化

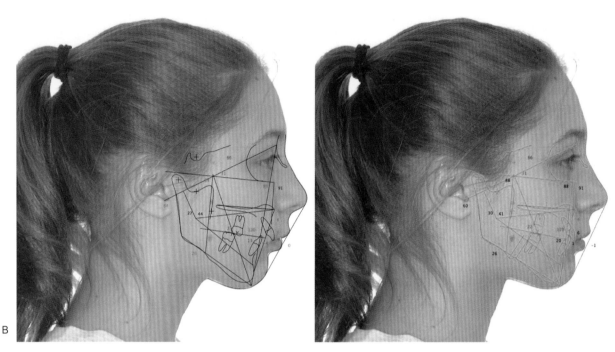

图 26.11（续）（B）术前和预测的手术后最终面形（该病例为上颌骨上移和颏部前移）（由 Quick Ceph Systems, Inc., San Diego, CA 提供）

使用 3D 技术预测面部美学的方法也在兴起。通过将数字化影像叠加到 3D CT 数据上，建立一个面部的虚拟模型。通过该模型，显示颌骨移动引起的软组织变化。尽管还没有深入研究这种预测的准确性，但是这种技术在持续优化，并为医患提供有用的信息。

在完成传统或 3D 虚拟模型手术和面部图像预测后，应咨询正畸科医师和全科口腔科医师的意见，以确保参与治疗的所有医师接受预测的术后咬合关系。任何要改善术后位置的正畸或修复治疗，应该在这时计划好。

手术治疗阶段

口腔颌面畸形往往可以通过单独的下颌骨或上颌和面中部手术予以治疗。因为畸形会明显发生在上颌骨和下颌骨，手术矫正常常需要手术的组合。以下将阐述通过单独或联合手术完成的各种畸形矫正。

下颌骨过度发育

下颌骨骨发育过度可影响咬合（磨牙和尖牙的安氏Ⅲ类关系和前牙反覆盖）和面部美学。下颌骨发育过度的面部特征有面下 1/3 突出，尤其是在下唇和颏部的前后向和垂直向。在某些严重的情况下，即使患者的口轮匝肌张力正常，较大的反覆盖也可导致患者唇闭合不全。

下颌骨过度发育是最早认为最适合正颌 - 正畸联合治疗的口腔颌面畸形之一。矫正下颌骨发育过度手术早在 19 世纪晚期就已报道，但是现阶段广泛使用并认可的技术在 20 世纪中叶才兴起。早期治疗下颌骨前突畸形的技术，是通过去除下颌骨体部的部分骨段，这样可以使下颌前部骨段向后移动（图 26.13）。当反覆盖的关系仅仅局限于下颌前部的牙及牙槽骨区域时，根尖下截骨术可用于矫正这种下颌牙性前突畸形 [14]。这种术式中，拔除前磨牙或磨牙，将拔牙区骨段截除，移动下颌前部的牙及牙槽骨段到更靠后的位置上（图 26.14）。尽管这些术式现已很少使用，但偶尔可用于牙弓形态不正常且缺牙的患者。

在 20 世纪 50 年代早期，Caldwell 和 Letterman 推广了一种矫正下颌骨发育过度的术式 [15]，即在下颌支处截骨以后退下颌骨。这种术式通过下颌下切口，暴露下颌支的外侧面，随后下颌支被垂直劈开，整个下颌体和下颌支前部向后移动，使牙回到正确的咬合位置上（图 26.15）。

下颌支的近端（即与髁突连接的部分）和前端的骨段重叠，并且在愈合期间使用骨段结扎和颌间固定来稳定颌骨。口外入路的方法已很少使用。使用口内入路和有角度的摆动锯也可以做类

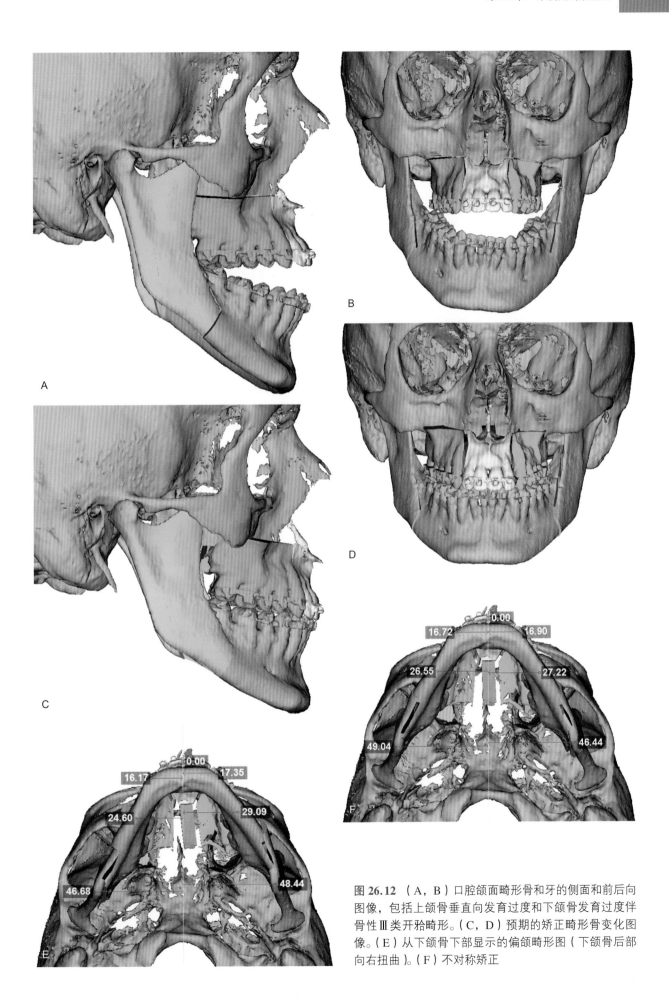

图 26.12（A，B）口腔颌面畸形骨和牙的侧面和前后向图像，包括上颌骨垂直向发育过度和下颌骨发育过度伴骨性Ⅲ类开𬌗畸形。（C，D）预期的矫正畸形骨变化图像。（E）从下颌骨下部显示的偏颌畸形图（下颌骨后部向右扭曲）。（F）不对称矫正

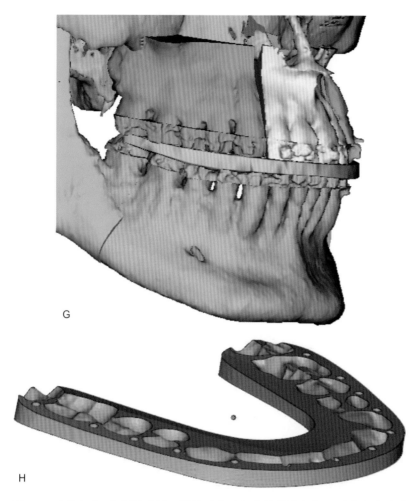

G

H

图 26.12（续）（G）设计𬌗板，引导手术过程中骨段的定位及对发生在术中的变化进行数值测量。（H）𬌗板的计算机图像

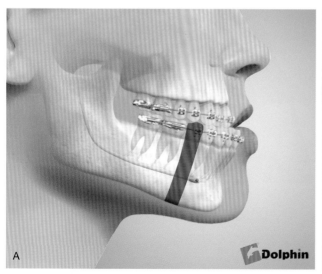
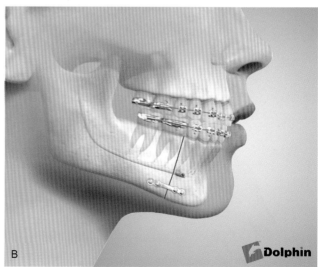

A　B

图 26.13　在下颌体部截骨，截去体部的一部分，随后前部的骨段后退。（A）术前图。（B）术后图

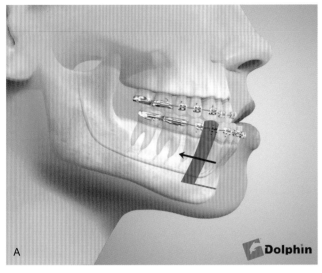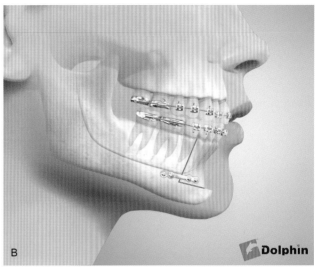

图 26.14　下颌骨前部根尖下截骨。（A）拔除前磨牙并截去拔牙区的骨。（B）骨块分离后，将前部的牙及牙槽骨段向后移位，关闭拔牙间隙，矫正前牙反覆盖

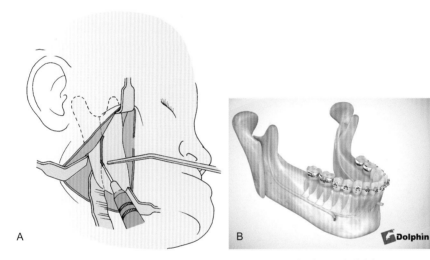

图 26.15　口外入路下颌支垂直切开术。（A）下颌下入路到下颌支的侧面，展示了从下颌切迹区域到下颌角的垂直截骨。（B）下颌骨前部向后移动之后重叠的骨段，包含髁突的近心端骨段重叠在下颌支前部的外侧面

似手术（图 26.16）[16]。截骨线的设计和经口外入路的手术是相同的。可以使用颌间固定联合或不联合骨段结扎来稳定骨段，也可以使用微螺钉或微钛板固定骨段，以避免颌间固定。口内入路技术的优点在于不需要在皮肤做切口，降低了损伤面神经下颌缘支的危险。图 26.17 展示了 1 例患者经口内下颌支垂直骨切开术，矫正下颌骨前突的治疗效果。

　　另一种广泛用于矫正下颌骨前突的术式，是双侧下颌骨矢状劈开术（bilateral sagittal split osteotomy, BSSO）。这一技术最先被 Trauner 和 Obwegeser 提出，随后被 Dalpont、Hunsick 和 Epker 改进[17-20]。BSSO 的口内切口类似于下颌支垂直截骨术的切

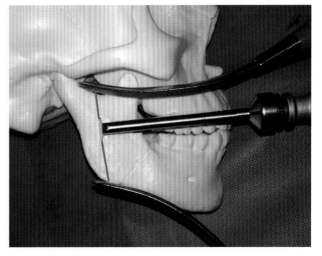

图 26.16　使用有角度的摆动锯进行的口内下颌支垂直截骨术

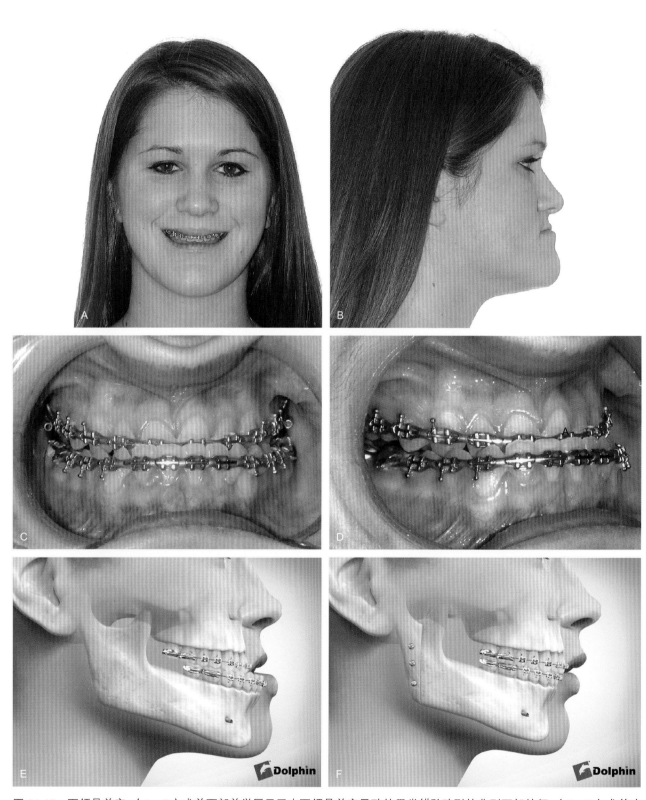

图 26.17　下颌骨前突。(A，B) 术前面部美学展示了由下颌骨前突导致的 III 类错殆畸形的典型面部特征。(C，D) 术前咬合图。(E，F) 口内下颌支垂直截骨，下颌骨向后移动并使用坚固内固定的图像。在 (A) 和 (B) 中可以看到患者术后的正侧面图像

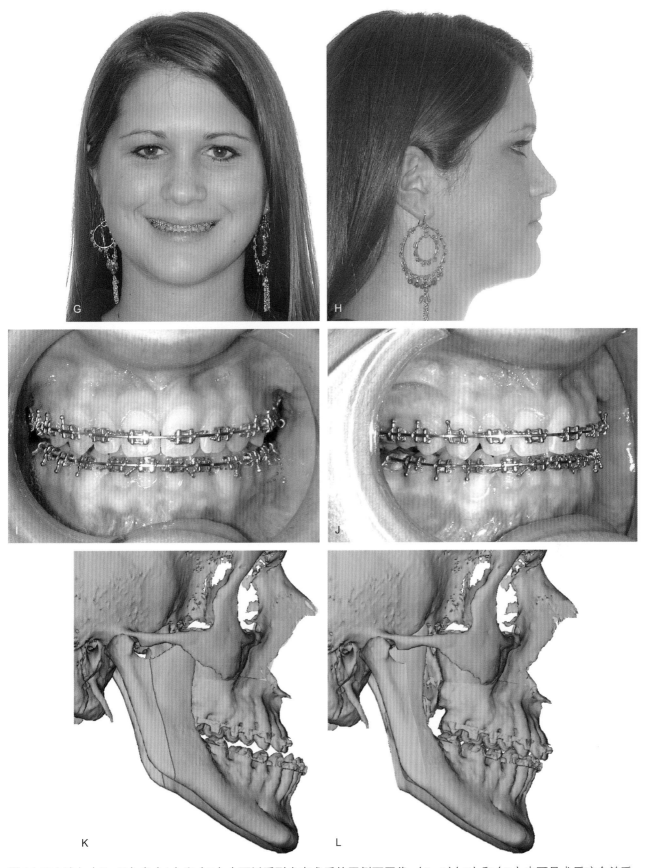

图 26.17（续）（G，H）在（A）和（B）中可以看到患者术后的正侧面图像。（I，J）（C）和（D）中可见术后咬合关系。
（K，L）术前和术后影像

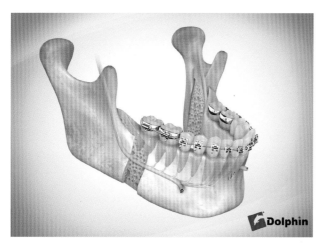

图26.18　矢状劈开截骨术。通过在下颌内侧做一水平切口，下颌外侧做一垂直切口，分开下颌支。切口通过下颌支前部的截骨线相连续。然后将下颌骨的外侧皮质和内侧皮质分离，将下颌骨前移或后退，以分别矫正下颌骨发育不足或前突

口。这种截骨方式是通过垂直劈开下颌支和下颌体后部，从而能使下颌骨后退或前伸（图26.18）。截骨区的伸缩作用会产生大面积的骨重叠，这些重叠区域使下颌骨可以在多个方向上灵活移动。BSSO术式已经成为治疗下颌骨发育不足和下颌骨发育过度最广泛使用的方法之一。但是这种术式的缺点在于，可能会对下牙槽神经造成潜在的伤害，即术后暂时性或永久性下唇和颏部感觉减退。

下颌骨发育不足

从侧貌来看，下颌骨发育不足最明显的临床特征是颏部后缩，其他相关的面部特征包括唇颏部的过多褶皱，下唇呈平卧状，上唇的姿势异常及喉部形态不良。口内可表现为安氏Ⅱ类磨牙和尖牙关系，以及深覆盖。

早在1909年，就有对下颌骨发育不足进行矫正的手术。但是在20世纪50年代以前，手术结果是令人失望的。1957年，Robinson介绍了一种通过口外入路，垂直截骨，在截骨缺损区域进行髂骨移植来矫正下颌骨发育不足的方法[21]。随后几年时间，这项技术不断改进。在少数情况下，像治疗严重骨解剖形态异常或再次手术时，这种口外入路的方法或许有用（图26.30）。但是，这种口外切口的弊端在于面部瘢痕和损伤面神经分支。

目前，BSSO是最为广泛使用的前移下颌骨的技术（图26.19）。这种手术通过口内切口便能很轻松完成。BSSO产生的骨重叠，能够使骨充分愈合并且提高术后稳定性。这种截骨术经常用坚固固定

的钛板或螺钉进行稳定，从而避免了颌间固定。

如果患者的颏部前后向位置正常，但是仍有Ⅱ类错牙合，则可通过全牙列的根尖下截骨术前移下颌骨（图26.20）。截骨术结合骨移植可以用于提高面下部的高度。

当咬合关系正常，但颏部发育不足时，可以进行下颌骨下缘截骨术（即颏成形术）。颏成形术一般通过口内切口，将下颌骨下部截开，向前移动后再固定（图26.21A，C～F）。除了可以重新定位颏部的前后向位置外，下颌骨下缘截骨术还可以改变面部垂直高度和纠正面部不对称。同种异体材料也可以用来增加颏部突度，即将该材料覆盖在骨缺损区域（图26.21B）。

上颌骨发育过度

上颌骨过度生长可发生在前后向、垂直向和横向。20世纪70年代早期，全上颌骨手术矫正牙颌面畸形（如Le FortⅠ）才广泛开展起来。在那之前，上颌骨手术是有限的，大多数技术通过分段手术，仅能重新定位部分上颌骨。早年的许多上颌骨手术都是分两步进行的：在第一次手术中先做面部或颊侧截骨，3～4周后再将腭骨分开。之所以这么做，是因为他们认为，这样做能给截下的骨块提供足够的血供。随着对这项技术的理解和经验的逐渐积累，上颌骨前份和后份截骨术均可以同期完成[22-24]。在20世纪70年代早期，Bell等的研究表明，可以在不破坏上颌骨血供的情况下，进行上颌骨整体手术[25]。研究表明，在一定的手术条件下，由较大血管供血的骨段中的正常血流可以复流。如果在上颌的腭和牙龈区域保留软组织蒂，则牙龈、腭和上颌窦的骨内和软组织的侧支循环和吻合血管丛可为上颌提供足够的血供，从而实现上颌骨移动。全上颌截骨术是目前最常用的矫正上颌骨前后向、横向和垂直向畸形的手术方法[26]。

上颌骨垂直向发育过度的面部特征有：面下1/3过长，鼻窄，尤其是在鼻翼基部；切牙和牙龈暴露过多；开唇露齿（图26.22）

这些患者可能表现安氏Ⅰ类、Ⅱ类、Ⅲ类错牙合畸形。在横向的上颌骨发育不足中，经常可以见到后牙锁牙合关系、较窄的腭部和牙弓狭窄。

上颌骨垂直向发育过度通常伴前牙开牙合。开牙合是由于上颌骨过度向下生长，导致后牙早接触，使下颌骨向下旋转。为了解决这一问题，上颌骨要向上移位（上抬），尤其是在后部。这样就可以

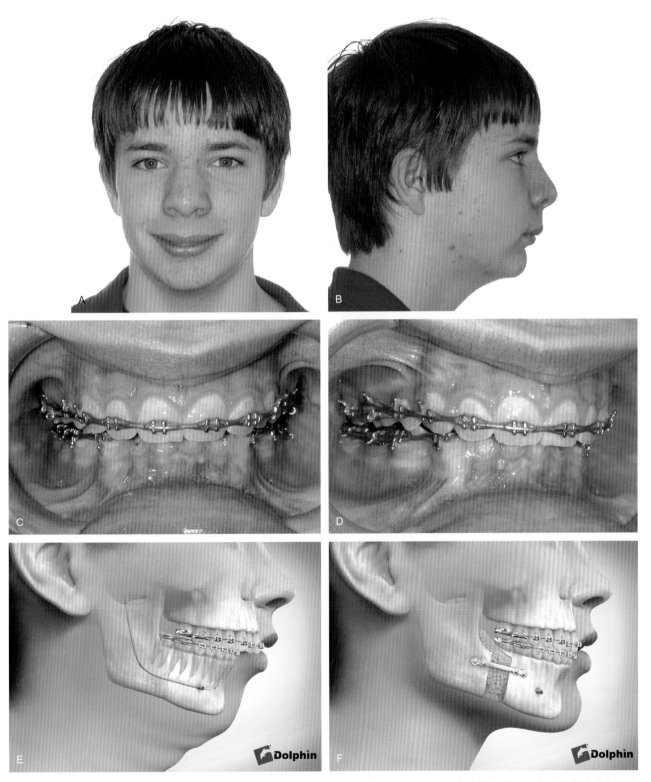

图 26.19　下颌骨前移。（A，B）术前面部美学显示下颌骨发育不足的临床特征。（C，D）术前咬合显示安氏 II 类关系和深覆盖。（E，F）双侧矢状劈开截骨前移下颌骨示意图

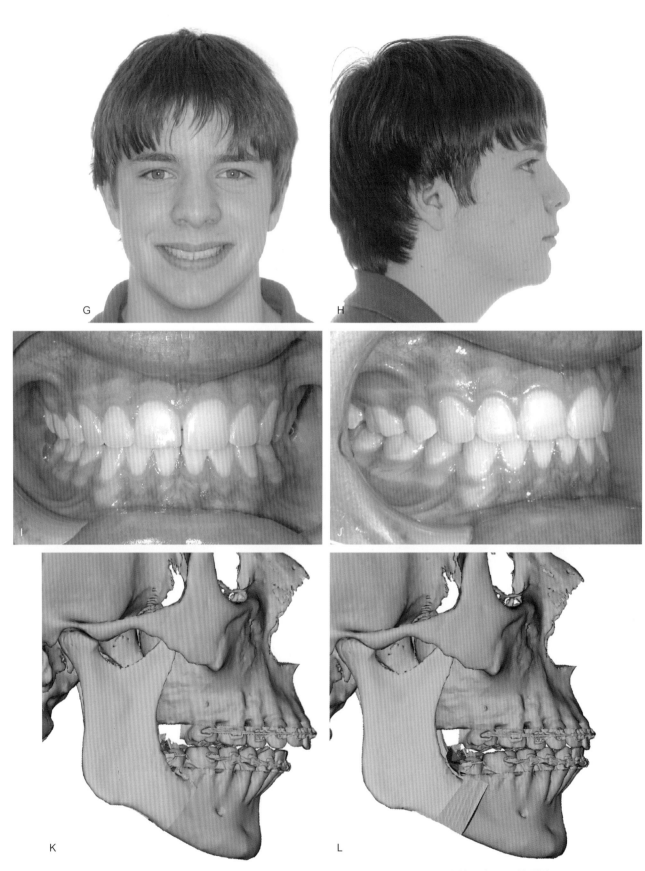

图 26.19（续）（G，H）术后面形。（I，J）术后咬合关系。（K，L）术前和术后 X 线影像

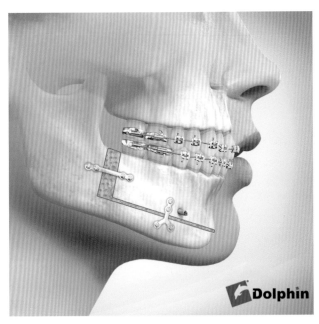

图 26.20 全牙列根尖下截骨术。下颌牙槽骨段向前移动，矫正下颌骨发育不足，同时不增加颏部突度

使下颌骨向上、向前旋转，使全牙列建立接触关系。在某些情况中，上颌的咬合平面经术前正畸整平，开𬌗问题可以通过整体移动上颌骨来矫正（图 26.23A ～ D）。在其他情况下，还需整平咬合平面上的台阶，以达到理想的咬合关系，这就要求将上颌骨分块移动（图 26.23E ～ H）。

上颌骨矢状向发育过度会导致侧貌较突，并伴发切牙前突和安氏 Ⅱ 类咬合关系。可以通过全上颌骨手术进行矫正 [27]。在某些情况下，上颌骨可以整体向后移动。除了将上颌骨整体移动外，还可以将上颌骨分块，在前后、上、下方向上重新定位或在横向扩张。图 26.24 展示了将上颌骨分为 3 块，矫正前、后向上颌骨发育过度和垂直向发育不足的问题。

上颌骨和面中部发育不足

上颌骨发育不足患者常表现有上唇凹陷，鼻旁和眶下缘区发育不足，微笑时露齿不足，以及因面中 1/3 发育不足而凸显的颏部。上颌骨发育不足可能发生在前后向、垂直向和横向。患者的临床表现取决于畸形的位置和严重程度，除了面部特征异常外，安氏 Ⅲ 类错𬌗伴发的前牙反覆盖也很常见。

纠正上颌骨骨发育不足的主要术式是 Le Fort Ⅰ 型截骨术。这项技术可以用于前移上颌骨，纠正安氏 Ⅲ 类错𬌗和相关的面部畸形（图 26.25）。根据上颌骨需要前移的幅度，可能需要植骨以提高骨块愈合和术后稳定性。在垂直向骨发育不足的病例，可

以通过 Le Fort Ⅰ 型截骨术并在截骨处进行植骨，以延长面下 1/3 高度（图 26.26）。这项术式改善了整体面部的比例，使微笑时的露齿程度正常。而且，在安氏 Ⅲ 类错𬌗患者中，很大比例是被患者甚至口腔科医师认为是下颌骨发育过度，但实际是上颌骨发育不足。在这种情况下，错误地对下颌骨进行手术，可能导致面部美学不佳，尤其是男性患者。

对于伴有眶下缘和颧突发育不足的严重面中部畸形，需要使用 Le Fort Ⅲ 型或改良 Le Fort Ⅲ 型截骨术。这些手术可前移上颌骨和颧骨，有时还可以改善鼻骨前部。颅颌面发育畸形的患者（如 Apert 综合征或 Crouzon 综合征患者），通常需要这种治疗（图 26.27）。

联合畸形及不对称

在多数情况中，面部畸形包括上颌骨和下颌骨发育畸形 [28]。治疗时可能需要上、下颌骨联合截骨，以取得尽可能理想的咬合、功能和美学效果（图 26.28 和图 26.29）。在某些情况下，外科治疗不仅包括之前描述的标准手术流程，还有更复杂的口外入路截骨术，并采用髂骨进行植骨（图 26.30）。治疗 2 个以上平面的面部不对称经常需要上颌骨手术、下颌骨手术、下颌骨下缘截骨，以及对上、下颌骨其他区域的塑形或骨增量手术（图 26.31）。

正颌手术治疗阻塞性睡眠呼吸暂停

阻塞性睡眠呼吸暂停是指患者在睡眠期间发生呼吸暂停事件（呼吸停止），持续时间超过 10 秒。这是一种严重的症状，临床上可表现为睡眠中断、睡眠缺乏、日间嗜睡、睡眠间严重缺氧，可能导致呼吸和心血管异常，甚至死亡 [29]。

最主要的问题是睡眠期间气道塌陷，可能是由于腭、舌、咽部组织肌肉张力下降导致的。气道塌陷可能与下颌骨发育不足，以及其导致的舌和咽部肌肉组织的向前的悬吊力减少有关（图 26.32A），这种情况通常会在仰卧位时加重。其他的影响因素，像肥胖和酒精或者睡前服用镇静药，都可以加重睡眠呼吸暂停。

对于阻塞性睡眠呼吸暂停患者的完整检查超出了本章的范围，但通常包括全面的体格检查、鼻咽镜检查、口腔颌面检查和多导睡眠图研究。对该病的非手术治疗包括减重、改变睡眠姿势、使用下颌定位装置或者睡眠时使用面部或鼻部持续性气道正压通气 [30,31]。

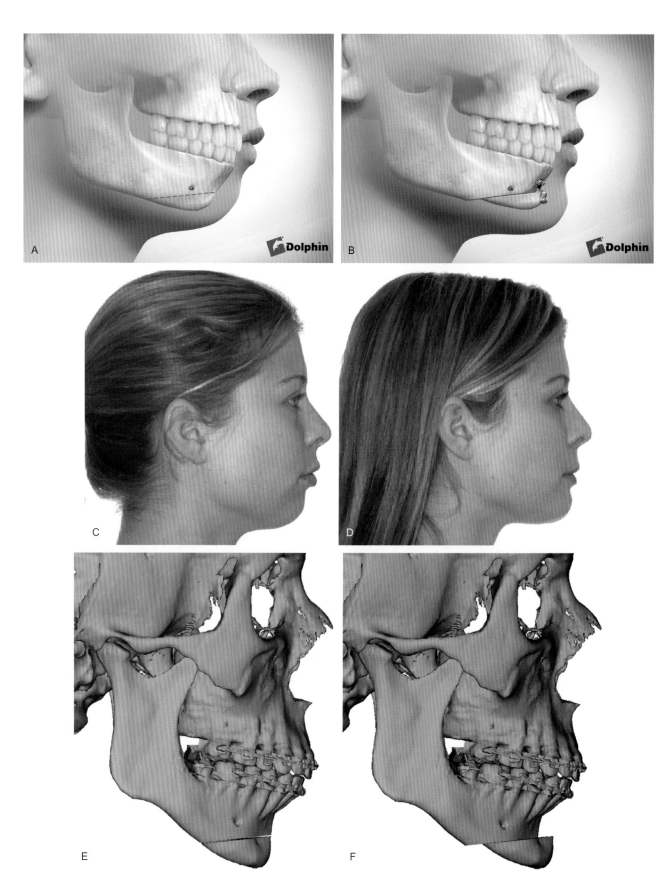

图 26.21　下颌骨下缘修整术（即颏成形术）。（A）前移下颌骨下缘以增加颏部突度。（B）植入物增加颏前部，避免此区域截骨。（C）下颌骨发育不足的临床照片。（D）前移颏部后的术后图片。（E）术前影像。（F）术后影像

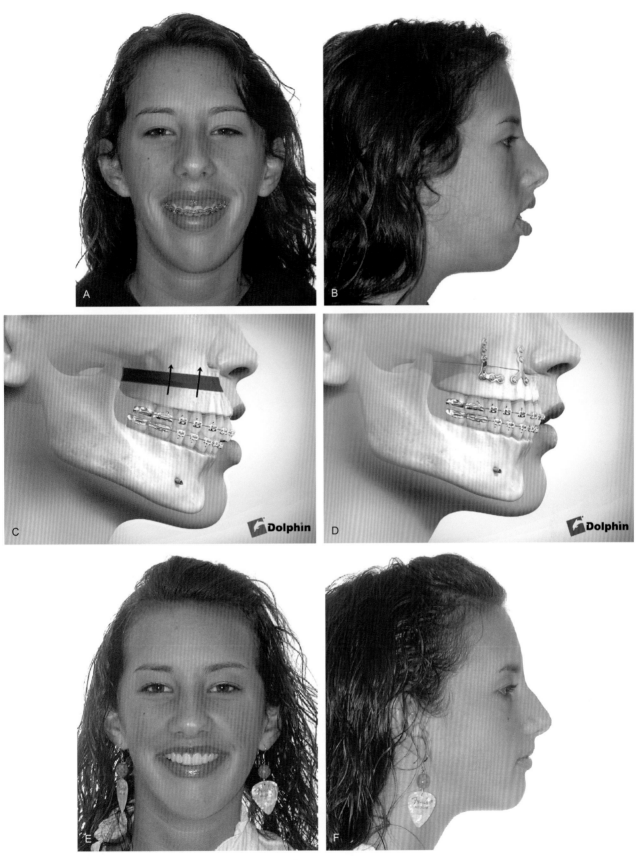

图 26.22　上颌骨垂直向发育过度的典型面部特征。(A，B) 全面部和侧貌图展示了过长的面下 1/3，唇闭合不全及牙龈暴露过多。(C，D) 全上颌骨上抬加颏部前移术。(E，F) 整体的上颌骨上抬加颏部前移术，术后全面部及侧貌图

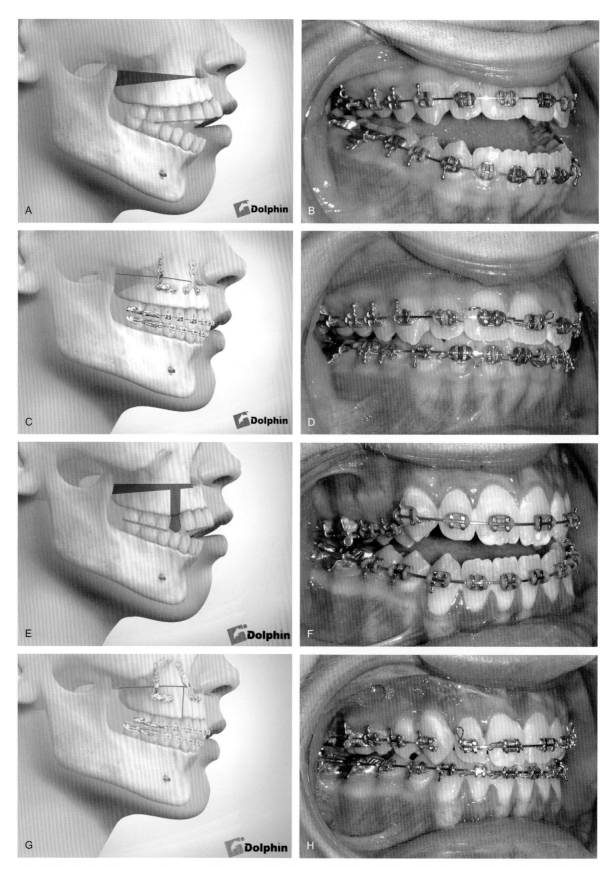

图 26.23 （A）由上颌骨垂直向发育过度造成的前牙殆。上牙列的殆曲线位于同一水平。（B）术前咬合关系。（C）将上颌骨整体上移，进行手术矫正。（D）术后咬合关系。（E）开殆且上牙列的殆曲线位于 2 个水平上。（F）术前咬合关系。（G）上颌骨分段截骨，重新定位以消除开殆，并采用根尖下截骨平整殆曲线，竖直前牙，去除代偿。（H）术后咬合关系

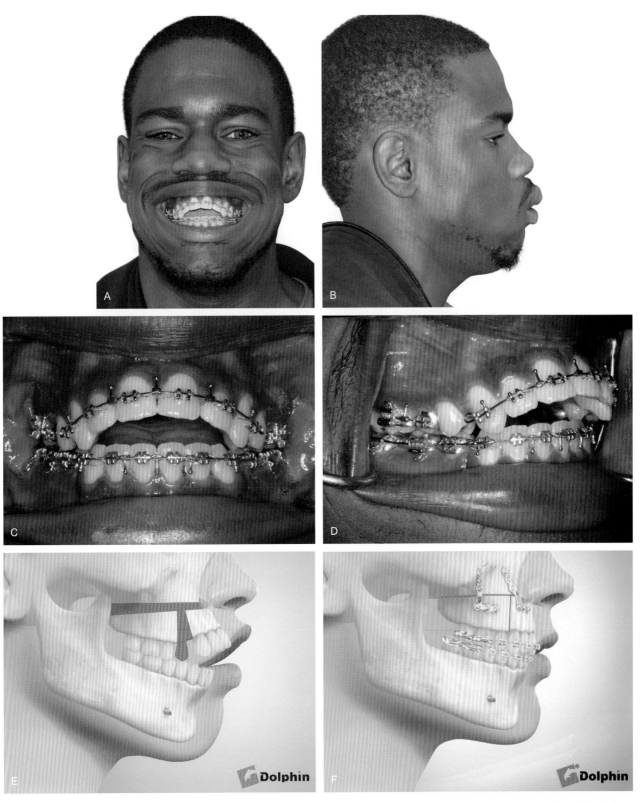

图 26.24　上颌骨分段截骨术。（A，B）术前面容显示上颌骨前部和上唇严重前突，鼻唇角减小。由于上颌骨垂直向发育不足，导致面下高度较短。（C，D）术前咬合显示上颌切牙前突及拔除双侧上颌前磨牙后留下的拔牙间隙。（E，F）上颌骨分段截骨术加关闭前磨牙拔牙间隙，后退上颌前部骨段，在上颌后部区域进行植骨

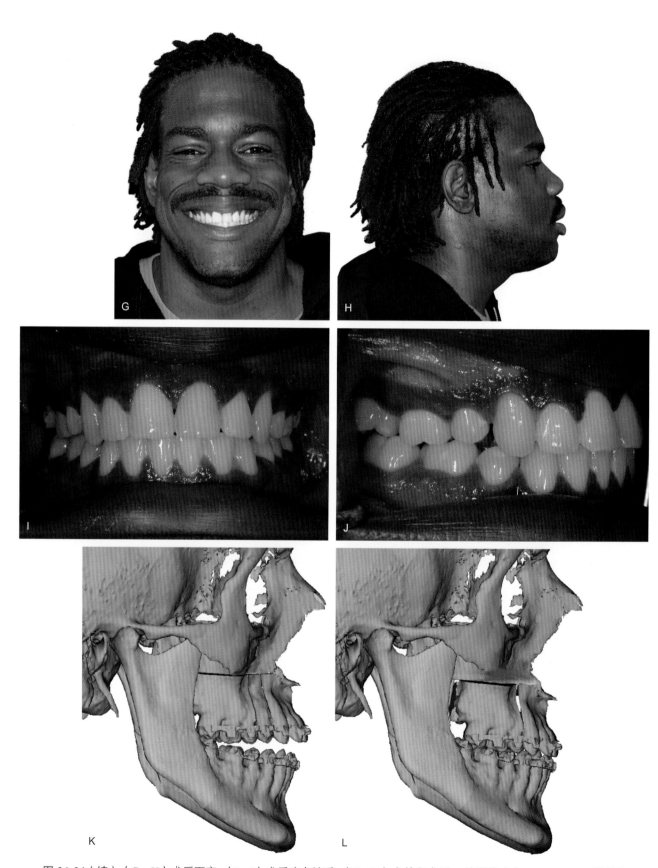

图 26.24（续）（G，H）术后面容。（I，J）术后咬合关系。（K，L）术前和术后 X 线影像（由 Dr. Mark Och 提供）

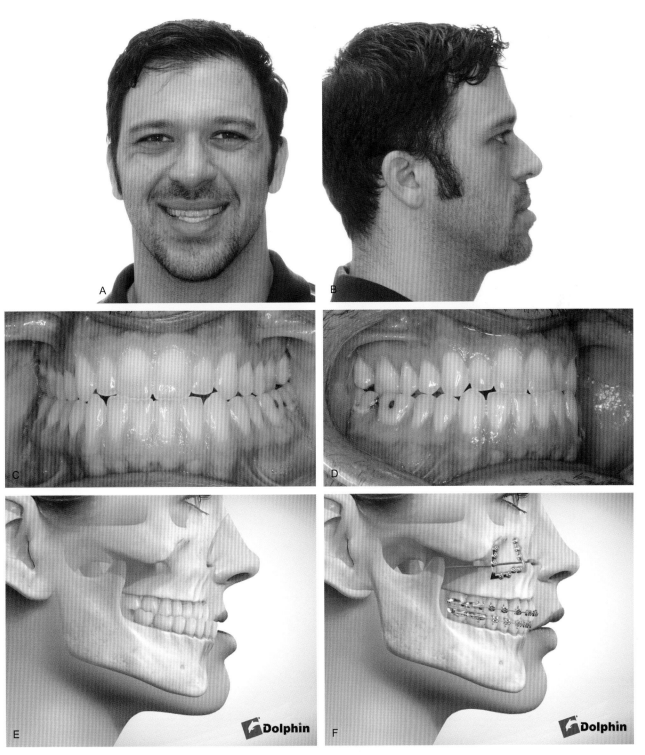

图 26.25 Le Fort Ⅰ型截骨前移术。(A，B)术前面部美学表现为上颌骨发育不足，有明显的面部凹陷和鼻旁发育不足。(C，D)术前咬合是Ⅲ类关系。(E，F)Le Fort Ⅰ型截骨术前移上颌骨

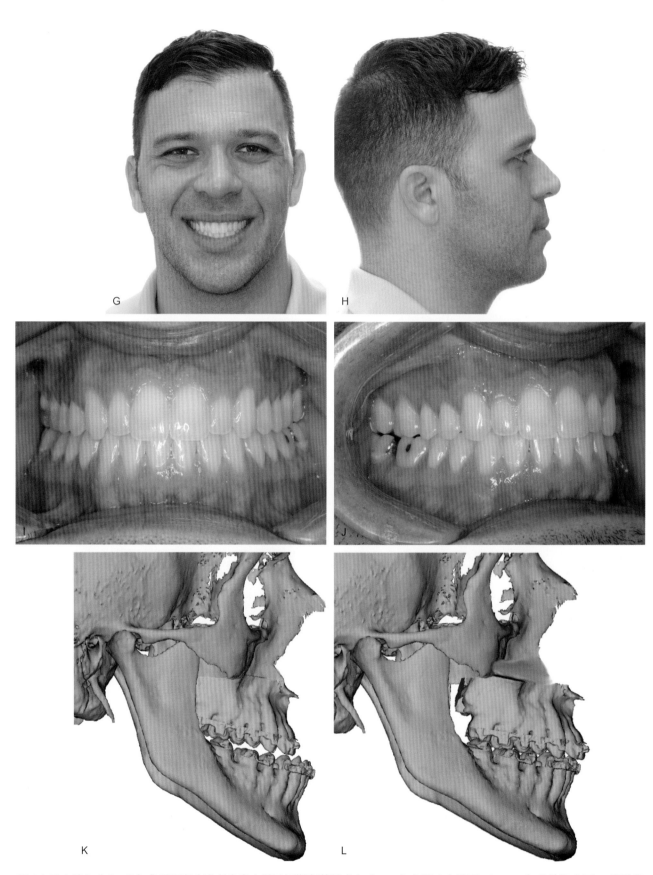

图 26.25（续）（G，H）术后面容（这名患者也做了同期鼻整形术）。（I，J）术后咬合关系。（K，L）术前和术后 X 线影像

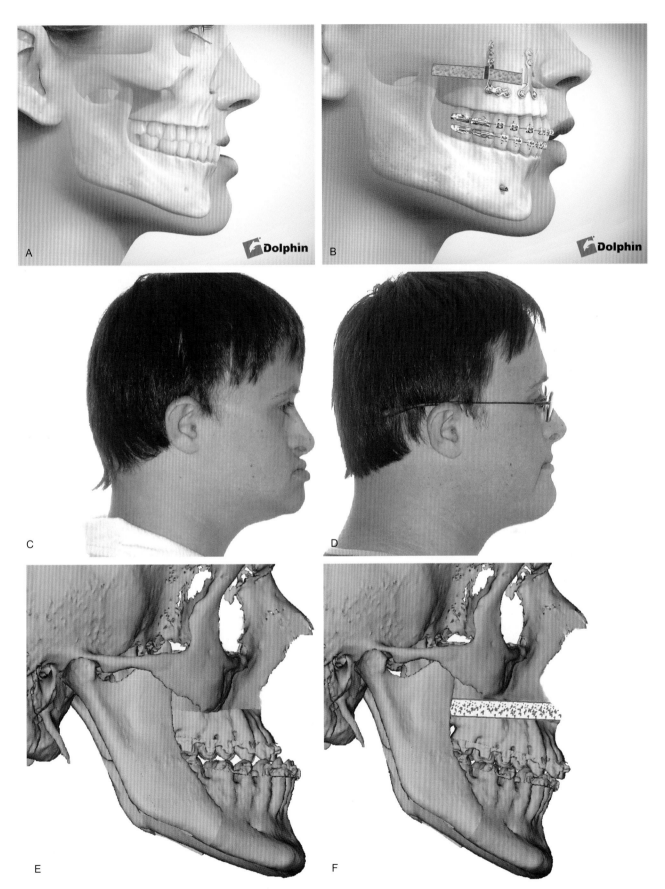

图 26.26　（A，B）上颌骨下移和在移动间隙内植骨。（C）术前侧貌显示面下 1/3 垂直发育不足引起的下颌骨相对发育过度面。（D）上颌骨下移后的术后照片，注意面部正常的垂直和前后向关系。（E）术前影像。（F）术后影像。图中可见骨板和辅助垂直支柱

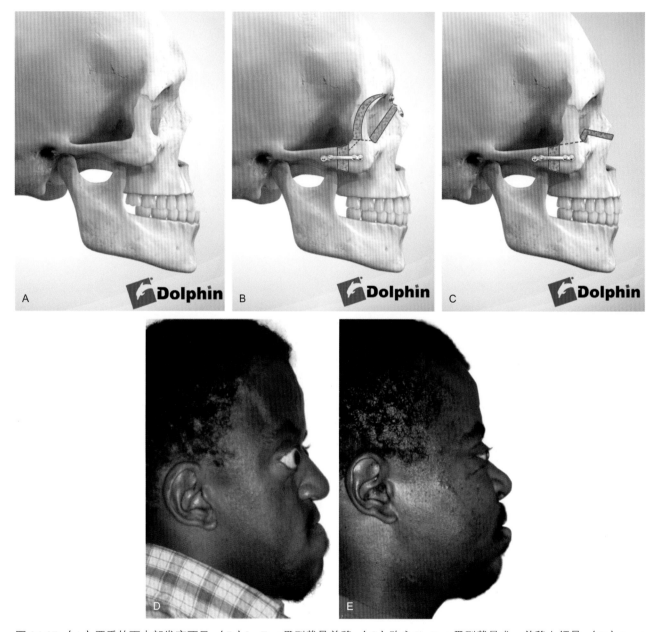

图 26.27 （A）严重的面中部发育不足。（B）Le Fort Ⅲ型截骨前移。（C）改良 Le Fort Ⅲ型截骨术，前移上颌骨。（D）Apert 综合征患者术前侧貌。（E）术后侧貌

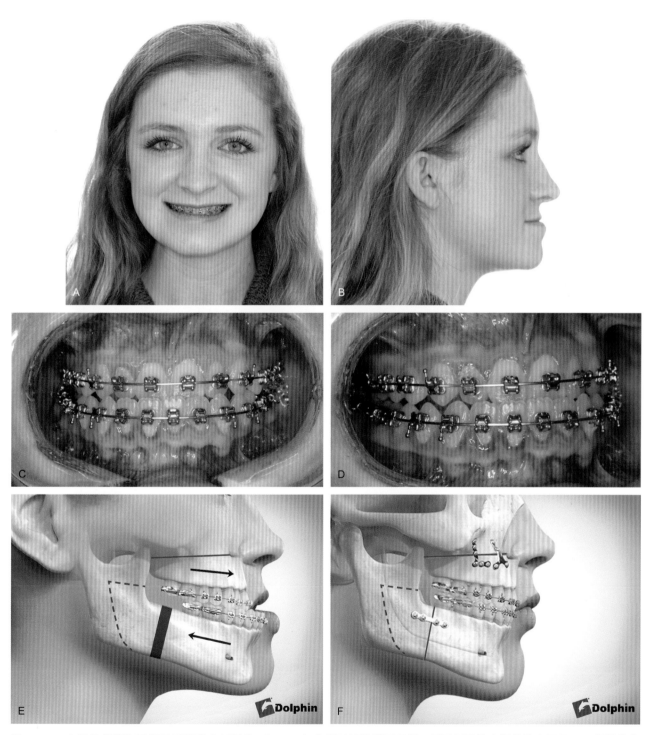

图 26.28　上颌骨前移和下颌骨后退的病例报告。（A，B）术前面部美学不理想，显示严重的上颌骨发育不足、下颌骨发育过度。（C，D）术前咬合属于 III 类关系。（E，F）Le Fort I 型截骨术前移上颌骨，双侧矢状劈开术后退下颌骨

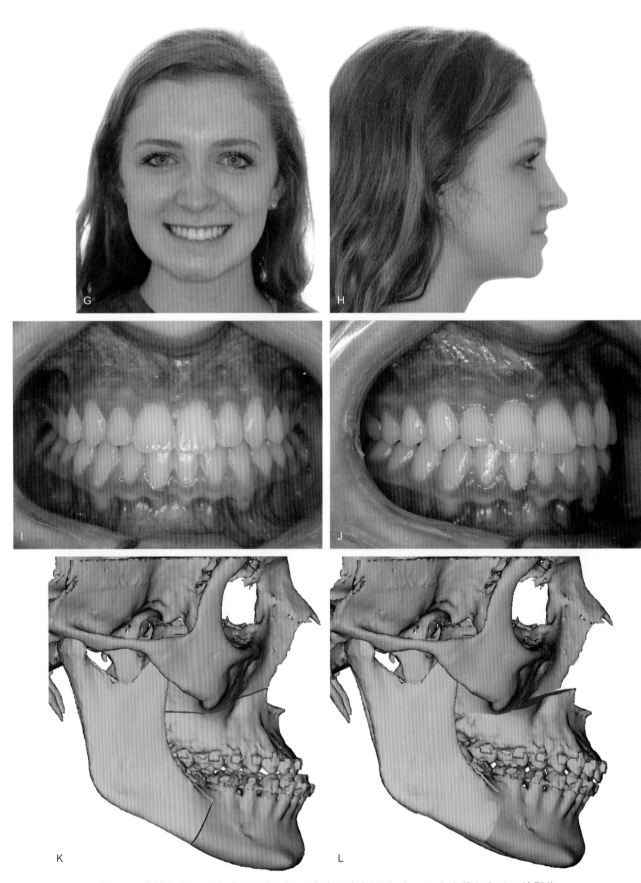

图 26.28（续）（G，H）术后面容。（I，J）术后咬合关系。（K，L）术前和术后 X 线影像

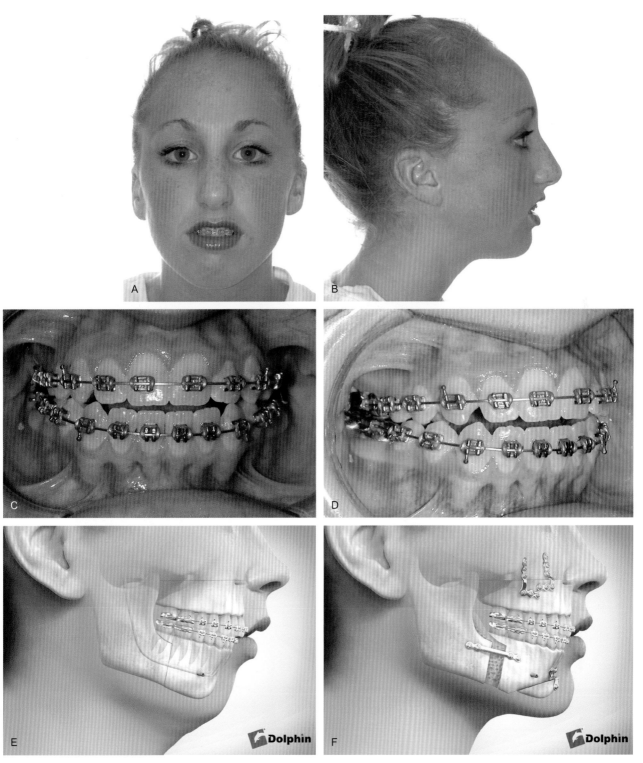

图 26.29　上颌骨上移和前移，下颌骨前移和颏成形术。（A，B）术前面部美学不理想，显示上颌骨垂直向发育过度和下颌骨发育不足的典型面容，包括切牙暴露过多、唇闭合不全和下颌骨后缩。（C，D）术前咬合属于Ⅱ类错殆畸形。（E，F）Le Fort Ⅰ型截骨术上移上颌骨，下颌骨矢状劈开截骨前移下颌骨，颏成形术前移颏部

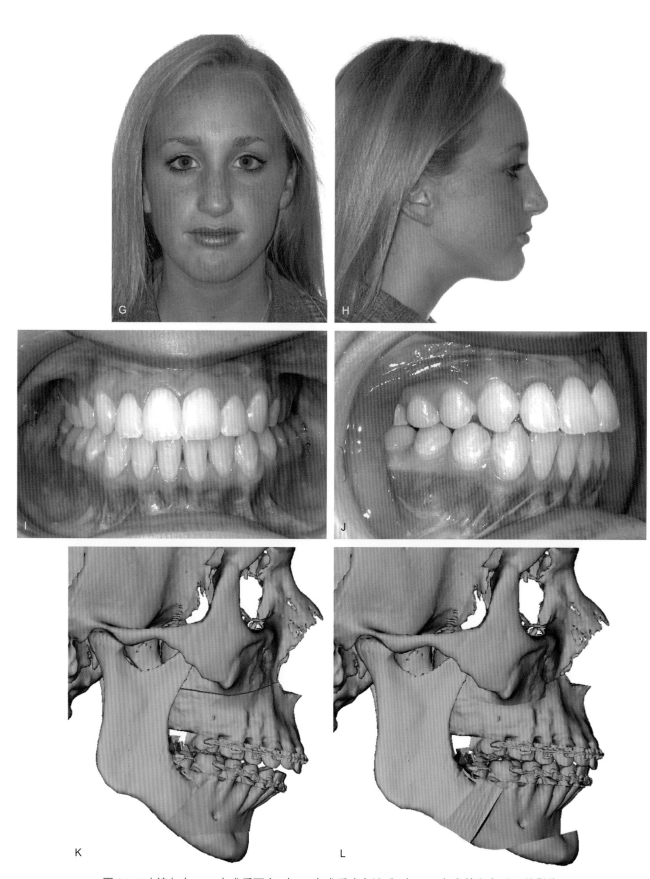

图 26.29（续）（G，H）术后面容。（I，J）术后咬合关系。（K，L）术前和术后 X 线影像

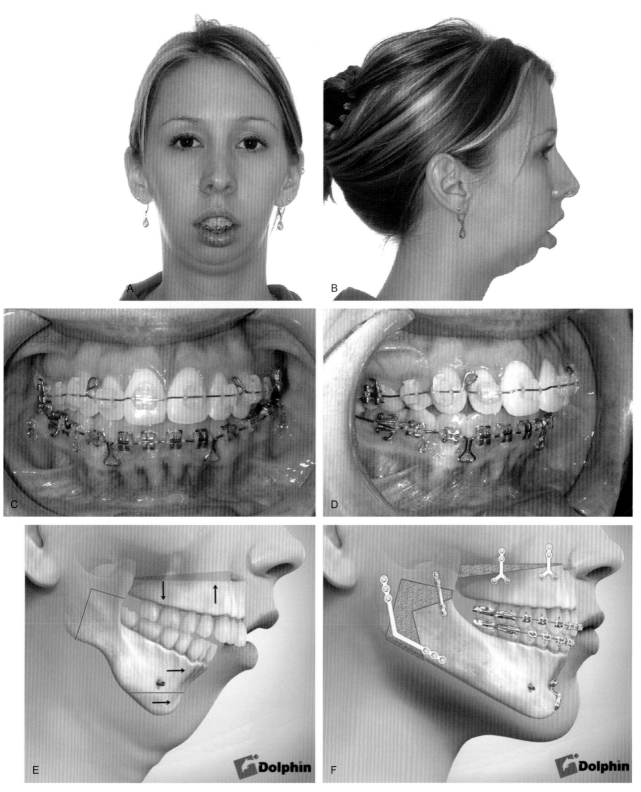

图 26.30　上颌骨上移，口外入路前移下颌骨，颏成形术。(A，B) 术前面部美学不理想，显示上颌骨垂直向发育过度和下颌骨发育不足的典型面容，包括切牙暴露过多、唇闭合不全和颏部后缩。(C，D) 术前咬合属于 II 类错𬌗畸形。(E，F) Le Fort I 型截骨术上移上颌骨，下颌骨口外截骨术加骨移植，颏成形术前移颏部

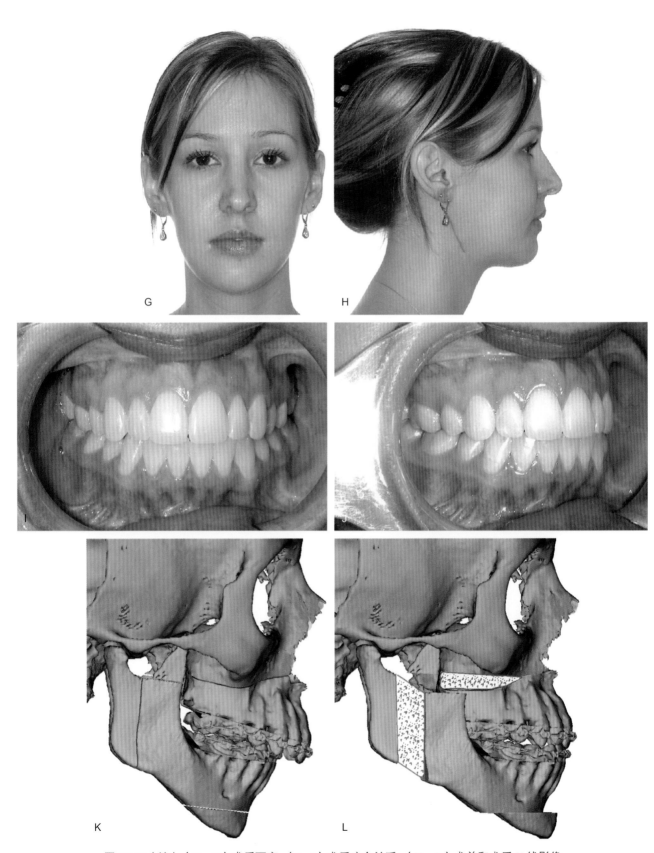

图 26.30（续）（G，H）术后面容。（I，J）术后咬合关系。（K，L）术前和术后 X 线影像

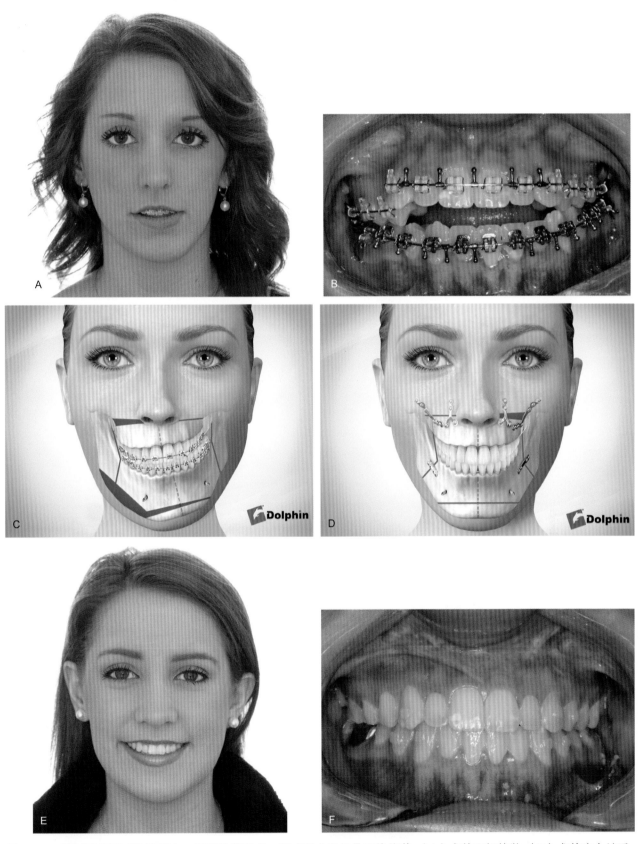

图 26.31　矫正面部不对称需要上、下颌骨截骨术，颏成形术和颌骨下缘修整。（A）术前面部美学。（B）术前咬合关系。（C，D）Le Fort Ⅰ型截骨术下移上颌骨左侧，上移右侧；矢状劈开下颌骨前移左侧，上移右侧；不对称颏成形术；右侧下缘轮廓修整。（E）术后面容。（F）术后咬合关系

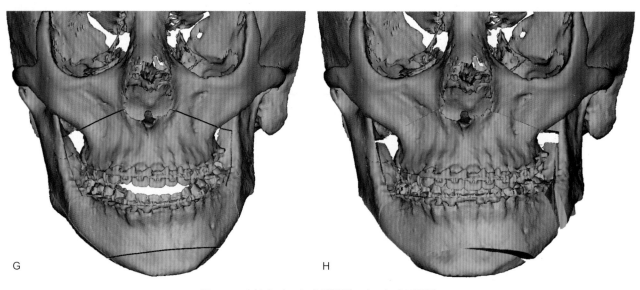

图 26.31（续）（G）术前影像。（H）术后影像

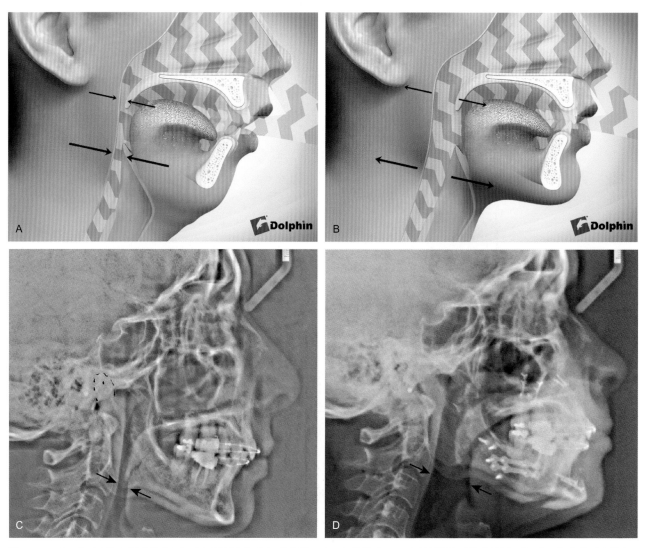

图 26.32 （A）由于下颌骨发育不足导致的狭窄或气道塌陷。（B）模拟上、下颌骨前移后扩展的气道。（C）术前头影测量图显示狭窄的下咽部气道。（D）术后头影图显示气道显著扩张

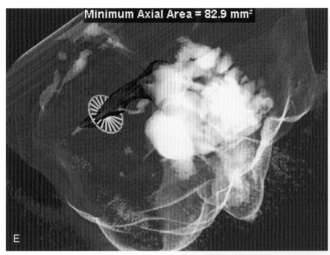
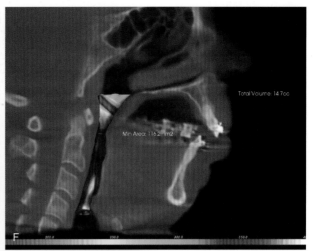
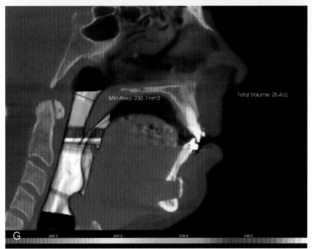

图 26.32（续）（E）通过 CT 数据得到气道的三维图像。利用 CT 去除骨成分，增强气道显示（红色）。（F）增强气道图像显示气道体积较小及大范围阻塞。（G）上、下颌骨前移术后气道增加的图像

手术矫正包括适度的腭垂腭成形术或腭垂咽成形术，即切除不同部位的软腭、腭垂、扁桃体和咽壁，以打开气道[32]。在许多患者，用正颌手术前移上、下颌骨改善气道也是有效的，其原理在于，在软腭、舌根部和下咽部的水平上扩大气道，通过比较术前和术后影像图看出效果（图 26.32）。手术对气道的扩大实际上包括各个方向，甚至包括侧面[33]。

牵引成骨

一种矫正上、下颌骨发育不足的新方法是牵引成骨技术（distraction osteogenesis, DO）。当矫正上、下颌骨发育不足时，传统的截骨术有潜在的局限性（如前所述）。当骨块移动较大的距离时，相应的软组织不能适应手术后骨段的较大移动和拉伸。软组织不能适应可导致几个问题，包括术后复发、颞下颌关节压力过大及由于拉伸神经导致的神经感觉功能丧失。在某些病例，由于骨移动的量很大，产生的间隙需要骨移植，这就需要从其他的部位取骨进行骨移植，如髂嵴。

DO 包括截骨术使骨段分离，然后使用牵引装置来使骨段逐渐分离（图 26.33）。在牵引骨段的交界处施加持续的张力，促进新骨持续形成。此外，周围的组织也会适应这种逐渐的张力，并随之发生改变，包括肌肉和肌腱、神经、软骨、血管和皮肤。因为这种适应涉及除了骨之外的多种组织类型，这个概念还应包括"牵引成组织"。

牵引的概念并不是很新，使用牵引技术帮助骨骼愈合到正常的长度可以追溯到希波克拉底时期，当时使用外部设备对骨折的短腿施加牵张力[34]。一位名叫 Gavril Ilizarov 的俄罗斯医师，在 20 世纪 50 年代提出了骨牵引的概念。直到 20 世纪 70 年代末和 20 世纪 80 年代早期，他的成果才广泛传播到世

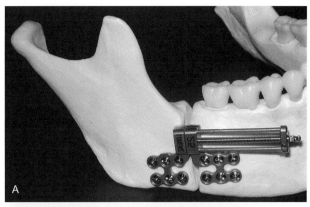

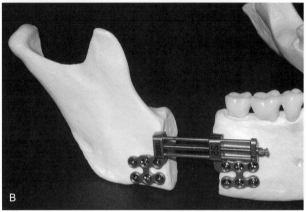

图 26.33　用于前移下颌骨的牵引器。（A）在下颌骨体后部和下颌支区域截骨并放置牵引器。（B）图片展示了牵引器完全扩张。缓慢增加牵引量时，牵引器会缓慢分离骨段，在骨段之间新骨逐渐增生并改建成熟

界其他地方 [35,36]。从那时起，对这种原理的应用扩展到所有形式的骨科矫正，包括颅面外科 [37,38]。

牵引成骨包括几个阶段，即骨切开、间歇期、牵引期、牵引稳定期、拆除牵张器、骨改建期。在手术阶段，需要完成截骨和牵张器的固定。在间歇期，截骨的骨断端处发生早期的骨愈合。间歇期共持续 7 天，在此期间，不进行牵引。在间歇期后，牵引期以 1 mm/d 的速率牵引，速率通常是启动牵引器后每天 2 次、每次 0.5 mm。每天的移动量被称为"牵引速率"，每天调节牵引器的时机称为"频率"。在牵引期，新形成的未成熟骨称为新生骨。一旦获得足够的牵引量，矫治器在固定期就保持在原位，从而使新生骨成熟并矿化。然后取下牵引器，从正常功能负荷到骨完全成熟的时期称为骨改建期。

因为在正颌手术中使用这项技术是比较新的，缺乏长期研究能证明牵引成骨的所有潜在优点，可能的优点包括能使骨移动更大的距离，免除了骨移植的需要和开辟第二术区，有更好的长期稳定性、

更小的颞下颌关节创伤和更少的神经感觉丧失。当然，牵引成骨也有明显的缺点：为了使骨段向期望的方向移动，牵引器的定位和安装对技术要求很严苛；并且，有时可能导致并不理想的咬合和面形，例如小开𬌗或面部不对称。其他缺点包括需要两步完成安放和拆除牵张器、花费高、治疗时间长，并且需要更加频繁地预约外科和正畸科复诊。

在正颌手术中，最早应用牵引成骨概念的是外科辅助快速扩弓术，以扩宽上颌骨 [39]。对严重上颌骨横向发育不足的成人，常规的正畸治疗几乎不可能完成。即使用上颌骨的分块手术扩张腭部，结果也经常不尽人意 [40]。而使用手术辅助的腭部扩张技术，结合牵引成骨理念，在这类病例中可以达到更好的长期效果 [41]。术前，正畸科医师先将扩弓器固定在适当的位置上。手术按照 Le Fort Ⅰ 型截骨术所述的方法切骨，除了鼻外侧壁最后部和腭骨垂直板的连接不分开。此外还要做中线切割，从中切牙间向腭中缝延伸，使腭部分开。在间歇期后，扩弓器以 1 mm/d 的速度扩开，直到符合扩弓要求（图 26.34）。扩弓期间，中切牙、腭中缝、截骨之间的区域和上颌骨外侧壁间的间隙逐渐扩大。

截骨区域的新骨逐渐形成并改建成熟。随后拆除扩张器，进行正畸治疗以关闭牙之间的间隙，排齐牙列并维持扩弓效果。

在下颌骨发育不足的情况下，初次手术是截骨和安放牵引器，在 7 天的间歇期过后，以每天 1 mm 的速度和频率进行牵引（通过每次牵引 0.5 mm、每天 2 次完成）。一旦牵引完成，在固定期牵引器需要保持在原位置，通常所需时间是牵引期的 2 ～ 3 倍。然后拆除牵引器，并开始积极的正畸治疗。图 26.35 展示 1 例下颌骨牵引成骨的病例。

牵引器也可用于前移上颌骨和面中部。传统的上颌骨重新定位手术，骨缺损区可能需要自体骨移植。骨移植显然需要供区，相应的后遗症也不可避免。牵引成骨使此类患者避免了骨移植。唇腭裂者之前的多次手术经常会造成大量瘢痕，而这些瘢痕和严重的发育畸形造成软组织生长限制，可能阻碍使用常规的正颌外科矫正。这类患者可采用牵引成骨治疗，通过逐渐拉伸，产生新的软、硬组织，免除了对移植的需要，长期稳定性令人满意 [42]。图 26.36 演示了在此类患者中，使用牵引成骨有效使上颌骨前伸。使用牵引成骨矫正上颌骨，能够使上颌骨前移更多，并且提高长期稳定性 [43,44]。

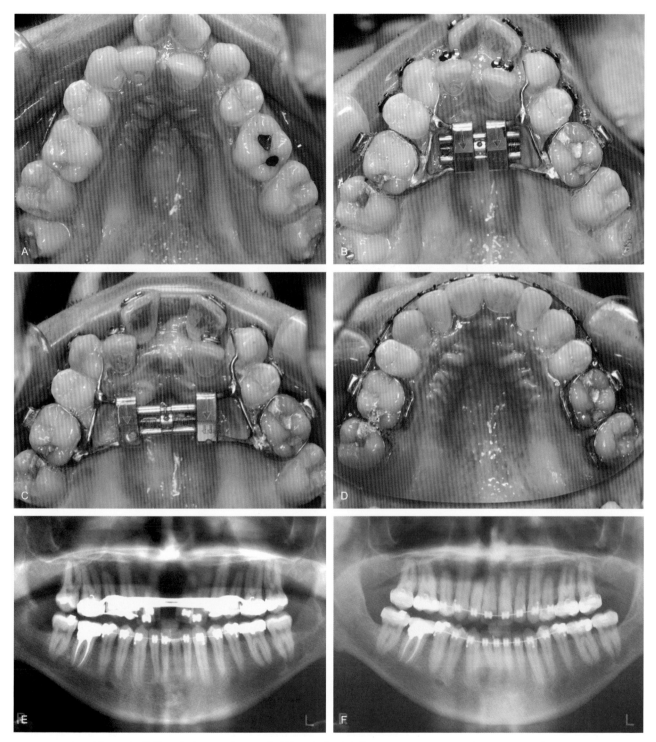

图 26.34　用于矫正上颌骨横向发育不足的手术辅助扩弓的牵引成骨。（A）上颌骨严重狭窄，牙弓长度不足（注意，即使拔除了前磨牙，仍存在严重的拥挤问题）。（B）放置扩弓器。（C）上颌骨扩张（注意中切牙之间的间隙），骨形成和牙龈组织形成。（D）在前牙区，利用新生骨进行正畸排牙，以关闭前牙间隙。（E）X 线显示前部扩张间隙内有未成熟的再生骨。（F）正畸排齐牙后的 X 线照片

正颌手术患者的围手术期护理

正颌手术患者通常在手术当天入院，手术前需要完成病史采集、全身体检、术前实验室检查、影像学检查和麻醉科医师巡查。患者全麻后，在手术室中完成正颌手术。术后，患者被带到麻醉后护理室（即苏醒室）一段合适的时间，通常直到患者可以觉醒、有方向感、感到舒适并且生命体征稳定为

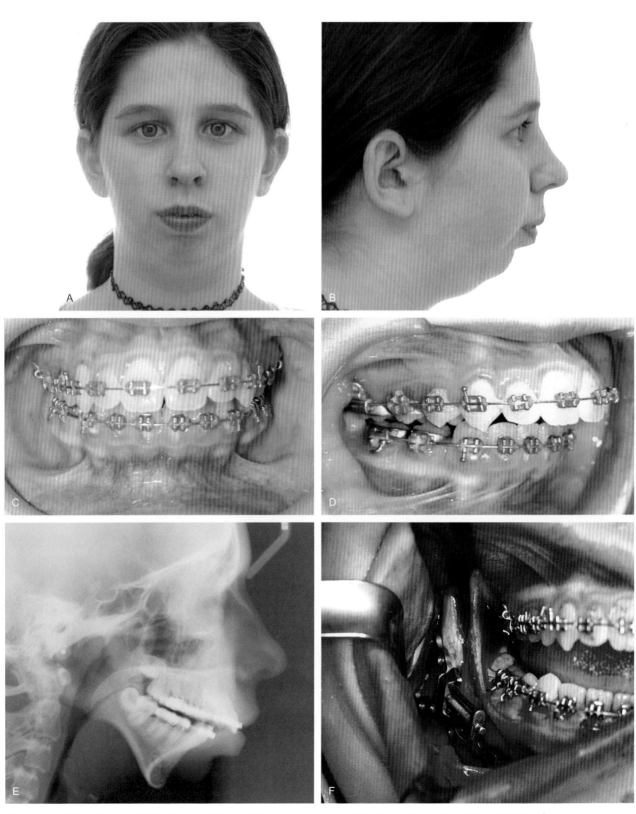

图 26.35　利用牵引成骨矫正严重的下颌骨发育不足。（A，B）术前面部美学表现为严重下颌骨发育不足。（C，D）术前咬合属于安氏Ⅱ类关系。（E）术前 X 线头影测量片。（F）截骨并放置牵引器

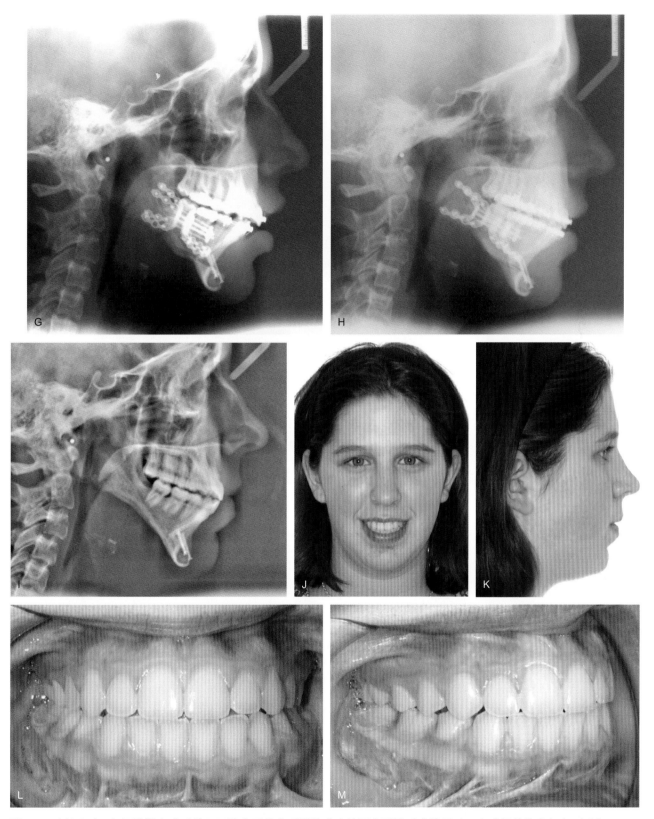

图 26.35（续）（G）间歇期完成后并且开始牵引的术后影像（在放置牵引器手术的同时，完成颏前移术）。（H）以 1 mm/d 的速率牵引，16 天后的影像。（I）拆除牵引器，完成正畸治疗后的侧位片。（J，K）术后面形。（L，M）术后咬合图像

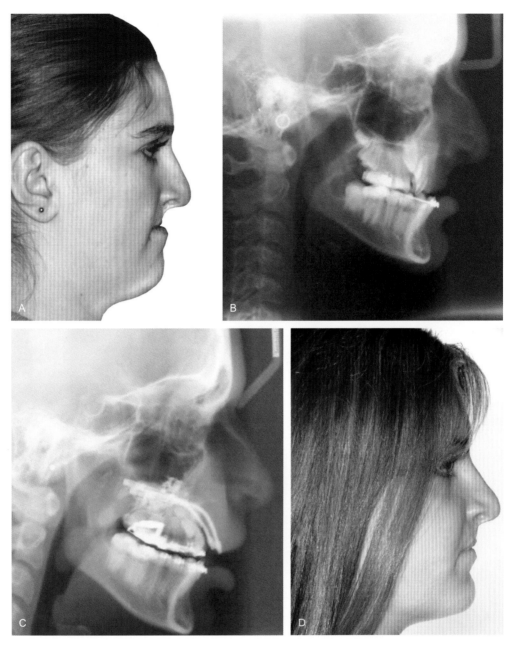

图 26.36 利用牵引成骨矫正上颌骨发育不足。(A)唇腭裂和多次手术干预后造成的严重上颌骨发育不足。(B)X 线片显示上颌骨发育不全伴Ⅲ类错殆畸形。(C)X 线片展示使用牵引器前移上颌骨。(D)治疗后的侧貌展现面部协调，咬合得到改善（由 Dr. Dan Spagnoli 提供）

止。然后患者被送回病房，由专业的术后护理人员持续监测术后情况。当患者感觉舒适，可自行排尿，经口进食、进水无困难而且活动良好时，便可出院。术后住院时间通常需要 1~4 天。在此期间，患者通常只需要轻度至中度的止痛药治疗，出院后一般不再需要镇痛药。允许的话，术后应尽快拍摄 X 线片，以确保骨骼发生预期的变化，并且固定装置处于正确的牙位置。

入院进行手术前，医师应该向患者及家属告知术后营养的重要性。在术后的住院期间，饮食工作

人员可以指导患者在颌间固定或下颌功能受限期间获得充足营养的方法。正颌手术患者的专门食谱应该包括如何使用搅拌机制备食物的说明。

在过去，术后初期的主要困难是颌间固定导致的进食困难，颌间结扎患者难以获取充足的营养，无法进行必要的口腔卫生清洁，以及口头交流。颌间固定的平均时间为 6~8 周。

过去几年开发出使用小骨板和骨钉的数个系统，可以在截骨区直接稳定骨段（图 26.37）[45-48]。坚固内固定的最新进展是使用可吸收螺钉和骨板，

这种材料能够在愈合期间保持足够的力，以稳定骨块，随后就被水解吸收。使用内固定系统能够尽早拆除或者不使用颌间固定，提高了患者的舒适度，方便患者讲话和保持口腔卫生，且提高了术后颌骨的稳定性和功能。

　　手术时，通常使用 1 块小的丙烯酸𬌗板，帮助定位和稳定咬合。拆除颌间固定后（通常在手术室中），将𬌗板（如果留在原处）用钢丝连接到上颌骨或下颌骨，然后将橡皮圈连接在手术结扎丝上，𬌗板与橡皮圈一起，引导颌骨到新的术后咬合位置上（图 26.38）。若术中即可获得理想的咬合关系，

可以不使用𬌗板。度过适应期后，可以去除咬合夹板，患者返回正畸科医师处进行术后正畸。

术后治疗阶段

完成正畸治疗

　　当颌骨运动良好、截骨部位稳定后，就可以结束正畸治疗。去除力量较大的外科弓丝，换用轻力正畸弓丝。完成牙的最终排列和定位，关闭余留间隙。此时保留轻力的垂直牵引，以抑制牙本体感受

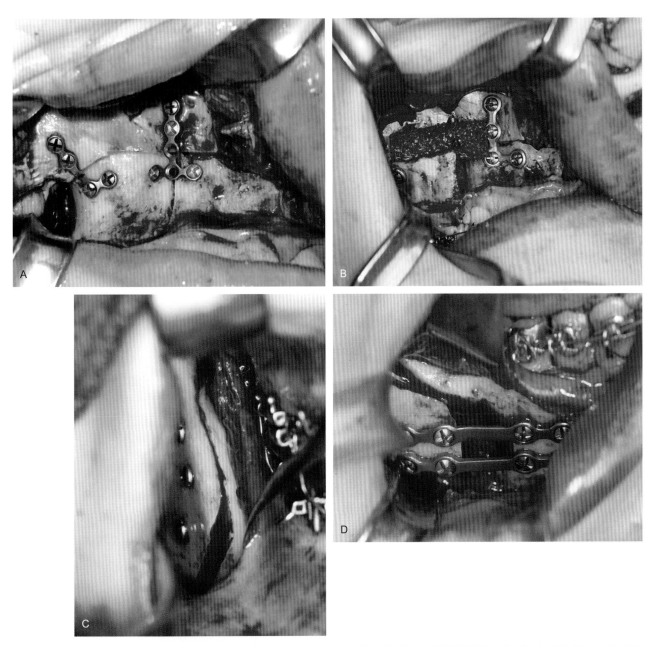

图 26.37　（A）上颌骨截骨后使用小型骨板固定。（B）上颌骨前移并下移后，植骨并用骨板固定。（C）拉力螺钉固定下颌矢状劈开的截骨。（D）接骨板用于固定矢状劈开的截骨

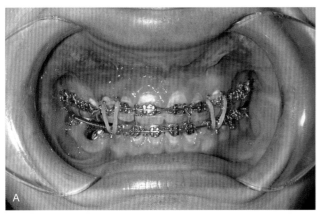
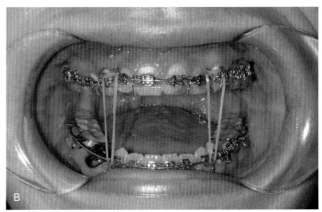

图 26.38 （A）将𬌗板固定在上牙列。使用轻型橡皮圈牵引并引导患者适应新的咬合关系。（B）上颌骨截骨术后 7 天的患者

的冲动，否则患者会去寻找一个最大限度的牙尖交错位。术后精细调整较为快速，耗时很少超过 6 ～ 10 个月。

外科正畸术后的保持与其他成年患者一样，最终的咬合关系确定后，即可开始牙周和修复治疗。

术后修复和义齿考虑

当患者需要复杂的修复治疗时，重要的是要尽可能在正畸去带环后，建立稳定的、全牙列接触。后部的垂直接触在那些只有前部咬合接触的患者很重要。合适的、临时的、可移动的局部义齿就足够，这些义齿应该根据组织状态的需要调整衬里材料，以便在愈合期间给后牙支持力。当完成术后正畸时，剩余的修复治疗可以与非手术患者一样的方式来完成。

术后牙及牙周考虑

患者应在术后 10 ～ 14 周左右进行牙和牙周的维护评估。需要重新评估膜龈状况，清除牙菌斑，

对炎症区域或牙周袋进行轻度刮治。如有必要，应在术后正畸期间经常复诊，进行牙周维护。拆除口腔矫治器后，建议进行彻底的牙周治疗。在完成术后正畸治疗结束后的 3 ～ 6 个月中，一次全面的对牙周状况的再评估将会决定未来的治疗需求。正畸矫治器相关的炎症消退后，再进行牙周手术，包括冠延长或再生手术。除非出于美学或修复原因需要尽早切除增生组织，否则在正畸治疗后，增生组织应该观察 3 ～ 6 个月。牙周治疗完成后，应调整患者复查的间隔时间，以适应每名患者的需求。

总结

牙颌面畸形患者的治疗包括评估病情和治疗牙和骨骼的多种问题。这些问题要求所有参与患者处理的医护人员，在一个多学科团队中互相交流，以取得最佳的治疗效果。有序的团队处理将获得最令人满意的治疗结果。

（戈旌 于洪波 译）

参考文献

[1] Brunelle JA, Bhat M, Lipton JA. Prevalence and distributions of selected occlusal characteristics in the U.S. population, 1988-1991. *J Dent Res.* 1996;75:706–713.

[2] Proffit WR, Fields HW, Moray LJ. Prevalence of malocclusion and orthodontic treatment need in the United States: estimates from the N-HANES III survey. *Int J Adult Orthodon Orthognath Surg.* 1998;13:97–106.

[3] Proffit WR, White RP Jr. Dentofacial problems: prevalence and treatment need. In: Proffit WR, White RP Jr, Sarver DM, eds. *Contemporary Treatment of Dentofacial Deformity.* St Louis, MO: Mosby; 2003.

[4] Enlow DH, Hans M. *Essentials of Facial Growth.* Philadelphia, PA:

WB Saunders; 1996.

[5] Enlow DH. Wolff's law and factor of architectonic circumstance. *Am J Orthod.* 1968;54:803.

[6] Enlow DH. Craniofacial growth and development. In: Posnick JC, ed. *Craniofacial and Maxillofacial Surgery in Children and Young Adults.* Philadelphia, PA: WB Saunders; 2000.

[7] Fields HW, Warren DW, Black K, et al. Relationship between vertical dentofacial morphology and respiration in adolescents. *Am J Orthod Dentofacial Orthop.* 1991;99:147–154.

[8] Tucker MR, Moriarty JM, Koth DL, et al. Evaluation of treatment of patients with dentofacial deformities: a multidisciplinary approach.

North Carolina Dent Rev. 1985;3:13.

[9] Burstone CJ, James RB, Legan H, et al. Cephalometrics for orthognathic surgery. *J Oral Surg.* 1978;36:269.

[10] Steiner CC. Cephalometrics in clinical practice angle. *Orthodontics.* 1959;28(8).

[11] Smith JD, Thomas PM, Proffit R. A comparison of current prediction imaging programs. *Am J Orthod Dentofacial Orthop.* 2004; 125:527.

[12] Bell RB. Computer planning and intraoperative navigation in orthognathic surgery. *J Oral Maxillofac Surg.* 2011;69:592–605.

[13] Bobek S, Farrell B, Choi C, et al. Virtual surgical planning for orthognathic surgery using digital data transfer and an intraoral fiducial marker: the charlotte method. *J Oral Maxillofac Surg.* 2015; 73(6):1143–1158.

[14] Bell WH, Dann JJ. Correction of dentofacial deformities by surgery in the anterior part of the jaws. *Am J Orthod.* 1973;64:162.

[15] Caldwell JB, Letterman GS. Vertical osteotomy in the mandibular rami for correction of prognathism. *J Oral Surg.* 1954;12:185.

[16] Hall HD, Chase DC, Payor LG. Evaluation and realignment of the intraoral vertical subcondylar osteotomy. *J Oral Surg.* 1975;33:333.

[17] Trauner R, Obwegeser H. The surgical correction of mandibular prognathism and retrognathia with consideration of genioplasty. I. Surgical procedures to correct mandibular prognathism and reshaping of the chin. *Oral Surg Oral Med Oral Pathol.* 1957; 10:677.

[18] Dalpont G. Retromolar osteotomy for the correction of prognathism. *J Oral Surg.* 1961;19:42.

[19] Hunsuck EE. A modified intraoral sagittal splitting technique for mandibular prognathism. *J Oral Surg.* 1968;26:249.

[20] Epker BN. Modifications in the sagittal osteotomy of the mandible. *J Oral Surg.* 1977;35:157.

[21] Robinson M. Micrognathism corrected by vertical osteotomy of ascending ramus and iliac bone graft: new technique. *Oral Surg Oral Med Oral Pathol.* 1957;10:125.

[22] Kufner J. Experience with a modified procedure for correction of open bite. In: Walker RV, ed. *Transactions of the Third International Congress of Oral Surgery.* London, U.K.: E&S Livingstone; 1970.

[23] Schuchardt K. Experiences with the surgical treatment of deformities of the jaws: prognathia, micrognathia, and open bite. In: Wallace AG, ed. *Second Congress of International Society of Plastic Surgeons.* London, U.K.: E&S Livingstone; 1959.

[24] Wunderer S. Erfahrungen mitder operativen Behandlung hochgradiger Prognathien. *Dtsch Zahn Mund Kieferheilkd.* 1963; 39:451.

[25] Bell WH, Fonseca RJ, Kenneky JW, Levy BM. Bone healing and revascularization after total maxillary osteotomy. *J Oral Surg.* 1975; 33:253.

[26] Tucker MR, White RP Jr. Maxillary orthognathic surgery. In: Tucker MR, White RA Jr, Terry BC, et al, eds. *Rigid Fixation for Maxillofacial Surgery.* Philadelphia, PA: JB Lippincott; 1991.

[27] Jacobson R, Sarver DM. The predictability of maxillary repositioning in LeFort I orthognathic surgery. *Am J Orthod Dentofacial Orthop.* 2002;122:142.

[28] Busby BR, Bailey LJ, Proffit WR, et al. Long-term stability of surgical Class III treatment: a study of 5-year postsurgical results. *Int J Adult Orthodon Orthognath Surg.* 2002;17:159.

[29] Guilleminault C. Obstructive sleep apnea: the clinical syndrome and historical perspective. *Med Clin North Am.* 1985;69:1187.

[30] Veasey SC, Guilleminault C, Strohl KP, et al. Medical therapy for obstructive sleep apnea: a review by the Medical Therapy for Obstructive Sleep Apnea Task Force of the Standards of Practice Committee of the American Academy of Sleep Medicine. *Sleep.* 2006; 29:1036–1044.

[31] Senn O, Bloch KE, Iseli A, et al. Oral appliances for the treatment of snoring and obstructive sleep apnea. *Oto-Rhino-Laryngologia Nova.* 2001;11:168.

[32] Waite PD, Vilos GA. Surgical changes of posterior airway space in obstructive sleep apnea. *Oral Maxillofac Surg Clin North Am.* 2002;14:385.

[33] Fairburn SC, Waite PD, Vilos G, et al. Three-dimensional changes in upper airways of patients with obstructive sleep apnea following maxillomandibular advancement. *J Oral Maxillofac Surg.* 2007; 65:6.

[34] Peltier LF. External skeletal fixation for the treatment of fractures. In: *Fractures: A History and Iconography of Their Treatment.* San Francisco, CA: Norman Publishing; 1990.

[35] Ilizarov GA. The principles of the Ilizarov method. *Bull Hosp Jt Dis.* 1997;56:49–53.

[36] Ilizarov G, Devyatov A, Kameran V. Plastic reconstruction of longitudinal bone defects by means of compression and subsequent distraction. *Acta Chir Plast.* 1980;22:32.

[37] Altuna G, Walker DA, Freeman E. Rapid orthopedic lengthening of the mandible in primates by sagittal split osteotomy and distraction osteogenesis: a pilot study. *Int J Adult Orthodon Orthognath Surg.* 1995;10:59.

[38] Guerrero CA, Bell WH. Intraoral distraction. In: *Distraction of the Craniofacial Skeletal.* New York: Springer-Verlag; 1999.

[39] Lines PA. Adult rapid maxillary expansion with corticotomy. *Am J Orthod.* 1975;67:44.

[40] Proffit WR, Turvey TA, Phillips C. Orthognathic surgery: a hierarchy of stability. *Int J Adult Orthodon Orthognath Surg.* 1996;11:191.

[41] Betts NJ, Vanarsdall RL, Barber HD, et al. Diagnosis and treatment of transverse maxillary deficiency. *Int J Adult Orthodon Orthognath Surg.* 1995;10:75.

[42] Figueroa AA, Polley JW. Management of severe cleft maxillary deficiency with distraction osteogenesis: procedure and results. *Am J Orthod Dentofacial Orthop.* 1999;115:1–12.

[43] Rachmiel A. Treatment of maxillary cleft palate: distraction osteogenesis verses orthognathic surgery. Part one: maxillary distraction. *J Oral Maxillofac Surg.* 2007;65:753–757.

[44] Precious DS. Treatment of retruded maxilla in cleft lip and palate: orthognathic surgery verses distraction osteogenesis—the case for orthognathic surgery. *J Oral Maxillofac Surg.* 2007;65:758–761.

[45] Spiessl B. *New Concepts of Maxillofacial Bone Surgery.* Berlin, Germany: Springer-Verlag; 1975.

[46] Borstlap WA, Stoelinga PJW, Hoppenreijs TJM, van't Hof MA. Stabilisation of sagittal split advancement osteotomies with miniplates: a prospective, multicentre study with two-year follow-up. I. Clinical parameters. *Int J Oral Maxillofac Surg.* 2004;33:433.

[47] Sittitavornwong S, Waite PD, Dann JJ, Kohn MW. The stability of maxillary osteotomies fixated with biodegradable mesh in orthognathic surgery. *J Oral Maxillofac Surg.* 1631;64:2006.

[48] Tucker MR, Frost DE, Terry BC. Mandibular surgery. In: Tucker MR, White RA Jr, Terry BC, et al, eds. *Rigid Fixation for Maxillofacial Surgery.* Philadelphia, PA: JB Lippincott; 1991.

第 27 章

面部美容手术
Facial Cosmetic Surgery

Tirbod Fattahi, Salam Salman

引言和历史回顾

纵观美国的美容手术（cosmetic surgery）发展史，美容手术（包括面部和身体美容手术）主要由整形外科医师进行。随着耳鼻咽喉科等竞争性专业的涉足，这种局势发生了变化。耳鼻咽喉专科医师基于其鼻外科的专业知识，开始扩大业务范围，逐渐进入面部美容手术领域。在过去的 25 年中，皮肤科、口腔颌面外科、眼科等其他专科也开始涉猎美容手术领域。随着美容手术的实践不断扩展，经过培训并具有资格进行此类手术的专家人数也在不断增加。迄今，所有在进行规范化培训的口腔颌面外科住院医师理应具备美容手术知识，并能够执行不同程度的面部美容手术。结束住院医师规范化培训后，对美容手术感兴趣的口腔颌面外科医师可申请继续美容手术领域（包括面部和身体美容手术）的住院医师后培训。此外，现在有公认的理事机构，如美国美容外科委员会（American Board of Cosmetic Surgery），可以对符合必要条件的任何个人（无论专业背景如何）认证并授予其进行美容手术的资格。

在美国，每年都有大量金钱花费在美容手术上。根据最新数据，美国 2016 年用于美容手术及非手术治疗的费用达 105 亿美元。2008 年经济衰退之前，这一数字甚至接近 140 亿美元，且消费者（患者）数量和美容手术数量在逐年稳增。与 25 年前相比，进行美容手术的患者的年龄分布发生了重大变化。在过去，患者往往到 50 岁以上才有进行美容手术的意向，而近期有数据（图 27.1）表明，有美容手术需求的所有患者中，近 2/3 的患者年龄在 19～50 岁。如今，患者知识水平更高，并且更愿意在较年轻时进行美容手术来作为预防措施，以减缓衰老的影响。世界其他地区也有同样的趋势。

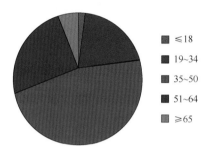

图 27.1　有美容手术需求的患者的年龄分布

衰老的生理机制

在关于某个给定病症的手术和非手术治疗方式的讨论开始之前，我们必须对该疾病的发展过程有一个清楚的认识。面部美容手术亦是如此，临床医师必须对衰老的发展过程有深刻的认识，包括表面可见的衰老和不可见的组织衰老。衰老过程包括两方面：外在衰老（extrinsic aging）和固有衰老（intrinsic aging）。外在衰老，也称为光衰老（photoaging），是患者在一些可控的环境因素作用下的累积效应。这些环境因素包括吸烟习惯、生活方式（如整天户外工作的人对比室内工作的人）、居住地地理环境（如住在发电厂附近或重度污染地区的人）和长时间暴露在日光下。固有衰老是生理性和自然性衰老的累积效应，是细胞衰老的遗传和生物学过程。固有衰老包括胶原蛋白和弹性纤维丧失、细胞水平上各种细胞因子的产生（如胶原酶和弹性蛋白酶）、DNA 信号转导功能受损、组织富水性和组织体积的丧失、骨骼的选择性吸收及肌肉和周围筋膜的退化松弛。固有衰老与外在衰老协同产生了一个衰老的人的外观（图 27.2）。其他与衰老相关的因素包括种族、男女激素差异、解剖学差异（眼睑的皮肤厚度对比手掌的皮肤厚度）。即使固有衰老过程难以控制，但外在衰老（光衰老）可以成

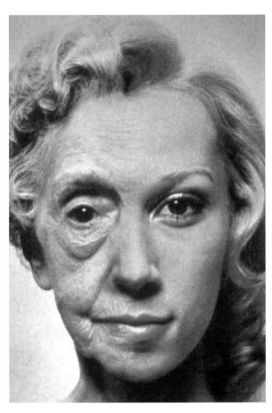

图 27.2　年轻与年老的对比：面部衰老的发展过程

为整容手术中皮肤护理和局部用药的重点。

　　除了解衰老的发展过程外，临床医师还必须对每位患者进行系统评估。尽管不同患者之间存在个体、种族、年龄差异，但面部评估仍有明确的参数。接下来我们试图回答"什么造就美？"这个古老的问题。显然，自 20 世纪 30 年代以来，美丽的标准已经发生了变化。在网页上搜索"美丽的标志"就会发现，如今对"美丽"的定义与 20 世纪初期有着巨大的差异。然而有一个相对公正的标准——面部越对称，这个人就越具有吸引力。面部的组成部分，如眼睛、微笑、下颌线、肤色和肤质等可以明显增强或削弱面部的整体美感。一个人的这些特征趋于年轻化，再加上良好的对称性，我们往往认为这是一个具有吸引力的人。面部评估的其他参数涉及面部的分区和亚单元，并尝试将面部各个区域间的对称性和（或）协调程度关联起来[1]。面部可以在水平方向分为三等分，在垂直方向分为五等分（图 27.3）。面上 1/3 为发际（正常情况下）和鼻根点之间，中 1/3 为鼻根点和鼻下点之间，下 1/3 为鼻下点和软组织颏前点之间。理想情况下，这 3 个水平分区之间都应保持平衡。面部中 1/3 及下 1/3 是正颌外科（orthognathic surgery）的范畴，这在本书的前面章节已进行了讨论。面部垂直方向

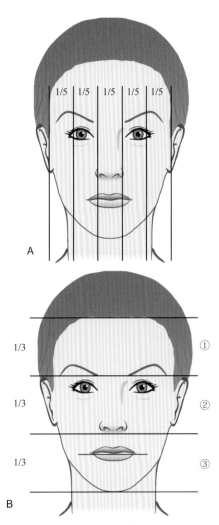

图 27.3　理想状况下的面部分区：垂直方向（A）和水平方向（B）

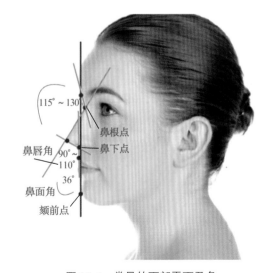

图 27.4　常见的面部平面及角

的五等分是从两侧耳（位置与方向正常）外缘开始，将面部平均分为 5 个相等的部分。在垂直维度上，各部分之间的不对等会降低面部对称性。除了

水平和垂直划分之外，还有一些公认的面角和面部测量值，可以协助评估理想的面部（图 27.4）。此外，也要意识到不同文化、种族的差异和标准在面部美学领域扮演着相当重要的角色。

皮肤状况和衰老过程也可以通过使用公认的分类系统来进一步评估，如 Glogau 分类（旨在确定光衰老和皱纹的量）、Fitzpatrick 分类（旨在确定皮肤对日光的反应性）（表 27.1 和图 27.5）。

在患者准备接受某种类型的美容治疗、进行美学评估时，必须将所有上述评估工具纳入考虑。

手术方案与非手术方案

面部美容方式通常可以分为两大类：手术治疗和非手术治疗。一些临床医师将"微创"纳入非手术范畴，但这种包含关系并不确切（如微创内镜下前额提升术，尽管其切口较小，却也是一种手术手段）。手术方案包括在面部区域或面部周围（包括口腔内）做切口而进行的任何操作。非手术方案包括所有不做切口，而是使用其他方式的操作，如通过药物注射、某种能源（光、激光等）来改善面部结构外观。

手术治疗

下面部和颈部

使下面部年轻化的手术包括颏下吸脂（submental liposuction）、颈部提升 / 颈成形术（neck lift/cervicoplasty）和隆颏术（chin augmentation）。

在为患者确定合适的手术方案之前，必须依据前述章节对面部区域进行全面评估。在最终敲定手术方案之前，还必须考虑一些特殊的畸形情况（如下颌轮廓不清、颏下垂胀、皮肤松弛、颏突出不足）、咬合评估结果及颈阔肌状态。

年轻患者伴轻度至中度颏下垂胀行颏下吸脂术后效果相当好。该手术去除颈阔肌上方的表层脂肪室（图 27.6），而不去除多余的皮肤，完全依赖于

表 27.1　Glogau 分类（光衰老）

分组	分类	年龄（岁）	描述	特征
I	轻度	28 ~ 35	没有皱纹	早期光衰老、无角化病
II	中度	35 ~ 50	动态皱纹	轻至中度光衰老
III	中、重度	50 ~ 65	静态皱纹	中、重度光衰老
IV	重度	60 ~ 75	布满皱纹	重度光衰老，无法上妆

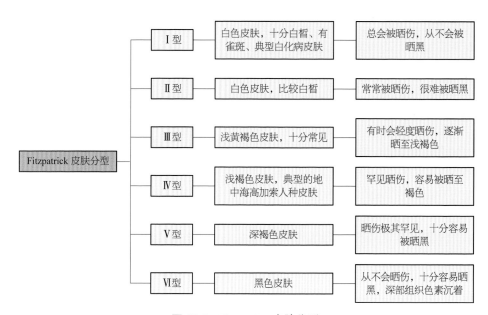

图 27.5　Fitzpatrick 皮肤分型

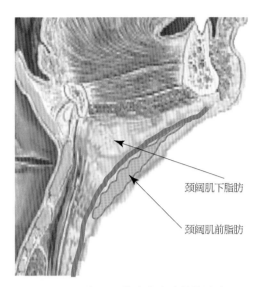

图 27.6 颏下吸脂术中去除的脂肪室

颈阔肌下脂肪

颈阔肌前脂肪

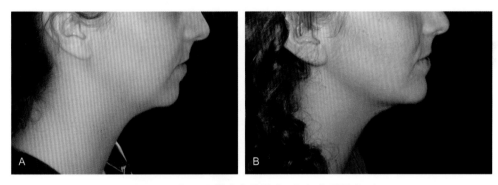

图 27.7 颏下吸脂术术前照（A）与术后照（B）

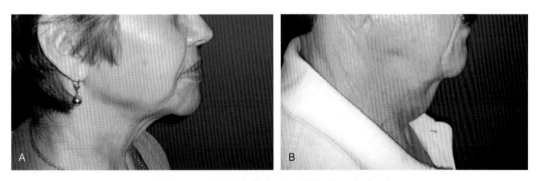

图 27.8 颈阔肌束带（A）与颈阔肌冗余（B）

脂肪去除后皮肤的收缩（图 27.7）。因为所有个体之间的实际脂肪细胞数量是相同的（在胖、瘦患者之间存在差异只有脂肪细胞的大小），所以去除沉积的脂肪后一般会获得持久的效果[2]。

老年患者如有皮肤松弛和颏下垂胀的迹象，可能会受益于更有创的方式，如正式的颈部提升术。这些患者多数都伴左、右侧颈阔肌松弛，常表现为颈阔肌冗余或颈阔肌束带（图 27.8）。颈部提升术，也称为颈成形术或颏下成形术，可以与正式的面部

提升术相结合，全面解决下面部和颈部所有的衰老问题。手术步骤包括去除颏下脂肪、去除多余颈阔肌，有时还需去除多余皮肤。手术切口位于颏下区和耳周围以避免外观畸形（图 27.9）[3,4]。

对颏部的评估也是下面部和颈部年轻化的关键组成部分。显然，牙的咬合在颏部外观中起着重要的作用。然而，在没有明显错𬌗畸形时，颏外形不足（前/后矢状面或侧面）也可以存在。骨吸收和软组织下垂会产生一个"无力的下巴"外观。颏部

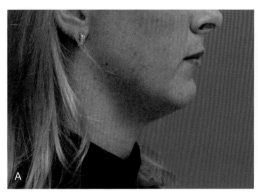
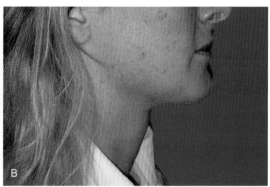

图 27.9　颈部提升术术前照（A）与术后照（B）

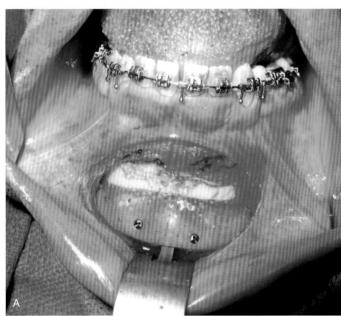
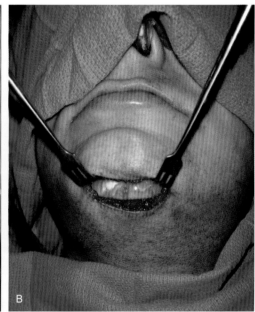

图 27.10　颏部放置植入物，经口内入路（A）与经颈部入路（B）

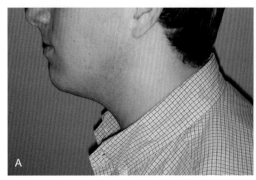
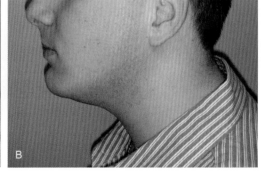

图 27.11　隆颏术术前照（A）与术后照（B）

的增大可以通过隆颏术来实现，手术中从下颌骨的其余部分切出颏部圆形骨块，重新放置到一个更合适的位置（参见第 26 章）；隆颏术也可以通过放置异体植入物来完成。这种隆颏方式可以从口内入路，也可以从颏下区经皮入路进行（图 27.10 和图 27.11）[5,6]。

面部和中面部

这一区域下界为下颌骨下缘，向上一直到颧骨和颧弓，是能够表现衰老过程的最大区域之一。使这个区域年轻化的手术方案包括面部提升术（face lift）、面中部提升术（midface lift）和丰颊术

（cheek augmentation）。

面中部的衰老过程包括面部软组织（皮肤、脂肪、筋膜和肌肉）松弛下垂，形成突出的褶皱（法令纹、眉唇沟皱褶）、下颌轮廓不清和"双下巴"外观（下垂的面部筋膜和脂肪在下颌前部积聚）。

面部提升术是最受追捧的手术之一，通常与颈部提升术联合施行，通过将下垂的软组织包被重新定位到更后和更高的位置，消除突出的面部褶皱，消除"双下巴"，并去除多余的皮肤，使面部年轻化。手术切口从耳周围延伸到前额鬓角和后发际线（图 27.12），在提升皮瓣后，面部浅筋膜（表浅肌腱膜系统）重新定位于适当的位置，使得软组

织包被重新覆盖于面部。如同时联合颈部提升术，整个面部和颈部亚单位均可有效实现年轻化（图 27.13）。

如果衰老过程仅限于面部的脸颊区域，可以施行面中部提升术或丰颊术。面中部提升术先在口内做 2 个切口（左、右上颌前庭切口），目的是使面中部的肌肉组织完全脱离其附着骨骼；然后在颞部做一个单独切口，通过分离骨膜和筋膜之间的连接，在颞部和口腔之间形成一个隧道；然后将下垂的面中部组织向上和向后悬吊，用缝线或可吸收锚定装置重新定位在颞部上（图 27.14 和图 27.15）。此外，面中部年轻化也可以单纯通过放置颊部异体

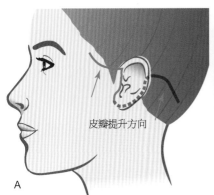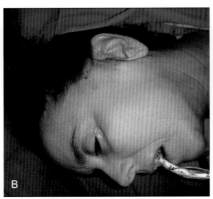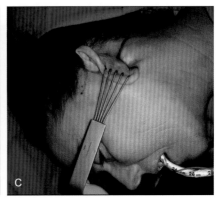

图 27.12 （A，B）面部提升术切口。（C）皮瓣提升方向

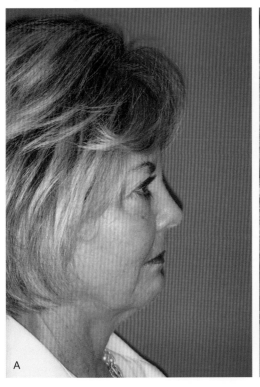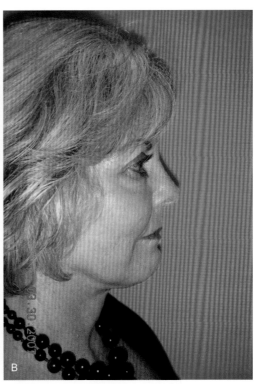

图 27.13 面部、颈部提升术术前照（A）与术后照（B）

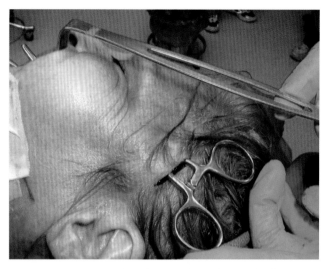

图 27.14　口内切口与颞部切口联合，实现面中部提升术

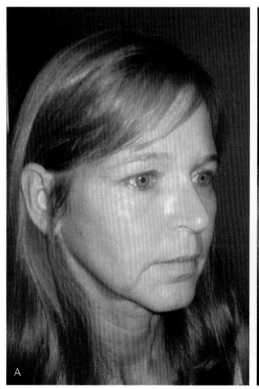
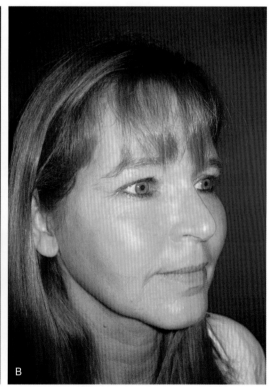

图 27.15　中面部提升术术前照（A）与术后照（B）

植入物来实现，通常是经口内入路。植入材料种类多样，包括硅树脂和聚乙烯（图 27.16）[7]。

前额和眉毛

　　另一个十分有效的面部年轻化手术是提升衰老下垂的前额和眉毛。手术通过重新定位眉毛和周围的脂肪垫，使之处于一个更高和更显年轻的位置来让眼睛"睁开"。在患者无偏斜注视时观察有眉毛下降，表明存在前额下垂。女性在理想状态下，眉毛位于眶上缘上方，向上行至眉峰后再缓缓下降（图 27.17）。男性在理想情况下，眉毛走行较平坦，位于眶上缘 1～2 mm 以内。此外，额头上横行的皱纹和（或）眉间的垂直向皱纹也是额头衰老的标志。前额提升有多种方法，最常用的 2 种方法包括内镜入路和发际前入路。内镜入路的手术使用内镜摄像头和其他特别改装过的器械，将眉毛提升到一个更显年轻的位置及方向上（图 27.18）。发际前入路需做发际线内切口（图 27.19），设计合适的前额

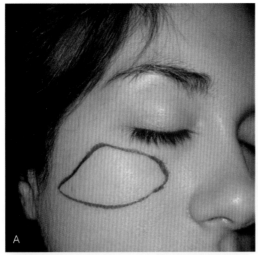

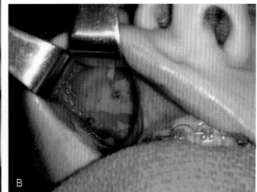

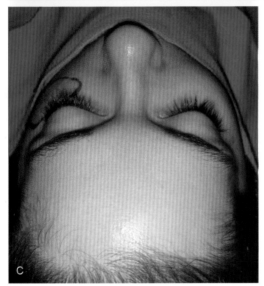

图 27.16 （A）颊部硅胶植入物推荐植入位置的体表投影。（B）经口内切口放置颊部硅胶植入物。（C）注意右侧脸颊凸度（植入物已到位）与左侧的差异

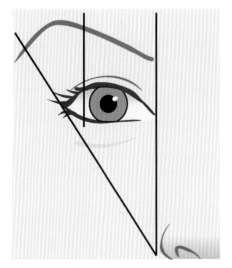

图 27.17　理想的女性眉毛——眉头起自过鼻翼基部与内眦的垂直向线上，眉尾止于过鼻翼基部与外眦的斜线上，眉峰位于虹膜外侧缘和外眦之间；随着向上、向外走行，眉毛逐渐变细

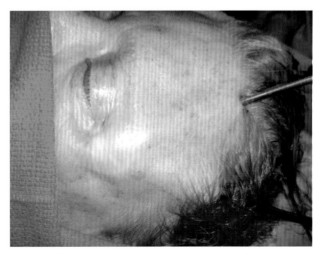

图 27.18　内镜前额提升术中放入内镜器械

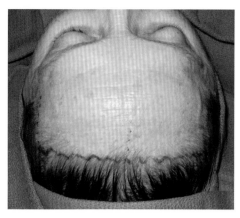

图 27.19　发际前前额提升术切口

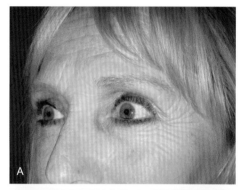

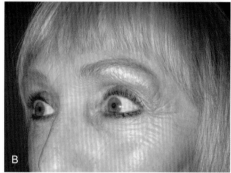

图 27.20　发际前前额提升术。（A）术前照。
（B）术后照

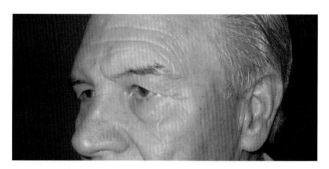

图 27.21　上眼睑多余皮肤引起"覆盖感"，干扰视力

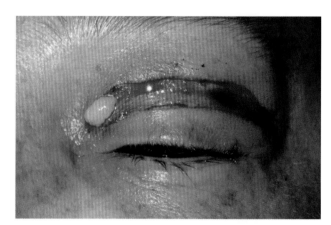

图 27.22　右侧上眼睑整形术

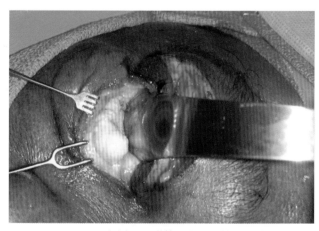

图 27.23　右侧下眼睑整形术（经结膜入路）

眼睑

皮瓣并向上提拉，再去除多余的肌肉、筋膜和皮肤，这样眉毛和前额就抬高了（图 27.20）[8-10]。

对于较年轻的患者或不伴有前额和眉毛下垂的患者，眼睑区的年轻化方案包括上、下睑整形术（blepharoplasty）。眼睑整形术包括去除多余的皮肤和眼睑肌肉，以及重新定位或去除眼睑脂肪垫。上眼睑有 2 个相互独立的脂肪垫，下眼睑有 3 个。如果临床医师认为脂肪垫很显眼且导致下眼睑或上眼睑"肿胀"，则需保守地移除或重新放置脂肪垫。上眼睑和下眼睑发胀也可能源于下垂的皮肤和眼轮匝肌。上眼睑肿胀也被称作"覆盖感"，如果肿胀严重，会干扰侧视时的视力（图 27.21）。施行下眼睑整形术时必须特别注意，避免造成下眼睑变圆或错位等并发症。上眼睑整形术需做外部皮肤切口，去除部分皮肤、肌肉和特定的脂肪垫（图 27.22）。下眼睑整形术可经外部入路（皮肤）或内部入路（结膜）进行，去除皮肤、肌肉和脂肪垫（图 27.23）。下眼睑整形术经皮肤入路时需拉紧下眼睑（图 27.24）[11]。

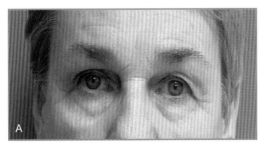
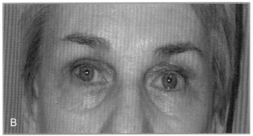

图 27.24 眼睑整形术术前照（A）和术后照（B）

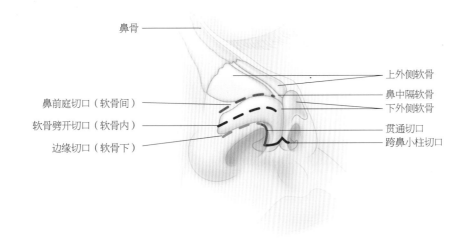

图 27.25 鼻整形术中开鼻、关鼻的经典切口示意图

鼻整形术

鼻整形术（rhinoplasty）被认为是最难的美容手术，但也是最常进行的面部美容手术之一。在进行鼻整形术之前，必须全面了解整个鼻腔复合体的构成。鼻畸形的来源包括软骨、骨及覆盖鼻的软组织包被。一个畸形的鼻可能表现为过大、过小、扭曲、偏斜或过宽，还可以表现为其他多种畸形，包括功能性（呼吸）问题。在了解了可能存在的美学及功能性畸形后，便可制订一个综合治疗计划，对这些问题逐一解决。鼻腔可通过内部（鼻内）或外部（经皮）进入（图 27.25），内部结构一旦暴露出来，即可有条不紊地、系统化地（通常是从上到下）解决鼻的各种问题（图 27.26）。鼻整形术中，大多会进行鼻中隔整形术（septoplasty），该手术可以解决鼻中隔扭曲或偏斜（鼻扭曲的常见原因），还可以获得软骨块，并将其用于鼻特定位置的"重建"或"重构"（图 27.27 ~ 图 27.29）。对于呼吸过程中鼻瓣塌陷或下鼻甲肥厚引起鼻通气不畅等功能性问题，鼻中隔成形术也十分有效。外科医师在鼻整形术中通过减少骨成分或软骨成分或两者同时减少来降低突起的鼻梁，该手术常与截骨术联合，通

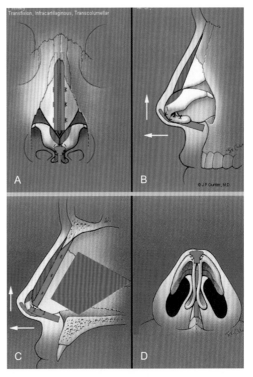

图 27.26 鼻整形术示意图：显示鼻中隔的获取（红色）和植入物的放入（绿色）（引自 Rohrich RJ, Adams WP, Ahmad J, Gunter JP. Dallas Rhinoplasty: Nasal Surgery by the Masters, 3rd ed. Boca Raton, FL:CRC Press; 2014）

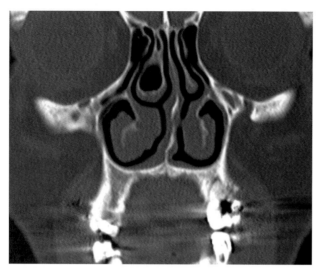

图 27.27　CT 示鼻中隔偏斜及右侧下鼻甲增厚

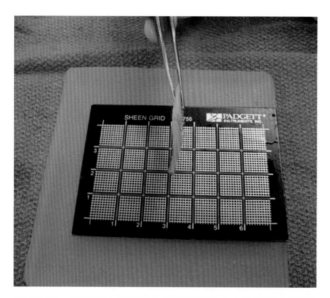

图 27.28　解剖标本显示鼻内部解剖结构（去除外层皮肤后）

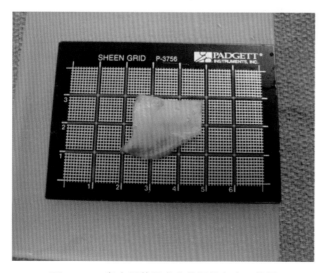

图 27.29　鼻中隔整形术中获得的鼻中隔软骨

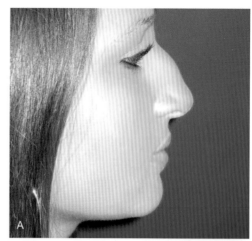

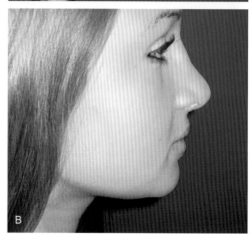

图 27.30　鼻整形术术前照（A）和术后照（B）

过鼻尖软骨的修剪、缝合技术或者两者来改善鼻尖外形，改变鼻尖的旋转度和凸度，甚至改变鼻孔的形状。在解决鼻畸形时兼顾功能性和美观性，可获得令患者十分满意的疗效（图 27.30）[12-16]。

非手术治疗

在美国，发展最快的美容方式之一是非手术治疗，有时也被称为"微创"手术。这些治疗通常费用低，耗时少，恢复时间短甚至无。这些优势促使临床医师在美容实践工作中全面开展非手术治疗项目。非手术治疗的重点主要是皮肤表面（表皮和真皮）。

局部皮肤护理

局部皮肤护理（topical skin care）包括用于重焕皮肤活力的配伍产品，涉及处方药和非处方药，剂型包括软膏、乳液、霜剂及药物。此类产品包括：维生素 A 衍生物［如维甲酸（Retin A）］、维生素 C 外用软膏、植物制剂、抗氧化剂、生长因子衍生物、胶原蛋白霜、保湿剂、清洁剂、漂白霜等。即使大多数患者最终会选择更有创的美容方案，他们仍可以受益于局部皮肤护理。实际上，局部治疗通常会在正式的手术干预前开展。

化学脱皮

化学脱皮（chemical peels）是最有效的皮肤治疗方法之一。这种方法可以追溯到数千年前，当时古埃及人使用酸牛奶和浮石（一种火山石）来给皮肤"减负"并改善其质地。如今，化学脱皮在多数美容实践中都非常流行。化学脱皮剂基于强度、浓度及其作用方式分为不同类型。化学脱皮剂是α-羟基酸或三氯乙酸的衍生物，其作用原理是加快皮肤细胞的周转率（缩短细胞生命周期），促进胶原蛋白形成及皮肤亮度增加，减少痤疮发作，改善皮肤质感和肤色。常用的化学脱皮剂有乙醇酸、Jessner 溶液和酚类。化学脱皮作为综合皮肤护理的一部分，通常在诊间进行。患者很容易耐受这些操作，大多数患者行化学脱皮后几天会发生一些表皮剥脱，随后再定期进行数次化学脱皮，即可获得非常有效的且令人满意的效果（图 27.31）。

激光焕肤

将激光应用于医学领域可以追溯到几十年前。激光使用能源（CO_2、氙气等）、泵和光穴来产生可见光或不可见光，这些光具有极高的能量和聚焦能力，根据期望的效果或目标选用特定类型的激光。例如，使用激光进行面部焕肤需要以水为靶向的激光（因为皮肤细胞 60% 由水组成），而使用激光去除纹身需要使用以色素和染料为靶向的激光。面部焕肤中，最常用的 2 种激光是 CO_2 和 YAG（钇铝石榴石）。这些激光以皮肤细胞内的水分为靶向，可以去除所有表皮和大多数真皮成分，这样一来，机体会意识到发生了"伤害"，并试图通过产生新的胶原蛋白和弹性蛋白纤维来自愈，从而达到焕肤的目的。激光焕肤（laser resurfacing）不仅使机体产生新的表皮和真皮，并且将既往手术造成的难看的瘢痕、老年斑、光衰老皮肤一并消除。与化学脱皮不同，激光治疗需要更长的恢复时间，但其效果更具吸引力和持久性（图 27.32）。

皮肤填充剂

20 世纪 70 年代末，皮肤填充剂（dermal fillers）就出现了。无论是何种成分，均是通过填充空隙或皱纹来恢复某区域皮肤的体积。早期的皮肤填充剂是从牛胶原蛋白中提取的，需要进行皮肤测试以排除过敏反应。较新的填充剂包括透明质酸（HA）填充剂、可注射的有机硅、聚甲基丙烯酸甲酯及其他材料。HA 填充剂无疑是最受欢迎的品种。HA 是皮肤和皮下组织的组成部分，广泛存在

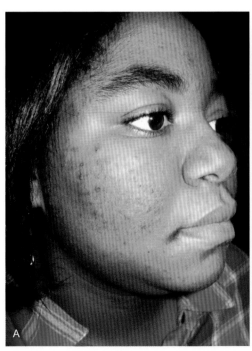
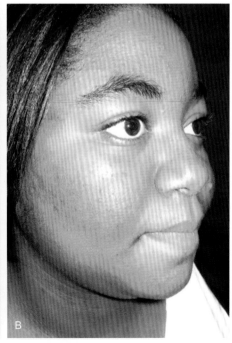

图 27.31 3 次化学脱皮前（A）和后（B）的效果图

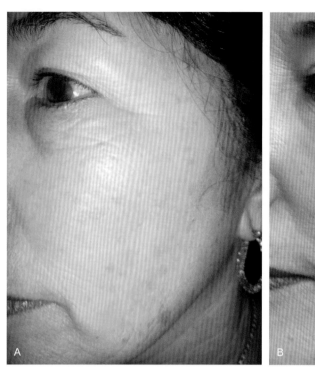
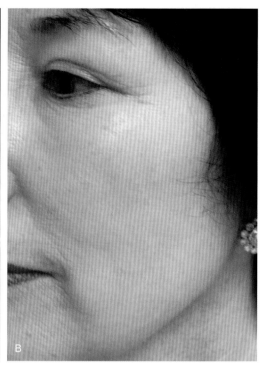

图 27.32 激光焕肤前（A）和后（B）的效果图

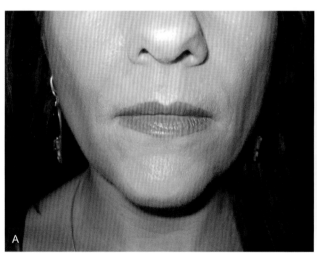
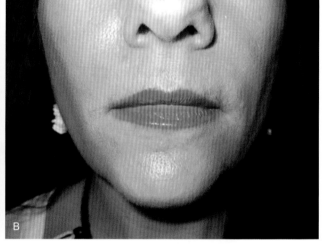

图 27.33 法令纹处注射皮肤填充物剂前（A）和后（B）

于关节间隙和眼睛内。它是一种亲水性材料，具有保持特定组织水合作用的特性。在过去，HA 被常规用于整形外科和眼科领域，制成软凝胶状物后，HA 成了理想的注射剂。填充剂可通过增加法令纹、唇、下眼睑区、痤疮瘢痕、脸颊和其他任何体积不足的区域来增加面部美容效果，是非手术面部修复的理想选择。皮肤填充在诊室即可施行，在局部应用麻醉剂后，注射填充剂至皮肤的真皮层内，局部体积立即增加。由于操作便捷且费用较低，且几乎无须恢复时间，皮肤填充剂在患者中

很受欢迎（图 27.33）。由于 HA 分子是合成制作，因此注入的颗粒在 6～9 个月内会缓慢溶解，具体速度取决于材料的黏度。HA 填充剂的另一个优点是可以使用其对抗剂——透明质酸酶解决任何并发症。透明质酸酶是一种可注射的酶，可立即分解皮肤内的 HA 颗粒。这具有重要的临床意义，因为一些不良反应，如皮肤肉芽肿形成、过敏反应和局部感染，均能通过使用对抗剂轻松解决。目前，HA 填充剂是唯一具有可逆制剂的注射用皮肤填充剂。

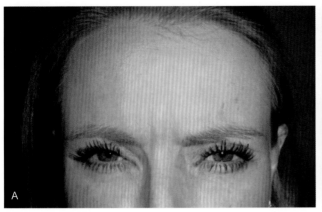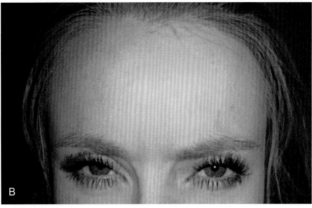

图 27.34　前额注射 Botox 前（A）和后（B）

神经毒素

神经毒素（neurotoxins）是最受欢迎的非手术美容产品。因为起皱纹可以来源于持续的肌肉收缩，所以使用可以阻止肌肉收缩的药物如神经毒素，可以改善或消除皱纹的出现。美容用神经毒素是由肉毒梭菌的外毒素纯化而来，形成的产品有 Botox、Xeomin 和 Dysport（均为商品名）。所有神经毒素的作用机制都相似：肌纤维产生动作电位需要乙酰胆碱（ACH），神经毒素会阻止 ACH 释放至突触间隙，从而阻止肌肉收缩。几个月后，人体产生新的 ACH 分子和受体，神经毒素的作用才会逐渐消失。最常见的应用神经毒素美容的部位是前额。有选择性地对前额某些肌肉注射适量神经毒素，能够放松前额皱纹，形成平滑的外观，甚至能抬高眉毛，后者是女性喜闻乐见的结果。神经毒素也有许多非美容领域的应用，如头痛、身体运动障碍（肌张力障碍或斜颈）、多汗和肌筋膜疼痛（如颞下颌关节疼痛）的治疗。神经毒素的注射操作简便，甚至无须局部麻醉，在诊室即可操作，疗效可长达 3 个月（图 27.34）。

总结

美容手术是如今医学界蓬勃发展的一个领域，深受各个年龄段患者的青睐，美容手术的开展也越来越多。面部美容手术或非手术治疗要安全、有效地进行，口腔颌面外科医师在其中扮演着不可或缺的角色。因此对口腔颌面外科医师来说，适当的训练、正确诊断和评估及理解衰老过程势在必行。

（于洪波　译）

参考文献

[1] Fattahi T. An overview of facial aesthetic units. *J Oral Maxillofac Surg.* 2003;61:1207.

[2] Fattahi T. Submental liposuction versus formal cervicoplasty: which one to choose? *J Oral Maxillofac Surg.* 2012;70:2854.

[3] Fattahi T. Aesthetic surgery to augment orthognathic surgery. *Oral Maxillofac Surg Clin North Am.* 2007;19:435.

[4] Fattahi T. Management of isolated neck deformity. *Atlas Oral Maxillofac Surg Clin North Am.* 2004;12:261.

[5] Fattahi T. The prejowl sulcus: an important consideration in lower face rejuvenation. *J Oral Maxillofac Surg.* 2008;66:355.

[6] Fattahi T, Amoli A. Placement of chin implants: does the approach make a difference? *Am J Cosmetic Surg.* 2015;32:54–58.

[7] Fattahi T. *Operative Maxillofacial Surgery.* 2nd ed. Endoscopic Surgery including Brow and Face Lift. London, England: Hodder Arnold; 2011.

[8] Fattahi T. *Atlas of Oral & Maxillofacial Surgery. Open Brow Lift.* St. Louis, MO.: Elsevier; 2017.

[9] Fattahi T. Trichophytic brow lift: a modification. *Int J Oral Maxillofac Surg.* 2015;44:371–372.

[10] Fattahi T. *Atlas of Oral & Maxillofacial Surgery.* Open Brow Lift Surgery for Facial Rejuvenation. St. Louis, MO: Elsevier; 2016.

[11] Fattahi T. *Peterson's Principles of Oral and Maxillofacial Surgery.* 3rd ed. Blepharoplasty. Shelton, Connecticut: PMPH; 2012.

[12] Fattahi T. *Atlas of Oral & Maxillofacial Surgery.* Septorhinoplasty. St. Louis, MO: Elsevier; 2016.

[13] Fattahi T, Quereshy F. Septoplasty: thoughts and considerations. *J Oral Maxillofac Surg.* 2011;69:e528.

[14] Fattahi T. Considerations in revision rhinoplasty: lessons learned. *Oral Maxillofac Surg Clin North Am.* 2011;23:101.

[15] Low B, Massoomi N, Fattahi T. Three important considerations in post traumatic rhinoplasty. *Am J Cosmetic Surg.* 2009;26:21.

[16] Fattahi T. Internal nasal valve: significance in nasal airflow. *J Oral Maxillofac Surg.* 2008;66:1921.

第 28 章
口颌面裂患者的处理
Management of Patients With Orofacial Clefts

Edward Ellis III

裂（cleft）是上唇、牙槽骨或腭先天性畸形导致的异常空间或间隙，俗称豁嘴。因为这个俗称带有贬义，不应该使用，更合适的术语是唇裂（cleft lip）、腭裂（cleft palate）或唇腭裂(cleft lip and palate)。

唇腭裂是口颌面部最常见的严重先天性畸形。裂的外观奇形怪状，十分难看。因为口颌面裂是能被看到、感觉到和听出来的畸形，所以会对患者持续产生一系列严重影响。由于口颌面裂畸形所处位置的缘故，其整个长期治疗过程中均需口腔科的参与。普通口腔科医师参与处理这些患者的特殊口腔需求，因为患者可能伴有部分牙缺失和多生牙；患者通常也伴有错𬌗畸形，均需进行正畸治疗甚至联合正颌手术。

口颌面裂畸形的发生会给患儿父母带来打击，而最恰当的对策就是反复告知及解释病情使其理解，并告知父母这些畸形是可以矫正的，不会对孩子的未来产生不利影响；但同时，父母也应为之后畸形矫正、功能恢复过程中伴随的长期治疗做好准备。

口颌面裂畸形患者在康复中遇到的问题比较特殊，包括患者外貌、发音、听力、咀嚼及吞咽多个方面，均为治疗的关注点。因此，口颌面裂患儿多数由一个专家组处理，在大多数中度规模的城市中都有口颌面裂专家组。专家组通常包括普通口腔科医师或儿童口腔科医师、正畸科医师、修复科医师、口腔颌面外科医师、美容外科医师、听觉专家、耳鼻喉科医师、儿科医师、语音病理学家、心理学家或精神科医师及社会工作者。治疗过程所需的专家人数反映了口颌面裂患者所面临的问题之多和问题的复杂程度。

在美国，新生儿发生口颌面裂的频率约为1/700[1]。口颌面裂的发生具有种族倾向——在黑种人发生的频率较低，而亚洲人更为常见。男孩较女孩更易发生口颌面裂（3：2）。腭裂伴唇裂在男孩中发生的频率大约是女孩的 2 倍，而腭裂（不伴唇裂）在女孩中发生的频率稍高于男孩。

口裂通常会影响唇部、牙槽骨、硬腭及软腭。3/4 的口颌面裂是单侧畸形，1/4 是双侧。畸形为单侧时，左侧比右侧更常见。裂可以是不完全性，即可能不会从唇部一直到软腭完全裂开，可能仅有唇裂发生而无腭裂，或仅有腭裂而无唇裂（图28.1）。腭的解剖结构被分为原发性和继发性腭(primary and secondary palates)，原发性腭包括切牙孔前方的结构（唇部和牙槽骨），继发性腭包括切牙孔后方的结构（硬腭和软腭）[2]。因此，一个人可能会患原发性腭裂或继发性腭裂，或两者都有（图 28.2）。

唇裂可以是唇红边缘的微小裂口，也可以是一直延伸到鼻腔内部造成鼻底不完整的大裂口。腭裂可以是双腭垂（bifid uvula）这样的小裂口（图28.2D），也可以是甚至无法手术的宽阔裂隙。双腭垂是指只有腭垂上有裂隙，是腭裂最轻微的形式。有时也可见软腭的黏膜下裂，由于检查难以发现，也被称为隐裂（occult clefts）。这种裂口的发生是因为软腭的肌肉连续性中断，而其上被覆的口鼻黏膜仍连续。要诊断隐裂，口腔科医师在患者说"啊"时查看软腭，这个发音会使软腭抬起，此时如在中线处出现沟纹，表示此处肌肉不连续，即有黏膜下裂；口腔科医师还可以触诊硬腭后方，检查后鼻棘。有黏膜下裂时，后鼻棘通常是不存在的；如果患者鼻音高而没有明显的软腭裂，口腔科医师也应考虑到软腭黏膜下裂。

胚胎学

要了解口颌面裂的成因，还需回顾鼻、唇及腭相关的胚胎学知识，其形成过程发生在胎儿期第5 ~ 10 周[3]。

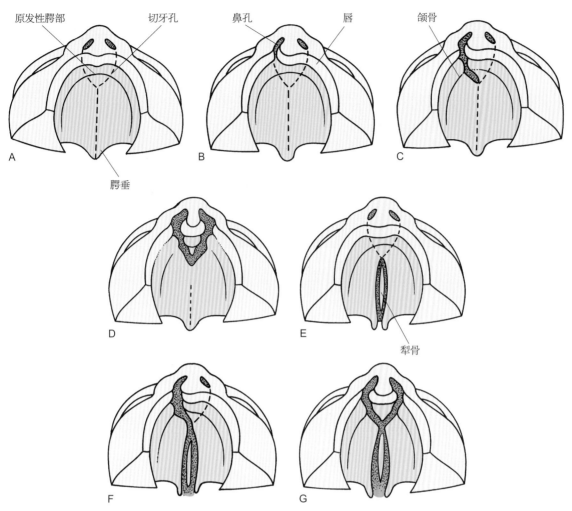

图 28.1 腭、唇、鼻腹侧观，显示唇腭裂畸形的变异性。（A）正常情况。（B）单侧唇裂延伸到鼻底。（C）单侧唇裂及牙槽突裂，延伸至切牙孔。（D）双侧唇裂及牙槽突裂。（E）单纯腭裂。（F）腭裂合并单侧唇裂及牙槽突裂。（G）双侧完全性唇腭裂（改编自 Langman J. Medical Embryology. 3rd ed. Baltimore: Williams & Wilkins; 1975）

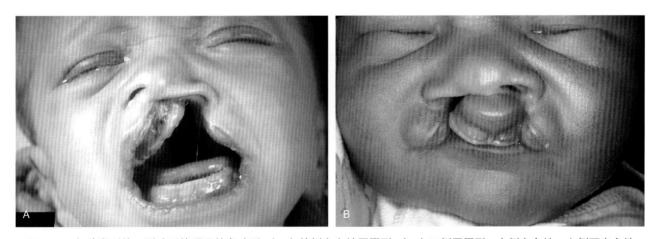

图 28.2 各种类型的口裂畸形伴明显的鼻畸形。（A）单侧完全性唇腭裂。（B）双侧唇腭裂：右侧完全性，左侧不完全性

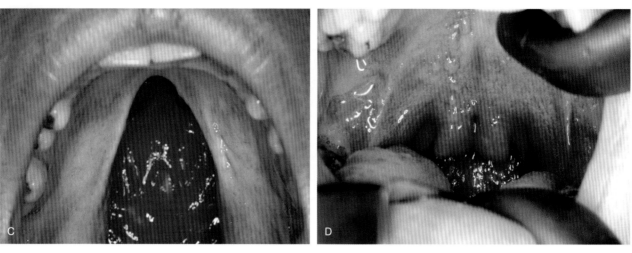

图 28.2（续）（C）单纯腭裂。（D）双腭垂

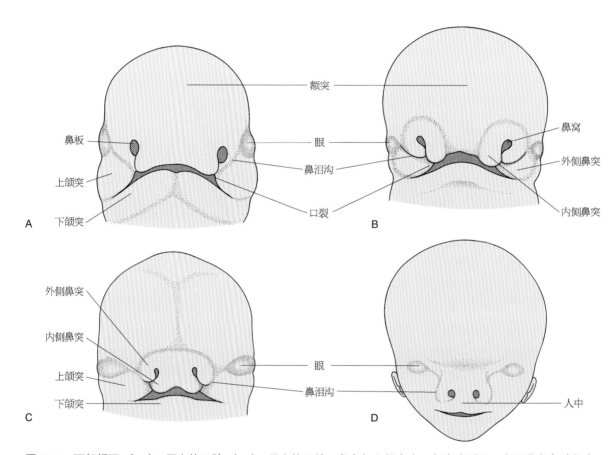

图 28.3　面部额面。（A）5 周大的胚胎。（B）6 周大的胚胎，鼻突与上颌突由一条沟分裂开。在正常发育过程中，该组织绝不会裂开。（C）7 周大的胚胎。（D）10 周大的胚胎，上颌突逐渐与鼻褶融合，而裂沟中充填以间充质（改编自 Langman J. Medical Embryology. 3rd ed. Baltimore: Williams & Wilkins; 1975）

胚胎第 5 周，2 个快速增长的隆嵴，即外侧鼻突和内侧鼻突围绕形成鼻的大致形态（图 28.3）。外侧鼻突形成鼻翼，内侧鼻突形成 4 个区域：①鼻中间部分。②上唇中间部分。③上颌骨中间部分。④整个原发性腭部。与此同时，上颌突逐渐接近内、外侧鼻突，但两者仍未融合，其间有明显的沟。

在接下来的 2 周中，面部外观的变化很大。上颌突继续向内侧增长，并挤压内侧鼻突至中线。紧接着，这些突起彼此融合，其外侧与上颌突融合。因此，上唇由 2 个内侧鼻突和 2 个上颌突形成。

1 个内侧鼻突不仅在表面融合，而且还有深部结构的融合。融合后的 2 个内侧鼻突形成的结构被

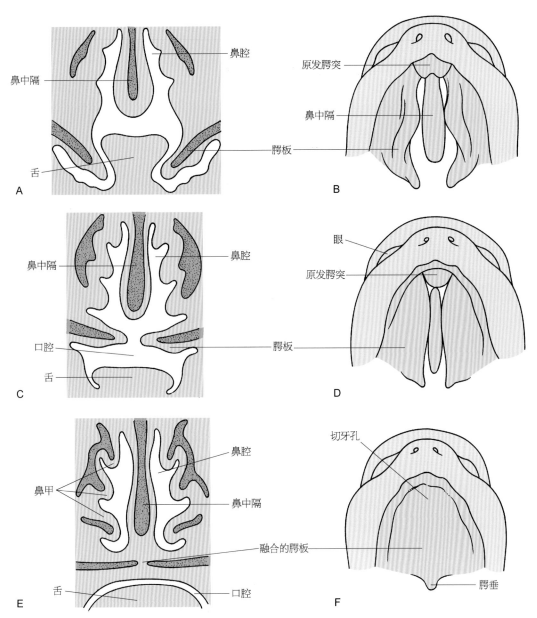

图 28.4 （A）6.5 周大胚胎的头部冠状面额侧观，腭板位于舌两侧呈垂直向。（B）水平面腹侧观，三角形的原发性腭突和腭板之间的裂缝仍处于垂直向。（C）7.5 周大胚胎的头部冠状面额侧观，舌已向下移动，腭板已达到水平位。（D）水平面腹侧观，腭板处于水平位。（E）10 周大胚胎的头部冠状面额侧观，双侧腭板相互融合，并与鼻中隔融合。（F）水平面腹侧观（改编自 Langman J. Medical Embryology. 3rd ed. Baltimore, MD: Williams & Wilkins; 1975）

称为上颌间部（intermaxillary segment）（图 28.4），由 3 部分组成：①唇侧部分，即形成人中的部分。②上颌骨部分，负载 4 个上切牙。③腭侧部分，三角形状的原发性腭骨。上颌间部在上方与额突形成的鼻中隔相连。

　　胚胎第 6 周，左、右上颌突内面生成一对板状突起，称为继发腭突，两侧腭板倾斜向下生长至舌两侧。而在第 7 周，腭板上升至舌上方呈水平位置并彼此融合，从而形成继发性腭。联合后的继发腭突与前方三角形的原发腭突融合在一起，其相结合处即为切牙孔。同时，鼻中隔向下生长并与新形成的腭部上表面融合。两侧继发腭突相互融合并与原发腭突融合的过程发生在胚胎发育的第 7 ~ 10 周。

　　原发性腭裂是由于中胚层无法穿透进入内侧鼻突和上颌突之间的沟，使其无法相互融合。继发性腭裂是由于双侧继发腭突不能相互融合而引起。这些原因都只是推测，包括舌无法下降至口腔内的原因亦是推测。

病因学

学者们对口颌面裂的病因已进行了广泛研究，但多数情况下，其确切的病因仍然未知。对于大多数口颌面裂疾病，无法将任何单一因素确定为病因。但是，区分单纯的口颌面裂（患者没有其他相关的健康问题）和与伴随先天性疾病或综合征的口颌面裂是十分重要的。综合征（syndrome）是一组同时出现的躯体性、发育性、有时甚至还有行为性的特征。口颌面裂已被指认为 300 多种综合征的表现，其中大多数综合征都很罕见[1]。约 15% 的唇裂伴腭裂是作为综合征的表现发生的，而单纯腭裂病例中近 50% 都是综合征的一个表现。通常需要医学遗传学家问询患有综合征的孩子的家庭，以查明特定的综合征，并向父母提供有关其他孩子患病可能性的信息。

对于不伴综合征的口颌面裂，最初认为遗传因素是重要的病因。但是，已有研究表明，只有 20% ~ 30% 的唇裂或腭裂患者具有遗传学背景。即使是那些遗传背景可能确证口颌面裂具有家族聚集性的患者，其遗传方式也没有完全清楚。病因不是孟德尔显性或隐性遗传这种简单的单基因情况，而是多基因的。大多数不伴综合征的口颌面裂似乎是由于个体的基因（即遗传易感性）与环境因素（可能已发现或未发现）之间的相互作用引起的。

环境因素似乎在胚胎发育的关键时刻起着重要作用，如唇或腭的两侧融合。动物实验显示，许多环境因素都会导致口颌面裂。营养缺乏、辐射、一些药物、低氧、病毒及维生素过量或缺乏都会在特定情况下引起裂口。

再生育一个孩子仍患有口颌面裂的风险基于许多因素，这些因素在不同的家庭各不相同。这些因素包括患有口颌面裂的家庭成员的数量、他们之间的亲属关系，患者的种族和性别、患者的口颌面裂类型。在排除综合征或复杂疾病后，医师可为患者家庭提供口颌面裂的再发风险咨询。目前尚无遗传学测试能确定某个人生育一个口颌面裂患儿的个体概率。

每对父母约有 1/700 的概率会生下一个患口颌面裂的孩子。父母生下一个患病的孩子后，他们下一个孩子（和接下来的每个孩子）也患病的概率为 2% ~ 5%[1]；如果直系亲属中有一个以上的人患有口颌面裂，则后代的患病概率会上升到 10% ~ 12%。父母如有口颌面裂，他们的孩子也患

病的概率为 2% ~ 5%；如果父母还有同样患病的近亲，则孩子患病的概率会增加到 10% ~ 12%。口颌面裂患者的兄弟姐妹如表现正常，其生育的孩子患病的概率也较普通人高（为 1%，高于无口颌面裂家族史的概率 1/700）。如果是伴有综合征的口颌面裂，则家族内再发的概率可能高达 50%。已生育患口颌面裂儿童的父母或自己曾患有口颌面裂的父母往往会寻求遗传咨询师的帮助，希望获得更多有关其后代患病风险的信息。

口颌面裂患者的问题

牙问题

牙槽突裂常会影响乳牙、恒牙及颌骨本身的发育[4]。最常见的问题是先天性牙缺失和多生牙（图 28.5）。裂口通常位于侧切牙和尖牙之间。因为靠近裂口，侧切牙和尖牙有可能缺失；即使存在，也很可能严重错位，以至于经常出现裂隙边缘牙萌出；这些牙也可能出现形态畸形或矿化不足。多生牙很常见，尤其是在裂隙周围的多生牙。多生牙通常需要去除，且应等到孩子发育过程中的恰当时机再拔除。但是，如果多生牙可以在患者的整体牙列恢复中发挥任何作用，则可以保留。通常，恒牙列的多生牙会被保留至牙槽突裂骨移植术前 2 ~ 3 个月，因为这些牙虽然无咬合功能，但其存在可以维持周围的牙槽骨；如果提早去拔除，附近的牙槽骨可能会吸收，使牙槽突裂增大。

错殆畸形

受口颌面裂畸形影响的个体，尤其是腭畸形的个体，会表现出颌骨大小、形状、位置异常。常见的 Ⅲ 类错殆畸形可以由多种因素引起。临床上常见的是下颌骨前突，通常是下颌骨相对前突，是由于上颌骨后缩而非下颌骨前突出引起的（即假性前突；图 28.6）。牙缺失或多生牙是导致错殆畸形的原因之一，然而，上颌骨发育迟缓应是最主要的原因。通常，关闭裂隙时手术创伤和继发的纤维化（即瘢痕挛缩）严重限制了上颌骨正常的生长发育，上颌骨可能在 3 个平面上均发育不足，如后缩、狭窄及垂直向发育不足，这十分常见。单侧腭裂会表现出裂侧上颌骨（即较小的骨段）向腭中部塌陷，导致牙弓狭窄。双侧腭裂表现为 3 个骨段均塌陷，也可能是后骨段狭窄和前骨段突出。

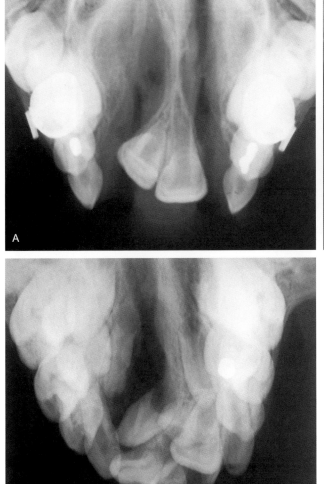

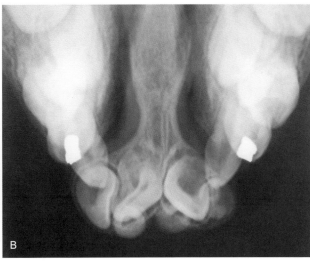

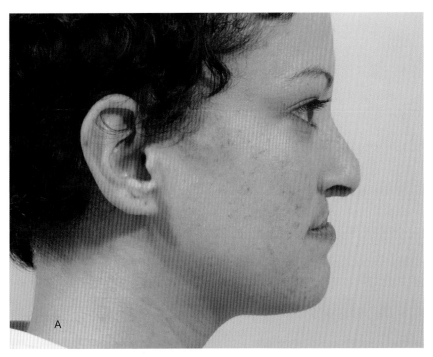

图 28.5　各类口颌面裂畸形的咬合片。（A）双侧完全性牙槽突裂和腭裂，注意双侧恒侧切牙缺失。（B）双侧完全性牙槽突裂和腭裂，注意患者左侧恒侧切牙缺失。（C）单侧完全性牙槽突裂和腭裂，注意裂隙区域内的多生牙

图 28.6　（A）典型的患者面部轮廓，注意下颌骨的假性前突外观

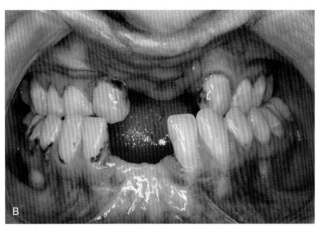
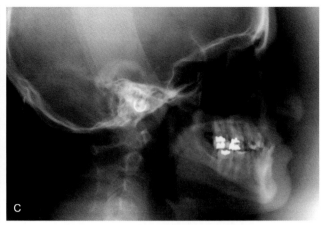

图 28.6（续）（B）咬合关系显示为安氏Ⅲ类错𬌗伴前牙反𬌗。（C）头颅侧位 X 线片显示上颌骨矢状向发育不足，导致Ⅲ类咬合关系

对于口颌面裂患者，正畸治疗可能会贯穿其整个儿童期和青春期。儿童期开始进行间隙保持和控制，也经常会使用保持或增加牙弓宽度的矫治器。这些治疗通常在上颌第一恒磨牙萌出后就开始。

全面的正畸治疗要等到大多数恒牙萌出后再进行。此时，通常考虑联合正颌手术来纠正颌骨异常和咬合不协调。

鼻畸形

鼻腔结构畸形通常见于唇裂患者（图 28.2）。如果裂隙延伸至鼻底，则该侧鼻翼软骨会裂开，鼻小柱被拉向非裂侧。鼻基底缺乏骨性支撑，使鼻畸形问题更加复杂。

鼻畸形的手术矫正通常要等到所有的口颌面裂及伴随问题解决后再进行。因为牙槽突裂和上颌骨后缩的矫正会改变鼻的骨性支撑，这些骨骼手术会带来鼻形态的改善。因此，鼻整形术可能是口颌面裂患者最后进行的整形手术。

喂养问题

只要喂食的食物到达下咽部，口颌面裂患儿就可以正常吞咽；但吸吮母乳或瓶装牛奶对患儿来说极度困难，因为他们的口腔中难以产生所需要的负压。当将乳头放在患儿口腔时，患儿就开始像其他新生儿一样吮吸，因为他们的吮吸和吞咽反射是正常的。然而，发育不良或走向不正确的肌肉组织导致患儿无法有效地进行吮吸。这一问题通过使用特别设计的奶嘴即可轻松解决：该奶嘴额外加长，可以延伸到婴儿口腔更深处，奶嘴的开口也应加大，因为患儿的吮吸能力较普通婴儿低。也有一些其他

相当不错的方法，如使用带有橡胶延长管的吸管或大号注射器，将橡胶管放在婴儿口腔，少量地注入液态食物。上述喂养方法需要花费更多的时间和精力，才能满足患儿的营养需求。使用这些喂养方法会让孩子同时吞咽大量空气，因此通常不采取卧位喂养，另外也要更加频繁拍嗝。

耳问题

有软腭裂的患儿易患中耳感染，其原因在我们回顾软腭肌肉的解剖结构后就显而易见了。正常情况下，一侧的腭帆提肌和腭帆张肌与对侧同名肌肉相连，当软腭裂开时，这一连接不复存在；而上述肌肉的起点正是位于咽鼓管上或其附近，腭帆提肌和腭帆张肌可以控制咽鼓管咽口打开。一个很好的例子是：当在大气压力变化时（如在飞机上升或下降时），做吞咽动作可以使咽鼓管咽口打开以平衡中耳内的压力。

因此，当该功能被破坏时，中耳实质上成了一个封闭的空间，失去了引流通道，浆液可能会积聚其中并导致浆液性中耳炎；如果细菌从鼻咽部进入中耳，可能会引发感染（即化脓性中耳炎）。更糟糕的是，婴儿咽鼓管的角度不利于中耳的积液向下引流。随着年龄增长，咽鼓管的角度会发生变化，中耳向下引流会稍微容易些。

腭裂儿童需经常"放空"中耳。耳鼻喉科医师会在鼓膜下方开一个洞，然后插入一根小的塑料管来进行此操作，该操作是从耳内引流到外部而不是鼻咽部（鼓膜切开术的目的是引流至鼻咽部）。

慢性浆液性中耳炎在腭裂患儿中很常见，往往需要进行多次鼓膜切开术。慢性浆液性中耳炎对患

儿的听力有严重危害。

由于中耳的慢性炎症，腭裂患者常伴有听力障碍。腭裂患者的听力丧失属于传导性听力丧失（即听觉神经传导通路正常）。这种情况下的听力丧失仅仅是由于中耳内部的慢性炎症改变，使声音无法有效传导至听觉感受器。然而，如果这一问题没有及时纠正，也会对听觉传入神经造成永久性损害（即感音神经性听觉丧失），这种损害无法挽回。腭裂患者的听力受损范围很广，有时甚至于正常音量的声音患者只能听到连一半都不到的音量；此外，某些语音声音（称为音素），例如"s""sh"和"t"，患者可能听不清楚。听觉敏度图作为一个十分有用的工具，可对腭裂患者定期检测，以随访其听力和听觉表现。

语音障碍

唇腭裂畸形通常会引起4种语音问题。最常见的是辅音（即"p""b""t""d""k"和"g"）迟缓。由于辅音对于早期词汇的学习是必需的，这就造成许多语言活动都被遗漏了，导致在腭关闭后患者缺乏良好的声音辨别力。过重的鼻音多见于软腭裂患者，而且手术矫正后可能会继续存在。在腭关闭之前，牙畸形、错𬌗畸形及舌位异常可能已形成，从而引起发音问题。听力问题是导致口颌面裂患者常见的多种语音障碍的重要原因。

正常人的语音是通过以下过程产生的：空气从肺中逸出，通过声带并进入口腔，舌、唇、软腭及下颌骨位置发生变化，且以高度协调的方式协同工作来产生语音。如果在气流通过声带时使声带振动，则声带产生的语音会叠加在由于口腔各结构的位置变化而产生的语音上。在发声时软腭会抬起，以防止空气从鼻腔逸出。

为了使发出的语音清晰，个体必须能完全控制口咽到鼻咽的空气流通。硬腭提供了鼻腔和口腔之间的分隔，软腭是控制逸出空气在口咽和鼻咽分布的重要阀门（图28.7），这被称为腭咽闭合机制（velo-pharyngeal mechanism）（"腭"是指软腭）。顾名思义，这一机制主要依靠软腭和咽壁完成。不发音时，软腭下垂，朝向舌；但发音过程中，软腭肌肉将其抬高并拉向咽后壁，正常人在说"啊"时，软腭就会这样移动。正常情况下，这个复杂到令人难以置信的动作快速进行，其阀门机制可控制大量空气进入鼻咽，也可以限制或防止空气进入鼻咽。

对于软腭裂患者，由于软腭的肌肉组织两侧不

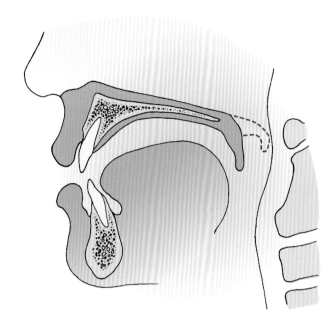

图28.7 正常发音时软腭的上下移动，虚线表示软腭与咽后壁接触的情况

连续，其腭咽闭合无法正常发挥作用，软腭就无法抬高与咽壁接触，空气不断向鼻腔逸出，导致过重鼻音。

腭裂患者的腭、咽、舌及鼻会发生代偿性变化，以试图产生清晰的语音：咽后壁和侧壁活动度增加，在发音过程中可以缩窄口咽和鼻咽之间的通道。一些腭裂患者在试图封闭通道时会使咽壁肌肉凸起，称该凸起为帕萨万特嵴或坝（passavant ridge or bar）。腭裂患者在讲话时会形成代偿性舌姿势和位置，以促使喉部的空气流至咽部区域；同样，鼻周围的浅层表情肌也被调动，帮助限制从鼻腔逸出的空气量。这种情况下，相较于正常的腭咽闭合机制，我们可以说阀门装置换到了鼻腔的另一端。然而，即使有以上补偿机制，只要腭裂未矫正，实际上还是不可能产生令人满意的腭咽闭合。遗憾的是，在软腭整复术中，腭咽闭合功能往往不能一次实现，经常需要二次手术。

语音病理学家非常擅长协助口颌面裂患儿训练正常的发音能力，这些患者开始语音训练越早，最终结果会越好。患者可能需要接受数年的语音咨询才能发出满意的语音。

当伴有听力问题时，发音问题就会加重。早年的听力丧失对发展正常的言语表达能力尤其不利，无法听见的孩子就无法模仿正常的语音。因此父母必须清楚孩子的生长发育状况，并定期拜访儿科医师。

其他相关异常

尽管口颌面裂患儿发生其他先天性异常的概率是正常儿童的 20 倍，但口颌面裂与特定解剖区域发生的其他异常没有明显的相关性。在伴有其他异常的患儿中，有 38% 的患儿为单纯腭裂，21% 为唇裂，伴或不伴腭裂。在整个口颌面裂症患者群中，除口颌面裂外，约 30% 的患者还患有其他异常，从马蹄足（clubfoot）到神经系统疾病。在全部口颌面裂症患者中，10% 患有先天性心脏病，另有 10% 患有一定程度的智力低下。因此，我们认为，口颌面裂患儿可能需要超出口颌面裂专家组范围的其他处理。

唇腭裂的治疗

唇腭裂的治疗目的是通过手术矫正唇腭裂及相关问题，从而修复异常，使患者能够过正常的生活。矫正内容包括通过手术使面部不会引人注目，形成正常的发声器官使语音清晰，以及对牙列行最大功能性和美学性修复。这一系列的手术从很早期开始，并很可能持续数年。鉴于术前裂口周围组织变形十分严重，手术后的效果往往是令人赞叹的。但是，因为现代麻醉技术的发展、出色的儿科护理中心，以及由于口颌面裂畸形的高发生率而拥有了丰富经验的外科医师，满意的治疗效果正变得司空见惯。

手术整复的时机

对于外科医师、语音病理学家、听力学家和正畸科医师，手术时机一直是且仍然是最具争议的问题之一。最诱人的时机是一旦婴儿可以承受手术，就尝试矫正其所有缺陷。口颌面裂患儿的父母一定会很希望使用这种治疗方式来尽早消除自己孩子的畸形。确实，唇裂通常是越早矫正越好。多数外科医师在确定一个身体其他方面均健康的口颌面裂患儿的手术时机时都遵循公认的"10 法则"——即年龄至少 10 周、体重至少 10 磅和血液中至少有 10 g/dL 的血红蛋白。但是，由于口颌面裂畸形整复手术是一项选择性手术，如果出现任何其他危及婴儿健康的医疗状况，则此类手术会被推迟到医疗风险降至最低时。

遗憾的是，早期关闭腭裂的每个潜在的优点，对应到患者后期生活都有几个潜在的缺点。早期关闭腭裂缺损的优点有：①腭裂修复后，腭骨和咽肌的发育会更好。②易于喂养。③发音能力得到更好的发展。④咽鼓管功能更好。⑤当口腔和鼻腔分隔良好时，卫生状况更好。⑥父母和患儿的心理状态得到改善。早期关闭腭裂缺损也有缺点，2 个最重要的缺点是：①更年幼的孩子解剖结构较小，手术更加困难。②术后形成的瘢痕会导致上颌骨生长受限。

尽管不同的口颌面裂专家组所定的手术修复时间有所不同，但"折中"是大家普遍接受的原则。在医学技术许可下，唇裂应尽早进行；软腭裂在患儿 8 ~ 18 个月时行手术关闭，具体时间取决于多种因素。尽可能早地关闭唇裂是有利的，因为会对变形的牙槽骨有塑形作用。关闭唇裂还有助于孩子进食，并具有心理方面的好处。应在语言能力发展时或在之前就关闭腭裂，以产生腭咽闭合功能。在修复软腭时，有时无法同时修复硬腭裂，特别是硬腭裂隙较宽时。这种情况下，硬腭裂应保持打开状态尽可能久一些，以便上颌骨生长尽可能不受阻碍。硬腭裂的关闭可以推迟到至少所有乳牙列全部萌出为止。手术推迟期间可以使用正畸矫治器，在产生手术瘢痕之前为上颌骨争取尽可能多的发育生长时间。由于大部分上颌骨生长已经在 4 ~ 5 岁前完成，因此硬腭关闭通常在这个时候，恰好也是孩子上学之前。可同时配戴活动的腭部阻塞器，以分隔口腔和鼻腔。

评估治疗方案的最大问题是，只有在患者的生长发育完成后才能对口颌面裂手术修复的结果做出最终评判。由于现在使用的手术方法在 10 ~ 20 年内都无法进行认真的审视，当后续随访检查和研究显示效果不佳，决定弃用一些手术方法时，之前许多接受过这些手术的口颌面裂畸形患者已经无法挽回了。

唇裂修复术

唇裂修复术（cheilorrhaphy）是指矫正唇裂的外科手术，该术语源自 cheilo（意为"唇"）和 rhaphy（意为"由合拢或缝合使之连接"）。唇裂修复术通常是最早施行的口颌面裂畸形矫正手术，在医学条件许可时，应尽早进行。

上唇裂破坏了十分重要的口轮匝肌组织。该肌肉的不连续使得上颌骨的发育呈现一种不协调的方式，从而使牙槽突裂口加重。出生时，未受影响的一侧的牙槽突可能会从口腔突出。双侧唇裂患者失去口轮匝肌的肌肉约束作用，会使前颌骨从鼻基底向前突出，形成难看的外观。因此，唇部修复中恢复该肌肉的约束作用对发育中的牙槽突节段产生有利影响。

目标

唇裂修复术的目标包括两方面：功能方面、美学方面。唇裂修复术应修复口轮匝肌组织，以恢复上唇的正常功能。如果裂隙区肌肉的连续性无法完全恢复，唇部活动时，就会出现不美观的凹陷。唇裂修复术的第 2 个目的是创造一个解剖外观正常的唇部，例如唇珠、唇弓和人中。唇部必须对称、轮廓良好、质感柔软，而且瘢痕必须不明显。另一个美学方面的要求是矫正（至少部分矫正）由唇裂引起的鼻畸形。

尽管外科医师技术精湛，这些理想的目标也很少实现。裂隙边缘的组织质量差，还有未行手术干预时解剖结构扭曲，均是实现理想目标的阻碍因素。一些外科手术可即刻恢复正常的外观，却不能随着患儿生长而一直保持这种外观。但是，通过仔细选择手术方式，通常可以获得比较满意的结果。

手术技术

每个裂口都是独特的，因此手术方式也必须如此。用于治疗唇裂的手术方法数不胜数，而每种技术均旨在延长裂口边缘以利于闭合（图 28.8 和图 28.9）。在单侧唇裂病例中，正常侧可作为患侧唇部长度和对称性的借鉴。手术设计中的关键点是断开瘢痕线，从而在术后发生纤维化和挛缩的情况下，能将唇部继发畸形降至最低程度。在以线性方式闭合的唇部，瘢痕挛缩会引起上唇的特征性凹痕。如果想要恢复正常功能，那么唇部肌肉组织的重新定向和重新组合至关重要。

唇部修复术不仅可以恢复唇部的对称性，还可以恢复鼻尖的对称性。随着裂口延伸穿过鼻底，鼻的连续性受到破坏。如果鼻翼软骨没有了骨性基础，鼻侧面就会发生塌陷。当闭合唇部时，有必要将侧向移位的其他组织拉向中线。唇裂修复术是矫正口颌面裂患者鼻畸形的第一步，也是最重要的步骤之一。

腭裂修复术

腭裂修复术（palatorrhaphy）多为 1 次手术，偶尔需要 2 次手术。行 2 次手术时，通常第 1 次是进行软腭关闭，即腭垂缝合术（staphylorrhaphy）；第 2 次进行硬腭闭合，即腭裂缝合术（uranorrhaphy）。

目标

腭裂修复的首要目的是建立完善的发音机制和吞咽机制，并且不会明显干扰之后上颌骨的生长。因此，建立有效的腭咽闭合及鼻腔口腔之间的分隔是实现这些目标的前提。手术目的是获得长且可活动的软腭以产生正常语音。从骨上广泛剥除软组织会导致更多的瘢痕形成，严重影响上颌骨的生长。问题的不稳定性表明了设计手术和制订手术年龄的复杂性。

手术技术

与唇裂修复术一样，腭裂的手术方法也是多种多样的。每个腭裂裂口都是独特的，修复的宽度、完整性、可用的硬组织和软组织数量及腭长度也就各不相同。因此，用于闭合腭裂的手术千变万化，不仅不同的外科医师选用的术式不同，甚至在不同患者采用的术式都不同。

硬腭关闭术

硬腭裂仅用软组织封闭，通常不会采取任何在鼻腔和口腔之间形成骨性分隔的措施。在腭裂边缘延伸的软组织的质量良莠不齐，一些组织已萎缩并且不是特别有用处；其他组织外观健康，很容易进行解剖和缝合。最基本的做法是，沿着腭裂边缘切开软组织，并将其从腭板上剥开，直至组织瓣大概能覆盖裂口缺损为止。该手术经常需要在牙列附近使用侧向松弛切口（图 28.10），然后将软组织在裂隙缺损处严密缝合使其愈合，而侧向松弛切口暴露的骨区域也可以在此严密缝合条件下愈合。上方的腭瓣因为其表面覆盖于鼻底，也可以再上皮化为呼吸道上皮。条件允许时，建议对硬腭裂行双层关闭（图 28.11），即在口腔内关闭前，需要先移动鼻底、鼻侧壁和鼻中隔区的鼻黏膜，将其缝合在一起。

当犁骨较长并相接于与裂口相对的腭板上时，可以从犁骨上做黏膜瓣并将其缝合到裂口的腭部软组织上（图 28.12）。该方法（即犁骨瓣技术）几乎不需要剥离腭骨的黏骨膜，所以术后瘢痕收缩很小。犁骨的裸露骨面和与之相对的无上皮组织的组织瓣表面之后会再上皮化。犁骨瓣技术（vomer flap technique）可用于裂口不宽且犁骨适用的腭裂口，该技术属于单层关闭。

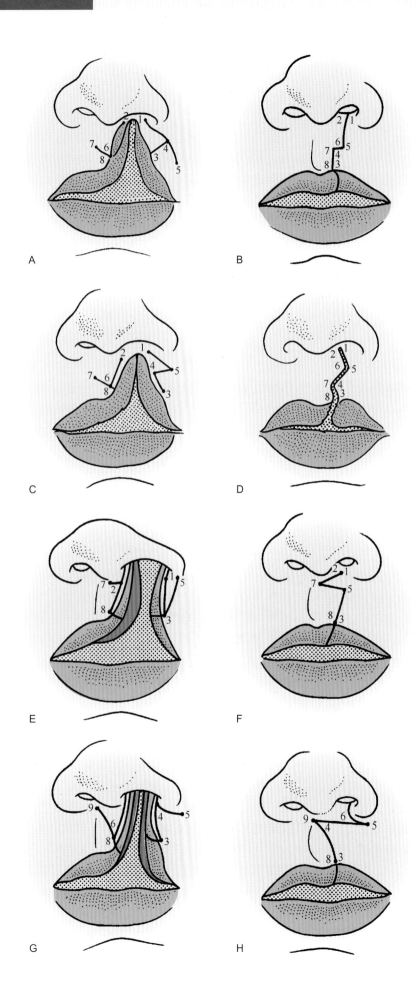

图 28.8 一些唇裂修复术式。(A, B) LeMesurier 法用于不完全性单侧唇裂。(C, D) Tennison 法。(E, F) Wynn 法。(G, H) Millard 法

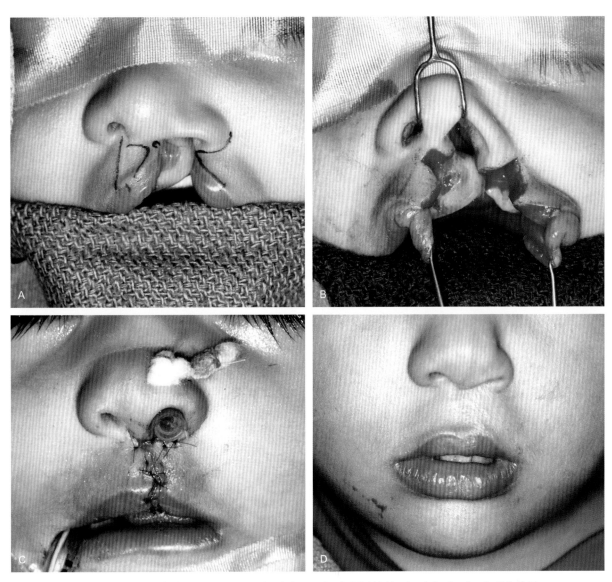

图 28.9　唇裂修复术（Millard 法）。（A）切口。（B）唇瓣旋转。（C）闭合。（D）手术效果

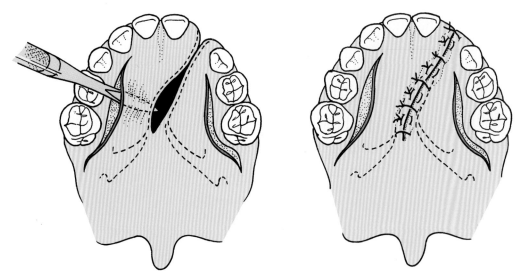

图 28.10　Von Langenbeck 术，采用侧方松弛切口关闭硬腭，该技术为单层关闭，鼻侧（即上侧）腭瓣表面会再上皮化，腭骨裸露骨面也会再上皮化

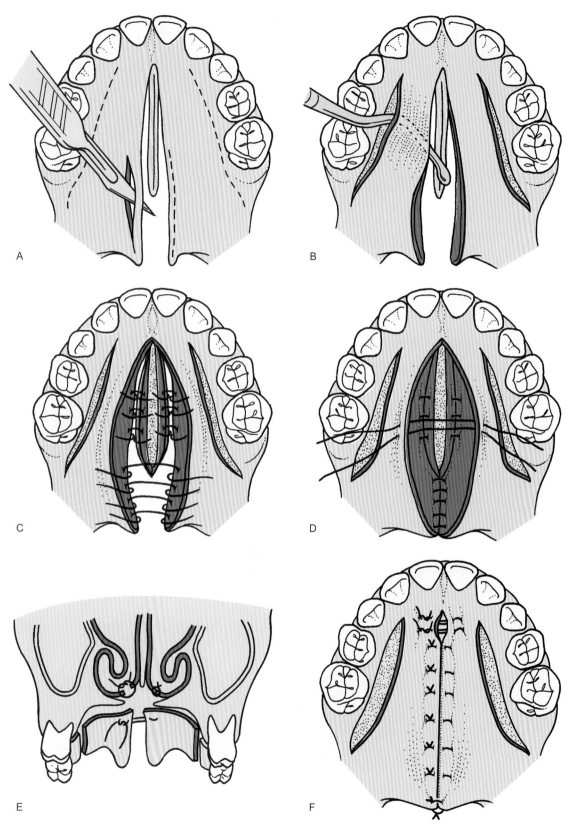

图 28.11 Von Langenbeck 术用于硬腭、软腭同时闭合时的变动。该手术对软腭采用 3 层关闭（即鼻黏膜、肌肉及口腔黏膜），对硬腭采取 2 层关闭（即用来自犁骨和鼻底的瓣进行鼻侧闭合，腭瓣用于口腔侧闭合）。（A）丢除裂口边缘的黏膜。（B）做侧方松弛切口，形成硬腭上的黏骨膜瓣。（C）缝合犁骨和鼻底形成的鼻黏膜瓣，如图示缝合，使线结在鼻侧。（D）关闭鼻黏膜。（E）冠状面额侧观显示鼻黏膜修复。（F）关闭口腔侧黏骨膜

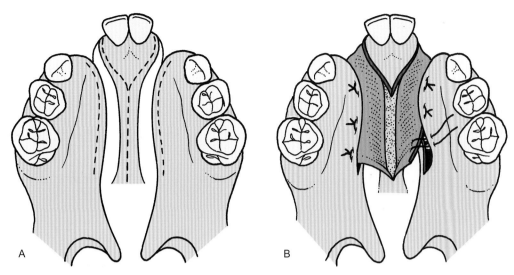

图 28.12　采用犁骨瓣技术关闭硬腭裂（为双侧腭裂）。（A）鼻中隔（即犁骨）下方的鼻黏膜切口，腭裂边缘的黏膜切口。（B）将鼻中隔的黏膜从骨面剥开并插入腭裂边缘的黏膜下方。此技术为单层封闭，鼻黏膜下表面的结缔组织将上皮化。该技术不需要大量提拉腭黏骨膜瓣，因此只产生较少的瘢痕及瘢痕带来的生长受限

软腭关闭术

从技术层面上讲，软腭关闭是迄今讨论过的最难的手术。入路是最大的问题，因为软腭朝向口腔后部。手术困难的原因包括软腭很轻、其向后的朝向及临床医师只能从口腔侧工作却必须要对软腭的口腔侧和鼻侧都进行矫正。另外，临床医师可能会面临极薄的、萎缩的软腭组织，但仍要做到关闭软腭，并使其在完全愈合前行使功能时也不会裂开。为了实现这一目标，软腭总是行 3 层关闭，关闭顺序如下：鼻黏膜、肌肉、口腔黏膜（图 28.13）。在裂口边缘做切口，范围从硬腭的后端至少到腭垂的远端（一些外科医师在腭咽皱襞下方做切口并关闭，以延长长软腭）。然后将鼻黏膜从其下方肌肉组织中剥离出来，并缝合到对侧的鼻黏膜上。肌肉层需要特别小心，软腭裂的肌肉组织未与对侧相连接，而是向后、向两侧沿着硬腭边缘锚入。这些锚定的肌肉组织必须从其附着骨中释放，并重新连接至对侧。只有这样，腭咽闭合才可以正常发挥作用。如果肌肉组织的量不足以与中线处肌肉组织相连接，可以拨断翼钩，从而将腭帆张肌向中线处释放。这种操作经常会用到，特别是软腭裂口较宽时。

有时软腭较短，无法与咽壁形成闭合，这种情况在不完全性腭裂（即裂口仅限于软腭）中尤为普遍。在这种情况下，关闭软腭时不仅要使两侧的软腭瓣在中线处连接，而且还要增加软腭长度（图28.14）。通常使用 W-Y 后推技术（Wardill）和 U 形后推技术（Dorrance 和 Brown）来实现上述目标：切开硬腭的黏骨膜并提拉，使得硬腭来源和软腭来源的所有软组织向后延伸，从而获得理想的腭长度。

牙槽突裂

唇腭裂修复时，通常不会同时矫正牙槽突裂（图 28.15），所以患者可能在牙槽骨缺损区域留有口鼻瘘，并且上颌牙槽骨不连续。因此，通常会出现 5 个问题：①口内液体流入鼻腔。②鼻腔分泌物排入口腔。③牙萌出至牙槽突裂口中。④牙槽骨节段塌陷。⑤如果裂口较大，也会影响发音。

牙槽突裂患者植骨有多个好处。首先，移植骨将牙槽骨节段结合起来，有助于防止牙弓塌陷和狭窄，这在正畸时需要进行上颌骨扩张的病例中尤其重要。其次，移植骨为裂口邻近牙及将萌出到裂口的牙提供骨性支撑。通常，中切牙远侧的骨性支撑很薄弱，且骨高度是可变的。由于缺少骨性支撑，这些牙可能会有轻微动度。增加中切牙的牙槽骨量有助于其牙周维护，在牙萌出早期进行植骨效果更佳。尖牙往往会萌出到裂口部位，如果裂口放置了健康的移植骨，将为尖牙在萌出期及之后提供良好的牙周支持。牙槽突裂植骨的第 3 个好处是口鼻瘘的闭合，在口腔和鼻腔间形成分隔后即可防止口鼻腔内液体互流。第 4 个好处是增高裂口处的牙槽嵴，为义齿修复创造了更合适的支撑。第 5 个好处

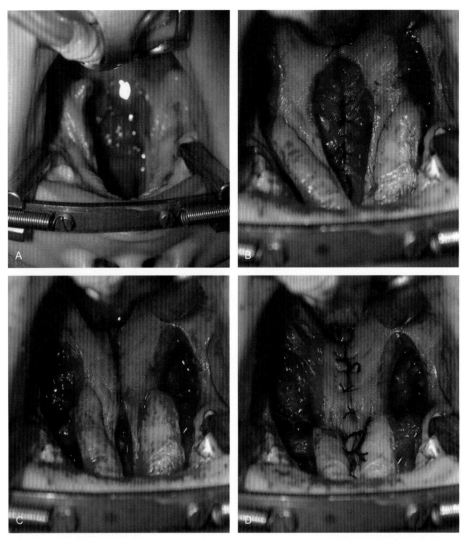

图 28.13 软腭的 3 层关闭。（A）裂口边缘的黏膜切口。（B）剥离软腭的鼻黏膜以利于闭合。两侧鼻黏膜缝合在一起，在鼻侧（即上侧）打结。（C）器械插入硬腭以分离肌肉，将肌肉在中线处缝合连接。（D）最后完成口腔黏膜的关闭

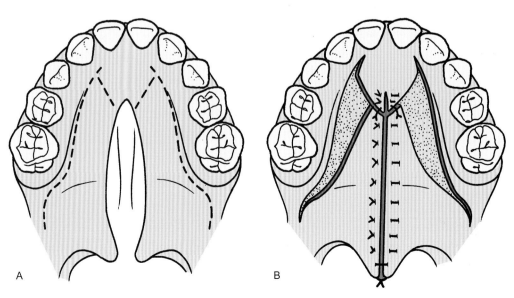

图 28.14 Wardill 法延长腭长度。（A，B）四瓣法用于较大的裂口

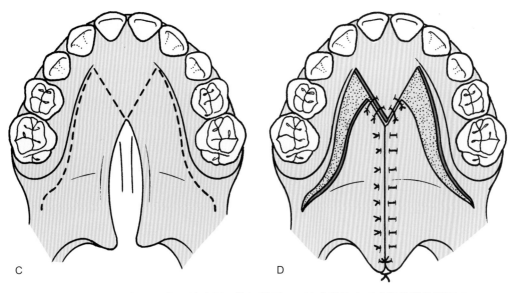

图 28.14（续）（C，D）三瓣法用于较短的裂口。注意瓣缝合后遗留的腭骨裸露面

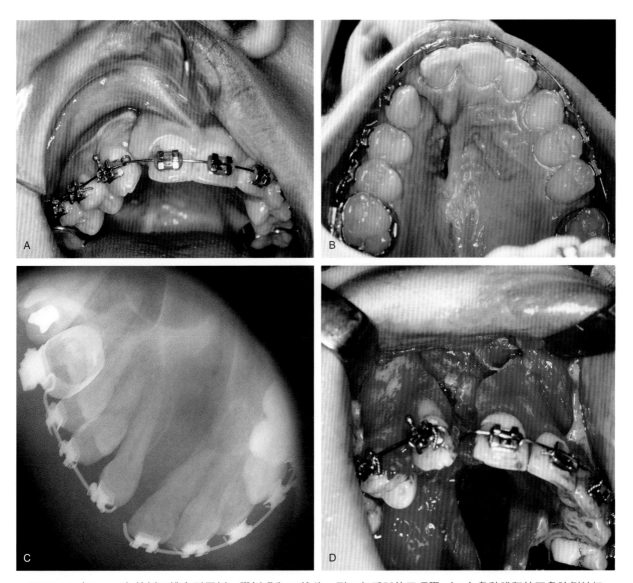

图 28.15 （A ~ C）单侧牙槽突裂唇侧、腭侧观和 X 线片，裂口向后延伸至硬腭。（D）鼻黏膜翻转至鼻腔侧关闭

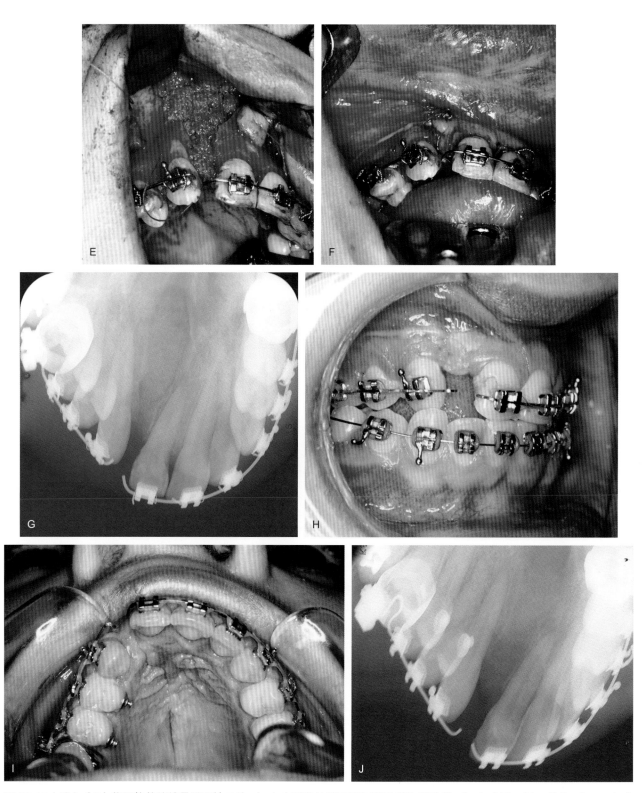

图 28.15（续）（E）将颗粒状移植骨置于缺口处。（F）在移植骨表面关闭腭黏膜和唇黏膜。（G）术后 3 天 X 线片。（H，I）术后 3 个月唇侧观和腭侧观，显示软组织已愈合。（J）术后 3 个月 X 线片，显示移植骨已固实

是为唇部和鼻翼的修复奠定了坚实的基础。牙槽突裂植骨术后鼻腔结构会明显改善，因为在植骨前，鼻底组织没有骨性支撑，而移植骨则解决了这一问题。因此，牙槽突裂植骨应在鼻整复前进行。

植骨时机

通常在患者 6 ~ 10 岁时进行牙槽突裂植骨术。这时，上颌骨的主要部分已发育完成，手术不会对上颌骨之后的生长产生不利影响。重要的是，在恒尖牙萌出前在裂口处植骨具有重要意义，因为能够确保其牙周支持。植骨的理想时机是尖牙牙根已经形成 1/2 ~ 2/3 时。一些外科医师也主张在上颌中切牙萌出前后植骨。

正畸扩张牙弓在植骨前或后效果是相同的。但是，一些外科医师更愿意在植骨之前进行扩张，以形成有利的手术入路。

手术技术

各侧黏骨膜瓣必须能够覆盖放入在牙槽突裂中的骨移植物，这意味着必须以无张力、水密性的方式缝合鼻、腭及唇三方面来源的黏膜瓣，以防止植入物感染。即使牙槽突裂植骨术的软组织切口有许多种，但在每种手术中，上述条件必须要满足（图 28.16）。

植入牙槽突裂的骨通常是从患者的髂骨或颅骨中获得；然而，一些外科医师还使用同种异体骨

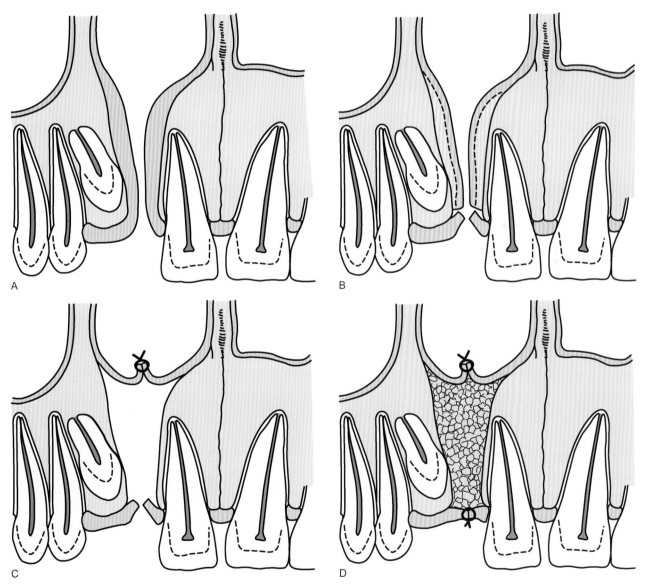

图 28.16 牙槽突裂植骨术。（A）术前唇侧观，显示缺口。有瘘道延伸到鼻腔中。（B）做切口分离瘘道黏膜，以形成鼻瓣和口腔瓣。（C）瘘道衬里形成的黏膜瓣向内折、向上进入鼻腔，两侧做严密缝合。（D）将骨移植材料填充到裂口，严密封闭口腔黏膜。注意正在发育的尖牙，侧切牙缺失

（即来自其他个体的同种骨），还有近期报道的骨形成蛋白来修复牙槽突裂[5-8]。植入物被制成颗粒状，并在鼻和腭黏膜关闭后填充到缺口中，然后关闭唇黏膜以覆盖植入物。这些移植物会逐渐被新骨所替代，变得与周围的牙槽突无法区分（图28.15）。植骨区允许牙进行正畸移动，牙也可以通过植骨区无阻碍萌出，植骨区甚至允许种植体植入。

上、下颌骨不协调的矫正

口颌面裂畸形患者通常会表现出上颌骨后缩和上颌骨横向狭窄，这是由之前修复手术术后的瘢痕挛缩引起的。多数情况下，继发的错𬌗畸形已非正畸治疗能够矫正，这时就需要进行类似于第26章中介绍的正颌手术，以纠正患者潜在的骨性异常。

由于口颌面裂患者的上颌骨存在其他畸形和瘢痕，其接受的上颌骨手术在技术方面存在一些差异。通常，都需要进行上颌骨截骨术以前移上颌骨，有时还要加宽上颌骨；在某些情况下，也可以通过将裂侧的牙槽骨前移来适当封闭牙槽突裂裂口中的某些空间。这种手术需要对上颌骨进行分块，不过因为本身就存在裂口，多数情况下上颌骨的"分块"已经发生。然而，有与没有腭裂的患者的区别是整个腭部存在的瘢痕和血液供应减少的上颌骨。先前手术造成的瘢痕使上颌骨增宽变得困难，因此经常需要切除一些瘢痕来松解组织。由于腭裂患者上颌骨的血供不足，临床医师应尽量保留更多的上颌黏骨膜，还要小心不要产生另外的口鼻瘘。

如果之前未进行过牙槽突裂植骨术，则可以一起进行。然而，在双侧裂中，唇侧骨段的血供非常贫乏。在这种情况下，首先进行牙槽突裂植骨，在等待足够的时间允许唇侧骨段再血管化后，再施行上颌骨截骨术，这样或许更为谨慎。

当计划行上颌前移手术时，腭裂患者要面临的一个问题是手术可能会对腭咽闭合功能产生影响。当上颌骨前移时，软腭也被向前拉动，患者术前腭咽闭合的边缘封闭能力在术后可能会丧失。很难确定哪些患者会出现此类问题，由于这种可能性的存在，应告知患者可能需要二次腭部手术或咽部手术来完善腭咽闭合功能，如有需要，可以之后施行这种手术。

二次手术

二次手术（secondary surgical procedures）是指

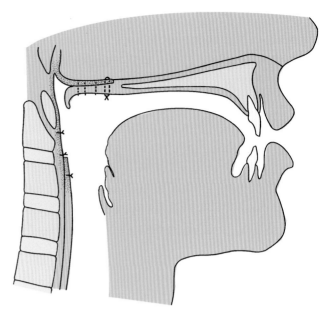

图28.17 高位咽瓣。瓣被缝合至软腭的上表面，从而使口腔和鼻腔之间部分分隔。术后剩下的唯一鼻气道是瓣两侧的开口

对裂口缺损进行初步修复后，为改善发音或矫正遗留畸形而进行的手术。常用的提高腭咽闭合功能的二次手术是咽瓣手术（pharyngeal flap procedure）（图28.17）。在该手术中，从咽后壁形成一条宽的纵向带状咽黏膜肌瓣，将其放置在软腭上部。这些瓣的基部通常偏上方。咽黏膜肌瓣拉起后，咽后壁缺损可即刻关闭或等待二期愈合。一旦咽部和软腭被连接起来，就留下两个侧方开口作为口咽和鼻咽之间的开口，减少了口咽和鼻咽之间的气流。此时，腭咽闭合机制包括软腭稍微抬高和咽外侧壁向内收缩。

最近，另外一种技术引起了广泛兴趣——是将一种新的生物相容性材料作为植入物，放置在咽后壁后方，以使其推向前（图28.18）。因此，移动软腭以封闭鼻咽只需较小的距离。该手术的主要问题是植入物的移位和感染，一旦发生，通常需要将之去除。

口颌面裂患者的口腔科需求

由于口颌面裂患者数量较多，口腔科医师在临床上也会遇到这些患者，遇到时不应大惊小怪或手足无措，因为他们的口腔科需求与其他人没有很大差异。但是，由于存在裂口（修复后或还未修复的），这些患者有一些特殊的需求，口腔科医师应熟知。

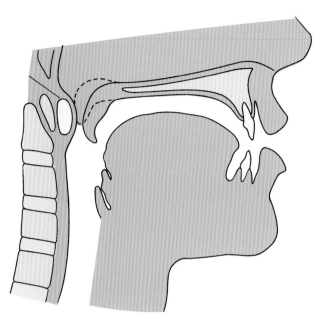

图 28.18　咽后壁植入物，使得软腭和咽壁间的距离更小，有助于腭咽闭合

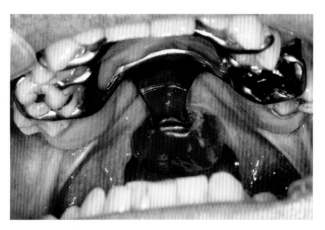

图 28.19　发音辅助器。该装置的设计可以抬高软腭，有需要时也可以阻塞口鼻之间的洞

由于口颌面裂患者需要多学科序列治疗，口腔科医师去了解口颌面裂专家组为患者制订的总体治疗计划是很重要的。了解该计划后，就不会对计划拔除的牙进行任何不可逆或昂贵的治疗操作。例如，还未行牙槽骨移植和正畸治疗时，在先天缺失的侧切牙处放置桥体是不明智的。类似的例子还有，有些多生牙暂时保留可以维持牙槽骨量，提早拔除也是不利的。固定桥修复治疗应等到正畸、正颌和牙槽骨移植术全部完成后再进行。只有这时，口腔科医师才能确定可用于桥体的确切空间和牙槽嵴形状。

此外，两段上颌牙弓与骨移植物结合前会发生不自主移动，这会使横跨裂口的桥体修复变松。因此，口腔科医师必须与负责患者口颌面裂畸形的其他专业人士随时沟通，治疗服务的协调至关重要。

由于牙槽骨缺失及位于裂口边缘，与裂口邻近牙不仅可能发生畸形或缺失，还可能伴有较差的牙周支持。如果不能将牙一直保持在最佳的健康状态，上述情况会使牙容易患牙周炎和早失。由于患者的牙往往会发生错位和扭转，他们的口腔卫生保健可能更为困难，他们需要更频繁的预防措施和特殊的口腔卫生指导，并要仔细巩固。否则，可能会发生猖獗龋和牙早失。这是口颌面裂患者的特有策略，因为他们只有较少的牙用于一些重要的用途，例如，作为正畸、矫形矫治器和发音辅助器的固位牙。

发音辅助器

口颌面裂患者需要赝复体治疗，原因有二：首先，作为缺失牙的替代；第二，对于通过手术未能获得腭咽闭合的患者，口腔科医师可以制作发音辅助器以减少过大的鼻音。发音辅助器是将一种丙烯酸酯材质的球体固定在上颌骨的牙支持式装置上（图 28.19），球体恰好向软腭的下表面突出，向上抬起软腭。如果这个球不能提供足够的作用，则可以放置另一个丙烯酸酯凸体（即球塞），延伸到硬腭后部，这会缩窄咽峡部，并且其大小可以调节，以发挥最有效的作用。在功能状态下，咽后壁与该球接触。多数情况下，随着咽部肌肉组织更加灵活，可以减小球体大小。这种辅助装置用于以下 2 种情况：①在进行咽瓣手术前进行肌肉锻炼。②如果二次手术未能成功地产生腭咽闭合。发音辅助器也可同时用于固位修复义齿、覆盖硬腭缺口及通过伸入唇沟的侧翼来支持有缺陷的上唇。显然，保持余留牙列在最佳状态是成功采取发音辅助器治疗的前提。

（于洪波　译）

参考文献

[1] Jones C. *The Genetics of Cleft Lip and Palate: Information for Families.* Chapel Hill, NC: Cleft Palate Foundation; 2000.

[2] Hayward JR. Cleft lip and palate. In: Hayward JR, ed. *Oral Surgery.* Springfield, IL: Charles C Thomas; 1976.

[3] Langman J. *Medical Embryology.* 3rd ed. Baltimore, MD: Williams & Wilkins; 1975.

[4] Ranta R. A review of tooth formation in children with cleft lip/palate. *Am J Orthod.* 1986;90:11.

[5] Herford AS, Boyne PJ, Rawson R, Williams RP. Bone morphogenetic protein-induced repair of the premaxillary cleft. *J Oral Maxillofac Surg.* 2007;65:2136–2141.

[6] Dickinson BP, Ashley RK, Wasson KL, et al. Reduced morbidity and improved healing with bone morphogenic protein-2 in older patients with alveolar cleft defects. *Plast Reconstr Surg.* 2008;121:209–217.

[7] Alonso N, Tanikawa DY, Freitas RD, et al. Evaluation of maxillary alveolar reconstruction using a resorbable collagen sponge with recombinant human bone morphogenetic protein-2 in cleft lip and palate patients. *Tissue Eng Part C Methods.* 2010;16:1183–1189.

[8] Fallucco MA, Carstens MH. Primary reconstruction of alveolar clefts using recombinant human bone morphogenic protein-2: Clinical and radiographic outcomes. *J Craniofac Surg.* 2009;20(suppl 2):1759–1764.

第 29 章

颌骨缺损的外科重建
Surgical Reconstruction of Defects of the Jaws

Edward Ellis III

许多原因可以引起面骨尤其是下颌骨缺损，如病理性疾病的根治、创伤、感染和先天性畸形。通常在口腔颌面区域进行重建的缺损的大小差别非常大，小的如牙槽突裂，大的如下颌骨切除后遗留的缺损。每一种缺损都可引起一系列独特的问题，必须通过外科治疗来解决。对于每一个病例，均有可能恢复其正常的结构，进而功能和外形得到改善。

当骨质结构的大小、形状、位置或数量出现缺损时，重建外科可以使这些缺损的结构得以重新置换。最常用来替代这些骨缺损的组织为骨组织。骨移植已应用数百年，但成功率报道不一。近年来随着对骨生理学、免疫学概念、组织库程序化及外科学原则理解的深入，使得大部分颌面骨缺损有可能得以成功修复。因此，本章对骨移植的生物学及其原则进行阐述。

骨重建的生物学基础

一块组织从其他部位转移过来并希望能够成为被植入的宿主的一部分，称之为移植。通过外科手段可以获得几种类型的移植，随后将对其进行讨论。要想了解各种可行的骨移植的优点，有必要先对从同一个机体的其他部位移植过来的骨组织（即自体骨移植）如何进行愈合有一个基本的了解。

由于新骨形成来源于组织再生而非单纯的伴有瘢痕形成的组织修复，所以结缔组织中骨和移植骨的愈合非常独特。愈合过程部分依赖于细胞增殖（即成骨细胞），部分依赖于胶原蛋白合成。当骨组织从机体的一个部位移植到另一个部位时，在移植物和受植区的结合过程中，数个过程会被激活。

二期骨再生理论

从同一个机体的一个部位移植到另一部位的移植骨组织中可经历 2 个基本过程[1-5]。引起骨再生的第一步最初起源于移植骨中被移植的细胞，进行细胞增殖并形成类骨质。在这个过程中，骨再生的数量取决于被移植的骨细胞在移植过程中幸存的数量。很显然，当移植物最初从机体游离时，其血供已被中断。因此，移植骨中的细胞依靠周围移植床（即放置移植物的部位）渗透过来的营养，以维持生存。移植过程中有相当多的细胞发生死亡，所以当单独考虑骨再生的第一个过程时，该过程或许不能导致足够数量的骨再生。当然，该过程对于大多数新骨的形成起着决定性作用，即将形成的新骨数量取决于成功移植过来的成活细胞的数量。

第 2 周，移植床也发生了一些变化，可导致骨再生的第 2 个步骤。移植床开始出现大量的血管形成和成纤维细胞增殖，宿主的结缔组织中很快开始出现骨再生。成纤维细胞和其他的间质细胞分化成成骨细胞，开始合成新骨。有证据显示，已经发现骨组织中的一种蛋白（或几种蛋白），可以介导移植床周围的软组织中的成骨反应[6,7]。第 2 步同样也决定着移植物与移植床之间有序进行结合，以及持续性的骨吸收、置换和塑形。

免疫应答

当组织从同一个机体的一个部位移植到另一个部位时，通常不会发生免疫并发症。因为被移植的组织被识别为"自体"，所以免疫系统不会被激活。但是当组织从一个个体移植到另一个体，或从一个物种移植到另一物种时，免疫系统可能会成为移植成功的难以克服的障碍。移植物如果被宿主识别为异物，将会逐渐激发起强烈的机体反应，以试图对其进行破坏。免疫系统逐渐激发起来的针对"外来"移植物的反应类型主要是 T 淋巴细胞引起的细胞介导的反应，然而这些反应并不立即发生。在早期阶段，移植骨与宿主的结合可能表现为一个正常的进展过程。免疫反应潜伏期的长短，取决于宿主与移植物的相似程度。两者的相似程度（抗原相似性）越高，发生免疫反应的时间越晚。这种类型的免疫反应也是心脏移植、肾脏移植及不同个体之间进行器官移植时发生免疫排异最常见的原因。在器官移植中，目前最常见的是在移植前进行组织类型的鉴定，对供体和受体进行基因比对；但对于骨移植，则不需要。

由于在个体之间或者物种之间进行移植可引起免疫排异，所以在这些病例中已经设计了一些方法以提高移植的成功率。临床上常应用 2 种基本的方法：第 1 种方法是抑制宿主个体的免疫反应。在器官移植受体中应用各种免疫抑制剂最为常见，但在口腔颌面外科骨移植过程中，由于可能发生潜在的免疫抑制并发症，所以该方法并不常规使用。

在口腔颌面外科治疗过程中广泛应用的另一种方法是改变移植物的抗原性，从而不会激发宿主的免疫反应。已经开始应用一些方法对移植物进行处理，包括煮沸法、脱蛋白法、应用乙基汞硫代水杨酸钠（硫柳汞）、冷冻法、冷冻 – 干化法、放射法及干热法。所有这些方法在骨移植中可能会有帮助，但很显然在器官移植中无任何作用。

移植类型

重建外科中可行的骨移植类型有几种。较为有用的分类是根据骨移植的来源和可能引起免疫反应的潜在性而对其进行归类。由于移植物的来源和用于避免发生严重免疫反应的准备工作的不同，这些移植物的质量和适应证也不尽相同。

自体骨移植

作为自体或自身移植，自体移植物是由同一个机体的组织构成。新鲜的自体骨是最佳的骨移植材料。在骨移植中，自体移植的独特性在于它是骨移植中唯一的、可以提供 I 期骨再生中极为重要的具有活性和免疫相容性的骨细胞的移植类型。移植的活性细胞数量越多，形成的骨组织的量就越多。

自体骨移植是口腔颌面外科最常用的移植类型。移植骨可以从宿主机体的某个部位获得，并以几种方式植入。块状骨是指骨皮质连同下方骨松质的块状整体结构（图 29.1）。髂骨的嵴部通常是这种移植类型的骨来源，通常可获得全层厚度的髂骨或者通过髂骨劈开获得较薄片状的块状骨。肋骨也

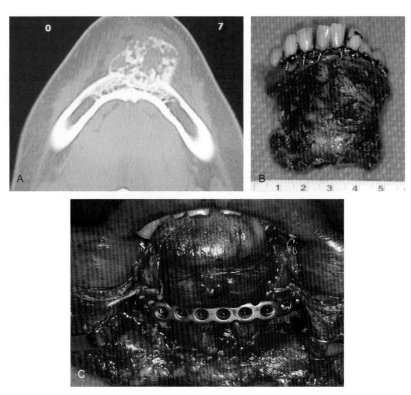

图 29.1　应用带有皮质髓质的自体块状骨移植修复下颌骨颏部缺损。患者患有下颌骨前部成釉细胞瘤。（A）CT 扫描显示骨膨胀、形态不规则。（B）口内入路切除标本。（C）使用固定板扩大切除后遗留的间隙，固定左、右下颌骨，患者术后可行使功能，不需要进行颌间固定

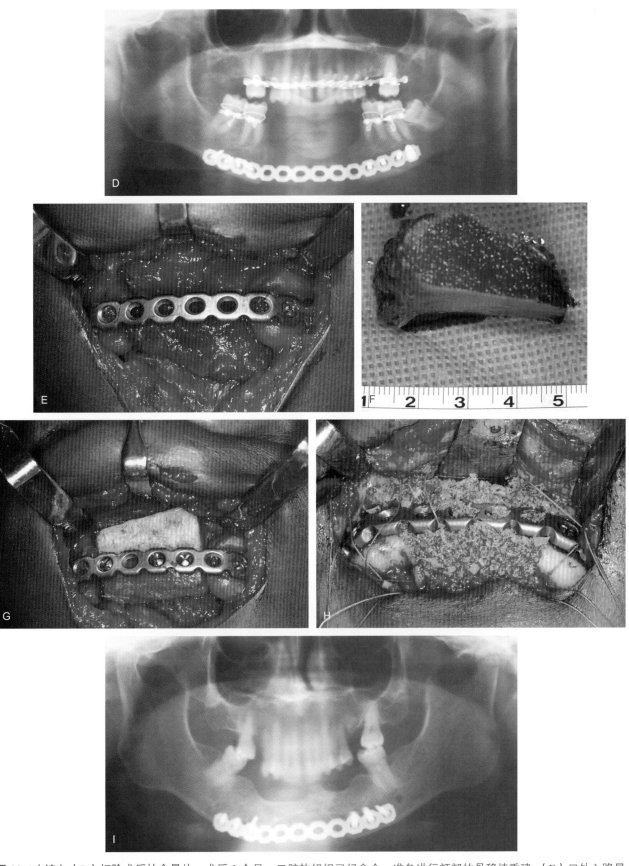

图 29.1（续）（D）切除术后拍全景片。术后 3 个月，口腔软组织已经愈合，准备进行颏部的骨移植重建。（E）口外入路暴露术区。（F）自髂骨切取全厚骨块与颗粒状骨髓 – 骨松质一起作为"充填物"，可提供骨感受态细胞。（G）附着于固定板的骨移植。（H）将颗粒状骨植入术区，促进骨愈合。（I）术后 2 年全景片显示充满骨质，移植骨与两侧的下颌骨愈合良好

可以制备成一种块状移植骨。通过收集骨髓质及其邻近的骨内膜和造血骨髓，可获得颗粒状骨髓－骨松质移植。颗粒状骨髓－骨松质移植可产生最大浓度的骨原细胞，并且由于颗粒的自然特性，可以获得通往外周移植床的通道进而获得营养，所以更多的细胞在移植后得以存活。这种类型的移植最常使用的供区部位为髂骨。可进入髂骨嵴部，使用大刮匙获得大量的颗粒状骨髓－骨松质。当需要少量的骨碎片时，近来已经开始应用颅顶的板障作为获取这种类型的移植骨的来源（如牙槽突裂骨移植）。

进行自体骨移植时也可以同时维持其血供。有2种方法可达到这一目的：第1种方法包括植入一个带有肌（或肌皮）蒂的移植骨。不能去除骨的软组织蒂，从而维持移植骨的血供，以获得较多的骨原细胞。例如，可以应用带有胸锁乳突肌蒂的节段性锁骨移植，修复下颌骨。第2种可以使移植骨不丧失血供的自体骨移植方法是应用显微外科技术。在解剖游离供应组织的动、静脉之后，可制备表层覆盖软组织的块状髂骨、胫骨、肋骨或其他比较合适的骨块（图29.2）。在植入床部位也要制备相应

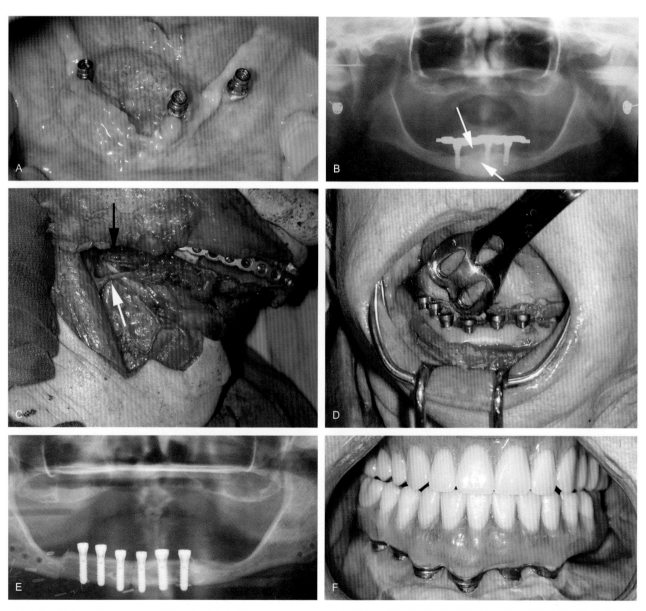

图29.2　以血管化游离皮瓣进行重建。（A）位于牙槽嵴和口底的鳞状细胞癌。（B）全景片显示病损已经侵袭到骨内（箭头示）。（C）术中显示下颌骨和外周软组织被切除，应用游离腓骨瓣和重建固定板进行下颌骨重建。注意静脉吻合（白色箭头示），也可见皮瓣的供血动脉（黑色箭头示），但实际的吻合部位非常接近，并且位于看不见的组织下。（D）骨移植愈合后，进行牙种植。（E）全景片显示种植后重建的下颌骨。（F）牙种植修复重建的口内观。种植体周围的白色组织为伴随骨皮瓣移植的皮肤（由 Dr. Remy Blanchaert Jr. 提供）

的 1 条动脉和静脉。一旦固定好移植骨，可应用微血管吻合技术，将动脉和静脉分别进行吻合。通过这种方式，可以恢复移植骨的血供。

由于含有软组织和骨组织，这些类型的自体骨移植被称为复合移植。之前描述的第 1 种类型的带有肌源性的骨组织，为带蒂的复合骨移植。蒂即为骨组织带有的软组织，可提供血管系统。第 2 种类型的复合骨移植为游离复合移植，即整体从机体游离并立即植入，通过血管吻合恢复其血供。

尽管这些类型的移植看起来很理想，但在修复下颌骨缺损时均存在一定的缺陷。由于附着于移植骨的软组织可维持血供，所以在移植骨制取和植入的过程中，应最低限度地减少软组织自骨组织的剥离。这样，移植骨的大小和外形不会出现明显改变。应用这些骨移植修复下颌骨连续性缺损时，获得的骨组织体积通常不足。另一个问题是供区存在的各种病损。复合移植时并不仅仅是单纯去除骨组织，通常也会去除软组织，从而会引起更多功能和美学上的缺陷。

优点

自体骨移植的优点是可以提供 I 期骨形成的骨原细胞，并且不会发生免疫反应。

缺点

缺点是机体另一个部位需要进行手术。

同种异体骨移植

作为同源或同种移植，同种异体骨移植是指取自同一个物种的另一个个体的移植。由于个体之间的基因通常不同，所以常规对移植物进行一定的处理以降低抗原性。目前应用最广的同种异体骨是冻干化骨。所有这些处理可以破坏移植骨所含有的全部骨原细胞，因此同种异体骨移植并不能参与 I 期成骨。这些移植对于成骨的辅助作用完全是被动的，它们为 II 期诱导提供了一种硬组织基质。

因此，宿主的移植床必须为同种异体骨移植提供所有必要的成分以进行再吸收和置换。很显然，在这些条件中，同种异体骨移植中移植床的健康状况要比自体骨移植重要得多。

优点

同种异体骨移植不需要在机体另一个部位进行手术，并且可以获得与被置换组织相似的骨组织或外形（如同种异体骨移植可用来修复下颌骨切除后的骨缺损）。

缺点

同种异体骨移植不能提供 I 期成骨所需的活细胞。

异种骨移植

作为异源或异种移植，异种骨移植是指从一个物种移植到另一个物种。异种移植骨的抗原差异性比同种异体移植骨明显。由于异种骨组织基质与人体骨组织的抗原性不相似，所以为了防止迅速发生移植排异反应，移植骨必须进行更为严格的处理。在大的口腔颌面外科操作中，极少用到这种类型的骨移植。

优点

异种骨移植中宿主不需要在另一个部位进行手术，并且可以获得大量的骨质。

缺点

异种骨移植不能提供 I 期成骨所需的活细胞，并且移植骨必须要进行严格的处理以减少其抗原性。

骨形成蛋白

骨形成蛋白是一组可以进行骨诱导的按顺序排列的氨基酸和多肽，可刺激机体的间充质细胞转变为成骨细胞，从而成骨。骨形成蛋白由 Urist 首次进行描述。Urist 在兔和鼠中提取的经过多种方法处理的骨植入材料中发现了异位骨形成[7]。随后，一些骨形成蛋白的特征被逐一描述并被克隆，从而可以获得重组的骨形成蛋白，在各种受区部位包括下颌骨的重建中发挥了重要作用。

优点

骨形成蛋白的优点在于不需要在宿主另一个部位进行手术。骨形成蛋白在供区手术不理想、不能获得同种异体骨或异种骨时很有帮助。

缺点

骨形成蛋白的缺点是不能提供 I 期成骨所需的活细胞，并且应用的部位必须具有活性的间充质细胞或联合移植活性间充质干细胞。另一缺点是，由于骨形成蛋白为液体，所以必须使用一种载体才可以在植入部位保持住骨形成蛋白。为了实现这一目标，目前已经开始应用一种胶原蛋白海绵。遗憾的是，这种海绵并不具备在组织内部维持新骨形成所需较大空间的物理特性。因此，需要其他的方式来提供和维持这种空间。目前美国食品药品管理局尚未批准骨形成蛋白用于下颌骨重建，因此，骨形成蛋白只能作为超适应证应用。

复合骨移植

理想的骨移植应具有块状骨的结构特征，并具有颗粒状骨髓－骨松质移植成骨的潜力。然而，大块块状骨需去除患者较多的解剖结构，并且不能提供颗粒状骨髓－骨松质移植所具有的高浓度的骨原细胞。

有 2 种复合骨移植已经成功地用于进行下颌骨重建，这两种方法均使用同种异体骨来提供预期的骨量和可能的形态。应用这种移植的原因在于可以提供结构强度和蛋白，从而诱导周围组织的 II 期骨形成。对同种异体骨移植可以补充骨感受态细胞，以促进 I 期新骨的发育。

图 29.3 显示的是中空的同种异体移植骨，仅保留骨皮质。这样可以获得自体颗粒状骨髓－骨松质并被包在外壳内，为 I 期成骨提供必需的骨原细

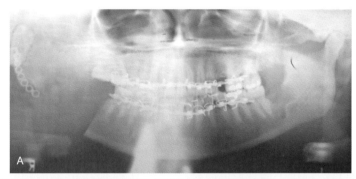

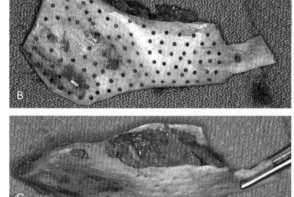

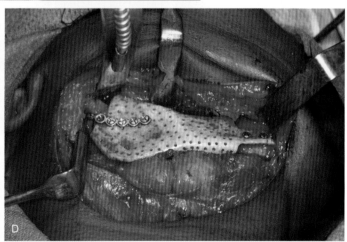

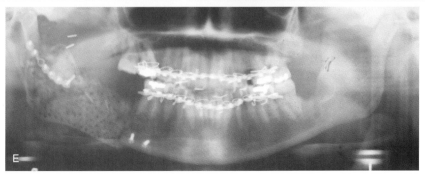

图 29.3　联合应用同种异体和自体复合骨移植对下颌骨成釉细胞瘤切除后进行重建。（A）全景片显示右侧下颌支被切除，小段骨固定板附着于髁突，在后期重建中发挥辅助作用。（B，C）同种异体的右侧下颌骨被清空，填入颗粒状骨松质和骨髓，塑造成形，填入缺损区。（D）移植骨已经固定在下颌骨髁突和体部。（E）术后全景片显示移植骨就位

胞。用这种方法，可以获得两期骨形成所必需的成分，并且不需要切除大块解剖结构。移植物中的同种异体部分作为一种可生物降解的盘盒状结构，可以完全被宿主骨组织及时替代。

这种移植的优点和自体骨移植与同种异体骨移植的优点相同，缺点是宿主需要在第 2 个部位进行手术，以获得自体颗粒状骨髓 - 骨松质移植。

最近已经开始应用的第 2 种复合骨移植是一种真正意义上的组织工程。正如前述，这种移植使用同种异体骨作为框架或者提供容积。收集患者自体的颗粒状骨髓，以获得骨感受态细胞，多通过骨髓穿刺而不是通过外科方法获得。由于使用穿刺针从髂骨嵴穿吸骨细胞，不需要外科操作来获得骨感受态细胞，所以这种操作的侵袭性更小。骨髓穿吸物经离心后浓缩，将含有骨细胞的液体与骨形成蛋白混合后，可刺激骨细胞成骨（图 29.4）。

需要进行骨重建患者的评估

下颌骨缺损患者通常需要应用外科治疗来修复缺损的部分。但是由于每个患者的问题不同，所以对每一个患者必须进行全面评估。对患者问题的分析必须考虑到硬组织缺损、任何的软组织缺损和所有将会对治疗产生影响的相关问题。

硬组织缺损

必须对涉及实际骨缺损的几个因素进行全面评估，以制订切实可行的治疗计划。有必要进行 X 线检查，对骨缺损的整个范围进行评估。在处理下颌骨缺损时，缺损部位和缺损大小同样重要。例如，如果下颌骨髁突缺失，治疗将会相对更加困难。由于颞下颌关节的修复较为困难，所以附有髁突的下颌支残体会使骨修复更加容易。

下颌骨附着的肌肉力量强大，通常可以对功能性运动进行调节。当下颌骨的连续性遭到破坏时，这些肌肉的运动就不再那么和谐，并且可能使下颌骨的骨段严重偏移到异常位置，因此必须明确残留下颌骨骨段的位置。例如，如果下颌骨磨牙区域缺失，咀嚼肌群仍然附着在下颌支，可能导致下颌支向上和向内旋转，穿透进入口腔，使治疗计划的难度更加复杂。

软组织缺损

要想成功进行骨移植，对接受骨移植的软组织床进行适当的准备和骨移植材料本身同样重要。移植的骨细胞最初必须通过周围软组织的营养渗透才可以得以存活，继之必须通过来自软组织的新生血管的形成，获得移植骨的血运重建。因此，所有骨移植成功的一个重要因素是获得软组织床足够的血运。幸运的是，由于头颈部血运丰富，这一点通常会得到保障。但是软组织床的条件偶尔也不会令人满意，例如，放疗后、创伤或感染引起的过多瘢痕等。因此，在进行骨移植之前，有必要对周围软组织的数量和质量进行详细评估。

骨质缺乏的原因通常会提供关于剩余软组织的数量和质量方面的重要信息。例如，如果患者由于恶性肿瘤复合切除术引起下颌骨大部分缺失，其风险在于患者将会出现软组织数量和质量缺陷。在初期手术中，可能要切除一些重要的结构，并且颈阔肌的去神经支配可导致肌纤维萎缩。而口内检查可帮助医生明确伴随下颌骨骨块应去除多少口腔黏膜。

由于骨的标本会牺牲掉牙龈组织，所以舌或口底通常与颊黏膜缝合在一起，而不会影响牙槽嵴或颊沟。

如果患者的骨缺损部位接受了治疗量的放疗，医师可认为患者的软组织已经完全萎缩和瘢痕化，不再具有弹性、质地变脆。在这种情况下，由于周围环境的血管减少、低氧和细胞数量减少，为骨移植提供的软组织床的条件很差[1]。相似的情况下，如果患者的缺损是由严重感染引起，那么很有可能会形成过多的瘢痕组织，从而导致组织缺乏弹性、血运差。

经过详细评估后，必须明确软组织是否适合进行骨移植。如果组织量不足，可以从颈部制备含有肌肉和皮肤的软组织瓣，以增加组织量，覆盖移植骨。如果软组织的质量存在缺陷，可以使用 2 种基本方法中的 1 种，对患者的缺损进行重建。第 1 种方法是提供带有自身血供的如游离或带蒂复合移植的自体骨移植。第 2 种方法是改善软组织的质量，如已经得以应用的高压氧（hyperbaric oxygen, HBO）。高压氧治疗是通过将患者处于高于正常气压的状态下，从而提高组织的氧化作用。经过 20 次高压氧治疗，可以使组织的氧化作用提高到一个令人满意的水平[8]。

高压氧治疗后，可成功进行骨移植。骨移植之后，通常建议再次进行高压氧治疗[8]。

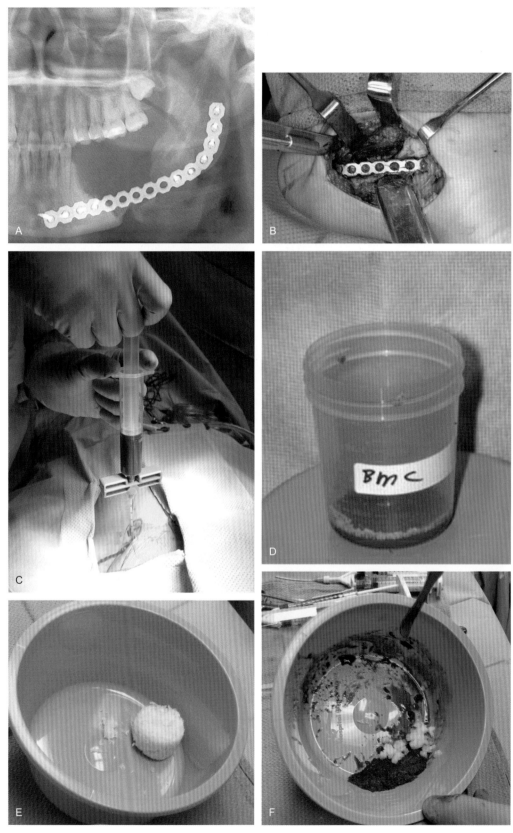

图 29.4 （A）全景片显示左侧下颌骨良性肿瘤切除后的骨缺损。（B）左侧下颌下区切口暴露缺损区。（C）用套管针自髂骨吸取骨髓细胞，皮肤切口长 5 mm。（D）对骨髓穿吸物离心，将骨细胞进行浓缩。（E）颗粒状同种异体骨。（F）在复合同种异体骨和骨髓浓缩物中加入浸有骨形成蛋白的胶原蛋白海绵

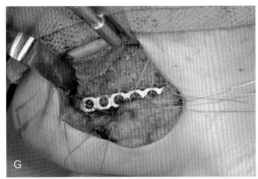

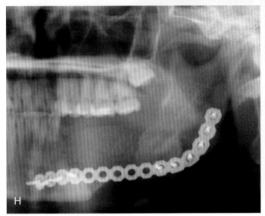
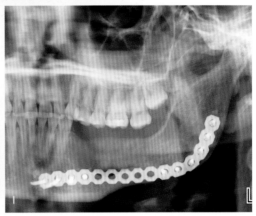

图 29.4（续）（G）将复合材料（同种异体骨碎片、骨形成蛋白、骨髓穿吸浓缩物）填入缺损区。（H）术后即刻全景片。（I）术后 2 年全景片。注意骨质已经填入缺损区

相关问题

医师必须时常记住，治疗对患者的侵袭性应当比疾病更小。换句话说，如果重建治疗将会给患者的生命带来风险，或者伴发的可能使患者生活质量恶化的并发症的发生率较高，那么或许为了患者的最大利益，最好不要进行重建。对于任何治疗，一些重要的因素如患者年龄、健康状况、心理状态，或许最重要的是患者的意愿，必须进行评价。患者对风险及对所有推荐的治疗建议的好处进行充分的理解很重要，患者因此可以做出一个明智的决定。

下颌骨重建的目的和原则

Marx 和 Sanders 已经明确了在下颌骨重建中，判定移植成功之前应该努力和达到的几个主要目标[1]。

恢复连续性

由于下颌骨有 2 个关节末端，通过肌肉的反向力发挥作用，所以下颌骨缺损进行重建时最先考虑的就是恢复其连续性。实现了这一目标，可以通过对偏移的下颌骨骨段进行重新排列，从而为患者提供较好的功能性运动，并改善面部美观。

恢复牙槽骨高度

患者的功能性恢复依赖于有效和舒适进行咀嚼的能力。对于下颌骨部分缺失患者，经常有必要使用口腔科修复体。为了便于修复体的使用，在重建手术中，必须提供足够的牙槽突。在第 13 章中概述的针对无牙颌患者的牙槽嵴类型，同样也可以应用于下颌骨重建手术的患者。

骨容量修复

所有的骨移植必须提供足够的骨组织，以承担正常功能。如果提供的骨性支柱太薄弱，移植部位有可能发生骨折。

颌面骨移植的手术原则

在所有的骨移植中，应遵守几个重要的原则。如果想获得成功的、理想的结果，必须严格遵守这些原则。以下是关于下颌骨缺损重建的几个原则：

（1）剩余下颌骨骨段的处理。当骨的连续性缺

损时，除非在下颌骨部分切除时试图将剩余的下颌骨稳定在正常的位置，否则，下颌骨剩余骨段附着的咀嚼肌将会向不同方向牵引分散这些骨段。下颌骨部分切除后维持剩余骨段的位置关系是下颌骨重建的一个重要原则。这一点对于咬合和颞下颌关节的定位非常重要。如果剩余的骨段是游离的，那么剩余骨段就会发生偏移，从而出现明显的面部变形（图 29.5）。在切除时插入金属固定板，对于控制下

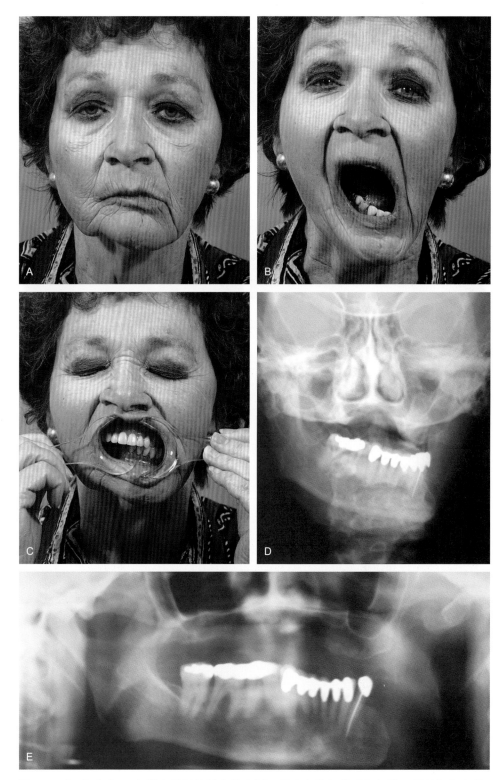

图 29.5 （A）患者 10 年前由于恶性肿瘤将左侧下颌支和体部的后部切除，可见颏部左偏。（B）开口时左偏。（C）下颌骨偏斜，导致严重的咬合错乱。（D）后前位头影测量显示下颌骨左偏。（E）全景片显示残余的下颌骨

颌骨骨段的位置很有帮助（图 29.6 和图 29.1）。这些固定板力量强大，可以不必进行颌间固定，并且下颌骨在术后即刻恢复功能。对于一些年老的个体或采取了医疗折中处理的患者，这可能是最后形式的下颌骨重建。使用固定板可以为软组织提供支持，维持面部的对称。当下颌骨颏部被切除时，可以将舌体缝合在固定板上，向前牵拉，防止气道阻塞（图 29.1E）。当下颌骨进行骨移植重建时，可以将固定板放置到正确位置上，使下颌骨在骨移植的愈合期保持其动度（图 29.1 和图 29.6）。

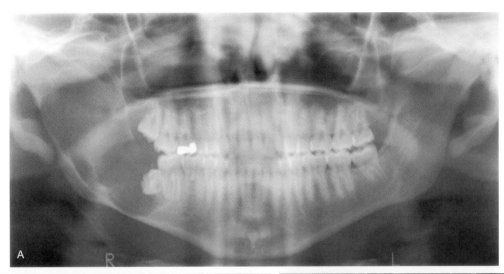

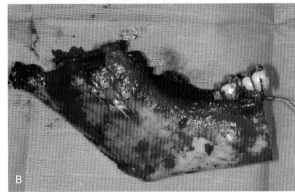
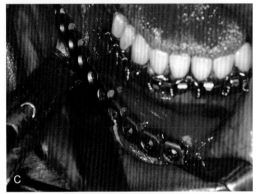

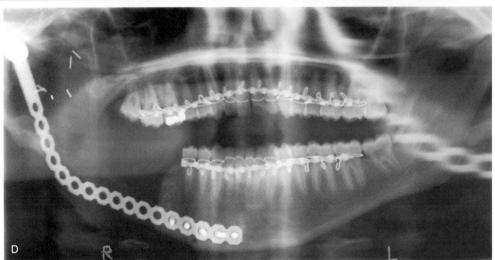

图 29.6 在进行颌骨重建之前，使用重建骨板暂时维持下颌骨的位置。（A）全景片显示下颌骨透射病损，证实为成釉细胞瘤。（B）切除的标本。（C）由于必须要切除髁突，所以将末端带有髁突假体的重建骨板固定在下颌骨体部和颏部。（D）术后全景片显示骨固定板就位。6 ～ 8 周待口腔软组织愈合后，开始进行下颌骨重建

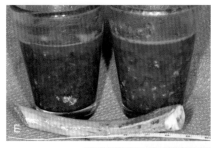 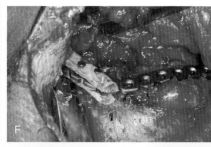 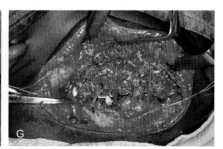

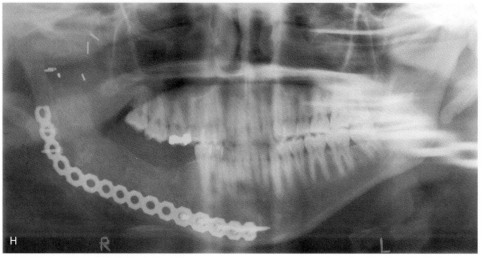

图 29.6（续）（E）肋骨一端附有肋软骨，并从髂骨获取颗粒状骨。（F）从固定板的一端去除髁突假体，在肋骨的体部凿出沟，肋骨包绕固定板，植入关节窝。（G）将颗粒状骨植入缺损处，对下颌支和体部的后部进行重建。（H）6 个月后全景片显示移植骨已经硬化

在切除时如果没有维持剩余下颌骨骨段的正常位置，那么在重建外科操作中，这些骨段的重新排列就会变得更加困难。时间久了，咀嚼肌逐渐发生萎缩、纤维化和缺乏弹性，骨段的重新排列会非常困难。在重建外科中，有时可能有必要将一些肌肉自骨段剥离，以消除作用在骨段上的反向拉力。为了去除颞肌上方的牵拉力，通常可行冠突切除术。因为手术结果是患者将来必须要接受的结果，所以在插入移植骨之前，医师必须明确剩余的下颌骨骨段所要到达的理想位置。

如果下颌骨髁突已经被切除或不能再使用，可以肋骨的肋骨软骨交界对髁突进行重建；或者有必要使用材料合成的髁突，以维持重建的下颌骨向前的位置。

（2）骨移植良好的软组织床。所有的移植骨周边必须覆盖软组织，以避免移植骨发生污染，并为移植骨的血管重建提供必要的血运。应切除致密的瘢痕，一直切至健康的组织边缘。应对手术切口进行良好的设计。在关闭伤口时，切口不能位于移植物上方，也就是说位于颈部的最初切口位置可能会很低。应多层、分层关闭软组织，以减少可能形成血液或浆液积聚的空腔，保证严密关闭。

（3）移植物固定。移植骨的固定对于骨的愈合过程非常有必要，这也是为什么骨科医师对于四肢骨需要使用模具的原因。在处理下颌骨缺损时，移植骨必须与剩余的下颌骨骨段进行固定，而这些骨段的固定必须牢固，以保证骨段之间不能出现移动。通常也可以通过颌间固定来获得骨段固定，这种情况下，下颌骨需固定于上颌骨。但是也可使用其他方法，如在残留的骨段之间应用固定板。移植骨和残留下颌骨骨段之间的愈合通常需要固定 8 ~ 12 周。

（4）无菌环境。即使进行自体骨移植，移植骨基本上也是没有血管的。这意味着移植物无法对抗感染。因此，部分移植骨可发生感染，必须被去除。为了提高骨移植的成功率，可以采取几项措施。第一就是尽可能采取口外切口。与口腔相比，皮肤更容易进行清洁和消毒。在移植过程中，经口腔插入移植骨，会使移植骨暴露于口腔菌群。

此外，口内切口还有可能裂开，使移植骨再次

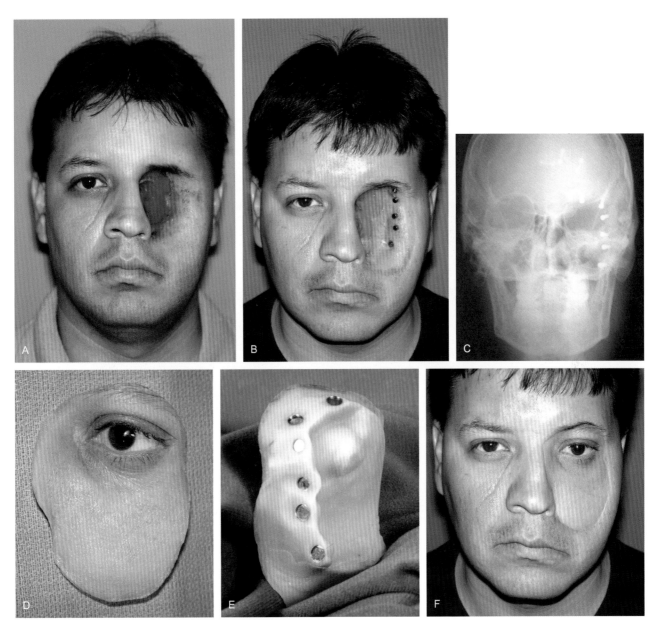

图 29.7　左眼和腭部因肿瘤切除，以颌面假体进行重建。（A）腭部缺损及眼球缺失。（B，C）义齿充填体。（D）义眼。（E）义齿假体。（F）患者义眼、义齿假体就位

暴露于口腔菌群。穿经皮肤切口的骨移植比穿经口腔切口的骨移植成功率更高。然而，在口外切开过程中不能无意进入口腔，这一点也很重要。最理想的是切至口腔黏膜水平而不出现穿孔。

（5）全身应用抗生素。进行骨移植时可预防性使用抗生素。预防性治疗有助于降低感染发生率（参见第 16 章）。

由于附着很多肌肉，肌肉可以使下颌骨发生移动，所以进行面骨重建是最为困难的。其他面骨重建的原则与此类似。

面中部修复重建

当上颌骨发生部分缺失时，上颌窦或鼻腔可能与口腔相通，为患者的言语和进食带来很大困难。可通过手术或骨移植修复上颌骨缺损。少量的缺损可通过颊黏膜和腭部的软组织进行关闭，也可应用骨移植为患者提供功能性牙槽突。对于缺损巨大或者手术风险极高的患者，可能需要应用假体修复，部分义齿或全口义齿可延伸至上颌窦或鼻腔，从而有效地将口腔与这些结构进行隔离（图 29.7）。

（陈正岗　译）

参考文献

[1] Marx RE, Saunders TR. Reconstruction and rehabilitation of cancer patients. In: Fonseca RJ, Davis WH, eds. *Reconstructive Preprosthetic Oral and Maxillofacial Surgery.* Philadelphia, PA: WB Saunders; 1986.

[2] Axhausen W. The osteogenetic phases of regeneration of bone: a historical and experimental study. *J Bone Joint Surg Am.* 1956; 38:593.

[3] Burwell RG. Studies in the transplantation of bone: the fresh composite homograft-autograft of cancellous bone. *J Bone Joint Surg Br.* 1964; 46:110.

[4] Elves MW. Newer knowledge of immunology of bone and cartilage. *Clin Orthop Relat Res.* 1976;120:232.

[5] Gray JC, Elves M. Early osteogenesis in compact bone. *Calcif Tissue Int.* 1979;29:225.

[6] Urist MR. Osteoinduction in undermineralized bone implants modified by chemical inhibitors of endogenous matrix enzymes. *Clin Orthop Relat Res.* 1972;78:132.

[7] Urist MR. The substratum for bone morphogenesis. *Dev Biol.* 1970; 4(suppl):125.

[8] Marx RE, Ames JR. The use of hyperbaric oxygen therapy in bony reconstruction of the irradiated and tissue-deficient patient. *J Oral Maxillofac Surg.* 1982;40:412.

第 8 篇

颞下颌关节及其他面痛疾病

Part Ⅷ Temporomandibular and Other Facial Pain Disorders

　　无论是面部疼痛还是神经功能改变，以及颞下颌关节 (TMJ) 和周围肌肉组织的紊乱，口腔科医师通常被认为是在面部神经疾患和肌肉骨骼疾患方面最专业的医疗保健人员。口腔科医师接受了广泛的面部和颞下颌关节解剖学、生理学和病理学的专业教育。颌面部疼痛，无论是神经源性或肌肉骨骼源性，都是患者就诊口腔科的常见原因。因此，口腔科医师具备诊治面部神经疾患和颞下颌关节紊乱的知识至关重要。

　　第 30 章概括介绍了面部神经疾患，讨论了疼痛的神经生理学、面部疼痛疾病的鉴别诊断，以及处理各种神经源性面痛问题的方法，同时简要介绍了对感觉神经功能改变的评估和处理。TMJ 的生理学和病理学是一个广泛的话题，该话题将贯穿整本书。

　　第 31 章从口腔颌面外科医师的角度对 TMJ 疾病领域不断变化的进展做一简要、最新的讨论。本章旨在为读者提供有关 TMJ 功能性疾病（包括内紊乱、强直和关节病）患者的评估和处理知识。

第 30 章
面部神经疼痛性疾病
Facial Neuropathology

James R. Hupp

患者常常希望口腔科医师能够明确口腔颌面部疼痛的病因。尽管口腔疼痛的病因常为牙源性，但也有许多口腔颌面部疼痛是由其他原因造成的。头颈部的眼、耳、唾液腺、肌肉、关节、鼻窦黏膜、颅内血管等解剖结构的多样性，使得明确口腔颌面部疼痛的病因具有挑战性。在临床上甚至会遇到这样的患者，由于牵涉痛或疼痛传导系统的异常，在健康的牙齿上会出现典型的牙痛症状。

疼痛的神经生理学基础

疼痛是人体一种十分复杂的心理和生理反应。作为一种不愉快的体验，疼痛会受到既往经历、文化背景、情绪和健康状况等多种因素的影响。正如疼痛定义中所说的，疼痛具有生理和心理的两面性。疼痛的生理过程包括痛觉的传感、传导和调节，人脑的高级思考和情绪中枢对上述过程进行整合处理，最终产生疼痛感。痛觉传感是指激活特殊神经纤维 $A\delta$ 和 C 纤维，将外界刺激传入脊髓。对三叉神经而言，外界刺激传入的部位是三叉神经核。表 30.1 列出了外周神经及其各自的特点。

化学、热和机械刺激可激活游离神经末梢的伤害感受器，外周神经传导神经冲动，产生疼痛。在中枢神经系统（CNS），丘脑接收到传递来的疼痛刺激，经过大脑皮质加工，形成感觉和情绪体验。疼痛调节系统会被疼痛传导系统不同程度激活，调节系统还会限制疼痛信息自脊髓和三叉神经核向更高层大脑皮质中枢的传递。图 30.1 显示的是疼痛传导通路。疼痛传递和调节活动发生的化学和受体机制十分复杂。与神经传导有关的基本化学物质包括谷氨酸盐和 P 物质，还有大量其他化学物质也参与其中。脑干和脊髓是与疼痛调节有关的主要结构，与之相关的主要化学物质包括内啡肽、5- 羟色胺和去甲肾上腺素。目前认为，改变受体功能是治疗慢性疼痛性疾病的关键。

尽管疼痛感知系统是基本固定的，但是也不应忽视心理因素对疼痛感觉的影响。对口腔科医师而言，关注患者心理因素的影响也是日常临床工作的一部分。所有的口腔科医师都知道，对于同样一种口腔科治疗，不同患者的疼痛反应可以有很大差别。例如，有些患者，牙钻还没有碰到他的牙，只是听到牙钻的声音就会引起明显的疼痛反应。在分析疼痛的强度和患者对疼痛的反应时，心理因素的影响尤其重要。一旦疼痛成为慢性疾病，也就是疼痛持续时间超过 4 ~ 6 个月，在进行疼痛治疗时，尤其需要关注心理因素的影响。

口面痛分类

对口面痛有多种分类系统，通常可将其分为躯体性疼痛、神经性疼痛，或者心理性疼痛。

躯体性疼痛来自骨骼肌系统或内脏器官，经过完整的疼痛传导和调节系统而形成。来自骨骼肌系统的口面痛，最常见的是颞下颌关节（TMJ）紊乱病或牙周疼痛；而来自内脏器官的口面痛，包括唾液腺疼痛、牙髓炎导致的疼痛，因为牙髓的生物学行为类似于内脏结构。神经性疼痛来自痛觉传导通路

表 30.1 感觉神经纤维粗细（直径）与神经传导速率的关系

神经纤维类型	直径（μm）	神经传导速率（m/s）
Aα	13 ~ 22	70 ~ 120
Aβ	8 ~ 13	40 ~ 70
Aγ	4 ~ 8	15 ~ 40
Aδ	1 ~ 4	5 ~ 15
B	1 ~ 3	3 ~ 14
C	0.5 ~ 1.0	0.5 ~ 2.0

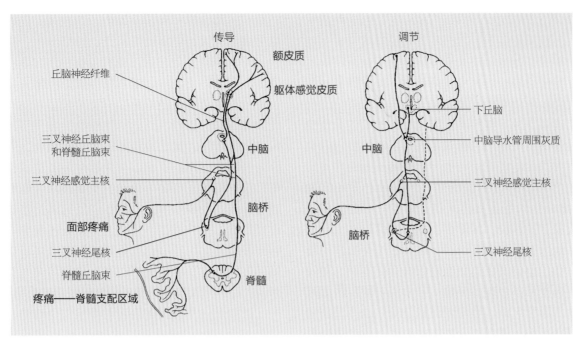

图 30.1　三叉神经和脊髓的疼痛传导通路（左）与三叉神经疼痛调节系统（右）。虚线表示减弱的疼痛传导

的破坏或改变，最常见的是手术或创伤造成的外周神经损伤，其次是中枢神经系统损伤，如丘脑卒中。

　　真正由于心理因素导致的口面痛非常罕见，因此不纳入全科医师对口面痛的鉴别诊断。心理因素会影响患者对疼痛的感受和反应（敏感度和强度），但由精神障碍（如转换障碍或精神病性妄想）产生真实的疼痛症状极为罕见。有一个专业名词——佯病症，用来描述患者有意识假装生病或夸大自体疾病严重性的行为。文献显示，心理性口面痛的发生率很低，但这种情况的确存在。然而，在没有充分证据证实完全正常之前，口腔科患者抱怨的慢性疼痛都会被假定是真正疾病导致的疼痛。

　　文献中还可看到"非典型性面痛"这一专业术语，被医师和口腔科医师用作诊断名词，也有相应的诊断代码（国际疾病分类，第 10 版，G50.1）。回顾非典型性面痛的文献，常会发现这种情况与心理因素有关。因为真正的心理因素导致的疼痛十分罕见，所以这一术语应该被弃用。对于那些未能得到确诊的面部疼痛，在确定诊断前，更适合的专业术语应该是不明原因的面部疼痛。但令人遗憾的是，在实际临床工作中，由于编码需要，这些患者仍然被诊断为非典型性面痛。不过，口腔科医师应该明白，之所以这么诊断，只是需要等待进一步确诊。

　　本章介绍各种神经性面部疼痛和常见的头痛疾病，颞下颌关节紊乱病在第 31 章介绍。头痛名词的汇总见框 30.1。

框 30.1　疼痛名词汇总

疼痛超敏：一般不会引起疼痛的刺激导致的疼痛。

痛觉缺失：对常规引起疼痛的刺激没有产生疼痛感。

麻醉：所有感觉缺失。

阻滞性疼痛：由于神经冲动向中枢神经系统传入障碍造成的疼痛。

触痛：自发产生的或刺激产生的异常触痛（注：触痛包括感觉异常，但是反之不成立）。

痛觉过敏：对有害刺激的敏感性增加。

感觉过敏：对所有刺激的敏感性增加，包括特殊感觉（注：如果这种感觉是痛觉，专业术语用触痛和痛觉过敏更合适）。

痛觉迟钝：对有害刺激的敏感性降低。

感觉迟钝：对所有刺激的敏感性降低，包括特殊感觉（注：如果这种感觉是痛觉，专业术语用痛觉迟钝和痛觉缺失更合适）。

神经痛：神经分布区域疼痛。

神经病变：神经的病理改变或功能障碍。

感觉异常：自发或刺激造成的感觉异常。

引自国际头痛协会，2003。

神经性面部疼痛

　　神经性面部疼痛来自受损的疼痛传导和调节系统，手术介入或损伤是导致神经性疼痛的常见病因。例如，眶下区外伤会导致眶下神经分布区麻木或疼痛。在口腔科手术中，下颌阻生第三磨牙拔除有损伤下牙槽神经和舌神经的风险。在这种情况下，大多数患者在损伤后出现的是感觉异常，也就是受损神经支配区域皮肤感觉异常。一般来讲，这种感觉异常是轻微的麻木或麻刺感。如果神经被切断，就会出现所有感觉完全丧失。部分患者会出现触痛，这是一种异常的不适感觉，常被描述为烧灼感或尖锐的电击感。当患者主诉面部或口腔内有烧灼感或尖锐的电击感，类似于疼痛的感觉时，神经源性疼痛应作为鉴别诊断之一。如果将牙和牙髓（如牙髓病学）作为肢体末梢，口腔应该是最常发生"截肢"的部位。尽管很少见，牙髓损伤或牙拔除后，就像四肢在截肢以后，肢体残端会出现幻肢疼痛一样，也会出现类似于幻肢疼痛的症状。神经源性疼痛也可以表现为牙痛，常常使口腔科医师难以确诊。通常应将这类患者转诊至专门诊治口面痛的口腔科医师，或者患者的家庭医师，或者神经科医师诊治。

三叉神经痛

最常见的面部神经性痛是三叉神经痛（trigeminal neuralgia, TN；框 30.2），顾名思义是来自三叉神经的神经疼痛。尽管任何一种来自三叉神经的神经性性疼痛都可被称为三叉神经痛，但是三叉神经痛（TN）或"痛性痉挛"是有特殊诊断标准的。三叉神经痛好发于 50 岁以上人群（发病率是 8∶100 000，性别比是女∶男 =1.6∶1）。三叉神经痛的典型症状是发生在面部或口腔内的尖锐、电击样疼痛，疼痛剧烈，持续时间短，数秒到 1 分钟。疼痛发作后会有不应期，在此期间不会诱发疼痛，有时候局部会残留痛感或烧灼痛。三叉神经痛患者一般会有明确的扳机点，局部的机械刺激，例如轻触，可以诱发疼痛发作，对扳机点加压倒是一般不会引起疼痛发作。常见的面部皮肤扳机点位置包括

框 30.2 三叉神经痛的临床特点

- 剧烈的阵发性疼痛。
- 单侧发生（96%），右侧 > 左侧。
- 轻且浅的刺激就可以引起疼痛发作。
- V_2 和 V_3 神经节最常受侵。
- 2 次发作之间无疼痛。
- 无神经系统病变。
- 无牙和牙槽外科疾病。
- 触发区局麻可暂时缓解疼痛。

引自国际头痛协会，2003。

口角、颊部、鼻翼和眉毛外侧。口腔内的任意区域也可成为三叉神经痛的扳机点，包括牙齿、牙龈或舌。三叉神经各分支可以单独发病，发病率由高到低依次是第三支、第二支和第一支，以第二支、第三支分布区扳机点最常见。三叉神经痛具备许多神经源性疼痛的特点，与躯体性疼痛的重要不同是随着刺激的增强，缺乏典型的梯度分级反应，疼痛反应与刺激强度不成比例。如果轻触刺激造成剧烈疼痛，这种情况下需要考虑是三叉神经痛，也可呈现烧灼样或电击样疼痛。有时在广泛钝痛的基础上出现伴发的三叉神经痛，与急性牙髓炎或根尖周炎的疼痛很难鉴别。有一点很重要，局部麻醉可以阻断刺激扳机点诱发的三叉神经痛，这容易误导口腔科医师，使其错误地认为是牙齿的原因导致疼痛发作。

目前对三叉神经痛的病因尚不完全清楚，但是目前较为一致的观点是三叉神经起始部受血管压迫，导致神经局部脱髓鞘。这种神经脱髓鞘导致发出异常的或过高的神经冲动，从而产生疼痛。神经脱髓鞘发生的部位不同，决定患者的临床症状不同。还有其他一些疾病，如多发性硬化症、肿瘤和 Lyme（莱姆）病，也能产生与三叉神经痛类似的疼痛症状。三叉神经痛的治疗可以选择药物治疗或手术治疗，药物治疗通常是使用抗惊厥药物。

治疗三叉神经痛的经典用药是酰胺咪嗪，其他一些新型抗惊厥药物（如加巴喷丁和奥卡西平）和解痉药物巴氯芬也可以使用。表 30.2 中列出的是治疗三叉神经痛和神经性面痛的常用药物。这些药物多数有明显的副作用，有些副作用甚至是致命性的，因此，只有专长于口面痛诊断和治疗的口腔科医师才能够使用这类药物。三叉神经痛的手术治疗，包括对产生神经压迫的血管环进行微血管减压治疗（所谓的 Janetta 技术）、伽马刀放射治疗、经皮穿刺射频温控治疗和三叉神经根球囊减压治疗。对口腔科医师而言，最重要的问题是准确诊断三叉神经痛，避免不必要的口腔科治疗和牙拔除。然而很遗憾的是，如果三叉神经痛的扳机点位于口腔内的牙或牙周组织上，患者接受不必要的口腔科治疗十分常见。

三叉神经前神经痛

尽管三叉神经前神经痛十分罕见，但的确存在。其典型的症状是明显牙痛，临床和 X 线检查均未发现牙齿存在异常，在牙或拔牙创局部注射麻药可以有效缓解疼痛。大多数这类患者有典型三叉神

表30.2　三叉神经痛和神经性面痛常用药物

药物名	剂量（mg/d）
抗惊厥药	
卡马西平（酰胺咪嗪）	400 ~ 1 200
加巴喷丁	600 ~ 3 200
氯硝西泮（氯硝安定）	2 ~ 8
丙戊酸钠（双丙戊酸钠）	500 ~ 2 000
奥卡西平	300 ~ 2 400
拉莫三嗪	50 ~ 500
托吡酯（妥泰）	50 ~ 400
苯妥英钠（大仑丁）	300 ~ 600
三环类抗抑郁药	
阿米替林	10 ~ 300
多虑平	10 ~ 300
去甲阿米替林	10 ~ 150
丙咪嗪	10 ~ 300
抗痉挛药	
巴氯芬（力奥来素）	15 ~ 80

框 30.3　三叉神经前神经痛的临床特点

- 酸痛或烧灼痛。
- 持续性或间断性。
- 单侧发病。
- 疼痛发作部位局部麻醉可暂时缓解疼痛。
- 神经系统检查正常。
- 无牙及牙槽疾病。
- 对抗惊厥药物治疗常常有效。

引自国际头痛协会，2003。

框 30.4　传入神经阻滞导致的牙痛

- 持续或接近持续的烧灼痛或酸痛。
- 突然发作。
- 触摸痛，感觉过敏或感觉迟钝。
- 无牙及牙槽疾病。
- 既往手术或损伤史。
- 症状持续 4 ~ 6 个月以上。
- 局部麻醉止痛效果不确定。

引自国际头痛协会，2003。

经痛症状（如相关区域尖锐的电击样痛）。三叉神经前神经痛的治疗方法与三叉神经痛一样，首选抗惊厥药物治疗。为了避免不必要的口腔科治疗，口腔科医师在遇到患者的疼痛症状与临床检查不一致，经过适当口腔科治疗后不缓解的情况时，需要高度警惕其他诊断的可能性。框 30.3 中列出三叉神经前神经痛的临床特点。

传入神经阻滞导致的牙痛（非典型性牙痛）

传入神经阻滞导致的疼痛是指传入性疼痛传导系统受损造成的疼痛，通常是因为外伤或手术造成，其中包括拔牙术和牙髓治疗。从定义上看，拔牙和牙髓治疗都是造成传入神经损伤的操作，因为都切除了含有神经的人体组织——牙齿。截肢是另外一类造成传入神经损伤的操作。与幻肢疼痛一样，拔牙和牙髓治疗后出现的疼痛是发生在口腔内的传入神经阻滞导致的疼痛，但这类患者中只有少数人的症状严重到需要治疗。产生这种症状的机制有多种可能，有些已经得到公认，有些还不明确。

受损的末梢神经活性过高是一种可能的原因。受损部位的牙槽神经过分敏感，导致持续疼痛。这种情况下，局部阻滞麻醉可有效缓解疼痛症状。中枢神经系统过分活跃，也可能是导致口腔科治疗相应部位持续疼痛的原因之一。如果是这种情况，外周神经损伤导致三叉神经核次级神经纤维与原来的外周伤害感受器之间的突触连接发生改变。由于这种改变发生在疼痛向大脑皮质传导的高级神经中枢，有时甚至没有外周神经的刺激传入。因此，单纯在局部进行局麻阻断，并不能缓解疼痛症状。

此外，患者也有可能上述 2 种情况同时发生（即局麻注射只能够缓解部分疼痛）。交感神经系统活动也能够加强这些复杂的神经过程。框 30.4 中列出了传入神经阻滞导致疼痛的临床特点。有意思的是，许多传入神经阻滞导致疼痛，如果进一步进行外周神经手术治疗，常会加重疼痛，还会导致更大范围的持续性疼痛。如果临床怀疑疼痛是由于传入神经阻滞导致的，再次进行手术治疗一定要十分慎重，甚至可以认为是禁忌证。

要正确鉴别传入神经阻滞导致疼痛，避免不必要的口腔科治疗带来的潜在损害，最关键的是详细分析患者的主诉症状，包括疼痛的性质、持续时间、缓解方法、加重原因。了解患者病情发展过程和症状变化也很重要。在后续内容"口面痛患者的评估"中将做更详细的论述。

带状疱疹后神经痛

带状疱疹感染后神经痛（postherpetic neuralgia，PHN）是一种带状疱疹病毒（herpes zoster, HZ）感染的后遗症。儿童期感染水痘带状疱疹病毒后，病毒可终身潜伏于机体，成年后可以被再次激活，常发生于老年人和免疫功能低下的人群中。在美国，每年至少有100万人感染带状疱疹病毒，多数发生于60岁以上的老年人。在85岁人群中，超过1/4的人会发生带状疱疹病毒感染，而其中有60%～70%的人会残留带状疱疹感染后遗留的神经痛。一个人在感染带状疱疹病毒后，一般只发生一次病毒再激活，只有不到5%的患者会发生二次病毒激活。PHN一般是潜伏于外周神经节中的带状疱疹病毒再次被激活后发生的，最常发生于胸椎神经，只有10%～15%侵犯三叉神经。在三叉神经受侵的患者中，约80%同时伴有V_1支配区皮肤受累。带状疱疹病毒被再次激活后，会沿着神经走行扩散，影响该神经支配的皮肤区域。例如，发生于胸椎神经的带状疱疹病毒感染，患者表现为患侧神经支配区皮肤出现片状疱疹。如果是三叉神经眼支受侵，V_1支配区域的皮肤出现丘疹。如果是V_2或V_3分布区，常表现为口腔内或皮肤出现疱疹。带状疱疹病毒还可侵犯其他脑神经（CNs），包括第2对和第8对脑神经，导致眼部和耳部疱疹。与带状疱疹病毒感染有关的疼痛症状常常出现于疱疹发生之前，急性发作期表现为疼痛，在2～5周内随着疱疹的出现，疼痛逐渐缓解。但也有部分患者出现前述的去神经疼痛，表现为外周型、中枢型或者混合型特点。典型的疼痛症状是火烧样、针刺样或电击样疼痛（与神经病变导致的疼痛一样）。治疗多采用抗惊厥药物、三环类或其他抗抑郁药物。曲马多作为一种温和的阿片类药物，同时也有轻度抗抑郁作用，常被用作辅助用药。在疼痛部位局部注射、交感神经阻滞，或2种方法同时应用，有时有一定效果。对带状疱疹感染后遗留的神经痛，最重要的是预防性治疗，包括抗病毒、止痛药物和通常在皮疹出现的早期阶段使用糖皮质激素，可以显著减少带状疱疹感染后遗留神经痛的发生。

还有一种与此有关的情况——Ramsay Hunt综合征，是由于带状疱疹病毒感染侵犯面神经（第7对脑神经）的感觉支和运动支，有时听神经（第8

对脑神经）也受到影响。其临床症状包括面瘫、眩晕、耳聋和外耳道疱疹。还可通过鼓索累及舌的味觉。

神经瘤

在外周神经被切断后，断裂神经的近心端常会出芽生长，试图与远心端重建神经联系。但是如果出芽生长的神经不能够与远心端建立联系，Schwann细胞和其他神经成分就会形成瘤样神经结构，即神经瘤。神经瘤对各种机械和化学刺激特别敏感，会产生疼痛。

这种疼痛一般是火烧样或电击样，通常Tinel征阳性，即轻轻敲击怀疑存在神经瘤的部位会产生尖锐的电击样痛。口腔科医师可能会遇到类似病例，一般是在下颌第三磨牙手术中损伤了下牙槽神经或舌神经后，导致局部神经瘤形成。

对临床怀疑为神经瘤的患者，有些口腔颌面外科医师尝试进行显微神经手术治疗，而且部分患者有一定治疗效果。如患者下牙槽神经或舌神经形成神经瘤，出现疼痛症状，或者神经损伤患者治疗过程中发现神经瘤，外科医师常会切除神经瘤，将神经的近心端与远心端重新吻合。尽管很难预测哪些患者能够在神经修复术后受益，但是有证据显示，神经损伤后尽早进行手术探查修复，尤其是受伤后6个月内进行修复，能够大大提高治疗效果。

灼口综合征

患者自觉整个口腔或口腔的某一部分存在烧灼感或疼痛感，舌是最常出现症状的部位，此类患者还常常伴有口干和味觉改变。目前灼口综合征的病因不明，最有可能的发病机制是疼痛调节功能丧失。大多数灼口综合征患者是绝经期后妇女，但激素替代治疗并不能缓解症状。大约50%的患者虽未经治疗，但2年后症状改善，这说明要科学验证某一治疗方式的效果，设置安慰剂对照试验十分重要。目前对灼口综合征的治疗，主要是给予抗惊厥或抗抑郁药物，但是对每一类药物或联合用药治疗效果的评价并不一致。

其他神经痛

与三叉神经痛一样，任何其他有感觉神经成分的脑神经也有可能引起神经痛症状，最常见的是第9对脑神经导致的舌咽神经痛。其典型症状是尖锐的电击样疼痛，吞咽时刺激到口咽部或舌根部某一部位（扳机点）而诱发疼痛发作。疼痛发作部位多位于咽喉和舌，还有可能放射至下颌部。面神经（第 7 对脑神经）有少量躯体神经纤维支配外耳道前壁，一旦发生问题，表现为外耳道前壁电击样疼痛，有时还伴随耳鸣、味觉障碍和平衡功能失调。迷走神经（第 10 对脑神经）也有可能出现疼痛症状，表现为咽部较为深在的枪击样疼痛，可放射至下颌支，甚至颞下颌关节区。对这类脑神经疼痛最常用的治疗方法，与三叉神经痛的治疗一样，是应用抗惊厥药物，但是对于部分病例，开颅手术也是必要的。

慢性头痛

慢性头痛有很多种病因，是患者到医院就诊的最常见主诉之一。如果头痛有规律地反复发生，大多数被诊断为下列疾病：偏头痛、紧张型头痛，或者丛集性头痛。尽管大多数头痛，其发作部位以眼眶和颞部为中心，也有一些发生于面下 1/2、牙齿或颌骨。

偏头痛

偏头痛是最常见的疼痛类型，约 18% 的女性和 8% 的男性受到偏头痛的困扰。一般偏头痛患者的首发症状出现于儿童和青少年时期，有些甚至出现的时间更早。在青春期之前，偏头痛的发生无性别差异。在青春期之后，偏头痛的发生开始出现明显性别差异，女性发病率至少是男性的 2 倍以上。近 40% 的偏头痛是单侧发病。约 40% 的偏头痛患者在疼痛发作前数分钟到 1 小时出现前驱症状。

这种前驱症状常表现为感觉看到闪光或微光、视力部分丧失的神经功能障碍。复杂的前驱症状还可包括暂时性偏瘫、失语或失明。约 80% 的偏头痛患者会出现疼痛发作时恶心和畏光，偏头痛症状通常持续 4 ~ 72 小时。框 30.5 和框 30.6 中列出了国际头痛协会对偏头痛的诊断标准。偏头痛诱发因素包括月经期、紧张、某些具有血管活性的食物或药物，可导致三叉神经区域疼痛的某些肌肉骨骼疾病（如颞下颌关节紊乱病）。对于偏头痛的发病机制目前尚不完全清楚，可能与某些脑干中心部位神经递质失衡导致颅内血管发生神经源性炎症有关。偏头痛作为上述提及的一种疼痛过程，所涉及的颅内血管决定着疼痛的部位（如眼眶、颞部、颌骨或头顶）。偏头痛的预防性治疗主要是纠正神经递质失衡，应用抗抑郁、抗惊厥药物、β 受体阻滞剂、赛

框 30.5　国际头痛协会无前驱型偏头痛的诊断标准

A. 符合标准 B ~ D 的头痛发作 ≥ 5 次。
B. 头痛发作持续时间在 4 ~ 72 小时（未经治疗或治疗无效）。
C. 头痛症状符合以下特点，2 点或 2 点以上：
　(1) 单侧发病。
　(2) 搏动性跳痛。
　(3) 中度到重度疼痛。
　(4) 日常锻炼运动诱发或加重（如散步、爬楼梯等）。
D. 头痛发作时具有 1 项或 1 项以上的伴随症状：
　(1) 恶心和（或）呕吐。
　(2) 畏光和恐音。
E. 排除其他可能的疾病。

框 30.6　国际头痛协会有前驱型偏头痛的诊断标准

A. 符合标准 B ~ D 的头痛发作 ≥ 2 次。
B. 至少符合下列前驱症状 1 项，但是无运动功能减退。
　(1) 完全可逆的视觉症状，包括有和（或）无体征者。
　(2) 完全可逆的感觉症状，包括有和（或）无体征者。
　(3) 完全可逆的语言障碍。
C. 至少符合以下 2 点：
　(1) 同时发生的视觉症状和（或）同侧感觉症状。
　(2) 至少有 1 种前驱症状逐渐出现超过 5 分钟，和（或）不同的前驱症状相继出现超过 5 分钟。
　(3) 每种症状持续时间超过 5 分钟，低于 60 分钟。
D. 在前驱症状期间或前驱症状出现后 60 分钟内出现符合标准 B ~ D（无前驱型偏头痛标准 1.1）的头痛症状。
E. 排除其他可能的疾病。

庚啶和肉毒毒素等药物。生物反馈治疗等其他治疗方法也是有效的。对于偏头痛急性发作的治疗，一般选用曲普坦类药物（如舒马曲坦、佐米曲坦、利扎曲坦、那拉曲坦、阿莫曲坦、呋罗曲坦、依立曲坦）、麦角碱、非甾体抗炎药、阿片类止痛药、止吐药等。

对口腔科医师而言，了解偏头痛十分重要。因为颞下颌关节紊乱病患者在偏头痛好发人群之列，颞下颌关节紊乱病可导致偏头痛发作。同样，颈椎或颈部肌肉疾病也可能导致偏头痛发作。口腔科医师需要意识到在偏头痛发作时，颈部和咀嚼肌处于过度活跃状态。因此，在某些情况下，偏头痛可能是颞下颌关节紊乱病的诱发因素，也是导致该病被误诊的可能原因。尽管牙齿和颌骨疼痛并不是偏头

痛的常见临床表现，但是文献中也有不少这类疼痛专科医师有时也会遇到这种情况。当偏头痛是导致颌骨和面部疼痛的病因时，诊断的关键是明确恶心、畏光、恐音症状不是咀嚼肌肌肉骨骼疾病或牙源性颌骨和牙齿疼痛的伴发症状。

紧张型头痛

大多数以头痛为主诉而就诊的患者被诊断为紧张型头痛。这一命名可能被误认为头痛的发生是由于"肌肉紧张"或"精神紧张"造成的，但实际上，这一诊断可能是错误的，因为在这类患者中并不常常伴有肌肉紧张和（或）精神紧张。紧张型头痛在人群中很常见，大多数人都曾经出现过紧张型头痛。

慢性紧张型头痛在女性中更为常见，而且通常是双侧发生，分布区域是双侧颞部或额颞部。患者通常将头痛描述为头部像是被钳子夹着或被帽带束缚的感觉，这种头痛可以同时伴有或不伴有颅周肌肉压痛（如咬肌或枕部肌肉触痛）。如果要诊断慢性紧张型头痛，患者头痛症状的持续时间 ≥ 15 天 / 月，框 30.7 列出的是国际头痛协会对紧张型头痛的诊断标准。治疗紧张型头痛一般使用三环类或其他抗抑郁药物。当紧张型头痛发生在偏头痛患者中时，紧张型头痛的治疗也可缓解偏头痛。

心理因素是紧张型头痛的常见影响因素之一。这种情况下，认知 - 行为和其他心理治疗，如经常进行有氧训练，对控制病情是有帮助的。

对口腔科医师而言，鉴别紧张型头痛和咀嚼肌肌筋膜痛十分重要。两种情况具有十分相似的症状，因此容易混淆。两者的明显区别在于，肌筋膜

痛患者，对头颈部不同部位肌肉加压，可放射引起头部某一部位疼痛；而紧张型头痛患者，加压触诊可明确疼痛的部位。不管是哪种情况，发现疼痛的部位并不一定是疼痛的来源。此外，对紧张型头痛患者，疼痛的强度不会随着对头痛部位压力的增加而加重，疼痛也不会放射到其他部位。

丛集性头痛

丛集性头痛是明显的单侧头痛，典型疼痛部位是以眼部和颞部为中心。疼痛症状较为严重，常被描述为戳痛（如将冰棒扎到眼睛里），伴有副交感神经功能亢进症状（通常是流泪、结膜充血、上睑下垂或流涕）。头痛呈循环发作或丛集性发作，持续 15 ~ 180 分钟，可以一天发作 1 次，也可以一天发作多次，一般有准确的规律性（例如，每天都是在同一时间发作）。头痛发作呈丛集性，可以持续数月时间，然后缓解几个月，甚至几年时间。饮酒常会诱发头痛发作，但只在发作期内诱发症状。吸烟也与丛集性头痛的发作有关。与其他大多数慢性头痛不同，丛集性头痛在男性中发病率高于女性，常常在 20 多岁就会出现症状（框 30.8）。框 30.9 列出的是国际头痛协会对丛集性头痛的诊断标

框 30.8　丛集性头痛的临床特点

性别：男性多见。
发作频率：可以高达 8 次 / 天。
头痛特点：跳痛或刺痛。
强度：剧烈。
引自国际头痛协会，2003。

框 30.7　国际头痛协会偶发性紧张型头痛的诊断标准

A. 疼痛发作次数 ≥ 10 次，平均每月发作 < 1 天，每年发作 < 12 天。
B. 头痛持续时间在 30 分钟和 7 天之间。
C. 头痛符合 2 个以上下列特点：
　（1）双侧发生。
　（2）压痛 / 紧压痛（不是搏动性跳痛）。
　（3）头痛是轻度或中度。
　（4）常规锻炼活动不会加重头痛。
D. 具有下列 2 个特点：
　（1）无恶心或呕吐症状（可以有厌食症状）。
　（2）无畏光和恐音症状。
E. 排除其他可能的疾病。

框 30.9　国际头痛协会丛集性头痛的诊断标准

A. 符合标准 B~D 的头痛发作 ≥ 2 次。
B. 剧烈或十分剧烈的疼痛，以单侧眼眶、眶上和（或）颞部为中心，如不治疗，疼痛持续 15 ~ 180 分钟。
C. 头痛伴发以下 1 项或多项症状：
　（1）同侧结膜充血和（或）流泪。
　（2）同侧鼻腔黏膜充血和（或）流涕。
　（3）同侧眼睑水肿。
　（4）同侧前额和面部出汗。
　（5）同侧瞳孔缩小和（或）上睑下垂。
　（6）躁动或焦虑感。
D. 发作频率从每 2 天 1 次到每天 8 次。
E. 排除其他可能的疾病。

准。对于丛集性头痛的治疗，与偏头痛一样，也是以预防和控制症状为主。预防性治疗应用异搏定、锂盐、抗惊厥药物、皮质类固醇激素和某些麦角碱化合物。控制症状一般应用曲普坦、麦角碱和止痛药。7 ~ 10 L/min 吸氧治疗也会有一定治疗效果。也可以在局部疼痛部位进行局部麻醉药物注射。

口腔科医师需要知道，丛集性头痛常发生于上颌后部，与来自上颌后牙的严重牙痛类似。疼痛常表现为严重刺痛，有时伴有钝痛。鉴别丛集性头痛导致的牙痛和牙源性问题导致的牙痛的要点是：

- 快速发生，快速缓解，不符合典型的牙痛。
- 饮酒导致的牙痛。
- 伴有同侧流涕或其他副交感症状的牙痛。
- 周期性发作的牙痛。

其他与口腔科相关的慢性头痛

颞动脉炎（巨细胞动脉炎）

颞动脉炎学名是巨细胞动脉炎。顾名思义，是一种发生在颅底动脉系统的炎症（如血管炎），可以侵犯大动脉弓及其某一分支或全部分支。本病好发于 50 岁以上人群，是巨细胞肉芽肿反应导致的炎症反应，常伴有风湿性多肌痛，后者是最常见的非关节性风湿疾病，可引起广泛的肌肉炎症。颞动脉炎患者中，约有 70% 表现为颞部或头部钝痛、跳痛，这是最常见的临床症状；另外 1/3 的患者表现为持续疼痛。有些患者有颌跛表现（指在咀嚼过程中出现颌骨或舌的力量逐渐减弱或疼痛），这是部分患者去看口腔科医师的原因。对于某些老年患者，如果颌骨或面部疼痛没有明确的牙源性病因，有些症状提示可能是颞动脉炎，则需要化验血沉或 C 反应蛋白。尽管检查结果阴性并不能完全排除颞动脉炎，但是如果血沉和 C 反应蛋白升高，则有助于确诊。为明确诊断还可以做颞动脉活检，但是同样，阴性结果也并不能完全排除颞动脉炎。治疗方法为大剂量应用皮质类固醇激素，经常需要长期使用达数月时间，早期药物治疗对于避免病变侵犯眼动脉导致失明十分必要。

吲哚美辛治疗有效的头痛

非甾体抗炎药——吲哚美辛对多种头痛都有显著而独特的治疗效果。在这些头痛中，有一种慢性阵发性偏头痛，其临床表现与丛集性头痛类似。但是这种头痛发作时间短（一般持续几分钟时间），每天可以发作几次。与丛集性头痛不同的是，这种头痛更常发生在女性，同样也可能是以牙痛为其首发的临床症状。另外一种劳累性头痛，常发生于举重训练或性生活过程中，快速发作，疼痛剧烈，应用吲哚美辛治疗有效。睡眠性头痛，常见于老年患者，在入睡后 2 ~ 4 小时发作，导致患者清醒，疼痛持续 15 分钟至 3 小时。这种头痛经常是吲哚美辛治疗有效，但是睡眠性头痛并不伴有副交感神经过度活跃的其他临床症状。

口面痛患者的评估

对于非牙源性病因导致颌面部疼痛的口腔科患者进行评估，是口腔科医师必须掌握的重要技能。准确收集病史是最重要的。对于慢性头痛性疾病和一些神经系统疾病，如三叉神经痛、三叉神经前神经痛和其他脑神经痛，与灼口综合征一样，患者在体格检查时一般无明显异常。因此，临床医师需要依据收集的病史信息做出准确诊断。表 30.3 列出的是依据症状描述做出诊断的慢性头痛性疾病。

疼痛病史包括主诉、现病史和既往史、临床检查。主诉包括对疼痛性质的描述（如酸痛、刺痛、灼痛、电击样痛、阵发性痛，或者这些疼痛特点的组合），疼痛的剧烈程度，何时发作，持续多长时间，疼痛的特点是否随时间变化，疼痛发作的诱因和缓解方法。现病史包括疼痛开始发作的时间，发作的具体情况，随时间变化情况，诊断试验结果，初步诊断，既往采取的治疗措施，对以往治疗的反应。最后还应该系统了解患者既往的病史和口腔科治疗史。一般此时就可以做出简单鉴别诊断。临床检查有助于缩小可能的临床诊断范围，做出初步诊断。

临床检查应该包括全面的口腔科评估，也包括生命体征检查，口腔内检查排除口腔癌，头颈部检查评估颞动脉和颈动脉，还有淋巴结、皮肤、头部和颈部，也包括肌筋膜和颞下颌关节检查。此外，还应对中枢神经系统进行筛查。众所周知，多数口腔科医师不能进行全面正规的神经系统检查，如眼底检查、嗅觉检查等。表 30.4 是脑神经筛查评估的内容。后一部分检查通常用于检测出触觉过敏或痛觉过敏的部位、疼痛触发点、三叉神经痛的扳机点、感觉减弱的区域。此外，很重要的一点是确定疼痛是不是按照正常的神经解剖边界分布。如果

表 30.3　常见头痛的鉴别诊断

项目	颞动脉炎	偏头痛	丛集性头痛	紧张型头痛
发作特点	急性或慢性	急性	急性	慢性
部位	局部	单侧（40%）	单侧	整个头部，单侧
相关症状	体重下降，多肌痛，肌痛感，发热，视力下降，有颌跛	恶心，呕吐，畏光，声音恐惧症	同侧流涕，流泪	多发疼痛
头痛特点	超出受损部位的剧烈跳痛	剧烈跳痛	尖锐刺痛	酸痛
持续时间	长时间持续	长时间持续	30 分钟至 2 小时	每天
既往病史	（−）	（+）	（+）	（+）
诊断试验	血沉（+）	无病史	无病史	无病史
体格检查	可触及颞动脉，肌痛，发热	恶心，呕吐，畏光，声音恐惧症	单侧流涕、流泪，部分 Horner 综合征症状	—

表 30.4　口腔科医师需要掌握的快速脑神经检查

患者坐在牙椅上，医生询问患者是否存在视觉、听力障碍或头晕症状，观察患者是否有视力和听力出现问题的征象，包括双侧眼球运动是否协调。还要检查是否存在上睑下垂和微笑时口角的对称性。

接下来患者努力紧闭眼睛，医师用手指尝试扒开眼睑。患者闭眼，医师将咖啡和丁香放在患者鼻下方，让患者辨别味道。患者睁大眼睛，医师用亮光照射眼睛，观察双眼的瞳孔反应。患者眼睛向左看，向右看，然后不转头，看自己的双侧肩膀。

医师让患者显露牙齿，皱眉，噘嘴。然后让患者紧咬牙，医师触诊检查咬肌肌力。患者张大口，向前伸舌，用棉签头刺激腭垂。医师用手推压患者颏部一侧，检测患者下颌颏部的对抗力量。医师在患者耳前打响指，询问患者是否能够听到。

最后详细记录患者感觉迟钝、感觉过敏部位，如果怀疑神经受损，对有疼痛主诉的部位予以特别关注。如果根据临床症状怀疑是三叉神经痛，需要努力寻找疼痛诱发点——扳机点。

脑神经（CN）	异常的检查结果
Ⅰ – 嗅神经	不能辨别味道，说明鼻腔堵塞或第Ⅰ对脑神经受损
Ⅱ – 视神经	瞳孔不能缩小或双眼不能同步注视，说明第Ⅱ对脑神经受损
Ⅲ – 动眼神经	瞳孔不能缩小或上睑下垂，说明第Ⅲ对脑神经受损
Ⅳ – 滑车神经	眼睛不能看同侧肩膀，说明第Ⅳ对脑神经受损
Ⅴ – 三叉神经	不能感知轻触觉，说明第Ⅴ对脑神经受损。咬肌肌力减弱，说明第Ⅴ对脑神经运动功能受损。面部某些区域感觉迟钝或感觉过敏，需要仔细检查和记录。如果怀疑神经受损，对有疼痛主诉的部位予以特别关注。如果根据临床症状怀疑是三叉神经痛，需要努力寻找疼痛诱发点——扳机点
Ⅵ – 外展神经	眼睛不能向同侧看，说明第Ⅵ对脑神经受损
Ⅶ – 面神经	不能抬眉、闭眼、皱眉、噘嘴，面部笑容不对称，说明第Ⅶ对脑神经受损
Ⅷ – 听神经	听力下降或有眩晕症状，说明第Ⅷ对脑神经受损
Ⅸ – 舌咽神经	刺激一侧腭垂，腭垂不能上抬，说明第Ⅸ对脑神经受损
Ⅹ – 迷走神经	刺激一侧腭垂，腭垂不能上抬，说明第Ⅹ对脑神经受损
Ⅺ – 副神经	转头力量减弱，说明第Ⅺ对脑神经受损
Ⅻ – 舌下神经	伸舌偏向患侧，说明同侧第Ⅻ对脑神经受损

是，可以确定分布区域。用不含血管收缩药物的局麻药进行诊断性麻醉试验，有助于确定可疑的神经痛是不是伴有显著的外周神经持续性疼痛。

当外周神经痛发生时，局部麻醉可在一段时间内缓解疼痛。最常见的情况是，需要逐渐扩大局部麻醉区域。例如，下颌尖牙区的疼痛，需要对下颌前部的牙龈进行麻醉。如果疼痛不缓解，需要对浸润麻醉的反应进行评估。如果没有反应，需要进行颏神经阻滞麻醉（不包括舌神经）。最后如果疼痛仍不缓解，需要对下牙槽神经和舌神经进行阻滞麻醉。每一次进行检测时，需要对疼痛反应的变化做记录。

对于某些疾病进行影像学检查，排除牙、鼻窦或颌骨病变是十分必要的。如果根尖片不足以明确诊断，需要进行颌骨全景片检查。对于大多数神经性疾病和头痛患者，颅内影像学检查对于排除中枢神经系统疾病十分重要，包括神经脱髓鞘性疾病（如多发性硬化症，常表现为三叉神经痛）、血管畸形、肿瘤或其他发育异常等。除了受过专门训练的口腔科医师外，这些检查还可由家庭医师或神经科医师进行。有时还需进行一些特殊检查，如磁共振血管造影、骨扫描和核素检查。根据这些检查获得的信息，口腔科医师可以选择接诊患者，还是应该转给口腔颌面外科专科医师，或者专门从事口面痛诊断和治疗的口腔科医师，或者其他适合的医师。作为一般的口腔科医师，其主要职责是正确诊断，避免不必要的治疗，从而避免对患者健康造成损害。

（张雷　译）

第 31 章

颞下颌关节紊乱病的处理
Management of Temporomandibular Disorders

John C. Nale, Myron R. Tucker

临床上经常遇到患者由于颞下颌关节区域的疼痛或者功能障碍来寻求口腔科医师的帮助。颞下颌关节病（temporomandibular disorders, TMD）最常见的病因是肌筋膜功能紊乱，一般指的是肌筋膜疼痛或功能障碍。肌筋膜紊乱通常采用可逆的非手术治疗。

其他可导致颞下颌关节区疼痛或功能障碍的原因主要发生于颞下颌关节（temporomandibular joint, TMJ）内部，包括关节内紊乱、骨关节炎、类风湿关节炎、慢性复发性关节脱位、关节强直、肿瘤和感染。虽然这些疾病大部分对非手术治疗有效果，但还是有一部分患者最终需要手术治疗。最佳的治疗结果，需要全科口腔科医师、口腔颌面外科医师和护理人员共同参与。

评估

评估患者的下颌疼痛、功能障碍，或者两者同时检查。评价应该包括全面的既往史、咀嚼系统的全面检查，以及颞下颌关节影像学检查。

面诊

患者的既往史包含诊断线索，是评估的最重要部分。既往史始于主诉，是患者寻求咨询或治疗的原因。既往史应是全面包含患者症状的一个精确描述。在面诊时应询问清楚患者症状的属性，包括位置、性质和严重程度、数量、发作时间、症状在何种情况下发生、缓解或加剧的因素，以及相关的表现[1]。

如果患者能明确症状发生的位置，尤其当出现疼痛时，则有利于明确诊断。若能明确疼痛的来源则更加可靠，如患者指向一个特定的位置（如关节囊），而不是患者指着整个半侧脸颊。与明确症状来源一样，定性描述也能提供线索。例如：肌肉疼痛通常被描述为"迟钝"和"疼痛"，而急性关节痛可描述为"尖锐"或"刺痛"。使用视觉模拟疼痛量表，即将痛苦程度评级为 1 ~ 10 级，有助于得到患者所感知疼痛的程度。患者感受到疼痛的时间也有助于确定病因。若疼痛主要发生在早上，可能表明患者具有系统性关节炎如类风湿关节炎，或者是夜间磨牙症导致的肌筋膜痛。如果疼痛只发生在下午或晚上，则很可能是骨关节炎。出现症状的环境也值得注意。例如，紧张的情况下可能导致患者出现不良习惯，如咬指甲。消除患者的精神紧张可能是唯一有效的治疗。询问患者可导致症状缓解或加重的因素，还应该包括既往的治疗措施。最后，TMD 通常伴有其他一些需要在治疗期间解决的症状，比较常见的包括头痛、开口受限和咬合紊乱。让患者填写综合问卷以收集相关信息，是非常有帮助的。

检查

体格检查包括整个咀嚼系统的评价。检查头颈部以明确有无软组织不对称或肌肉功能亢进。注意患者是否有咬合过紧或其他不良习惯。咀嚼肌应该系统检查。触诊肌肉以检查柔软度、有无不自主收缩或压痛，以及触发点（图 31.1）。

颞下颌关节的疼痛和杂音需要检查（图 31.2）。应注意关节疼痛的位置（如外侧或后侧）。如果关节在开口周期的不同阶段疼痛不一样，或功能异常，应该记录下来。最常见的关节杂音包括弹响和摩擦音。大部分关节杂音都不需要特殊检查仪器就可以听到或触到；在某些情况下，用听诊器听诊时可听到轻微的骨摩擦音。

下颌的运动范围也应该明确。一个成年人下颌骨在正常范围内的运动为：垂直方向 45 mm（上、下切牙间距离），向前或者左、右方向上的运动幅度为 10 mm（图 31.3）。正常的下颌运动是连续和

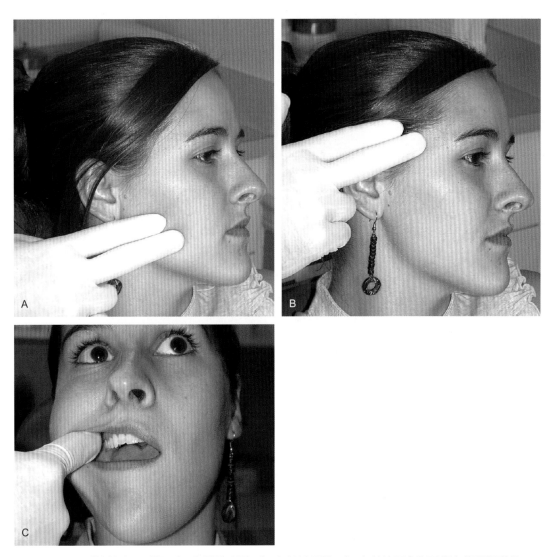

图 31.1　系统检查咀嚼肌。（A）触诊咬肌。（B）触诊颞肌。（C）触诊冠突和下颌支的颞肌附着

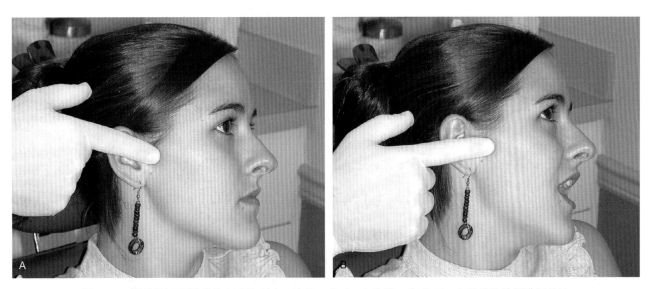

图 31.2　评估颞下颌关节的压痛和杂音。在闭口位（A）和开口位（B），在关节的外侧进行触诊

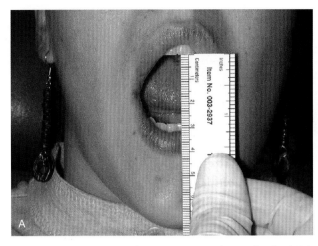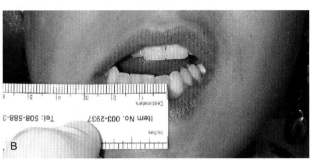

图 31.3   测量关节活动度。（A）最大主动开口度。（B）测量侧方移动量（应该为 10 mm 左右）。下颌前伸量应该与侧方移动量接近

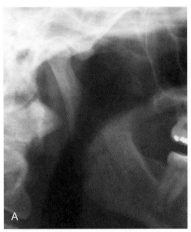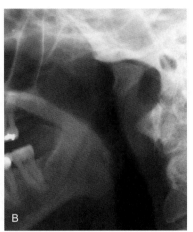

图 31.4   全景片。（A）全景片显示右侧髁突形态正常。（B）全景片显示左侧髁突有退行性变和改建

对称的。在某些情况下，关节或肌肉区域的疼痛会限制患者的开口度。临床医师应该确定无痛开口度和被动开口度。在某些情况下，患者看起来像是由于关节的机械阻力导致开口受限，这时候施加温和的压力可以让患者达到或接近正常的开口度。这个表现提示开口受限是肌肉问题，而不是关节囊内的问题。

口腔检查也很重要。首先需要排除牙源性疼痛。需检查牙齿的磨损程度、疼痛和松动度，这些可能是磨牙症的证据。虽然咬合异常的重要性至今仍有争议，咬合关系仍然需要评估和记录。记录缺失的牙、牙和骨骼的分类。临床医师应该注意患者任何中心关系（CR）和中心咬合（CO）不调。检查结果可以在患者病历的 TMD 评估表中记录。在许多情况下，一个包含前述所有既往史和检查结果的详细图表是很有必要的。

影像学评估

颞下颌关节的影像学检查有助于诊断关节内部、骨组织和软组织的病理变化。使用何种影像学检查方法，应根据患者的症状和体征，而不是采用单一的检查方案。在许多情况下，全景 X 线片可提供足够的信息用于筛查和评估颞下颌关节的情况。对特定的病例，还可以采用其他影像学检查方法。

全景 X 线片

全景 X 线片是筛选评价颞下颌关节总体情况的最佳方法。这种技术能够同时看到双侧颞下颌关节，能够清晰地评估髁突和关节窝的骨解剖结构（图 31.4），其他结构如冠突也可以看到[2]。许多机器还配备有扫描下颌骨的特殊装置，可聚焦于

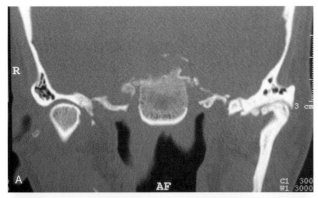

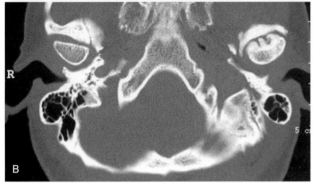

图 31.5　CT 图像。（A）冠状位图像显示右侧（R）髁突形态正常，但左侧髁突由于外伤史，形态不正常。（B）水平位图像显示，以右侧髁突为参考，左侧髁突显示出异常形态

颞下颌关节。开口或闭口状态均可以拍摄这些 X 线片。

螺旋 CT

计算机体层扫描（CT）提供了一个关节层析图的组合，结合了软、硬组织的增强图像[3]。CT 可以看出关节软、硬组织的病理情况。CT 图像可提供最准确的关节骨质情况的影像学评估（图 31.5）。图像重建功能可将平面图整合为 3D 图像，以便从不同角度进行观察。仅仅一次 CT 检查就可提供多角度观察关节的方式。

CBCT

锥形束计算机体层扫描（CBCT）近年来成为在口腔科医师和口腔颌面外科医师中非常受欢迎的诊断工具，主要是因为其具有方便、精确、低成本的特性。CBCT 扫描仪可在诊室使用，可提供髁突和关节窝的 3D 图像（图 31.6）。在扫描骨组织上，CBCT 的精确度不亚于螺旋 CT，且辐射量显著减少[4,5]。CBCT 扫描仪的主要局限性是不能提供软组织图像。

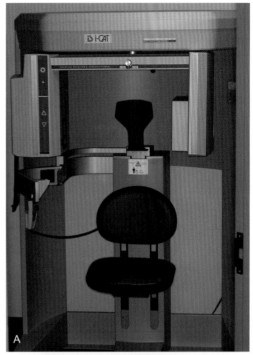

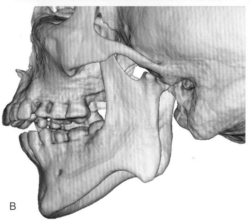

图 31.6　CBCT。（A）CBCT 拍摄仪器。（B）童年时期髁突骨折后改建的 CBCT 三维重建图像

MRI

磁共振是最有效的评估关节的影像学检查（MRI；图 31.7）[6]。磁共振在显示关节内软组织方面具有绝对优势，因此非常适合用于评估关节盘的形态和位置。关节动态活动可以通过磁共振录像，以评估关节运动时各个结构的活动情况。另外，磁共振还具有无辐射的优点。

核素检查

核素检查需要静脉注射锝 -99（^{99m}Tc），一种可以富集在骨组织中并释放 γ 射线的放射性核素。注射放射性核素后大约 3 小时就可以采用 γ 相机进行拍摄。单光子发射 CT 图像可以用于确定骨代谢活

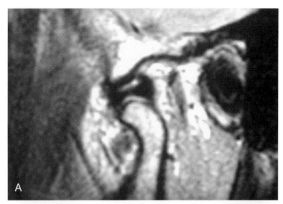

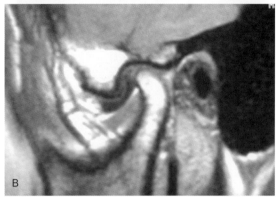

图 31.7　磁共振。（A）正常情况下，髁突向前滑动时，关节盘位于髁突和关节窝之间。（B）关节盘不可复前移，导致患者开口受限

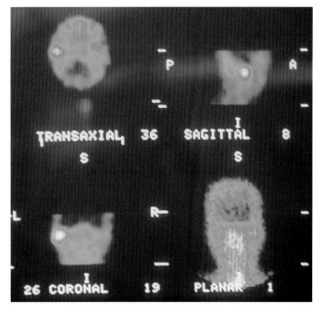

图 31.8　单光子发射计算机体层摄影（骨扫描），显示骨代谢活跃区域位于右侧颞下颌关节

跃的区域（图 31.8）[7]。尽管这种技术敏感性非常高，但所获取的信息很难解读。因为骨骼的改变，如退化变性可能与修复或再生的表现一致；因此必须结合临床检查，谨慎得出评估结果。

精神状态评估

许多关节长期疼痛和功能障碍的患者都会出现慢性疼痛综合征的表现，他们会放大疼痛的感受，并表现出抑郁的状态[8,9]。在就诊的患者中，高达 10%～20% 的患者存在颞下颌关节病和抑郁症状[10]。这些患者中 1/3 正处于抑郁状态，2/3 曾经有过抑郁状态[11]。精神疾病可能引起躯体症状，表现为不良功能习惯，常可导致肌张力障碍和肌痛，而慢性疼痛加重了焦虑症的发生[12-14]。行为变化与疼痛和功能紊乱可通过问卷调查得出[15]。与患者的临床症状相比，功能限制过于严重，或患者表现出抑郁，则需要进行心理评估[16]。

颞下颌关节病的分类

肌筋膜痛

因为咀嚼疼痛和功能受限来口腔科门诊咨询和寻求治疗的患者中，最常见的病因是肌筋膜疼痛和功能障碍（myofascial pain and dysfunction, MPD）。疼痛和功能障碍的发病部位为肌肉，由于肌肉功能异常或亢进，咀嚼肌出现压痛和自发疼痛。肌肉疼痛会频繁发生，但不持续，与白天紧咬牙或夜间磨牙症有关。MPD 是多因素疾病。MPD 公认的最常见原因之一是磨牙症，常由压力和焦虑引起，咬合是缓解或加重的因素。MPD 也可由于关节内紊乱导致，如关节盘移位或退行性关节病（degenerative joint disease, DJD）。

MPD 患者的主诉通常为分散的缺乏定位的耳前区疼痛，还可能涉及其他咀嚼肌如颞肌和翼内肌疼痛。夜间磨牙症患者通常是在早上疼痛更严重。患者通常会有开口受限和咀嚼时疼痛的症状，有时也会伴有双侧颞区头痛。由于精神压力，疼痛往往在紧张和焦虑时加重。

患者做检查时，常常发现咀嚼肌有弥漫性压痛，而颞下颌关节触诊时没有明显疼痛。对于独立发生的 MPD，关节区通常没有杂音。但是，由于 MPD 常常伴随关节问题，因此可出现关节区症状。MPD 患者的开口度通常会减小，且开口受限程度大于关节内紊乱患者。需要注意的是，患者常常有牙齿磨损，但没有牙齿磨损的患者也不能排除磨牙症的可能。

MPD 患者的颞下颌关节影像学检查结果往往是

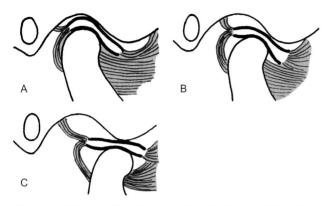

图 31.9　正常盘－髁关系。（A）闭口位时，双凹的关节盘位于关节窝和髁突之间。（B）当髁突前移时，关节盘中间带始终在髁突和关节窝之间。（C）最大开口位

正常的，个别患者可有关节退变的表现，如髁突外形改变、退变和骨赘形成。这些改变可能是 MPD 导致的，也可能与 MPD 无关。

关节内紊乱

在正常的颞下颌关节中，髁突运动是铰链和滑行运动相结合。在最大开口时，髁突不仅沿着铰链轴旋转，还向前滑动到关节结节的最下方（图 31.9）。在张闭口的髁突运动过程中，双凹的关节盘始终位于髁突和关节窝之间，髁突始终对应关节盘的中间带。颞下颌关节疼痛和功能障碍患者经常表现为盘－髁关系异常，这种异常的盘－髁关系被称为关节内紊乱。根据病理改变的程度，关节内紊乱的临床表现有所不同，表现方式独特。因此，根据临床、影像学表现和手术结果制订了分期标准，详见框 31.1[17]。

关节盘可复性移位

在关节盘前移时，关节盘后带在髁突的前内侧。开口时，髁突向前下移动，越过关节盘的后带，最终到达关节盘中间带，形成正常的盘－髁关系。闭口时，髁突向后上运动，关节盘回到髁突前内方（图 31.10）。

患者在关节内紊乱第一期时只有轻微的关节杂音，没有其他的临床表现。关节杂音（如弹响）通常发生在开口阶段，当髁突越过关节盘后带到达中间带时发生杂音。在一部分病例中，弹响还可以在闭口阶段听到或者触诊到。最大开口一般是正常或者轻度受限。从解剖学角度分析，开口期的弹响提示关节盘后退到正常位置。闭口期的弹响提示关节盘前移至髁突前内方。捻发音是由于关节沿着不规

框 31.1　颞下颌关节内紊乱的 Wilkes 分期

（1）早期：
- （a）临床症状：无明显不适。有轻度弹响，无疼痛和开口受限。
- （b）影像学表现：关节盘轻度前移，关节盘形态正常，CT 扫描正常。
- （c）手术检查：正常的解剖结构，关节盘轻度前移，被动不协调（弹响）。

（2）早中期：
- （a）临床症状：轻度疼痛，偶尔关节压痛和相关的颞区头痛，弹响发作频率增加。
- （b）影像学表现：关节盘轻度前移，关节盘后区轻度增生，关节盘形态轻度异常，CT 扫描正常。
- （c）手术检查：关节盘轻度前移，关节盘形态轻度异常（盘后区轻度增生）。

（3）中期：
- （a）临床症状：关节区疼痛加重，关节压痛，颞区头痛，间歇性或持续性关节绞锁，开口受限伴疼痛。
- （b）影像学表现：关节盘前移伴明显变形（盘后区中度到重度增厚），CT 扫描正常。
- （c）手术检查：关节盘前移伴明显变形，关节腔内不同程度粘连，硬组织无明显变化。

（4）中晚期：
- （a）临床症状：慢性疼痛伴偶尔急性发作，头痛，不同程度的开口受限，症状反复发作。
- （b）影像学表现：比中期更加严重，异常 CT 表现，骨组织出现轻度至中度退行性变。
- （c）手术检查：比中期更加严重，髁突和关节窝表面均出现退行性变，骨赘形成，关节腔内可见多处粘连，关节盘及盘后区未出现穿孔。

（5）晚期：
- （a）临床症状：关节杂音的特征为捻发音、摩擦音。反复发作的疼痛，持续开口受限，关节功能受损。
- （b）影像学表现：关节盘前移，关节盘穿孔导致关节上、下腔贯通，关节盘和骨组织严重畸形。CT 表现异常，为退行性关节炎的表现。
- （c）手术检查：关节盘和骨组织严重退行性变，关节盘后区穿孔，关节面侵蚀，关节腔内多发粘连。

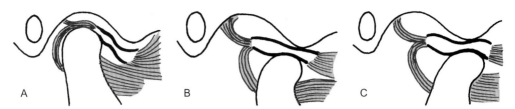

图 31.10　可复性关节盘移位。（A）双凹的关节盘位于髁突关节面的前方。当髁突向前移动时，越过关节盘增厚的后带，出现弹响声。（B）在弹响声出现后，关节盘在余下的开口周期内都位于正常位置。（C）最大开口位。当闭口时，关节盘又前移至图 A 的位置

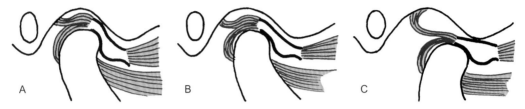

图 31.11　不可复性关节盘移位。（A）长期前移位的关节盘形态异常，不是正常的双凹形。（B）当髁突前移时，关节盘始终位于髁突前方。（C）最大开口位时，关节盘仍然位于髁突前方，关节盘后区位于髁突和关节窝之间

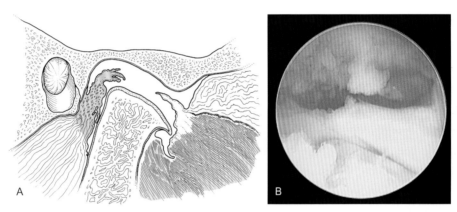

图 31.12　（A）关节退行性变：可见关节盘有较大的穿孔，髁突和关节窝的关节面出现退变和变平。（B）关节镜下可见关节盘穿孔，髁突暴露于关节上腔

则的表面移动造成的。当患者进入关节内紊乱第二期时，不仅有关节杂音，还有关节区的压痛。其他症状还包括肌肉压痛、颞区头痛和一过性关节绞锁。

可复性关节盘移位患者的颞下颌关节区 X 线平片没有异常表现，但闭口位 MRI 图像可显示关节盘前移，开口位盘 - 髁关系恢复正常。

关节盘不可复移位

关节盘不可复移位属于关节内紊乱的第三期，此时关节盘在开口时也无法复位，髁突无法移动到最前方，导致开口受限和开口时下颌向患侧偏斜（图 31.11）。

关节盘不可复移位的患者开口时关节没有弹响，因为髁突无法越过关节盘的后带。髁突活动减少可导致开口受限、开口时颏部向患侧偏斜，以及向对侧的侧方运动范围受限。亦有证据表明，开口运动受限不是由于关节盘前移位直接引起的，而是由于关节盘与关节窝粘连，导致髁突活动受限[18]。

在 X 线片或 CT 上，关节盘不可复移位患者的表现和关节盘可复性移位是一样的。MRI 上可以看到闭口时关节盘位于髁突前内侧，类似于 Wilkes 分期的 I 期和 II 期；但是在最大开口时，关节盘依然在前移位。

退行性关节病（关节炎，骨关节炎）

退行性关节病（degenerative joint disease，DJD）包含一系列解剖结构的变化，如不规则的、穿孔的或者严重变形的关节盘，伴有关节表面异常，如关节面变平、磨损或骨赘形成（图 31.12）。TMJ 退化

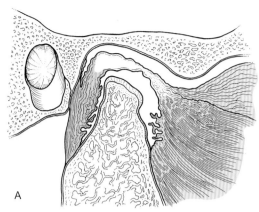 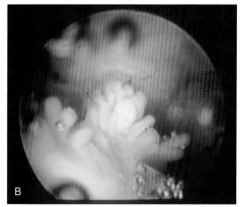

图 31.13 （A）类风湿关节炎在颞下颌关节中的表现：滑膜增生，导致髁突前缘和后缘吸收，关节盘和髁突关节面出现形态异常。（B）关节镜下可见滑膜组织增生

性疾病至今病因不明，但主流观点认为是多因素导致的。目前认为，DJD 可能是由于以下因素引起的：①直接机械损伤。②缺氧再灌注损伤。③神经源性炎症[19]。

机械创伤可来源于明显的损伤，也可来源于不明显的损伤，如过大的机械负载。关节受到过大的负荷，会引起基质破坏和自由基增加，导致氧化应激压力升高和细胞损伤。过大的压力还可以引起细胞凋亡，抑制关节再生的能力。

缺氧再灌注损伤理论认为，关节内血管间静水压过高，超过血管渗透压，可导致缺氧。

紧咬牙和夜磨牙患者，关节内毛细血管间压力较大[20]。当压力减少，血管再灌注时，关节内就会生成自由基。自由基可以与关节内的物质（如血红蛋白）相结合，加重关节损伤。

外周神经元可释放炎症因子，导致神经源性炎症。有学者认为，关节盘前移后，关节盘后带富集的神经受到牵拉和压迫，会释放很多前炎症神经肽[19,21]。细胞因子的释放可导致许多因子被激活和释放，包括前列腺素、白介素和基质金属蛋白酶[22,23]。这些化合物不仅可促进疾病的发生、发展，还可以作为生物标志物用于检测和评估关节的病理状况。

DJD 或骨关节炎的诊断包含 Wilkes 分期第Ⅳ期和第Ⅴ期。DJD 患者经常出现关节区疼痛，伴有关节弹响和捻发音。典型表现为开口受限。全景片或CT 表现通常为关节间隙减小、表面不平整、骨赘形成和髁突顶部变平。关节窝和关节结节也可见不规整。关节盘穿孔或盘后区穿孔是 Wilkes 分期第Ⅳ期和第Ⅴ期分期的标准。

系统性关节病

许多系统性关节病可影响 TMJ，最常见的是类风湿关节炎，其他还有系统性红斑狼疮。在这些患者中，不仅是 TMJ，全身其他关节处也会出现病症。

在类风湿关节病患者中，TMJ 炎症可出现滑膜异常增生，称为关节翳（图 31.13）。

类风湿关节病患者出现 TMJ 症状后，可早期伴有 DJD。DJD 一般是单侧发生，但类风湿关节病患者通常双侧同时发生。

影像学显示颞下颌关节的早期退行性变通常发生在髁突的前面和后面。病变持续进展，可表现为较大的关节窝内有一个细小的髁突。疾病晚期可见整个髁突和髁突颈部吸收。双侧髁突破坏可导致下颌支高度降低，后牙早接触，前牙开𬌗（图 31.14）。

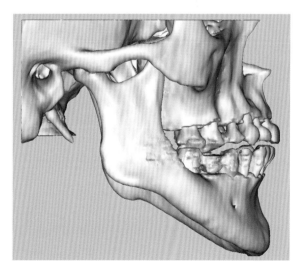

图 31.14　CBCT 三维重建图显示，关节退行性变导致下颌支高度降低，患者出现前牙开𬌗

实验室检测如类风湿因子和红细胞沉降率，有助于确诊风湿性关节炎。

慢性复发性关节脱位

下颌过度活动可导致反复发作的颞下颌关节脱位。髁突半脱位可以自动复位，通常不需要治疗。比较严重的情况是，髁突移动到关节结节的前方，无法回复至关节窝（图31.15）。脱位可以是单侧或双侧，常发生于大开口之后，比如打呵欠、吃东西或口腔科操作时。脱位持续超过几秒钟，患者就会出现疼痛和肌肉痉挛症状。

关节脱位一旦发生，需要尽快复位。手法复位为在后牙区施加向下的力量，在颏部施加向上的力量，同时将下颌骨向后移动。通常情况下关节复位不会很难，但是如果患者同时有肌肉痉挛，则即刻的关节复位较难。在这种情况下，麻醉耳颞神经和咀嚼肌会有帮助，也可让镇静患者减少焦虑、放松肌肉。在关节复位后，患者需要在2～4周内限制开口，以避免关节脱位复发。热毛巾湿敷和非甾体抗炎药物可用于减轻疼痛和炎症。

关节强直

关节囊内强直

关节囊内强直，或关节融合，可导致开口受限，甚至不能开口。关节内强直的形成原因是由于纤维组织形成、骨融合导致的髁突、关节盘或关节窝融合（图31.16）。关节强直最常见的病因是创

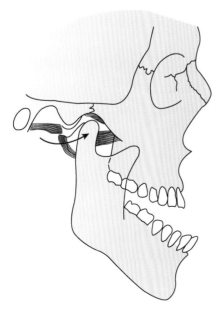

图31.15　关节活动度过大，髁突脱位，位于关节结节前方

伤，尤其是髁突骨折。其他病因包括既往手术史引起的瘢痕增生，以及较为少见的感染。

临床检查可发现关节强直患者表现出开口受限、开口时颏部向患侧偏斜，以及向对侧的侧方运动受限。纤维性强直患者还有一定的开口度，骨性强直患者则完全无法开口。

影像学检查可见髁突和关节窝的关节面不规则，两者之间有不同程度的骨性连接。

关节外强直

关节外强直往往涉及冠突和颞肌。关节囊外强直的常见病因包括冠突增生和颧弓部位受到外伤（图31.17）。颞肌感染也可以导致关节外强直。

患者初始表现为开口受限和开口向患侧偏斜，

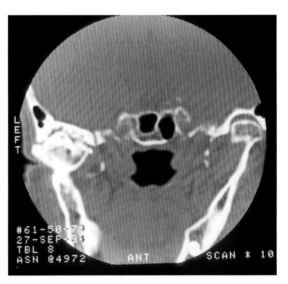

图31.16　关节骨性强直。CT扫描显示髁突与关节窝之间出现骨性结合

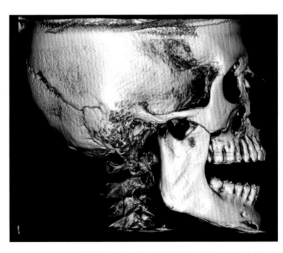

图31.17　冠突增生引起的关节囊外强直。冠突增生并与上颌骨后份接触，导致开口受限

但一般不会出现完全开口受限，常常会有下颌侧方和前伸运动受限，提示患者没有关节内强直。全景片显示冠突伸长，颏下定位片和 CBCT 都可以观察到颧弓或颧上颌复合体骨折的表现。

肿瘤

发生在 TMJ 的肿瘤比较少见，偶尔可引起开口受限和关节区疼痛。关节内部肿瘤可引起关节窝和髁突的异常位置关系，或者关节内强直。本章节不讨论关节肿瘤的形成过程。

感染

TMJ 的感染比较少见，即使外伤或者手术也不易引起感染。在许多发展中国家，中耳炎的抗生素治疗比较匮乏，因此有些中耳炎可蔓延至关节，导致关节内强直。

保守治疗

尽管颞下颌关节疼痛和功能障碍可由于不同原因引起，但是最初的治疗方案都是采用非手术方式缓解疼痛不适，减少关节和肌肉炎症，改善关节功能。对关节强直和严重关节退变患者来说，手术是首选。但是，在大部分病例中，包括 MPD、关节盘移位、关节退化性疾病和系统性关节炎综合征，非手术治疗可在很大程度上缓解疼痛和改善功能障碍。大部分 MPD 和内紊乱患者都不需要长期或者有创性治疗。对于关节盘不可复前移位来说，绝大部分患者不需要过度治疗，疼痛和不适会随着时间推移而减少，这是精神上和解剖结构上逐渐适应的结果。许多患者的关节盘后区会发生纤维性增生[24]，最终形成一个类盘样变（图 31.18），位于髁

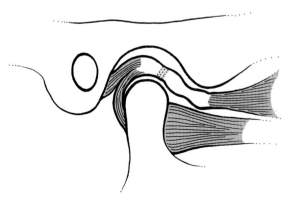

图 31.18　关节盘前移会导致盘后区压力增加。盘后区发生纤维化适应，发挥类似关节盘的功能

突和关节窝之间。类关节盘的形成和关节本身的修复是患者临床症状改善的原因。

健康宣教

健康宣教的第一步是让患者了解导致关节疼痛和功能障碍的疾病，并解释关节病的可能转归。尽管患者担心病情会恶化，但绝大部分咀嚼肌疼痛和功能障碍都可通过保守治疗逐渐改善。对于 MPD 患者来说，需要细致且自信地向患者解释，咀嚼肌疼痛只需要简单治疗即可缓解。临床医师也需要向患者说明，咀嚼肌疼痛很可能之后还会偶尔发作，但是完全可以通过治疗进行控制（在本章的后面讲到）。

对有些患者来说，尤其是 DJD 患者，需要明确该疾病的预后有很大差异。如果有以下表现，如疼痛加重、开口受限加重、关节杂音加重，都提示关节病正在加重。

如果患者对引起疼痛和功能障碍的因素比较了解的话，可以积极参与到疾病治疗中。肌筋膜疼痛的常见原因是压力和焦虑引起的肌肉功能亢进。患者可以通过缓解自身压力和焦虑，减轻关节不适。生物反馈设备可以让患者了解自己的肌肉活动，有助于患者自我调节。例如，在咬肌和颞肌处使用表面电极，可以提示紧咬牙或者夜磨牙[25]。电肌肉活动记录仪也可以评估夜间磨牙症和相关的疼痛，用于监控殆板治疗和药物治疗（控制肌肉过度活跃）的效果。减轻情绪压力的其他方法，如体育锻炼和心理咨询也值得尝试。当患者意识到个人行为与疼痛和功能障碍有关系时，则可以学会通过行为控制来缓解不适。

饮食控制加上在家例行锻炼也是患者健康教育的重要组成部分。有颞下颌关节疼痛或功能障碍的患者，常在咀嚼硬的食物时，疼痛和功能障碍最为明显。坚持食用较软的食物可显著减轻症状。症状缓解后，在 6 周内逐步更换为正常饮食，足以稳定治疗效果。咀嚼口香糖、咬指甲、咬冰等习惯均是关节病的加重因素，应该引导患者停止或减少这些行为。

药物治疗

药物治疗是 TMD 非手术治疗的重要组成部分。TMD 的治疗药物包括非甾体抗炎药，少数情况下需要用到更强的止痛药、肌肉松弛剂及抗抑郁药。

非甾体抗炎药（NSAID）不仅可以抗炎，还具有良好的镇痛作用。非甾体抗炎药包括丙酸衍生物（布洛芬、萘普生）、水杨酸盐（阿司匹林、二氟尼柳）和乙酸化合物（消炎痛、苏灵大）。这些药物可有效减轻肌肉和关节炎症，在大多数情况下可以获得较为满意的疗效。NSAID 不伴有严重的成瘾问题，镇痛效果良好，强烈推荐作为镇痛剂（优于麻醉剂）。NSAID 应规律服用，而不是根据疼痛程度使用。应指导患者规律服用 NSAID，以使血药浓度维持在稳定水平至少 7 ~ 14 天。症状好转后，可以尝试逐渐减量直至停药。

环氧酶 2（COX-2）抑制剂，如塞来昔布（西乐葆）普遍用于治疗炎症和疼痛。由 COX-1 生成的前列腺素是正常生理活动所必需的，但是由 COX-2 生成的前列腺素可以引起疼痛和炎症。COX-2 抑制剂可减轻疼痛和炎症，同时不影响前列腺素相关的生理活动。一些 COX-2 抑制剂可能有较严重的副作用，如心脏并发症，因此需要在医师的严密监控下使用。使用前向家庭医师咨询是必要的。

颞下颌关节紊乱患者的镇痛药物范围可从对乙酰氨基酚直至麻醉药品。值得注意的是，由于疼痛可能是慢性的，因此疼痛和功能障碍患者长期使用药物可能产生成瘾性。麻醉药物可导致抑郁和可能的成瘾性，因而这些药物的使用范围应该严格限制为严重疼痛或手术后的短期使用。在这种情况下，醋氨酚氢可酮或羟考酮应该足够控制疼痛。如果可能的话，这种药物不应使用超过 10 天至 2 周。

肌肉松弛剂可以通过控制肌张力障碍，显著改善下颌功能，缓解肌肉疼痛。然而，肌肉松弛剂具有潜在的抑郁和镇静作用，长期使用可以成瘾。对于急性疼痛或肌肉痉挛，可以短期使用肌肉松弛剂，不超过 10 天至 2 周。应该使用最低有效剂量。安定、肌安宁、环苯扎林和替扎尼定是常用的肌肉松弛剂。药物治疗通常可缓解 TMD 患者的肌肉症状。

抗抑郁药物，如低剂量使用三环类抗抑郁药，可有效缓解慢性疼痛患者的症状[26,27]。三环类抗抑郁药可抑制神经递质如 5- 羟色胺和去甲肾上腺素的再摄取，从而缓解疼痛。最近有证据表明，这些抗抑郁药可有效减少夜间磨牙症。夜磨牙在某种程度上可干扰正常的睡眠模式[28,29]。小剂量（10 ~ 25 mg，睡前服用）阿米替林可改善睡眠，减少夜间磨牙症，从而减少关节和肌肉疼痛。

偶尔使用注射药物可能有助于缓解肌肉和关节

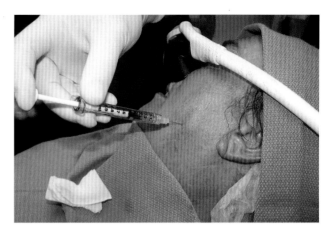

图 31.19　咀嚼肌肌内注射肉毒素

的疼痛和炎症。使用肉毒杆菌毒素可降低咀嚼肌过度活跃[30,31]。肉毒杆菌毒素（肉毒杆菌）是肉毒梭菌产生的一种神经毒素，通过抑制神经肌肉接点处乙酰胆碱的释放，对肌肉产生麻痹作用。在肌肉亢进区域局部注射非常低剂量的肉毒杆菌毒素，可以安全地减少肌肉收缩活动和相关的疼痛（图 31.19）。肉毒杆菌毒素的作用是暂时的，通常持续几个月，需要重复注射肉毒杆菌毒素才能长期缓解疼痛。

将麻醉药和类固醇局部注射于颞肌筋膜和关节，是治疗疼痛和炎症的有效办法之一。肌腱炎可从颞肌筋膜一直延伸到下颌支和冠突，注射治疗对肌腱炎也有效。局部麻醉可以暂时缓解疼痛，类固醇可抑制局部前炎症因子的释放[32]。值得注意的是，反复肌内注射可能导致肌肉纤维化。目前有学者对注射治疗存在质疑，认为类固醇注射可导致远期关节出现退行性变[33]。该观点需要进一步的研究以验证。

物理治疗

对颞下颌关节疼痛和功能障碍患者来说，理疗对缓解病情有帮助。许多理疗方法都可以作为治疗关节病的辅助手段。最常见的理疗方法包括开口训练、放松训练、超声波、拉伸和按摩[34,35]。

尽管医师经常鼓励患者减轻关节和肌肉的功能负荷，但是依然要记住，尽可能增加运动度是治疗关节病中很重要的环节，下颌运动受限会导致 TMJ 和咀嚼肌出现问题[36]。运动度过小可导致滑膜生成的液体不足，关节润滑受损，进而导致关节面的退行性变。肌肉运动受限可导致纤维化，反过来加重运动受限和咀嚼肌疼痛。理疗最初可在家中进行。患者可通过被动开口，轻柔地拉伸关节，直至感觉到疼痛。采用测量上、下切牙切缘间的距离，或者上、下切牙间能容纳几根手指来记录开口度，以明确最初开口度和理疗后的改善程度。简单的被动开口训练，可通过拇指和示指撑开上、下切牙，或放置开口器在上、下牙之间（图 31.20）。力度缓慢增加，直至感觉到阻力或者疼痛，然后维持这个力度达数秒钟。器械也可给患者提供一种方便有效的方式来做下颌被动运动。建议患者咨询理疗师，获得一个治疗方案，以避免持续的关节活动受限[37,38]。

放松训练尽管在严格意义上不属于理疗，但是在减轻肌肉疼痛和活动亢进方面是有效的。通过宣教，让患者认识到压力和肌肉过度运动可引起关节区疼痛。放松疗法可以减轻压力引起的肌肉和关节疼痛。通过肌电监测患者的肌肉活动，可以及时反馈放松疗法对减轻肌肉运动亢进的效果。

超声波治疗可通过超声波加热组织，改善血液循环和代谢活动，比表面加热达到更深的组织[39]。超声治疗的原理被认为是加热局部组织，促进血液循环，增加代谢产物排泄，破坏胶原交联以减轻组织粘连。这些作用最终可放松肌肉，增加关节活动度。关节内炎症也可通过超声波治疗来改善。超声波治疗通常由理疗师实施，并结合其他的治疗措施。

喷雾和拉伸是增加关节运动度的一个有效方式。喷雾和拉伸理论认为，显著的皮肤刺激可将患者的注意力从肌肉和关节痛中转移出来[40]。通过喷洒蒸汽冷冻剂（如氟代甲烷）在患侧面部，可以在缓解疼痛的情况下，被动或主动地拉伸咀嚼肌。

按摩可通过对表皮施加压力以造成暂时缺血。这种缺血和之后的再灌注，可以失活扳机点，而扳机点正是介导疼痛从肌肉放射到头颈部的区域[41]。另外，活动受限引起的肌肉萎缩或手术都可能导致细微的纤维结缔组织粘连，而按摩可以破坏此种粘连。

经皮电神经刺激（transcutaneous electrical nerve stimulation, TENS）是理疗师常用于其他方式无效的慢性疼痛患者的治疗方法。TENS 的原理目前尚未明确。推测是由于 TENS 刺激表面神经，超过肌肉和关节产生的疼痛。有趣的是，很多患者使用 TENS 缓解疼痛的时间，比实施 TENS 的时间更长。这可能是由于 TENS 可促进内源性内啡肽的释放，使疼痛抑制的时间变长。

每种物理疗法均可减轻颞下颌关节疼痛，增加关节活动度。物理治疗与其他治疗相比，其治疗费用较低，不良反应较少，因此患者的依从性较好，可以经常进行。

𬌗板治疗

咬合板是常用于 TMD 患者的一种可逆的保守的治疗。𬌗板的设计因人而异，绝大部分𬌗板可以归为 3 类：①稳定𬌗板。②前伸再定位𬌗板。③肌肉去程序器。

稳定𬌗板

稳定𬌗板又称为前导𬌗板、自定位𬌗板或肌肉𬌗板。当没有关节内紊乱或其他明确的致病因素时，医师会经常采用𬌗板治疗以缓解 TMJ 疼痛。𬌗板也可以用于其他一些病例中，比如关节盘前移或 DJD，𬌗板可以减轻关节区的压力。这种𬌗板的咬合面是一个光滑的平面，与对颌牙保持均匀接触。𬌗板使全口牙均匀接触，没有斜面或者紧密接

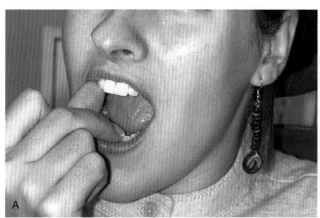
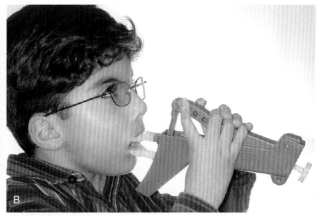

图 31.20　下颌运动。（A）将拇指和示指做成剪刀的形状，进行下颌被动开口。（B）采用开口器进行下颌骨的被动开口训练

触，诱导下颌向某个位置移动（图 31.21）。这种殆板可以让患者自己寻找到一个肌肉和关节都感到舒适的位置，同时不会过多干扰咬合。Nitzan 证实，设计合理的殆板可以有效降低关节内压力[20]。举例来说，安氏 2 类、深覆盖患者会习惯性地前伸下颌骨，使上、下切牙接触。这类患者经常抱怨肌肉不适，且无法找到一个可重复的咬合位置。这种情况下，戴用稳定殆板可以让髁突恢复到后退位，减轻肌肉和关节不适。

前伸再定位殆板

前伸再定位殆板具有一个前伸的斜面导板，可以迫使下颌骨处于前伸位（图 31.22）。这种殆板可以让关节暂时得到休息。对某些关节盘可复性移位患者来说，前伸再定位殆板还可以使关节盘复位，其原理为殆板迫使下颌骨前移，使关节盘后退到正常位置（在下颌骨前伸或弹响发生之后）。

前伸再定位殆板通常需要 24 小时配戴，持续几个月时间。理论上，在关节盘复位后维持较长的一段时间，盘后区会缩短，使得关节盘维持在正常的盘 - 髁关系位上。但前伸再定位殆板对关节盘不可复移位是无效的。尽管前伸再定位殆板并不是治愈性的，但是往往可以缓解关节病急性期的不适感。

肌肉去程序器

不包含后牙的殆板称为肌肉去程序器（图 31.23A）。该殆板可以减少肌肉活动，特别是夜磨牙[42,43]。理论上，该殆板可以减轻肌筋膜痛，提高咀嚼肌亢进导致的开口受限患者的被动拉伸效果。

治疗师需要注意的是，肌肉去程序器可导致髁突负载增大，因此不适用于咬合压力较大的关节内疼痛患者。另外，长期使用肌肉去程序器可导致后牙伸长，前牙开殆。因此，每天只能使用 6 ~ 8 小时，以避免咬合改变（图 31.23B）。

有趣的是，在 2 种情况下，使用前伸装置可导致前牙开殆。第 1 种情况是，患者具有未诊断的 CO/CR 不一致。使用肌肉去程序器可导致翼外肌功能受限，进而导致髁突倾向于 CR 位。解决这个问题的关键在于，事先告知患者可能出现这种情

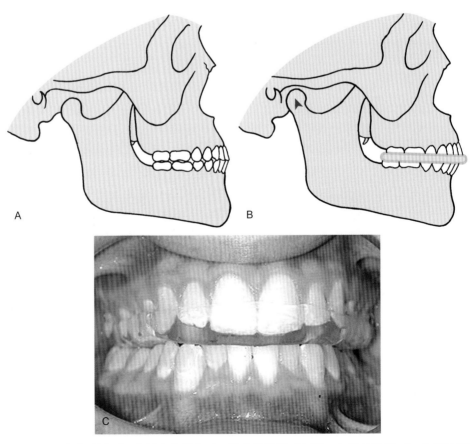

图 31.21　稳定殆板。（A）牙尖交错位时，髁突位于相对向下、向前的位置。（B）通过解除上、下牙的接触，使下颌骨自行定位，髁突位于相对向上、向后的位置。（C）稳定殆板的口内照片

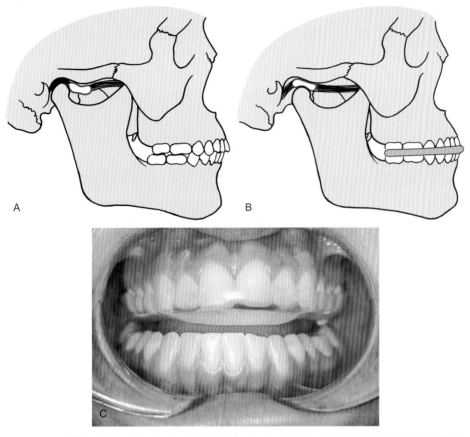

图 31.22　前伸再定位𬌗板。(A) 关节盘前移。(B) 患者戴入前伸再定位𬌗板后，关节盘位于髁突和关节窝之间。下颌骨处于前伸的位置，有利于正常的盘 – 髁关系。(C) 前伸再定位𬌗板的口内照片

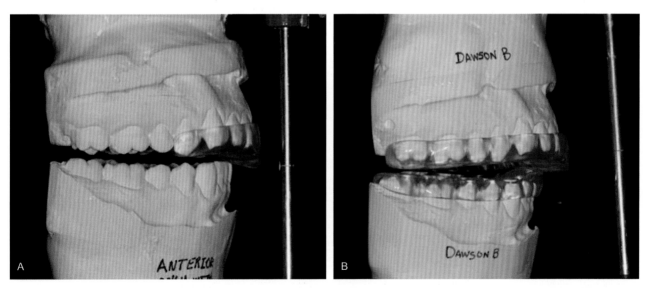

图 31.23　肌肉去程序器。(A) 仅包含前牙（一侧尖牙到另一侧尖牙）的装置。(B) 改良的肌肉去程序器包含全牙列，以避免出现后牙伸长的情况

况，而且 CO/CR 位不一致可能是导致患者肌肉疼痛的原因。在这种情况下，由于戴肌肉去程序器导致的开𬌗可以通过咬合平衡或者正颌 – 正畸方法解决。

第 2 种会导致前牙开𬌗的情况是肌肉去程序器只包含中切牙，单独的分力可导致前牙唇向倾斜。为了避免这种情况发生，肌肉去程序器需要包含切牙和尖牙。

永久咬合改变

在保守治疗结束后，很多患者需要进行咬合重建。当𬌗垫治疗结束、咀嚼功能改善、肌肉疼痛消失、咬合位置暂时改变时，非常适合做永久性咬合重建。永久性咬合重建包括咬合再平衡、牙列修复、正畸和正颌手术。尽管咬合紊乱与 TMD 的关系目前尚不明确，但有证据显示，在部分患者中，永久性咬合改变可以稳定治疗功能障碍和疼痛的长期效果。

颞下颌关节手术

尽管许多患者可以通过保守治疗改善关节症状，但仍有部分患者只有手术才能解决关节功能障碍和疼痛。以下介绍几种纠正关节内紊乱的手术方式。

关节穿刺术

关节穿刺术是一种微创技术，将针或小套管穿刺入颞下颌关节，进行灌洗并分解粘连。大多数患者进行关节穿刺术时，需要静脉镇静和耳颞神经阻滞麻醉[17,41]。颞下颌关节穿刺术有几种方式，最常用的方法是将针穿刺入关节上腔（图 31.24）。注入少量乳酸盐林格溶液以扩大关节空间，解除细小粘连，增加关节盘活动度。当关节上腔被扩大后，将第 2 针穿刺入关节上腔，灌注大量液体，进行彻底冲洗（约 200 mL）。

在关节穿刺术时，下颌骨可以轻度活动。关节

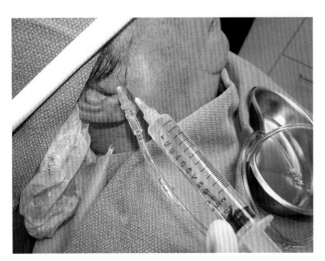

图 31.24　关节穿刺术。通过平行外耳道的入口进入关节上腔，进行灌洗以松解细小的粘连

穿刺术最后，在撤回针头之前，可将类固醇、局麻药，或两者的混合物注射到关节间隙。术后若出现不适，可使用温和止痛剂或非甾体抗炎药。在恢复期可以配合关节运动或物理治疗。

关节穿刺术对许多类型的关节病都有良好的治疗效果。最常见的适应证是关节盘不可复前移，关节穿刺术可取得良好的治疗效果，接近或优于关节镜和开放手术。Nitzan 的研究表明，关节穿刺术可显著改善关节绞索患者的开口受限和疼痛[41]。

关节穿刺术的治疗原理有几个可能的解释。当关节盘前移时，关节内可能出现负压，导致关节窝和关节盘之间出现"吸盘"效应。关节穿刺术可消除负压。长期关节盘前移后，在关节窝和关节盘之间可能出现粘连。关节穿刺术可加载膨胀压力，以松解这些粘连。关节活动受限导致关节囊收缩，而关节穿刺术可伸展关节囊。最后，之前所述的一些炎症因子在病变的关节内聚积，简单的冲洗可以减少或者消除这些能导致炎症和疼痛的因子。

关节镜手术

关节镜手术是最普遍和最有效的诊断和治疗颞下颌关节紊乱的方法[44]。手术时将小套管放置到关节上腔，接着插入关节内镜，便可直接看到关节窝、关节上腔和关节盘上面。关节镜使外科医师可以直视关节，因此有助于诊断关节内部的病理情况。关节镜还可以同时进行灌洗和分离粘连。

关节镜手术技术日益精进，使得医师可以纠正各种关节内紊乱。目前关节镜技术使用至少 2 个套管进入关节上腔。一个套管用于放置关节内镜以直视整个手术过程，另一个套管用于放入手术器械进行手术（图 31.25）。通过工作套管放入的手术器械包括钳、剪刀、缝合线、针、电刀、电动工具如射频消融仪。射频消融仪可以用来松解粘连、去除发炎组织和修整退变关节盘。目前已开发出关节盘移动、关节盘前附着松解、关节盘后带切除和缝合技术，用于重新定位或稳定移位的关节盘[45]。虽然重新定位关节盘并不能恢复关节盘正常的解剖位置，但患者的临床症状得到显著改善[46]。

关节镜手术治疗被提倡用于治疗各种类型的颞下颌关节紊乱，包括内紊乱、纤维化或粘连导致的活动度减弱、DJD 和活动度过大。关节镜手术可切除严重穿孔的关节盘，同时保留滑膜以维持组织润滑[47]。关节镜治疗的成功率与开放性手术接近，但是术后并发症和副作用显著减少[45-48]。

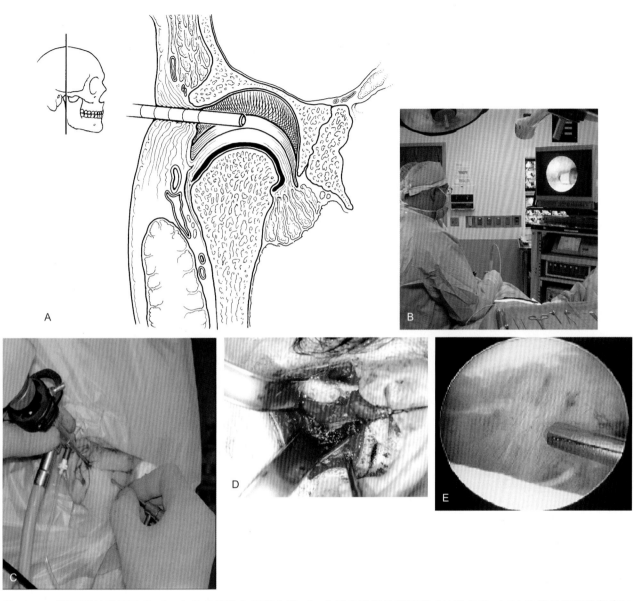

图 31.25 颞下颌关节镜手术。（A）关节镜进入关节上腔。（B）正在进行关节镜手术的手术室。（C）变换关节镜的角度以直视颞下颌关节。（D）在关节上腔可以看到向前方移位的关节盘和限制关节盘移动的纤维粘连。（E）从另一个套管进入的器械（射频消融仪），可在关节上腔进行操作

如同大多数颞下颌关节手术，患者都需要进行后续的理疗和𬌗板治疗，以减轻恢复期的关节压力[49]。

关节盘复位手术

开放性手术的适应证为其他治疗无效的患者，这些患者通过其他各种手段均无法获得满意的疗效。对于其他治疗无法解决的关节疼痛、弹响和绞索的关节盘前移患者，可采用开放性手术。尽管这些患者也可以进行关节穿刺术或关节镜手术，但许多外科医师仍然更喜欢开放性手术。在开放性手术中，关节盘后区被切除一部分，然后移位的关节盘被重新定位到正常的解剖位置，并缝合固定（图

31.26）。在某些情况下，开放性手术还可以重塑关节盘、关节结节和髁突。手术后，患者通常需要在数周内采用流质饮食，然后在 3 ~ 6 个月内逐渐过渡到一个相对正常的饮食。渐进的运动训练可以使下颌骨在术后 6 ~ 8 周正常活动。

一般来说，开放性手术的效果是很明显的，大部分患者的疼痛和功能受限都会在术后显著改善[50]。遗憾的是，并不是所有患者都有良好的效果，有 10% ~ 15% 的患者，手术后症状没有改善甚至加重。

关节盘修复或切除术

在某些患者，关节盘严重受损，残余的关节盘

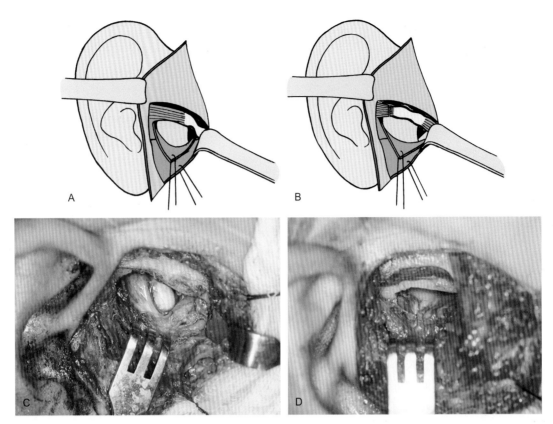

图 31.26　颞下颌关节开放性手术。（A）通过耳前切口进入颞下颌关节囊，暴露前移的关节盘。（B）在关节盘后带切除 1 块楔形组织，然后将关节盘复位并固定。（C）位于髁突前方的关节盘。（D）通过开放性手术将关节盘复位

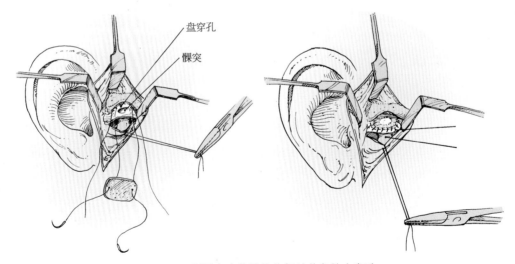

图 31.27　利用真皮移植物修复关节盘的小穿孔

必须切除。早期手术治疗严重颞下颌关节内紊乱时，仅做关节盘切除术，不植入替代物[51]。现今技术下，采用关节镜进行关节盘切除术，可以减少瘢痕组织形成，保存滑膜组织以提供润滑效果。虽然这种技术已广泛应用，但临床结果表现出明显的不一致：有些关节的解剖变化很小且临床症状显著改善，但有些关节出现严重退行性变，并伴有持续疼痛和功能障碍。

　　一些严重的关节内紊乱患者，关节盘严重受损和穿孔，但剩余组织足够进行修复或修补。自体移植技术可使用真皮、耳软骨或颞肌筋膜[52,53]。从腹部或大腿上切取的真皮放置到关节内以替代关节盘（图 31.27）。真皮移植物伴有一定的脂肪组织，可提供润滑并覆盖关节表面。

另一种替代方法为使用游离移植物，即翻转颞肌瓣进入关节，置于关节窝和髁突之间替代关节盘[54]。颞肌的后部纤维与颞骨相连，前部与冠突相连（图 31.28）。保留颞肌的前份是为了保证血液供应以提高皮瓣的存活率。结扎筋膜、肌肉和骨膜以防止分离，然后旋转至颧弓下方。皮瓣覆盖在髁突表面，并与残余的关节盘后组织缝合。皮瓣保留了筋膜，可对受损的关节提供良好的润滑保护。

改良髁突切开术

改良髁突切开术与第 26 章中描述的下颌支垂直截骨术非常相似（图 31.29）。在治疗颞下颌关节病时，外科医师垂直切断髁突，不采用钢丝或者螺钉固定游离骨段，仅让患者颌间结扎维持 2 ~ 6 周。操作的原理是，肌肉附着在近端部分（即与髁突连接的骨段）将被动地定位髁突，使髁突位于一个和关节盘及关节窝更匹配的位置[55,56]。

改良髁突切开术的适应证为关节盘可复和不可复移位、DJD、半脱位或脱位也可以使用这种技术。尽管这种手术治疗存在争议，但似乎可以改善各种颞下颌关节紊乱引起的临床症状。该手术的禁忌证是夜磨牙，因为肌肉过度活跃可导致髁突复位。相对禁忌证为后牙缺失，因为此类患者在颌间结扎去除后，可出现前牙开𬌗。

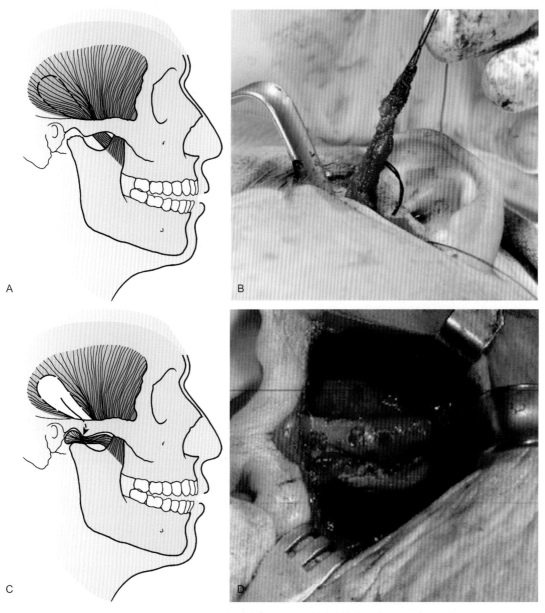

图 31.28（A）颞肌筋膜瓣。（B）翻起的带蒂组织瓣。（C）将颞肌筋膜瓣旋转覆盖到髁突的关节面上。保留筋膜有利于维持关节腔的润滑。（D）将颞肌筋膜瓣缝合在剩余的盘后组织上

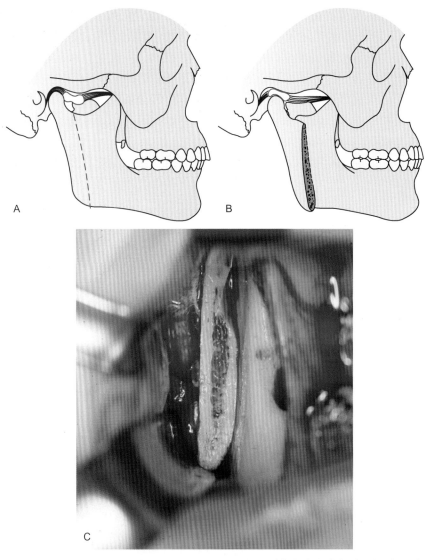

图 31.29 （A）改良髁突截骨术与经口内下颌支垂直截骨术非常相像。（B）翼内肌从近端骨段上被剥离，使髁突骨段可以前移至盘－髁关系正常的位置。（C）手术照片显示术中骨段的位置。截骨后不需要固定，患者只需颌间结扎 2～6 周，让骨段愈合即可

全关节置换

在某些患者，关节病变严重，导致关节结构破坏、髁突和下颌支高度变短、开口受限和严重疼痛。这类患者需要重建或更换颞下颌关节的髁突和关节窝。通常情况下，髁突和关节窝都需要置换。

对颞下颌关节严重病变，或既往关节手术效果不佳，仍然有严重疼痛、开口受限和强直的患者来说，人工关节假体通常是唯一可行的手术选择。过去有几种类型的关节假体可供使用[57]。遗憾的是，在 20 世纪 90 年代中期之前，由于各种工程和生物方面的问题，人工关节置换的长期结果令人失望。对严重关节病变患者来说，如今的关节假体已被证明是一个安全、有效、可靠的治疗方法[58,59]。全关节置换旨在通过恢复关节活动范围和减少疼痛来修复关节功能。以前的关节假体不成功是由多种因素引起的，如既往手术史导致的瘢痕组织增生、关节假体机械故障及关节假体磨屑的异物反应。新一代假体具有更佳的力学性能、更好的生物相容性，并且更加耐磨。新一代的假体置换后，临床效果显著改善[58,59]。

全关节置换可以采用标准尺寸的关节窝和髁突（图 31.30）或个体化定制加工的关节。关节窝根据颧弓固定部位的尺寸定制，而髁突大小是基于患者本人的髁突－下颌支尺寸。个体化定制关节是根据 CT 数据进行头颅的三维重建，然后创建一个立体光固化成形模型，最后通过蜡模制作而成（图 31.31）。

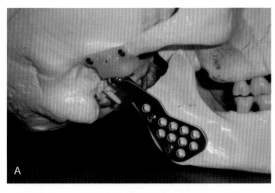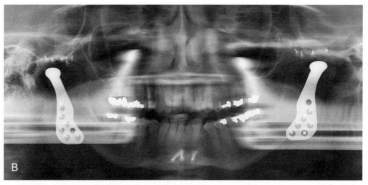

图 31.30 （A）在头颅模型上展示的颞下颌关节假体。在头颅上进行骨修整以适应关节假体。（B）全关节置换术后的全景片

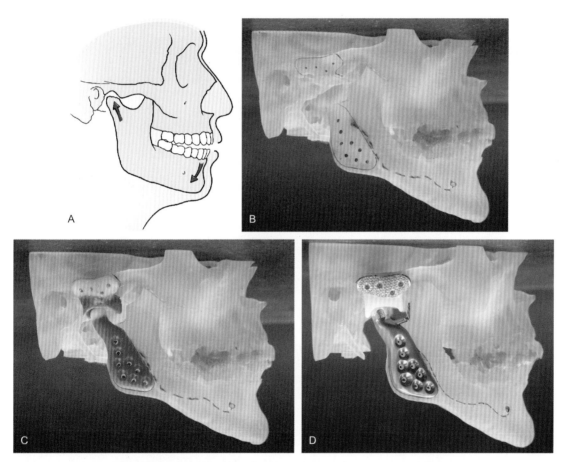

图 31.31 （A）严重的关节退变，引起髁突吸收，导致前牙开𬌗。（B）在立体光固化成形模型上模拟髁突切除术，然后将下颌骨置于正常咬合关系，在此位置上设计个体化人工关节假体。（C）用蜡制作关节假体，以便让外科医师进行调整。（D）最终制作完成的关节假体

　　手术分别通过耳前和下颌后切口进入关节和下颌支。在切开的全程使用神经模拟器，以确保支配面部表情的面神经不受损伤。软组织解剖以暴露颞下颌关节囊、髁突、冠突和下颌支。切除病变的髁突，然后进行关节窝清创。如果放置预制假体，必须将关节结节整平，以便与关节窝假体相匹配（图31.32）。接着，在下颌支外侧放置测量仪，以明确

髁突假体的大小。一旦确定了合适的髁突假体，下颌支的外侧必须磨平，以避免潜在的高点，导致假体的微移动。患者的上、下颌骨会植入微螺钉进行颌间结扎，然后在固定的咬合位置上放置关节窝和髁突假体。在保持手术区无菌的情况下，验证咬合关系没有改变。术中移动下颌骨，以评估在没有肌肉影响下，关节功能是否恢复。

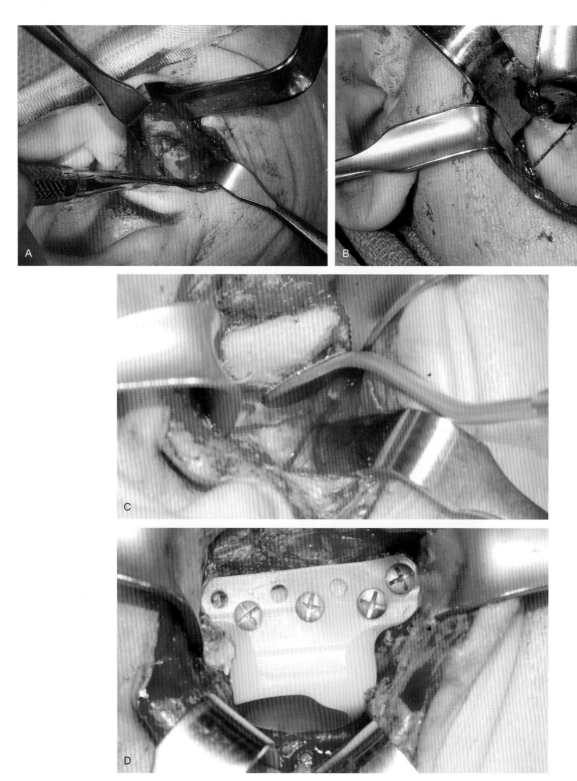

图 31.32 （A）从耳前切口切开，暴露髁突，证实髁突有严重退行性变。（B）用矢状锯进行髁突截骨术，注意保护周围的神经血管束。（C）平整关节结节，有利于稳定放置人工关节窝。（D）固定人工关节窝

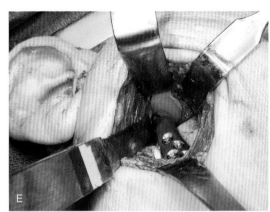
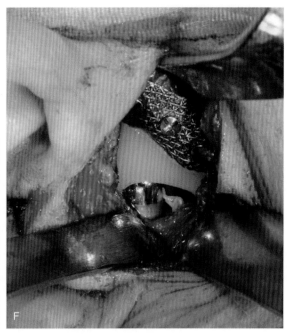

图 31.32（续）（E）放置人工髁突。（F）个体化人工关节的最终位置

与其他颞下颌关节手术一样，术后物理治疗有助于减轻关节内瘢痕，放松咀嚼肌，最终的结果是开口度得到改善。由于附着在髁突颈部的翼外肌被离断，置换人工关节的患者将无法在开口时平移髁突。此外，下颌骨的侧方移动和前方移动也无法进行。

正颌与关节置换联合治疗

有些颞下颌关节晚期患者伴有颅颌面畸形（图 31.33），则需考虑将关节置换和正颌手术同期实施[60]。在这种情况下，正颌手术结合异质成形的颞下颌关节重建应考虑。一般来说，患者牙颌面畸形继发于颞下颌关节疾病（DJD 或髁突生长异常）。

许多颞下颌关节紊乱病可导致颅颌面畸形，包括反应性关节炎、髁突增生或发育不全、特发性髁突吸收、先天性畸形、创伤，或其他晚期颞下颌关节病。除髁突增生外，这些常见的颞下颌关节紊乱病往往导致髁突和下颌支高度减少。晚期患者的下颌平面角显著增大，颏部后缩，且常常伴有开𬌗。患者的主诉通常为关节或面部疼痛、咀嚼效率低下和影响美观。对于这些患者，需考虑关节置换联合正颌手术。如果患者是单侧颞下颌关节病，则考虑在患侧实施 Le Fort Ⅰ 型截骨术和全关节置换，而对侧实施矢状劈开截骨术。如果患者为双侧颞下颌关节病，则实施 Le Fort Ⅰ 型截骨术和双侧全关节置换。

个体化全关节置换＋下颌截骨前移＋上颌截骨术，使上颌下颌复合体逆时针旋转，目前是一个非常成熟的技术[61]。但是手术需要精心设计，以恢复患者的外形和功能。手术的难度主要为人工关节必须与术后的上、下颌位置相匹配。任何不精确都可能导致后续咬合不良和美学效果不佳。

在过去 10 年，手术设计方式发生了巨大改变，以提高手术精确度。外科医师不再使用模型来预测下颌骨位置和咬合关系，因为步骤太多，容易发生错误。在印模、咬合记录、面弓转移、模型手术时都可能发生数据采集误差。另一个在术前设计时可导致误差的步骤是在立体光固化成形模型上建立牙尖交错位，这些模型在牙解剖外形上非常不精确（图 31.34）。其原因有 2 个：首先，患者在拍摄 CT 时通常为咬合状态。上、下牙交错时，牙外形的成像会发生扭曲；另一个原因是，牙上的金属修复体会产生图像散射。采用散射图像建立的立体光固化成形模型，会让外科医师在不良的咬合上确定下颌位置。

数字规划或虚拟手术规划，已经成为建立手术方案的新标准。Gateno 及其同事首次报道[62]，并在正颌外科医师间广泛传播，通过 CT 扫描和口内扫描数据进行合并和操作，可以更准确地创建新的下颌位置和咬合，并且最大限度地减少术后咬合不良和美学效果不佳的风险。一旦数据合并和操作后，新的下颌骨位置和咬合关系建立起来，则可以制备

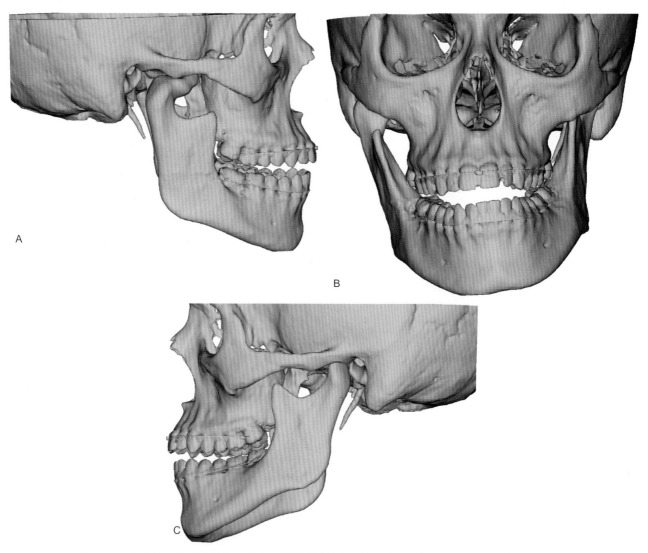

图 31.33　患者的三维重建图像。该患者右侧关节发生骨软骨瘤，引起颏部向左侧偏斜，前牙开𬌗

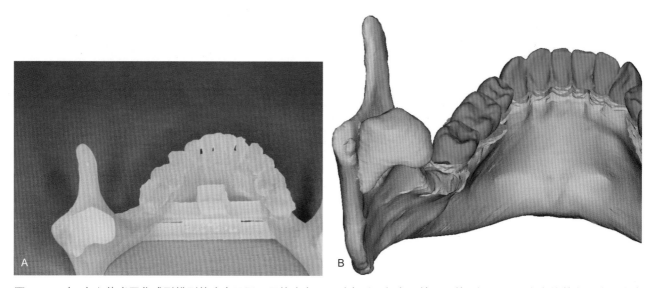

图 31.34　（ A ）立体光固化成形模型的咬合面图。牙的咬合面严重变形，与实际情况不符。（ B ）同一患者的数字图像。患者咬合面的数字图像与 CBCT 数据拟合，大大提高了牙咬合面的精确度

出一体式立体光固化成形模型（图 31.35）。个体化颞下颌关节假体也可以按照这一方式生产。手术步骤与传统关节重建和正颌手术一样，需注意防止口腔细菌污染假体。

　　与大多数颞下颌关节手术一样，全关节置换联合正颌手术后仍然建议行物理治疗。然而，如果

患者同时进行了 Le Fort 截骨术联合全关节置换手术，则需要避免被动拉伸运动。不稳定的上颌骨在被动拉伸后，可能导致骨块之间纤维愈合不良。如果患者有严重的开口受限，外科医师应将手术分期实施，使患者在上颌骨稳定的情况下进行被动拉伸。

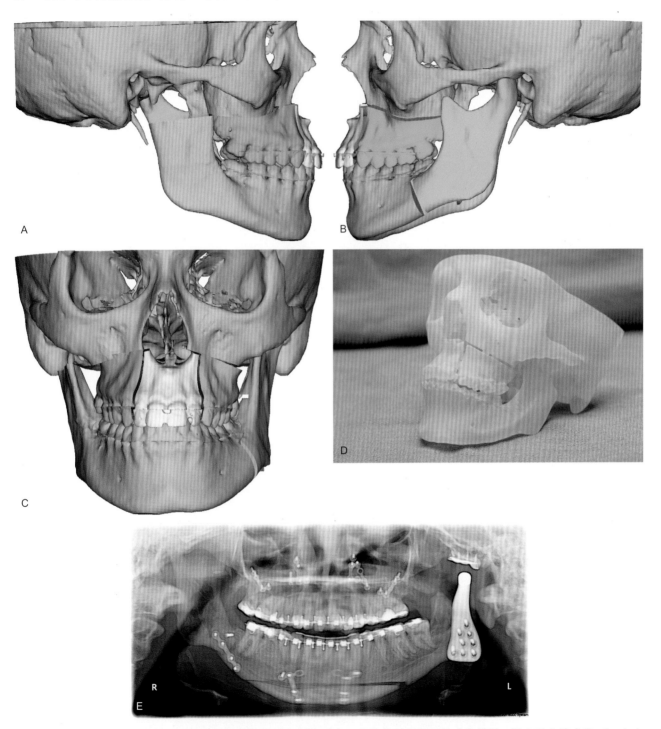

图 31.35　与传统模拟技术相比，采用可视化软件进行模拟手术，可让外科医师显著减少错误，提高手术精确度。（A）右侧观：通过髁突下截骨术，切除病变的右侧髁突的模拟图像。（B）左侧观：左侧下颌骨进行矢状劈开截骨术的模拟图像。（C）正面观：精确调整面部对称性的手术模拟图像。（D）按照手术设计打印的一体成形的立体光固化成形模型，采用此模型制作个体化人工关节假体。（E）完成人工关节置换术和正颌手术的患者的全景片

青少年患者的全关节重建

髁突病变导致下颌支垂直高度丧失，可引起面部不对称和错𬌗畸形，以及功能障碍和疼痛。半侧颜面短小症、生长障碍、创伤或全身性疾病都可引起严重的髁突外形改变。直到现在，处于生长发育期的患者主要使用自体肋软骨移植[63,64]。图 31.36 显示 1 名髁突严重退变的儿童进行了肋软骨移植。在这种情况下，肋软骨移植只是替代了部分髁突，但异常的关节窝没有解决。肋软骨移植的缺点包括复发性关节强直，移植的肋软骨发生退行性变，（某些情况下）肋软骨会发生过度增长，导致面部

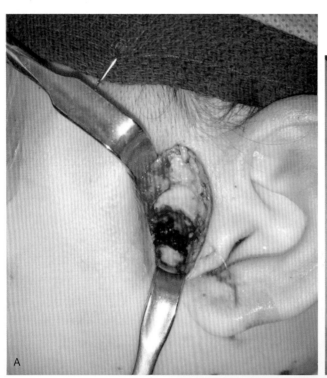
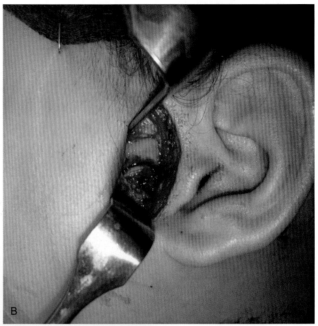
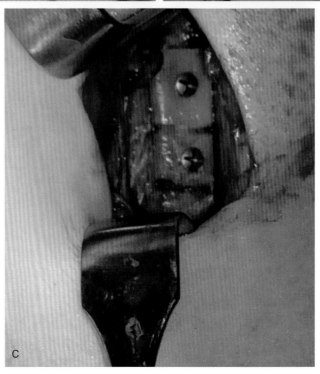

图 31.36 （A）1 名关节强直的青少年患者进行关节成形术，制备出 1 cm 的间隙。（B）带软骨帽的肋软骨移植作为新的髁突。（C）采用螺钉将移植的肋软骨固定在下颌骨上

不对称。需要进行供体手术、远期效果无法预测、不对称的生长，以及关节强直，使得许多肋软骨移植患者的术后效果并不理想。

牵引成骨已被成功地用于重建下颌髁突[65]。手术需要通过口外切口完全暴露下颌支。牵引器被暂时固定于下颌骨外侧，在下颌支后份进行截骨，牵引装置固定在含髁突的骨段和稳定的下颌支前部（图 31.37）。经过最初 5 ~ 7 天的潜伏期，牵引装置被激活，产生大约每天 1 mm 的骨段移动。含髁突的骨段在牵引过程中可有新骨生成。牵引过程需保持一定的活动度，采用弹性牵引以保持咬合和新骨的塑形。牵引周期内有 3 次是新骨改建阶段。在这段时间里，通过牵引装置维持新骨的结构完整性。牵引完成后需要进行二次手术，去除牵引装置，然后用钛板稳定骨段。二次手术一般是通过原有切口进行。恢复下颌支的垂直高度、增加下颌骨的连续性可重建面部的对称和咬合关系。咬合关系往往需要正畸进行精细调整，使治疗结束后能获得一个稳定和平衡的牙尖交错位。

牵引成骨并非没有挑战。由于缺乏对照，牵引

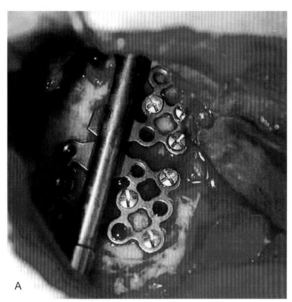

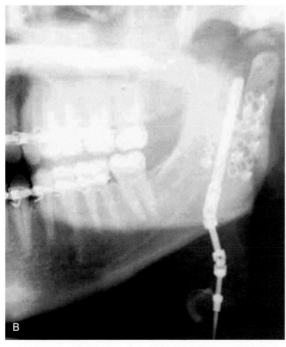
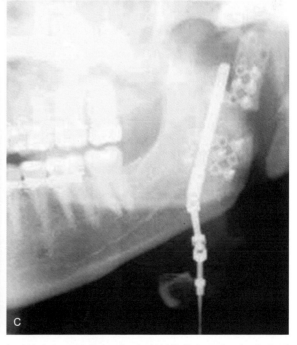

图 31.37　牵引成骨术。（A）牵引装置放置于下颌支，牵引的方向为关节窝。（B）牵引前的全景片。（C）牵引后，下颌支向上移动，形成类髁突结构

成骨的结果很难预测。此外，患者通常需要二次手术来移除牵引装置。最后，患者必须达到一定年龄，可以配合外科医师或父母每天多次激活牵引器。最近有人建议，医师应该考虑给生长期的患者使用人工颞下颌关节，以避免与肋软骨移植和牵引成骨的相关的并发症[66]。理由是，即使人工关节无法生长，但家长更能接受人工关节的二次手术，而不是自体肋软骨移植后出现各种问题，未来还是需要二次手术。

（戈旌　译）

参考文献

[1] Bickley LS, Szilagyi PG. *Bates' Guide to Physical Examination and History Taking.* 8th ed. Philadelphia, PA: Lippincott Williams & Wilkins; 2003.

[2] Blaschke DD, White SC. Radiology. In: Sarnat BG, Laskin DM, eds. *The Temporomandibular Joint: Biological Diagnosis and Treatment.* 3rd ed. Springfield, IL: Charles C Thomas; 1980.

[3] Helms CA, Morrish RB Jr, Kircos LT, et al. Computed tomography of the meniscus of the temporomandibular joint: preliminary observations. *Radiology.* 1982;145:719.

[4] Hintze H, Wiese M, Wenzel A. Cone Beam CT and conventional tomography for the detection of morphologic temporomandibular joint changes. *Dentomaxillofac Radiol.* 2007;36:192–197.

[5] Hashimoto K, Arai Y, Iwai K, et al. A comparison of a new limited cone beam computed tomography machine for dental use with a multidetector row helical CT machine. *Oral Surg Oral Med Oral Pathol Oral Radiol Endod.* 2003;95:371–377.

[6] Manzione JV, Katzberg RW, Tallents RH, et al. Magnetic resonance imaging of the temporomandibular joint. *J Am Dent Assoc.* 1986; 113:398.

[7] Oesterreich FU, Jend-Rossmann I, Jend HH, et al. Semi-quantitative SPECT imaging for assessment of bone reaction to internal derangements of the temporomandibular joint. *J Oral Maxillofac Surg.* 1987;45:1022.

[8] Sternback RA. Varieties of pain games. In: Bonica JJ, ed. *Advances in Neurology: International Symposium on Pain.* Vol. 4. New York: Raven; 1973.

[9] Yap AU, Chua EK, Tan KB, et al. Relationship between depression/somatization and self-reports of pain and disability. *J Orofac Pain.* 2004;18:220–225.

[10] Green CS. Orthodontics and temporomandibular disorders. *Dent Clin North Am.* 1988;32:529–538.

[11] Kinney RK, Gatchel RJ, Ellis E, et al. Major psychological disorders in chronic TMD patients: implications for successful management. *J Am Dent Assoc.* 1992;123:49–54.

[12] Rugh JD. Psychological components of pain. *Dent Clin North Am.* 1987;31:579–594.

[13] Moss RA, Adams HE. The assessment of personality, anxiety and depression in mandibular pain dysfunction subjects. *J Oral Rehabil.* 1984;11:233–237.

[14] Katon W, Egan K, Miller D. Chronic pain: lifetime psychiatric diagnosis and family history. *Am J Psychiatry.* 1985;142:1156–1160.

[15] Turner JA, Whitney C, Dworkin SF, et al. Do changes in patients beliefs and coping strategies predict temporomandibular disorder treatment outcomes? *Clin J Pain.* 1995;11:177–188.

[16] Rugh JD, Solberg WK. Psychological implications in temporomandibular pain and dysfunction. *Oral Sci Rev.* 1976;7:3.

[17] Wilkes CH. Internal derangements of the temporomandibular joint—pathologic variations. *Arch Otolaryngol Head Neck Surg.* 1989;115:469–477.

[18] Nitzan DW, Samson B, Better H. Long-term outcome of arthrocentesis for sudden onset, persistent severe closed lock of the temporomandibular joint. *J Oral Maxillofac Surg.* 1997;55:151.

[19] Milam SB, Schmitz JP. Molecular biology of temporomandibular joint disorders: proposed mechanisms of disease. *J Oral Maxillofac Surg.* 1995;53:1445.

[20] Nitzan DW. Intraarticular pressure in the functioning human temporomandibular joint and its alteration by uniform elevation of the occlusal plane. *J Oral Maxillofac Surg.* 1994;52:671.

[21] Holmlund A, Ekblom A, Hansson P, et al. Concentrations of neuropeptide substance P, neurokinin A, calcitonin gene-related peptide, neuropeptide Y, and vasoactive intestinal polypeptide in synovial fluid of human temporomandibular joint: a correlation with symptoms, signs, and arthroscopic findings. *Int J Oral Maxillofac Surg.* 1991;20:228.

[22] Israel HA, Saed-Nejad R, Ratliffe A. Early diagnosis of osteoarthrosis of the temporomandibular joint: correlation between arthroscopic diagnosis and keratan sulfate levels in the synovial fluid. *J Oral Maxillofac Surg.* 1991;49:708.

[23] Quinn JH, Bazan NG. Identification of prostaglandin E2 and leukotriene BA4 in the synovial fluid of painful dysfunctional temporomandibular joints. *J Oral Maxillofac Surg.* 1990;48:968.

[24] Blaustein D, Scappino RP. Remodeling of the temporomandibular joint disk and posterior attachment in disk displacement specimens in relation to glycosaminoglycan content. *Plast Reconstr Surg.* 1986; 78:756.

[25] Riggs RR, Rugh JD, Borghi W. Muscle activity of MPD and TMJ patients and nonpatients [abstract]. *J Dent Res.* 1982;61:277.

[26] Plesh O, Curtis D, Levine J, et al. Amitriptyline treatment of chronic pain in patients with temporomandibular disorders. *J Oral Rehabil.* 2000;27:834–841.

[27] Kreisberg MK. Tricyclic antidepressants: analgesic effect and indications in orofacial pain. *J Craniomandib Disord.* 1988; 2:171–177.

[28] Raigrodski AJ, Mohamed SE, Gardiner DM. The effect of amitriptyline on pain intensity and perception of stress in bruxers. *J Prosthodont.* 2001;10:73–77.

[29] Cohen SP, Mullins R, Abdi S. The pharmacologic treatment of muscle pain. *Anesthesiology.* 2004;101:495–526.

[30] Erg-King T, Jankovic J. Treating severe bruxism with botulinum toxin. *J Am Dent Assoc.* 2001;131:211.

[31] Von Lindern JJ. Type A botulinum toxin in the treatment of chronic facial pain associated with temporomandibular dysfunction. *Acta Neurol Belg.* 2001;101:39.

[32] Kopp S, Carlsson GE, Haraldson T, et al. Long-term effect of intraarticular injections of sodium hyaluronate and corticosteroid on temporomandibular joint arthritis. *J Oral Maxillofac Surg.* 1987; 45:929.

[33] Poswillo D. The effects of intraarticular deposition of betamethasone in the goat temporomandibular joint: discussion. *J Oral Maxillofac Surg.* 1995;52:1440.

[34] Medlicott MS, Harris SR. A systematic review of the effectiveness of exercise, manual therapy, electrotherapy, relaxation training, and biofeedback in the management of temporomandibular disorder. *Phys Ther.* 2006;86:955–973.

[35] Sturdivant J, Fricton JR. Physical therapy for temporomandibular disorders and orofacial pain. *Curr Opin Dent.* 1991;1:485–496.

[36] Maloney G. Effect of a passive jaw motion device on pain and range of motion in TMD patients not responding to flat plane intraoral appliances. *Cranio.* 2002;20:55–56.

[37] Hertling D, Kessler R. *Management of Common Musculoskeletal Disorders: Physical Therapy Principles and Methods.* 2nd ed. Philadelphia, PA: JB Lippincott; 1990.

[38] Richardson JK. Iglarsh AI. *Clinical Orthopaedic Physical Therapy.* Philadelphia, PA: WB Saunders; 1994.

[39] Griffin JE, Karselis GD, Terrence C. *Ultrasonic Energy in Physical Agents for Physical Therapists.* Springfield, IL: Charles C Thomas; 1979.

[40] Travell JG, Simons DJ. *Myofacial Muscles in Myofascial Pain and Dysfunction: The Trigger Point Manual.* Baltimore, MD: Williams & Wilkins; 1983.

[41] Nitzan DW. Arthrocentesis for management of severe closed lock of the temporomandibular joint: current controversies in surgery for internal derangement of the temporomandibular joint. *Atlas Oral Maxillofac Surg Clin North Am.* 1994;6:245.

[42] Jokstad A. The NTI-tss device may be used successfully in the management of bruxism and TMD. *Evid Based Dent.* 2009; 10(1):23.

[43] Baad-Hansen L, Jadidi F, Castrillion E, et al. Effect of nociceptive trigeminal inhibitory splint on electromyographic activity in jaw closing muscles during sleep. *J Oral Rehabil.* 2007;34(2):105–111.

[44] Sanders B, Buoncristiani R. Diagnostic and surgical arthroscopy of the temporomandibular joint: clinical experience with 137 procedures over a two year period. *J Craniomandib Disord.* 1987; 1:202.

[45] McCain J, Podrasky A, Zabiegalskin NA. Arthroscopic disc repositioning and suturing: a preliminary report. *J Oral Maxillofac Surg.* 1992; 50:568.

[46] Moses J, Sartoris D, Glass R, et al. The effect of arthroscopic surgical lysis and lavage of the superior joint space on TMJ disk position and mobility. *J Oral Maxillofac Surg.* 1989;47:674.

[47] Mazzonetto R, Spagnoli DB. Long-term evaluation of arthroscopic diskectomy of the temporomandibular joint using holmium YAG laser. *J Oral Maxillofac Surg.* 2001;59:1018–1023.

[48] Zeitler D, Porter B. A retrospective study comparing arthroscopic surgery with arthrotomy and disc repositioning. In: Clark G, Sanders B, Bertolami C, eds. *Advances in Diagnostic and Surgical Arthroscopy of the Temporomandibular Joint.* Philadelphia, PA: WB Saunders; 1993.

[49] Bertolucci LE. Postoperative physical therapy in temporomandibular joint arthroplasty. *Cranio.* 1992;10:211–220.

[50] Dolwick MF. Disc preservation surgery for the treatment of internal derangements of the temporomandibular joint. *J Oral Maxillofac Surg.* 2001;59:1047.

[51] McKenna SJ. Discectomy for the treatment of internal derangements of the temporomandibular joint. *J Oral Maxillofac Surg.* 2001; 59:1051.

[52] Tucker MR, Jacoway JR, White RP Jr. Use of autogenous dermal graft for repair of TMJ meniscus perforations. *J Oral Maxillofac Surg.* 1986;44:781.

[53] Tucker MR, Kennady MC, Jacoway JR. Autogenous auricular cartilage implantation following discectomy in the primate temporomandibular joint. *J Oral Maxillofac Surg.* 1990;48:38.

[54] Sanders B, Buoncristiani RO. Temporomandibular joint arthrotomy: management of failed cases. *Oral Maxillofac Surg Clin North Am.* 1989;1:944.

[55] Bell WH, Yamaguchi Y, Poor MR. Treatment of temporomandibular joint dysfunction by intraoral vertical ramus osteotomy. *Int J Adult Orthodon Orthognath Surg.* 1990;5:9.

[56] Hall HD, Navarro EZ, Gibbs SJ. One- and three-year prospective outcome study of modified condylotomy for treatment of reducing disk displacement. *J Oral Maxillofac Surg.* 2000;58:7–17.

[57] Kent JN, Misiek DJ, Akin RK, et al. Temporomandibular joint condylar prosthesis: a ten-year report. *J Oral Maxillofac Surg.* 1983; 41:245.

[58] Mercuri LG, Edibam NR, Giobbie-Hurder A. Fourteen-year follow-up of a patient-fitted total temporomandibular joint reconstruction system. *J Oral Maxillofac Surg.* 2007;65:1140–1148.

[59] Westermark A. Total reconstruction of the temporomandibular joint. Up to 8 years of follow-up of patients treated with Biomet® total joint prostheses. *Int J Oral Maxillofac Surg.* 2010;39:951–955.

[60] Nale JC. Orthognathic Surgery and the Temporomandibular Joint Patient. *Oral Maxillofac Surg Clin North Am.* 2014;26:551–564.

[61] Dela Coleta KE, Wolford LM, Goncalves JR, et al. Maxillo-mandibular counter-clockwise rota- tion and mandibular advancement with TMJ Con- cepts total joint prostheses part I – skeletal and dental stability. *Int J Oral Maxillofac Surg.* 2009; 38:126–138.

[62] Gateno J, Xia JJ, Teichgraeber JF, et al. Clinical feasibility of computer aided surgical simulation (CASS) in the treatment of complex craniomaxillofacial deformities. *J Oral Maxillofac Surg.* 2007; 65:728.

[63] Ko EW, Huang C, Chen Y. Temporomandibular joint reconstruction in children using costochondral grafts. *J Oral Maxillofac Surg.* 1999;57:789–800.

[64] Lindqvist C, Jokinen J, Paukku P, et al. Adaptation of autogenous costochondral grafts used for temporomandibular joint reconstruction. *J Oral Maxillofac Surg.* 1988;46:465.

[65] Stucki-McCormick SU. Reconstruction of the mandibular condyle using transport distraction osteogenesis. *J Craniofac Surg.* 1997; 8:48–53.

[66] Mercuri LG, Swift JQ. Considerations for the use of alloplastic temporomandibular joint replacement in the growing patient. *J Oral Maxillofac Surg.* 2009;67:1979–1990.

附录 1
手术记录组成部分

(1) 日期。
(2) 患者身份信息。
(3) 诊断。
(4) 病史回顾、用药史、生命体征。
(5) 口腔检查。
(6) 麻醉（所用剂量和阻滞技术）。
(7) 手术过程，包括对手术进展和并发症的说明。
(8) 出院指导。
(9) 处方药（药物、剂量、处方复印件）。
(10) 复诊预约（时间安排）。
(11) 签字（字迹清晰，也可打印或电子签名）。

日期： 2020 年 7 月 1 日
患者信息和诊断： 男，52 岁，左侧下颌第二前磨牙和第一磨牙由于大面积龋坏，无法修复，需行拔除。
病史： 患者有高血压病史，并使用噻嗪类抗高血压药物。无其他特殊病史。
　　脉搏：84 次 / 分，血压：130/85 mmHg。
口腔检查： 软组织检查，颊、唇、舌、口底、腭均正常。无可触及的结节或肿块。
　　龋坏且未修复牙：#19 和 #20。
麻醉： 利多卡因 36 mg（含 0.018 mg 肾上腺素）。下颌神经及颊长神经麻醉。
手术过程： 常规牙钳拔除 #19 和 #20。第一磨牙远中根折断，用三角牙根挺取出断根。无须翻瓣，患者手术耐受良好。
出院： 给予患者常规术后指导手册并宣教。
药物： 泰诺 24 片，疼痛时每 4 小时服用 1 ~ 2 片。
复诊： 患者需在 1 周后进行术后复查。

签名： John Jay Jones

图 A1.1　口腔手术记录举例

附录 2
药物管理局药物分类及举例

Ⅰ类：管制药物

此类药物有很高的滥用可能性，且这类药物目前在美国没有公认的医疗用途。这类药物及其他受医疗监管的药物，在使用中缺乏安全性。

部分此类药物包括：海洛因、麦角酸二乙基酰胺大麻、佩奥特碱、甲喹酮和 3,4- 亚甲基二氧基甲基苯丙胺（"摇头丸"）。

Ⅱ类：管制药物

此类药物有很高的滥用可能性，可能造成严重的生理和心理上的依赖。

单一实体Ⅱ类管制麻醉品包括吗啡和鸦片，其他Ⅱ类致幻药品及常用商品名包括：氢可酮类（维柯丁）、氢吗啡酮（地劳迪德）、美沙酮（道洛芬）、哌替啶（德美罗）、羟考酮（奥施康定）、芬太尼（芬太尼注射剂型或芬太尼贴剂）。

Ⅲ类：管制药物

此类药物有滥用的可能，但比前两类要少，滥用会导致中低程度的生理性依赖或较高程度的心理性依赖。

Ⅲ类致幻类药物包括单位剂量不超过 90 mg 可待因的药品（含可待因的泰诺），用于治疗类鸦片成瘾的丁丙诺啡（纳洛酮和速百腾）也包括在内。

Ⅳ类：管制药物

此类药物与Ⅲ类相比，有较低的滥用可能性。

此类致幻类药品包括丙氧酚（达而丰和达尔持特 -N100）。

其他药物包括阿普唑仑（赞安诺）、氯硝西泮（克诺平）、二钾氯氮（拉卓酸）、苯甲二氮䓬（地西泮）、劳拉西泮（氯羟安定）、咪达唑仑（斯得）、羟基安定（替马西泮）和三唑仑（醋乐欣）。

Ⅴ类：管制药物

此类药物相比于Ⅳ类药物有更低的滥用可能。这些药物主要包括包含一定剂量致幻类药物的制剂，主要用于镇咳、止泻、阵痛。

此类药物包括：包含不超过 200 mg/100 mL 或 200 mg/100 g 可待因的镇咳药剂（罗比妥新 AC 和含可待因的盐酸异丙嗪）。

备注：非甾体抗炎药不属于管制药物。

处方药的使用举例

Don Carlos Buell, DMD
1825 Battlefield Road
Perryville, KY 40468
(859) 555-8631

姓名 __Braxton Bragg__ 日期 __10/8/20__
地址 __207 Polk St., Perryville, KY__

阿莫西林 500 mg
剂量：4 颗（胶囊）
用法：早八时服用4颗

续药 ⓪ 1 2 3 　　　*Don Carlos Buell* DMD
　　　　　　　　　　DEA No _____

图 A3.1 使用阿莫西林预防口腔细菌感染性心内膜炎的处方

Don Carlos Buell, DMD
1825 Battlefield Road
Perryville, KY 40468
(859) 555-8631

姓名 __Braxton Bragg__ 日期 __10/8/20__
地址 __207 Polk St., Perryville, KY__

青霉素 V 500 mg
剂量：28 粒
用法：每次1粒，直至症状消失

续药 ⓪ 1 2 3 　　　*Don Carlos Buell* DMD
　　　　　　　　　　DEA No _____

图 A3.2 青霉素治疗口腔牙源性感染的处方

Don Carlos Buell, DMD
1825 Battlefield Road
Perryville, KY 40468
(859) 555-8631

姓名 __Braxton Bragg__ 日期 __10/8/20__
地址 __207 Polk St., Perryville, KY__

阿司匹林 325 mg c 5 mg 羟考酮
剂量：12粒
用法：疼痛时每4小时服用1粒，进餐时服用

续药 ⓪ 1 2 3 　　　*Don Carlos Buell* DMD
　　　　　　　　　　DEA No __CBxxxxxxxx__

图 A3.3 羟考酮、阿司匹林处方。此处方必须有 DEA 编号，不能通过电话在药店预约

Don Carlos Buell, DMD
1825 Battlefield Road
Perryville, KY 40468
(859) 555-8631

姓名 __Braxton Bragg__ 日期 __10/8/20__
地址 __207 Polk St., Perryville, KY__

泰诺 # 3
剂量：12粒
用法：疼痛时每4小时服用1粒，进餐时服用

续药 0 ① 2 3 　　　*Don Carlos Buell* DMD
　　　　　　　　　　DEA No __CBxxxxxxxx__

图 A3.4 典型的商品名处方。此药含有 300 mg 扑热息痛和 30 mg 可待因

附录 4
拔牙手术及麻醉同意书

（1）我，_____，同意 Dr. _____ 及其助手，进行以下（#2）手术操作。

（2）手术及麻醉的原因已向我解释，并且我已了解手术过程包括：

通俗名词 _____

医学名词 _____

其他的合理替代方案，包括非手术治疗，已经全部与我商讨过。

（3）我已经被告知此手术后可能发生的并发症包括：

_____

_____

（4）我已经知晓手术中麻醉的必要性，并且同意医生使用必要的药物，但以下使用后会发生过敏的药物除外：

_____

（5）我已了解手术结果无法保证完全理想，但医生及工作人员会尽力实现最佳的手术效果。

（6）所有我关于该手术的疑问都已经得到满意的解答。

患者签名同意1~6项声明：

_____ 日期 _____

同意书签字见证人：

_____ 日期 _____

图 A4.1 口腔手术患者知情同意书举例

抗生素概述

青霉素

青霉素类抗生素主要包括青霉素 V 和阿莫西林，长期以来已经作为牙源性感染治疗的主要药物。临床随机对照试验发现，青霉素和其他新型抗生素的临床治愈率无统计学差异（备注：苯氧甲基青霉素钾正确的通用名称是青霉素 V，而不是青霉素 VK）。

青霉素的抗菌谱包括革兰阳性球菌（除葡萄球菌）和口腔厌氧菌。青霉素 G 通过肠外途径给药，而青霉素 V 和阿莫西林通常口服给药。青霉素毒性较小，但可能引起过敏反应，过敏反应出现率约 3%。

阿莫西林和氨苄西林作为半合成青霉素，与青霉素相比，对革兰阴性杆菌有更好的效果。阿莫西林与氨苄西林和青霉素相比，其优势在于更长的血浆半衰期，使其有更长的有效期和给药时间间隔。阿莫西林和氨苄西林价格相仿。尽管青霉素和阿莫西林在治疗牙源性感染时都有效，但阿莫西林通常优先于青霉素，因为其较长的给药时间间隔提高了患者的依从性。阿莫西林每天给药 3 次，青霉素 V 和氨苄西林每天给药 4 次。

耐青霉素酶青霉素，如甲氧西林和双氟西林，以往对产青霉素酶葡萄球菌有效。由于超过 85% 的葡萄球菌菌株，尤其是耐甲氧西林的金黄色葡萄球菌，已经对此类青霉素产生抗药性，因此其效果逐渐降低。

克林霉素

克林霉素的抗菌谱包括革兰阳性球菌和大多数厌氧菌。克林霉素对链球菌、部分葡萄球菌和厌氧菌有效。此类药物的价格比青霉素类高出 4 ～ 5 倍，且增高的口腔链球菌克林霉素耐药性率需要在用药时关注。克林霉素最好仅在青霉素过敏时作为治疗性或预防性用药。

克林霉素及其他抗生素可能导致的抗生素相关结肠炎，可造成反复发作并可能危及生命的腹泻。该疾病的发生被证明与艰难梭状芽胞杆菌产生的外毒素有关。艰难梭状芽胞杆菌对克林霉素其他多种抗生素具有耐药性。该疾病通常发生于全身状况较差的患者。通过粪便中艰难梭状芽胞杆菌外毒素的检验可进行诊断，主要通过口服万古霉素和甲硝唑进行抗生素治疗。

甲硝唑

甲硝唑仅对专性厌氧菌有效，而对需氧菌和兼性厌氧菌（在有氧和无氧条件下均能生长）无效。大多数口腔链球菌为兼性厌氧菌，对甲硝唑有耐药性。与之相反，口腔普氏菌和卟啉单胞菌为专性厌氧菌，对甲硝唑敏感。此类抗生素有时被用于牙周疾病的治疗。甲硝唑有时也被单独用于治疗专性厌氧菌引起的牙源性感染，或者与其他药物配伍。

大环内酯类抗生素（红霉素家族）

旧的大环内酯类抗生素如红霉素，对大多数牙源性感染病原菌（如口腔链球菌、口腔专性厌氧菌）无效。此类抗生素会引起胃肠道不适，并且频繁用药会影响参与药物和食物代谢的肝微粒体酶的功能，这是该类药物的明显缺点。

阿奇霉素是大环内酯类抗生素的新成员。与合适的手术处理相结合，阿奇霉素对治疗牙源性感染有效。阿奇霉素也能更好被胃肠道耐受，其代谢与其他大环内酯类抗生素略有不同。当患者对青霉素和克林霉素都不耐受时，阿奇霉素可作为一个不错的抗生素选择。

四环素

四环素可通过口服和肠外途径给药，是一种广谱抗生素。但是四环素的耐药性已经很普遍。现在，四环素在临床上被认为仅对厌氧菌起作用，这也是四环素用于牙源性感染治疗的基础。

四环素毒性较低，但当儿童或哺乳期或妊娠妇女服用时，会引起牙着色。多西环素只需每天服药1次，提高了患者的依从性，因此被优先使用。

四环素具有抗胶原酶的作用，这种作用有利于牙周疾病和种植体周围疾病。可在局部治疗中将四环素放置于牙周袋内，或用于预防干槽症。

头孢菌素类

头孢菌素是一类 β- 内酰胺类抗生素，对于革兰阳性球菌和部分革兰阴性杆菌有效。有许多头孢菌素类抗生素可供使用，并根据其对革兰阴性菌的效果大体分为4代。第一代头孢菌素的效果与青霉素类似，对于革兰阳性球菌和一些革兰阴性菌株有效，如大肠埃希杆菌、克雷伯菌、奇异变形杆菌等。然而，第一代头孢菌素也跟青霉素一样，对于口腔厌氧菌无效。

第二代头孢菌素对于革兰阴性菌的有效范围更大，并且对于口腔厌氧菌有更强的效果。第二代头孢菌素对于革兰阳性球菌的效果相比第一代要弱。

第三代头孢菌素对于肠革兰阴性杆菌更加有效，但对于革兰阳性球菌的效果要比第一代和第二代差。

第四代头孢菌素对肠阴性杆菌的作用效果更强，尤其是对于在口腔牙源性感染中并不常见的铜绿假单胞菌。

2 种对牙源性感染有效的口服头孢菌素类抗生素是头孢氨苄和头孢羟氨苄。虽然 2 种抗生素都不是治疗牙源性感染的一线药物，但会在一些特定情况下使用，如需要应用抗生素，但一线抗生素都无法使用时。

头孢菌素的毒性主要与其过敏反应相关。对于青霉素过敏的患者，在应用头孢类抗生素时需谨慎。对于青霉素出现过敏反应（荨麻疹、神经血管性水肿、呼吸困难、休克，或全部）的患者，不可服用头孢菌素。

氟喹诺酮类

氟喹诺酮类抗生素包括环丙沙星、左氧氟沙星、莫西沙星。氟喹诺酮类抗生素是一类广谱、杀菌、口服类抗生素。前两代氟喹诺酮类抗生素仅仅对链球菌有轻微效果，对于厌氧菌效果有限或无效。然而，第四代氟喹诺酮类抗生素莫西沙星对口腔链球菌和厌氧菌有效。但是，莫西沙星有许多副作用，如对于发育中的软骨具有毒性、肌无力，与其他药的交互作用可能致命。因此，莫西沙星与其他氟喹诺酮类抗生素一样，18 岁以下不能使用，也不能与多种其他药物一起使用。氟喹诺酮类抗生素只能在一线抗生素无法使用时谨慎使用。

抗真菌药物

黏膜念珠菌病或口腔念珠菌病需要局部应用抗真菌类药物。制霉素和克霉唑是 2 种可选择的药物。2 种药物都有菱形含片剂型，可含在口腔中缓慢溶解。患者需每天服用片剂 4 ~ 5 次，持续服用10 天，以有效防止念珠菌病复发。克霉唑味道更缓和，通常更容易被患者接受。

新的唑类抗真菌药物如氟康唑、伊曲康唑、伏立康唑，由于其有效的抗真菌作用、潜在的药物交互作用和高昂的价格，通常为免疫力低下的患者保留使用。其他新型抗真菌药物如棘白菌素、脂载两性霉素也是通常应用于治疗严重免疫低下患者的全身真菌感染，如骨髓移植和获得性免疫缺陷综合征等。

（吴海威　译）